心律失常导管消融

Catheter Ablation of Cardiac Arrhythmias

中文翻译版　原书第4版

原　著　Shoei K. Stephen Huang
　　　　John M. Miller
主　译　陶　凌　易　甫　刘　兵

科学出版社
北　京

内 容 简 介

本书共分八部分。详述了经导管能量传输的基本概念，心脏标测及影像，良性心动过速及心房扑动的导管消融，心房颤动的导管消融，房室结折返性心动过速及结构性心动过速的导管消融，房室旁道的导管消融，房性心动过速的导管消融等。本书图片精美，语言凝练，适合内科医师，特别是心血管病医师及心脏电生理医师、电生理学员和相关技术人员参考学习，是电生理专业考试及提高射频消融技术全面、可靠的参考书。

图书在版编目（CIP）数据

心律失常导管消融：原书第 4 版 /（美）肖伊·K. 史蒂夫·黄，（美）约翰·M. 米勒（John M. Miller）著；陶凌，易甫，刘兵主译 . —北京：科学出版社，2021.4

书名原文：Catheter Ablation of Cardiac Arrhythmias

ISBN 978-7-03-068367-0

Ⅰ.①心… Ⅱ.①肖… ②约… ③陶… ④易… ⑤刘… Ⅲ.①心律失常－导管治疗 Ⅳ.① R541.705

中国版本图书馆 CIP 数据核字（2021）第 045961 号

责任编辑：路 弘 / 责任校对：张 娟
责任印制：赵 博 / 封面设计：龙 岩

版权所有，违者必究。未经本社许可，数字图书馆不得使用

科学出版社 出版
北京东黄城根北街 16 号
邮政编码：100717
http://www.sciencep.com

三河市春园印刷有限公司 印刷
科学出版社发行 各地新华书店经销

*

2021 年 4 月第 一 版　　开本：889×1194　1/16
2021 年 4 月第一次印刷　　印张：42
字数：1400 000

定价：398.00 元
（如有印装质量问题，我社负责调换）

ELSEVIER

Elsevier (Singapore) Pte Ltd.
3 Killiney Road, #08-01 Winsland House I, Singapore 239519
Tel: (65) 6349-0200; Fax: (65) 6733-1817

Catheter Ablation of Cardiac Arrhythmias, 4E

Copyright © 2020 by Elsevier, Inc. All rights reserved.

Previous editions copyrighted 2006, 2011, and 2015.

ISBN: 9780323529921

This Translation of Catheter Ablation of Cardiac Arrhythmias, 4E by Shoei K. Stephen Huang and John M. Miller was undertaken by China Science Publishing & Media Ltd. (Science Press) and is published by arrangement with Elsevier (Singapore) Pte Ltd.

Catheter Ablation of Cardiac Arrhythmias, 4E by Shoei K. Stephen Huang and John M. Miller 由科学出版社进行翻译，并根据科学出版社与爱思唯尔（新加坡）私人有限公司的协议约定出版。

《心律失常导管消融》（第4版）（陶凌 易甫 刘兵译）

ISBN: 9787030683690

Copyright © 2020 by Elsevier (Singapore) Pte Ltd. and China Science Publishing & Media Ltd. (Science Press).

All rights reserved. No part of this publication may be reproduced or transmitted in any form or by any means, electronic or mechanical, including photocopying, recording, or any information storage and retrieval system, without permission in writing from Elsevier (Singapore) Pte Ltd. and China Science Publishing & Media Ltd. (Science Press).

注 意

本译本由科学出版社完成。相关从业及研究人员必须凭借其自身经验和知识对文中描述的信息数据、方法策略、搭配组合、实验操作进行评估和使用。由于医学科学发展迅速，临床诊断和给药剂量尤其需要经过独立验证。在法律允许的最大范围内，爱思唯尔、译文的原文作者、原文编辑及原文内容提供者均不对译文或因产品责任、疏忽或其他操作造成的人身及（或）财产伤害及（或）损失承担责任，亦不对由于使用文中提到的方法、产品、说明或思想而导致的人身及（或）财产伤害及（或）损失承担责任。

Printed in China by China Science Publishing & Media Ltd. (Science Press) under special arrangement with Elsevier (Singapore) Pte Ltd. This edition is authorized for sale in the People's Republic of China only, excluding Hong Kong SAR, Macau SAR and Taiwan. Unauthorized export of this edition is a violation of the contract.

著译者名单

原　著　Shoei K. Stephen Huang
　　　　　John M. miller
主　译　陶　凌　易　甫　刘　兵
副主译　刘　彤　王群山　刘　育　杜先锋　陈红武　陶海龙　沈　敏
译　者（以姓氏笔画为序）

马　凌　解放军联勤保障部队第940医院
王　君　南京市江宁医院
王　博　空军军医大学第一附属医院
王　靖　中国医学科学院阜外心血管病医院
王　鑫　天津医科大学第二医院
王云帆　浙江省人民医院
王召军　哈尔滨医科大学附属第一医院
王汝涛　空军军医大学第一附属医院
王如兴　南京医科大学附属无锡人民医院
王洪涛　西安交通大学第二附属医院
王群山　上海交通大学医学院附属新华医院
文　亮　空军军医大学第一附属医院
尹志勇　空军军医大学第一附属医院
刘　彤　天津医科大学第二医院
刘　育　武汉大学人民医院
刘　强　浙江大学医学院附属邵逸夫医院
刘雄涛　空军军医大学第二附属医院
孙中婵　空军军医大学第一附属医院
孙育民　复旦大学附属静安区中心医院
纪嘉博　空军军医大学第一附属医院
杜先锋　宁波市第一医院
李　洁　空军军医大学第一附属医院
李绍龙　昆明医科大学附属延安医院（云南心血管病医院）
李耀东　新疆医科大学第一附属医院
杨　刚　江苏省人民医院
杨桂棠　辽宁省人民医院
吴　宾　空军军医大学第一附属医院
谷云飞　郑州大学附属洛阳中心医院

沈　敏	空军军医大学第一附属医院
张　磊	西安市第三医院
张　曦	云南省第一人民医院
张志钢	上海中医药大学附属普陀区中心医院
陈子良	天津医科大学第二医院
陈红武	江苏省人民医院
居维竹	江苏省人民医院
胡雪晨	西安医学院
胡淼阳	空军军医大学第一附属医院
秦　牧	上海交通大学医学院附属胸科医院
莫斌峰	上海交通大学医学院附属新华医院
凌天佑	上海交通大学医学院附属瑞金医院
郭兰燕	空军军医大学第一附属医院
郭艳杰	空军军医大学第一附属医院
席少静	宁夏回族自治区人民医院
陶海龙	郑州大学第一附属医院
黄　亚	中国人民解放军总医院
鲁志兵	武汉大学中南医院
强　华	西安交通大学第一附属医院
廉　坤	空军军医大学第一附属医院

原著者

Amin Al-Ahmad, MD
Texas Cardiac Arrhythmia Institute
St. David's Medical Center
Austin, Texas

Jason G. Andrade, MD
Department of Medicine
Montreal Heart Institute
University of Montreal
Montreal, Canada
Department of Medicine
University of British Columbia
Vancouver, Canada

Elad Anter, MD
Associate Professor of Medicine
Harvard Medical School
Electrophysiology
Beth Israel Deaconess Medical Center
Boston, Massachusetts

Rishi Arora, MD, FHRS
Professor of Medicine
Director, Experimental Cardiac Electrophysiology
Northwestern University-Feinberg School of Medicine
Chicago, Illinois

Samuel J. Asirvatham, MD
Professor of Medicine and Pediatrics
Internal Medicine
Division of Cardiovascular Diseases
Mayo Clinic
Rochester, Minnesota

Javier E. Banchs, MD, FACC, FHRS
Director of Electrophysiology and Pacing
Division of Cardiology
Baylor Scott & White Health
Temple, Texas

Mohamed Bassiouny, MD
Electrophysiologist
Texas Cardiac Arrhythmia Institute
St. David's Medical Center
Austin, Texas

Tina Baykaner, MD, MPH
Clinical Instructor
Cardiovascular Medicine
Stanford University
Palo Alto, California

Francis Bessière, MD, MSc
Fellow
Electrophysiology
Montreal Heart Institute
Montreal, Canada

Deepak Bhakta, MD, FACP, FACC, FAHA, FHRS, CCDS
Associate Professor of Clinical Medicine
Krannert Institute of Cardiology
Indiana University School of Medicine
Indianapolis, Indiana

Frank Bogun, MD
Associate Professor of Medicine
Division of Cardiology
Cardiovascular Medicine
University of Michigan
Ann Arbor, Michigan

Chad Brodt, MD
Cardiovascular Division
CV Institute
Stanford University
Palo Alto, California

Eric Buch, MD
Associate Professor of Medicine
Cardiac Arrhythmia Center
Division of Cardiology
University of California
UCLA Cardiac Arrhythmia Center
David Geffen School of Medicine and UCLA Health System
Los Angeles, California

J. David Burkhardt, MD
Texas Cardiac Arrhythmia Institute
St. David's Medical Center
Austin, Texas

David J. Callans, MD
Professor of Medicine
University of Pennsylvania
Associate Director of Electrophysiology
Hospital of the University of Pennsylvania
Philadelphia, Pennsylvania

Jien-Jiun Chen, MD
Attending Physician
Division of Cardiology
Department of Internal Medicine
National Taiwan University Hospital, YunLin Branch
YunLin, Taiwan

Jong-Il Choi, MD, PhD
Professor
Division of Cardiology
Korea University Anam Hospital
Seoul, South Korea

Thomas C. Crawford, MD
Associate Professor of Medicine
Cardiovascular Medicine
University of Michigan
Ann Arbor, Michigan

Gopi Dandamudi, MD
System Cardiac Electrophysiology Director
Indiana University Health
Cardiology
Indiana University School of Medicine
Indianapolis, Indiana

Mithilesh K. Das, MD
Professor of Clinical Medicine
Indiana University School of Medicine
Indianapolis, Indiana

James P. Daubert, MD
Professor of Medicine
Cardiology (Electrophysiology)
Duke University Medical Center
Durham, North Carolina

Farah Z. Dawood, MD, MS
Clinical Cardiac Electrophysiology
  Fellow
University of California San Diego
San Diego, California

Luigi Di Biase, MD
Texas Cardiac Arrhythmia Institute
St. David's Medical Center
Austin, Texas

Sanjay Dixit, MD
Professor of Medicine
Electrophysiology Section, Cardiovascular
  Division
Hospital of The University of Pennsylvania
Director, Cardiac Electrophysiology
Philadelphia Veterans Affairs Medical
  Center
Philadelphia, Pennsylvania

Marc Dubuc, MD, FRCPC, FHRS
Electrophysiologist
Electrophysiology Service
Montreal Heart Institute
Montreal, Canada

Srinivas R. Dukkipati, MD
The Leona M. and Harry B. Helmsley
  Charitable Trust Professor of Medicine
Cardiac Electrophysiology;
Director, Cardiac Arrhythmia Service
The Leona M. and Harry B. Helmsley
  Charitable Trust Center for Cardiac
  Electrophysiology
Icahn School of Medicine at Mount Sinai
New York, New York

Andris Ellims, MBBS, PhD
Department of Cardiology
Alfred Hospital and Baker IDI Heart and
  Diabetes Institute
Melbourne, Australia

Gregory K. Feld, MD
Professor of Medicine
Director, EP Labs
University of California San Diego
San Diego, California

Doni Friadi, MD
Electrophysiologist
Division of Cardiology
Binawaluya Cardiac Hospital
Jakarta, Indonesia

Carola Gianni
Texas Cardiac Arrhythmia Institute
St. David's Medical Center
Austin, Texas
U.O.C. Cardiologia
IRCCS Ospedale Maggiore Policlinico
Milan, Italy

Mario D. Gonzalez, MD
Professor of Medicine
Director of Clinical Electrophysiology
Milton S. Hershey Medical Center
Penn State University
Hershey, Pennsylvania

Lorne J. Gula, MD
Director of Electrophysiology Lab
Heart Rhythm Program
Professor of Medicine
Western University
Ontario, Canada

David E. Haines, MD
Director, Heart Rhythm Center
Cardiovascular Medicine
Beaumont Health
Professor of Cardiovascular Medicine
OUWB School of Medicine
Royal Oak, Michigan

Haris M. Haqqani, MBBS, PhD
Associate Professor of Medicine
University of Queensland
Senior Consultant Electrophysiologist
The Prince Charles Hospital
Queensland, Australia

Gordon Ho, MD
Clinical Cardiac Electrophysiology
  Fellow
University of California San Diego
San Diego, California

Kurt Hoffmayer, PharmD, MD
Assistant Professor of Medicine
Clinical Electrophysiologist
University of California San Diego
San Diego, California

Rodney P. Horton, MD
Texas Cardiac Arrhythmia Institute
St. David's Medical Center
Austin, Texas
Adjunct Assistant Professor of Cardiology
University of Texas Health Sciences
  Center
San Antonio, Texas

Patrick M. Hranitzky, MD
Texas Cardiac Arrhythmia Institute
St. David's Medical Center
Austin, Texas

Jonathan Hsu, MD, MAS
Associate Professor of Medicine
Clinical Electrophysiologist
University of California San Diego
San Diego, California

Shoei K. Stephen Huang, MD
Professor Emeritus of Medicine
Former Professor of Medicine with
  Tenure
Former Director, Section of Cardiac
  Electrophysiology and Pacing
Texas A&M University Health Science
  Center
Temple, Texas

Mathew D. Hutchinson, MD
Professor of Medicine
Cardiac Electrophysiology
Sarver Heart Center
University of Arizona
Tucson, Arizona

Atsushi Ikeda, MD, PhD
Heart Rhythm Institute
University of Oklahoma Health Sciences
  Center
Oklahoma City, Oklahoma

Warren M. Jackman, MD
George Lynn Cross Research Professor
Heart Rhythm Institute
University of Oklahoma Health Sciences Center
Oklahoma City, Oklahoma

Rahul Jain, MD, MPH
Assistant Professor of Clinical Medicine
Indiana University School of Medicine
Indianapolis, Indiana

Jonathan M. Kalman, MBBS, PhD
Director of Cardiac Electrophysiology
Department of Cardiology
Royal Melbourne Hospital
Department of Medicine
University of Melbourne
Melbourne, Australia

Mohamed H. Kanj, MD
Associate Director, Electrophysiology Laboratories
Robert and Suzanne Tomsich Department of Cardiovascular Medicine
Cleveland Clinic
Cleveland, Ohio

G. Neal Kay, MD
Former Professor of Medicine
Division of Cardiovascular Disease
University of Alabama at Birmingham
Birmingham, Alabama

Paul Khairy, MD, PhD
Medical Director
Montreal Heart Institute
Montreal, Canada

Houman Khakpour, MD
Assistant Professor of Medicine
University of California, Los Angeles
UCLA Cardiac Arrhythmia Center
David Geffen School of Medicine and UCLA Health System
Los Angeles, California

Young-Hoon Kim, MD, PhD
Arrhythmia Center
Cardiology Division
Korea University Anam Hospital
Seoul, South Korea

Yun Gi Kim, MD
Clinical Assistant Professor
Division of Cardiology
Korea University Anam Hospital
Seoul, South Korea

Andy C. Kiser, MD, MBA
Distinguished Professor in Cardiac Surgery and Chief
Division of Cardiac Surgery
Cardiovascular Sciences
East Carolina Heart Institute
Greenville, North Carolina

Peter M. Kistler, MBBS, PhD
Department of Cardiology
Alfred Hospital and Baker IDI Heart and Diabetes Institute;
Professor of Medicine
Faculty of Medicine, Dentistry, and Health Sciences
University of Melbourne
Melbourne, Australia

George J. Klein, MD
Professor of Medicine
Western University
Ontario, Canada

Jacob S. Koruth, MD
Assistant Professor
Department of Medicine
Director, Experimental Electrophysiology Laboratory
Icahn School of Medicine at Mount Sinai
New York, New York

Christopher A.B. Kowalewski, MD
Research Fellow
Cardiovascular Department
Stanford University
Palo Alto, California

David E. Krummen, MD
Associate Professor of Medicine
University of California San Diego
Director of Electrophysiology
VA San Diego Healthcare System
San Diego, California

Kwang-No Lee, MD
Clinical Assistant Professor
Division of Cardiology
Korea University Anam Hospital
Seoul, South Korea

Peter Leong-Sit, MD
Heart Rhythm Program
Associate Professor of Medicine
Western University
Ontario, Canada

Bruce B. Lerman, MD
H. Altschul Master Professor of Medicine and Chief
Division of Cardiology;
Director, Cardiac Electrophysiology Laboratory
Weill Cornell Medical College
New York-Presbyterian Hospital
New York, New York

Jackson J. Liang, DO
Electrophysiology Fellow
Electrophysiology Section, Cardiovascular Division
Hospital of the University of Pennsylvania
Philadelphia, Pennsylvania

Jiunn-Lee Lin, MD, PhD
Chair Professor
Cardiovascular center
Taipei Medical University Shuan-Ho Hospital
New Taipei City, Taiwan

Lian-Yu Lin, MD, PhD
Professor of Medicine
Division of Cardiology
Department of Internal Medicine
National Taiwan University College of Medicine and Hospital
Taipei, Taiwan

Ting-Tse Lin, MD
Lecturer
Department of Internal Medicine
National Taiwan University Hospital, Hsin-Chu Branch
Hsin-Chu, Taiwan

Deborah Lockwood, BM, BCh, MA
Associate Professor of Medicine
Heart Rhythm Institute
University of Oklahoma Health Sciences

Center
Oklahoma City, Oklahoma

Steven M. Markowitz, MD
Professor of Medicine
Division of Cardiology
Department of Medicine
Weill Cornell Medical College
New York-Presbyterian Hospital
New York, New York

Gregory F. Michaud, MD
Professor of Medicine
Chief, Arrhythmia Section
Vanderbilt University Medical Center
Nashville, Tennessee

John M. Miller, MD
Professor of Medicine
Indiana University School of Medicine
Director, Cardiac Electrophysiology
    Services
Indiana University Health
Indianapolis, Indiana

Marc A. Miller, MD
The Leona M. and Harry B. Helmsley
    Charitable Trust Professor of Medicine
Cardiac Electrophysiology;
Director, Cardiac Arrhythmia Service
The Leona M. and Harry B. Helmsley
    Charitable Trust Center for Cardiac
    Electrophysiology
Icahn School of Medicine at Mount Sinai
New York, New York

Jay A. Montgomery, MD
Assistant Professor of Medicine Arrhythmia
    Section
Department of Medicine
Vanderbilt University Medical Center
Nashville, Tennessee

Talal Moukabary, MD
Director, Cardiac Electrophysiology
Carondelet Heart and Vascular Institute
Tucson, Arizona

**J. Paul Mounsey, BSc, BM, BCh,
    PhD**
Chief of Electrophysiology
Professor of Medicine
Cardiovascular Sciences
East Carolina Heart Institute
Greenville, North Carolina

Koonlawee Nademanee, MD
Professor of Medicine
Department of Medicine
Chulalongkorn University
Bangkok, Thailand

Hiroshi Nakagawa, MD, PhD
Professor of Medicine
Heart Rhythm Institute
University of Oklahoma Health Sciences
    Center
Oklahoma City, Oklahoma

Niyada Naksuk, MD
Department of Cardiovascular Diseases
Mayo Clinic
Rochester, Minnesota

Sanjiv M. Narayan, MD, PhD
Professor of Medicine
Director of AF Program and of Electro-
    physiology Research
Stanford University
Palo Alto, California

Andrea Natale, MD
Texas Cardiac Arrhythmia Institute
St. David's Medical Center
Austin, Texas

Akihiko Nogami, MD, PhD
Professor
Cardiovascular Division
University of Tsukuba
Tsukuba, Ibaraki, Japan

Suk-Kyu Oh, MD
Clinical Assistant Professor
Division of Cardiology
Korea University Anam Hospital
Seoul, South Korea

Hakan Oral, MD
Professor of Internal Medicine
Cardiovascular Medicine
University of Michigan
Ann Arbor, Michigan

Santosh K. Padala, MD
Assistant Professor of Medicine
Cardiac Electrophysiology
Virginia Commonwealth University
Richmond, Virginia

Deepak Padmanabhan, MD, DM
Department of Cardiovascular Diseases
Mayo Clinic
Rochester, Minnesota

Hee-Soon Park, MD
Clinical Assistant Professor
Division of Cardiology, Internal Medicine
Korea University Anam Hospital
Seoul, South Korea

Bhupesh Pathik, MBBS, PhD
Department of Cardiology
Royal Melbourne Hospital
Department of Medicine
University of Melbourne
Melbourne, Australia

Thomas Paul, MD, FACC, FHRS
Professor
Department of Pediatric Cardiology and
    Pediatric Intensive Care Medicine
Georg-August-University Medical Center
Göttingen, Germany

Basilios Petrellis, MBBS
Cardiac Electrophysiology
Department of Cardiology
Sydney Adventist and Mater Hospitals
New South Wales, Australia

Vivek Y. Reddy, MD
The Leona M. and Harry B. Helmsley
    Charitable Trust Professor of Medicine
Cardiac Electrophysiology;
Director, Cardiac Arrhythmia Service
The Leona M. and Harry B. Helmsley
    Charitable Trust Center for Cardiac
    Electrophysiology
Icahn School of Medicine at Mount Sinai
New York, New York

Sukit Ringwala, MD, MPH
Director of Cardiac Electrophysiology
Edward Hines, Jr. Veterans
    Administration Hospital
Hines, Illinois
Assistant Professor
Department of Cardiology

Loyola University Medical Center
Maywood, Illinois

Jaime Rivera, MD
Director of Cardiac Electrophysiology
Instituto Nacional de Ciencias Médicas y Nutrición
Hospital Médica Sur
Mexico City, Mexico

Jason Roberts, MD
Director of Inherited Arrhythmia Service
Heart Rhythm Program
Assistant Professor of Medicine
Western University
London, Ontario, Canada

Miguel Rodrigo, PhD
Postdoctoral researcher
ITACA Institute
Universitat Politècnica de València
Valencia, Spain
Postdoctoral researcher
Cardiology Department
Stanford University
Palo Alto, California

Yuichiro Sakamoto, MD
Cardiovascular Medicine
Toyohashi Heart Center
Toyohashi, Aichi, Japan

Javier E. Sanchez, MD
Texas Cardiac Arrhythmia Institute
St. David's Medical Center
Austin, Texas

Pasquale Santangeli, MD
Assistant Professor of Medicine
Cardiac Electrophysiology
University of Pennsylvania;
Fellow
Cardiovascular Division
Hospital of the University of Pennsylvania
Philadelphia, Pennsylvania

William H. Sauer, MD
Professor of Medicine
Cardiac Electrophysiology Section
University of Colorado Hospital
Aurora, Colorado

J. Philip Saul, MD, FHRS, FAHA, FACC
Professor of Pediatrics
West Virginia University School of Medicine
Morgantown, West Virginia

Richard K. Shepard, AB, MD
Associate Professor of Medicine
Internal Medicine
Virginia Commonwealth University
Richmond, Virginia

Jaemin Shim, MD, PhD
Associate Professor
Division of Cardiology
Korea University Medical Center
Seoul, South Korea

Kalyanam Shivkumar, MD, PhD, FHRS
UCLA Cardiac Arrhythmia Center
Medicine and Radiology
UCLA Health System
David Geffen School of Medicine and UCLA Health System
Los Angeles, California

Konstantinos Siontis, MD
Cardiovascular Medicine
University of Michigan
Ann Arbor, Michigan

Allan C. Skanes, MD
Director, Heart Rhythm Program
Professor of Medicine
Arrhythmia Service
Western University
Ontario, Canada

Wilber W. Su, MD
Associate Professor and Director of Electrophysiology
Cardiology
Heart Institute, Banner-University Medical Center and University of Arizona
Phoenix, Arizona
Associate Professor of Medicine
Stanford University
Palo Alto, California

Edward Sze, MD
Clinical Cardiac Electrophysiology
Duke University Medical Center
Durham, North Carolina

Hiroshi Tada, MD, PhD
Professor
Department of Cardiovascular Medicine, Faculty of Medical Sciences
University of Fukui
Yoshida-gun, Fukui, Japan

Taresh Taneja, MD
Staff Electrophysiologist
Cardiac Electrophysiology
Kaiser Santa Clara Medical Center
Santa Clara, California

Patrick J. Tchou, MD
Robert and Suzanne Tomsich Department of Cardiovascular Medicine
Cleveland Clinic
Cleveland, Ohio

John K. Triedman, MD
Professor of Pediatrics
Harvard Medical School
Boston, Massachusetts

Roderick Tung, MD
Associate Professor
Department of Medicine
Cardiology
Director of Clinical Cardiac Electrophysiology
Pritzker School of Medicine
University of Chicago
Chicago, Illinois

Mohit K. Turagam, MD
Cardiac Electrophysiology
Mount Sinai
New York, New York

Wendy S. Tzou, MD
Associate Professor of Medicine
Cardiac Electrophysiology Section
University of Colorado
Aurora, Colorado

Mohan N. Viswanathan, MD
Clinical Associate Professor of Medicine
Cardiac Electrophysiology
Stanford University
Palo Alto, California

Tomos E. Walters, MBBS, PhD
Assistant Professor
Department of Electrophysiology
University of California San Francisco
San Francisco, California

Paul J. Wang, MD
Professor of Medicine
Director, Cardiac Arrhythmia Service
Stanford University
Palo Alto, California

William Whang, MD, MS
Associate Professor
Department of Medicine
Icahn School of Medicine at Mount Sinai
New York, New York

Takumi Yamada, MD, PhD
Associate Professor of Medicine
Division of Cardiovascular Disease
University of Alabama at Birmingham
Birmingham, Alabama

Raymond Yee, MD
Chair, Division of Cardiology
Professor of Medicine
Western University
Ontario, Canada

Junaid A.B. Zaman, MA, BMBCh, MRCP
Fullbright British Heart Foundation Scholar
Cardiovascular Medicine
Stanford University
Palo Alto, California
Honorary Clinical Research Fellow
National Heart and Lung Institute
Imperial College
London, United Kingdom
Clinical Cardiac Electrophysiology Fellow
Heart Institute
Cedars Sinai Medical Center
Los Angeles, California

译者前言

最早接触心脏电生理，感觉很神秘，看着屏幕上快速而过的电图，茫然无措，但看到心动过速患者通过放电治愈后，感觉真的很棒。兴趣推动我们去学习、探索，学习前辈的经验总结，学习心脏解剖，了解器械功能，越是深入越是迫切感觉需要把自己掌握的碎片化的信息串联起来，使其更有条理。一次偶然的机会接触到了这本著作，感觉如获至宝，这不就是我们所需要的吗？学习过程是幸福的，很多问题通过阅读得以茅塞顿开，进而融会贯通。特别是北大人民医院的郭继鸿教授主导翻译了本书的第2版，对大家学习本书的帮助很大。

近年来，心律失常导管消融技术和理论有很多新进展，Huang和Miller又推出了本书的第3版和第4版，对于原有章节进行了删减。非常有幸，我们获得了本书第4版的中文翻译权，当时便下定决心尽力而为，不负所托，约请了国内许多相关领域经验丰富的专家，共同完成这项工作。志同道合的朋友一起做事是非常愉快的，很快译稿就完成了，随后完成二校、三校，终于就要面世了，非常希望这本译稿能让心电生理医师从中获益。但因为时间紧迫，译稿中难免有一些疏漏，欢迎读者的批评指正和反馈意见，以提高本书再版的质量。

在此，也非常感谢每位为本书付出心血和汗水的朋友，感谢给予我们帮助、支持和鼓励的朋友和家人。

空军军医大学第一附属医院

陶　凌　易　甫　刘　兵

2021年4月

原著者序

为满足全世界范围读者和电生理从业者的需要，我们很高兴推出了第4版。最新版收录了心律失常导管消融技术和理论的最新进展。如果没有读者的宝贵意见，本次再版就不可能面世，我们继续欢迎读者的批评指正和反馈意见，以提高本书今后再版的质量。

第4版较上一版的主要调整如下，新增几个章节和作者，尤其在心房颤动和室性心动过速领域；同时也删除了一些陈旧内容，并对每个章节进行了更新，包括射频生物物理学、射频损伤形成参数、冷冻消融、消融相关解剖、心律失常的病理生理学和诊断，三维导航指导下各种心律失常消融技术进展。我们也提供了指导复杂病例消融的技巧。另有数百张图表，以及在线视频，便于学习。

我们保留上一版的一些特色，包括一些章节的组织架构和内容。我们的作者团队都是相关领域经验丰富的专家。最后，我们这本书也是针对各种不同程度的读者，包括心脏电生理医师、电生理学员和相关技术人员。

希望这本书能够成为一本案头权威参考工具；处理患者的实用指导；临床电生理专业考试的备考用书；射频消融技术全面可靠手册；每个电生理实验室的宝贵并容易获得的资源。我们也希望这本书有助于新术者更好地应对电生理领域的挑战，取得事业的成功。

Shoei K. Stephen Huang，MD
美国德克萨斯州坦普尔
John M. Miller，MD
美国印第安纳州印第安纳波利斯

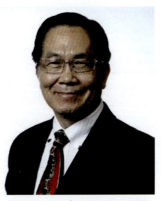

Shoei K. Stephen Huang, MD

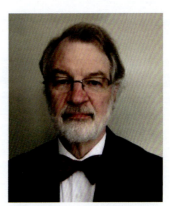

John M. Miller, MD

感谢亲爱的家人，尤其是我的爱人，Su-Mei，和我的孩子Priscilla，Melvin和Jessica，感谢她们对我事业的支持和理解；感谢我可爱的孙辈，Ethan，Titus，Miles和Philip，他们让我生命充满快乐；感谢我的导师和赞助者，Drs. Pablo Denes，Robert Hauser，Gordon Ewy和Joseph Alpert，他们像灯塔一样指引我向正确的方向前进。

Shoei K. Stephen Huang, MD

感谢亲爱的家人，我的孩子，Rebekah，Jordan和Jacob，尤其是我挚爱的妻子Jeanne，他们给了我鼓励，为了知识的传播牺牲了一起的美好时光。也感谢那些鼓励我在事业中砥砺前行的朋友，尤其Dr. Mark E. Josephson和Dr.Douglas P. Zipes。

John M. Miller, MD

感谢为这本书付出辛苦工作的所有人。尤其是感谢新加入的作者，他们的努力付出使得这本书历久弥新。最后，对Elsevier工作人员表示深深谢意，尤其是Angie Breckon, Anitha Rajarathnam和Robin Carter, 感谢他们在本书成功出版中高水平的专业精神。

Shoei K. Stephen Huang, MD
John M. Miller, MD

目 录

第一部分 经导管能量传输的基本概念

第1章 射频损伤形成的生物物理学和病理生理学 ……………………………………… 2
第2章 射频消融损伤的形成 ……………… 17
第3章 冷盐水灌注导管的射频消融 ……… 26
第4章 冷冻消融术的生物物理学及临床应用 ……………………………………… 38
第5章 与心律失常标测及消融相关的心脏解剖 ……………………………………… 53

第二部分 心脏标测及影像

第6章 心内标测的基本原理 ……………… 74
第7章 三维标测系统 ……………………… 98
第8章 远程导管导航系统 ………………… 114
第9章 心腔内超声、心脏计算机断层扫描和心脏磁共振指导标测和消融 …………… 123

第三部分 房性心动过速及心房扑动的导管消融

第10章 局灶性房性心动过速的消融 ……… 140
第11章 三尖瓣峡部依赖型心房扑动的消融治疗 ……………………………………… 156
第12章 非峡部依赖型心房扑动及心房大折返的消融 …………………………………… 181

第13章 先天性心脏病术后房性心动过速的消融 ……………………………………… 197

第四部分 心房颤动的导管消融

第14章 心房颤动的肺静脉隔离 …………… 214
第15章 冷冻球囊隔离肺静脉治疗心房颤动 … 226
第16章 非肺静脉触发灶的消融 …………… 235
第17章 心房颤动的基质消融 ……………… 247
第18章 心房颤动消融机制：局灶激动与转子驱动 ……………………………………… 267
第19章 持续性和长程持续性心房颤动的消融 … 279
第20章 心房颤动的内外膜杂交消融 ……… 293

第五部分 房室结折返性心动过速及结性心动过速的导管消融

第21章 房室结内折返性心动过速和房室交界区心动过速的消融 ……………………… 302
第22章 心房颤动的心室率控制：房室结消融 …… 333

第六部分 房室旁道的导管消融

第23章 游离壁旁道消融 …………………… 340
第24章 后间隔旁道消融 …………………… 360
第25章 上间隔旁旁道（前间隔）及中间隔旁道的导管消融 …………………………… 375
第26章 房束旁道及其变异型的消融 ……… 388

i

第27章　旁道消融中的特殊问题 ························ 406

第七部分　室性心动过速的导管消融

第28章　流出道室性心动过速的消融 ················· 424
第29章　特发性左心室、右心室室性心动过速及
分支型室性心动过速的消融 ················· 442
第30章　冠状动脉疾病患者室性心动过速的
消融 ·· 482
第31章　非缺血性心肌病相关室性心动过速
的消融 ·· 502
第32章　不稳定室性心动过速和心室颤动的
消融 ·· 514
第33章　室性心动过速的基质消融 ····················· 533

第34章　经皮心外膜导管消融室性心动过速 ········ 559
第35章　先天性心脏病相关室性心动过速的
消融 ·· 576
第36章　遗传性室性心动过速/心室颤动的
消融——聚焦Brugada综合征 ··············· 584
第37章　经皮血流动力学支持下消融瘢痕
相关的室性心动过速 ···························· 590

第八部分　其他内容

第38章　心律失常导管射频消融相关并发症 ········ 602
第39章　房间隔穿刺术 ······································ 614
第40章　儿童心动过速的射频消融 ···················· 628

第一部分

经导管能量传输的基本概念

第1章

射频损伤形成的生物物理学和病理生理学

David E. Haines

> **关键点**
>
> - 射频（RF）能量通过对心肌组织的电阻加热诱导热损伤的形成。≥50℃的组织温度才能导致心肌的不可逆损伤。
> - 在一定范围内，射频损伤范围随着功率、电极组织界面温度、电极直径和接触压力的增加而增大。
> - 能量密度与能量源距离的平方成反比，组织温度与距离成反比。
> - 最终射频损伤大小由急性坏死区和微血管损伤区域决定。
> - 电极冷却降低了组织加热的效率，对于固定的能量传输，电极组织界面的血液流动通过对流冷却减少了损伤范围。而对于类似盐水灌注导管，冷却消融会通过增加达到电极限制温度之前的能量输出，从而增加损伤范围。
> - 对薄壁结构消融过程中，保证损伤透壁性的同时避免间接损伤比较困难，因为现有技术不能实时监测损伤的形成。

Huang 等在 1985 年首次引入射频（RF）能量作为一种治疗心律失常的方法时，很少有人能预料到它的快速发展。在过去 20 年里，它已经成为心脏电生理学领域最广泛使用的治疗方法之一。导管射频消融具有高效性和安全性，其适应证也在不断扩大。导管设计的改进，提高了术者治疗各种心律失常的能力，射频能量传输和电极设计方面的改进，进一步有效增加了组织的能量耦合。但大多数术者将导管射频消融看作是一个"黑盒"，一旦捕获目标，他们只需要在射频仪上按下按钮。通过对射频能量传递的生物物理学和组织损伤机制的深入了解，临床医师可以优化导管消融，从而提高其疗效和安全性。

组织加热的生物物理学

热电阻加热法

射频电流是一种交流电流，通过对心肌电加热产生损伤。医疗活动中常见的射频消融术是电烙术，在手术过程中用于组织切割和凝固。射频消融的目的是要有效地在组织中将电磁能转化为热能，通过加热使其达到损伤温度，从而破坏致心律失常组织。射频能量的组织加热方式是电阻（电）加热。当电流通过电阻介质时，电压下降，产生热量（类似于白炽灯产热）。射频电流通常以单极的方式传递，并且通过在皮肤上放置的离散电极完成电流回路，通常选择 500～750kHz 的振荡频率。较低的频率可能刺激心脏肌肉和神经，导致心律失常和疼痛。较高的频率将导致组织加热，但在兆赫的范围内，能量传输的方式从电（电阻）加热改变为电介质加热（如微波炉），由于频率很高，传统的电极导管在将电磁能量传递给组织时效率会降低，因此，必须使用复杂且昂贵的顶端导管设计。

组织内电阻热的产生与射频功率成正比，而后者又与电流密度的平方成正比（表 1.1）。当射频能量以单极方式传递时，放射出辐射状电流。电流的密度与

表 1.1 描述射频消融生物物理学的方程

方程	说明
$V = IR$	欧姆定律 V—电压 I—电流 R—电阻
$\text{Power} = VI(\cos\acute{a})$	$\cos\acute{a}$—电压（V）和电流（I）在交流电中的相移
电流密度 $= I/4\pi r^2$	I—总电极电流 r—距电极中心的距离
$\text{SAR} = \|E\|^2$	SAR—单位体积组织的热值 E—电场强度
$\sigma/\rho = \|J\|^2 \|\sigma\rho$	σ—组织电导率 ρ—组织质量密度 J—电流密度
$J = I\|\pi r^2$	I—电流 r—导电介质中电极中心与球形边界的距离
SAR at boundary $\alpha\, I^2/r^4$	
$T(t) = T_{ss} + (T_{initial} - T_{ss})e^{-t/\tau}$	组织温度（T）和射频能量传递持续时间（t）的单指数关系 $T_{initial}$—开始时的组织温度 T_{ss}—稳态时的组织温度 τ—时间常数
$r/r_i = (t_o - T)(t - T)$	理想系统中组织温度与距热源距离的关系 r—距电极中心的距离 r_i—热源的半径 t_o—电极组织界面的温度 T—基部组织温度 t—半径为 r 时的温度

射频源距离的平方成反比。因此，组织的直接电阻加热下降与距离的四次方（图1.1）成正比。因此，在与导管电极紧密接触的组织中（2～3mm），只有狭窄的边缘组织被直接加热。所有深层组织层的加热都是被动通过热传导来产生的。如果使用了更高的功率，那么直接电阻加热的深度和虚拟热源的体积和半径都会增加。

热传导

在导管射频消融产生损伤的过程中，大部分组织加热是由直接的电阻热源产生的热传导引起的，通过组织的热量传递，遵循基本的热学原理，可由生物热

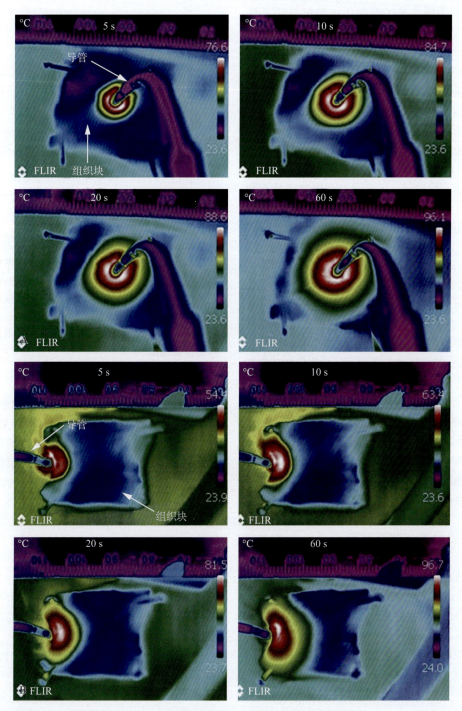

图1.1 闭合灌注导管射频消融组织加热的红外线热成像。30W能量被传递到猪心肌组织。组织表面恰好在液体水平之上，表现为组织的热成像而不是液体。温度刻度（右）和毫米刻度（顶部）显示在每个面板中。A.组织加热的表面影像，呈放射状。B.组织加热影像的横截面。电极部分浸没在液体中并垂直于组织，因为组织表面没有流体流动，所以在60s内获得非常高的组织温度（＞96℃）

传递方程式表示。随着热源距离增加而产生的组织温度变化称为径向温度梯度。在射频能量传输开始时，温度在加热源处非常高，并且在短距离内迅速下降（图1.1）。随着时间的推移，更多的热能通过热传导转移到更深层的组织；随着消融时间增加，在与热源任何给定距离处的组织温度都会呈单指数增加。靠近热源部位的温度会迅速升高、而远离热源部位的升温则会很慢。最终，整个电极组织系统达到稳定状态，这时热源进入组织的能量等于在损伤边界组织边缘所消耗的能量。在稳定状态下，径向温度梯度是不变的，即为常数。如果在到达稳态之前，射频功率传输被中断，深部组织的温度仍将继续上升，这是由更高的组织温度持续向组织内热传导引起的。在一项研究中，射频能量传输10s后，损伤边界区域的升温仍能持续6s。在终止消融后18s或更长时间，局部组织温度仍能继续增高，并能额外增加3.4℃，这一现象称为热延迟，其具有重要临床意义，因为射频电流终止后，消融效应将持续一段时间，无论是有利影响还是不利影响。

由于射频消融对组织损伤的机制是热效应，所以消融损伤的边界区域最终峰值温度应该是相对恒定的。实验研究预测，高温消融的温度约为50℃，尽管其他方法认为这一临界温度可能更高。这被称为不可逆组织损伤的等温线。径向温度梯度达到50℃等温线的点定义了该维度的损伤半径。通过热力学建模分析，可以预测三维温度梯度，并通过50℃等温线来预测预期的损伤大小和几何形状。在热传导均匀及无对流热损失的理想介质中，当达到稳态径向温度梯度时，可以利用边界条件定义若干关系。该理论模型预测径向温度梯度与距热源的距离成反比。50℃等温线的边界（损伤半径）距热源的距离增加与热源温度成正比。这个预测随后被实验证实，在无对流造成热损失的情况下，电极组织界面的温度可以预测损伤的深度和直径。然而，在临床环境中，循环血流的对流冷却降低了电极头端温度的预测价值，从而影响了对损伤范围的评估。

通过导管消融组织加热预测的理想化热动力学模型的研究，发现损伤的半径与热源半径成正比（图1.2）。当我们把虚拟热源半径看作与组织接触电极的直接电阻加热的外壳时，更大的电极直径和接触面积都会导致更大的热源半径和更大的损伤范围，从而增加手术成功率。高功率输送不仅增加了源温度，而且增加了直接加热组织的半径（如热源），通过两种方式来增加损伤范围。这些增加导管射频消融有效性的理论方法，已经在临床应用中通过头端较大导管与头端冷却导管得以实现。

利用Langendorff灌流犬心脏标本，可以验证从消融部位到产生临床效应所需能量的距离关系；在不同的距离上，尝试对右束支分支进行导管消融，并且在射频

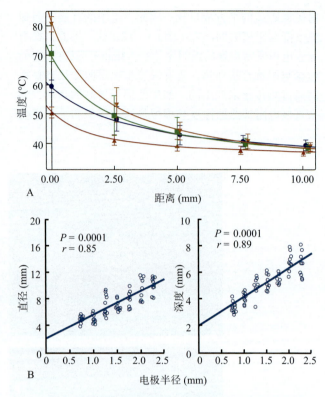

图1.2　A.在源温度50～80℃体外导管消融所测得的径向温度梯度。组织温度随距离增加而下降，水平线表示的是50℃等温线。径向温度梯度穿过50℃等温线的点决定损伤的边界。高的源温度导致更大的损伤。B.在温度反馈功率控制射频消融术中，损伤的深度、直径与电极半径进行比较。更大的消融电极半径导致更高的能量传输及更大的损伤范围

能量释放过程中，逐步增加能量。阻断右束分支传导所需的射频功率与导管距离增加呈指数关系。在4mm时，大多数射频能量传递在完成阻断前达到了阻抗上升的阈值。但当血流经过消融电极时，引起阻断的能量需求增加了4倍。因此，随着循环血液的冷却，加热效率降低，即使距靶点只增加非常小的距离，也会导致消融能量的大幅增加，这强调了理想靶点对成功消融的重要性。

突然的阻抗增加

在消融过程中，当表层组织温度上升时，深度组织的温度也会上升。因此，一个非常高的源温度，理论上应该会产生一个非常深的50℃等温线，继而产生很大的消融损伤。但由于温度超过100℃时，在电极-组织界面会形成凝块和焦痂，组织能量无法进一步渗透。在100℃时，血液逐渐开始沸腾。如果组织过度加热，可以观察到大量的微气泡产生。当接触电极导管的血液和组织凝固时，变性蛋白的残留物就会附着在电极表面。这些物质是电绝缘的，导致消融导管的电极表面只有较小的一片区域可用于导电。随之而来的是，同样大

小的功率集中在一个较小的表面区域上，局部电流密度急剧增高。随着功率提高，产热增加，形成更多的凝结物。因此在这个正反馈循环中，电极在1～2s被凝结物完全包裹。在一项研究中，用2mm头端电极在体外和体内进行消融测试，发现测量温度在100℃时与阻抗的突然上升有密切关系（图1.3）。如果阻抗快速上升，所有现代消融系统都可以自动切断。当温度超过80℃时，可能形成软血栓。这可能是由血液中蛋白的变性和积累造成的，但这种现象在临床中却很少见。当观察到高温和阻抗突然上升时，人们会担心有烧焦物及凝血块的形成，随之而来的是炭栓塞的风险。最近的报告显示，在心房颤动消融后，在弥散加权-磁共振成像（MRI）显示的无症状脑栓塞损害，突出了微栓塞的临床意义。抗凝和抗血小板治疗可作为预防措施，但避免电极组织界面的过度加热，仍然是预防这种风险的最佳策略。

极和心内膜表面，并且水（血液的主要成分）具有很高的热容，所以在消融部位产生的大量热量可以被血液带走。对流冷却就是影响导管消融的一个重要的热力学因素。根据电极大小、导管的稳定性及相对于腔内血流位置，组织能量耦合的效率可以低至10%。不稳定的导管接触，会导致明显的头端冷却，从而降低组织加热的效率。这经常出现在三尖瓣环、二尖瓣环或左肺静脉峰的消融中。

相反，对流冷却现象也能被用来增加损伤范围。正如前面提到的，在射频消融中，最大的能量传输受电极头端的血液沸腾，以及凝结物的形成限制。但是，如果头端被冷却，就可以在没有阻抗突然上升的情况下，传递出更高的功率。高功率会增加直接电阻加热的深度，进而增加有效热源的半径；在内膜下3～4mm处达到更高的温度，从而形成更大的50℃等温线半径，以及更大的损伤深度和直径。Nakagawa等在暴露大腿肌肉的标本中发现，尽管平均电极-组织界面温度是69℃，但在灌注消融导管中，距表面3.5mm的内部组织温度平均为95℃，损伤深度为9.9mm，相比之下，非盐水灌注导管，其损伤深度为6.1mm（图1.4）。这项研究的另一个重要发现是，75个损伤中有6个与"POP"有关的阻抗突然上升。在这些情况下，内部温度超过了100℃，导致蒸气的突然形成和蒸气的爆出。对于爆炸损伤的担

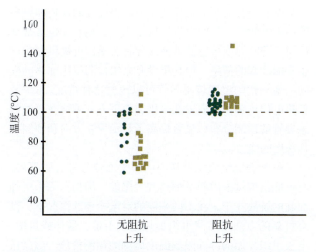

图1.3 通过在体外（绿色圆圈）和体内（黄色方块）用2mm头端消融电极进行了导管消融的研究显示，电极头端温度与电极阻抗突然上升之间的关系。几乎所有的无阻抗突然上升的消融，其峰值温度为100℃或以下，但是阻抗突然上升的消融除一个消融外，其余消融的峰值温度均大于等于100℃。（经许可引自Haines DE, Verow AF.Observations on electrode-tissue interface temperature and effect on electrical impedance during radiofrequency ablation of ventricular myocardium. Circulation.1990；82：1034-1038.）

对流冷却

影响热能转移到深层组织的主要热动力学因素是对流冷却。对流是由于介质的活性混合，造成热量通过介质迅速分布的过程。在导管射频消融时，热量是由电阻加热产生的，并且通过热传导传递至深层。同时，热量又被传导回循环血池及电极顶端。因为血液迅速通过电

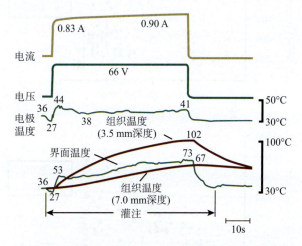

图1.4 暴露的犬类大腿肌肉标本，进行灌注导管消融，测量消融过程中电流、电压及温度。温度记录装置放置在电极组织界面，以及在组织表面下方3.5mm和7mm位置。由于电极的组织界面被积极地冷却，所以可以使用高电流和高电压。这就导致了直接电阻加热深度的增加，以及消融表面下组织的过度加热。在这个例子中，3.5mm深度的峰值温度是102℃，7mm深度的峰值温度是67℃，这表明50℃等温线定义的损伤边界比7mm要深得多。（经许可引自Nakagawa H, Yamanashi WS, Pitha JV, et al.Comparison of in vivo tissue temperature profile and lesion geometry for radiofrequency ablation with a saline-irrigated electrode versus temperature control in a canine thigh muscle preparation.Circulation.1995；91：2264-2273.）

忧，蒸气突然向心内膜或心外表面（或两者）释放可能导致穿孔和压塞。利用近场超声监测心肌内蒸气的形成，在蒸气释放之前终止能量传递，可作为降低这一风险的方法。

只有当消融的功率足够时，应用头端冷却导管进行消融，才能使损伤范围增加。如果使用的功率不足以克服对流造成的热量损失，那么产生的组织加热可能不充分。在这种情况下，对流冷却将会消耗更大比例的能量，只有较少可用的射频能量转化为组织热量；与没有对流冷却相比，这种消融所造成的损伤可能相对较小。只有能量足够时，更多的能量会转化为组织热量，从而导致更大的损伤。如果能量是没有限制的，并且使用温度反馈控制能量传递，那么对流冷却将允许更高的能量输出，从而产生更大的损伤。在这种情况下，如果消融的功率不受限制，损伤范围可能与电极-组织界面温度成反比。然而，如果功率水平是固定的（大多数商用射频发生器将能量传输限制为50W），即使在显著的对流冷却环境下，损伤范围也会随着电极-组织界面温度的升高而增加（图1.5）。

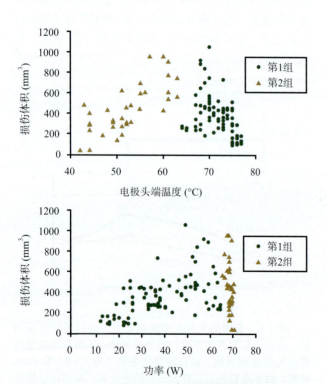

图1.5 实验中消融电极头端测量的温度、功率与产生的损伤范围的关系。使用了70W最大功率。如果损伤不受功率限制（第1组），则损伤范围与传递能力相关。然而，如果损伤受到70W可用功率最大值的限制（第2组），在电极顶端测量的温度与损伤大小相关（经许可引自Petersen HH, Chen X, Pietersen A, et al.Lesion dimensions during temperature-controlled radiofrequency catheter ablation of left ventricular porcine myocardium: impact of ablation site, electrode size，and convective cooling.Circulation.1999; 99: 319-325.）

与循环血量相比，灌注导管实现对流冷却的幅度相对较小，但这种冷却可以集中在电极-组织界面的局部区域。灌注的主要作用是在即使使用高功率消融的情况下，也能防止表面过热、沸腾、结焦和阻抗上升。如果功率恒定，高灌注和低灌注对消融深度并没有影响。但是，高灌注确实能减小心内膜面的消融损伤直径。因此，如果是薄壁组织的消融（如左心房后壁），高灌注消融不会减少毗邻组织的间接损伤，但是会减少表面损伤范围从而降低消融效率。

电极-头端冷却可以被动或主动地实现。当循环的血流冷却电极组织界面时，就会发生被动的头端冷却。这可以通过使用大的消融电极来增强，或者使用具有高导热性的电极材料，如金或钻石。主动头端冷却可以通过闭合或开放的灌注系统来实现。第一种设计通过导管内生理盐水回流循环来实现，另一种设计则通过电极顶端的排水孔将盐水灌注入血池。相比封闭式冷却系统，开放式灌注被认为更好，因为临床观察到开放式灌注，血栓形成概率更低。这两种设计都是有效的，并且与标准的导管射频消融相比，能产生更大的损伤和更有效的手术效果。目前电极发展很快，头端灌注也被常规使用，同时温度传感器被嵌入导管头端，可提供灌注产生头端冷却的信息，但是仍没有办法检测组织加热的程度。新一代的温度传感导管可以改善这种情况。6个微型热电偶传感器被安置在电极表面下方，围绕在压力传感导管的顶端分布，显著提高了显示导管方向和预测损伤深度的能力。

由于表层组织温度从心内膜表面传导到心肌深层，有可能出现过度内膜下加热和"爆破"损伤。临床医师面临的挑战在于，在不同程度的对流冷却的情况下，没有可靠的方法来监测组织加热是否不足、最佳或过度。电极组织界面的冷却限制温度监测的预测价值。磁共振温度成像和近场超声引导消融等新科技可能允许术者在能量传递过程中，实时观察损伤的形成。外膜导管消融是一种特殊的情况，因为没有循环血液，所以没有任何对流冷却，用常规导管进行消融会产生非常小的损伤。在这种环境下，通常使用灌注导管来进行表面冷却，并允许在更高的功率下进行消融。外科手术消融治疗心房颤动（从外膜消融）所设计的线性消融工具，就需要冷却系统来实现透壁的心房损伤。

导管的接触力和方向

长期以来，人们一直认为电极组织接触力是射频损伤成功的一个重要因素。随着力的增加，电极表面积与组织接触的比例越来越大，产生更有效的能量耦合。另外，在薄壁组织中，由于接触力的增加，心内膜表面会轻微地凹陷，而在接触位置的组织也会稍薄，这会增加透壁损伤发生的可能性。近年来，已经开发出了一种利用光纤或压电元件连接到导管头端的传感导管，它可以精确测量导管头端电极的受力情况。高接触力（大于20g）所产生的损伤与接触力较低所造成的损伤相比，损伤更大并且所需能量更低。在猪的模型中，压力导管也被用来确定心房穿孔需要的平均力是175g（1g = 0.009 806 7N）（77～376g）。压力感知导管在临床上已经应用，成功的导管消融与更高的接触力有关，并且与压力的持续时间有关（压力－时间积分）。然而，在左心房后壁消融过程中，使用较大压力和较长时间的消融可能导致心房－食管瘘风险增加。

导管方向会影响损伤的范围和几何形状。垂直导管贴靠时电极表面区域与组织接触较少，而更多的表面区域与循环血池接触，平行导管贴靠会提供更多的电极－组织接触面积，在不受限制的能量输送中，平行贴靠会产生更大的损伤。但在灌注导管中，平行贴靠会比垂直贴靠有更强的组织冷却，从而产生更小损伤。在不同的条件下，主动冷却、被动冷却和能量输出之间的相互作用，决定了损伤范围大小。如果灌注导管被放置在大的组织冷却的平行方向上，那么由于能量传递效率降低，体外的损伤也会变小。导管方向的影响对于4～5mm的导管不重要，但是当使用8～10mm的头端导管时，平行贴靠和垂直贴靠的差别会很大。

电流分布

导管消融需要射频电流通过组织，随着组织接触的增加，电极－组织界面的阻抗比电极－血液界面的阻抗低，从而使射频电路的阻抗降低。在能量传递过程中，加热效率和阻抗下降速率之间也存在显著的相关性，温度高组织的阻抗比温度低组织的阻抗要低。由于高强度的对流冷却造成电极－组织界面的温度监测不可靠时，缓慢的阻抗下降是组织加热正在发生的一个有用指标。通过压力感应导管进行评估，发现消融初阻抗下降大于10Ω，是导管贴靠良好指标。随着消融过程中阻抗的逐渐下降，传递出的电流随组织加热而增加。如果没有观察到阻抗下降，则需要导管重新定位。

由于组织加热程度是由电流密度决定的，因此在单极、双极或相控性的射频能量传递中，电极周围射频场的分布，将决定组织加热的分布。如果能量在均匀介质中是以一种单极方式从一个球形电极传递到一个有无穷表面的离散电极，那么电极周围的电流密度应该是完全一致的。但组织几何形状和性能的改变，加热会变成不均匀。标准的4～5mm电极头端足够小，即使头端与组织形成的接触角有所不同，导管顶端加热也是均匀的。一项采用嵌入多个温度感受器的非灌注消融导管的研究表明，位于头端的单一温度感受器在96%的情况下可以准确代表所有感受器的最高温度，17例消融中只有1例没有预测到阻抗的突然下降。

有学者提出，射频消融过程中的功率分布，可以通过改变灌注的强度来调节。射频能量在整个电路中被耗散，包括导管、导管－组织接触面、心肌、心脏与离散电极之间的组织、皮肤、离散电极接口、导线和射频发生器。如果更多的能量通过组织，而不是直接进入血池，损伤的范围将变大。Nguyen等的研究发现，0.45%盐水灌注比0.9%盐水灌注的损伤范围更大，这是因为低渗溶液在电极周围血池中产生更高的阻抗环境，使得射频电流直接进入组织的比例更大。在体内试验中，这增加了60%的损伤体积，该方法可能是一个针对深部心肌靶点的有效消融方法。

脂肪在心外膜广泛分布，并且会降低导电性和导热性。在心外膜的脂肪上消融将会导致心肌下层损伤变小。同时，在消融目标之外的脂肪会产生一种隔热效应，在停止能量输送后，高温会持续更长时间。

双极消融使用两个消融导管，而不是离散电极，其电流在两个消融电极之间流动，在两个电极之间加热。双极消融的两个电极在大小上是相似的，因此加热与功率密度成比例，这是一个有关功率和电极表面面积的函数。在双极的电流传输中，电极之间的电场最密集，所以如果电极间的间隔很近，那么两个电极之间的组织中可能会有一些额外的消融损伤。如果能量以双极模式在与组织平行的两个导管电极间进行传递，那么电极之间可能会有更好的损伤形成。但在单极模式下，损伤的深度将低于多极消融时损伤的深度。通过改变两个电极之间射频信号的相位或者术中将单极变为双极，可能同时将电极间单极射频能量和双极能量传递到多电极中。连续电极的单极－双极混合射频的损伤，将比单纯双极性消融的损伤更深，但比单纯单极消融更持久。

离散电极

对于单极射频能量传输，整个电路中所损耗的能量与串联电路中每个元件的阻抗和电压的下降成正比。因为消融系统中能量发射器和传输线的阻抗，相对于导管和分散电极间组织的阻抗是比较低的，所以大多数的能量损耗发生在体内。大部分的能量都是通过身体和血液传导到达离散电极来消耗的，事实上，只有一小部分的能量被释放在心肌组织中（图1.6）。返回离散电极的电流通路肯定会影响离散电极附近的电流密度，但是其在躯干上放置位置的前后、高低，对在电极的毫米内射频电流电场线的分布，有很小的影响。因此，离散电极的位置不会对损伤的几何形状有很大的影响。然而，如果更大比例的能量在回到离散电极的通路中被损耗，那么造成心肌损伤的射频能量比例将会减少。当用功控消融模式时，优势是电流通路中消耗的能量比例减到最小，从而达到最大程度的组织加热和最大的损伤。在一项实验中，比较离散电极的放置位置对消融损伤的影响，离散电极分别放置于正对消融位置或一个更远的位置，在

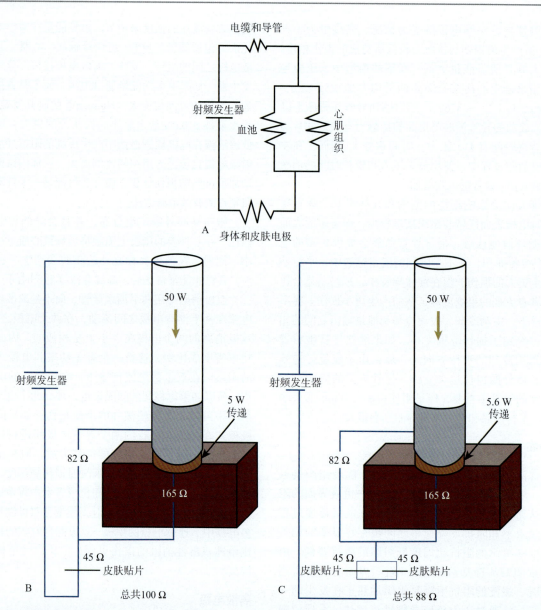

图1.6 射频消融的线路图。A.从射频发生器出发,电缆和导管有最小的电阻。心肌组织和血池与远端电极有平行的电阻电路。从消融电极到发生器的返回路径由病人身体和离散电极串联组成。B.射频消融电路通路的假设电阻。血池的电阻大约是心肌组织电阻的一半。在这种情况下,50W的能量传递中,仅有5W储存在心肌组织中,绝大多数电流的能量损失在通过低电阻的血池和返回路径中。C.在电路中加入第二个离散电极的影响。假设每个离散电极的阻抗为45Ω,发生器电压为常数,总消融电路阻抗降低了12%。这使得电路获得更大的电流输送并且向组织输送的能量相应增加

正对消融电极的位置时损伤深度增加26%。积极的皮肤准备,使皮肤界面与离散电极之间的阻抗最小化,离散电极放置在离心脏更近的位置,使用多个离散电极来增加皮肤接触面积,都将增加功率有限能量传递中的组织加热。Nath等报道,系统阻抗高于100Ω的情况下,消融期间增加第二个离散电极,可使电极头端峰值温度升高(图1.7)。

离散电极有一个相对于消融电极更大的表面积,因此皮肤表面的能量密度低且均匀。因此,在导管射频消融时会有轻度的皮肤加热。然而,如果使用的是高功率,和(或)离散电极的接触表面积减少(如离散电极只有部分与皮肤接触),那么接触部位的皮肤的加热伴随着过量的能量密度而明显增加。在离散电极的严重皮肤烧伤病例报告中着重强调这一点。术中使用两个离散电极,可以在高功率消融过程中降低皮肤温度。

边缘效应

在单极消融电极的头端周围,电场分布并不完全一致。电极几何结构的改变能影响电极源的场线分布。在几何结构接触点,电场线变得更加密集。这种所谓的边缘效应会导致电极周围加热的显著不均匀。电极设

射频消融术的组织病理学和病理生理学反应

消融损伤的大体病理学和组织病理学

与消融导管接触的心内膜表面苍白,有时由于急性损伤造成的体积损失而出现小的凹陷。如果应用能量过多,可能会有可见的凝结物或者碳化物附着在消融位置。对射频消融产生的急性损伤组织进行切片时,呈现为中心苍白、组织脱水的大体外观;损伤形态通常为泪滴状,在心内膜而损伤较窄,并在内膜面组织会形成比内膜宽2~3mm的损伤。这是由心内膜表面血流的对流冷却造成的。在苍白的中心区域外,是出血性组织带。在此边界之外,组织看起来相对正常。急性损伤的边界,通过活体染色评估,就是出血性和正常组织的边界(图1.9)。损伤的组织学外观与凝固性坏死一致。在损伤区域有收缩带、核积聚及嗜碱性点,与细胞内的钙超载一致。

在一项研究中,观察到由氮蓝四唑的活体染色所评估的急性超热损伤的边界区域的温度为52~55℃,而在另一项研究中为60℃。然而,不可逆热损伤的实际等温线可能发生在损伤边界外较低的温度边界上,且不能被确定为急性损伤。凝固性坏死是细胞中收缩和骨架蛋白的热失活的表现。活体染色外观的改变是由于酶活性的丧失,如氮蓝四唑的染色和脱氢酶的活性。因此,对损伤边界的急性评估代表了不同蛋白质的热失活边界,但是细胞的最终生存能力可能取决于更具热敏感的细胞器的完整性,如浆膜(见后面的讨论)。在临床环境中,记录的温度与消融的反应有关。WPW综合征患者中,在平均电极温度为(50±8)℃时观察到可逆转的旁道阻断,而永久旁道阻断的温度是(62±15)℃。在一项关于房室结交界区消融电极-头端温度监测的研究中发现,在平均(51±4)℃的温度下能观察到交界性节律。如果平均温度达到(60±7)℃,可以观察到永久性的

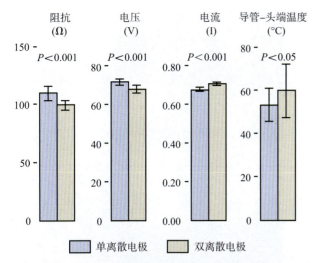

图1.7 在一个阻抗超过100Ω的基线系统中,一组患者在导管射频消融期间的阻抗、电压、电流和导管-头端温度的读数。单离散电极的消融与双离散电极的消融对比;当增加第二个离散电极时,系统阻抗变低。这就导致在电极-组织界面上测量的电流更大,温度也更高(经许可引自 Nath S, DiMarco JP, Gallop RG, et al. Effects of dispersive electrode position and surface area on electrical parameters and temperature during radiofrequency catheter ablation. Am J Cardiol.1996; 77: 765-767.)

计越不对称(如长电极),非均匀加热的程度就越高。McRury等用12.5mm长的电极测试消融过程发现,中央位置的温度传感器,明显低估了电极-组织界面的峰值温度。有限-元分析表明,电极的每一个边缘都有电流的集中(图1.8)。在体内的消融试验中,当双热电偶被放置在电极的边缘时,凝块形成和阻抗上升的危险会明显降低。

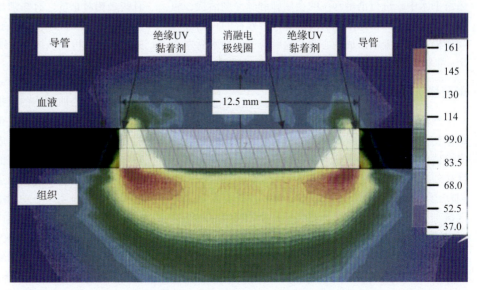

图1.8 由一个12.5mm长的线圈电极的射频消融术有限-元分析得出的稳态温度分布。在这个分析中,电极中心的电极温度保持在71℃。温度的图例显示在图的右侧,范围从生理正常值(紫色=37℃)到位于电极边缘下的最大组织温度(红色=161℃)。在电极边缘和电极中心之间的峰值温度有一个显著的梯度。UV. 紫外线(经许可引自 McRury ID, Panescu D, Mitchell MA, Haines DE. Nonuniform heating during radiofrequency catheter ablation with long electrodes: monitoring the edge effect. Circulation.1997; 96: 4057-4064. With permission.)

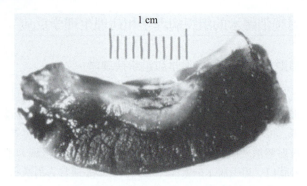

图1.9 导管射频消融损伤的典型外观。有一个小的中央凹陷，周围是苍白的区域，然后是出血性边界区域。这个标本已经被氮蓝四唑染色，以区分能存活和不能存活的组织

完全性房室传导阻滞。因为靶点消融组织可能在心内膜下数毫米处，导管顶端记录的温度可能比在消融靶点区域的温度要高。

射频损伤的亚急性病理学与其他类型的损伤相似。虽然典型凝固性坏死的外观仍然存在，但随着单核细胞的浸润，损伤边界变得更加清晰。一层纤维蛋白附着在损伤表面，覆盖内皮损伤的区域。4～5d后，损伤边界处的过渡区消失，射频损伤与周围组织之间的边界清楚。在消融后的第一个小时和几天内，过渡区的变化可能会导致早期心律失常复发的现象（损伤恢复）或延迟治疗（因继发炎性反应而造成的进行性损伤）。体内损伤部位的凝固性坏死是脂肪浸润的早期证据。在消融术后的8周，坏死区域被脂肪组织、软骨和纤维化所取代，并被慢性炎症所包围。慢性射频消融损伤表现为均一的瘢痕。就像任何纤维瘢痕一样，瘢痕在愈合时也会有明显的收缩。相对较大且范围较广的急性线性损伤在消融手术后6个月检查时，最终会出现窄的瘢痕外观。损伤愈合均匀，说明导管射频消融没有任何的致心律失常作用；相反，有多个gap的损伤常有致心律失常作用。一组接受肺静脉消融术并且有临床复发的患者，在后续的迷宫手术中，进行消融部位的全层肺静脉穿刺活检；病理分析发现，50%标本显示消融部位有残存的存活心肌或者根本没有瘢痕形成的心肌，这解释了消融术后左心房-静脉传导恢复的原因。

射频损伤超微结构

急性射频损伤的超微结构外观，为损伤边界区域组织损伤的机制提供了一些见解。一项研究用来评估动物实验体内心室肌消融损伤情况，该方案为，检查距离急性病理损伤边缘3mm以上的条带区域中的损伤情况，其损伤由活体染色数量所定义（图1.10）。研究发现，该区域细胞结构有明显破坏，其特征是脂质膜溶解和结构蛋白失活、浆膜被严重破坏或丢失。有红细胞的外渗和基底膜的完全缺失。线粒体在结构上有明显的变形，有肿胀和不连续的嵴膜。肌纤维结构的丧失或严重收缩使

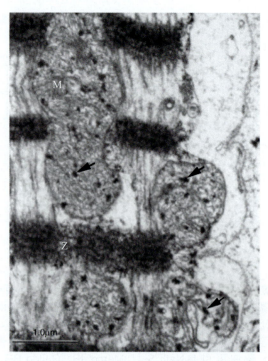

图1.10 导管射频消融术急性损伤边缘区3mm外的心肌样品的电子显微镜照片。伴有收缩的Z带、紊乱的线粒体和嗜碱性颗粒（箭头）的肌节被严重破坏。比例尺是1.0μm。M.线粒体；Z. Z带（引自Nath S，Redick JA，Whayne JG，Haines DE.Ultrastructural observations in the myocardium beyond the region of acute coagulation necrosis following radiofrequency catheter ablation.J Cardiovasc Electrophysiol.1994；5：838-845.）

得肌节延伸。T小管和肌浆网都缺失或者被严重破坏。缝隙连接也发生严重扭曲或者缺失。因此，尽管事实上这些组织检查是急性病理损伤的边缘外部，但这些变化已经足够明显，足以断定在这个边界区域内会发生某种程度的坏死。距离病理损伤边缘3～6mm的组织带检查，显示出明显的超微结构异常，但没有那些接近损伤核心区的损伤严重。严重的浆膜异常仍然存在，但是主要的缝隙链接和线粒体是完整的。肌节在外观上多变，有些是相对正常，有些则是部分皱缩。虽然在3～6mm区域内观察到超微结构的紊乱，但肌细胞似乎是存活的，并且很可能从损伤中恢复。

射频消融和动脉灌注

除了对心肌细胞的直接损伤外，射频消融诱导的过热对心肌血管和心肌灌注也有影响。微循环的损伤很可能是由局部缺血造成的。先前的研究检查了微血管灌注对急性射频损伤形成过程的影响。在犬的开胸准备工作中，左心室从心外膜表面进行超声成像，在心内膜消融期间，将心肌超声心动图造影剂注入左前降支动脉。在消融后，损伤中心没有超声造影剂滞留，与严重的血管损伤和没有血流到该区域相一致。在损伤的边缘区域，观察到存活心肌造影剂的晕轮效应。这表明通过这些组织的对比传输率明显下降。在大体病理损伤的边界上，

测得的对比传输率为正常组织传输率的25%±12%。在损伤边缘外3mm的心肌组织中，对比传输率是正常的48%±27%，在损伤边缘3～6mm的心肌组织中，传输率是正常的82%±28%（所有的比较中均$P<0.05$）。小动脉的超微结构显示，在这些受损的心肌灌注区中，浆膜和基底膜有明显的破坏及红细胞的外渗。虽然微血管损伤和心肌缺血对最终损伤形成的相对作用尚不清楚，但在消融后的早期阶段，它可能会对损伤扩展起到一定的作用，在临床上这一现象已经被延迟钆增强MRI所证明。消融后立即获得的MRI表明，微血管损伤区域，与3个月后MRI上观察到的瘢痕相关性最好。

射频能量对大动脉的影响与动脉大小、动脉流速和是否接近射频源相关。冠状动脉血流量的散热效应，对血管内皮具有保护作用。然而，随着新消融技术的高功率输出，动脉血流的对流冷却可能会被抵消，血管损伤的风险也会增加。在一项研究中，应用体外兔心，边缘动脉（或者壁内灌流插管）的流速在0～10ml/min范围内变化，即使在低流速的情况下，由于动脉流的散热效应，动脉和周围的组织也有大量的热保留（图1.11）。

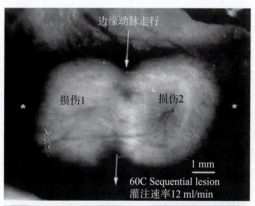

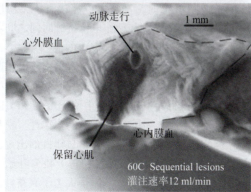

图1.11 上图是在兔子心脏的渗透边缘动脉灌注产生的两个射频损伤的心外膜视图。损伤显示出活体染色后明显的中央苍白。动脉的径路也被标记。星号标记的线用来标记垂直的损伤深度。下图是损伤的中间垂直到边缘动脉的横切面。虚线勾勒出了损伤的边界。可以发现在边缘动脉（标记）区域有存活的心肌。电传导可以穿过这些存活的心肌（经许可引自Fuller IA, Wood MA.Intramural coronary vasculature prevents transmural radiofrequency lesion formation: implications for linear ablation.Circulation.2003; 107: 1797-1803.）

然而，如果应用45W功率的灌注导管消融，就能完成对血管连接处的透壁性损伤消融。尽管这可能是在灌注动脉较小的理想状况下，但如果连接处的动脉比较粗大，那么效果是不理想的，这些情况多发生在旁道消融、慢径改良、三尖瓣峡部消融或心外膜消融。也有应用高功率灌注导管消融导致动脉损伤的病例报道。另外，在冠状窦或心大静脉需要高功率消融时，要明确动脉的解剖走行，以避免动脉热损伤。因为导管消融是一种破坏性工作，所以术者需要牢记，在心脏仅使用所需最小能量来完成对靶点的消融，从而达到心律失常消融且减少不必要损伤的目的。

消融的间接伤害

如果做好对电极-组织的接触优化，那么通常可以实现目标心肌的损伤。为了确保消融成功，尤其是对那些存在复杂机制（如心房颤动）消融，术者常使用冷盐水灌注、常温灌注或者8mm导管。但是深部损伤有时会对相邻结构造成意想不到的间接伤害。因此，对消融毗邻组织的理解及谨慎滴定射频能量可以避免大多数情况下的不良后果。左心房后壁消融的罕见但非常危险的并发症是食管损伤，经常导致心房-食管瘘或食管穿孔。在大多数患者中，食管位于左心房后方，从左房心内膜到食管的距离为1.6mm。超热损伤会导致结构蛋白的损伤，从而导致食管肌肉组织的抗拉强度显著降低。再加上食管黏膜损伤和溃疡的形成，很可能导致高病死率的最终穿孔。其他可以被肺静脉隔离（pulmonary vein isolation，PVI）手术损伤的结构是迷走神经和膈神经。虽然这些损伤神经通常会在几个月后再生；但在少数患者，可能发生永久性麻痹。对心肌进行可靠的透壁消融的同时避免对这些结构的损伤，是很有挑战性的。

尽量减少心外结构损伤的标准方法是限制功率输出，并观察多个参数指标（温度、阻抗下降、心内超声看到的微泡）来仔细监测加热情况。但是采用较低功率则需要较长的消融时间，这会导致深部组织的加热。相反，高功率短时间的消融会造成表面和深层组织不同的升温速度。浅层组织的热传导非常快，而深层组织则需要来自电阻热源的热传导，所以加热延迟。因此，短时间射频传输优先加热浅表组织，从而成功消融薄壁心肌，同时避免了深层结构的过度加热。而减少导管灌注也会增加浅表损伤的宽度，减少毗邻损伤。

肺静脉内消融的一个常见并发症是肺静脉狭窄。如果静脉壁的温度过高，那么血管壁的胶原蛋白和弹性蛋白就会发生不可逆转的变化。体外研究发现，肺静脉内消融后，肺静脉的周长减少了53%，而在70℃或以上过热暴露时，肺静脉的顺应性会丢失。组织学检查结果显示典型的胶原蛋白结构缺失，这可能是该蛋白的热变性导致的。因此，现在大多数的肺静脉隔离术均在肺静脉前庭进行。

热损伤的细胞机制

导管射频消融的治疗效果是由组织的电加热和热损伤产生的。热疗的领域十分广泛，长期暴露于轻度和中度热疗的影响，已在肿瘤治疗中得到很好的描述。热损伤取决于热疗的时间和温度。例如，当培养的人类骨髓细胞暴露在42℃时，有45%的细胞能存活300min。然而，当这些细胞被加热到45.5℃时，20min的存活率仅有1%。在导管消融的情况下，关于心肌短暂暴露在高温时影响的数据有限。消融损伤的中心区域能达到高温，并且简单地凝固，而在损伤边缘区域的温度会降低。各种细胞成分对低和中度的热疗反应决定了消融的病理生理反应。导致心肌细胞整体热损伤的热敏感元件是具有整合通道蛋白的质膜、细胞核和细胞骨架。在暴露于超热过程中发生的这些结构的变化，都会导致细胞的最终死亡。

质膜

质膜具有很高的热敏性。纯磷脂双分子层将经历相变，从相对固体形态转变为半流体形式。在真核细胞中，加入整合蛋白和关于烃侧链饱和度的磷脂的不同组成，从而影响了真核细胞膜流动性的程度。一项研究发现，培养的哺乳类动物细胞膜在8℃时发生了相变，在22～36℃又发生了第二次转变，在37～45℃时，没有出现任何相位变化，但是还没有在肌节中或者温度高于45℃的情况下检测这种现象。在暴露于加热的过程中，关于质膜整合蛋白的功能，抑制或加强蛋白质的活性都被观察到。Stevenson等报道，在加热到42℃时，培养的中国仓鼠卵巢细胞中细胞内K^+的吸收增加，这可以被哇巴因阻断的，表明Na^+-K^+-腺苷三磷酸酶泵的活性增加。Nath等研究了体外灌注豚鼠乳头肌的动作电位。在38～45℃的低热疗范围内，动作电位最大的dV/dt值增加，这表明钠通道动力学得到增强。在45～50℃的中度热疗范围内，最大的dV/dt值下降到基准值以下。钠通道抑制的机制被假设为钠通道的局部热失活，或者更有可能的是，由于热介导的细胞除极导致的电压依赖性钠通道失活（见后面的讨论）。

细胞骨架

细胞骨架由构成微管、微丝和中间丝的结构蛋白组成。微丝合并形成应力纤维。这些包括肌动蛋白、辅肌动蛋白和原肌球蛋白，并且形成了肌细胞附着的收缩元素的框架。细胞骨架元素根据不同的细胞类型，可能有不同程度的热敏感度。例如，在人类的红细胞中，细胞骨架主要是由血影蛋白构成的。血影蛋白在50℃时就会发生热失活。当红细胞暴露在50℃以上的温度时，红细胞会迅速失去其双凹形状。目前尚无肌细胞中细胞骨架蛋白的灭活温度的文献报道。然而，电子显微镜图显示射频损伤边界细胞结构的巨大破坏，并且失去了肌丝结构。在射频损伤的中心部分，细胞骨架的热失活导致典型的凝固性坏死。

细胞核

真核细胞的细胞核在结构和功能上都有热敏性。热疗会导致核膜囊泡的形成，核周区域内细胞质成分的缩合，以及异染色质含量的减少。核仁似乎是核中对热最敏感的部分。热疗是否会引起DNA链断裂存在争议。在超热暴露后可产生热休克蛋白（HSP）。虽然热休克蛋白的功能还没有完全阐明，但它们似乎对细胞起到保护作用。据推测70kDa的热休克蛋白可以促进蛋白质的有效产生和折叠，并帮助它们在细胞器中转运。

细胞电生理

高热会导致心肌细胞电生理的改变。各种实验对肌细胞的热敏感性进行了测试，并且阐明了导管消融的电生理反应机制。在一系列的体外实验中，分离的豚鼠乳头肌在温度38～55℃下暴露60s；在超热脉冲期间和之后记录动作电位变化。如果在返回正常温度后，静息膜电位没有恢复，那么样本就会被丢弃，用新的组织样本再次进行测试。静息膜电位在起搏前的准备工作中被评估，并且动作电位振幅、持续时间、dV/dt值及兴奋性都会在起搏过程中被测试。样本在低超热范围保持正常的静息膜电位（小于45℃）。在超热范围（45～50℃），心肌细胞表现为一种温度依赖性的除极，这种除极在返回常温灌注时是可逆的。最后，在高热温度范围（大于50℃）的实验通常会导致不可逆转的除极、挛缩和死亡（图1.12）。37～50℃时，动作电位振幅有一个温度依赖性的下降，并且在温度和动作电位持续时间之间存在反线性关系。随着温度的升高，dV/dt的值也升高，但在46℃以上时，这个测量值开始下降，有更大程度膜静息电位的除极。

与44℃没有自律性相比，在中值温度为50℃的起搏和未起搏的状态下，能观察到自发的自律性。在超热诱导的除极的设置中，未起搏样本中自律性的出现，表明了异常自律性是其机制。从温度高于42℃开始，在某些起搏的样本，细胞在外场刺激中失去了兴奋性，并且依赖于静息膜电位水平。与正常兴奋性时的－82mV做对比，观察到的失去兴奋性的平均静息膜电位为－44mV。在可逆的失去兴奋性时，测得的灌注液温度为43～51℃，但是不可逆的失去兴奋性（细胞死亡）仅仅发生在50℃或更高的温度。因此，从这些实验中可以发现，在超热细胞中阳离子的进入更多，由此产生的除极导致兴奋性丢失和细胞死亡。

第 1 章 射频损伤形成的生物物理学和病理生理学

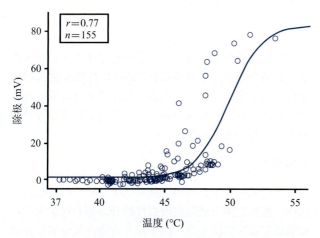

图1.12 豚鼠乳头肌细胞暴露在过热灌注液1min的除极程度。温度低于45℃时，能看到很小的除极。在45～50℃，细胞出现递增的除极。高于50℃时，因为大多数细胞产生了不可逆转的挛缩和死亡，所以很少有记录（经许可引自 Nath S, Lynch C Ⅲ, Whayne JG, Haines DE. Cellular electrophysiological effects of hyperthermia on isolated guinea pig papillary muscle：implications for catheter ablation. Circulation. 1993；88：1826-1831.）

钙超载和细胞损伤

Everett等进一步阐明了热疗出现的细胞除极和死亡的特异性作用机制。分离的灌流豚鼠乳头肌被连接在一个力传感器上，以评估不同超热接触的收缩模式。与在加热过程中静息膜电位变化的观察结果一致，

在45～50℃有一种可逆的代偿性静息肌肉张力的增长。在50℃以上的情况下，实验证明可产生不可逆转的挛缩。这表明，过热导致钙进入细胞，并最终导致钙过载。这个假设可通过钙敏感的Fluo-3-AM染料得到确认。过热使得乳头肌张力增加与Fluo-3-AM发光有较好的对应关系。为了阐明钙进入细胞的机制及其在细胞损伤中的作用，在加热前，用钙通道阻滞剂（镉或维拉帕米）或肌浆网钙泵抑制剂（毒胡萝卜素）进行预处理。对于加热到42～44℃的预处理，在基线或药物治疗方面的张力程度没有显著变化。当暴露于48℃时，钙通道阻滞剂的治疗并没有减少静息张力或Fluo-3-AM荧光的增加，这表明细胞内钙的增加并不是通道特异性的钙进入细胞的结果。相比之下，在较低温度下（45～50℃）毒胡萝卜素治疗会导致不可逆的乳头肌挛缩，而没有毒胡萝卜素就不会观察到此现象。对于加热到48℃的预处理，毒胡萝卜素组的肌肉张力与Fluo-3-AM荧光量与对照组相比有很大的增加（图1.13）。笔者的结论是，过热导致细胞内钙的显著增加，这可能是由通过热诱导的肌纤维膜孔的非特异性跨膜转运造成的。随着进入细胞内钙的增加，肌浆网扮演了一个保护性的缓冲屏障以防止钙过载，除非这个功能被像毒胡萝卜素这样的药剂阻断。在这种情况下，细胞挛缩和死亡发生在比预期更低的温度下。

传导速度

Simmers等已经研究了热疗对体外灌注的犬心肌冲

图1.13 在分离的豚鼠乳头肌中测试了超热暴露对钙进入细胞的影响。静息张力的变化被用作胞质钙离子浓度（A、C）的替代指标，以及 Fluo-3-AM 荧光量的变化被用作评估细胞内游离钙的量（B、D）。暴露于轻度的过热（42～44℃）中，发现钙离子水平有小的改变。在中度过热（48℃）时，肌肉张力和 Fluo-3-AM 荧光量有显著的增加。这一增加并不是通道特异性的，因为钙通道被镉或维拉帕米封锁并没有改变这种反应（A、B）。此反应被毒胡萝卜素加强（C、D），毒胡萝卜素可以作用于肌浆网以阻碍钙的重吸收（经许可引自 Everett TH, Nath S, Lynch C Ⅲ, et al. Role of calcium in acute hyperthermic myocardial injury. J Cardiovasc Electrophysiol. 2001；12：563-569.）

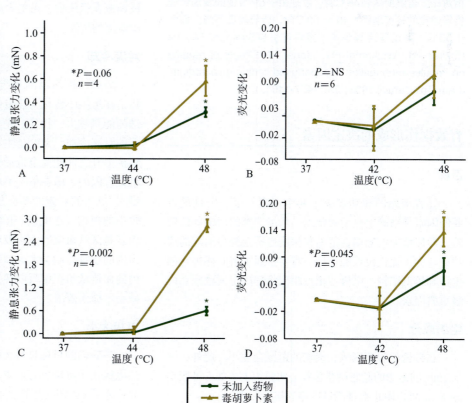

动传导的影响。在37℃的基线温度下，平均传导速度是0.35m/s。当灌注液温度上升时，传导速度增加到超常值，基线温度42.5℃时达到最大值的114%。当温度超过45.4℃时，传导速度减慢。在49.5～51.5℃观察到短暂的传导阻滞，而大于51.7℃时观察到永久阻滞（图1.14）。这些发现与先前描述的细胞电生理学温度相关的变化完全一致。一个相关实验评估了在射频能量加热过程中通过外科手术产生峡部的心肌传导。在短暂传导阻滞（50.7℃±3.0℃）和永久传导阻滞（58.0℃±3.4℃）中所记录的温度与在超热灌注实验中所记录的温度范围几乎相同。笔者的结论是，射频消融对心肌电生理特性的唯一影响是过热，并且没有可以归因于通过组织的电流的直接效应的额外的病理生理学反应。目前尚不清楚传导速度的变化是否仅仅是由细胞内离子浓度的变化所导致，或者是否与缝隙连接的热损伤也有牵连。

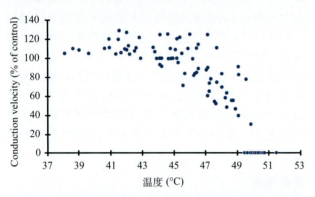

图1.14 体外的灌注犬心肌的传导速度与灌注液温度相对比。当温度达到45℃时，发现由于dV/dt值的增加造成传导速度的轻度增强。45～50℃时，传导速度下降。而大于50℃，则出现传导阻滞（经许可引自Simmers TA, de Bakker JM, Wittkampf FH, Hauer RN.Effects of heating on impulse propagation in superfused canine myocardium. J Am Coll Cardiol.1995; 25: 1457-1464.）

有效损伤形成的决定因素

目标

导管消融的成功取决于几个因素。第一个且最重要的因素是精确定位消融靶点。如果选择的消融部位较差，即使增加消融损伤范围和深度也不会提高消融的成功率。为了优化位置的选择，需要全面了解心律失常的生理和解剖结构。电极与靶点距离将是决定消融成功的最重要因素。

组织成分

在致密的瘢痕区域，损伤的范围会变小。此外，一层2mm的绝缘的脂肪层覆盖在心肌组织上（如心外膜消融术），可以阻止射频能量传递的损伤形成。

功率

损伤范围与功率成正比。任何能允许更大的能量传导到组织中的方法都将导致更多的组织加热和更深的热损伤。除了功率大小，到达组织的能量耦合效率（也就是多少能量转化为组织热量，多少能量被对流冷却而浪费）也会影响最终的损伤大小。

电极温度

在消融过程中，电极因从组织中传导的热量被动地加热。损伤范围会随着电极温度的升高而直接扩大，直到凝块形成和阻抗上升。由于体外对流冷却和导管运动的影响，损伤大小与电极温度之间的关系是混乱的。

组织温度峰值

由于对流冷却，电极温度低估了组织温度峰值，而后者是损伤大小的真正决定性因素。未来的传感器，如红外线、微波或超声波探测器，可能允许术者监测到实际的损伤生成情况。实时MRI可以引导消融，并提供实时的热成像或损伤形成的成像。

电极接触压力

更大的电极-组织接触压力，通过改变与组织的电子耦合来增加损伤范围，增加与组织接触的电极表面积，并减少电流对血池的分流。此外，更大的接触压力可能会阻止电极在心脏运动中的滑动。最理想的电极接触压力被认为是20～40g。然而，过高的接触力会使电极埋藏在组织中，可能会阻止电极的对流冷却，从而减少电流的传递。

对流冷却

最终，损伤范围是组织加热的一个函数，组织加热是在组织中转化为热量的射频功率的函数。向组织输送的能量越大，损伤的范围就越大。在电极-组织界面上的对流冷却，无论是主动的还是被动的，都使术者在阻抗上升之前能安全地增加功率。然而，如果消融的能量是有限的（即在整个消融过程中被传递最大可用的能量），更大的对流冷却会从组织中吸收热量，从而产生较小的损伤。在电极-组织界面中影响被动冷却的两个因素是区域血流的大小及电极在组织表面的稳定性。组织内的导管运动会大大增加到达血池的热量丢失。心肌内的血流从组织中吸收热量而不是从电极中吸收，从而减小了损伤范围。

电极大小

当我们的目标是最大限度地增大损伤范围时，更大的电极比小电极更好。更大的电极增加了表面积，并且允许术者在电极-组织界面中提供更高的总功率，而不需要过大的电流密度。因此，尽管有高的总功率传输，但可以避免阻抗突然上升而形成的凝块。对组织的高功率输送会增加直接加热组织的深度，从而增加虚拟热源的大小；这会直接转化为更大的损伤。就像冷却电极的情况一样，一个大的电极只有在有更高能量输送的情况下才会产生更大的损伤。如果一个大的电极使用较低的能量，那么一个较大的心内膜表面区域可能会被消融，但损伤不会那么深。将射频能量同时传送到多个电极也可能会产生一个大的损伤，但是如果电极-组织接触很差，那么其他问题如导管和目标的几何形状可能会限制对组织的能量耦合。

能量传递的持续时间

组织温度在射频传递期间（表1.2）呈单指数上升，直到达到稳定状态。在传统的消融术中，损伤形成的半衰期是 5～10s。因此，在 45～60s（5个半衰期）后，损伤的形成几乎是完整的。其他损伤技术，如灌注导管，有较长的损伤增长半衰期，在这些情况下，持续 2min 或更长时间的能量应用，可能会导致损伤深度的增加。高功率、短时间的消融方式是最大限度地将能量集中在 2～3mm 的区域并可减少深部组织的能量。

表1.2 射频损伤大小的影响因素

因素	对损伤大小的影响
目标	接近目标会提高成功的可能性，即使是很小的损伤
组织成分	在瘢痕和脂肪中形成小的损伤
功率	与损伤大小成正比
消融电极温度	与损伤大小成正比。但由于对流冷却效应而低估了组织峰值温度
组织峰值温度	与损伤大小成正比
电极-组织接触压力	与损伤大小成正比
对流冷却	
—电极组织界面 主动的：头端灌注导管 被动的：大的头端，滑动接触	—有固定的能量输出，可以减少损伤范围。无限制的能量输出，会增加损伤大小 —减少损伤大小
—心肌内的动脉血流	
电极大小	如果不限制能量输出，与损伤大小成正比
能量传递的持续时间	5～10s损伤形成的半衰期，与损伤大小呈单指数关系
消融电路的阻抗	较少的皮肤和离散电极贴靠增加电流的输送。通过血液分流电流会降低阻抗，但可以减少损伤范围
电极导向	对于非灌注电极，平行方向增加损伤范围。对于灌注电极，垂直方向增加损伤范围
电极的几何形状	在电极边缘和不对称聚集的电流密度影响损伤范围和形状
电极材料	高热传导性材料通过电极冷却增加损伤大小
射频特点	
—脉冲式	—可能通过电极冷却增加损伤范围
—相控式	—增加多电极阵列形成的线性损伤的连续性
—频率式	—高频时加热效率降低

消融电路的阻抗

对于射频消融，减少电缆内的电阻和分散电极电流路径，将增加传递到组织的电流。使用 0.45% 的盐水作为灌注溶液可能导致更大的电流密度和组织内的加热。将离散电极放置在躯干而不是大腿上，并且使用两个离散电极，特别是当基线阻抗高时，会使组织加热达到最大优化。

电极导向

对于功率不受限制的非灌注电极，与组织平行的方向通常会导致更大的损伤，因为与组织接触的电极区域更大并且更少的电流分流到血池。对于传递高功率输出的灌注电极，平行电极的方向会导致较小的损伤，因为组织冷却的幅度更大。

电极的几何形状

非常长的电极将提供更大的表面积，允许更高的能量传输，并且通常产生较大的损伤。然而，如果电极太长，电极与组织的耦合效率就会降低，并且损伤范围也不会增加。此外，功率集中在几何过渡的点上（边缘效应），可能导致电极边缘过热，电极中间加热变少。

电极材料

具有高热传递特性的电极材料（如黄金和钻石），会更易被血液流动所冷却，可能允许更大的电流输出。

射频能量的特点

非常高频率的交流电会导致组织加热效率降低，而低频则可能导致组织刺激，从而引起疼痛和心律失常。脉冲射频电流可能比未调制的射频更能使电极冷却，因此可增加功率输出。在多电极消融阵列中，电极间的相移射频允许更连续的线性损伤（图1.15）。

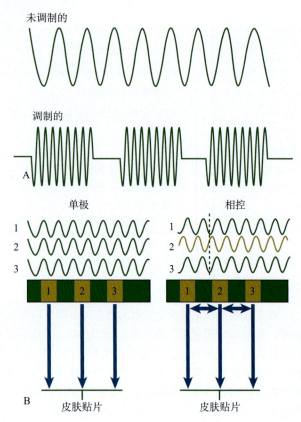

图1.15 A.射频能量的未调制的和调制的模式。调制波形是由被静止期分开的振荡电压周期而产生的。B.多电极阵列的单极和相控射频传输。在单极消融时,电极之间的振荡电压都处于同相位,因此电极之间的电流流动没有电势。在相控射频中,相邻电极间的振荡电压处于相位之外,为电流在导管顶端和离散电极之间流动创造了电势

结论

导管射频消融是治疗心律失常的主要方式。该技术简单,成功率高,并发症发生率较低。尽管事实上超声、激光、微波和冷冻等新消融技术正在被测试和推广,因为它们更容易、更安全、更高效,但它们不太可能取代射频能量,成为大多数心律失常消融的首选。在导管消融的过程中,对心肌射频能量加热的生物物理学和病理生理学的深入认识,将有助于术者进行适当的调整,以提高消融的安全性和成功率。需要组织温度达到50℃才能实现不可逆转的组织损伤,这可能是由于肌节膜损伤和细胞内钙过量造成的。50℃的等温线决定了损伤的边界。更大的损伤通过更高的能量输出和更高的组织内温度来实现。通过保证导管对组织的最佳接触力可优化与组织的能量耦合。在非冷却导管内监测表面温度,有助于防止凝固生成过程中的血液沸腾,以及电阻抗的突然增加。灌注导管能允许术者提高射频功率从而增加损伤的深度。充分了解导管消融的生物物理学,以及致心律失常基质的解剖学和生理学,可以让术者选择最理想的消融方法。

(上海交通大学医学院附属新华医院　莫斌峰　王群山　译)

第2章

射频消融损伤的形成

Eric Buch, Houman Khakpour, Kalyanam Shivkumar

关键点

- 射频能量是心脏导管消融过程中最常使用的能量来源。滴定射频功率的目的，是优化能量应用的安全性和有效性。
- 导管-组织贴靠是否稳定无法通过透视、手感或心电图来评估。压力导管可能会改善导管消融术的安全性和有效性。
- 仔细滴定输出能量可避免局部并发症的发生，包括血凝块形成、心肌爆裂及心脏穿孔；也可以预防周围组织的间接伤害，如食管和膈神经。
- 指导射频能量释放的每一种方法都有优点和缺陷。常用的方法包括参考消融导管头端温度，消融阻抗变化及局部电位振幅衰减。
- 对于大电极头及冷盐水灌注导管来说，导管头端的温度与心肌组织温度之间的差异比较大，应该特别小心以避免心肌过度加热和对周围组织的损害。
- 在非心内膜部位的射频消融，如心包腔或冠状窦，需要改变常规的能量滴定方法。

能量滴定的基本原则

导管消融是许多心律失常的一线治疗方案。在这些手术中最经常使用的能量来源是单极射频能量，通常为300～1000kHz，通过调整能量频率以精确地消融目标组织。其目的是成功毁坏对心动过速至关重要的组织，同时避免局部的并发症，以及对相邻解剖结构的间接损害。

各种来源的信息，可指导输出足够但不过量的组织加热和损伤。本章将分类详细讨论射频能量滴定的方法。

导管-组织贴靠的评估

射频消融在很大程度上依赖于组织贴靠。射频电流通常以单极的模式从消融导管头端电极传递到患者皮肤上的电极贴片（离散电极）。导管头端界面的电流密度很高的原因是，导管头端的表面积与离散电极相比面积要小，所以导致导管头端-组织界面的电阻加热。在大多数情况下，加热区仅从导管电极顶端延伸1～2mm，因为能量输出和直接加热与导管头端距离的4次方成反比。如果没有良好的贴靠，那么只有腔内的血液会被加热，心肌能量传输不足以导致目标组织坏死。

在压力（contact force，CF）导管出现以前，只能使用评估导管-组织贴靠的替代方法，包括每一心搏的局部电位图变化，基线电极阻抗，消融过程中电极温度和阻抗的改变，透视检查导管运动，通过心腔内超声进行视觉评估，电解剖标测系统上显示的内外表面，起搏夺获阈值及手感。导管消融过程可以依赖心腔内超声和电解剖标测以尽量减少X线检查。尽管术者在术中整合很多信息，但预计的和实际接触力之间的差异非常常见。

压力感知

现已有能提供实时接触力的导管可供使用，包括光纤感受器（TactiCath, Abbott Medical, Abbott Park, IL）或磁性弹簧线圈（SmartTouch, Biosense Webster, Diamond Bar, CA），它们在头端的压力下可以变形，这些系统以g为单位，显示贴靠压力和导管顶端的瞬时矢量力（图2.1）。在多个研究中发现，使用CF感知导管消融心房颤动（atrial fibrillation，AF）的疗效与标准冷盐水灌注导管相似。

结合CF数据指导损伤形成的理想方法仍需要进一步研究。在TOCCASTAR（TactiCath Contact Force Ablation Catheter Study for Atrial Fibrillation）研究中，90%以上的消融损伤时CF大于10g，成功率较高。临床前研究表明，力-时间积分（force-time integral，FTI）定义为射频能量释放过程中的总CF积分（CF与时间曲线下的面积），与设定功率下的组织温度和损伤体积相关。一项研究报告称，射频消融期间的FTI可预测损伤的透壁性，其最佳FTI值是大于392gs。在另一项研究中，如果FTI小于400gs，则有肺静脉口外的线性消融连续性差及更高肺静脉传导恢复的可能性。这与消融后复发率较高有关。其他算法，包括损伤大小指数（包括FTI和功率）和力-功率-时间指数（force-power-time index，FPTI），已经被设计为可以纳入其他变量，但仍需进一步研究来确定预测损伤持久性的最佳参数。

理论上，CF监测有助于预防心脏穿孔和其他与过度贴靠相关的消融并发症，也可能提高手术疗效。贴靠压力引导消融，也可能会减少射频和手术时间，以及完成零透视导管消融术。

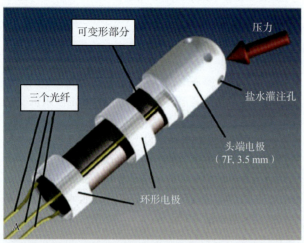

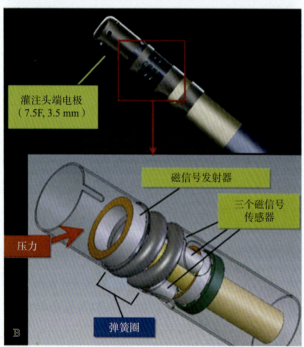

图2.1　目前使用的压力感知导管的设计

A.在导管头端可变形部分上的力量改变了三个光纤的反射波长，允许计算压力强度和方向；B.三个靠近顶端的磁信号感受器依靠压力的强度和角度测量弹簧圈的距离（A.引自 Yokoyama K, Nakagawa H, Shah DC, et al.Novel contact force sensor incorporated in irrigated radiofrequency ablation catheter predicts lesion size and incidence of steam pop and thrombus.Circ Arrhythmia Electrophysiol.2008；1：354-362.B.引自 Nakagawa H, Kautzner J, Natale A, et al.Locations of high contact force during left atrial mapping in atrial fibrillation patients：Electrogram amplitude and impedance are poor predictors of electrode-tissue contact force for ablation of atrial fibrillation.Circ Arrhythmia Electrophysiol.2013；6：746-753.）

能量滴定以有效消融

导管消融的目的是对靶组织造成不可逆转的损害，使其永久丧失传导性，这是由于持续的组织温度超过50℃所致。损伤大小定义为损伤的尺寸（宽度和深度）或体积。损伤大小的最好预测指标是达到的组织温度，50℃或更高温度的组织与坏死区有很强的相关性。影响射频消融损伤大小和深度的主要因素是电极头端的电流密度（由传递的功率和电极表面积决定），电极-心肌贴靠力，导管头端的方向，能量传递的持续时间，达到的电极头端温度（非灌注导管）、电极尺寸、腔内血流散热或在血管附近，离散电极（贴片）大小，射频系统的极性（单极与双极）。因为有些因素在消融过程中是未知的，所以功率通常会增加到一个给定的目标（如右心房峡部消融使用30～50W的功率）或者达到一个预期的效果（如预激消失或抑制异位病灶）。通过监测电极阻抗和导管头端温度的变化也可以滴定功率。

只有与电极头端直接贴靠的组织，才会受到电阻加热的显著影响；大多数损伤是由传导加热引起的，而传导加热发生得比较慢。该过程可以被模拟为导管头端瞬时形成一圈热的组织，随后对相邻组织的传导加热，直至达到热平衡为止。增加功率输出可通过提高电阻加热边缘的温度来增加损伤大小，从而允许更大体积的组织，在能量应用期间达到组织坏死所需的临界温度（50℃）。由于传导加热，即使射频能量中断，消融损伤仍继续扩大，这种现象称为热滞后或热延迟。

能量滴定以安全消融

尽管消融功率非常重要，但避免过度能量传递所造成的并发症也很重要。对射频功率的仔细滴定可以将血凝块形成、蒸气爆破、心脏穿孔，以及对心内和心外组织结构间接损害的可能性降到最低。表2.1列出了一些即将发生并发症的警告信号，一旦信号出现，应停止消融或者降低射频功率。

凝块形成

在射频消融过程中，由于温度高于100℃，在电极-组织界面血液沸腾时，偶尔会观察到突然上升的阻抗。加热导致气体（蒸气）沿着电极表面积累形成电绝缘体，导致阻抗突然增加。在电极-组织界面的沸腾被称为界面沸腾，是这种突然的阻抗上升形成的必要不充分条件。如果气体不是被紧密的心肌组织所集聚，而是通过快速的血液流动或盐水灌注而被消耗，那么尽管界面沸腾，整个电路的阻抗可能并不会改变。

血凝块是由于靠近电极-心内膜界面的血液过度加热，血细胞和血清中的蛋白质变性形成的。电极-组织界面是温度最高的位置，该处的心内膜会产生软血栓或碳化物（图2.2）。凝块不是由凝血因子活化而形成，如

表2.1 传统的射频导管消融即将发生并发症的警告信号

指标	原因	备注
消融导管电极温度的过度上升（4mm电极超过65℃，8mm电极超过55℃，灌注导管超过45℃）	导管贴靠非常好，但冷却不足，尤其在固定能量输出模式中	有蒸气爆破或凝结的风险；不会出现在温控消融模式中
阻抗下降超过10Ω，尤其是快速下降	过度的组织加热	随后阻抗上升的风险增加
消融阻抗增加	电极头端形成血凝块、气体，使电极绝缘	由血浆蛋白变性引起，抗凝不能预防
心腔内超声上出现许多微气泡	电极组织界面沸腾	与表面温度有关，而非组织温度
听见爆裂声；电极温度或阻抗的突然变化	心肌组织内部沸腾	可能导致心肌撕裂，渗出，或心脏压塞，尤其在薄壁心腔
食管温度升高	左房后壁消融期间食管被加热	食管损伤或食管心房瘘（通常是致命的）
消融电极远端起搏膈肌失夺获	膈神经受损	右侧肺静脉及心外膜消融时多见

典型血栓，其形成不能被肝素或其他抗凝血剂所阻止。在温控射频中，很少能够达到界面沸腾所需要的温度，电极上产生的气体所引起阻抗的急剧上升也不常见。然而，因为蛋白质在低于界面沸腾的温度下就可以发生变性，可能在60℃左右，所以即使阻抗没有上升也会形成凝块。Matsudaira等发现，当4mm的电极温度限制为65℃或8mm的电极温度限制为55℃时，在肝素化血液中也会形成凝块。

如果凝块附着于组织而不是电极的头端，可能不会影响电极的温度或阻抗，但血栓可以从组织上分离导致栓塞。在时间较短的消融手术的患者中，即使消融范围很小，也没有发现阻抗的突然增加，但有出现栓塞并发症的报道。

心肌沸腾（蒸气爆破）

当组织温度超过100℃时，在心肌组织中水的沸腾会导致蒸气的突然积聚，有时甚至可以听到蒸气爆破的声音。通过心腔内超声发现，这通常与蒸气形成大量微泡有关。逸出的气体会造成沿着组织平面的气压伤破裂。从心内膜表面破损到全层心肌撕裂的损伤，会造成心脏穿孔和心脏压塞（图2.3）。蒸气爆破的后果与发生位置、心肌厚度，以及与距离易受损结构如房室结的远

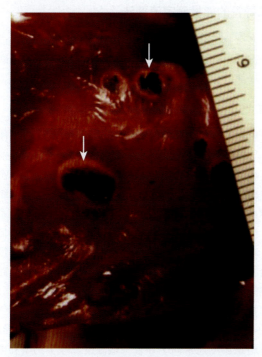

图2.2 Tetrazolium染色后的心房心内膜面，显示射频消融损伤处有凝块形成（箭头处）（经许可引自 Schwartzman D, Michele JJ, Trankiem CT, Ren JF.Electrogram-guided radiofrequency catheter ablation of atrial tissue comparison with thermometry-guide ablation: comparison with thermometry-guide ablation.J Interv Card Electrophysiol.2001; 5: 253-266.）

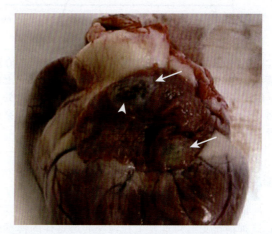

图2.3 消融后猪心脏的侧面观。可见两处左心耳部位的透壁性损伤（箭头处）。蒸气爆破发生在较高处的消融部位，并且可以看见表面撕裂（三角箭头处）（经许可引自 Cooper JM, Sapp JL, Tedrow U, et al.Ablation with an internally irrigated radiofrequency catheter: learning how to avoid steam pops.Heart Rhythm.2004; 1: 329-333.）

近而有所不同。

传统4mm导管实施温控消融时,由于组织和电极温度没有很大差异,温度被很好地限制在100℃以下,因此蒸气爆破的风险会很低。然而,在血液流动快的区域,对流冷却会导致组织和电极温度形成显著差异,也有发生蒸气爆破的可能。蒸气爆破在能产生更大损伤的新导管中更可能出现,如大电极消融导管(头端8~12mm)及头端冷却消融导管(内部或外部灌注)。这些导管的共同特点是组织温度远远超过电极温度,有时相差甚至高达40℃。因此即使将电极表面温度限制在安全水平,蒸气爆破也会发生(图2.4)。

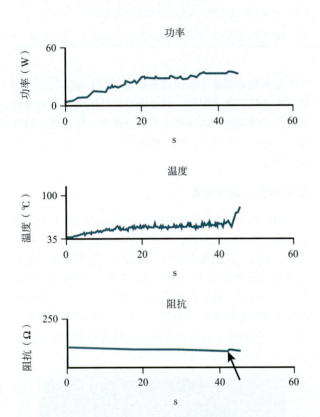

图2.4 在损伤导致蒸气爆破和气压伤引起左心房撕裂时记录的数据。在心腔内超声监测发现有微泡出现时,能观察到一个小的、非持续性的阻抗上升(箭头处)。几秒钟后,当消融电极周围都是微泡时,电极温度突然上升

心脏穿孔

即使没有蒸气爆破,射频能量的释放也会造成穿孔。这种情况更有可能发生在像左心房这样的薄壁腔内,特别是在高功率和贴靠力过度的情况下。可控长鞘帮助导管与心肌更好贴靠,但这可能增加心脏穿孔的机会,需要谨慎操作(如通过限制功率),一些结构特别容易发生穿孔,如薄壁的左心耳和冠状窦。

心房颤动的左房消融通常需要灌注导管,会造成心脏穿孔、渗出及压塞。全球范围内的调查发现,其发生率超过1%。滴定释放能量至所需的最低水平,既可以达到手术终点,又降低了局部并发症的风险,包括血栓、蒸气爆破和穿孔。

对周围结构的损害

除了局部并发症外,过度的能量释放也会对心脏以外的结构造成间接伤害。根据治疗位置,导管消融可能会对肺组织、冠状动脉、膈神经、主动脉或食管造成损害。有许多方法被研发,用以在消融过程中保护这些结构,最简单有效的一个方法就是将功率下调到所需的最小水平,并限制消融的持续时间。

对心外结构温度的监控尤其重要,尤其是灌注导管和大头端导管。在左心房后壁消融期间,食管温度监测可以用来了解食管组织加热程度,从而避免潜在危险,指导术者降低功率或者重新放置导管。在右侧肺静脉口或心外膜消融期间,可能出现膈神经损伤,症状从短暂轻微到永久损伤。为了避免膈神经损伤,许多术者会避免在高输出起搏时夺获膈神经的位置上进行射频消融。另一种方法是以略高于膈神经夺获阈值的起搏输出,持续起搏,行低功率消融,如果膈肌搏动消失,立即终止消融。已经研发了多种保护膈神经的方法,以允许在关键部位进行更安全的消融,否则在这些位置消融,很可能发生膈神经损伤。

传统导管的能量滴定消融法

多个滴定能量的方法被单独及组合使用,通过实时数据进行调整。常用的参数是电极头端温度,消融阻抗,局部电位振幅,导管头端贴靠压力及电生理终点。

温度

射频应用的功率和持续时间不能准确预测损伤大小,导管方向、腔内血流及导管贴靠力等无法测量的变量,会显著影响损伤的体积。消融导管在头端附近有一个热敏电阻,在实验和临床消融过程中都显示,组织电极界面的温度对预测损伤体积有帮助。在现代消融系统中,当温度超过规定界值时,射频发生器会自动降低功率。功率、温度和阻抗在能量释放和消融过程中持续显示给术者。在一个大样本研究中,发现通过闭合回路温度控制,能减少80%的凝块形成和阻抗的突然上升。

控制导管头端温度,但不能消除凝块形成和蒸气爆破的风险,因为凝块可以在低于100℃的温度下形成,而且组织温度通常高于导管头端温度。除了功率和电极温度外,其他重要的组织温度决定因素包括导管方向、电极大小、导管贴靠和对流冷却。并不是所有这些因素都可以在临床消融过程中被控制或测量。

真正的组织-温度监测,而不是电极头端温度监测,这已经在体外测试过。通过从导管头端向心肌深层的2mm热电偶针对射频能量输出进行滴定,既能实现足够

的损伤，又不会导致心肌内温度过高，还能防止出现蒸气爆破。理论上，组织温度引导能量滴定会产生更可预测的损伤大小，减少因导管贴靠和对流血流冷却而导致的变异性。然而，必须克服巨大的工程障碍，如证明在跳动心脏中插入一根针的安全性，以及不同导管方向是否都能可靠地测量组织温度。

阻抗

由于输出能量和电极头端的温度都不足以反映组织温度，研究者们找到了其他反映组织温度的替代方法。其中一个参数是消融阻抗，它反映了电流通过患者时，从消融导管头端到离散电极的电阻。在射频消融术中，组织阻抗可以被模拟为一个简单的电阻器。当组织被加热时，组织中的离子变得更加可移动，导致局部的电阻率下降，消融电路阻抗的下降可以被测量到。有效的组织加热与可预测的阻抗下降有关，通常在 $5 \sim 10 \Omega$ 的范围内。没有阻抗的下降可能反映了组织的能量传递不足，导管-组织贴靠不良或导管不稳定。

阻抗滴定法已被成功地用于指导消融。在一种用于旁道消融的研究中，手动调整能量到最大功率50 W以达到阻抗下降 $5 \sim 10 \Omega$。一项随机对照研究显示，温度和阻抗用于功率监测有相似的结果，各组手术成功率都是93%，并且在凝块形成的发生率上没有差异。然而，同样的研究人员发现阻抗滴定对慢径改良没有指导作用，在这种情况下为了避免房室传导阻滞，降低功率及控制温度是可取的，并且造成的损伤较小。成功的慢径改良位点的平均电极温度较低（48.5℃），并且没有显著的阻抗变化。这表明如果期望有小的损伤，阻抗下降应该较小或不下降（阻抗监测效果不大）。理论上，可以研发一种使用阻抗，而不是电极温度来调节功率的闭环系统，但是这样的系统没有商业价值。

阻抗监测也可用于提高消融过程的安全性。阻抗的大幅度下降，反映了过量的组织加热，预示着由于界面沸腾而产生及随后上升的阻抗。在一项研究中，射频消融只有在阻抗下降 12Ω 及以上时才会引起凝块形成。基于这些结果，笔者建议，任何消融手术，阻抗下降 10Ω 及以上时，应降低功率。

早期研究的一个重要发现是阻抗和电极头端温度并不总是相互关联。例如，Strickberger等在阻抗变化和电极头端温度之间发现了一个统计学上有显著意义的反向联系，平均每 1Ω 对应的温度是2.63℃（图2.5）。然而，在这两个变量之间存在显著的分散表现，相关系数（$R = 0.7$, $R^2 = 0.49$）表明，只有一半的阻抗变化与电极头端温度的改变有关，虽然阻抗反映了组织特性，但对于评价组织加热的程度，阻抗下降并不是完美的方法。

射频消融术中，温度升高时对应较大阻抗变化在有快速对流冷却的区域更常见，在这种情况下，电极的温

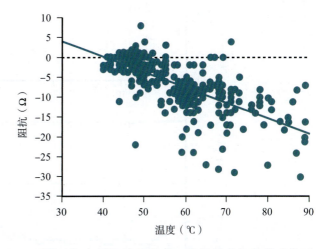

图2.5　在射频消融术中，最终温度与阻抗变化之间的相关性。温度（℃）表现在 x 轴上，阻抗（Ω）表现在 y 轴上（$y = 15.3 - 0.38 x$; $P < 0.0001$; $R = 0.7$）（经许可引自Strickberger SA, Ravi S, Daoud E, et al.Relation between impedance and temperature during radiofrequency ablation of accessory pathways.Am Heart J.1995; 130: 1026-1030.）

度大大低估组织的温度（图2.6）。与之相反，电极温度大幅度增加，但阻抗下降时不明显，可提示电极-组织贴靠紧密且无对流冷却，表面加热显著，但没有明显的深层组织加热，能量传递受到电极头端温度的限制，造成的损伤较小。

实际的组织温度，不能用现有的技术直接测量，但电极头端温度和阻抗都能提供该变量的间接评估，将这两个参数考虑在内，术者可以对射频能量输出进行滴定，从而安全地产生较大的损伤，减少由于导管贴靠和对流冷却之间差异造成的内在变异。

电位图振幅

能量也可以通过电位图振幅降低进行滴定，作为有效消融的生理指标。在射频消融中，局部的电位图振幅通常会因为组织加热造成的兴奋性丢失而下降。然而，这种振幅下降的大小是不同的，消融导管电极（感知电位的区域）所感知到的心肌体积是未知的。在一项前瞻性研究中，使用双极电位图振幅下降90%来滴定能量，产生的许多损伤较小并且是非透壁的。

电位图振幅降低方法产生的损伤较小，相对而言，安全度更高。考虑到功效和手术时间，不建议广泛推广这种能量滴定法。然而，如果在消融过程中局部电位图振幅的降低不显著，许多术者会在相应位点增加功率或消融时间。

通过电生理学终点滴定能量输出

一些消融过程有清楚的电生理学终点，可以用来滴定能量输出。一个例子是典型峡部依赖性房扑的射频消

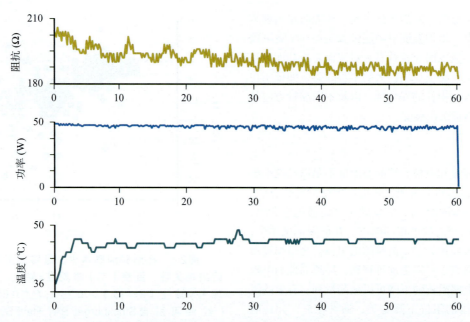

图2.6 传统4mm导管行左后间隔旁道导管消融时，绘制的阻抗、功率和温度图。尽管是高功率（50W）的情况下，局部血流速度快的对流冷却也保持导管头端温度在50℃以下。然而，即使在导管头端没有很高的温度，也可以看到组织损伤的证据。在不到3s的时间内，旁道传导阻断，并且在消融中，阻抗下降超过15Ω

融。在这种情况下，通常需要相对高功率的传送（50W或更高）或灌注导管来永久性地损伤三尖瓣峡部。电位消失或将电位图分裂成两个部分，提示局部传导阻滞，可以调整能量输出。在房室结折返性心动过速导管消融中，射频能量被用于慢路区域，直到出现交界区心律，表明目标组织的成功消融。其他像室性心动过速和局灶性房性心动过速，也可以逐渐提升功率输出，直至心动过速终止。

头端较大导管的滴定能量输出

对于射频消融术的许多临床应用，如慢径改良，目的是在精确定位的位置上产生一个小且有限的损伤。标准4mm头端消融导管适用于此。然而，对于其他消融，如室性心动过速消融，小的损伤远远不够。高功率在超过某一个特定点时不能增大损伤，因为会发生凝块形成和阻抗上升，这就需要在位点上多次消融。

在射频导管消融发展的早期，研究人员推测增加电极-组织贴靠的表面积，将会增加接触心肌区域电流的密度，从而产生较大的损伤。另一种更大损伤形成的机制是在导管头端进行对流冷却。然而，除非功率增加，否则射频能量分散在一个范围非常大的区域，这将降低电流密度并将能量分流到血液。在更高的最大功率（高达100W）的温控模式下，更大的损伤能通过8～10mm导管头端实现。在消融过程中，临床结果通常支持更大的损伤更有效的观点。对于典型的心房扑动来说，使用8mm而不是4mm顶端的导管进行消融，会有更高的手术成功率；可通过较少的损伤和较低的透视时间来实现双向阻滞。头端较大的导管也已经在心房颤动和室性心动过速的消融中成功使用。

一般来说，在其他因素不变的情况下，使用头端较大的导管进行电极头端加热，以及适当的损伤形成需要更高的功率。虽然这些导管的初始阻抗较低，但阻抗滴定法仍可用于评估从基线发生的变化。然而，温控消融仍然是临床实践中最常用的方法。因为大量的组织被加热并且发生了更多的对流冷却，所以组织温度远高于导管-顶端温度，因此应该选择一个较低的目标电极温度，通常是50～55℃。考虑到这些导管所产生的巨大损伤，消融时必须非常谨慎。当在食管、膈神经或冠状动脉周边的区域消融时，应更加小心。此外，头端较大的导管顶端与组织温度之间的差异较大，会增加蒸气破裂和穿孔的概率。最后，这些电极的巨大表面积可以掩盖凝块形成的常见信号；如果只有部分导管头端被包裹在凝块中，阻抗可能不会显著上升。

灌注消融导管的滴定能量输出

灌注和传统消融导管之间的区别

对流的血液冷却允许高功率输出和产生更大的损伤，该发现引领了消融导管的发展，这些导管通过用盐水灌注导管头端的内部或外部来完成主动冷却。冷却导管头端也可通过防止界面沸腾和冲走变性蛋白来降低凝块形成的风险。然而，需要记住的是，凝块仍然可以在组织中形成，因为导管头端温度可能大大低估最高的界面温度。

灌注导管可以在高功率情况下进行消融，同时消融损伤表面积、深度和体积将增加。当需要大的损伤时，消融效率会更高,包括室性心动过速和心房扑动的消融。灌注导管也可成功地治疗传统消融无效的旁道。大多数心房颤动的消融手术都是用灌注射频导管进行的,既可以提高效率,也能减少凝块和系统性栓塞的可能性。

灌注和传统消融导管之间的一个关键区别是,导管头端和组织温度之间有很大的差异,特别是在高流量灌注的情况下。组织温度可能超过头端温度40℃或更多,并且在距离消融导管头端至少2mm的部位达到最大温度。因此蒸气爆破可能在正常的头端温度时发生。一些研究人员提出,这种温度的差异阻碍了通过导管头端温度对射频功率进行滴定。然而,随着相邻组织的加热,导管头端温度仍然会增加,在灌注消融过程中导管头端温度将显著上升到42～45℃,这表明需要降低功率或重新定位导管。

灌注消融中影响损伤大小的因素

大多数的灌注导管使用室温盐水(约20℃)来冷却,但是冷冻的盐水也可以用于闭环或开放灌注系统。从理论上讲,这应该导致更大的能量输出,并造成更大的损伤,但实际上,影响很小。灌注流量是很重要的,特别是当导管头端位于血液对流冷却不足的区域时,如在憩室或者在组织小梁之间。在这样的区域中,增加灌注流量可能是必要的,以允许在不过度加热电极头端的情况下持续输出期望的功率。在高流速的情况下,顶端和组织温度的差异更大。流量过多时,除了完成目标能量输出所需外,还应避免其可能作为一个散热器减少组织温度并且造成较小的损伤(图2.7)。

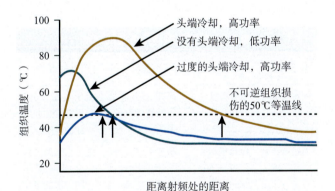

图2.7 三种情况下的组织-温度梯度。超过50℃的组织温度定义损伤的边界(垂直箭头)。在没有头端冷却的低功率消融中(蓝线),电极温度仅略低于组织峰值温度,并且损伤不深。在有头端冷却的消融中(橙线),允许高功率传输并且在心内膜面下达到组织峰值温度,以及一个大的损伤。然而,如果流速过高(蓝线),更大比例的射频能量将被对流消耗,而组织吸收的能量也会更少(经许可引自 Haines DE.Biophysics and pathophysiology of lesion formation by transcatheter radiofrequency ablation.In: Wilber DJ, Packer DL, Stevenson WG, eds.Catheter Ablation of Cardiac Arrhythmias: Basic Concepts and Clinical Applications.Malden, MA: Blackwell; 2008: 20-34.)

与传统的消融导管一样,增加功率和消融时间将造成更大的损伤。用灌注导管达到热平衡,以及使损伤最大化所需要的时间可能更长。

灌注消融期间的功率滴定

就像非灌注导管一样,功率应该被设定在所需的最小水平消融靶点,以减少并发症的风险。对于传统导管,电极温度是组织加热的一个重要指标,而对加热不足的应对措施可能是增加射频功率。然而,对于灌注导管,电极头端温度的作用有限,应该使用其他的组织损伤指标。表2.2总结了一些指标,这些指标提示灌注消融导管形成了足够的损伤。这些指标中单独一个不能作为成功损伤形成的确切指标,但是综合起来,它们可以帮助确定目标组织在什么时候被成功消融。一般来说,电极温度要低于40～45℃,并且阻抗下降5～10Ω。

表2.2 灌注消融损伤形成的证据
局部电位图振幅降低(＞50%)
阻抗下降(5～10Ω)
局部起搏阈值增加(＞100%)
双电位出现,代表局部传导阻滞
在起搏中出现传导阻滞
消融期间心动过速终止

在灌注导管中可以看到过度能量输出的警告信号。虽然导管冷却能降低界面沸腾和凝结的发生率,但在外部灌注的情况下,蒸气爆破可能更加常见。蒸气爆破即将出现的指标是温度上升到42～45℃以上,并且阻抗下降超过18Ω。图2.8为灌注消融中温度过度上升的例子。将心腔内超声上的微泡作为另一种滴定能量输出的方法用于研究,相对于组织温度,微泡是提示界面温度高的更好的指标。表2.3推荐灌注消融中的滴定射频能量。

表2.3 灌注消融能量滴定的实用建议
根据导管类型和功率,将灌注流速设置为8～30ml/min
用功控制模式时,从15～30W开始(取决于心腔和位置)
逐渐增加射频功率,并且观察电极头端温度增加到37～40℃。如果头端温度超过42℃,降低功率或调整导管位置,以降低蒸气爆破的风险
如果功率小于20W,温度仍然高于40℃,那么消融导管头端很可能嵌入组织。考虑增加灌注流速或调整导管位置。如果问题依然存在,应检查冷却系统的完整度
随着组织消融,阻抗应该下降5～10Ω。如果阻抗不变,那么导管-组织贴靠很可能不够并需要重新定位
如果阻抗下降18Ω或更多,那么要降低功率或停止能量输出,因为这可能是即将到来的蒸气爆破的信号。如果阻抗上升,停止射频应用以及检查冷却系统,检查导管头端是否有凝块

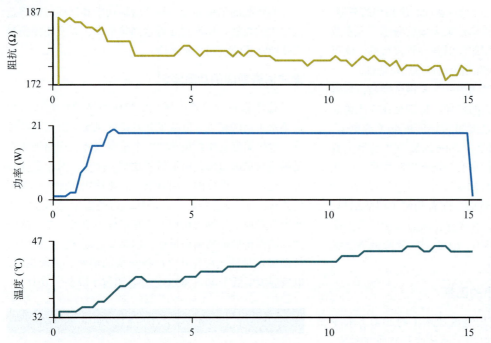

图2.8 灌注消融期间温度的过度上升。在心房颤动消融中使用4mm头端的外部灌注导管，流速为17ml/min，术者注意到温度稳定上升，并且在达到45℃时停止消融。这可能是由紧密的组织贴靠阻止电极头端的充分冷却所导致。其他应对措施有增加灌注流速，减少功率或重新定位导管

其他解剖部位的滴定能量输出

前几节描述了使用传统和灌注导管对心内消融射频能量滴定的方法。然而，在非心内膜位置上进行消融时，可能需要改变方法。

心外膜消融中的能量滴定

Sosa等第一个描述非外科心外膜导管消融，使用经皮剑突下穿刺的方法。该方法最初用于治疗美洲锥虫病患者的室性心动过速，该技术被证明在治疗缺血性室性心动过速、旁道及其他心律失常等方面也有很好的效果（表2.4）。

与心内消融相比，一个最主要的不同就是心包腔缺乏血流，缺乏对流冷却。因此，传统的非冷却消融导管能在相对低功率（小于10W）时达到较高的头端温度，限制能量输出，结果是局部损伤很小。心外脂肪的存在也有可能阻止靶点区域心肌组织的有效消融。然而，灌注导管允许较高的射频功率（35～50W）且不伴有温度的升高，可以产生较大的损伤，甚至可以隔着心外脂肪进行消融。大多数术者从20～30W开始，并以最高50W进行滴定，不过需要保持足够的灌注，使导管头端温度保持在45℃以下。损伤形成的指标类似于心内灌注心内消融指标，包括阻抗和局部电位图振幅的下降。

在心包腔消融时应该采取特别的预防措施。当使用灌注消融时，必须定期抽吸，以防止液体的累积，否则可能导致心脏压塞。冠状动脉是心外膜的结构，必须注意不要在它们的附近释放射频能量。虽然在理论上冠状动脉血流的冷却能够保护冠状动脉，但是曾有射频消融所造成的冠状动脉并发症的报道，包括冠状动脉血栓形成、血管壁损伤及血管痉挛。较小的血管可能有更高的风险。消融前，冠状动脉造影显示动脉血管径路是必要的。尽管没有绝对安全距离的定义，但在距冠状动脉5～10mm，通常不会进行消融。研究证据表明，将冷冻盐水注入冠状动脉可能有助于保护内皮，但这种策略尚未得到广泛使用。在心外膜消融过程中，膈神经也是非常脆弱的（图2.9）。通过起搏夺获膈肌辨别出神经损伤的高风险区域，应该避免在这些位置进行消融。当不使用骨骼肌松弛剂进行麻醉时才能进行此操作。

表2.4 射频消融滴定方法的总结

方法	目标参数	优势	缺点
固定功率	没有滴定	简单，不需要特殊的设备	由于过度加热，可能增加并发症的风险
消融导管头端温度	4mm电极：55～60℃ 8mm电极：<55℃ 灌注电极：<42℃	易于应用，闭环系统自动调节功率	由于头端温度和组织温度不同，不能可靠地预测损伤大小或并发症的风险
消融电路阻抗的改变	减少5～10Ω	任何电极都可以用，一些情况下可能与组织温度有关	与心肌组织温度有变量关联，对较小的损伤不敏感
电位图振幅下降	在双极电位图中振幅大约下降90%	显示消融对于目标组织的直接影响	可能导致小的或非透壁性损伤，可能会降低手术效率

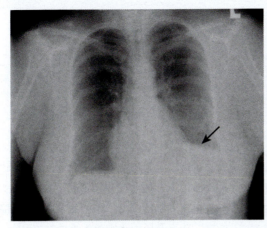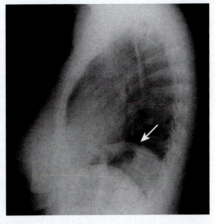

图2.9 消融后的膈神经损伤。在心外膜消融室速后，这个患者出现了呼吸短促并发现左侧膈肌抬高（箭头处）。通过非手术治疗，在3个月内完全恢复

冠状窦消融中的能量滴定

消融靶点偶尔位于冠状静脉系统内。冠状窦内消融术已经成功用于治疗心外膜旁道、室性期前收缩、非典型心房扑动及心房颤动。作为持续性心房颤动左心房消融的一部分，在冠状窦进行消融的一个常见原因是阻断二尖瓣峡部。这通常应用灌注导管完成，流速：17～30ml/min；最大温度：45～50℃；功率：20～30W。然而，尽管使用相对高的功率，即使结合心内膜和心外膜消融，成功地阻断二尖瓣峡部仍然具有技术上的挑战性。一些研究者推测，这是由于冠状静脉血流作为一个散热器，将射频能量带走并阻止足够的损伤形成。在一项动物研究中，D'Avila等测试了一种装置，它能堵塞冠状窦口以防止在消融过程中的血液流动。研究发现，当冠状窦口部被球囊暂时堵塞时，能够从心内膜内实现消融的透壁性损伤。在冠状静脉窦内消融时必须十分小心，因为左冠状动脉回旋支也在房室沟内。已经有回旋支动脉损伤的病例报道。

结论

应用射频能量滴定法，可以进行安全有效的消融来治疗心律失常。这些方法大多都有很好的理论基础，但尚未在严格的前瞻性研究中得到验证。表2.4总结了可用的射频能量滴定方法，并给出了各自的目标参数、优缺点。CF感知可能是指导损伤形成的重大进步。在未来，用于滴定射频功率和组织反应的技术和科技将继续发展，进一步改善导管消融的效果。

（上海交通大学医学院附属瑞金医院　凌天佑　译）

第3章

冷盐水灌注导管的射频消融

Taresh Taneja，Shoei K. Stephen Huang

> **关键点**
>
> - 动物实验中，标准射频消融的局限在于随着能量的积累局部阻抗会升高，而通过冷却降低导管头端温度的方法，可预防阻抗的升高从而克服射频消融的缺陷，其结果是保证局部高功率地传输能量，进而在消融靶点形成更深和更大的损伤灶。
> - 在临床实践中，导管头端冷却的射频消融与普通射频消融相比，可以更有效地治疗房室折返性心动过速、心房扑动、心房颤动及室性心动过速等心律失常。
> - 冷盐水灌注消融导管的头端温度监测，与普通消融导管相比准确性稍差，但消融过程中的其他参数，如阻抗、功率及压力等则更为重要。
> - 冷盐水灌注射频消融的安全性与普通射频消融相当。
> - 未来消融导管的设计理念，要求实时评估消融灶的形成及其效应。导管头端灌注及接触压力感知的应用将会越来越广泛，以提高射频消融的安全性与有效性。

射频消融术已是治疗室上性心动过速、心房颤动、室性心动过速的标准方法。而近年来，射频消融技术已应用于更为复杂的心律失常，如结构性心脏病相关的室性心动过速。尽管这些成果令人振奋，但是由于传统消融导管头端7F直径、4mm长度的电极构造，射频电流只能在致心律失常病灶局部产生数毫米的有限损伤，因此限制了该技术的进一步拓展。在1%～10%的房室旁道患者及30%～50%的非特发性室性心动过速患者中，传统的射频导管不能有效消融上述心律失常。改用其他能增加病灶损伤大小及深度的消融技术，则可有效提高消融治疗的成功率。

目前研究已证实，降低消融导管头端的温度可有效增加射频消融的能量及放电时间，抑制阻抗增高及局部凝结物形成，最终可产生更大而深的消融灶。过去的几年里，随着美国食品药品监督管理局（FDA）批准冷盐水灌注消融导管的临床适应证，后者在各种室上性心动过速及室性心律失常中的应用显著增加。本章的宗旨在于阐述对冷盐水灌注导管消融的现有认知及其机制分析，并介绍该技术应用于动物实验及临床试验的研究结果。

冷盐水灌注射频消融的生物物理学

在应用射频能量放电过程中，射频电流作为一种热源，经消融导管头端电极传导至局部心肌，形成一种类似电阻产热的模型（图3.1）。这种电阻热一般范围在数个毫米之内，直径略大于消融导管的头端电极。而病灶外围数毫米的热损伤系热传导所致。在导管头端电极尺寸及电极-组织贴靠面积不变的情况下，消融病灶的大小和消融能量及消融时间相关。当射频能量过高，如导管头端电极与心肌组织接触面的温度达到100℃时，阻

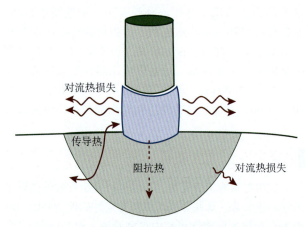

图3.1　心内膜射频导管消融图解，展示阻抗热、传导热、对流热的产生区域，以及对流导致的热能散失与血池和冠状动脉系统。靠近导管的浅表心肌主要为阻抗热消融，深部心肌则被传导热消融（经许可引自EP lab Digest.）

抗会急剧升高进而限制放电时间。而阻抗升高的原因在于局部脱水干燥、产生蒸气，最终导致局部凝块形成。阻抗的升高限制了射频电流的持续时间，减少了消融总功率，最终影响消融灶的范围。详情请参阅第1章和第2章。

尽管目前应用的温控射频传输系统，具有减少凝块形成、抑制阻抗升高的功能，但实际应用中能量往往有衰减，因此消融灶范围局限。在温控射频导管消融过程中，导管头端温度、组织温度、消融灶的范围受到导管-组织贴靠程度，以及局部血流产生散热效应的影响。当贴靠度较好、头端冷却效应好时，较低的功率即可达到额定温度。否则再高的温度也只能产生很小的消融灶。相比之下，更高效的对流冷却可使导管头端温度较

低,因此只有高功率才能达到靶温度,从而产生相对大的消融灶。

迄今有两种方法可用于导管头端冷却、预防阻抗增高,以及增强有效能量的传导。其一,在导管头端配备更大的电极(如8F直径,8～10mm长度)。更大的导管-组织贴靠面积可产生更大的阻抗热。而且,电极越大其表面积也越大,与血液的接触面积增大,有利于血流对电极的对流散热。这种冷却效应有助于预防阻抗增高,有利于更长时间的高功率射频能量输出,最终形成更大而深的消融灶。

其二,是由Wittkampf等描述的应用盐水灌注冷却导管,降低与组织接触面的温度,以预防阻抗增高的方法。该方法应用冷盐水从内部或表面同时冲浴导管头端,从而驱散射频能量放电过程中产生的热量(图3.2)。通过降低导管与组织接触面的温度,可有效预防组织阻抗增高及心肌爆裂,从而让更多的射频电流通过组织进行传导。与普通射频消融相比,冷却消融可以同时实现高功率和长时间的射频能量输出,且更少出

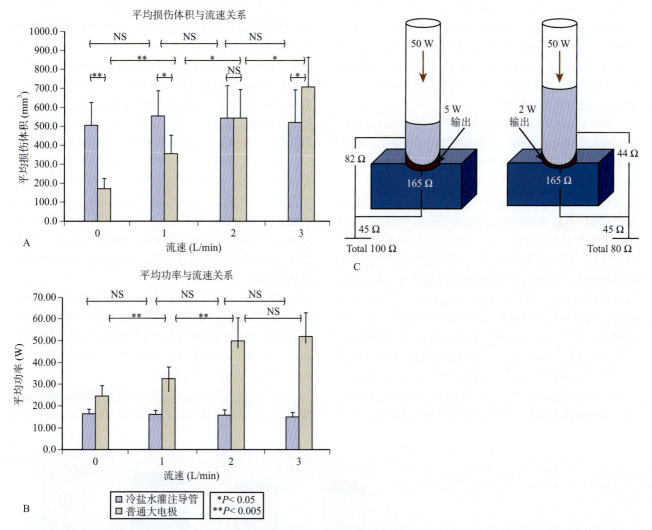

图3.2　A.分别应用冷盐水灌注导管或普通大电极(10mm)导管消融离体犬心室肌时,消融灶体积与灌注液流速之间的关系。灌注速率3L/min相当于15.5cm/s的流速。随着流速的增加,温控模式(65～70℃)的普通大电极导管可以产生更大的病灶。消融灶额外增加的体积大小取决于导管达到设定温度前将热量传输到组织的能力(B)。而冷盐水灌注导管则没有增加消融灶体积。B.冷盐水灌注导管或普通大电极导管的平均传输功率与灌注液流速之间的关系。随着流速的增加,冷盐水灌注导管不能传输更大的功率。而对于普通大电极导管,流速增加则渐进式地冷却了头端电极,使得更多的功率被传输。以上结果提示,大头端电极可产生大的消融灶。C.大头端电极导管的电流分流。理论上4mm电极导管(左)与8mm电极导管(右)消融。两种电极导管的电流通路由呈并联关系的组织阻抗(165Ω)和血池阻抗(随电极表面积的变化而改变),以及呈串联关系的皮肤背板电极构成。分别给予两种导管各50W的功率。由于两者电极直径一致,因此该方向上的组织阻抗也是一致的。而由于8mm电极暴露于血池中的表面积更大,因此其血池阻抗较4mm电极更低。这导致电流分流出组织(在这种情况下,2W vs.5W传输至组织),总阻抗更低(80W vs.100W),其结果就是两种导管的设定功率相等时,8mm电极产生的消融灶更小。NS.不显著(A、B.经许可引自Pilcher TA, Sanford AL, Saul P, Dieter Haemmerich D.Convective cooling effect on cooled-tip catheter compared to large-tip catheter radiofrequency ablation. Pacing Clin Electrophysiol.2006; 29: 1368-1374.)

现阻抗增高。而且，由于不需要流经血液的对流冷却，冷盐水灌注导管可以更高的功率消融局部血流缓慢的靶点，如心室肌小梁的间隙等部位。

在冷却导管消融过程中，由于电流仍会在导管与组织接触处传导，因此仍有阻抗热产生。然而，与普通射频消融不同，冷却消融导管应用时，组织温度最高点位于心肌深处，而非接触面。Nakagawa等证明冷却导管消融过程中的最高温度点，多位于接触面以下数毫米处，原因在于接触面的主动冷却功能。而Dorwarth等也发现应用内循环灌注冷却导管消融过程中，最高温度点大致位于接触面以下3.4～3.6mm深的组织内。因此，冷却导管消融过程中，从导管头端开始温度逐渐增高，最高点多在接触面以下2mm深处。通过增加导管心肌接触面的电流密度及阻抗热的范围，可产生更大的有效损伤面，以及更宽更深的消融灶。

由于导管头端主动冷却，冷却消融过程中对接触面的温度监测可能不准确。在普通射频消融中，只要将温度控制于100℃以内即可避免大部分的阻抗增高。然而，在冷却消融过程中，由于最高温度点距离导管头端有数毫米远，因此头端的热敏电阻和热电偶不能准确监测温度。而冷却消融时射频电流会有所增强，心肌内组织可被加热到100℃左右，导致心肌深部蒸气产生、组织毁损，进而引起局部夹层、穿孔或者血栓形成。其根本原因在于冷却消融过程中最高温度点在心肌内部，且局部包裹着低温组织。有动物实验建议，为避免心肌爆裂，内循环冷却导管的功率不应高于50W，而冷盐水灌注导管不应超过20W。Wharton等证实，如果导管头端温度维持于45℃以内，则阻抗升高的发生率可能低于6.3%。Nibley等发现，内循环冷却导管的功率维持于50W以内时消融能量最高。以上观察性研究的结果尚需进一步的研究去拓展，以探索在不同类型的导管，以及不同的临床条件下，如何设置消融功率以利于在人体实施冷却消融时避免心肌爆裂的形成。

头端灌注冷却射频消融导管的设计

射频消融时导管头端冷却依赖于环绕或流经导管头端的盐水循环。目前共有两类灌注导管。第一种类型称为闭环灌注导管，其原理为导管内部有一个热电偶及头端持续盐水循环，从内部对导管头端进行冷却。第二种类型称为开放灌注导管，同样有一个内部热电偶，但在导管头端电极周围留有灌注小孔。盐水流经这些小孔形成持续的冲洗，可同时从导管内、外对导管头端进行冷却。目前已设计了4种冷却消融导管（图3.3）。闭环消融导管（Boston Scientific Electrophysiology，San Jose，CA）在导管头端电极内部通过冷盐水（通常是室温）灌注以实现冷却（图3.4A）。在这个闭环系统内，冷盐水通过导管轴身内的一根导水管灌注导管头端，并经过另一根导水管回流，冷盐水不会输注至人体内（图3.4）。

另一种经体内和体外实验验证的设计理念是头端螺旋状针样电极，消融时可输注盐水或造影剂。这种消融导管在实验犬模型上能产生更大的消融灶。按照这种理念设计的灌注消融导管（头端3极；7F；每个电极长度22mm；电极间距2mm；螺旋半径9mm、10mm），头端覆以一种渗透膜以利持续灌注，可在体内产生更长和更深的消融灶。

美国FDA批准了一款Chilli冷却消融导管（Boston Scientific Electrophysiology，图3.4）应用于非持续性室性心动过速。在消融时通过向头端泵入盐水（0.6ml/s）来实现冷却。射频能量逐渐滴定至电极温度维持于40～50℃，最高不超过50W。

还有一种实用的冷却消融系统是头端花洒样盐水灌注消融导管（Biosense Webster，Diamond Bar，CA

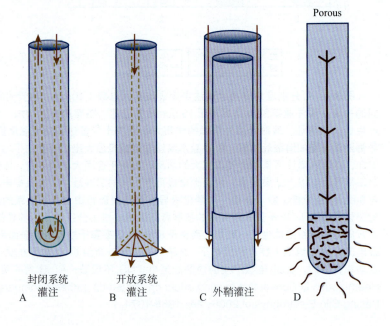

图3.3　四种冷却方案的示意图
A.封闭系统灌注；B.开放的莲蓬头或洒水器型；C.外鞘灌注；D.多渗漏孔头端灌注导管（经许可引自 EP lab Digest.）

封闭系统灌注 A　　开放系统灌注 B　　外鞘灌注 C　　D

第3章 冷盐水灌注导管的射频消融

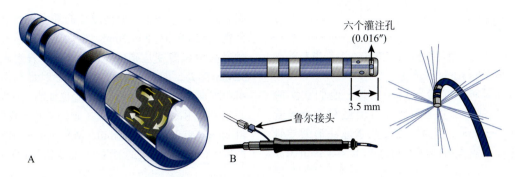

图3.4 A. Chilli内冷却消融导管的示意图。B.开放灌注系统的ThermoCool消融导管图解,展示了其远端电极内灌注液导水管的位置。右下图显示了灌注液散发的样式（A, Courtesy Boston Scientific Electro-physiology, San Jose, CA.B. Courtesy Biosense Webster, Diamond Bar, CA.）

和St.Jude Medical, St.Paul, MN）。ThermoCool消融导管（Biosense Webster, 图3.5）也已被美国FDA批准用于房颤消融。其冷却效应可通过盐水灌注来实现,一般消融时以17～34ml/min的速度、待机时以2ml/min的速度泵入盐水。圣犹达公司（St.Jude Medical）的CoolPath导管,头端4mm外灌注电极,表面有6个等距的灌注小孔,建议消融时盐水流速为2～13ml/min（图3.6A）。

最高设定功率50W,最高设定温度50℃,有热电偶温度监测。圣犹达公司尚有一款CoolPath Duo消融导管,在头端电极的近端及远端有双排6孔设计,也即将上市（图3.6B）。

Yokoyama等发现开放灌注系统与闭环灌注系统相比,表面冷却效果更好,因此界面温度更低,血栓发生率及心肌爆裂的发生也更少。

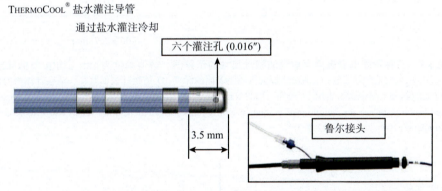

图3.5 ThermoCool开放灌注消融导管（Courtesy Biosense Webster, Diamond Bar, CA.）

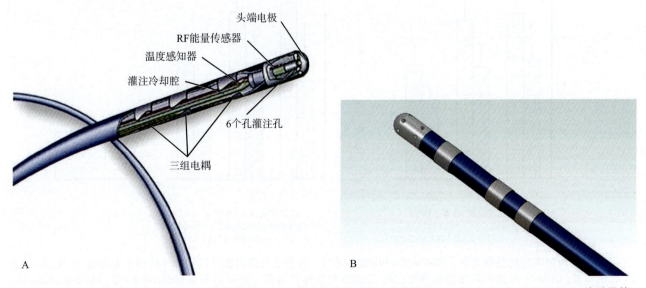

图3.6 A. St.Jude 7F Cool Path消融导管,4mm的头端电极配有6个灌注孔。B. St.Jude Cool Path Duo消融导管,其头端有两组6孔灌注系统均衡分布。RF.射频

动物实验结果

已有一些学者应用动物实验的方法将冷却射频消融和普通射频消融进行了对比研究。

Nakagawa等评估了冷却射频消融。他们在实验犬股部肌肉上对比了普通射频导管消融和盐水导管内腔灌注（20ml/min）消融。在冷盐水灌注消融导管组，尽管导管头端电极温度不超过48℃，导管组织界面温度不超过80℃，但消融灶的最大直径和最大深度分别达到9.9mm和14.3mm。他们还发现冷却导管消融时最高组织温度达到94.7℃，位于导管组织界面以下3.5mm深处，而不像普通射频消融时最高温度在导管组织界面（图3.7）。Mittleman等也证明，在实验犬活体心肌上应用冷盐水灌注导管（顶端单孔，双侧孔，Bard Electrophysiology, Haverhill, MA）10～20W功率即可产生比普通导管更大的消融灶（图3.8，图3.9）。Dorwarth

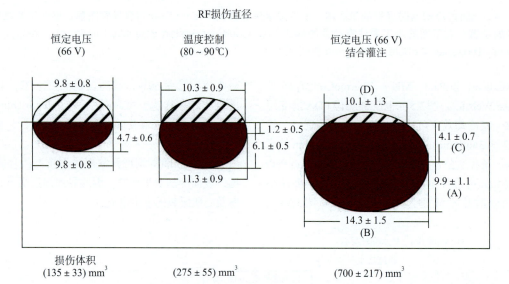

图3.7 三种不同消融条件下射频消融灶尺寸的示意图。数值单位为mm（均值±标准差）
A.最大消融灶深度；B.最大消融灶直径；C.消融灶最大直径距表面的深度；D.消融灶表面直径。消融灶体积的计算参照椭圆的体积公式，并减去表面以上的部分（图中阴影表示）（经许可引自Nakagawa H, Yamanashi SW, Pitha JV, et al. Comparison of in vivo tissue temperature profile and lesion geometry for radiofrequency ablation with a saline-irrigated electrode versus temperature control in a canine thigh muscle preparation. Circulation. 1995；91：2264-2273.）

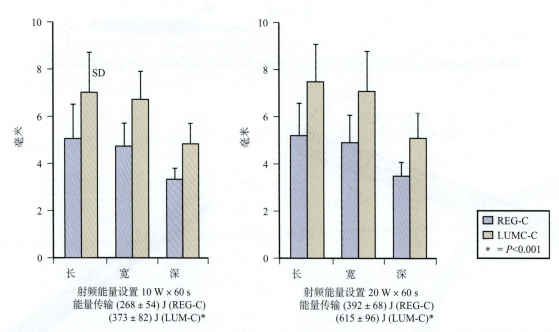

图3.8 两种不同的消融功率（10W×60s和20W×60s）情况下射频消融灶的尺寸（均值±标准差）。REG-C.标准电极导管；LUM-C.冷盐水灌注电极导管；*$P<0.001$对比标准导管（经许可引自Mittleman RS, Huang SKS, De Guzman WT, et al. Use of the saline infusion electrode catheter for improved energy delivery and increased lesion size in radiofrequency catheter ablation. Pacing Clin Electrophysiol. 1995；18：1022-1027.）

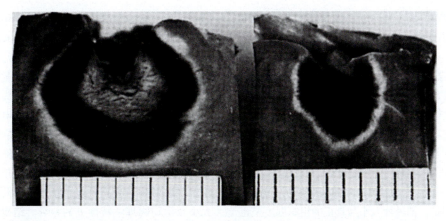

SH5-ANT　　　　　　　　　　　SH5-PO

图3.9　冷盐水灌注导管（左）和普通消融导管（右），分别在左心室前壁或后壁心室肌上产生的消融灶标本。左侧的消融灶更大，且显示了大面积的表面凹陷及更广范的心肌坏死。两个消融灶的消融参数设置均为20W持续60s。图中标尺的相邻刻度间距为1mm（经许可引自Mittleman RS，Huang SKS，De Guzman WT，et al.Use of the saline infusion electrode catheter for improved energy delivery and increased lesion size in radiofrequency catheter ablation.Pacing Clin Electrophysiol.1995；18：1022-1027.）

等在离体的猪心肌组织上，对三种不同的主动冷却导管系统（头端花洒型、多孔渗透型及内冷却系统型）与普通的标准4mm或8mm消融导管进行了对比。结果发现，外冷却系统的导管具有更大的消融灶直径和深度，内冷却系统的导管虽然产生消融灶的深度与前者相似，但直径略小于前者。而头端8mm电极的消融导管产生的消融灶，虽然在直径上和外冷却导管相似，但深度显著小于前者。但是，外冷却导管、内冷却导管及普通消融导管所产生的消融灶在体积上无明显差异。两种外冷却导管产生最大消融灶的设定功率为30W左右，而内冷却导管为20W。

应用传统的射频导管消融时，导管电极越大、消融时间越长，则消融灶范围越大。然而，Nakagawa等证明，在应用主动冷却导管消融时，电极大小与其垂直方向上组织损伤的范围却呈相反的关系。一根头端2mm电极的导管要比5mm电极的导管多传导49%的热能。后者更多的电流随周围的血液散失，以至真正传导到组织的射频电流显著减少。当导管头端与组织表面呈垂直顶靠关系时，同样施加50W的射频电流，在2mm电极所产生的消融能量小于在5mm电极所产生的能量（分别为26W、36W），但前者比后者组织温度更高，消融灶更深（分别为8.0mm、5.4mm），直径更大（分别为12.4mm、8.4mm）。当导管与组织表面呈平行贴靠关系时，则在2mm电极所产生的总能量小于5mm电极（分别为25W、33W），但前者组织温度更高、消融灶更深（分别为7.3mm、6.9mm），而消融灶直径两者相仿。因此，只要冷却效果佳，更小的主动冷却电极也可以传导更多的射频能量至组织，并产生更高的组织温度和更大的消融灶。

冷却消融过程中，冷盐水灌注的流量也影响消融灶的大小。流量越大则冷却效果越好，消融灶越大，但更多的射频电流浪费在过度冷却效应中。相反，低流量灌注产生的消融灶则可能与普通射频导管相仿。Weiss等在绵羊股部肌肉上实验比较了三种灌注流量（分别为5，10及20ml/min）的消融效果（表3.1）。结果发现，各种灌注流量在导管头端温度、血栓形成，以及能量传输至深部组织等方面无显著差异。但高流量灌注（20ml/min）确实可以使得组织表面的损伤更小。

表3.1　各种不同灌注流速下射频消融的温度

射频消融参数	灌注流速（ml/min）		
	5（$n=15$）	10（$n=14$）	20（$n=14$）
总功率（W）	929±12	939±12	935±5
最大阻抗（Ω）	133±13	125±12	113±12
导管头端最高温度（℃）	43±3	39±3	37±3
组织最高温度（℃）			
3.5mm深处	79±8[a]	67±5	57±4
7.0mm深处	57±4	67±5	58±6
可视的爆裂	0	0	0
血栓形成	0	0	0

a $P<0.01$对比10ml/min和20ml/min。所有的射频消融均为30W输出功率，持续30s脉冲时间

经许可引自Weiss C，Antz M，Eick O，et al.Radiofrequency catheter ablation using cooled electrodes：impact of irrigation flow rate and catheter contact pressure on lesion dimensions.Pacing Clin Electrophysiol.2002；25：463-469.

冷却消融过程中导管头端的温度监测可能并不可靠，其原因在于组织表面的实际温度往往可能被低估。Petersen等设计了一种头端电极更长（6～10mm）以增加对流散热效应的消融导管，结果发现尽管输出能量与消融灶大小呈正相关，但消融过程中无法达到最大的设定功率，且导管头端电极温度与消融灶大小反而呈负相关。他们还分别在温控及功控模式下用头端花洒样冷盐水灌注导管试验了组织温度与消融灶大小的关系。结果发现，40W功控模式产生的消融灶与温控模式80℃、70℃产生的消融灶大小相当，但温控模式60℃产生的消融灶明显较小。因此，需要强调的是，消融灶大小与真正的组织温度呈正相关，而与冷却导管头端温度没有明显的相关性。

为了监测消融灶组织内部的温度，Thiagalingam等设计了一款有头端冷却功能的1.1mm直径针状消融导管，可直接刺入内膜下12mm深度的组织内部进行消融治疗。与一般的冷盐水灌注消融导管相比，该导管可产生更深的消融灶（5-mm electrode；ThermoCool D curve system，Biosense Webster；表3.2）。

头端主动冷却导管的另一项适应证是用于心外膜消融。原因：①心外膜区域无血液冲刷对导管头端形成对流散热，普通射频导管可致阻抗迅速增高、放电时间有限；②心外膜区域有较多的脂肪组织介于消融导管与靶点之间。

d'Avila等用10只山羊和7只猪的陈旧性前壁心肌梗死的梗死区域心外膜为模型，并设立正常组为对照，比较了普通射频与冷却射频导管产生的两种消融灶在直径大小及生物物理学特性上的差异。结果发现，冷却导管显著增加了消融灶的深度和直径。当4mm电极的冷盐水灌注射频导管内循环冷却灌注流量为0.6ml/s时，为达到（41.4±2.2）℃的温度需要（35.6±7.1）W的功率（图3.10）。但心外膜的脂肪组织的存在妨碍了消融灶

	表3.2 普通消融导管、冷盐水灌注导管、头端大电极导管的比较		
	普通消融导管	冷盐水灌注导管	大头端电极导管
电极长度	4～5mm	3.5～4mm	6～10mm
输出功率	最高50W	最高50W	最高150W
滴定功率	温控模式	功控模式并监测温度与阻抗	通常温控模式，监测阻抗±微泡形成
消融灶受限因素	导管温度和阻抗升高	功率设置	导管温度，电流分流，阻抗升高
血凝风险	存在	低（特别是开放灌注时）	存在
心肌爆裂的风险	低	存在	存在
典型适用范围	房室结内折返	器质性心脏病伴室性心动过速	心房扑动
	房室旁道	心房扑动	可能用于心房颤动
	房性心动过速	心房颤动	可能用于心外膜消融
	特发性室性心动过速	冠状窦内消融	
	房室结消融	心外膜消融	

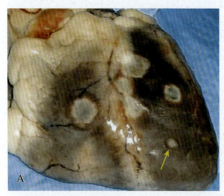
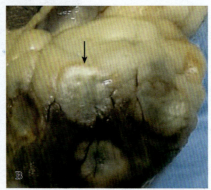
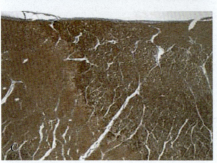
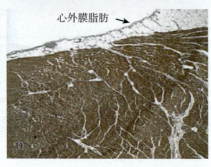

图3.10 A.B.头端冷却导管和普通射频导管在动物模型心外膜的消融灶。A.最小的心外膜消融灶由普通射频导管产生（黄色箭头）；同一个心脏模型上的其余5处消融灶均由头端冷却导管消融所致。B.头端冷却导管分别在正常心外膜表面及脂肪垫部位（黑色箭头）的消融灶轮廓。C.D.心外膜消融灶的组织病理学切片。心外膜脂肪介于导管头端与心外膜之间，阻碍较深的外膜射频消融灶的形成。C.普通射频消融导管产生的消融灶显示在外膜脂肪层的起始处有一条清晰的界线。D.头端冷却射频消融导管在朝向外膜脂肪覆盖处产生的消融灶显著减小（经许可引自d'Avila A，Houghtaling C，Gutierrez P，et al.Catheter ablation of ventricular epicardial tissue：a comparison of standard and cooled-tip radiofrequency energy.Circulation.2004；109：2363-2369.）

的形成。Nazer等应用一款改良的环形nMARQ导管（图3.11A，nMARQ：新型多通道冷盐水灌注射频消融导管，译者注），头端七级外灌注冷却电极线性排列，在实验猪模型上进行了测试，结果展示了该导管无论在心内膜或外膜面，均可连续地放电消融，克服了局灶消融持续放电时间短的不足。

Everett等将新鲜切除的犬股部肌肉浸泡在充满37℃肝素化循环血的容器中，分别予4mm及10mm单温感导管、10mm多温感导管、4mm闭环盐水灌注导管及4mm开放灌注消融导管进行消融，之后比较各种导管所产生消融灶的尺寸及安全性指标。结果发现，所有导管的并发症均与设定温度及功率有关，而冷却导管的风险，如爆裂、产生气泡及阻抗增高等，至少为普通导管的6倍以上。但需要指出的是，上述并发症大部分发生在设定功率在20W以上的情况下。

Rozen等应用一款配备了高精度传统热偶技术的消融导管，研究了高功率、短时间消融的有效性及安全性。他们用装备6个微型热偶感受器的压力感应灌注导管以成年雄性约克夏大白猪为模型，其结果提示，高功率短时间消融（总消融时间10s，先予90W持续4s，继以50W持续6s）安全并有效。该研究的具体参数为平均输出功率为（55.4±5.3）W，12.3%的消融灶达到透壁性损伤，其余非透壁性损伤病灶的平均深度为（3.9±1.1）mm，无心肌爆裂并发症发生。

临床研究

非特发性室性心动过速的冷盐水灌注导管射频消融

Calkins等连续纳入了146名大部分为缺血性心肌病（约占82%）且射血分数（EF）≥35%（约占73%）的患者，应用Chilli射频导管进行消融，并将消融功率从25W滴定至50W，以达到40～50℃的目标温度。结果有75%的可标测室性心动过速被即刻消融成功，但其一年复发率达到约56%，只有41%的患者的室性心动过速完全不能被诱发。有8%的患者出现主要并发症，死亡率约为2.7%。Reddy等在11例患者身上评估了强生Navistar 3.5mm头端花洒样灌注电极的安全性及即刻有效性。结果发现，82%患者的临床室性心动过速被终止，且64%患者所有可诱发的单形室性心动过速均被成功消融。Soejima等比较了普通射频消融导管与冷盐水灌注射频消融导管对室性心动过速消融的有效性。结果发现冷盐水灌注导管在关键峡部——无论有无孤立性电位，在内环均能更有效地消融室性心动过速。而在外环部位及旁观者位点，消融成功率均较低且相似。上述结果提示，瘢痕性室性心动过速折返环关键峡部的消融范围一般大于标准射频消融灶的直径与深度。Stevenson等纳入了231例多中心室性心动过速TC消融研究（Multicenter ThermoCool VT Ablation Trial）中复发的梗死相关室

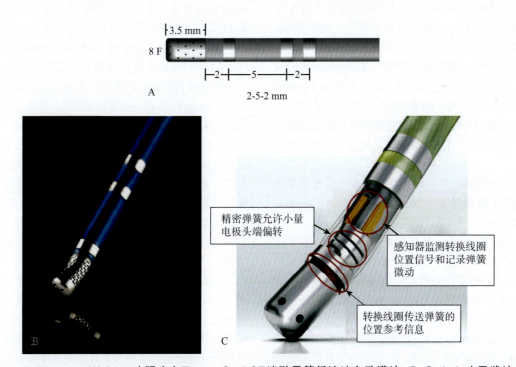

图3.11 A. Biosense Webster（强生）ThermoCool SF消融导管低流速多孔灌注；B. St.Jude（圣犹达）Therapy Cool Flex：导管头端电极独特的激光蚀刻设计，有利于优化灌注流速分布，且由于头端可弯而更有利于贴靠；C.导管压力测量技术的机制示意图，导管头端与导管杆身通过精密的弹簧相连接以感知其微形变（THERMOCOOL SMARTTOUCH; Biosense Webster, Dimond Bar, CA）。（经许可引自Martinek M, Lemes C, Sigmund E, et al.Clinical impact of an open-irrigated radiofrequency catheter with direct force measurement on atrial fibrillation ablation.PACE.2012; 35: 1312-1318.）

性心动过速患者，应用3.5mm冷盐水灌注射频导管消融后，49%患者可成功消融所有可诱发的室性心动过速，并随访6个月无复发。其手术相关死亡率约为3%，而1年死亡率约为18%（其中72.5%的死亡事件归因于室性心律失常）。EURO-VT研究纳入了63例缺血性心肌病且之前6个月中发生中位数为17例的阵发性室性心动过速事件的患者，用NaviStar ThermoCool消融导管（Biosense Webster）标测及消融后，即刻成功率达81%，主要并发症出现率约1.5%，随访30d无死亡事件发生。Deneke等对一例冠心病合并多多源室速的患者进行了电解剖基质标测，并对其病变心肌区域（电压定义0.5～1.5mV）用冷盐水灌注射频导管进行了基质消融，该患者7d后死于心力衰竭恶化。尸检显示，冷盐水灌注导管在心肌上消融形成了透壁性网格状的凝固性坏死组织深达7mm，其间夹杂有残余的心肌细胞。

心房扑动的冷盐水灌注射频导管消融

1. 三尖瓣环峡部依赖性心房扑动 心房扑动最常见的类型为三尖瓣环峡部依赖型，其折返环位于右心房。由于峡部常伴有皱襞、嵴，以及小梁样结构存在，因此用8mm头端电极的普通导管或冷盐水灌注导管相较于4mm头端电极的导管而言，可以产生更大且深的消融灶。数个研究已经证实，应用冷盐水灌注导管消融比普通消融导管可以形成更可靠的完全峡部阻滞。然而，Da Costa等完成的Meta分析纳入了7项随机研究，旨在比较冷盐水灌注导管与8mm电极普通导管对三尖瓣环峡部依赖性心房扑动消融的有效性。结果显示，在峡部消融线双向阻滞成功率、消融放电时间，以及消融手术时间等参数上，两种导管相比无显著差异。而在Da Costa等之后的一篇论文中提到，峡部消融的导管选择应该基于下腔静脉-三尖瓣环造影，如峡部光滑则建议应用普通8mm导管，若峡部有皱襞等解剖变异则选择冷盐水灌注导管。

Jais等在峡部依赖性心房扑动的消融中将普通导管与冷盐水灌注消融导管（ThermoCool D curve system, Biosense Webster）做了对比研究，结果显示，冷盐水灌注导管组患者达到100%的消融线两侧双向传导阻滞，更短的射频放电时间和手术时间；而普通导管组只有85%的患者达到双向阻滞。Ilg等连续纳入60例典型心房扑动患者，并随机分为10mm电极导管消融组及冷盐水灌注导管消融组，结果显示两组有效性相似，但10mm普通导管消融组可以更快地达到完全性三尖瓣峡部线阻滞。Atiga等在12例Ⅰ型心房扑动患者中比较了普通射频消融与冷盐水灌注射频消融（Chilli系统），结果显示后者79%的病例实现三尖瓣峡部阻滞线双向阻滞，而普通导管组只有55%。

2. 非典型心房扑动 Bai等纳入70例心脏外科术后或心房颤动消融术后非典型心房扑动的患者，采用随机对照的原则将冷盐水灌注导管（3.5mm头端电极）与普通8mm电极导管（非灌注型）做了对比研究，结果显示冷盐水灌注导管组，不但射线曝光时间与消融放电时间均显著缩短，且消融即刻成功率与长期成功率（10个月）也明显高于普通导管消融组。Blaufox等回顾分析了结构性心脏病伴房内大折返性心动过速的儿科射频消融数据库，结果发现，其中应用4mm电极普通消融导管的8例患者均消融失败。然而，应用8mm被动冷却导管或Chilli系统的主动冷却导管再次消融，这8例患者中的7例，累计13种大折返性房性心动过速有11种均能成功消融。

心房颤动的冷盐水灌注导管消融

心房颤动是最常见的心律失常之一，其发病率随着年龄增长而显著增高。早期研究发现，肺静脉内或其开口附近的异常电位可触发心房颤动，而消融这些电位可以终止心房颤动，这一发现逐渐增强了人们对导管消融治疗心房颤动的信心。之后心房颤动消融技术不断革新，从早期针对肺静脉内单个异常电位的消融，进展到目前应用各种技术对整个肺静脉肌袖进行环肺静脉电隔离。Marrouche等分别应用4mm电极导管（47例）、8mm电极导管（21例）、头端冷却导管（122例）对心房颤动患者实施肺静脉隔离术，随访6个月发现8mm电极导管组无一例出现心房颤动复发，而4mm电极导管及头端冷却导管组的复发率分别为21%和15%。Dixit等前瞻性地对82例长时程心房颤动患者中分别应用头端冷却导管（40例）与8mm电极普通导管（42例）进行肺静脉电隔离，结果发现，尽管8mm电极普通导管消融时间更快，但两组间有效率与安全率相似。Matiello等对一个总计221例症状性心房颤动患者的队列施行环肺静脉电隔离术，其中应用8mm电极消融导管90例（55W，50℃，第1组），应用头端冷却导管但设定不同的功率与温度［其中42例30W，45℃（第2组）；89例40W，50℃（第3组）］。1年的随访结果发现，尽管三组在并发症的发生率上无差异，但各组单次消融术后的成功率分别为53%、35%、55%。因此该研究认为，头端冷却导管30W消融心房颤动复发率显著增高。

Chang等报道了一项旨在比较头端冷却导管（52例）和4mm电极普通导管在环肺静脉消融过程中对消融组织急性损伤有效性的对比研究。结果发现，尽管头端冷却导管需要更少的消融时间和更短的手术时间，但其可以对肺静脉产生更大程度的电压减低，更低的早期（定义为30min）肺静脉左房电位连接恢复率，更低的心房颤动诱发率，以及漏点相关的房性心动过速发生率。而两组间在疼痛感及并发症的发生率上无显著差异，且14个月的复发率在冷却导管组为13.5%，普通导管组为33.7%。最新的有关压力感应（Contact Force, CF）头端冷却导管的临床研究相关内容将在本章"头端冷却导管技术的进展"一节继续阐述。

旁道介导的房室折返性心动过速的冷盐水灌注导管消融

文献报道有5%～17%的后间隔房室旁道位于心外膜面，只能经由冠状静脉窦（通常是心中静脉），在冠状窦内静脉分支的开口，或冠状窦的憩室内进行消融。这些旁道通常可能是由连接冠状窦和心室的肌袖构成，对这种旁道进行消融时，普通消融导管可能会完全堵住冠状窦的某根静脉分支，妨碍消融时导管头端的降温，造成放电时阻抗增高，其可能导致消融能量的散失，且形成导管头端与静脉壁的粘连。而开放式冷盐水灌注消融导管由于不会使导管组织接触面升温，因此能允许持续的射频能量传输。

少数左侧游离壁旁道可能也位于外膜侧，需要从冠状窦内进行消融。也有文献报道过其他不能从标准心内膜途径到瓣环位置进行消融的不寻常旁道。这些旁道包括右心耳到右心室的旁道，需要经皮心包穿刺途径才能成功消融；Marshall韧带相关的旁道，也需要从心包入路到外膜面标测靶点。有研究显示，冷盐水灌注消融导管对某些普通导管难以消融的右后间隔旁道有效。上述研究的学者建议，理想的消融温度不应超过40～45℃，当应用冷盐水灌注导管在冠状静脉内消融时设定温度应当更低。早期的研究显示，冷盐水灌注导管较普通消融导管在右侧游离壁及右后间隔旁道的消融中并无明显优势。直到最近，冷盐水灌注导管才成为常规或更好的选择。Gulletta等回顾性随访了41位儿童或青少年患者，他们因预激综合征而接受消融治疗。术中应用冷盐水灌注导管于右侧旁道时滴定功率为15～30W，左侧旁道时设定功率为40W，冠状静脉窦内则设定功率为20W，结果显示，随访12个月后首次手术成功率约95.1%，平均手术时间26.4min，平均射线曝光时间12.2min，无手术并发症或复发病例。在最近一项对105例18岁以下右侧旁道消融进行的研究中，Telishevska等发现三维标测指导下的冷盐水灌注导管消融的即刻成功率与普通导管相似（94.3% vs.94.2%），但是后者4年复发率显著增高（94% vs.81%）。

头端冷却型消融导管对比非冷却型导管的安全性概述

有研究对比了冷盐水灌注型导管与普通消融导管在室性心动过速、心房扑动、心房颤动中的应用，结果显示两者安全性基本相当。Zoppo等分析了一项连续纳入991例心房颤动消融患者的意大利多中心注册研究，其中86例患者应用8mm电极普通导管，其余905例应用开放灌注消融导管。结果显示，尽管灌注导管组与普通导管组相比，心房颤动持续时间显著较长、左房内径显著增大、手术时间显著延长，但两组累积并发症发生率仍相当。Kanj等将180例心房颤动患者随机分配至三组进行肺静脉隔离术，其中一组应用8mm电极消融导管，其余应用开放灌注导管（open irrigated catheter，OIC）（OIC-1组最高功率50W，和OIC-2组最高功率35W）。结果显示，尽管所有患者均成功实现肺静脉隔离，且高功率滴定的OIC-1组在射线曝光时间和消融时间等方面显著低于其他两组，但其术中各种并发症发生率，如心肌爆裂（平均1.3次/例），心包积液（20%），胃肠道不适［17%之于（OIC-1组）vs 3%（8mm组）vs 5%（OIC-2组）］，以及食管内局灶性红斑形成［6.7%（OIC-1组）vs其余两组均无］等，均显著高于其他两组。

头端冷却导管技术的进展；头端灌注的各种途径

传统的灌注导管一般均配置6个灌注孔，排列于消融电极的远端，用于冷却远端电极。然而，当导管平行贴靠于组织时，电极不能均衡地被冷却，导致消融灶的特点会随着导管方向的变化而产生变异。Knecht等致力于评估多孔灌注导管的临床效用，他们将一款在电极近端额外增加6个灌注孔，共计12孔灌注的消融导管与传统6孔灌注导管，前瞻性、随机化地应用于95例连续纳入病例的三尖瓣环峡部消融，并将结果进行对比。该研究显示，在设定功率相同的情况下，两种灌注导管在手术时间、消融放电时间、射线曝光时间、灌注容量等方面无显著差异。但是，12孔灌注消融导管显著增加了心肌爆裂并发症的发生率。ThermoCool surround flow（SF）导管（Biosense Webster；图3.12A）在其整个远端电极的表面设置了56个微小的灌注孔。动物实验中，分别应用6孔、12孔、56孔灌注导管在模型表面产生相同尺寸的消融灶的情况下，56孔灌注导管显著减低了血栓形成的发生率。ThermoCool SF设计的另一大优势是将冷盐水灌注的速率显著减低，当消融功率高于30W时灌注速率可降至15ml/min，而消融功率低于30W时可降至8ml/min。Bertaglia等将106例阵发性心房颤动患者随机分配至传统ThermoCool导管组或ThermoCool SF导管组接受环肺静脉消融，结果显示SF组在保持安全性的前提下，显著减少早期肺静脉电位恢复及冷盐水灌注容量。Cool Flex导管（St.Jude Medical；图3.12B）具备可弯曲的4mm头端电极，并将灌注缝隙采用激光技术按Z字形蚀刻其上。其电极顶端尚有4个灌注小孔，因此灌注液可包绕其头端电极的整个表面。Cool Flex导管可以更好地适应各种解剖形状的心肌组织，并改善导管-组织贴靠、提高灌注效率。实验显示，与普通射频导管相比，冷却射频导管的头端电极平均温度可降低5℃左右，同时血栓、焦痂形成及心肌爆裂的可能性也随之降低。一种具有主动冷却功能的新型多电极（圆形或新月形）射频消融导管已经处于研发阶段，并在心房颤动消融中做了尝试。尽管该导管应用于心房颤动消融非常高效，但

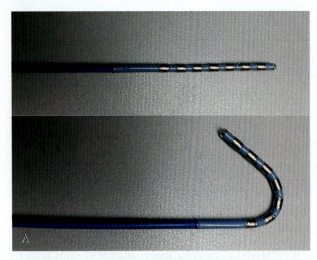
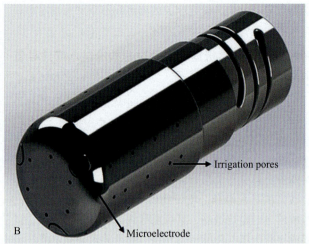

图3.12 A. nMARQ消融导管（Biosense-Webster, Dimond Bar, CA）。线型消融导管，头端有7个3mm电极间隔5mm排列，各个电极之间的灌注孔覆盖3～5cm。B. Qdot导管的头端（Biosense Webster Inc, Dimond Bar, CA）。这种新型导管基于Biosense STSF导管的设计并有56个灌注孔。其头端金属电极内埋藏有6个热敏电偶，可以成为改善头端电极温度测量的理想导体（A. 引自Nazer B, Walters T, Duggirala S, et al.Feasibility of rapid linear-endocardial and epicardial ventricular ablation using an irrigated multipolar radiofrequency ablation catheter.Circ Arrhythm Electrophysiol.2017; 10: e004760; B. 引自Leshem E, Tschabrunn C, Jang J, et al.High-resolution mapping of ventricular scar.Evaluation of a novel integrated multielectrode mapping and ablation catheter.J Am Coll Cardiol EP.2017; 3: 220-231.）

却伴随高发的无症状脑缺血（33%）和食管热损伤病灶（33%）。应用双极能量输出与单极能量输出相比可降低食管温度。在射频导管消融过程中，偏低的电极-组织贴靠力不能有效形成消融损伤灶，而过高的电极-组织贴靠力则可能增加心肌爆裂和心脏穿孔的风险。灌注消融导管的一大技术革新就是在头端消融电极与导管杆身之间连接了一个弹簧装置，并联有一个磁场发射器及感应装置用于测量弹簧的微小偏折（THERMOCOOL SMARTTOUCH; Biosense-Webster）。将THERMOCOOL SMARTTOUCH用于心房颤动消融的临床试验并在消融中实时评估贴靠压力，结果显示肺静脉电位恢复传导处往往消融时贴靠压力显著偏低。已有一些研究着眼于带有压力感应功能的冷盐水灌注消融导管应用于阵发性心房颤动消融的安全性与有效性评估。当应用理想的压力值（≥10g）与非理想的压力值指导心房颤动消融时，两组成功率（定义为即刻肺静脉电隔离，并且在不服用抗心律失常药物的前提下，随访12个月无复发的症状性房性心律失常）分别为75.9%和58.1%。

实时射频消融灶的评估仍难以进行。Rozen等在猪的心室肌模型上实验了一款新型的消融导管，后者为开放性头端外灌注，包含6个微型TC感应器及压力感受技术（图3.11B）。结果发现应用这款新型的消融导管可以方便而精确地实时预测消融灶的深度，其算法模型综合纳入了消融时间、消融功率、灌注速率、阻抗下降、感知温度及贴靠方向因素等参数。

Linhart等在60例首次接受肺静脉隔离或三尖瓣峡部消融的患者中，将头端黄金电极消融导管和头端铂铱合金电极灌注消融导管进行了对比。结果提示，头端黄金电极消融导管消融组，尽管头端温度显著降低，但消融能量的传输显著增高，而在三尖瓣环峡部消融过程中，其灌注速率降低2.5倍左右的同时头端温度也显著降低。其原因可能在于与传统的铂铱合金相比，黄金对热传导的效率是其4倍，因此可以更有效地将热能传导至导管组织接触面及导管血液接触面，后者促进了对流散热。

灌注液渗透压浓度及导管位置可能也会影响消融灶的特性。以体外存活的牛心肌为模型，将导管头端与心肌组织呈垂直贴靠，浸泡液为糖水时较浓度减半的生理盐水可以产生更大的消融灶，而后者比在生理盐水中的消融灶更大。提示降低渗透压和溶质浓度可以增加射频能量的传输。

头端冷却导管技术的缺陷

目前的消融导管是应用热敏电阻或热敏电偶技术来测量导管头端的表面温度，这对组织温度来说只是一个估测值。因为精确的组织温度是不能测量的，因此多余的热损伤所导致的心肌爆裂并发症，不能被准确预测。当消融导管与组织表面上某一平面贴靠时，贴靠处的灌注孔因与组织表面紧密接触而被堵塞，此时的冷却需要依靠非接触面的灌注孔。此外，导管头端与组织的接触面，只占整个头端电极表面积的很小一部分，因此温度传感器的工作，受到周围血液环境的显著影响。组织温度监测的新办法，包括应用一种可以探测被加热组织所释放微波的特殊传感器。另一种可供选择的方案是设计一款集心腔内超声导管、微线型电容式微机械超声换能器及头端消融电极等为一体的多功能导管，以达到同时传输射频能量，以及用热胁变原理监测组织温度的功能。磁共振测温法为消融过程中监测组织温度提供了可能性，尽管目前还没有应用该技术的消融导管上市。为了对导管组织接触面的温度进行最准确的近似值监测，可能需要将温度感受器尽可能地安置在导管与组织的接触面上，并实现其与灌注孔之间的热隔离。开放灌注的另一项缺陷，在于目前的技术仍为非选择性的盐水输注，即当导管与组织表面平行贴靠时，能工作的灌注孔往往不在接触面，而理想状态下应当是头端电极接触面的灌注孔直接实现灌注冷却，非接触面通过周围的血流实现冷却。

总结

在过去的15年中，头端冷却消融的相关研究已经取得了长足进展。头端灌注导管的理论优势已被临床研究所证实。头端灌注消融应用于临床常见的心律失常，如普通射频消融后复发的房室旁道、心房扑动、室性心动过速及心房颤动等，已被证实安全有效。非灌注导管不能制造透壁性消融损伤灶的现象，是普通射频消融后心律失常复发的原因，也可以用于解释瘢痕相关的心律失常用头端灌注导管可以提高成功率的原因。尽管头端灌注导管有较好的临床结果，但似乎其并发症的发生率仍与普通射频消融相当。外开放灌注式导管较内冷却导管的应用日趋广泛，以至于后者几乎在市场上绝迹，原因在于前者在提高射频消融有效性的同时，降低了并发症的发生率。新型头端灌注电极的设计，有望进一步提高对复杂心律失常消融的有效性及安全性。对于目前引人瞩目的配备压力监测功能的头端灌注导管，特别是用于心房颤动和室性心动过速消融时，对于提高监测准确度、加入其他重要的被监测参数，如电极组织接触面温度、头端冷却速率及贴靠角度值等，期望能尽早取得更多进展。

（浙江省人民医院　王云帆

空军军医大学第二附属医院　刘雄涛　译）

第4章

冷冻消融术的生物物理学及临床应用

Francis Bessière, Jason G. Andrade, Paul Khairy, Marc Dubuc

> **关键点**
> - 冷冻损伤相关的生物物理学及机制，包括以下主要阶段：冷冻/复温、出血及炎症、纤维化、凋亡。
> - 冷冻消融损伤范围的大小取决于制冷剂流速、电极大小、电极贴靠压力、电极方向、能量传递持续的时间和电极的温度。
> - 冷冻消融术的优点：在组织受到永久性破坏之前，通过滴定温度/时间导致可逆性损伤进行标测（冷冻标测），降低血栓栓塞的风险，增加导管的稳定性，降低损伤血管的风险。
> - 在临床工作中，冷冻消融术已被用于治疗多种心律失常，包括房室结消融、房室结折返性心动过速、中间隔和His旁道、室性心动过速、心房扑动及心房颤动。

约在30年前，经皮直流电消融开启了介入心脏电生理学的时代，它转变了心律失常的治疗方式。之后直流电消融被更安全有效的射频能量取代。随着手术经验及相关知识的不断增长，经导管射频消融手术适应证不断扩大，其作为一种治疗手段也被广泛推广。尽管射频消融术的优越性已被广泛认可，但其血栓栓塞、周围血管及传导束损伤的并发症，以及损伤之前无法评价电生理治疗效果等局限性也备受关注。

因此，学术界致力于探寻替代能源，能够形成更深、更大及更连续的损伤的消融系统，进一步增加患者安全及提高治疗效果。本章介绍一种替代治疗形式——冷冻能量消融。1998年8月蒙特利尔心脏中心开展第1例人体经导管冷冻消融，在过去的20年以指数增长的速度积累了大量的经验。其潜在的优点已被认可，包括显著降低血栓栓塞风险，增加冷冻过程中导管的稳定性，降低血管损伤的可能性，能够在永久损伤形成之前评估可逆性的电生理治疗效果，以及减轻患者疼痛。

本章旨在使临床电生理学家、培训人员及心脏病学家深刻理解冷冻消融，内容从简要的历史回顾开始，讨论生物物理学，描述导管冷冻能量传送系统的组成部分，回顾冷冻消融术的优点及局限性，并讨论目前冷冻消融术的临床应用。

心血管领域中冷冻能量使用的历史

冷冻疗法，或使用低温方法使组织产生特定的反应，在医学领域已有很长的应用历史。低温治疗疾病这一观念可追溯到古埃及人，公元前3000～1600年，他们已有低温治疗方法的记录。在19世纪中期，冰冻盐被用于治疗宫颈癌及乳腺癌；20世纪初，冰冻盐被用于表浅部位肿瘤局部液氧、液氮及液氢处理后的后续治疗。1948年Hass团队首先报道以二氧化碳作为冷却剂的

冷冻能量，治疗可产生可预期大小的心肌损伤。1964年Lister等首次报道利用一个4mm U形银管将低温能量传送到His束周围的心脏组织，产生可逆的房室传导阻滞。尽管低温能量不是一种创新的能量形式，然而通过可操控导管传送冷冻能量治疗心律失常，是心律失常治疗史上最近的一座里程碑。表4.1总结了经静脉冷冻消融术治疗心律失常发展史上关键的里程碑事件。

表4.1 心脏冷冻消融术发展史上里程碑事件

年	作者（参考文献序号）	贡献
1948～1951	哈斯团队	冷冻心肌组织损伤
1963	库珀团队	冷冻手术装置发展
1964	利斯特团队	低温能量用于治疗阻滞的传导系统组织
1977	哈里森团队	采用手持探头的方法将低温能量用于外科手术
1991	吉利团队	在动物实验中经静脉导管利用低温能量
1998	杜武克团队	使用带有起搏及记录电极的可操控的冷冻导管系统
2001	杜武克团队	经皮球囊导管冷冻消融用于人类

经许可引自 Khairy P, Dubuc M.Transcatheter cryoablation In: Liem LB, Downar E, eds. Progress in Catheter Ablation. Dordrecht, The Netherlands, 2001: 391.

现代冷冻手术始于20世纪60年代，Cooper和Lee发明的真空隔绝的液氮（-196℃）冷刀面世。在Cooper的液氮-气转换冷却装置的基础上，新的冷冻探头随之

出现，或基于Peltier效应（通过不同的金属连接传送直流电的热电制冷方法）或基于Joule-Thomson效应（使高度压缩的气体膨胀降压来降温）。虽然热电的方法产生的温度效应有限，Joule-Thomson效应是相对有效的方法，但其推动了不同装置的发展（小针样的探头、夹钳装置、导管探头及球囊器械），这些装置也拓展了低温能量在皮肤病、前列腺、肝病、妇产科疾病、眼科疾病、神经系统疾病及肿瘤治疗中的应用。

1970年，精确的手持型冷刀可作为难治性心律失常替代外科切开的一种手段用于心脏外科手术。1977年Harrison团队及Gallagher团队分别报道冷冻消融治疗室上性心律失常是有效的。在外科术中，Harrison团队使用手持型双极电极的探头使His束冷却至-60～-55℃，持续90～120s，成功完全阻断20只犬的房室结；他们也成功阻断3例难治性室上性心动过速患者的房室结。后续系列报道的更大样本的长期随访结果显示，22例患者中，17例患者被成功阻断房室结。同年，Gallagher团队报道首次外科冷冻消融术成功阻断2例患者旁道。在这之后，许多系列病例报道发表。此外，还有一些不需体外循环消融方法的报道（如冠状窦或右冠状窦内消融、利用双房切口消融）及难治性室性心动过速患者治疗的病例（通常作为一些复杂手术的辅助治疗，包括动脉瘤切除术、心内膜切除术、心内膜面心室环切术、冠状动脉旁道移植术及瓣膜置换术）。外科冷冻消融术也已经成为少见心律失常的治疗手术，包括结室纤维介导的心动过速、窦房折返性心律失常、室性期前收缩二联律、束支折返性心动过速及致死性恶性心律失常。

尽管大量的外科冷冻手术经验，使得现代经静脉的导管冷冻消融系统概念已深入人心，但是将加压的冷冻制冷剂安全有效地传送到可操作的经皮导管的头部，需要重大的工程学进展来支撑。1991年Gillette团队在动物研究中首次应用经静脉冷冻消融导管，在5只小型猪中应用加压液氮冷却的11F冷冻导管，产生完全性房室传导阻滞。尽管经导管冷冻形成损伤的可行性已被证实，但成功率受到导管可操控性及缺少记录电极（冷冻导管定位需要第二个导管辅助记录局部信号）的限制。多年后导管冷冻消融术才被认可，并应用于临床。1998年，第1例使用可操控同时带有记录及起搏的电极冷冻导管的动物研究被报道。这个9F导管系统使用了卤烃502（氟利昂）作为制冷剂。组织学随后证实了损伤完整、无血栓形成。上述及其他临床前研究，为理解降温速率及导管头端温度对组织冷冻损伤的影响起到了重要作用。

冷冻能量损伤的生物物理学反应及机制

冷冻消融术的目的是在靶点位置精确冷冻组织、破坏细胞。应用冷冻能量形成冰球（ice ball）。冷冻首先发生在导管头端与心内膜组织接触的部位，然后迅速扩展进入组织，形成温度梯度。温度最低及冷冻速度最快的部位是导管接触组织的头端，其周围区域降温速度减慢。组织损伤的机制复杂并且至今仍有争议，但目前认为可能机制包括降温及复温、出血和炎症、纤维组织形成及细胞凋亡（图4.1）。

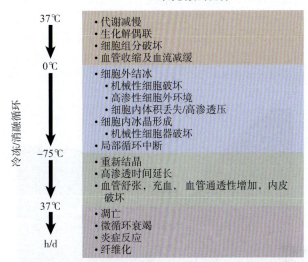

图4.1　导管冷冻消融术冷冻-消融循环过程中冷冻损伤的机制

组织低温引起心肌细胞液体流速变慢、代谢变慢，离子泵失去转运能力，胞内pH变得更酸。这些作用可能是短暂的，取决于温度和时间的相互作用。暴露于低温的时间越短则复温时间越短，细胞恢复越快，冷冻能够使消融靶点在没有细胞水平的损伤时也能进行功能评价（如冷冻标测）。

相反，低温导致组织永久性损伤的标记是冰晶形成。随着细胞迅速冷却至0℃，冰晶首先在细胞外基质形成，然后在细胞内形成。冰晶的大小及密度取决于以下因素：与低温能源的距离、局部组织的温度、降温的速率。温度降低到-15℃时冰晶只在细胞外形成，进一步降温至-40℃以下，细胞内形成冰晶。尽管冰晶与细胞机械性破坏有关，但细胞损伤的主要机制是生物化学改变。细胞外空间形成冰晶导致细胞外相对高渗，细胞内水分代偿性转移至细胞外，导致细胞内脱水。同时，新建立的渗透梯度在细胞内外形成扩散梯度，导致H^+移出细胞，同时可溶性离子移入细胞。胞内盐浓度增加及pH下降，导致细胞蛋白破坏、酶体系损伤及对包浆膜上的脂蛋白成分产生有害作用。细胞质中线粒体尤其敏感，并且首先遭受不可逆的破坏。

冷冻接近完成时，组织被动复温诱发融化效应，这个时相通过两种机制诱导细胞损伤。首先，细胞内外冰晶的再结晶及聚结，增加了渗透损伤并产生剪切力，其进一步破坏细胞构架。其次，与微循环重建和血管充血有关，这种反应以出血及炎症为特点（凝固性坏死，图4.2A）。毛细血管渗透性增加，继而引起组织水肿。血管充血合并内皮损伤，将诱导血小板聚集及微血栓形成，最终血管闭塞及细胞缺血坏死。因此，除低温的中央区域受到直接细胞损伤外，周围微血管的破坏还可导致组织损伤范围增加。

低温最后一个损伤时相与复温同时开始，以反应性炎症为特点，随着组织的修复，纤维组织形成。这个过程将会持续几周，形成最后的病变损伤（图4.2B），其中心区域具有明显的并且非常局限的密集纤维结缔组织，周围包绕着死亡细胞形成的狭窄边界区（微血管损伤及凋亡所致）。

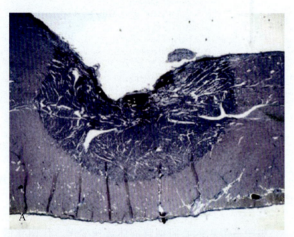

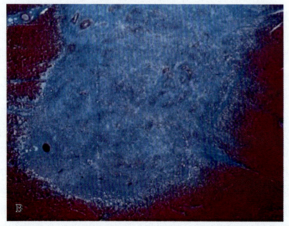

图4.2　A.低通量显微镜下观察冷冻消融损伤的亚急性期改变，可以看到环形边界包绕的损伤；B.中等通量显微镜观察冷冻消融损伤的慢性损伤，损伤的组织结构基本保持完整。两种损伤均来自接受冷冻消融－55℃ 4min的杂交犬的左心室心肌标本

冷冻消融技术

控制台及导管

大量冷冻手术的经验促进了现代经静脉导管冷冻消融系统的概念化形成，但同时，为保证安全有效的传输低温制冷剂到可操控导管的头端，仍然需要工程学技术进展。尽管自20世纪90年代早期经静脉导管冷冻消融系统这一概念提出起，该系统已被多方面修改，但是基本设计仍没有改变。尤其是现代经静脉可超控冷冻导管，由一个头端封闭且包含冷却电极头的中空杆，整合了热电偶装置和三个用来记录和起搏的环形电极（图4.3），中央低温控制台（Medtronic CryoCath LP, Pointe-Claire, QC, Canada）包括低温制冷剂流（图4.4）。低温液体流经内部传送的内腔到导管头端，在头端增压并释放。该步骤加速液态到气态的转化，使得末梢头端迅速降温。然后气体通过第二个同轴的真空排空的内腔离开导管头端输送回医院医疗气体处理系统。

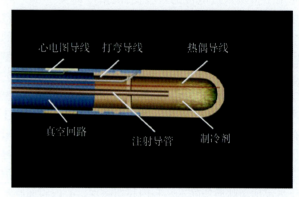

图4.3　图示CryoCath Freezor冷冻导管的内部结构，导管头端通过Joule-Thomson效应达到降温。可见心电图导线，打弯导线，热偶导线，中央注射导管，真空回路的头端和管腔。制冷剂从中央注射腔内进入远端头部，从而快速喷出。头端的降温导致导管头端冰球形成并冷冻邻近组织（Courtesy Medtronic Cryo-Cath LP, Montreal, QC, Canada.）

控制台允许术者选择两种不同的操作模式。第一种是冷冻标测模式，该模式下头端在80s降温达到但不低于－30℃，防止不可逆的组织损伤。第二种模式是冷冻消融模式，该模式导管头端在可设定的时限内（通常4min）至少降温到－75℃，可引起永久性损伤。冷冻标测模式可在冷冻消融术前无限次使用。冷冻消融术可以在冷冻标测期间随时开始，如果术者想放弃冷冻标测这个功能，则可一开始就使用冷冻消融功能。

尽管该设计的核心原理大部分没有改变，在过去的数十年中，经静脉导管冷冻消融术已经取了得显著的革命性进展。低温冷冻剂已从氟利昂改氟利昂AZ-20，再到目前使用的可降低导管温度并快速冷冻的一氧化氮生成物。导管直径已从9F减小到7F，更大的头端电极也已被采用（4，6及8mm；图4.5）。可操控的性能也得到发展并更精确。最后，随着创新的导管配置（局灶、线形、圆形以及以球囊为基础的装置）出现，不同的临床疾病已开始试验性治疗。因此，在相对短的时间内，最初的9F冷冻消融导管（缓慢降温且最低温度不低于

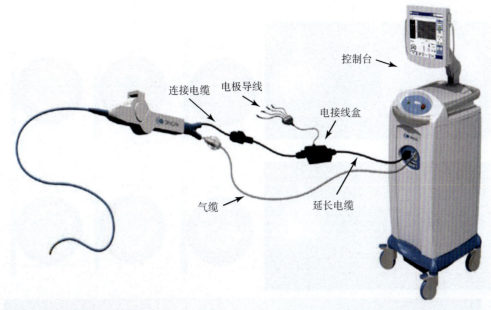

图4.4 冷冻消融术控制台和连接器（Courtesy Medtronic CryoCath LP, Montreal, QC, Canada.）

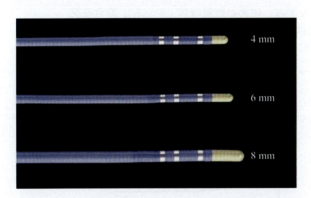

图4.5 4，6及8mm冷冻消融导管末梢电极头端。（Courtesy Medtronic CryoCath LP, Montreal, QC, Canada.）

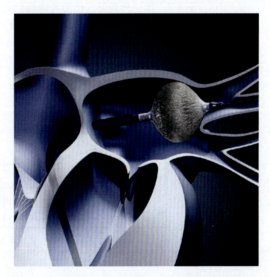

图4.6 美敦力Arctic球囊冷冻导管消融术。该10F导管有一个内腔允许标测导管达到肺静脉开口处，进入的球囊直径为23及28mm（Courtesy Medtronic CryoCath LP, Montreal, QC, Canada.）

－50℃），已更新为现代的7F导管，其降温迅速且温度可低至－80℃以下。

除此，可膨胀的直径为23mm及28mm的冷冻球囊（cryoballoon，CB）导管（Arctic Front; Medtronic CryoCath LP）已经专门设计用于隔离心房颤动患者肺静脉（图4.6）。CB导管基础设计及功能与冷冻消融导管有三方面的不同。第一，不同于迅速降温的电极头端，CB导管末端有2个聚氨酯和聚酯球囊；第二，CB导管直径比普通导管大（10.5F外径），需要使用15F（外径）可调弯鞘（FlexCath; Medtronic CryoCath LP）；第三，CB导管可以通过中央内腔放置指引导丝定位及支撑，或者是小直径圆形诊断电极检测肺静脉电位，同时可注射对比剂定位。而且，CB导管最近经历了一系列改进（图4.7）。第一代球囊，气体以6.2L/min的速度通过4个分别间隔90°的喷气孔喷向球囊远端表面，主要分布在球囊赤道附近。这使得主要集中在球囊赤道部的最佳冷冻带，两个不同大小的球囊同时产生的冷冻效果也不一致。这是因为制冷剂传送的速率一致，那么在有较大表面区域的28mm CB导管，低温制冷剂的浓度就会相对较低，同时也会导致CB导管前面不均一的冷却。第二代球囊更精巧地设计了喷气孔的位置，增加喷气孔到8个，增加较大CB导管的流速以确保CB导管整个末端表面达到更一致的冷冻温度。

冷冻消融损伤的影响因素

在导管冷冻消融期间，消融导管接触的组织温度呈指数下降，最终到达稳定水平（图4.8）。导管冷冻消融损伤的大小取决于许多因素（表4.2）。类似于射频消融的电流，在冷冻消融系统中制冷剂是温度转换的媒

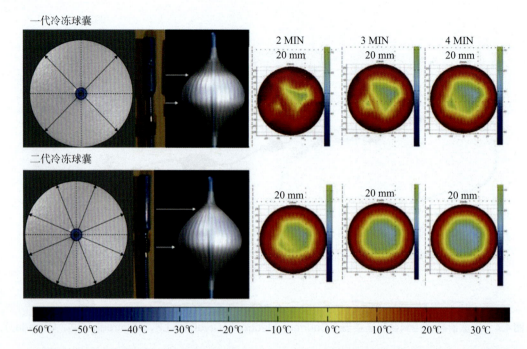

图4.7 第一代到第二代冷冻球囊的发展。从左到右，喷雾器数量增加（4～8），联合在更末端定位的注射器，导致更加均匀的降温，更宽的降温带，其位置稍微更加朝向球囊末端的方向（Courtesy Medtronic CryoCath LP, Montreal, QC, Canada.）

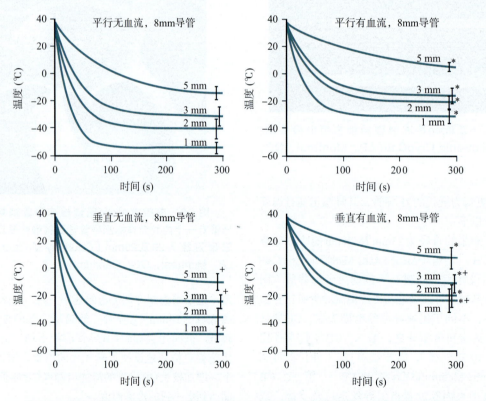

图4.8 图表显示，经过冷冻消融的心肌组织在不同时间的平均组织温度。分别记录8mm消融导管在冷冻消融时1，2，3和5mm深度的组织温度。纵坐标表示在冷冻消融结束时平均温度上下的波动幅度。四个图代表不同的情况，分别为组织-电极界面有无类似血流的条件下横坐标和纵坐标的不同变化。尤其注意组织温度的显著热导效应。*$P<0.05$与相同条件下无血流相比，+$P<0.05$与除了横坐标不同其他条件相同时的比较（经许可引自Wood MA, Parvez B, Ellenbogen A, et al.Determinants of lesion sizes and tissue temperatures during catheter cryoablation.PACE.2007；30：644-654.）

表4.2 导管冷冻消融术决定损伤大小的因素	
因素	对损伤大小的作用
制冷剂流速	流速增加可增大损伤
电极大小	增加电极大小可加大制冷剂流速
组织接触	增加接触压力可加大损伤面积
电极方向	电极方向与组织平行时产生较大的损伤面积
对流加热	血液流经电极及组织可减小损伤面积
电极温度	较低的温度产生较大的损伤*
能量使用时限	传输时间较长可产生较大损伤

注：制冷剂对热量摄取的能力至关重要。具有较强热量摄取能力的制冷剂的低温电极比使用较差热量摄取能力制冷剂的冷电极产生的损伤更大

*见文本

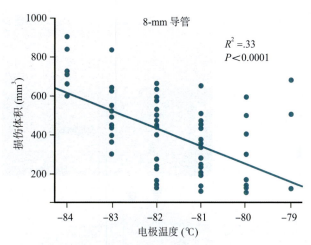

图4.9 显示了心室肌组织在8mm冷冻消融导管不同消融温度时的损伤容积，这取决于导管贴靠的方向，贴靠压力及消融组织-电极界面的血流速度。电极温度越低损伤范围越大，然而，如果是固定的电极温度，那么损伤的范围取决于电极的方向，血流的热传导等因素，损伤范围波动在3～4倍（经许可引自Wood MA, Parvez B, Ellenbogen A, et al.Determinants of lesion sizes and tissue temperatures during catheter cryoablation. PACE.2007；30：644-654.）

介。制冷剂流速越快从组织带走的热量越多，损伤面积越大。温度降低速率越快，导致的损伤越明显。另外，冷冻效果也与制冷剂到达导管远端时的物理特性及物理时相有关。例如，温度更低的气相制冷剂与处于液-气转换时的液相制冷剂相比，产生的损伤更小。更大的电极可以产生更大的损伤，这与其允许更大的制冷剂流速有关。8mm的导管产生损伤的平均表面区域比4mm导管大92mm²（177%），比6mm导管大72mm²（101%）。8mm及6mm导管比4mm导管产生的平均损伤体积分别大253mm³（248%）和116mm³（114%）。损伤大小也随着电极接触压力及电极-组织接触的表面积增加而增加，这与从组织摄取的热量更多及从局部血池中摄取的热量更少有关。电极与组织平行贴靠比垂直贴靠引起的损伤更大，这是由于电极可与组织形成更大的热偶合。局部血流对电极与组织的对流加热在损伤形成过程中产生抑制作用。在实验中，与无血流相比，模拟血流流经冷冻消融电极可以减少损伤范围达75%。即使在严格控制的试验条件下，电极温度也是一个不完美的损伤预测因子（图4.9）。由于主动冷却发生在电极和深埋的电偶之间，电极温度相对于其他损伤形成的关键因素并不敏感，如对流加热、接触压力及电极方向。此外，最大限度的电极降温可以在没有任何组织接触时发生，这与射频消融术不同，射频消融的电极只有接触组织时才被动加热。在分离组织的实验中，与一次2.5min冷冻消融相比较，损伤大小随着能量传送时间延长或反复冻融而增加。

冷冻消融与射频消融的比较

与射频消融比较，冷冻消融的损伤表面较小，部分是由于冷冻黏附导致的冲刷效应消失，而损伤的深度无差别。在组织结构上，冷冻产生与正常心肌组织界线清晰的密集均匀的纤维组织（图4.10A右）。相比之下，射频引起的超热损伤导致弥漫的细胞破坏，表现为损伤内出血及与正常心肌组织界线不清晰的边缘（图4.10A左）。另外，尽管细胞死亡，冷冻消融术产生的损伤保存了细胞超微结构的完整性，这可能由于纤维细胞及胶原纤维对低温的适应性。为维持组织超微结构的完整性，理论上应该降低心肌穿孔、食管损伤及动脉瘤性扩张的风险。推测冷冻消融产生的损伤应该较少诱发心律失常（明确的边缘区不易产生自动除极）及动静脉狭窄（损伤愈合过程中组织收缩程度最小）。图4.10D是红外线温度记录的冷冻消融及射频消融的损伤热量图。

一些影响经导管冷冻消融术损伤的因素对于射频消融也至关重要，可能有因素对两种能量损伤有相反的作用（图4.11）。两种形式的能量损伤都是由于组织接触压力增加及电极头端面积增大，较大的电极头端可以传送更多的制冷剂或者电流。通过调节热对流效果及电极方向，冷冻消融可以产生更大的损伤。对于射频消融，电极通过局部血流对流冷却可以增加能量传输。而在冷冻消融术中，局部血流使电极及组织升温而产生不利的效果。冷冻消融及非冷盐水灌注的射频消融，电极平行贴靠会增加损伤面积。而对于冷盐水灌注射频导管，电极平行贴靠会减小损伤面积。在提供标准射频及冷冻能量的情况下，冷冻消融导管可以产生与冷盐水灌注射频导管相同大小的损伤。

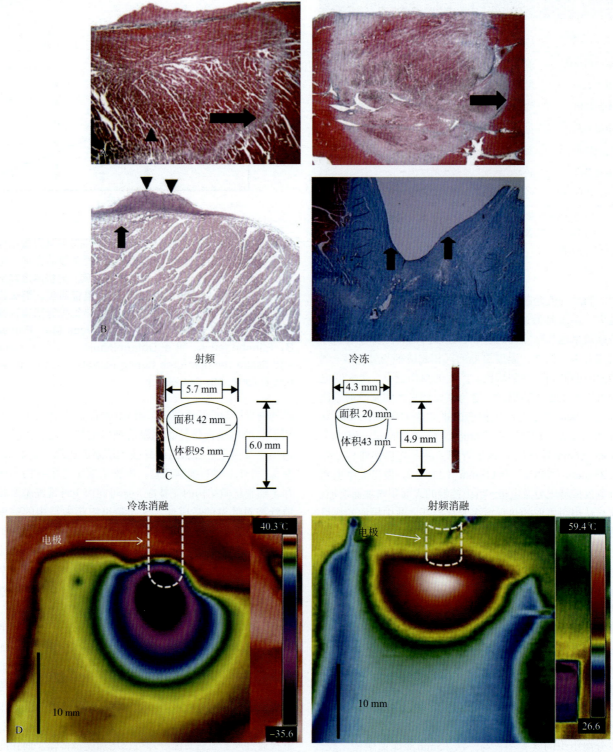

图4.10 A.显微镜下70℃ 60s射频消融的慢性损伤（左），—75℃ 4min冷冻消融产生的慢性损伤（右）。冷冻消融的半球样坏死，同时有边界的分离损伤（右侧，箭头）并且保持完整的组织结构。相比之下，射频消融的损伤无明显分界（左侧，箭指向）并且组织结构保持稍差（左侧，箭头）。B.显微镜下70℃ 60s射频消融的慢性损伤（左），—75℃ 4min冷冻消融产生的慢性损伤（右）。冷冻消融无内皮损伤及血栓形成，而射频消融有内皮损伤及血栓形成。C.冷冻消融及射频消融损伤的几何形状。射频消融和冷冻消融深度相同但是损伤面积和容积明显更大。D.红外线扫描下使用6mm冷冻消融导管和使用4mm冷盐水灌注射频消融导管的损伤（25W）。这些损伤是把猪的心室肌置于温水中，组织表面在水面以上，然后消融得到的损伤。消融电极的远端轮廓已经标记显示（A.左图，经许可引自Khairy P, Chauvet P, Lehmann J, et al.Lower incidence of thrombus formation with cryoenergy versus radiofrequency catheter ablation.Circulation.2003；107：2045-2050；C.经许可引自Khairy P, Chauvet P, Lehmann J, et al.Lower incidence of thrombus formation with cryoenergy versus radiofrequency catheter ablation.Circulation.2003；107：2045-2050.）

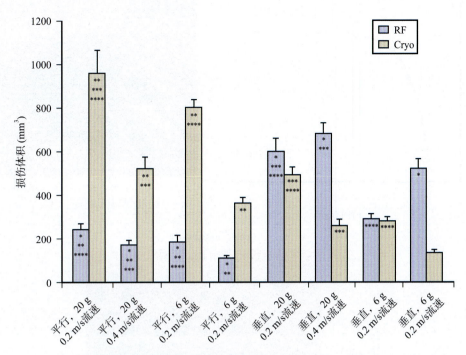

图4.11 冷盐水灌注消融、射频消融（蓝柱）及冷冻消融（米黄色柱）在不同条件下的损伤体积，电极方向（垂直或平行），接触压力（6g或20g），在电极和组织表面交界处的血流速度（0.2m/s或0.4m/s）*$P<0.05$ vs.同样条件，与导管冷冻消融术比较；**$P<0.05$ vs.同样条件，与垂直方向比较；***$P<0.05$ vs.同样条件，与6g压力比较；****$P<0.05$ vs.同样条件，与0.4m/s刺激的血流相比（经许可引自Parvez B, Pathak V, Schubert CM, Wood M.Comparison of lesion sizes produced by cryoablation and open irrigated radiofrequency ablation catheters.J Cardiovasc Electrophysiol.2008；19：528-534.）

冷冻标测及冷冻消融术

标准冷冻导管消融系统应用可操控的四极导管，导管可到达疑似病变区域。消融靶点的确定与射频消融标测技术相似。找到靶点后，术者可以选择冷冻标测及冷冻消融模式。当心律失常基质邻近房室结或房室束-浦肯野传导束时，冷冻消融前可以应用冷冻标测。该模式包括在靶点区域使用较温和的冷冻温度以评价临床效果（有效性标测），并且确定是否有临床副作用（安全标测）。如果病变区域认定安全或距传导束有一定距离，术者可以选择直接冷冻消融。安全及有效性标测可以通过冷冻标测特点确定，随着低温从导管头端向组织周围进行离心性扩散，自然形成动态冷冻标测过程。事实上，冷冻时细胞在不可逆的组织破坏之前（如温度低于$-60\sim-50{}^\circ\!C$）具有可逆的电生理作用（如冷冻头端的温度，$-30\sim0{}^\circ\!C$；组织温度，$-5\sim0{}^\circ\!C$）。因此，治疗关键病变部位时（房室结困），整个过程中必须提高警觉，即使组织在消融最初没有被影响，但随着冷冻损伤继续扩展，有可逆性抑制的可能。

当温度下降到$-20{}^\circ\!C$，电极远端出现电噪声，伴随着冰球形成，局部电图信号消失。当温度上升超过$-20{}^\circ\!C$时这种电噪声消失。在温度低于$-20{}^\circ\!C$时，导管黏附于心内膜组织，因此术者可以在不关注导管移位的

情况下，执行程序刺激以确定安全和（或）有效性。在出现不良事件时，及时终止消融通常能在复温后数秒内完全恢复，不会形成永久性损伤。如果最佳效果得到确认，冷冻消融通常维持4min，这是因为临床前研究证实损伤大小在最初的2～3min增加，之后到达平台期（图4.12）。然而，氯氟烃已经被一种更强的冷冻剂N_2O替代，N_2O可以产生更快的降温和更低的温度值。基于这些改良，4min的冷冻时间受到了质疑，一些局部冷冻导管和CB消融的临床前研究表明，冷冻消融可以使用更短的时间（如2min）来达到相同的冷冻效果。

尽管一个4min的冷冻时间足以对传导系统产生永久性损伤，但是为了使组织达到同质性坏死，2个循环或者多次循环冷冻可能效果更加理想。

肺静脉冷冻隔离治疗心房颤动时，能量传输是依靠球囊进行的。Arctic Front导管的标准技术包括：送指引导丝入肺静脉，沿导丝送球囊到达靶部位，球囊加压，通过导管中央内腔注射对比剂观察在无渗漏情况下评估组织接触程度，证实封堵完全，行冷冻消融2～4min。

冷冻消融的临床优势

冷冻消融较射频消融在理论上的优势总结在表4.3，包括可逆性、导管稳定性、血栓栓塞最小风险、血管周围结构安全性及降低疼痛的感知力。

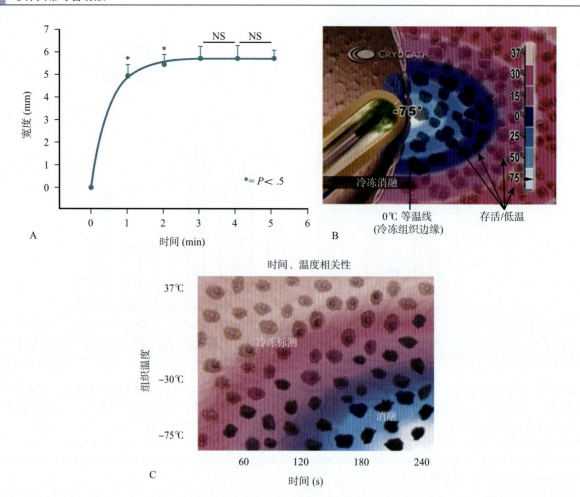

图4.12 A.损伤宽度（mm）随时间（min）变化，证实在损伤第一个3min增加，之后没有进一步增加*P＜0.5 vs.之前的时间；B.随导管头端冷却温度改变，冰球增大及损伤大小增加（直到平台期出现）；C.低温能量传输示意图显示温度与时间效果比较。要形成永久性消融损伤，组织邻近导管的部位必须达到既定温度，且该温度必须在给定的时间内达标。温度越低，达到永久损伤所要求的操作时间越短。NS.无统计学意义（A.经许可引自Dubuc M，Roy D，Thibault B，et al.Transvenous catheter ice mapping and cryoablation of the atrioventricular node in dogs.Pacing Clin Electrophysiol.1999；22：1488-1498；B and C.Courtesy Medtronic CryoCath LP，Montreal，QC，Canada）

表4.3 冷冻消融比射频消融的潜在优势	
优势	临床意义
导管与损伤的贴合	导管稳定性更好
	程序性刺激可以在消融期间执行
	避免冲刷效应
损伤均匀、边缘清晰	致心律失常可能性小
	损伤大小更加可控
维持超微结构的完整性	降低血栓形成风险
	避免动脉瘤扩张或破裂
可逆性抑制传导系统组织	预测手术成功位点
	避免非预期的损伤
	消融高风险部位
通过加温的血流限制损伤大小	心外膜冠状动脉更安全
通过超声可视化	实现实时监控
	心内膜接触确认
	定义最佳冷冻指数
无痛消融	清醒情况下镇痛治疗减轻患者不适

可逆的作用

如前讨论，低温能量的一个最让人兴奋的特点是动态、可预期地评价潜在消融损伤位点的安全性及有效性。因为在出现永久性组织破坏之前，低温能量在一段时间内有可逆的电生理组织抑制作用（能够通过不同的温度或控制时间动态操作）。尽管极限冷冻（如组织温度低于－50℃）导致近乎瞬间的组织损伤，但亚致死性的温度（如－25～－10℃）可能产生一种功能性的作用，可以完全恢复所有的电生理特性，组织学没有可识别的损伤（图4.13）。冷冻标测不仅理论可行，而且可逆及不可逆作用之间宽泛的温度或时间窗使得临床容易使用。因此，在确定消融前，为了有效识别病变部位，恰当的导管放置位点应该被认为是有效的（如有效性标测）和（或）安全的（安全性标测）。当心律失常部位在关键解剖位置附近，如房室结，那么可逆的冷冻标测就显得尤为重要，因为关键部位错误的消融会导致严重

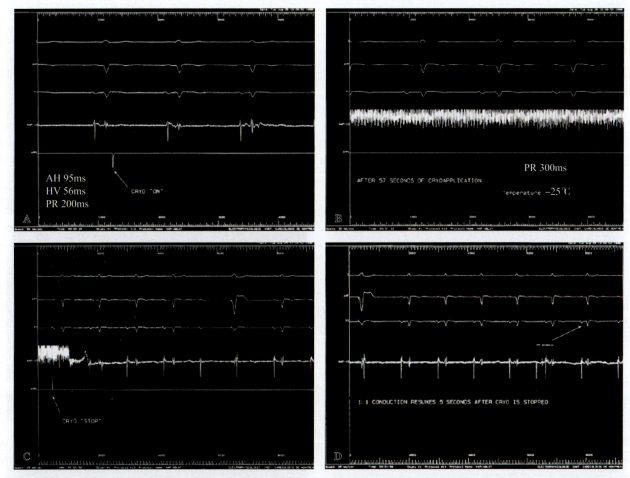

图4.13 电位记录仪显示冷冻消融标测房室结的可逆性效应。体表心电图记录Ⅰ导联，aVR和V_1。A.在冷冻标测前正常基线PR间期200ms，AH间期95ms（纸速＝50mm/s）。B.冷冻消融－25℃ 57s（图1～2上的高频信号），PR间期延长至300ms（纸速＝50mm/s）。C.冷冻消融终末阶段，心房激动不能下传，可见心室备用起搏。在心肌复温的过程中，没有出现心房激动不能下传（纸速＝25mm/s）。D.心肌复温5s后，恢复正常1∶1室传导阻滞，PR间期恢复正常。AH.房室传导时间；HV.房室束到心室激动时间；MAP1～2.冷冻消融导管电极远端信号；PR.体表心电图PR间期（经许可引自Dubuc M，Khairy P，Rodriguez-Santiago A，et al.Catheter cryoablation of the atrioventricular node in patients with atrial fibrillation: a novel technology for ablation of cardiac arrhythmias.J Cardiovasc Electrophysiol.2001；12：439-444.）

的后果。低温冷冻能量较射频能量有明显的可逆性。射频消融中，高温组织损伤导致可逆的兴奋性丢失，这一情况发生在中等组织温度48℃，相反不可逆的组织破坏发生在组织温度大于50℃时。因此，对于临床治疗的安全性而言，射频消融可逆性损伤的窗口太窄。

导管的稳定性

由于冷冻导管低温，为其黏附于组织提供了更好的导管稳定性。例如，湿舌头黏附在冷冻杆上。一旦导管黏附于心内膜表面，术者可以放开导管。冷冻消融期间，执行程序化的电刺激时不用担心导管移位。而且，导管头端很少会随着心脏跳动及呼吸变异产生摆动。该特点具有独特的优势，尤其是如果致心律失常的部位在贴靠困难的位置或在冷冻消融附近存在重要的组织结构（如传导束附近、心外膜冠状动脉或肺静脉）。冷冻消融可以在心动过速实施，不必担心心律过速突然终止时导管发生移动。相比较而言，射频消融中导管可能不稳定。导管必须被术者固定在某个位置，以确保足够的能量传输及后续的组织加热，但在跳动的心脏中实施非常困难。在心动过速、心律失常突然终止及严重瓣膜反流的患者中，这个问题被放大。导管位置不稳定及导管头端摆动可能增加损伤大小，且效果不可预期，损伤形成也不精确。

血栓栓塞风险最小化

为了比较射频消融与低温能量消融术中消融损伤表面血栓形成的特点，一项随机的临床前研究观察了22只犬的右心房、右心室及左心室上197个消融位点，在消融7d后的组织学形态测定中发现，射频消融能量比冷冻消融血栓形成风险增加5倍。而且，射频消融形成的血栓体积明显比冷冻消融大（图4.10B左）。有趣的是，超热导致的组织损伤程度与血栓的体积呈正相关，这与冷冻能量不同，后者导致的损伤直径不能预测血栓的大小。推测这种不同有可能由于冷冻能量能够维持内皮细胞的超微结构完整性。该研究结果也适用于头端更大的冷冻导管，这也进一步支持了冷冻能量降低血栓形成风险独立于损伤大小的理论。而且，较之射频消融，冷冻消融导致的血小板及其聚集激活明显降低。尽管射频消融相关的血栓栓塞真实发生率可能被低估，尤其是右侧手术，有临床报道心腔内血栓发生率为1.8%～2.0%。

血管结构破坏风险最小化

毗邻或位于冠状静脉系统或肺静脉的射频消融备受关注，包括静脉损伤［包括急性穿孔及压塞，和（或）延迟的纤维化及狭窄］，急性及亚急性静脉内血栓，食管旁损伤和（或）冠状动脉邻近部位损伤均有报道。穿孔、压塞及冠状动脉狭窄是潜在的并发症。回旋支和（或）右冠状动脉可能非常接近心律失常发生的基质。而且，房室结动脉穿过冠状窦的开口，消融术可能损伤这个小血管。临床前研究显示，冷冻消融导致的冠状动脉狭窄发生率低于射频消融术。猪的动物研究显示，在冠状窦中间或远端的冷冻消融术中，血管造影显示没有冠状动脉狭窄发生，冠状动脉中膜及内膜层完整。在犬模型中，Aoyama等发现，在冠状窦内距回旋支2mm处冷冻消融形成透壁损伤，类似于射频消融，但是冠状动脉狭窄风险更低。组织学研究发现，动物随机实验中，射频消融组中50%冠状动脉内膜发生损伤，而冷冻消融没有。该现象是由于纤维细胞及胶原纤维对低温损伤的弹性回缩及冠状动脉血流保护性加热作用所致。也有越来越多的证据显示，在邻近肺静脉口部的冷冻消融较射频消融引起的静脉狭窄风险更低。

无痛消融

在清醒麻醉状态下，射频消融可能通过直接刺激心脏感觉神经或心包及心脏周围内脏神经使患者感到疼痛，尤其是在消融如左房后部、冠状窦、下腔静脉瓣峡部后方等薄壁或静脉结构时。许多研究指出，与射频消融术比较，（采用Likert量表评估）冷冻消融引起的痛觉明显少。因此，对明显感觉不适的患者选择手术步骤是，理论上冷冻消融可以减少对麻醉及止痛的需求。这一效应对电生理手术不使用全麻的手术室非常实用。但是，需要指出，在心房颤动消融时会出现罕见的一过性的"冰激凌头痛"现象。

通过超声可视化

在20世纪90年代，在冷冻过程中提供实时图像的能力被视为重大技术进步，并激发了许多学者对内脏器官冷冻手术的兴趣。事实上，超声波检查监测冻融循环及冷冻组织体积变化这一技术使肝及前列腺手术迅速改进。超声使冰球形成可视化的能力也同样在经导管冷冻消融的临床前研究中证实（图4.14）。能够实现超声下

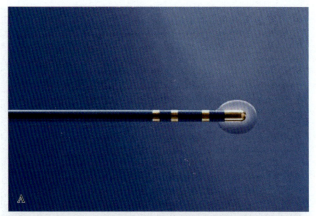
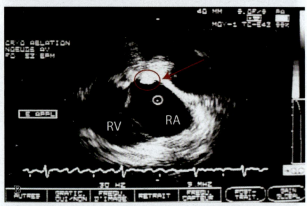
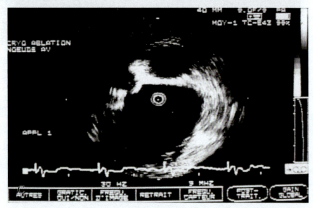

图4.14　A.消融导管黏附于心肌组织附近，直到冰球形成；B.导管位于右心房（箭头所指）；C.应用冷冻能量之后冰球出现表现为低回声区周围有尾影的高回声区（A.引自Courtesy Medtronic CryoCath LP, Montreal, QC, Canada；B.经许可引自Dubuc M, Khairy P, Rodriguez-Santiago A, et al.Catheter cryoablation of the atrioventricular node in patients with atrial fibrillation: a novel technology for ablation of cardiac arrhythmias.J Cardiovasc Electrophysiol. 2001；12：439-444.）

可视化冷冻消融的这一特点有助于定义最佳冷冻参数。

临床应用

自冷冻消融术问世以来，经导管冷冻消融技术已有大幅度的改进。改良的制冷剂可以达到更低的温度及更快的冷却速率，更大直径的电极头端出现，根据不同的

结构研发了创新型导管。此后，随着临床适应证不断拓展，各种临床应用也更加精细化。

房室结消融

第一批接受房室结经导管冷冻消融的是永久性心房颤动患者，这些患者接受了房室结消融后进行起搏器置入来控制心室率。由于冷冻消融远期成功率较低，一般不推荐冷冻消融术。但是在初始安全性及可行性研究中，房室结进行冷冻消融是适合的。事实上，在最初的第一代器械（9F导管，操控不是特别理想，-55℃为最低可达到的温度）研究中，房室结消融的成功率是10/12。

房室结折返性心动过速

房室结折返性心动过速是研究最广泛的心律失常之一，其独特的特点很适合冷冻消融。尤其在标测和（或）消融期间，其可逆的组织抑制允许电生理评估慢径传导。导管黏附使周边组织损伤的概率最小化，在冷冻期间进行心房额外刺激测试评估终点（如：A2-H2跳跃消失、心律失常终止、不能诱发心动过速）不会出现导管移位。而且，消融造成的永久性高度房室传导阻滞在冷冻消融治疗房室结折返性心动过速中还未见报道（与射频消融相比，需要起搏器置入的完全性房室传导阻滞的发生率仍然为0.8%~2%）。尽管手术方式的选择及应用一直变化很快，但这种优异的安全性鼓励一些中心接受冷冻消融作为房室结折返性心动过速的一线治疗策略。

与冷冻消融治疗房室结折返性心动过速明确的安全性相比，关于长期预后仍然存在一些争议。在第一个包括18例冷冻消融治疗房室结折返性心动过速的病例中，冷冻标测被证实可行，17例患者成功消融，随访5个月后无复发。重要观察指标：冷冻消融期间有无加速的交界性心律，消融期间检测慢径传导的能力，在组织复温后房室传导阻滞的可逆性。在前瞻性多中心FROSTY队列研究中，103例房室结折返性心动过速患者试行冷冻消融术，使用4mm头端电极的冷冻导管手术即刻成功率是91%，6个月随访无心律失常发生率为94%。尽管这些数字看起来比既往射频消融报道的成功率低，但是并没有与射频消融术进行直接的比较研究。

一项小的初步研究直接比较了冷冻消融及射频消融治疗房室结折返性心动过速即刻及远期成功率，结果其即刻成功率无显著差异（97% vs.98%）。但是，射频消融术远期成功率较好。一项独立的包括63例患者的随机研究也指出，冷冻消融及射频消融术治疗房室结折返性心动过速即刻成功率相同，冷冻消融并发症平均数量低于射频消融术（2：7）。影像时间及操作的时间基本相同。后续报道的长期随访结果显示无差异。在一项包括22个发表研究的系统回顾研究显示（2654例患者），冷冻消融（95%；区间：85%~99%）与射频消融术（95%~98%）有相似的高成功率。冷冻消融术后长期无心律失常再发率是92.6%（区间：89.5%~94.8%），低于射频消融术的既往报道（93%~97%）。尽管既往观察性研究存在潜在偏倚，11项（8项回顾性观察研究及3项前瞻性随机研究）冷冻消融及射频消融治疗房室结折返性心动过速比较研究显示，二者即刻成功率相近。在这些研究中，手术时间总体相似，冷冻消融术影像透视时间较短。11项研究中7项研究显示长期复发率相当，总的趋势是射频消融术占优势。但是重点指出，没有统计学差异不等同于相等，还需要足够有力的研究证据。

重要的是，冷冻消融术复发受很多因素影响，这些因素大多与射频消融治疗房室结折返性心动过速有所不同。例如，①由于冷冻损伤较为局限，精确标测对于冷冻消融比射频消融更加关键。②冷冻消融的理想靶点通常更靠近心房侧及更靠上（间隔靠上；Koch三角和冷冻消融成功部位）。③在消融期间检测慢径功能可以评估大头是否到达靶组织。起效越早越有效。④反复冷冻产生更快及更广泛的组织降温，这使得消融范围扩大，增强了消融效果。⑤较大直径的导管（6~8mm）会增加手术操作及远期成功率。在一项有289例患者的研究中，分别使用4mm或6mm导管进行冷冻消融治疗房室结折返性心动过速（均为首次消融患者），研究发现即刻手术成功率接近。但6mm导管复发率更低。实际统计的1、3、6及12个月无事件生存率，6mm与4mm的导管分别是97%、93%、92%、89%比90%、87%、84%、77%，之后无复发。事实上，使用4mm导管消融，其复发率高2.5倍。⑥对于冷冻消融使用的一般终点与射频消融是否相同仍然存有争议，特别是，射频消融术可接受的终点是静脉滴注异丙肾上腺素后房室结电生理检查提示不超过一个回波。冷冻消融是否需要完全消融慢径还没有定论。随着经验的积累，手术改良及导管设计的改进，远期预后可以进一步改善。

间隔和希氏束旁旁道

大多术者同意，经导管冷冻消融可避免其他改良能量可能导致的高危的房室传导阻滞的发生。间隔中部及希氏束旁旁道是典型的例子。对于间隔旁道，包括希氏束旁位置，射频消融导致的房室传导阻滞发生率为12.5%~20%。相比较而言，包括11个前间隔及8个中间隔旁道冷冻消融研究显示，8例中间隔旁道患者中4例出现心房到希氏束传导时间短暂延长，前间隔旁道未发生1例，没有永久性房室传导阻滞发生，即刻手术成功率为100%，15个月随访的复发率是20%。该系列研究后期扩展包括39例房室结旁旁道的患者，15例间隔中部及24例希氏束旁旁道的患者，即刻手术成功率为95%；与其他研究报道的成功率相近。就像房室结折返性心动过速，消融房室结旁旁道引起的永久性房室传导阻滞还没有报道，右束支传导阻滞偶尔发生。

心房扑动

射频消融治疗三尖瓣峡部依赖性心房扑动成功率高且能改善生活质量，尽管报道的成功率为80%～100%，但是射频消融治疗中会产生疼痛，偶有房室传导阻滞和（或）回旋支及右冠状动脉损伤的可能。几项研究评估了心房扑动冷冻消融，并报道其类似的成功率及复发率，以及较低的痛觉知觉。

一项入组95例患者的观察性研究，尝试使用9F 8mm（$n=52$）或7F 6mm（$n=43$）的冷冻消融大头治疗三尖瓣峡部依赖性心房扑动，较大的导管有较高的即刻成功率（100% vs. 88%）。尽管预后相近，但较大的电极头端显示出微弱的优势，其有较短的曝光时间及手术时间和较少的并发症。作为一种替代技术，一些研究者提倡电图引导的热点局灶消融。研究者将8mm的电极大头置于峡部，邻近冠状窦开口。导管沿着峡部寻找电图中分离的心房及心室成分，并且局部刺激到心肌激动的传导时间≥70ms。在这些位置，冷冻消融在－75℃持续60s。如果三尖瓣峡部传导时间增加30～40ms，继续8min的冷冻消融。尽管这种方式即刻成功率高，但3个月重复检测结果显示44%不存在双向阻滞。

与传统射频消融比较，已经报道的冷冻消融治疗具有与其相似的成功率（86% vs. 87%，后者是射频消融在随访11.6个月的数据；$P=0.84$）及曝光时间（27.5min vs. 27.3min；$P=0.28$）。尽管冷冻消融的手术时间显著延长（171.7min vs. 134.5min；$P<0.001$），但患者不适感更轻。

心房颤动

早期尝试在肺静脉使用低温能量点对点消融方法，其类似于同期的射频消融术。尽管手术过程被证实可行并安全，但是消融过程及手术时间过长［平均冷冻消融时间为（65±39）min/静脉；平均总手术时间为（7.5±2）h］，远期成功率也令人失望［平均随访（18±9）个月仅6%心房颤动无复发］。针对这些局限性，自扩张的7-F Arctic Circler（Medtronic CryoCath LP）导管被开发出来。尽管即刻隔离靶肺静脉（4/45肺静脉需要射频消融隔离）可以达到91%，但仅有22%的患者（4/18）在随访（14.8±6.2）个月后无心房颤动复发。

进一步精炼肺静脉隔离的低温能量传导系统，促进了球囊冷冻消融（cryoballoon-based ablation，CBA）导管（Arctic Front；Medtronic CryoCath LP）的面世。直到今天，在全世界范围内有超过250 000例CB消融手术。第一个比较抗心律失常药物和CBA治疗的随机临床试验，STOP-AF研究入选了245例阵发性心房颤动患者，2:1随机到CBA（$n=163$）或药物治疗组（$n=82$），仅用球囊冷冻达到肺静脉隔离的比例可达90.8%，当增加了局灶冷冻消融后总的手术成功率可达98.2%（≥3根肺静脉隔离）。19%的患者在3个月空白期内需要再次手术。12个月随访期间，CB组患者无再发心房颤动为69.9%，药物治疗组为7.3%（$P<0.001$）。CBA组显著改善了患者症状及生活质量。

最近发表的Meta分析报道了第一代CB导管治疗的经验，CBA有较高的手术成功率（大于98%的患者达到完全肺静脉隔离），1年内无心房颤动再发（1年内不服用抗心律失常药单次手术成功率60%；如果排除3个月空白期，成功率是73%）。Calkins等的一项Meta分析显示，平均随访14个月，射频消融术后长期无心房颤动再发率为50%～64%，Weerasooriya等前瞻性队列研究随访1年的无心房颤动再发率为40%。

前文提到第一代CBA导管（Arctic；23mm和28mm）只包括4个N_2O喷孔，相比较第二代球囊（Arctic Front，拥有8个喷孔），其降温过程缓慢，冷冻的同质性要差一些。因此，随着第二代球囊的使用，冷冻消融手术时间、隔离时间和曝光时间均明显缩短。更重要的是，一年内无心房颤动再发率明显提高，有研究报道无事件发生率为80%。第三代CB导管（Arctic Front短头端）更加有利于在冷冻消融过程中分析肺静脉电位，获得实时电位隔离时间。

最近，一项纳入762例阵发性心房颤动患者的前瞻性随机研究表明，CBA并不劣于射频消融。在术后一年的随访中，初级有效终点事件（室上性心律失常复发、使用抗心律失常药物和重复消融）CB消融组有138位患者，而射频消融组中有143位患者（分别为34.6%和35.9%；$P<0.001$）。

与同期其他心房颤动消融技术相比较，CBA在手术时间方面比传统的灌注射频消融略短。然而，CBA的曝光时间稍长，因为在手术过程中没有使用电解剖标测系统。尽管这些手术有不同之处，但CBA、传统的冷盐水灌注射频消融、磁导引的射频消融及多环的多电极射频消融术效果无差异。而且，与冷盐水射频消融及多环电极射频消融术（5%～6%）比较，应用CBA的并发症发生率相对较低（小于3%～5%）。报道的CBA围术期脑卒中及短暂性脑缺血发作（TIA）的发生率为0.3，心脏压塞的发生率为0.6%，腹股沟部位并发症为发生率1.8%。同期射频消融脑卒中及TIA并发症的发生率为0.3%～0.9%，心脏压塞的发生率为0.8%～1.3%，腹股沟部位并发症发生率为1%～1.5%。

尽管CBA与传统灌注射频消融总的并发症发生率相似（10.2% vs. 12.8%，$P=0.24$），但4种并发症仍需进一步讨论。膈神经麻痹（PNP）是CBA术后最常见的并发症，即使进行连续膈神经起搏并持续腹部触诊，感到横肌运动减弱时中断消融，其发生率约为6%

（3%～11%）。尽管PNP在使用其他射频能源消融时也会发生，但更多发生于球囊消融时。幸运的是，CBA术后PNP多为短暂的，超过1年的PNP小于0.4%。虽然其发生率很低，但是永久PNP的发生率已是射频消融术（0.17%）的2倍。尽管有替代的监测技术被发明，如横膈显像可视和（或）横膈收缩监听技术，但肌电图的使用可能是潜在更加敏感的技术。在膈神经起搏时，应用体表电极可以很容易地记录到膈肌复合动作电位（the diaphragmatic compound motor action potential，CMAP）。最近的临床前研究证实，在CB消融术中记录高质量的CMAP信号是可行的，CMAP振幅下降30%可以准确预测将要发生的单侧麻痹（腹部触诊预测膈肌麻痹平均需要31s）。使用CMAP监测的随机临床前研究显示，与标准膈肌腹部触诊相比，CMAP检测显著降低急性单侧麻痹（50% vs. 100%；$P=0.001$），30d持续性单侧麻痹（21% vs. 75%；$P=0.017$）。

有趣的是，在右上肺静脉隔离时，CAMP幅度减低更为常见，主要原因为膈神经沿心脏右侧下行。

第二种需要深入讨论的并发症是肺静脉狭窄。在STOP-AF研究发表之前，多项研究报道并没有发生肺静脉狭窄（0/550患者）。但STOP-AF研究报道，造影显示肺静脉狭窄发生率为3.07%（7/228患者）。该不一致的结果很有可能是肺静脉狭窄标准定义不同。在心房颤动消融的著作中，肺静脉狭窄通常的定义是基于直径的测量（肺静脉直径减少大于70%）。相反，STOP-AF研究定义肺静脉狭窄为横截面积减小大于75%，这大概相当于肺静脉直径减少50%。这个更加宽松的定义可能使得肺静脉狭窄率相对高估并限制了其与其他实验的可比性。即使如此，将STOP-AF研究与其他研究结合，这些研究用非侵入性的图像系统筛查的方法，结果显示射线显影的肺静脉狭窄发生率为0.9%（7/773例手术），这个数据约是传统射频消融治疗心房颤动Meta分析数据的50%。欣慰的是，有症状的肺静脉狭窄或者需要干预治疗的肺静脉狭窄率低（0.17%），与射频消融观察到的数据相似（0.1%～0.3%）。在最近的研究中，肺静脉狭窄的发生率非常低，几乎可以忽略不计。

第三种并发症是CBA术后食管损伤的可能性。4个研究共148例患者CB术后进行食管上段内镜检查。2个研究数据显示CB术后食管溃疡的形成率分别是17%（6/35个患者）及19%（6/32个患者），后续2个研究入选了38例及43例患者，并未证实食管损伤形成。类似的，一项Meta分析显示没有左心房食管瘘形成（0/1298例），但后续有左房食管瘘的病例报道，提示左房食管瘘形成的可能性是存在的，但其发生率相对较低（CBA vs.射频消融为0.000 18% vs. 0.018%）。

最后一种并发症需要更详尽的讨论，即系统血栓栓塞。脑缺血事件是经皮心内膜左房消融的并发症之一。在最近的CBA系统性回顾研究中，血栓栓塞并发症包括围术期脑卒中或TIA，其发生率是0.32%，优于传统的射频消融（0.3～0.94%）。因为不是所有的脑栓塞事件都导致临床症状，近期研究将可定量微栓塞信号（MES）作为亚临床疾病。一项纳入30个患者的研究显示，与传统的非灌注射频消融术相比，CBA及灌注射频消融术后大脑中动脉MES发生率明显较低。类似的，近期包括182例患者的2个研究，比较了duty-cycled多电极消融术、冷盐水灌注射频消融术及CBA术肺静脉隔离后无症状性脑缺血损伤的发生率。在两个试验中，多电极射频消融术后无症状性脑缺血损伤的发生率（37.5%～38.9%）明显高于冷盐水灌注射频消融术（7.4%～8.3%）及CBA术（4.3%～5.6%）。

总之，单独CBA术治疗阵发性心房颤动有高的即刻及中期效果，并发症的发生率较低。最常见的并发症PNP常是短暂的或可预防的。而且，CBA术后缺血性栓塞并发症的发生率低于其他技术，这可能与保持心内膜完整性及低血栓风险相关。

室性心动过速

冷冻消融治疗室性心动过速的发表案例较少。Obel等报道了3例从心大静脉远端成功消融左心室流出道室性心动过速的案例。在一项较大的研究中，用8mm头端导管冷冻消融14例起源于右心室流出道的频发室性期前收缩或非持续性的室性心动过速患者，除1例外全部成功。3例患者感到轻微疼痛，是由于导管在右室流出道局部压力所致，但并没有冷冻相关疼痛。所有即刻成功的患者，随访3个月无心律失常再发。

儿童冷冻消融术

由于解剖结构更小及意外房室结损伤导致的严重后果，冷冻消融成为许多儿童心律失常的可选治疗方式。幸运的是，在年轻人中还没有冷冻消融导致永久房室传导阻滞的报道。在儿童房室结折返性心动过速，冷冻消融治疗的即刻成功率与射频消融相近，但是，潜在的高复发率值得关注。尽管这一趋势没有明显的统计学差异，且受到学习曲线的影响，但应对其保持关注，特别是在4mm头端消融导管。此外，冷冻消融手术时间较射频消融长（148min vs. 112min）。

对于儿童房室结附近旁道和冠状静脉系统的旁道，与房室结折返性心动过速冷冻消融的趋势相似。35例年轻患者冷冻消融的即刻手术成功率为78%（平均年龄15.6岁），1例患者发生永久性PR间期延长，另1例发生右束支传导阻滞，平均随访207d，复发率为45%。更年轻的患者及中间隔旁道似乎与较高的复发率有关。与既往射频手术的病例资料对照发现，冷冻即刻手术成功率与射频消融相近，但复发率显著增高。笔者推测安全获益可能适当补偿这种高复发率。但是，要重点指出，在未成熟心肌中，冷冻消融损伤的扩张速度与射频消融相似。

报道的冷冻消融术治疗儿童心动过速成功的案例还包括：异位房性心动过速、交界性异位心动过速及持续性交界区折返性心动过速。

先天性心脏病患者的冷冻消融

先天性心脏病患者，特定的适应证包括以减少血栓栓塞风险的心内分流，以及房室传导系统的解剖移位，冷冻标测房室结和（或）房室传导系统的解剖位置。在多种形式的先天性心脏病中，房室结和（或）其传导系统可能更易损伤且位置发生了变化。这些情况包括房室间隔缺损患者，这类患者通常房室结位置较低，在冠状窦窦口前方，还有先天性大动脉转位的患者，这些患者房室结位置更靠前且偏向侧方。在一些病例中，由于Koch三角扭曲及心房的外科重构，房室结的位置很难确定。一部分医源性损伤房室传导的患者，特别是Fontan术后的患者，可能很难耐受或者由于没有合适的进入心室的静脉途径，需要行外科手术置入起搏器。最近，Avila等研究指出，冷冻消融作为治疗各种先天性心脏病伴随复杂解剖结构及传导系统移位的成人房室结相关心律失常一线治疗方法，是安全而且可行的。

（南京市江宁医院　王　君
空军军医大学第一附属医院　廉　坤　译）

第 5 章

与心律失常标测及消融相关的心脏解剖

Niyada Naksuk, Deepak Padmanabhan, Samuel J. Asirvatham

> **关键点**
>
> - 现行的介入电生理学相关的解剖术语较经典的解剖描述出现更晚。对电生理医生而言,能将解剖学所见与实时影像技术关联起来更为重要。
> - 心腔内超声和X线透视是在标测及消融时最常用的实时影像学手段。
> - 术前的经胸超声心动图,三维计算机断层扫描(CT)和磁共振影像(MRI),及其与三维电解剖图的校准(X线或超声影像)是择期手术重要的视觉辅助手段。

心脏解剖仍然是心律失常成功和安全介入治疗的基石。理解详细的解剖,并将这些特点与透视、心腔内超声及导管感知的电位实时联系起来,在处理复杂心律失常中显得越来越重要。本章对心脏的局部解剖进行概述,在回顾解剖关系原则之后,就当前电生理导管室中常见心律失常的特殊要点进行讨论,其中与电生理相关的解剖要点将着重强调。

基本定位及术语

心脏位于纵隔,其基底部位于胸骨角水平面上方,右缘在第3～6肋之间,左缘在第2～5肋间隙之间,心尖投影指向左侧,偏前、偏下。结构上,心腔由心内膜、心肌及表浅的心外膜组成;其外,心脏被心包包裹。

早年用于心脏结构解剖定位的术语,是由心脏病理学家和解剖学家最先开创的,心脏外科医师也在使用。随着经导管消融技术的进展,电生理学家常在X线透视下使用导管来定位心脏,而不是直视下观察。在心脏原始解剖位置下,以前使用的术语往往不准确。因此,在1999年,一种更为恰当的命名法被提出,即考虑心脏在活体胸腔内的实际定位(图5.1),心电图、透视及其他辅助成像方式时一致。在该体系下,描述躯体和心脏在胸腔内的解剖学定位时,采用站立位,使用三个轴向描述,即上-下、前-后和左-右。

标测和消融的影像学方法

CT、MRI和超声心动图让术者能在消融前看清心脏解剖。而能实时指导和解决导管操作和消融术中问题的影像学方法,则包括透视和心腔内超声心动图(intracardiac echocardio graphy,ICE)。

透视

透视是一种无创性且相对便宜、并能提供实时成像的方法。这种方法的缺点是它无法辨别软组织,如心

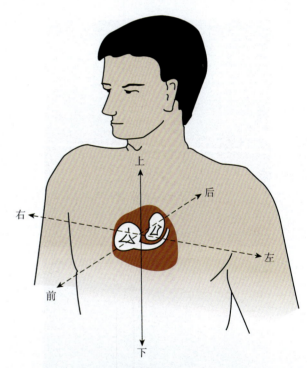

图5.1 Cosío等在1999年提出,在体心脏的轴向系统。心尖轴向指向左、前、下方。二尖瓣和三尖瓣环瓣环平面的方向更多为前后关系而非左右关系[引自Cosío FG,Anderson RH,Kuck K-H,et al.Living anatomy of the atrioventricular junctions.A guide to electrophysiologic mapping: A Consensus Statement from the Cardiac Nomenclature Study Group, Working Group of Arrhythmias, European Society of Cardiology, and the Task Force on Cardiac Nomenclature from NASPE.Circulation.1999; 100 (5): 31-37.]

肌及其邻近结构,且患者和术者都需暴露在电离辐射之下。透视提供三维结构的重叠二维投影,视角的选取依赖于术者,也因此可能会造成误判。透视定位可以通过图像中的一系列的解剖参考来确定,如心脏轮廓,钙化的冠状动脉,脊柱,膈肌,纵隔,沿房室沟分布的脂肪

条带，置入的设备及标准放置的导管。

两个常用的心脏透视角度分别为右前斜（RAO）位和左前斜（LAO）位（图5.2）。RAO位描绘心脏侧面的轮廓视图，该视角可提供良好的房室分界视图。RAO位下，心室（靠近胸骨）比心房（靠近脊柱）更靠前。但RAO位时左右心腔、各心腔的间隔和侧壁投影均互相重叠，因此无法从空间上分辨以上结构。LAO位从心脏心尖部向心底部投射，因此可很好地区分左与右、间隔与侧壁。但由于图像重叠关系而无法区分心房和心室。RAO位和LAO位都能显示心脏的上下轮廓。放置于特殊位置的不同导管，可作为透视下的定标来区分不同解剖结构。

心腔内超声心动图

当前，使用心腔内超声心动图（ICE）来进行心腔内的心脏超声成像已非常普遍。ICE可以作为透视的辅助手段，准确地描绘心脏结构，如房间隔、欧氏嵴、心脏瓣膜、调节束、乳头肌，假腱索和冠状动脉开口。此外，它还可以实时显示导管贴靠和透壁消融灶的形成。它能避免并发症，并在并发症将要发生时及时发现，如导管上的血栓形成、心包积液进展、瓣叶损坏、左心室收缩功能减弱等。三维ICE也已问世，但目前尚未在电生理手术中常规应用。

左右心房的结构解剖

右心房

左心房（LA）和右心房（RA）有明显的大体和组织学差异，两个心腔都错综复杂地参与到心律失常的起源及传导。RA在侧面与上腔静脉（SVC）、下腔静脉（IVC）相接，其上缘向间隔终止于右心耳（RAA）。其间隔以右侧房室沟为界，向下与心脏下缘相接。房间隔形成右心房后壁，并位于冠状窦（CS）开口上方。其下方有一个压迹结构，称为卵圆窝，这是胚胎心脏原始房间隔的残留。其上缘呈新月形，为异组织边缘（图5.3）。

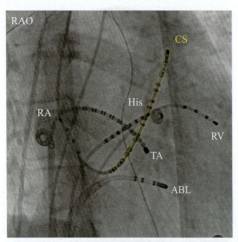

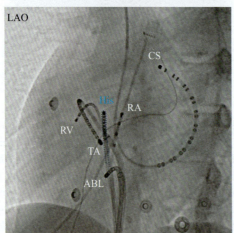

图5.2 右前斜（RAO）位和左前斜（LAO）位的导管定位。RAO位可将视角很好地区分开。冠状窦导管（CS，黄线）可起到房室沟的定标作用。右心室导管（RV）及右心房导管（RA）分别位于其前后。仅靠RAO位很难区分左右关系。LAO位则可将左右侧区分开。His束导管（His）放置于右侧房间隔位置，可作为LAO位左右两侧的中线。在该投照体位下，CS导管位于左心房后方，起到定标二尖瓣环的作用。ABL.消融导管，置于下腔静脉三尖瓣峡部；TA.三尖瓣环导管

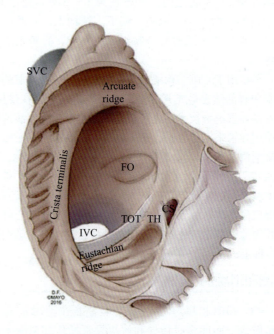

图5.3 右心房解剖。与电生理相关的结构包括上腔静脉（SVC）、卵圆窝（FO）、弓状嵴、界嵴、下腔静脉（IVC）、欧氏瓣和嵴（ER）、冠状窦（CS）、欧氏嵴（EU）、Todaro腱（TOT）、Thebesian瓣（TH）及三尖瓣（TV）［引自Gami AS.EP Anatomy of typical atrial flutter: Posterior boundary and causes for difficulty with ablation. J Cardiovasc Electrophysiol.2010;21（2）:144-149.］

静脉窦部

内壁光滑的静脉窦部，或称腔静脉区域，是右心房后壁的右侧部分，包绕了SVC与IVC开口之间的右心房后壁。RA窦向中部延伸至房间隔，其中央圆形的薄壁结构为卵圆孔。RA前庭是内壁光滑的区域，位于RA左侧后方的静脉窦与前方的三尖瓣口部之间。

右心耳

右心耳（RAA）是由梳状肌组成的、自界嵴向前延伸的RA小梁部分。它是RA最靠前及间隔的部分，其心耳尖端位于主动脉根部上方，指向左前方（图5.4）。右心耳壁的心肌厚度和走向均不一致。右心耳下方前庭部较薄，其下覆盖着心外膜脂肪垫，脂肪内是包绕三尖瓣环走行的右冠状动脉（RCA）。右心耳比左心耳更大，富含更多肌性成分，呈三角形。右心耳内梳状肌肌纤维的排列变异度相当大。Loukas等认为，10%的右心耳有树枝状排列的梳状肌。

临床相关性 心房颤动患者可能形成右心耳血栓，但其比左心耳血栓少见，可能因其开口更宽、肌肉组织更多及没有多小叶结构。此外，少数人右心耳内由于梳状肌排列复杂，可能易致导管嵌顿及造成心耳穿孔。连接RAA与心室间的旁道也可见报道。

上腔静脉

上腔静脉（SVC）与后方的右上肺静脉（PV）及间隔的升主动脉关系紧密（图5.4）。RA常有心肌延伸入SVC，但却罕有心肌延伸至IVC内。3/4的SVC均可见肌袖，延伸可达SVC口部以上约4mm[（3.8±9.4）mm]。延伸入SVC的肌袖部分中，2/5存在对称性环状分布，而非孤立一侧的分布。因此行SVC电隔离往往需要行环状消融。奇静脉在距SVC-RA交界区约2.3cm处汇入SVC后方。偶尔，也可见肌袖一直延伸至奇静脉（约6%）。

临床相关性 一项研究认为，SVC的肌袖长度可能与SVC起源心房颤动的风险有关。SVC内导管标测可记录到邻近结构的电信号。同样，在右上肺静脉的前上部标测时，也可记录到SVC的远场信号（图5.4）。奇静脉内也可能存在致房性心律失常或心房颤动的因素。

SVC-RA交界区

SVC-RA交界区前部非常复杂，其肌纤维的厚度和方向变异度较大。由一个或两个粗大的梳状肌所组成的矢状束，由界嵴上端向前延伸并分支伸入右心耳，部分终止于右心耳尖部。除了界嵴和矢状束，还可见一条弧形嵴状结构，自界嵴延伸至房间隔卵圆窝上缘（图5.3）。

临床相关性 矢状束是从窦房结到右心耳的优势传导通路。考虑到传导系统的复杂性，该处信号记录会非常复杂。矢状束与弧状嵴都可成为自律性心动过速的起源，这些束支厚度的变异度较大，使其可能成为RA内折返性心律失常的重要结构。此前曾有在弧状嵴成功消融不适当窦性心动过速（inappropriate sinus tachycardia，IAST）的文献报道。

界嵴

界嵴又称终末嵴，是RA心内膜侧面的C形肌性嵴状结构（图5.3）。它将RA分为后部由腔静脉窦形成的光滑静脉部和前部RAA的粗大梳状肌组成的体部。RA侧壁界嵴对应的心外膜面沟状终末嵴内分布有脂肪组织，在界嵴近SVC口部的肌性结构内是窦房结（SA node）。界嵴起源于升主动脉后方的房间沟，该处纤维与Bachmann束相汇合。界嵴沿SVC开口前方侧下走行，最终形成肌小梁延伸入IVC开口前方的下腔静脉三尖瓣峡部（cavotricuspid isthmus，CTI）。

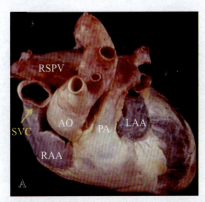

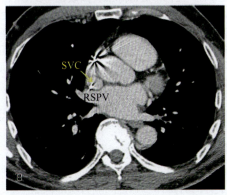

图5.4 尸检心脏的上面观显示上腔静脉（SVC）、右心耳（RAA）、左心耳（LAA）及流出道之间的位置关系。导管放于心耳内可记录到流出道的心室远场信号，反之亦然。请留意，升主动脉（AO）在RAA的前上方。升主动脉与SVC之间被主动脉腔静脉沟分隔开。SVC后方是右上肺静脉（RSPV）（A）。SVC水平的CT横截面图像显示SVC后壁与RSPV前壁联系紧密。图中SVC内及右房前部增强显影的物质是起搏电极（B）。PA.肺动脉（A.引自Asirvatham SJ.Cardiac anatomic considerations in pediatric electrophysiology.Indian Pacing Electrophysiol J.2008；8：S75-S91.）

临床相关性 在界嵴中，心肌细胞往往沿长轴纵向排布，因此更容易介导纵向传导。但是，交错的肌小梁易引起传导延迟和跨界嵴的横向阻滞，为房内折返（局灶性房性心动过速）形成提供了条件。在大多数典型心房扑动中，界嵴往往起到阻碍RA侧壁横向传导的解剖学屏障作用。

下腔静脉三尖瓣峡部及其邻近结构

下腔静脉三尖瓣峡部（CTI）是一个由重要界标所组成的复杂区域，而这些界标均与CTI依赖性心房扑动的消融有关（图5.5）。CTI附近有欧氏嵴，以此为界，将后方的IVC内壁光滑的静脉窦部与前方的冠状窦口部分开。在该区域前方是三尖瓣环下缘。Cabrera等将CTI分成三个独立的部分（侧壁峡部、中央峡部及间隔峡部），以中央峡部区域的心肌最薄，间隔峡部心肌最厚。其中部是最窄的部分，是消融的最佳靶点。相反，其侧部是界嵴向外的梳状肌延伸，富含小梁结构，这会成为成功消融的阻碍。在50%的病例中，右冠状动脉（RCA）走行于侧壁峡部4mm内。

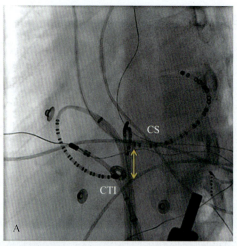

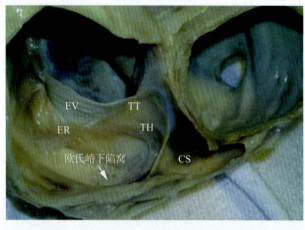

图5.5 一个尸检心脏从房室瓣环平面切开。下腔静脉三尖瓣峡部是一个位于三尖瓣环（已切除）和欧氏嵴（ER）之间的三维结构。在这幅图中对一个很大的欧氏嵴下隐窝做了标记。欧氏瓣（EV），特贝西乌斯瓣（TH）及三尖瓣环绕形成该隐窝。欧氏瓣沿边缘插入欧氏嵴。作为欧氏嵴的延续，Todaro腱（TT）在深部走行于房间隔上的嵴顶端。注意该隐窝在间隔区域靠近冠状窦（CS）口处最深［引自Asirvatham SJ.Correlative anatomy and electrophysiology for the interventional electrophysiologist.J Cardiovasc Electrophysiol.2009; 20（1）:113-122.］

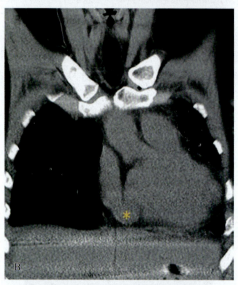

图5.6 一位行下腔静脉三尖瓣峡部（CTI）依赖性心房扑动消融患者所探查到的欧氏隐窝。A.左前斜位显示冠状窦（CS）底部与CTI区域两处最低点平面间的差距，提示存在很深的欧氏隐窝（黄色箭头）。该结果与消融前心脏CT所见一致（*欧氏隐窝）。B.结果与消融前的心脏CT结果一致

间隔峡部区域以冠状窦（CS）口侧缘为界。靠近CS口部处，有一个隐窝样的压迹结构为欧氏嵴下隐窝，位于欧氏嵴与三尖瓣环之间。欧氏嵴下隐窝的深度存在很多变异，有时可深达10mm或以上（图5.6）。

会导致消融导管到位不理想，以及消融结果不佳，无法实现CTI双向传导阻滞。此外，RCA远端及其后侧支，可能位于间隔峡部前庭心内膜3mm以内处，在该处消融时应谨记避免损伤动脉。此外，在10%的病例中，房室结下方的后延伸可到达间隔旁峡部区域。

临床相关性 下腔静脉CTI的肌纤维走行平行于三尖瓣环，存在各向传导异性。它是实现传导阻滞及阻断心房扑动折返环的天然消融位点。在典型心房扑动病例中，中央峡部可能是位于三尖瓣环及IVC之间最好的线性消融位点，其范围更小、壁更薄，且距RCA和房室结更远。

欧氏瓣

在胚胎时期，血液在胎盘氧合，然后经IVC回流入心脏。IVC口部的欧氏瓣将这些富氧的血液经过卵圆孔

导入左心房（LA）和体循环。随后，欧氏瓣逐渐完全退化或在IVC口部前缘的欧氏嵴处留有遗迹。

临床相关性 偶尔，欧氏瓣会表现为网格样的Chiari网，这可能会与心腔内血栓混淆。该处遗迹的少见表型为三房心，其会阻碍导管的通过和操作。

冠状窦瓣（特贝西乌斯瓣，Thebesian瓣）

心脏尸检发现，超过60%的患者可见新月形的冠状窦瓣，其正好位于欧氏嵴左前部，覆盖在CS口后方（图5.5）。冠状窦瓣在尺寸和朝向上变异度较大，但其多覆盖于欧氏嵴正左侧和前侧的CS口部后缘。

临床相关性 尽管很少见，但环绕CS口部的冠状窦瓣仍可能导致CS放置电极受阻。

科氏三角

Todaro腱是走行于上方、轻微朝前的欧氏嵴延伸，其跨过房间隔并延伸至中央纤维体（图5.7）。由于实际上的Todaro腱难以识别，可以用一条连接欧氏嵴/瓣和中央纤维体的替代连线作为识别该腱的定位标志，即科氏三角。科氏三角是一个重要的解剖学界标，其位于RA间隔的前部。科氏三角三条边界分别是①三尖瓣间隔叶的基底部（前侧偏左）；②Todaro腱（后侧偏右）；③CS口上缘。科氏三角是致密房室结及其延伸的His束所在之处，其穿过膜部间隔向前进入中央纤维体。房室结由慢径和快径及其延伸组成。

临床相关性 房室结下延伸或慢径，位于科氏三角下部，其近CS口部的区域常作为治疗房室结折返性心动过速及结束旁道的消融靶点。为了减少房室传导阻滞的风险，在快径区附近［即Todaro腱的后方（后侧或其右侧）］标测和消融应非常谨慎，如可能在左房间隔处也应如此（图5.8）。

房间隔

房间隔在前上方与主动脉根部相接，向后与RA腔静脉窦之间及右侧肺静脉汇入LA处的心外膜内陷处相接，其间填充脂肪及纤维组织（图5.6）。因此，真性房间隔事实上面积很小，由卵圆窝组成，这也是房间隔穿刺的最佳位置。卵圆窝前方即为升主动脉（图5.9）。在少数患者中（34%年龄<30岁者，25%年龄31～80岁者，20%年龄>80岁者），存在持续性的先天性卵圆孔未闭（PFO）。尽管也可作为穿过房间隔的天然通道，但由于其朝向关系，鞘或导管会离理想的位置更为靠前。因此对于合并PFO者，如行心房颤动消融，多数情况下还是建议常规行房间隔穿刺。

临床相关性 房间隔解剖关系有重要的电生理学意义。卵圆孔区域通常是房间隔穿刺的理想位置。在房间隔穿刺时，包括穿刺针和鞘组成的系统自SVC回撤下拉，第一次跌落于SVC-RA交界水平，第二次跌落于升主动脉/右法氏窦（RSOV）到卵圆窝水平。通过房间隔其他位置穿刺，如间隔上缘，有可能在进入LA前会穿出心脏。

Bachmann束

Bachmann束又称心外膜下房间束，是连接右心耳（RAA）和左心耳（LAA）的平行肌束。其在SVC、RAA上缘和升主动脉之间走行于心房上部，于心外膜下跨越房间沟，在达到LAA颈部之前一直位于LA顶部上方。在LA邻近结构中，其上部在左上肺静脉口部前方，

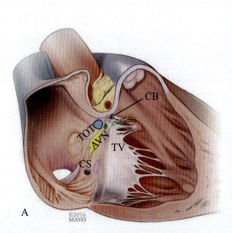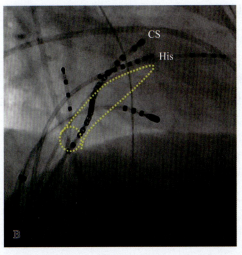

图5.7 科氏三角，致密房室结（AVN，黄色）区域，由Todaro腱（TOT）、三尖瓣（TV）间隔瓣叶和冠状窦口组成。假想的AVN快径和慢径的右侧后延伸区域分别以蓝色和粉色标注。AVN延伸为His束，在三角顶部穿过中央纤维体（CB）（A）。与示意图相一致的右前斜位显示了科氏三角的假想区域，以CS导管近端的冠状窦口和His束导管放置处的His束为尖部（B）［A.引自Mulpuru SK, Cha YM, Asirvatham SJ.Synchronous ventricular pacing with direct capture of the atrioventricular conduction system: functional anatomy, terminology, and challenges.Heart Rhythm.2016; 13（11）: 2237-2246.］

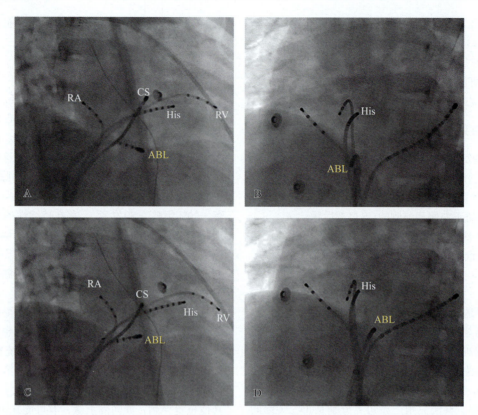

图 5.8 右前斜（RAO）位及左前斜（LAO）位透视下消融导管（ABL）放置于右房间隔部的慢径区域，冠状窦口前方。这刚好是 His 束下方的中线结构（A、B）。在 RAO 位下，快径延伸区定位较慢径区更高，且轻微偏后。由于快径位于 Todaro 腱后方，其在真性间隔部，LAO 位下，位于 His 束中部（C、D）

横跨左心房侧面的嵴部。

临床相关性 阻断 Bachmann 束结构会造成房间传导阻滞，该处也会成为许多快速性房性心律失常的致心律失常部位，并与 LA 的电机械功能失调有关。

左心房

左心房（LA）位置靠后，形成心脏基底部的大部分。在胸腔中，LA 位于后部、偏左，比右心房略高的位置。主动脉根部沿房间隔前部走行（图 5.9）。主动脉根部的左侧，可见肺动脉干位于 LA 前上方，肺动脉分支及右肺动脉近端形成 LA 顶部。气管分叉位于 LA 后上方，左右支气管主干位于进入肺门的同侧肺静脉上方。在气管分叉的下方，食管与 LA 后壁及肺静脉紧密相邻。食管沿纤维性心包下行，与 LA 后壁的间隔仅为心外膜间隙（特指心包斜窦），其间填充了纤维、脂肪组织、食管动脉淋巴结及迷走神经。降主动脉胸廓段前侧在胸腔内下行时，与 3/4 的纤维性心包、LA 后壁或左下肺静脉相接触。

与右心房（RA）相比，LA 结构不复杂，内壁更为光滑。总体而言，LA 的梳状肌不如 RA 发达，且毫无例外地分布于左心耳内。LA 的前庭比 RA 更大，在后壁肺静脉之间及前壁二尖瓣环之间包绕心房壁。前庭常含有包括心小静脉汇入的凹陷和裂隙（心最小静脉孔），其中一些足够大的孔有时会使消融导管发生嵌顿。心房颤动患者的左心房后壁更薄，中部两下肺静脉之间最薄。知道这一点对在该区域消融时非常重要，因为其毗邻重要结构如食管和迷走神经丛。LA 顶部是 LA 最薄的区域之一，可表现为扁平、凸起、凹陷等各种形态。LA 顶部上方即横窦，其将 LA 和肺静脉分开。理论上，LA 顶部形成了横窦的底部（见下文心外膜部分）。该窦内包含了 Bachmann 束及发自左回旋支的（LCX，占总人群约 27%）窦房结动脉分支。

临床相关性 LA 后壁消融和肺静脉隔离有一定的损伤到邻近结构的风险。在射频消融及冷冻消融中均可出现食管损伤及左心房–食管瘘。食管中的空气可进入斜窦，胸部 X 线片上可见明显的心包积气，偶尔 CT 上 LA 内也可见。由于食管的位置和运动可出现多种变异，因此在术中标记和监测食管位置非常重要（图 5.10）。而心房–支气管瘘则是心房颤动消融后更为少见的并发症。在食管靠近 LA 消融的区域有密集的迷走神经纤维和神经丛分布。损伤左侧迷走神经可导致上消化道蠕动障碍。

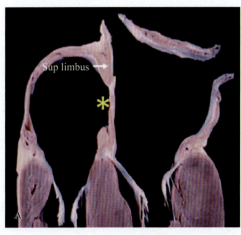
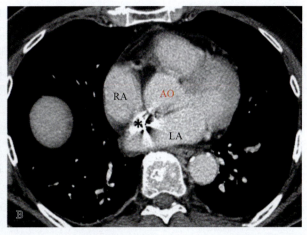

图5.9　心脏水平长轴薄切片显示的房间隔。可见最薄部分为房间隔中央的卵圆窝（*）（A）。有卵圆孔未闭病史的患者Amplatzer封堵器（*）置入术后的心脏CT横断面，封堵器可作为卵圆孔位置的标记。请留意真房间隔与其正前方升主动脉（AO）间的紧密关系（B）。LA.左心房；RA.右心房（A.引自Gard J, Swale M, Asirvatham SJ.Transseptal access for the electrophysiologist：anatomic considerations to enhance safety & efficacy.Innov Card Rhythm Manage.2011；2：332-338.）

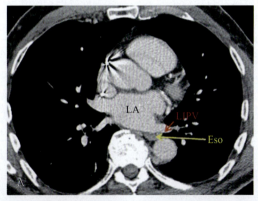

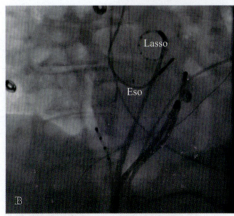
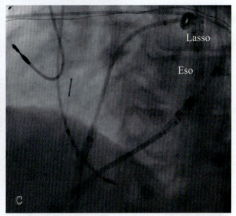

图5.10　一位因心房颤动接受肺静脉隔离术治疗的患者术前心脏CT。在本例中，食管（Eso，黄色箭头）位于左下肺静脉（LIPV）口部正后方偏左（A）。右前斜位和左前斜位透视下可见Lasso导管置于LIPV内，靠近食管探头（Eso）（B、C）

左心耳

左心耳（LAA）是手指样、多分叶、自左心房（LA）前部向房室沟及左室（LV）游离壁延伸的结构。LAA体部在LA前部，与左侧肺静脉平行。其尖端与肺动脉、右心室（RV）流出道及LV游离壁紧密相关（图5.11）。在LAA下方及开口附近，有左回旋支（LCX）和心大静脉（GCV）沿房室沟及二尖瓣走行。左侧膈神经也走行于其后侧方。Bachmann束的末端终止于LAA颈部。尽管LAA内满布梳状折叠的梳状肌，其心耳壁其实是非常纤薄的（约1mm）。靠近LAA口部略中央至颈部可见Marshall韧带（LOM），或称为左上腔静脉遗迹，这也是左侧壁和左上肺静脉的心外膜标记（图5.11）。在LOM的心内膜面，韧带的内陷形成一个很明显的标记，称为Q型尖端，或华法林嵴，或左房心内膜嵴部。该结构位于后方的左侧肺静脉与前部的LAA之间。左侧嵴部与欧氏嵴不同，其主要由心肌构成，而没有明显的纤维-脂肪成分。总体而言，LAA的形态、尺寸及分叶数的变异度都很大。

临床相关性 LAA是心房颤动患者中最常见的心源性血栓来源，这可能与其管状解剖结构、开口较小、存在多分叶、易形成血流淤滞有关。近年来通过对LAA的介入治疗来预防卒中已是大趋势。LAA也可导致房性心动过速的形成，以及维持心房颤动。近期有研究认为，LAA隔离可提高心房颤动消融的成功率。Marshall静脉（VOM）对心脏电生理医生非常重要，因为该静脉内的肌性结构和其周围分布的自主神经可能成为心房颤动的触发灶，也可为二尖瓣峡部线性消融或外科迷宫术后大折返性心房扑动的环路形成提供传导通路。在这些病例中，消融VOM是必要的。由于VOM心外膜表面有致密的心脏自主神经节分布，术中在该处或左侧嵴部消融可能造成自主神经功能紊乱，表现为一过性心动过缓或高度房室传导阻滞。

肺静脉

通常左心房有4个肺静脉开口，两两分别回流左右肺部血液。但是，超过25%的患者肺静脉存在解剖变异，以右侧肺静脉变异更为多见，有报道最多可见6根肺静脉。肺静脉还存在很多变异，包括左肺静脉共干、多出的中肺静脉，在一些案例中，肺静脉可直接汇入右房顶部（右顶肺静脉）。左肺静脉开口通常稍高于右侧。上肺静脉开口也常在下肺静脉开口前方。正常情况下，右上肺静脉紧贴并走行于RA-SVC连接处的前方。右下肺静脉则穿行于右房腔静脉间区域的后部。左上肺静脉开口常位于LAA后方，肺静脉前壁常紧挨左心耳口部的后壁（图5.11）。

文献报道各肺静脉内均有心肌纤维的存在及延伸。与下肺静脉相比，上肺静脉内的肌袖更粗大、延伸更远。这些肌袖通常在左上肺静脉内延伸最远，按肌袖长短的顺序依次是右上、左下及右下肺静脉。在每一根肺静脉内，肌袖在靠近静脉心房连接处的近端最厚，沿静脉以远逐渐变薄。

临床相关性 肺静脉肌性延伸使这些区域成为致心律失常的好发部位。由于肺静脉解剖存在个体差异，识别肺静脉的解剖学特点并仔细检查术前MRI/CT及ICE对最优化心房颤动患者导管消融至关重要，同时也可避免肺静脉内消融导致的肺静脉狭窄。

二尖瓣峡部

二尖瓣峡部是左房后下壁，左下肺静脉开口至二尖瓣环之间的区域（图5.12），其常作为心房颤动及左心房心房扑动线性消融的靶点。随着其峡部下端越接近二尖瓣环处，心房肌厚度逐渐变薄。当LA扩张时，峡部会变得更加明显。在接近20%的患者中可见到类似欧氏嵴下隐窝的清晰隐窝结构（更常见的是多个假性憩室），其底部含有梳状肌样的心肌组织。这种情况下，二尖瓣叶可插入心房心肌中。在该处心脏心外膜表面，GCV和LCX远端靠近二尖瓣环附近走行。

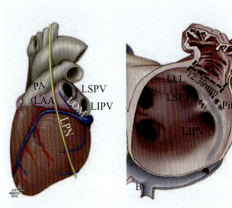
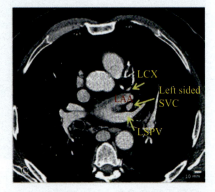

图5.11 示意图展示了左心耳（LAA）与左上肺静脉（LSPV）、左下肺静脉（LIPV）及Marshall韧带（LOM）的位置关系。LAA上方是肺动脉（PA）和左肺动脉。而左回旋支、心大静脉和左心室则紧靠其近端至下缘。左侧膈神经（LPN）绕行于LAA侧后方（A）。在心内膜面，左侧嵴（LLL），即LOM的对应区域，将LAA口部与LSPV分开。在LAA口部很清晰的边界周围可见一些小的凹陷（*）（B）。CT显示LAA位于LSPV前方。图中该患者为永存左上腔（SVC），位于LAA与LSPV之间（C）（引自Naksuk N，Padmanabhan D，Yogeswaran V，et al.Left atrial appendage: embryology, anatomy, physiology, arrhythmia, and therapeutic intervention.JACC: Clinical Electrophysiology.2016; 2: 4.）

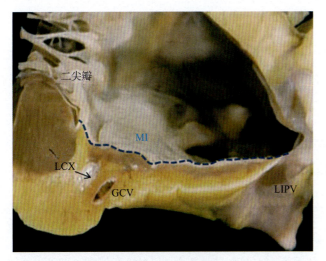

图5.12 尸检心脏显示二尖瓣峡部（MI，虚线）的底层，也是左下肺静脉（LIPV）口部与二尖瓣之间的左心房后壁的一部分。请注意心大静脉（GCV）和左回旋支（LCX）的紧邻关系。从心内膜角度看，LCX较GCV更靠近MI。沿MI底部的心肌厚度不均一，并延伸形成围绕GCV的不完整的肌袖结构［引自Becker AE.Left atrial isthmus：anatomic aspects relevant for linear catheter ablation procedures in humans.J Cardiovasc Electrophysiol.2004；15（7）：809-812.］

临床相关性 二尖瓣环附近血管（GCV和LCX）内的血流可导致对流降温效应，或称散热效应，会影响二尖瓣峡部消融时足够的消融灶形成。通过GCV行心外膜消融联合心内膜消融，必须小心避免损伤LCX。GCV和LCX间的位置关系常存在变异，因此常需行冠状动脉造影。二尖瓣脱垂时二尖瓣瓣叶可插入心房肌。据说该现象非常普遍，且其发生率常被低估。此时为完成二尖瓣峡部线性消融，需将导管送入左心室内再打反弯，才能接触二尖瓣瓣环。

房室交界区和中央纤维体的结构解剖

房室交界区心肌连续性缺失。纤维性的三尖瓣环和二尖瓣环（房室环）构成心脏纤维性骨架，并造成了房室间的电学隔离。房室交界区的定义包括复杂的房间隔及间隔旁区域，包括房室传导结构及房室环。二尖瓣环稍小，位于三尖瓣环后部偏上。在心外膜面，三尖瓣的房室沟比二尖瓣更深。

中心纤维体或右纤维三角是心脏纤维性骨架，主动脉、二尖瓣、三尖瓣在此交汇（图5.7，图5.13）。该处为各组织移行汇合处，包括房间隔、三尖瓣前叶、右冠窦和无冠窦及二尖瓣瓣叶。三尖瓣和二尖瓣交界区也在房室间隔区域交汇。与二尖瓣环相比，由于三尖瓣环存在轻微向心尖部的移位，故房室间隔实际上是将RA与LV分开。一些学者将间隔瓣环区域分为前部、中部和后部（或垂直方向为上部、中部及下部），也有其他学者仅将间隔这个名词限定为真性膜部间隔，而将其他区域称为间隔旁。膜部间隔在中心纤维体稍前方，His束在该间隔穿过房室交界区。在右侧，间隔上部的房室交界区是室上嵴和膜部间隔的汇合区域。在左上间隔旁区域内，无冠窦和二尖瓣前叶［主动脉瓣二尖瓣移行区（AMC）或瓣间纤维膜］之间有不含任何心房肌或心室肌的纤维组织。

临床相关性 房室旁道可沿左右两侧房室交界区分布（图5.13）。在主动脉无冠窦与二尖瓣前叶之间（AMC或瓣间纤维膜）的左侧前间隔区域没有任何心房肌或心室肌结构，该处也极少有存在房室旁道的报道。为了将房室传导阻滞的风险降到最小，His束周围区域的前间隔旁道消融可选择从左侧间隔旁或无冠窦入路。后间隔旁道远离真性间隔，通常可从CS及其分支血管入路，尤其是左后间隔区域。

下锥形间隙

下锥形间隙，又称心脏十字交叉，是位于后间隔区域四个心腔之间、被心外膜脂肪填充的开放区域。这是个复杂的小区域，其边界中下部为RA，后上方为LV，后方是左右心房壁（图5.14）。冠状窦在左侧沿该锥形区下方的底部走行。该空间内含有靠近RA壁、距CS口部以内0.5～5mm走行的房室结动脉，CS口部位于该间隙上方和中部（2.3±0.4）cm处。中央纤维体位于下椎形间隙上方。心中静脉（MCV），又称为后室间静脉，与后降支动脉伴行，在锥形间隙的右侧汇入CS。靠近MCV和CS交界区，分布了致密的心脏自主神经丛和神经节。

临床相关性 下锥形间隙对后间隔旁道的导管消融非常重要，这些旁道往往连接了CS或MCV的肌性结构与右心室或左心室。从定义上来说，这里并不是真正的房间隔或室间隔，因此也有学者提出称此处为下间隔旁。有时MCV可作为室性心律失常的心外膜消融入路。

心室及流出道的结构解剖

右心室

方位上看，右心室（RV）是心脏最前部的心腔，紧邻胸骨后缘。RV被乳头肌和肌束大致分为流入道、心尖部和流出道，而乳头肌和肌束是连接这些结构的解剖学标志（图5.15）。室上嵴自右室游离壁延伸至室间隔，其两端延伸部分别连接三尖瓣和肺动脉瓣的瓣环。心室漏斗褶是室上嵴的延伸，其将右室分为流入道和流出道，是高度富含小梁结构的RV流入道标记，位于三尖瓣环伸至前组乳头肌基底部的RV流入道部分，其内膜面相对比较光滑。RV室壁较LV更薄，小梁结构稀疏的区域其壁厚仅为3～5mm。前侧游离壁和流出道（OT）最薄处仅如纸张薄（图5.16）。

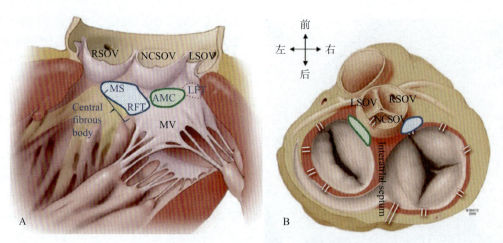

图5.13 左心室流出道（LVOT）

A.示意图为从前方长轴切面展示LVOT的法氏窦（SOV）。图中展示右纤维三角（RFT）和膜部室间隔（MS）在右冠窦（RSOV）和无冠窦（NCSOV）之间共同组成心脏纤维骨架的中心纤维体（蓝色区域）。这也是His束的标志。左侧无冠窦与二尖瓣前叶交汇处的纤维区域为主动脉瓣二尖瓣移行区（AMC，绿色区域）。B.从心脏底部观察LVOT与房室交界区。无冠窦与房间隔紧邻。双线代表可能存在旁道（即在房室交界区连接心房肌和心室肌的额外肌束）的区域。无冠窦至房间隔区域也可见旁道，以及心包结构如冠状窦和心中静脉。LSOV.左冠窦［A.引自Macedo PG，Patel SM，Bisco SE，et al.Septal accessory pathway：anatomy，causes for difficulty，and an approach to ablation.Indian Pacing Electrophysiol J.2010；10（7）：292-309.B.引自Hat JJ，Lachman N，Syed FF，et al.The anatomic basis for ventricular arrhythmia in the normal heart：what the student of anatomy needs to know.Clinical Anatomy.2014；27（6）：885-893.］

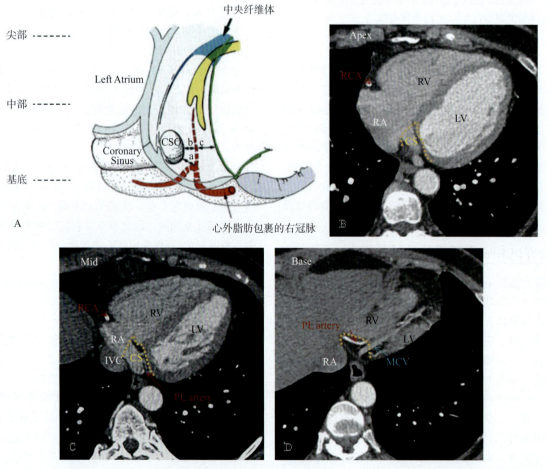

图5.14 示意图显示了心脏十字交叉，或称下锥形间隙（见文中描述）（A）。分别为在心尖部、心脏中部、基底部水平的CT横断面。锥形间歇的前界用黄色虚线表示。注意冠脉后侧支（PL）与心中静脉（MCV）的紧密关系（B、C、D）。LV.左心室；RA.右心房；RCA.右冠状动脉；RV.右心室［A.引自Sánchez-Quintana D，Ho SY，Cabrera JA，et al.Topographic anatomy of the inferior pyramidal space：relevance to radiofrequency catheter ablation.J Cardiovasc Electrophysiol.2001；12（2）：210-217.］

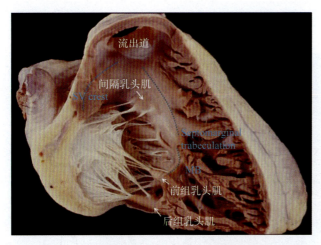

图5.15 右心室（RV）在解剖上被前组乳头肌（Ant PM）和间隔乳头肌（Septal PM）分为流入道、心尖部及流出道。这些肌束可作为节段性解剖标记。室上嵴（SV crest）是自RV游离壁延伸至心底部室间心肌的小梁状肌束。间隔缘小梁是自流出道到心尖的肌束的延伸，由调节束（MB）连接，后者分别附着于RV间隔与游离壁，紧靠前组乳头肌。后组乳头肌常起自调节束［引自Naksuk N, Kapa S, Asirvatham SJ.Spectrum of ventricular arrhythmias arising from papillary muscle in the structurally normal heart.Card Electrophysiol Clin.2016；8（3）：555-565.］

三尖瓣

三尖瓣由三个瓣叶组成，分别称为前叶（上叶或漏斗叶）、后叶（下叶或边缘叶）和间隔叶（中间叶）。前叶最大、后叶最小。有时前后叶很难分辨。间隔叶是His束穿间隔后走行于右束支，或走行于心内膜下的重要标志点。

腔内结构

乳头肌通过腱索与三尖瓣瓣叶相附着。虽然经典描述中三组乳头肌分别与相应瓣叶对应（前、后和间隔），但事实上乳头肌的数目和形态却可能存在较大变异。调节束起自后组乳头肌基底部，延伸至隔缘肉柱，其一端延伸常呈拱形跨过心室漏斗褶插入间隔乳头肌基底部，而另一端则可延伸至肺动脉瓣下漏斗部，连接室间隔与RV游离壁。

临床相关性 包括乳头肌、调节束或假腱索在内的腔内结构，均可能与室性心动过速的标测和消融相关。这些结构可能会干扰导管操作、影响激动及起搏标测结果的判读，注意这些不良因素后，它们可能成为简单的消融靶点；也可能是自律性心动过速的起源，或是折返环路的一部分，也可能作为室壁的机械性延伸及传导组织而在心律失常发生中起作用。调节束对电生理医师还具有特殊的重要性，因为它连接室间隔的乳头肌和右心室游离壁。它含有右束支的分支纤维，可将激动传导至游离壁。此外，调节束内的浦肯野纤维使其还可成为室性心律失常的触发灶。间隔部乳头肌起源于右心室流出道（RVOT），而起源于该处的室性心律失常也可能和RVOT起源的心律失常有类似的形态。

右心室流出道

右心室流出道（RVOT）和左心室流出道（LVOT）相邻，在传导系统、心外膜空间及冠状动脉血管之间关系密切。心室流入道部分的命名与其在身体中的定位相符，右心室流入道在左心室流入道的右侧，反之亦然。但两个心室的流出道远端却彼此扭曲包绕，如RVOT远端其实位于身体的左侧，而LVOT的远端则更加靠后，位于RVOT远端的左侧。

RVOT起始位于右侧的右心室流入道（和三尖瓣）处，然后自下向上包绕LVOT走行，这样RVOT远端和肺动脉瓣均偏左侧和头侧，且位于主动脉瓣前方。RVOT的近端和最右侧与三尖瓣环相移行，该区域包括了His束穿间隔的正常部位和膜部间隔。锥形的肺动脉瓣下漏斗部（动脉圆锥）形成右心室流出道，并与肺动脉干相连。由于肺动脉瓣位置略高于主动脉瓣，因此在肺动脉瓣水平以下消融可能紧贴冠状动脉（图5.17）。

肺动脉瓣

肺动脉瓣是四组瓣膜中位置最高的，位于左侧第三胸肋交界处后方。邻近肺动脉瓣的是左心耳及后方的左心房（图5.4）。在大多数心脏中，环状肌袖自右室的心室动脉交界区水平以上，向肺动脉延伸，三个肺动脉窦内均有肌性延伸。

临床相关性 流出道是大多数心脏结构正常的特发性室性期前收缩和室性心动过速的起源部位。牢记RVOT上端位于LVOT左侧的事实非常重要，因为来自靠前靠左的异位心搏很多时候并不起源于LVOT。肺动脉瓣上肌袖也是致心律失常的重要成因，同时也给RVOT远端的标测和消融带来困难。通常由于肺动脉瓣的灵活多动，造成无法完成标测或无法维持导管稳定贴靠。

RVOT后方的肌性漏斗部恰好位于主动脉瓣左右冠窦的前方，在该处，两流出道之间无心外膜面。在RVOT后壁、冠状动脉开口水平消融时应特别小心。冠脉左主干起始就紧靠RV漏斗部的肺动脉窦水平（图5.17，图5.18）。在略低于RVOT后壁与LAA交界处，是冠脉左主干分叉为左前降支（LAD）和左回旋支（LCX）之处。在前室间沟内，LAD拐入RVOT左侧缘。RVOT近端距右冠脉（RCA）为4～5mm，且两者被心外膜脂肪垫分开。此外，该区域室壁较薄，因此内膜面消融也可能对消除心外膜起源灶有效。同样，前室间静脉与LAD伴行，也可作为消除RVOT左侧部位心律失常的有用靶点（图5.18）。

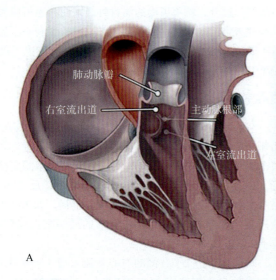
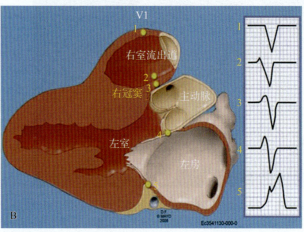

图5.16 心腔前上部移除后显示心室流出道的位置关系。右心室流出道（RVOT）在前方自右向左跨过左心室流出道（LVOT），其跨度从流入道区域一直到肺动脉瓣上区域。法氏窦的右冠窦和左冠窦恰好在RVOT远端后壁的正后方（A）。流出道各结构间的前后位置关系，也解释了V1导联记录到各种形态QRS波的原因。因为V1导联是最靠前的导联，起源于RVOT前壁1处的室性心律失常呈QS形。而心律失常起源部位越靠后（2在RVOT后壁，3为右冠窦），其V1导联上的r波就越明显。请留意RVOT后壁与LVOT前壁间的紧密关系。再往后方，在4处，LVOT无冠窦和主动脉瓣二尖瓣移行区（AMC）的R波更为显著。而起源于二尖瓣环后侧5的心律失常V1导联完全是R波（B）[引自Hai JJ, Lachman N, Syed FF, et al.The anatomic basis for ventricular arrhythmia in the normal heart: what the student of anatomy needs to know. Clin Anat.2014；27（6）：885-893.]

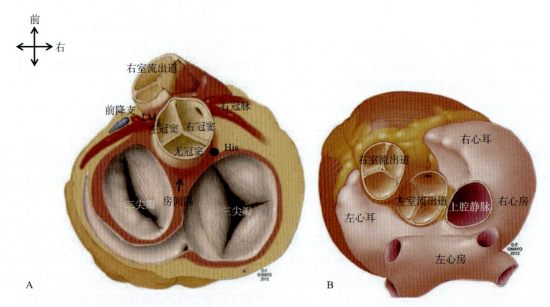

图5.17 冠状动脉和静脉与右心室流出道（RVOT）及左心室流出道（LVOT）的关系。A.房室交界区心房切面移除心房视图。起源于左冠窦（LSOV）的冠状动脉左主干（LM）仅位于肺动脉瓣下区域的后方。左主干发出分支左前降支（LAD），后者形成RVOT的左侧边界。前室间静脉（AIV）在室间沟内沿LAD伴行，这也可以作为标测起源RVOT和LSOV区域心律失常的优势点。同样，在右侧，右冠脉（RCA）起源于右冠窦（RSOV），同样位于肺动脉瓣下区域的侧后方。B.心脏基底部前后位观。无冠窦（NCSOV）在LVOT的最后方，紧靠于房间隔之前。左右心耳与各自对侧的流出道关系紧密[引自Hai JJ, Lachman N, Syed FF, et al.The anatomic basis for ventricular arrhythmia in the normal heart: what the student of anatomy needs to know.Clin Anat.2014；27（6）：885-893.]

第5章 与心律失常标测及消融相关的心脏解剖 65

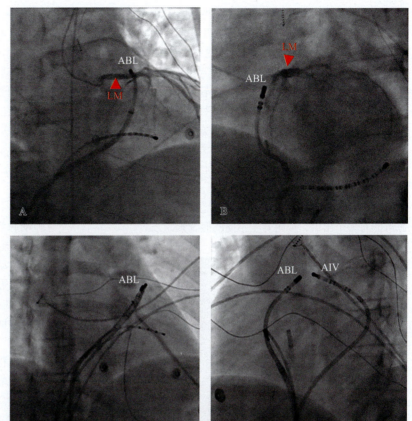

图5.18 频发室性期前收缩患者在右心室流出道（RVOT）后壁恰好肺动脉瓣下靶点的右前斜（RAO）位和左前斜（LAO）位透视图。行冠状动脉造影以评估左主干（LM）近端与靶点的位置关系。同时从RAO位和LAO位，同时从收缩期和舒张期观察流出道结构与冠状动脉的位置关系非常重要（A、B）。另一位患者RVOT左侧近端和前室间静脉（AIV）的位置关系。消融导管（ABL）置于肺动脉瓣上，另一根导管置于AIV处（C、D）

左心室

左心室是一个锥形结构，位于右心室后方和左心房前方。其下壁与膈肌相邻。左心室由流入道、心尖和流出道组成。流入道是二尖瓣瓣叶附着处的移行区。二尖瓣有两个瓣叶，帆形较大的前叶与主动脉瓣的无冠窦相接，构成主动脉瓣二尖瓣移行区（AMC），而C形较小的后叶在后方呈扇形展开。两组瓣叶均通过腱索分别附着于较大的前外侧乳头肌和较小的后内侧乳头肌。与右室不同的是，左心室流入道和流出道由肌性心室漏斗褶分开，二尖瓣和主动脉瓣通过瓣膜间纤维组织相连接。乳头肌插入到至心尖约2/3的位置。以乳头肌插入端为界，以远为左室心尖部。总体来说，左心室比右心室更厚，但心尖部可以非常纤薄，甚至厚度可仅有1mm。左心室心尖部的小梁结构非常纤细，甚至在扩大的或肥厚的心脏中亦如此，因此心尖部的轮廓才会如此光滑。

腔内结构

总体来看，LV有两组主要的乳头肌。后组乳头肌由右冠状动脉或回旋支供血（视优势血管支配而定）。前组乳头肌则由前降支和回旋支双重供血。因此，后组乳头肌更加脆弱，较前侧乳头肌更易受到缺血损伤的打击。乳头肌虽然按照其定位点来命名，但实际上两组乳头肌彼此靠得很近（图5.19）。这会为导管操作带来困难。乳头肌之间或室间隔处纤薄的肌性连接常可见各种

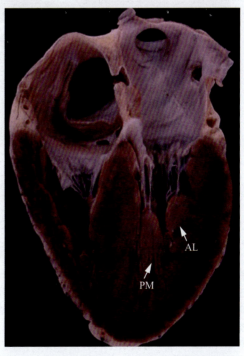

图5.19 后组乳头肌（PM）位于左侧室间隔与后游离壁之间，而前组乳头肌（AL）则位于前外侧游离壁。两者基底部插入端彼此靠近，且仅能从为数不多的心腔内超声切面区分开 [引自 Abouezzeddine O, Suleiman M, Buescher T, et al.Relevance of endocavitary structures in ablation procedures for ventricular tachycardia.J Cardiovas Electrophysiol.2010; 21（3）: 246.]

变异，又称为假腱索（图5.20）。这些腱索中可包含肌性组织及发自左束支远端分支的传导纤维。

临床相关性 LV可通过逆行方式跨主动脉瓣进入，也可通过顺行穿刺房间隔经二尖瓣进入。尽管逆行途径导管的稳定性更好，但导管操控可能较困难。而穿刺房间隔进入左室前壁更容易，但需以牺牲导管稳定性为代价。腔内结构，尤其是乳头肌和假腱索，可为室性心律失常重要的起源部位。这些病例成功消融的困难在于消融灶的透壁性和导管操作的稳定性。心腔内超声（ICE）可有助于精确指导导管到位和稳定性。此外，乳头肌起源心律失常还可表现为多种QRS波形态，因为内膜下起源可能有多个出口，或附着于不同的假腱索。

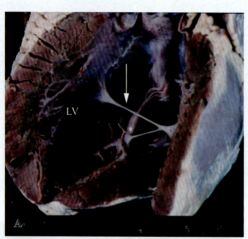

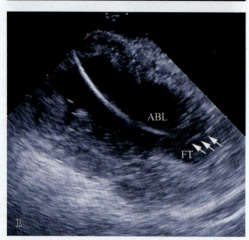

图5.20 尸检心脏切面展示左心室（LV）。*为乳头肌。注意乳头肌多个出口的解剖学基础可能存在于乳头肌内的单一起源。其他腔内结构（箭头所指分叉的假腱索）和小梁结构连接着乳头肌（A）。心腔内超声（ICE）显示消融导管（ABL）置于假腱索（FT，箭头所示）上，该处考虑为室性期前收缩的致心律失常起源点（B）（A. 引自Madhavan M，Asirvatham SJ.The fourth dimension.Circ Arrhythm Electro-physiol.2010；3：302-304.）

左心室流出道

左心室流出道（LVOT）与升主动脉相连且位于RVOT的正后方。左心室流出道起源于胚胎时期房室垫上部，在后方形成主动脉瓣二尖瓣移行区（AMC），以及室间隔基底部的前中壁。二尖瓣前叶和无冠窦交界区的瓣间纤维膜以左右两侧的纤维三角为界（图5.13，图5.17）。右纤维三角形成心脏纤维骨架的中心纤维体。这里是His束在右心房科氏三角顶端穿透进入膜性室间隔的区域，也是下锥形间隙的顶部。基底部室间隔的间隔面主动脉瓣无冠窦与右冠窦交界处，是膜部间隔的左侧，His束即位于此（图5.17）。

主动脉窦

与肺动脉瓣类似，主动脉窦也由3个半月瓣组成，分别形成右冠窦（RCC）、左冠窦（LCC）和无冠窦（NCC）。冠状动脉开口起源于相应的主动脉法氏窦，但水平面不同。冠状动脉左主干（LM）和右冠脉（RCA）至窦管交界处的距离分别是3～15mm及1～13mm。尸检发现，近80%的主动脉开口通常位于窦管交界区平面以下。

与冠脉窦相对应的是各个法氏窦，即升主动脉在各主动脉窦上方增宽的部分。RSO略低于LSOV。而RCC/RSOV最靠前，恰好位于RVOT漏斗部正后方。NCC/NCSOV是最靠后的部分，与房间隔有关。

超过50%以上的右冠窦内、1/4的左冠窦内可见瓣膜上心室肌延伸，但无冠窦内几乎没有。尽管通常仅有数毫米，但与左冠窦相比，右冠窦内的心室肌肌袖仍更长。

主动脉瓣-二尖瓣移行区

主动脉瓣-二尖瓣移行区（AMC）将LV心肌和LVOT与左心室流入道分开。这里是LSOV后壁的延续，也位于二尖瓣前叶的另一端（图5.13，图5.17）。AMC也与NCSOV的LA面有关。纵然AMC区域由膜性结构组成，没有明显的毗邻心肌，一些数据仍提示该处有与传导系统有关的浦肯野纤维的分支遗留，也有报道起源于此处的心律失常，并被成功消融。

临床相关性 和RVOT类似，LVOT也是室性心律失常重要的起源位点，在窦管交界区消融时必须谨慎小心。为将消融时的冠状动脉损伤风险降到最小，当靠近或深入法氏窦内时，应行冠状动脉造影或心腔内超声监测（图5.18）。极少见的情况是，流出道室性心律失常也会起源于冠状动脉主干部位。在这类病例中，可在心内膜内成功消融这类心律失常。

除了标测和消融室性心律失常外，NCSOV还与两心房有关，也可为快速性房性心律失常的起源部位。NCSOV也可作为旁道心房插入端的消融靶点。

心外膜静脉系统

心脏静脉系统可分为两个独立的系统，为心脏小静脉系统和心脏大静脉系统。心脏小静脉系统，又称为 Thebesian 系统，由最小的心脏静脉组成，这些微小的无瓣膜静脉主要由内皮细胞组成。这些微小的静脉分布于心脏各腔室的壁上，直接排空入各心腔。而大部分静脉血液通过包括心外膜静脉在内的更大的冠状静脉系统收集，经由冠状窦汇聚并最终回流入右心房（表5.1）。

表5.1 心脏大静脉系统

心腔	静脉回流
左心室（LV）	前壁：前室间静脉（AIV）延续为心大静脉（GCV） 侧壁：左侧缘静脉回流入GCV 下壁：心中静脉（MCV）回流入冠状窦（CS）
右心室（RV）	主要的静脉回流系统与LV类似。AIV和MCV是RV前侧和后侧主要的回流静脉 右侧缘静脉（RMV），又称为Galen静脉，沿RV右侧缘上升并收集来自RV后壁及前壁的小静脉分支。RMV回流入心小静脉或直接汇入LA
左心房（LA）	多根GCV的分支和Marshall静脉是最大的静脉分支
右心房（RA）	心小静脉接受来自RA（和RV）的回流。它沿右房室沟靠近RCA远端，排空入MCV或直接汇入CS右侧缘 注意右心耳和心外膜冠状静脉之间并没有连接，后者属于心脏小静脉系统

心脏大静脉系统

冠状窦（CS）接受心脏大静脉和主要的后侧静脉及包括LV下静脉和心中静脉等在内的静脉回流（图5.21）。CS 走行于后侧冠状沟或房室沟内，并终止于RA后壁下缘，恰好位于下锥形间隙中央。CS始于RA开口，长20～50mm，直径可变，向远端延伸至Vieussens瓣，该瓣膜是CS和GCV分界的解剖标志。Vieussens瓣位于Marshall静脉（VOM）或左心房斜静脉的汇入CS处，而Marshall静脉走行于左肺静脉与左心耳（LAA）之间。通常左心室后侧支也在Vieussens瓣处汇入CS。CS开口常位于IVC和三尖瓣之间，并可能在一定程度上受阻于新月形的Thebesian瓣。Thebesian瓣通常呈一个沿CS口部后壁走行的无实体内皮嵴，估测直径5～20mm。

CS最大的分支是GCV，后者起源于LV心尖部，与LAD伴行走行于前室间沟［在这部分该静脉称为前正中静脉（AIV）］，上行至左侧与LCX伴行走行于房室沟内，最终回流入CS。在其全程走行中，GCV和AIV接受来自两侧心室静脉（称为后侧支和侧支）及LA的分支汇入。其中一个重要的分支是左侧缘静脉，接受LV侧壁的静脉回流。

回流入LA的静脉分为后侧静脉、后上静脉及间隔静脉。Marshall静脉或LA斜静脉是最大的心房静脉，也是胚胎发育时左上腔静脉退化不全的遗迹。同时它也是GCV变成CS的分界标志。Marshall静脉位于LA侧壁，穿行于左侧肺静脉和左心耳之间。有时，Marshall静脉很短或缺如。在该静脉周围有丰富的心外膜脂肪组织（见自主神经部分）掩盖着致密的心脏神经节。

心中静脉（MCV），又称为后室间静脉，接受来自心室后壁的静脉回流（图5.21）。它始于后方心尖部，沿下室间沟内与RCA的后降支伴行，穿过下锥形间隙，于近CS开口处回流入CS。偶尔也可见MCV独立开口于RA。在右房室沟内靠近RCA远端有心小静脉走行。其排空入MCV或直接汇入CS右侧缘。心小静脉接受来自RA和RV的静脉分支回流，尽管前右心室静脉也可能直接回流入RA。

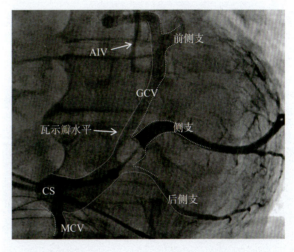

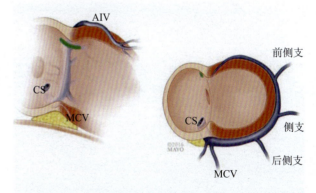

图5.21 冠状窦静脉造影及其分支（细节详见文中叙述）。AIV.前室间静脉；CS.冠状窦；GCV.心大静脉；MCV.心中静脉

临床相关性 偶尔，CS开口可能被筛孔状的膜或复杂交错的网状肌束所阻隔，导致导管无法送入CS。相反，在右心系统高压、CS置入电极和永存左上腔的患者中，CS呈现扩张状态。CS及其相关分支也可成为致心律失常的起源点。偶尔，RA的梳状肌可延伸至CS

内，成为CS口部房性心动过速的起源。CS管壁有其自身的肌性组织，且常与左心房心肌相连。但偶尔CS心肌也会与左房肌节段性绝缘，成为折返性心律失常发生的解剖学基础。极个别情况下，CS管壁心肌或其分支如MCV或冠状静脉，可以连接心外膜房室旁道并延伸至心室，表现为类似室性心律失常。在CS和MCV附近消融损伤房室结动脉和后侧动脉的风险很小（图5.14，图5.22）。

Marshall静脉是致心律失常的机制之一。若其先天性扩大并与左锁骨下静脉和颈内静脉相通，则被称为永存左上腔静脉。普通人群中永存左上腔的发生率为0.3%～2%，但在先天性心脏病人群中可高达3%～10%。约1/3的永存SVC患者右侧SVC缺如。因此，拟行心腔内入路及导管放置时应提前准备。

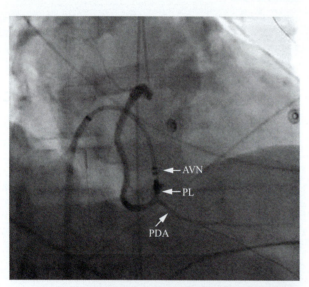

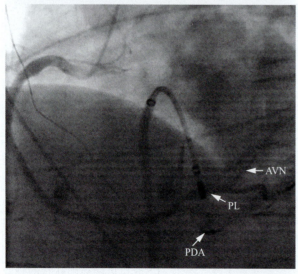

图5.22 一名起源于心中静脉（MCV）的频发室性期前收缩患者的冠脉造影，导管位于MCV。右冠脉造影显示MCV靠近后侧动脉（PL）。同时也需注意来自PL的房室结动脉的分支。PDA.后降支

传导系统解剖

正常窦性心律时，电脉冲起源于窦房结，经心房传导至房室结，在此延迟以允许产生足够的心房收缩，然后继续通过His束-浦肯野网触发心室收缩。

窦房结

1907年Keith和Flack首先描述了窦房结。这是一个平均跨度13.5mm的新月形结构，位于界嵴的心外膜表面下方。窦房结是一个不规则结构，由交错复杂的起搏细胞和纤维组织呈辐射状组成，其尾部分布较散，能将窦房结激动从多个突破点传出至界嵴和右房肌。Chandler等证实人类窦房结、结旁细胞和右房内的离子通道存在异质性表达，并解释了其起搏作用。结旁细胞在电学及组织学上均与窦房结细胞不同，可促使窦房结电冲动的传导。它们也负责窦房结向心房非随机优势通路的传导。此外，窦房结还受交感神经和副交感神经支配。

临床相关性 由于窦房结结构跨度大，贯穿窦房结全长的窦房结动脉可产生冷却效应，同时较厚的终末嵴还可起到阻碍心内膜消融能量传递的屏障作用，故导管消融窦房结非常困难。在少数病例中当窦房结动脉发自LCX，故在左心房顶部消融时，可能伤及窦房结动脉血供。

房室结

正常窦性心律的激动通过心房肌传导到达房室结。传导常通过右侧，有时通过左房的后侧（或右侧）快径及下方慢径的延伸到达房室结。人类房室结长约5mm，类似于一个半椭圆形。它是三尖瓣环右房面的一个中前间隔组织，位于中央纤维体旁、科氏三角内，由多层心房肌细胞环状包绕（图5.7，图5.8）。房室结传导速度极慢。组织学研究发现，在房室结延伸中存在明显的移行细胞，而致密房室结中存在结细胞。分子学研究表明，在房室结下延伸、密实房室结及穿隔束中，存在相对较少的缝隙连接及特殊连接蛋白的表达，包括移行传导连接蛋白40的高表达，以及大传导连接蛋白43的低表达。此外，致密房室结还高表达小传导蛋白45。

临床相关性 在房室结区域消融有较高的导致房室传导阻滞的风险。由于三尖瓣比二尖瓣更靠近心尖，故在左室间隔基底部二尖瓣瓣叶下方消融时，有损伤房室结导致房室传导阻滞发生的可能。同样，外科二尖瓣手术时也会损伤房室结。

His束-浦肯野系统

通过房室结后，传导束继续向前向上，直到被中心纤维体的纤维组织包绕，因此与心房肌绝缘（图5.7），该处以无冠窦、三尖瓣的间隔叶及前叶作为解剖学标记。His束外覆纤维鞘与周围心肌绝缘。His束穿过膜

部室间隔，并在膜部室间隔和肌部室间隔交界处水平分叉，进入心室形成左右束支。

左束支沿左室间隔内膜下呈宽片状下行，并分成两束或三束：①左前分支，支配前组乳头肌、LV前壁及上部；②左后分支，支配后组乳头肌、LV下壁和后壁；③间隔支，始于室间隔处。这些分支在解剖分布、分支及长度上均存在较大变异（图5.23）。

不像左束支呈宽扇样结构，右束支解剖呈条索状结构，沿室间隔右侧下行，在右室间隔乳头肌底部穿出。在该处，它在右心室内膜下辐射状展开，并穿入隔缘小梁，穿过调节束向分支延伸，支配前组乳头肌和右心室游离壁。随着左、右束支的分支纤维延伸至各自心室尖部，包绕其周围的绝缘纤维鞘也逐渐变得不太明显。最终这些纤维在远端变成浦肯野纤维，与心内膜下心室肌细胞直接接触。心肌按从心内膜到心外膜的顺序收缩，收缩波从心尖向心底传导，以保证血液有效地泵入大动脉。

临床相关性 各分支及浦肯野纤维网是局灶性及折返性心律失常的重要起源。由于分支和浦肯野系统在宽度、连接和长度上存在诸多变异，使用单一的解剖学途径去消融相关心律失常不可能100%成功。但掌握其解剖知识在标测时可提供可信的参考。束支折返性心动过速的患者，与左束支相比，右束支更容易消融，因左束支分布广泛，而右束支相对窄小。

传导系统血供

窦房结的血供来自窦房结动脉，不同个体间窦房结动脉走行存在一定差异。在50%～60%的个体中，窦房结由RCA近端供血，而30%～40%由LCX近端供血。一项研究发现，超过半数的患者窦房结由多支血管供血，这也解释了为什么窦房结很少发生梗死。房室结由房室结支供血，90%起源于RCA（图5.22），而10%来自LCX主支。大部分His束接受房室结分支的供血，尽管左前降支的间隔支也会提供额外的供血。近端束支分支主要由左前降支动脉的穿间隔支供血。

心包腔的解剖

心包由两层组成，即浆膜心包和纤维心包。内层浆膜心包又分为附着在心外膜的脏层心包和附着于外层纤维性心包的壁层心包。浆膜心包作为外层纤维性心包紧邻心底部的血管。坚韧的纤维性心包与外层周围血管结构相连续，除了保护作用外，还可锚定心脏。脏层和壁层浆膜心包之间的空间称心包腔，其中含有少量心包液起润滑作用。

心包窦

有两个重要的心包窦与消融相关（图5.24）。横窦是覆盖主动脉根部、肺动脉干的动脉性心系膜和覆盖上腔静脉、肺静脉及左房顶部的静脉性心系膜之间的空隙。横窦前方毗邻升主动脉和肺动脉干；上方是肺动脉分支及右主肺动脉近端上部；后方及右侧是降主动脉、气管分叉和上腔静脉；下方是上肺静脉和包含Bachmann束的左心房顶部。主动脉上隐窝（又称主动脉腔静脉窦、上窦或心包上隐窝）在横窦的上腔静脉和升主动脉水平向上延伸至右无名动脉。而主动脉下隐窝则在右冠窦和无冠窦之间向下延伸。

斜窦是一个"死胡同"，位于左房后壁四支肺静脉之间的区域。经两侧下肺静脉的心脏后下表面可进入该区域。它上界在左右上肺静脉之间紧邻浆膜心包，也在此与横窦分开。左右两侧边界分别紧邻左右上肺静脉间的心包。在一项包括107例心脏尸检研究中，斜窦平均测量深度为4.1cm×3.1cm。食管及降主动脉恰好位于斜窦后方。

心外膜脂肪

心包腔内外均可见脂肪沉积。心包脂肪位于纤维性心包外层，而心外膜脂肪则位于心外膜表面的脏层心包之下。心外膜脂肪多累积于特定的解剖部位，并随着年龄增长而增多。其在房室沟及室间沟处最集中，有保护冠状动脉的作用。其他可见心外膜脂肪的部位，包括右心室游离壁、左心室心尖部、冠状动脉分支、心房游离壁及两侧心耳。心外膜脂肪也将密集的心脏神经节和神经丛包绕起来（见下文）。

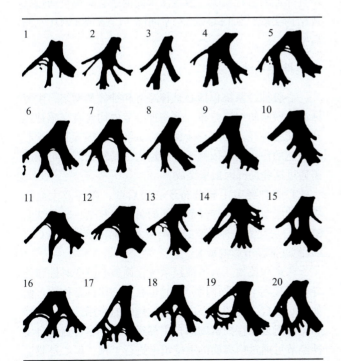

图5.23 观察20例正常人心脏的左侧传导系统近端分布示意图，显示多种前、后、中间分支及彼此互相连接的模式 [引自Demoulin JC, Kulbertus HE. Histopthological examination of concept of left hemiblock. British Heart Journal.1972; 34（8）: 807-814.]

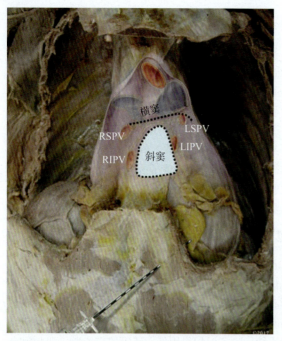

图 5.24 移出心脏后的胸腔断层，可见心包腔后部轮廓。紧贴四根肺静脉间的心包形成了斜窦，该窦可从两下肺静脉之间入路。一侧大动脉与上腔静脉及对侧上肺静脉之间的空隙是横窦，其从左心界延伸至右心界。主动脉和上腔静脉之间向上到无名动脉水平之间的横窦，构成主动脉腔静脉隐窝或主动脉上隐窝，主动脉腔静脉神经节分布于此。图中示穿刺针穿透胸壁指向心尖。在大部分尺寸相对正常无明显扩大的心脏中（在有心包积液时），将针指向锁骨中线和肩胛线一半时，可避免伤及肺部［引自 Syed F，Lachman N，Christensen K，et al.The pericardial space：obtaining access and an approach to fluoroscopic anatomy.Card Electrophysiol Clin.2010；2（1）：9-23.］

膈神经

膈神经自上而下走行于心脏两侧浆膜心包和纤维心包之间。右侧膈神经沿 SVC 的右前侧边界下行，在走行于右房侧壁前与右上肺静脉中远段紧邻，其下方走行也与 IVC 入口侧缘紧邻。左侧膈神经沿主动脉弓、肺动脉干、LAA 侧壁和 LV 前侧高位游离壁下行。

临床相关性 室性心律失常、心房颤动及旁道可能需要心外膜消融。尽管很少见，心包静脉曲张还是存在的，尤其是在 CS 电极引起静脉闭塞的患者中，这通过 CT 血管造影可发现。当存在静脉曲张时，经心包入路行消融手术有潜在的出血并发症风险。经心外膜途径也可以直接进入心包窦或隐窝，这对于自主神经改良及置入设备以保护食管和膈神经很重要。横窦的解剖学结构也为在左心房顶部、Bachmann 束及 LVOT 后壁和主动脉近端消融提供了另一个入路。在部分个体中，横窦可允许导管横跨左室后壁直至心脏右侧边缘。

膈神经由于走行变异大，也易受损。术中防止膈神经受损的方法，包括在兴趣区域起搏观察膈肌刺激反应，或消融过程中监测膈肌振幅变化。

顶部区域

左心室顶部是靠近冠状动脉左主干分叉处左室心外膜的最高点。这是个三角区域，上端边界为左主干的分支，内侧 LAD、外侧 LCX，下边界是第一穿间隔支（图 5.25）。在该三角区内的心大静脉将其分为：①上半部分三角形顶部，为不可进入区，因为该处心外膜脂肪垫，及紧邻冠状动脉；②下半部分三角形底部，为导管消融可进入区（图 5.25）。该区域靠近左冠窦，RVOT 后壁，并与左室间隔相邻。

临床相关性 约 15% 的特发性左心室心律失常起源于该区域，这也是起源于心外膜的特发性室性心律失常最常见的好发部位。左心室顶部可进入区域可通过经皮心外膜穿刺或经 AIV/GCV 及间隔静脉到达。为清晰显示静脉分支，常需行冠状静脉造影。如需在 GCV/AIV 内或经心外膜入路消融，需行冠状动脉造影来仔细检查邻近的冠状动脉。但该区域的消融有时也可通过邻近结构实现，如 LSOV、左室间隔、LAA 或 RVOT 左侧后壁。

自主神经系统

心脏神经系统包括心脏神经节和神经丛网络，主要沿心外膜脂肪组织分布。这些神经节内均含有交感神经和副交感神经，共同直接支配心肌细胞。尽管其对于心脏功能的作用最终依赖于外源输入，其精细调节可能还需通过这些局部因素来完成。

心脏神经节主要分布于心房后壁，瓣环及大血管周围神经节。尽管神经节之间的关系很复杂，窦房结受 SVC/心房交界处神经节的影响最大，而房室结受 IVC 与 LA 附近神经节影响最大。

临床相关性 自主神经系统在调节心脏变时性和传导方面起到了重要作用，同时也有致心律失常作用。例如，心脏自主神经在心房颤动发病中的作用，因为肺静脉口部附近存在高密度的自主神经分布。尽管这些自主神经节可通过内膜面的透壁消融进行干预，但心外膜途径可进行更为直接的刺激和（或）消融。主要的心脏神经节包括可通过斜窦入路的房后神经节，可通过横窦入路的瓣环心室侧（沿房室沟）及大血管周围神经节（包括主动脉腔静脉神经节），以及沿 VOM 分布的神经节（图 5.26）。

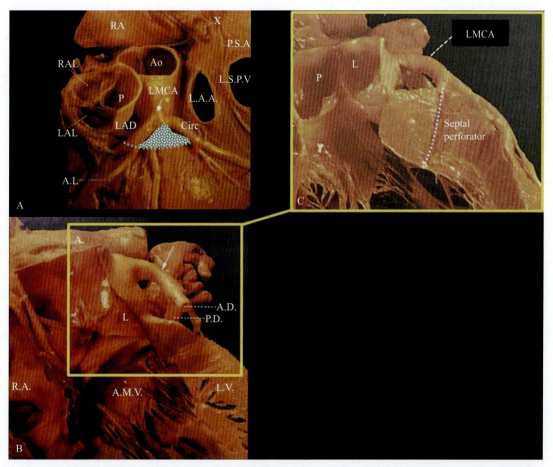

图5.25 左心室顶部解剖,该心外膜表面区域以冠状动脉左主干(LMCA)的分支为界,并被心大静脉(GCV,蓝色虚线)一分为二。GCV将左室顶部分为上部绿色虚线围绕区域(不可进入区)和下部(可进入区)(A)。左心室顶部的长轴切面,显示该处是左心室流出道的最高部分(C图为局部放大图)。室间隔内的穿间隔支与该区域关系紧密(B)(引自McAlpine,Heart and Coronary Arteries,An Anatomical Atlas for Clinical Diagnosis, Radiological Investigation, and Surgical Treatment.Berlin-Heidelberg:Springer-Verlag,1975.)

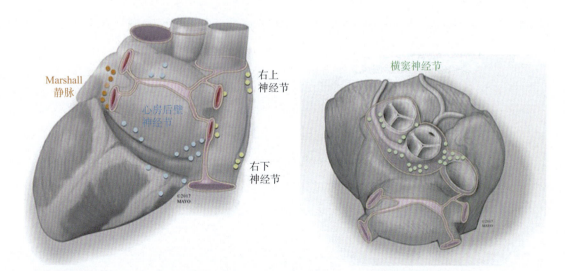

图5.26 斜窦及横窦内主要心脏神经节分布情况[引自Madhavan M,Venkatachalam KL,Swale M,et al.Novel percutaneous epicardial autonomic modulation in the canine for atrial fibrillation:results of an efficacy and safety study.Pacing Clin Electrophysiol.2016;39(5):407-417.]

总结

对局部解剖的精准认识，对标测和消融相关部位的细致理解，是保证安全和有效的先决条件。此外，理解电位与实时影像的相互关联非常重要。因此，电生理学工作人员需要在其职业生涯中，不断地通过心脏大体解剖、观察外科手术及将解剖与影像特征相关联的方式，进行学习。

（宁波市第一医院　杜先锋
空军军医大学第一附属医院　廉　坤　译）

第二部分

心脏标测及影像

第6章

心内标测的基本原理

Sukit Ringwala, Rishi Arora

关键点

- 腔内电图可提供时间和形态学信息。
- 确认局部组织激动最好通过单极电图的最大斜率及双极电图的最大振幅。
- 心脏标测技术包括激动标测、起搏标测、拖带标测和三维标测（有时也被称为基质标测）。
- 窦性心律和心动过速时行心房和心室起搏以鉴别和诊断心律失常。

本章主要讨论心律失常标测和消融相关的腔内电图的基本原理。首先介绍心内标测技术的原理和方法，然后阐述正常的腔内电图和异常的腔内电图信号。其余部分讲解激动标测、起搏标测、拖带标测等各种心内膜标测技术。三维标测将在第7章讨论。

细胞外电图的内在机制

心脏电活动源于跨膜离子通道的激活。每一个独立细胞产生的动作电位反映了心脏的电活动。尽管细胞外有一些电荷流动，但心脏电活动多数由心肌细胞生成。细胞外电极能记录到细胞外产生的电位，这与细胞内动作电位明显不同。差异与记录位置的差异（细胞外和细胞内）有关，而且细胞外电位也是多个细胞电活动的总和。

细胞外电图反映了靠近和远离记录电极的每个心肌细胞产生动作电位的情况，不同位置的细胞电活动对记录到的电位的贡献是不同的。依据多个细胞动作电位的叠加，计算机模拟研究创造出模拟的细胞外电位。影响电位记录区域的因素包括单极还是双极记录，电极间距（对于双极记录），电极的大小和构成，以及固有的心肌属性，如心肌组织电阻率和空间常数。关于细胞外电位由胞内电位的总和产生的观点，一些心脏标测的基本问题需要进一步研究。例如，由细胞外电位决定的激动时间可能不止一个，因为在腔内电极记录范围内的不同细胞，其激动时相也是不同的。因此解释细胞外电图的统一规则需要考虑潜在的生理差异，不同规则可能适用于不同的情况。例如，普遍接受H-V间期应该从希氏束电位的起始进行测量。这种方法的基础是，不管记录电极的位置，只希望确定希氏束激动的开始到浦肯野系统末端时间，并且能够做最好的评估。相反，标测心动过速起源部位使用的技术，如双极电图在一个具体位置不是确定激动的开始而是明确激动传导至此的时间，而且多数情况可以据此预测消融效果。因此了解细胞外记录电位产生的生理机制和特定标测技术的目的，对于理解心腔内标测的理论及技术非常重要。

心内电图记录：信号放大、滤波和数字化

通过心内电极采集的生理信号的振幅通常小于10mV，因此在数字化、显示和存储之前需要适当放大。在大多数现代电生理中，计算机化的实验室记录系统通常由信号处理器（滤波器和放大器）、可视化屏幕和记录装置组成。记录心内电图的放大器必须能够修正及更改高通滤波和低通滤波参数，以允许适当地减少输入信号。

放大后，信号通过计算机化的数据采集系统进行数字化和滤波，并写入硬盘或光驱，同时在显示器上实时显示信号。数字化是一种数据简化的形式，通过模数转换（analog-to-digital，A/D）以恒定速率（采样率）对模拟波形进行采样。模拟波形的振幅被转换为二进制数（如A/D转换器的8位、10位或12位转换），其表示A/D转换器的全动态输入范围（通常为±2.5V或±10V）。600Hz或更大范围的采样可以记录包含在腔内电图波形中的大多数数据，现在大多数标测系统约以1000Hz采样。理想的系统应该能够提供具有多种扫描速度的显示配置（大多数现代系统可以显示高达400mm/s），并且应该允许调整放大器的尺寸和增益，以及其他腔内电图的特征性数据。

滤波是心内电图处理的一个重要方面（表6.1）。高通滤波消除低于设定频率的成分（允许高于这个频率的信号通过而不衰减）。在体表心电图（ECG）中，T波成分频率相对较低，高通滤波设置在0.05～0.1Hz可以保留这些成分，同时消除基线漂移。当双极心内电图检查时，高频成分更为重要，高通滤波设置在30～50Hz可以消除低频成分。然而，单极电图通常设置0.05Hz的高通滤波，因为需要保持信号的极性（其反映心肌激动的方向）和信号形态（包含一些低频分量）。心内电图的低通滤波通常设置为500Hz，以消除较高频率的

噪声（因为基本上没有高于300Hz的心内信号）。陷波滤波用于消除特定频率，如电源的60Hz噪声。图6.1显示了不同的滤波设置对心房、心室和希浦系统信号的影响。

间的距离；④记录电极的尺寸、配置和极间距；⑤与双极电极极性相关的波振面方向；⑥记录腔内电图的导电介质；⑦其他因素。

单极电图就是记录心脏直接接触的单个电极（探查电极）和与心脏相距一定距离放置的离散电极（如在下腔静脉）或威尔逊中心端之间的电位差。因此，这种记录不是真正的单极，因为记录取决于两极之间的电压差；单极这种描述意味着其中一个电极远离心脏。在心脏激动期间，激动波阵面的极性朝向探测电极时产生小的正向曲折，通过电极后会产生一个快速负向曲折，最终返回到基线。单极电图的振幅与偶极层的面积和偶极层与记录位点之间距离的平方的倒数成正比。因此，单极电图记录的是局部和远处的电活动的复合成分，但远处电活动的成分与距探测电极的距离的平方成比例地减小。如前所述，细胞外记录与细胞内微电极记录不同。尽管如此，在具有相对均性传导和复极的正常心肌中，几个研究（及理论模型）已经显示细胞内微电极和细胞外记录的激动时间具有一致性（图6.2），其中单极电图

表6.1	电生理实验室记录的常规滤波设置	
记录电图	高通	低通
体表心电图	0.05～0.1Hz	100Hz
双极心内电图	30～50Hz	300～500Hz
单极心内电图	DC，0.05Hz	＞500Hz

DC.直流电

单极和双极信号

腔内电图的形态和振幅记录取决于：①局部心肌电位的正常或异常除极，如缺血或梗死；②和心肌纤维排列方向相关的激动波方向；③激动起源点和记录电极之

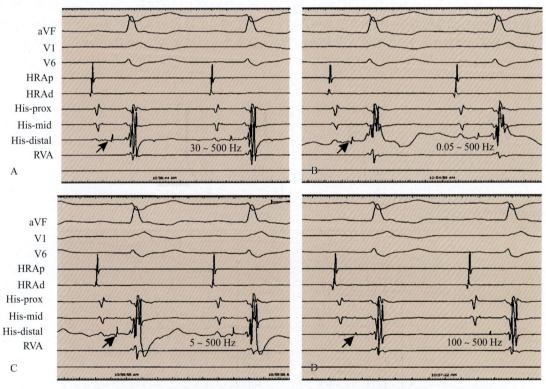

图6.1　各种滤波频率对腔内电图形态的影响。A～D.从顶部到底部的描记是心电图导联aVF，V1，V6，右心房（HRAp，HRAd），三个His束（近端His束，中段His束，远端His束），右心室心尖（RVA）。在每个界面中，两个心搏都是窦性起源。顶部的两个His描记（近端和中段）、右心房和右心室的描迹在30～500Hz（即在常见的过滤频率）过滤。底部的远端跟踪显示了各种滤波频率对外观的影响。在大于10 Hz的高带通滤波器频率设置下，大多会消除低频信号。注意，高通设置降低电位的整体振幅，需要增加放大。在所有的频率描述，His束的偏移可以清楚地识别。His-prox.近端His束；His-mid.中段His束；His-distal.远端His束；HRAd.右心房远端；HRAp.右心房近端［经许可引自Akhtar M.Invasive cardiac electrophysiologic studies: an introduction. In: Parmley WW, Chatterjee K（eds）.Cardiology. Vol.1.Physiology, Pharmacology, Diagnosis.Philadelphia: Lippincott; 1991: 1.］

的最大下降斜率恰好与跨膜电位的上行一致。因此至少在正常的心脏里，可以使用单极电图的最大下降斜率来检测心脏激动；目前关于斜率阈值的最佳值存在显著争议，来自不同研究的推荐阈值范围为－2.5～－0.2mV/ms；阈值范围较大是因为研究是在多种不同的基线条件下进行的，如在正常、急性缺血及慢性梗死心脏（动物和人）的模型中进行。

双极电图就是与心脏直接接触的两个邻近的电极之间的电位差；它可以看作两个电极中的每一个电极的单极电图之间的差（图6.3）。在电生理实验室，这通常是用模拟放大器，而不是单极信号之间的数字减法。双极电图的振幅，与记录位点和偶极之间的距离的三次方成反比。

双极电图记录的主要优点在于区分局部和远场电活动。双极电图的缺陷是对于方向的灵敏度，如果激动波与两个电极相对平行，则产生具有最大振幅的双峰电位，而如果与其垂直，则两个电极将同时记录相同的波形，并且不会产生尖峰。此外，在双极电图两极处记录的激动不是同时的，使得激动检测在双极电图中更加困难。已经建议以下标准用于双极电图的激动检测：①双极电图的最大绝对值；②电图的第一次抬高与基线角度超过45°（明显受显示增益影响）；③具有大斜率的基线交叉；④搜索双极波形中对称性的形态算法。其中，双极电图的最大振幅是最容易测量的，并且显示其与单极电图的最大下降斜率（单相动作电位的最大上行程度）完全对应。

记录伪差

腔内电图伪差的识别在任何心脏标测系统中都是至关重要的，这对激动序列的最终解释可能具有重大影响，如一个碎裂电位是伪差还是局部心肌的缓慢传导（表6.2）。心肌-电极界面处诱发的典型记录伪差：①电极极化，其可导致信号基线的缓慢偏移；②由记录电极的不适当压力导致的局部心肌损伤；③运动伪像，其通常是有节律的并与心脏活动相关，可能表现为碎裂电图，或者会被计算机程序误解为激动电位的突然移位；④电极与心肌接触不良，导致远场效应的权重增加，并增加50～60 Hz的噪声；⑤由不同电极相互接触产生的电位；⑥伪装成舒张中期电位的复极信号。最后，间歇记录到的真实电位，不能在每个心动周期中出现（最典型的表现是在心动过速期间交替出现信号），导致数字化标测程序在识别上存在困难。确保记录电极和心肌之间的良好接触（消除远场效应），消除所有可能的干扰源，充分接地可以避免50～60 Hz的噪声（如果需要可使用陷

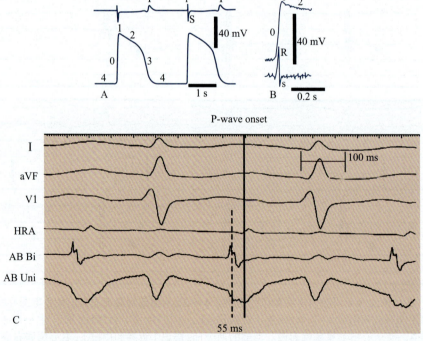

图6.2 细胞外电图和细胞内动作电位记录之间的一致性。A.同时从青蛙心室记录到的单极电图（顶部曲线）和跨膜电位（底部曲线）之间的关系。B.显示来自不同青蛙（底部曲线）的同时记录的跨膜动作电位（顶部曲线）和单极电图的初始部分，显示两个电位的上行脉冲之间的一致性。C.在右房性心动过速期间标测记录的体表和腔内电图。消融大头双极电图（AB Bi）的峰值与消融大头远端单极电图记录（AB Uni）的最大负下降斜率一致。这些点在记录电极处反映局部激动时间，并且都在P波起始55ms之前。HRA.右心房（A，B.经许可改编自Yoshida S.Simple techniques suitable for student use to record action potentials from the frog heart.Adv Physiol Educ.2001；25：176-186，2001.）

腔内电图特征：正常心脏

从正常犬心脏和来自人心房和心室的实验中获得的心内膜单极电图的特征为QS形态，QRS复合波具有快速下降的起始部分（类本位曲折）。10mm极间距双极导管在正常人左心室中心内膜记录的双极电图，振幅大于3mV和持续时间小于70ms，并且无分裂、碎裂电图。而病变心肌单极和双极电图的常见特征是波形的上升缓慢和波形碎裂（参见后文的讨论）。

尽管与病变的心房或心室相比，传导缓慢、碎裂的低幅信号在正常心脏中不是普遍的，但在腔静脉-心房交界处、肺静脉和腔静脉中，以及在正常心脏的其他部位，如界嵴和冠状窦却可以记录到低振幅、高频电图。

非结构性心脏病的电活动异常

即使在没有明显纤维化或脂肪替代的情况下，腔内电图也不一定完全正常。例如，局灶性心动过速的最早激动位点可以记录到低振幅、碎裂的双极电图，即使单极电图看似正常。图6.4显示没有任何明显结构性心脏病的情况下，两种不同的局灶性心动过速的成功消融部位的双极电图：源自冠状窦口的局灶性房性心动过速和源于左心室下壁的局灶性室性心动过速（VT）。形态学正常的心脏中，有时也能在窦性心律下记录到晚电位；图6.5显示一位运动诱发左束支传导阻滞型（LBBB）VT的患者，在ECG或心脏MRI检查未检出瘢痕或任何其他异常，但在他的右心室中记录到晚电位。

这些电位的机制尚不完全清楚。在敏感成像模式如MRI上，不存在明显瘢痕的情况下，推测在这些电图中看到的激动延迟，在本质上可能是功能性的。事实上，在正常心脏（如界嵴处）功能性各向异性传导中已被发现，并且可能导致大折返性心动过速，如峡部依赖性心房扑动。最近，也发现了在肺静脉和上腔静脉内的各向异性传导。图6.6显示了肺静脉电位的传入和传出传导时间可以非常不同，这是各向异性传导的示例。

因此，可以设想，在正常心脏中出现局灶性心动过速的机制往往是微折返。其他假定的因素是细胞间耦联变差，如在局灶性心动过速起源部位的缝隙连接减少，导致局灶起源点周围组织对其电活动抑制下降。一般来说，在局灶性心动过速成功消融的部位，所记录到的腔内电位往往很少提前于心脏收缩活动50ms。然而，肺静脉心动过速起源点的电位通常提前超过50ms，至少部分说明在此区域存在缓慢传导。

分裂的双极电图（包括心动过速期间和窦性心律期间）也已经在分支型室性心动过速中得到充分描述。事实上，这些浦肯野样电位距间隔有一定距离，这可能是此类室性心动过速折返机制的基础。分裂的双电位有时在正常心脏中也可以记录到，如欧氏嵴传导阻滞区后的右心房后间隔。

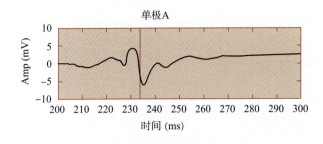
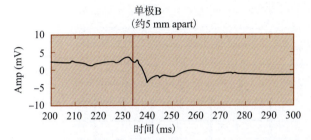
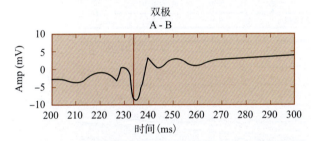

图6.3 单极和双极电图之间的关系。双极电图表示具有相同参考的两个紧密间隔的单极电极之间的差异。结果是，存在于两个单极电图中的远场效应和噪声被抵消。Amp.波幅

表6.2 心内记录人工伪差来源	
成因	表现
电极的极化	电描记图偏移
贴靠压力过大	ST段上抬
导管移动	电图碎裂
贴靠差	电压低
不同导管触碰	高频信号
复极信号	晚电位或舒张中期电位
电磁干扰	高频噪声
地线接触不良	高频噪声

波滤波），前置放大器和放大器尽可能接近标测的心脏，有助于消除在临床电生理学实验室中的大多数伪差。导管对局部心肌的不适当压力造成的伪差，可以通过在单极电图上出现ST段抬高来识别；轻微移动导管通常可使ST段回落。通过尽量避免灌注泵和其他可以产生周期性噪声的设备与病床和标测设备接触，可以减小运动伪差（来自患者或周围环境）。

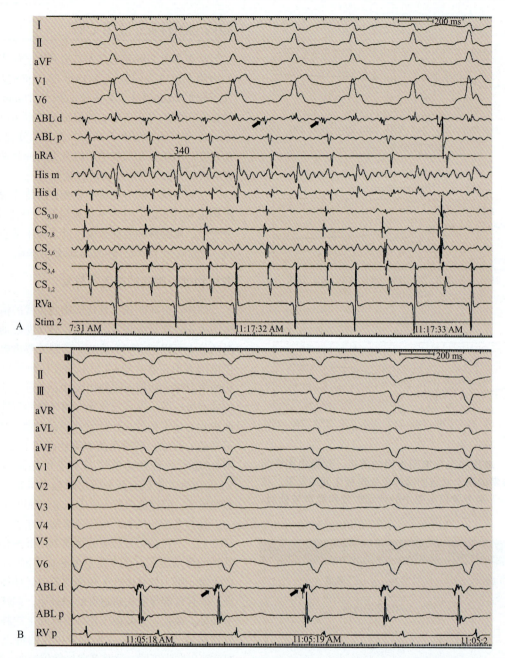

图 6.4　双极电图记录到的在两个局灶性心动过速的成功消融部位存在的低振幅电位

A.源自冠状窦口的局灶性心动过速；B.源于下外侧左心室的局灶性室性心动过速。在这两种情况下，在最早激动的部位，即消融部位（箭头）的电位的振幅较低，持续时间长。ABL.消融；CS.冠状窦；d.远端；hRA.高位右房；m.中间；p.近端；RV.右心室；Stim.刺激；RVp.近端右心室

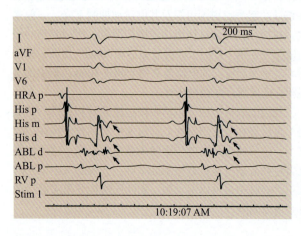

图 6.5　在没有已知心肌病的心脏中的收缩期晚电位。患者无心肌病变证据，但在QRS波之后可记录到晚中位（箭头）。ABL.消融；d.远端；HRA.右心房；m.中间；p.近端；RV.右心室；Stim.刺激

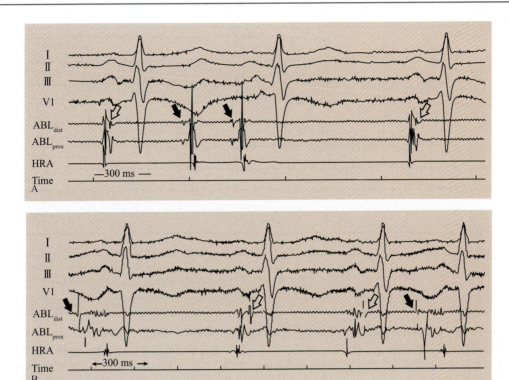

图6.6 上腔静脉（SVC）和肺静脉的各向异性传导（空芯箭头指示心房电位，实芯箭头指示肺静脉电位）。A. 窦性心律传导到后侧右心房（接近其与SVC的交汇处）；B. 右上肺静脉。在A和B中，消融大头的双极电图显示心房信号，随后是SVC或肺静脉心肌信号。来自SVC或来自肺静脉的心房期前复合波（APC）显示静脉心肌电位首先出现，随后是心房心肌信号。注意，SVC或肺静脉电位的传导比在窦性心律期间传导到SVC或肺静脉更长。ABL. 消融；dist. 远端；HRA. 右心房；prox. 近端（经许可引自Miller JM, Olgin JE, Das MK. Atrial fibrillation: what are the targets for intervention? J Interv Card Electrophysiol. 2003; 9: 249-257.）

结构性心脏病的电活动异常

心房或心室中瘢痕区域的电位，往往表现为低振幅的高频电位（窦性节律或心动过速），其中电位持续时间和振幅与纤维化程度及周围区域缓慢传导的程度具有相关性。低振幅的碎裂电位可在QRS波群中或之后记录到，通常振幅小于1mV；在窦性心律和VT发作期间均可以记录到。在慢性心肌瘢痕组织中，如梗死后的心肌组织，特征性的单极电图可以表现为宽QS电位后快速单个的RS形态的双相曲折，或是双重RS曲折，或具有多个曲折的碎裂波形。也可以在心肌瘢痕或其他心肌病变看到连续低振幅的电活动，如覆盖整个心动周期（TCL）的碎裂电图。图6.7为大动脉转位修复术后房性心动过速、心房扑动患者，成功进行射频消融靶点位置记录到低振幅连续电活动。

目前，对陈旧性心肌梗死动物模型的研究发现，细胞内的病变组织，会改变前面提到的细胞外记录到的电图，并且证明其动作电位的振幅和上行斜率与正常心肌类似。尽管存在正常动作电位，但是由于缓慢传导和不连续传导的存在，仍为心律失常的发生提供了电生理和解剖学基础。梗死区域中低振幅、持续时间较长的碎裂电位的一种解释是，梗死区域的正常细胞被不连续的纤维组织分隔开，从而产生缓慢、不连续传导。Kadish等使用矢量标测技术（一种基于正交双极电图的求和技术，以确定心脏组织中的激动方向）研究表明，尽管正常心肌组织记录的矢量环呈现平滑且指向单一方向的图形，但是陈旧性心肌梗死区域的向量环多呈现为切迹、不规则，并且偶尔指向多个方向。使用矢量标测技术，笔者在异常胞外电图区域中记录到复杂的激动模式，其准确激动时间可能难以确定，如存在多个波峰的碎裂电位区域。

缺血性心脏病是产生心室瘢痕的最常见原因，一些较不常见的疾病，如致心律失常性右心室发育不良和心肌病可能表现出类似的电生理特征，在此类疾病中往往检出右室纤维脂肪变性（偶尔累及左心室）。扩张型心肌病中也可能出现心肌纤维化，但是较缺血性心脏病少见。在心房中，瘢痕通常是先天性心脏病手术的结果，房间隔缺损修补、三尖瓣闭锁修复（Fontan）、法洛四联症修复和大动脉修复（Mustard-Senning）是右心房瘢痕形成的最常见原因。左心房手术可以产生左心房或右心房折返的基质，如体外循环时的插管位点。射频消融时的线性消融或多处局灶消融，也会成为左右房心动过速产生的基质。具体可参见第12章。

如前所述，窦律时低振幅电位经常出现在心脏收

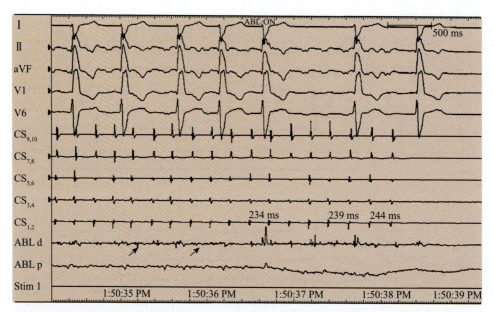

图6.7 在大动脉转位修复的患者中,在心房扑动的消融部位连续的、低振幅电活动。该患者的心房扑动被标测到在三尖瓣峡部。从主动脉下方的心室侧接近峡部并进行消融。然而,整个峡部不能从主动脉侧完全消融(因为补片和缝合线)。因此,在肺动脉或补片左侧进行额外的标测和消融。从肺动脉底侧,可以标测到通过主动脉途径标测不到的峡部的部位。沿着这部分对该处的峡部进行标测(即沿着从右心室进行消融的相同路线)就会标测到图中箭头所示连续的低振幅活动。在此处消融就能终止心房的扑动。ABL.消融;CS.冠状窦;d.远端;p.近端;Stim.刺激

缩晚期。图6.8是致心律失常性右心室发育不良患者的右心室中的心室晚电位的实例。这种低振幅、高频信号在高分辨ECG也可发现。最近,在器质性心脏病患者中,一些发生在QRS结束之前的局部异常心室激动(LAVA),重新引起广大学者关注。Jaïs等指出,与VT标测和消融的标准方法相比,将LAVA消除作为消融终点与降低死亡率及减少VT复发相关。虽然晚电位通常在瘢痕或梗死区域及其周围出现,并且经常位于消融成功的位点或其附近(折返性心动过速),但晚电位并不总是消融成功的明确预测因子。因为它们缺乏特异性,这种晚电位可能在远离成功消融部位记录到(提示其他区域的心肌病变)。晚电位的存在还取决于解剖结构的激动时间,因此LAVA更常见于外膜而不是内膜及室间隔区域。识别晚电位的能力(有时需要将LAVA与心室固有除极产生的电位去偶联)也取决于病变心肌的传导速度。异常电图形态及可能的解释见表6.3。

表6.3 异常电图形态

形态	定义	解释
低电压	心房<0.5mV和心室<1.5mV	心肌梗死;纤维化;不恰当滤波;贴靠差;远场电位
碎裂	延迟(>70ms),多峰复杂低幅电位或基线多次波折	梗死周围;缓慢传导;导管移动;分叉状心肌连接
分裂	两成分在等电位线上间期>70ms	局部传导阻滞;外科瘢痕;慢传导
晚期成分	体表QRS波或P波终末出现的电位	延迟电位;线性阻滞;慢传导
持续性	舒张期缺乏等电位线	慢传导;电磁人为干扰
舒张中期	等电位线间期舒张中期出现的电位	保护性峡部;旁观性连接;复极;人为移动
低频	低极向量(dV/dt)	远场电位;人为干扰
单相动作电位	损伤电流模式	贴靠压力过大;局部组织损伤(单极)

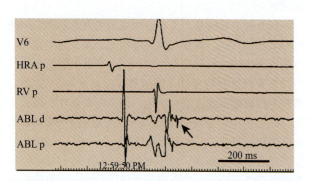

图6.8 在右心室标测到的晚电位。在有致心律失常性右室发育不良的患者中,许多电位是异常的,特别是在右心室(RV)流出,RV顶点和RV出口流出。该图显示在RV顶点的区域中在窦性节律中消融(ABL)导管(箭头)上的晚电位。HRA.高右心房;d.远端;p.近端

心内膜标测技术

接触性心内膜标测可以在窦性心律及心动过速期间进行。标测技术可以大致分类如下：①激动标测；②碎裂电位和电压标测；③起搏标测；④拖带标测；⑤其他起搏策略（在窦性心律或心动过速期间进行）。尽管这些技术通常组合使用，但每种技术的相对作用，取决于心律失常的诱发特点、血流动力学和心律失常周长的稳定性、潜在的基质特性（正常心肌还是病变的心肌）、心律失常的机制及其他因素。例如，拖带标测仅用于持续的、相当规整的折返性心律失常。前文已经描述了正常和病变心脏中的腔内电图和电位特征。下文主要描述其他操作技术的原理，并阐述它们（单独或组合）在心房和心室心律失常的诊断和消融中的用途。

激动顺序标测

激动标测是确定快速性心律失常最佳消融部位最常用的方法，可定位心内膜最早激动点或确定心动过速的激动顺序。局灶性心律失常的特征为在局灶起源点电位提前P波或QRS波，但多小于50ms。相比之下，在正常心脏和病变心脏中的折返性心律失常，典型舒张期电位通常提前50ms以上。事实上，对于折返性心律失常，心内电图可以记录到整个心动周长的激动，但通常标测可以记录至少70%TCL的激动时间。在正常心脏中，如三尖瓣峡部依赖的典型心房扑动，是在界嵴和三尖瓣环解剖屏障之间的大折返，不会表现出低振幅高频电位这种典型的瘢痕相关的折返性心律失常常见的腔内电图表现。在心肌瘢痕形成的折返性VT，在十分复杂的几何形状（如非线性，非均匀各向异性）路径上的缓慢传导区域，构成折返回路的舒张期部分。电传导通过缓慢传导区域后，激动迅速传播至心室以产生QRS波群。因此，收缩激动的起源点常定位在缓慢传导区域出口。

最早激动点（收缩期前30～50ms）被认为是局灶性心律失常合适的消融部位，但不一定是折返性心律失常的合适消融位点。折返性房性心动过速或VT典型特征，在于舒张期标记到更为提前的电位，其中舒张中期（或甚至更早）的慢传导电位（后面讨论）与这些心律失常的成功消融位点明显相关。图6.9显示，在没有已知的心房疾病的患者中诱导的房性心动过速；消融导管标测显示在三尖瓣环和其周围的电位提前时间明显超过50ms，从而高度怀疑大折返性心动过速；随后将Halo导管送入右心房，显示为围绕三尖瓣环的逆时针折返的激动序列（图6.9B）。拖带标测进一步证实，消融CTI处成功终止心动过速。

舒张中期电位

如果VT发作期间，在QRS波群之间的等电位线上存在电位，则该电位被称为舒张中期电位（图6.10）；目前认为通过它们识别缓慢传导区域。这些电位可能提前激动心室数十到数百毫秒。

重要的是，舒张中期电位消失与心律失常的终止相关。尽管最近有一些研究支持窦性心律下具有心室晚电位特征的电图可以作为成功消融的潜在位点（即类似VT时的关键峡部位置），但大多数研究还是将在心动过速期间中发现的舒张中期电位作为关键峡部。

如果舒张中期电位在VT发作时没有动态提前于QRS波，可能是传导盲端的晚期激动或运动伪差。一项研究发现，在缺血性心脏病或致心律失常性右心室发育不良的VT患者中，常常观察到几乎跨越整个舒张期的连续电活动。然而，研究也发现，85%患者的舒张期连续电活动与VT无关。这种现象可能是由于病变心肌区域的某些缓慢和延迟传导，且与心动过速的发作无关。

单极标测

在标测局灶性房性或室性心动过速时，单极电图可以为双极电图提供附加的标测信息。Amerandra等发现单极电图呈现QS复合波，对于识别成功的消融靶点非

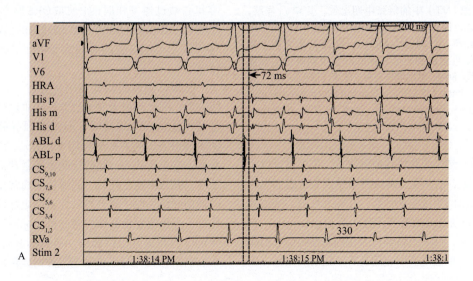

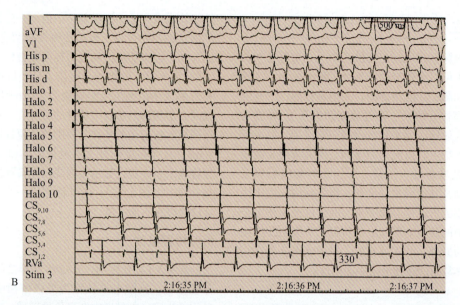

图 6.9 在无已知的明显的心房疾病的房性心动过速患者，记录到提前于收缩期 50ms 激动时间的电位，尽管 P 波形态和周长提示房性心动过速而不是心房扑动，但是舒张中期激动时间提示折返，而不是局灶性心动过速。A. 使用消融导管标测显示在三尖瓣环和其周围的电位，提前于收缩期 50ms，从而高度怀疑折返性心动过速。B. 随后插入的 Halo 导管显示围绕三尖瓣顺时针传导的心房。拖带标测证实了诊断并成功消融。ABL. 消融；CS. 冠状窦；HRA. 右心房；m. 中间；p. 近端；Stim. 刺激

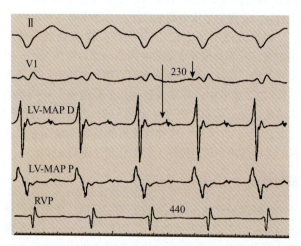

图 6.10 在病变心脏中的激动标测。该图显示梗死相关室性心动过速（VT）中的舒张中期电位。Ⅱ和V1导联，以及在 VT 折返环假设的关键峡部记录的远端（D）和近端（P）双极信号。VT 周长为 440ms，在 QRS 波之前（短箭头）230ms 处可记录到一个分离的舒张中期电位（长箭头）。LV. 左心室；MAP. 单相动作电位；RVP. 近端右心室（经许可引自 Josephson ME.Clinical Cardiac Electrophysiology: Techniques and Interpretation, 3rd ed.Philadelphia: Lippincott Williams & Wilkins; 2002.）

常敏感。然而，70% 的非成功消融位点，单极也可以表现为 QS 复合波，65% 距离成功消融位点 1cm 以上。因此消融电极记录的单极电图形态，在特发性右心室或其他 VT 或房性心动过速的患者中作为靶位点标记时，具有较高的敏感性，但缺乏特异性。在心肌梗死引起的瘢痕或纤维化时，单极电图的应用具有一定的局限性，因为单极激动（即峰值 dV/dt）建立的标准，不适用于缓慢无序传导，这种情况下记录的单极起始部分，经常会有延迟的初始曲折。

关于单极电图，在旁道消融定位插入点和消融靶点已有很多文献报道。尽管一些研究者也已证明旁道逆传单极标测的作用，但应注意的是，多数数据是在预激前传时标测。旁道插入位点的电生理特征将在本书的第 23～27 章详细描述。

起搏标测

起搏标测是移动标测导管到心动过速起源部位的一种操作方法。在该部位使用与心动过速相同的周长起搏，应该产生类似于心动过速发作的 P 波或 QRS 波。起搏和心动过速发作时的 P 波或 QRS 形态之间的一致程度越大，提示导管越靠近心动过速的出口部位。此外，刺激信号至 QRS 波的时间大于 40～70ms 提示存在慢传导。

起搏标测较激动标测的优势有，其不需要诱导心律失常；因此当患者发生心律失常难以耐受，或当心动过速不能诱发和维持时，但知道 12 导联 ECG 的 P 波或 QRS 波形态，起搏标测可用来识别心动过速起源位点。然而，有学者认为，起搏标测不像激动标测那样灵敏或精确，并且可能更耗时。起搏标测通常作为待消融部位的辅助确认手段，联合激动标测能更好地识别最佳消融位点。不稳定室性心律失常的基质标测后，如果只需大致定位心律失常出口部位，起搏标测时 QRS 波在 12 导联心电图有 10 个导联波形与发作时匹配即可；如果需要

精确定位心律失常的出口，通常要求12/12导联匹配的临床心动过速。

大多数研究报道的成功消融部位，均为与所有12导联体表心电图完全匹配或几乎完全匹配。单个导联的起搏心电图和自发性心动过速心电图的QRS形态差异可能很关键。如图6.11，其中仅在起搏标测时12/12导联心电图的一致部位实现成功消融（左冠窦）。图6.12为右冠窦起源的室性期前收缩（PVC）。与图6.11A不同，图6.12A中单极电图中存在小r波，远端单极电图具有QS复合波；在该位点的起搏标测也产生了接近一致的起搏图（图6.12B）。在该位点进行消融可成功消除室性期前收缩。

使用单极ECG导联或体表标测可以提高起搏标测的精确度。Kadish等研究了单极起搏的空间分辨率与起搏匹配相关程度的关系，发现在最佳条件下，即只有一个导联中出现匹配的微小差异（切口，新的成分，单个成分的振幅变化，或QRS形状的整体变化），精确的起搏标测匹配空间分辨率可以小于5mm。双极起搏可能在心室起搏中引起起搏心电图的变化，但可以通过降低起搏输出和缩小电极间距离（≤5mm），或通过单极起搏来避免这种影响。起搏标测应尽可能接近自发性心动过速的周期长度，以最小化因联律间期不同引起的频率依赖性的差传（由于不完全复极化的程度增加，以及在较短周期时与T波融合）。

在瘢痕性心肌中，窦性心律下即使起搏位点接近心动过速的折返环，起搏标测的敏感性也不高。这是因为激动传导可以通过阻抗最小的激动路径，而不是模仿心动过速的激动路径（通过心动过速的关键峡部），激动正常心肌，从而产生不同的起搏心电图。此外，关键峡部的边界，在本质上可能是功能性的，因此在窦性节律期间难以用起搏标测复制。最近，一些研究者已经表明，在梗死灶边界处行起搏标测，并且可以基于起搏标测心电图和心动过速心电图及刺激到QRS间期的接近度来识别消融的成功靶点（帮助定位从入口到出口的关键峡部，图6.13），具有良好的灵敏度和特异性。

拖带标测

拖带作为电生理学家最强大的工具之一，主要用于以下目的：①确定持续性心律失常的机制是否为折返；②定位折返环位置（如在折返性房性心动过速时定位在右心房或左心房）；③识别对折返径路至关重要的心肌（即关键峡部）。关键峡部需足够窄以适于消融，并能终止心动过速。关于拖带原理、拖带标准和拖带缺陷超出了本章的范围；读者可参考其他权威文章，以更深入地研究拖带机制。

拖带是对具有可激动间隙的折返性心律失常的折返环，通过一系列刺激对心动过速进行连续重整的现

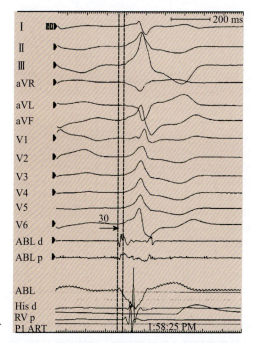
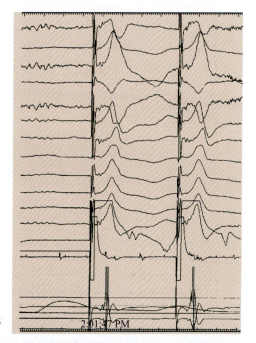

图6.11 室性期前收缩（室早）患者的起搏标测。A.左冠窦内标测PVC。消融导管（ABL）显示提前收缩期30ms。远端单极电图与最早的双极电图重合。需要注意的是，单极电图的QS前存在小r波。B.起搏标测提示起搏心电图和体表12/12导联的PVC一致最终PVC消融成功。决定在该部位消融，是因为单极电图呈现QS的形态（如没有r波）时，位点距左主动脉不到0.5cm。ART.动脉压；d.远端；p.近端；RV.右心室

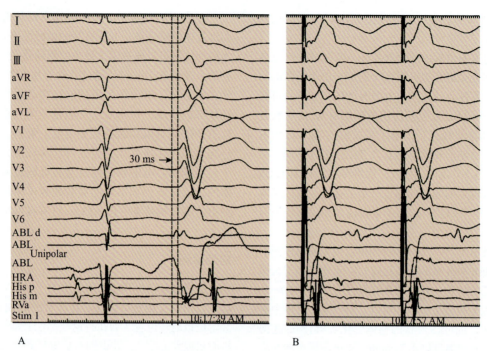

图6.12 右冠窦起源的室性期前收缩患者的起搏标测。A.标测右冠窦电位。消融（ABL）导管显示提前收缩期30ms的激动电位。远端单极电图与最早的双极电图一致，并且具有QS复合波。B.在A所示的位置进行的起搏标测显示，与A中的PVC的12/12导联心电图相匹配一致。在该位点进行消融，最终PVC消除。d.远端；HRA.右心房；m.中间；p.近端；Stim.刺激

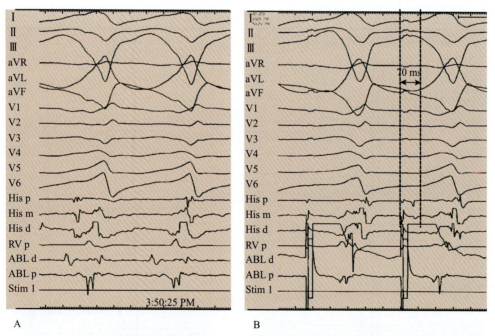

图6.13 在心肌瘢痕中的起搏标测。A.室性心动过速（周长，260ms）。B.在具有致心律失常性右心室发育不良的患者的右心室（RV）中的瘢痕区域（低振幅电位）中的起搏标测。注意12/12导联起搏图和长的、舒张中期刺激到QRS间期（70ms）；刺激到QRS间期提示了位点在受保护的峡部中间位置。在该区域消融（ABL）使得室性心动过速未再诱发。d.远端；m.中间；p.近端；Stim.刺激

象。拖带标测就是以比TCL稍快的速度起搏，使所有QRS波或P波（或腔内电图）按起搏频率激动，在终止起搏之后，恢复心动过速的自身频率，在起搏时存在体表心电图或腔内图的融合（或在起搏期间以逐渐加快的周期长度进行渐进融合）。显性拖带的四个标准：①在超速起搏期间的波形固定融合，但除外最后的一跳，这时为完全拖带但无融合；②在不同周长递增起搏时渐进融合；③起搏终止心动过速部位产生局部传导阻滞，下一个起搏将会从不同方向激动该部位，并且传导时间更短；④当在心动过速期间以两种不同速率起搏时，在电极记录位点的传导时间和电图形态存在变化（即类似于标准②，因为在某些情况下可能难以实现可视化的表面标准，如在房性心动过速时）。

图6.14为显性拖带（基于腔内电图）的示例；在典型心房扑动患者，超速起搏显示围绕三尖瓣环的激动。以逐渐加快的速率起搏显示为渐进性融合（拖带的一项诊断标准），随后重整，在Halo远端电极中的双极电图的激动（及时间）的变化得到很好证实。实际上，即使激动时间的变化是极小的，电图形态也可能为诊断提供重要的线索。

拖带（如显性拖带）如果成功，可以用来标测。拖带标测的重点在于拖带体表的P波或QRS波或腔内电图与心动过速时的形态之间的匹配（隐匿性拖带；在后面部分中讨论）及获得等于心动过速周长（TCL）的拖带起搏后间期（PPI，稍后描述）。重整的融合波（或显性拖带）能证实折返，隐匿拖带可以帮助术者找到关键峡部，即消融成功的关键部位。隐匿拖带的特征为，在折返环内关键峡部起搏（图6.15）时不显示融合（即标准①，②和④），并且起搏后间期等于TCL。PPI是在拖带心动过速的最后刺激信号和起搏部位后记录的电位激动时间。如果起搏位置在折返环路上，则PPI应约等于TCL（差异在20～30ms内）。如果起搏部位在环路之外，则PPI应该等于TCL加上刺激从起搏部位激动到心动过速环路和返回所需的时间。但是起搏部位的电位在起搏之后往往立即变形。为了克服这个缺点，已经研究出评估PPI的替代方法。当起搏或标测电极上的电位在起搏结束后在第一个周期中被遮蔽时，使用第一种方法，并由下式给出：

$$ER(N+1DIFF_{Eg}) = [S - Eg_{(N+1)}] - [L_{(N+2)} - Eg_{(N+3)}]$$

其中，

- $ER(N+1DIFFE_g)$ = 通过N+1方法的拖带反应（估计的PPI－TCL）
- $S - Eg_{(N+1)}$ = 从拖带心动过速的上一次刺激S到[$Eg_{(N+1)}$]之后的心动过速的第一次搏动的参考电位（Eg）之间的间期
- $L_{(N+2)} - Eg_{(N+3)}$ = 在S[L（N+2）]之后的心动过速的第二次心跳时起搏部位的局部激动的L到S[Eg（N+3）]后的第三次心跳时的参考电位（Eg）之间的间期

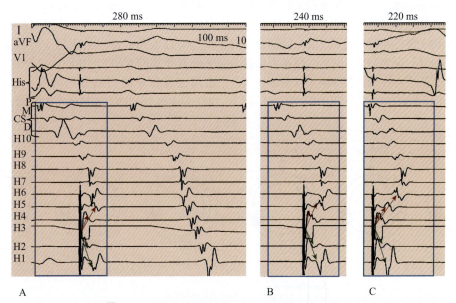

图6.14　显性拖带的渐进融合的实例。该图显示了在无器质性心脏病患者的典型的逆钟向心房扑动，进行拖带期间围绕三尖瓣环的激动。A.来自比心动过速略快的（拖带）H3的起搏显示沿着导管的融合；H5是逆向的，但是其他Halo电极均是顺向的（除了在Halo7中，其余沿着Halo电极的活化顺序或极性均无变化）。B.在240ms的起搏显示进行性融合：Halo5和Halo6被反向夺获（红色箭头显示B中的Halo6的时间和形态与A相比明显变化），从而确定夹带（基于心脏内融合，拖带的标准④）。C.在220ms的起搏导Halo6和Halo7的反向激动。D.远端；M.中间；P.近端

第二种方法由下式给出：

ERPPIR =（PD － TD）+（PPIR － TCL）

其中：
- ERPPIR = 通过远端电极的电信号来计算PPI（估计的PPI－TCL）
- PD（起搏延迟）= 从拖带心动过速的最后刺激（S）到心动过速的最后一次心跳的Eg的间期；[PD = S － $Eg_{(N)}$]间期
- TD（心动过速延迟）= 在S之后的心动过速的第二次心跳时起搏部位的局部激动到在S之后的心动过速的第二次心跳的Eg的间期；[TD = $L_{(N+2)}$ － $Eg_{(N+2)}$]间期
- PPIR = 远端电极记录的起搏后间期[PPIR = $Eg_{(N)}$ － $Eg_{(N+1)}$]间期
- TCL = 心动过速周期长度

这两种方法都显示出与标准的PPI（图6.15D）相当或具有可比性。

下行超速起搏

最近，利用下行超速起搏（DOP）快速检测融合和诊断大折返性房性心律失常，这进一步扩展了拖带标测的概念。下行超速起搏是一种拖带操作，心房激动顺序可用于鉴别大折返性心动过速和局灶性心动过速。这项技术操作是在房性心动过速发作时，用多极导管在相邻的电极附近进行超速起搏。这项操作以稍短于TCL间期持续起搏形成一个恒定的融合。通过测量起搏刺激（S）和下一通道最后一个超速刺激后的一个房波（A_u）之间的间期（S-A_u）来确定恒定的融合间期。融合间期短支持局灶性房性心动过速。融合间期长只能出现在大折返性房性心动过速中，除非存在线性传导阻滞或慢传导区（图6.16）。具体地说，Barbhaiya等证明，当在折返环附近起搏（PPI-TCL＜40 ms）时，下行超速起搏证实是大折返，并显示S-A_u间期大于TCL的75%。相反，S-A_u间期＜25%的TCL支持局灶性房性心动过速或在远离大折返环的部位起搏。

其他起搏标测策略

窦性心律或心动过速时的心房或心室起搏是确定心动过速机制的有效措施，也有助于心动过速的标测（表6.4）。

心房或心室起搏反应

在实验室中，在窄QRS波室上性心动过速（SVT），且逆传为向心性传导的患者，进行心室超速起搏拖带，常用来鉴别房室结折返性心动过速（AVNRT），房室折返性心动过速（AVRT）和房性心动过速。起搏周长比TCL短10～30ms，至少起搏8～10跳，以允许连续重整心房；在前向传导AVRT或折返性房性心动过速及AVNRT时，重整逆传的心房激动顺序保持不变。如果心室拖带后心动过速未终止，观察心动起搏终止时的室房顺序是V-A-V或V-A-A-V，后者提示心房性心动过速。如果观察到V-A-V反应，要比较刺激信号-心房（SA）间期［和His-心房（HA）间期，如果能记录逆行His］与心动过速VA间期的差异［和HA间期］。同时测量PPI并与TCL比较以鉴别AVRT和AVNRT。图6.17为心室拖带反应鉴别AVNRT和AVRT。

窦性心律下，也可以应用TCL周长的频率进行心室起搏，前文提到的诊断标准［即比较VA（＞或＜115ms），SA（＞或＜85ms）和HA（＞或＜－10ms）在心动过速和起搏时的间期］可以鉴别AVNRT和间隔旁道介导的AVRT。然而，应该意识到这些方法在鉴别缓慢传导的间隔旁道时有一定的局限性（VA/TCL≥40%）。当RV起搏诱发SVT时，也可以利用这些

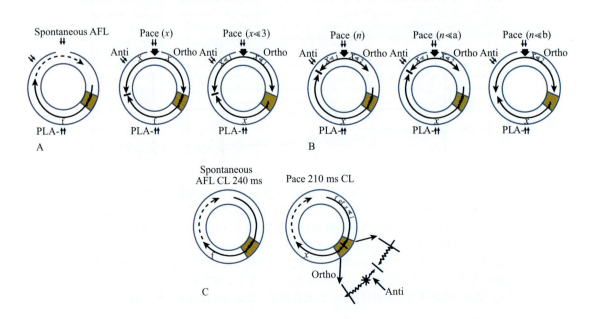

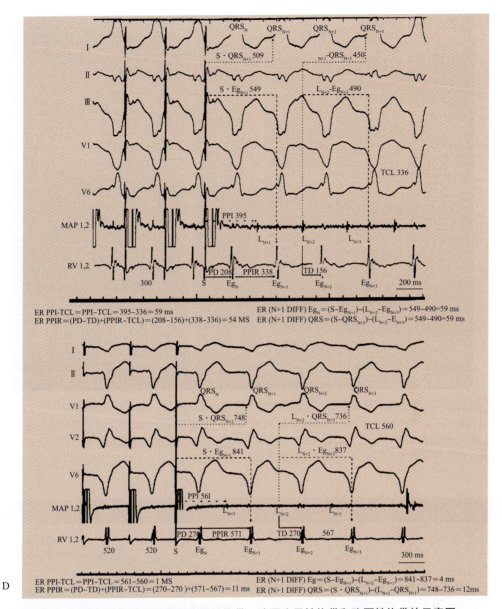

图6.15 心房扑动的显性拖带和隐匿性拖带。该图为显性拖带和隐匿性拖带的示意图

A，B.固定和渐进融合，随着在心动过速期间的超速起搏，逆向波前对心动过速的形态的影响逐渐增加，C.隐匿性融合，即从峡部逐渐加快的起搏不会导致明显的融合，因为反向波前不会对心动过速搏动的形态产生显著影响（A～C阴影区域表示峡部），D.当起搏电图被遮蔽时，需用估计起搏后间期的备选方法。比较常规方法和替代方法用于评估室性心动过速（VT）回路中的拖带反应。图示从标测导管（MAP 1-2）和参考导管（RV 1-2）记录的体表心电图导联和心脏内双极电图。（顶部）从旁道的超速起搏来隐藏融合的VT。PPI为395ms，TCL为336ms。PPI-TCL为395ms－366ms＝59ms。使用QRS复合波作为参考点的ER（N+1 DIFF）的测量如下：S-QRS_{N+1}间隔为509ms，L_{N+2}-QRS_{N+3}间隔为450ms。ER（N+1 $DIFF_{QRS}$）＝（S-QRS_{N+1}）－（L_{N+2}-QRS_{N+3}）＝509ms－450ms＝59ms，和精确测量的PPI-TCL相匹配。使用远程电图（RV 1-2）作为参考点的测量如下：S－Eg_{N+1}间隔为549ms，L_{N+2}-Eg_{N+3}间隔为490ms，并且计算ER（N+1 $DIFF_{Eg}$）＝S－Eg_{N+1}）－（L_{N+2}-Eg_{N+3}）＝549ms－490ms＝59ms。PPIR方法的计算如下：PD间隔是208ms，TD间隔是156ms，PPIR间隔是338ms，并且几乎和336ms的TCL匹配。因此，ER PPIR＝（PD－TD）＋（PPIR－TCL）＝（208－156）ms＋（338－336）ms＝52ms＋2ms＝54ms。（底部）VT在从VT电路的峡部起搏期间拖带隐藏的融合。PPI为561ms，TCL为560ms。PPI－TCL为561ms－560ms＝1ms。使用QRS复合波作为参考点的ER（N+1 DIFF）的测量如下：S－QRS_{N+1}间隔是748ms，L_{N+2}-QRS间隔是736ms。因此，ER（N+1 $DIFF_{QRS}$）＝（S－QRS_{N+1}）－（L_{N+2}-QRS_{N+3}）＝748ms－736ms＝12ms。使用远程电图（RV 1-2）作为参考点的测量。例如，Eg－QRS_{N+1}间隔为841ms，L_{N+2}-QRS间隔为837ms。AFL.心房扑动；anti.反向的；CL.循环长度；ER.拖带反应；ERPPIR.通过PPI远程电描记法的拖带反应（估计的PPI－TCL）；MAP.单相动作电位；n.n＞n＋a＞n＋b的起搏周期长度；ortho.正向的；PD.起搏延迟；PLA.左后心房；PPI.起搏后间期；PPIR.记录在远程电极处的起搏后间期；TCL.心动过速周期；TD.心动过速延迟；x.在刺激序列中的起搏刺激（A～C.经许可改编自Waldo AL.Atrial flutter: entrainment characteristics.J Cardiovasc Electrophysiol.1997；8：337-352，1997；D.经许可引自 Derejko P，Szumowski LJ，Sanders P，et al.Clinical validation and comparison of alternative methods for evaluation of entrainment mapping.J Cardiovasc Electrophysiol.2009；20：741-748.）

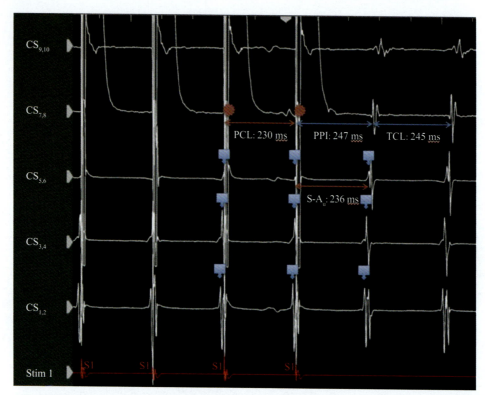

图6.16 二尖瓣环依赖的心房扑动发作时冠状窦近端下行超速起搏拖带（DOP）。起搏是从 $CS_{7,8}$（棕星）以230 ms的PCL进行。PPI‑TCL＝247 ms‑245 ms＝2 ms（＜40 ms），它支持接近折返环。上游电极被加速到预定的周长（蓝色方框箭头）。$S-A_u$时间为236ms，占TCL的96%（$S-A_u$＞75%），表明融合和支持大折返是心动过速的机制。CS.冠状窦；PCL.起搏周期；PPI.延迟间期；$S-A_u$.刺激和下一通道最后一个超速刺激后的一个房波之间的间期；Stim.刺激；TCL.心动过速周长

表6.4 其他起搏方式

异常起搏		方法	要求	起搏后反应
心房方式				
AOP	AVNRT vs. AVRT vs. AT	心动过速拖带方式：TCL起搏心房	（1）持续重整心房速率 （2）不改变心房激动顺序下夺获AVRT，AVNRT或折返性心房折返环	比较心动过速下起搏与不起搏A波下的AH间期 （1）AT：ΔAH＜20ms （2）AVRT：ΔAH20～40ms （3）AVNRT：ΔAH＞40ms
AOP	JET vs.AVNRT	拖带心动过速：比TCL快10～30ms，起搏心室8～10跳	（1）持续重整心房速率 （2）不改变心房激动顺序下夺获AVRT，AVNRT或折返性心房折返环	（1）JET：A-H-H-A反应 （2）AVNRT：A-H-A反应
AOP	排除AT	拖带心动过速：TCL起搏心房	（1）持续重整心房速率 （2）不改变心房激动顺序	VA关联：起搏后VA传导时间固定
PACs	JET vs.AVNRT	早发PAC	在His激动前PAC激动局部电位	（1）JET：早发PAC后提前His （2）AVNRT：早发PAC终止心动过速或延迟下一个His
PACs	JET vs.AVNRT	His不应期内的晚发PAC	在His激动时或激动后PAC激动局部电位	（1）JET：晚发PAC不能提前或延迟His电位 （2）AVNRT：晚发PAC提前His，延迟His或终止心动过速
心室方式				

续表

异常起搏		方法	要求	起搏后反应
VOP	AVNRT vs.AVRT vs.AT	拖带心动过速：比TCL快10~30ms起搏心室8~10跳	（1）持续重整心房频率 （2）不改变心房激动顺序下夺获AVRT，AVNRT或折返性心房折环 （3）起搏后心动过速恢复	评估起搏后反应： （1）AT：V-A-A-V （2）AVNRT或AVRT：V-A-V （3）AVNRT：刺激A-VA>85ms或PPI-TCL>115ms
VOP	AVNRT vs.AVRT	拖带心动过速：比TCL快10~30ms起搏心室8~10跳	（1）最初心室呈融合夺获 （2）然后完全心室夺获重整心房	不能拖带心房、AVNRT可能性大需要超过1跳的完全右心室夺获
PVCs	（1）诊断是否存在旁道 （2）诊断心动过速时可能参与的旁道	His不应期内输入单个PVC	根据PVC时体表ECG融合情况判断His不应期	旁道存在： （1）提前：下一个心房激动 （2）下一个激动延迟 （3）PVC后无心房激动终止心动过速*

注：A.心房；AH.心房-His束间期；AOP.心房超速起搏；AT.房性心动过速；AVRT.房室折返性心动过速；AVNRT.房室结折返性心动过速；ECG.心电图；H.His束；JET.异位交界性心动过速；PAC.房性期前收缩；PPI.延迟间期；PVC.室性期前收缩；TCL.心动过速周长；V.心室；VA.室房；VOP.心室超速起搏.*证实该通路是心动过速的逆行分支

策略（PPI-TCL和SA间期）来诊断。

其他方法也有助于心室起搏时心动过速的诊断。典型的情况如前所述，如心室拖带期间突然终止心动过速。然而，尽管没有拖带反应，我们仍可以获取一些重要信息。例如，RV起搏出现融合波期间夺获并重整心房激动（类似于His-不应期的PVC反应），则可诊断为隐匿性旁道介导的折返性心动过速。如果在完全心室起搏夺获后重整心房激动，即SA固定，则AVNRT的可能性大。

另一个可能有助于鉴别长RP SVT机制的方法是，以心动过速周长进行心房起搏；与心动过速时心房-His（AH）间期比较可以鉴别房性心动过速、AVNRT和AVRT：房性心动过速时AH间期在起搏期间和心动过速期间类似（ΔAH≤20ms），但AVRT的ΔAH为20~40ms，AVNRT更长（ΔAH≥40ms）。同样，心房超速起搏时出现VA分离，可以帮助排除AT。心房超速起搏可以通过记录A-H-H-A反应，而不是A-H-A反应，可以帮助将交界性心动过速从AVNRT中区分出来。

窄QRS心动过速时心室期前刺激

窄QRS心动过速持续发作，且血流动力学稳定，规则（即心动过速周长稳定）期间，发放室性期前收缩来鉴别诊断SVT已经是大多数实验室的标准流程。该方法不适用于TCL稳定但VA间期不固定（提示可能是房速）和缺乏1∶1 AV相关性的心动过速（排除房室折返，可能是AVNRT）。在His不应期应用单个期前收缩刺激（PVC），如果提前或延迟随后的心房激动或没有心房激动而终止心动过速，则具有诊断意义。这些现象均表明存在逆传通路，若后两种情况可以重复，可以确定旁道作为心动过速的逆传支。尽管在His不应期内的PVC提前激动心房且心房激动顺序与心动过速时激动顺序相同高度提示旁道，但它是诊断性的，罕见情况下，紧邻旁道插入端起源的房性心动过速亦有类似表现。图6.18中His不应期内释放一个PVC；虽然没有看到His除极，但在PVC期间心室融合波证实了His的前向除极，这表明该期前收缩位于His不应期内。更为提前的PVC（在下一个His束除极之前超过30ms）观察心房最早激动的位点，如果心房不受影响，可排除旁道。如果PVC能够重整心房且显著改变VA间期也可以帮助诊断旁道，如在具有偏心逆行性心房激动的SVT。如果是LBBB型PVC（来自RV心尖部）提前激动心房，同时伴有体表心电图VA间期增加，则可以诊断为左侧旁道。

窄QRS心动过速期间的心房期前收缩

心房期前收缩（PAC）有助于窄QRS波心动过速的诊断。最常用于AVNRT和交界性异位心动过速的鉴别。在交界性心动过速时晚发PAC不会干扰His和TCL，而在AVNRT中则会提前或延迟下一跳His电位（或具有稳定HV间期的V）。早发PAC能提前交界性心动过速随后的（n）His和V，而AVNRT时，在（n+1）跳中观察到心动过速终止或His和V延迟。

晚发PAC也可以帮助评估旁道前传介导的心动过速。典型的反应可以是提前（85%），较少见延迟激动心室，以及重整心动周期。关于PAC在宽QRS性心动过速中的应用，将在本书后续章节中进行更详细的讨论。

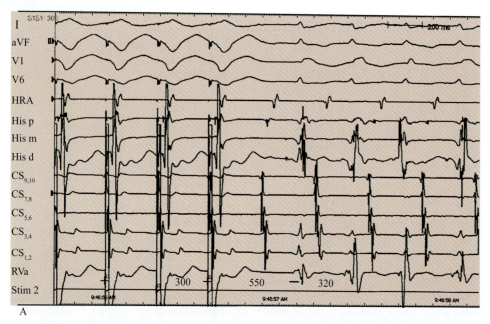

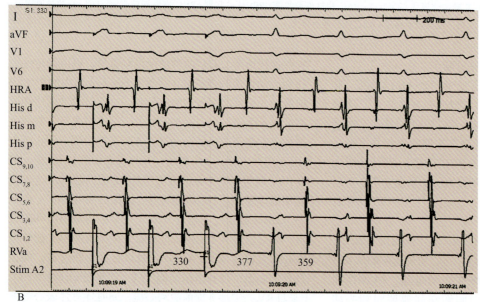

图6.17 室上性心动过速的拖带。该图显示房室结折返性心动过速（AVNRT）和房室折返性心动过速（AVRT）（具有相同激动方向）对心室拖带的反应

A. 拖带与AVNRT一致：心室起搏期间至心房的刺激间期超过心动过速期间的心室心房（VA）间期85ms。起搏后间期（PPI）超过心动过速周期长度115ms，这也与AVNRT一致。B. 拖带与AVRT一致，刺激到心房间隔（起搏期间）和VA间期（在心动过速期间）之间的差异小于85ms，PPI约等于心动过速周期长度。CS.冠状窦；d.远端；HRA.右心房；m.中间；p.近端；Stim.刺激

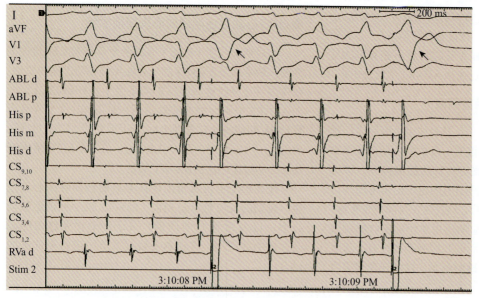

图6.18 室性期前收缩（PVC）在His不应期内的和His逆传传递（在室上性心动过速期间）。虽然没有看到His除极，但与第二个PVC相比，在第一个PVC期间心电图融合，第二个PVC非常类似于在窦性心律（这里未显示）期间完整的一次心搏，这也证实了His的正向除极，从而提示第一次PVC时出现于His不应期内。ABL.消融；CS.冠状窦；d.远端；m.中间，p.近端；Stim.刺激

起搏期间心动过速终止

如果窄QRS心动过速在心室起搏期间终止而心房周期长度没有任何变化（表明心室刺激没有使心房除极），则可排除房性心动过速（参见"窄QRS心动过速时心室性期前刺激"部分）。

在某些情况下，终止的模式在瘢痕相关性心动过速的患者中有助于定位关键峡部的位置。图6.19为VT时左心室标测，在前壁某部位记录到舒张中期电位；该位置的起搏表明它是VT环路的一部分。在该位点给予单一额外刺激可重复地终止VT而没有局部激动或除极。此外，窦性心律时在该位点给予刺激可诱发VT。该部位消融一跳后VT终止。这表明消融导管顶端位于折返环的关键峡部。刺激虽然夺获心肌但未引起QRS波的原因可能是，①在窦性心律期间在该部位发放的单一额外刺激仅具有一个可能的传播方向，并可以诱发VT；②该位点是一个很好的消融靶点。

起搏时心电图形态

在未发作心动过速的电生理检查时，密切观察起搏时心电图形态和极性也可以确定不同的激动路径。正常健康心脏的房性折返性心动过速患者（如典型CTI依赖性心房扑动），心房起搏时双极电图的形态和极性有助于明确成功的消融靶点。图6.20为局部双极电图处消融成功终止心动过速，患者既往曾行CTI消融，但未能双向传导阻滞。

由于峡部仍存在传导，需要寻找消融径线上的传导位点，如图6.20所示的电位；虽然分离，但是不如其他消融线上的电位间隔远。在该部位的单次消融（冠状窦起搏）导致该电位的进一步分离（分离电位第二个成分电图极性的改变，提示从相反方向的激动）和Halo导管的传导阻滞。

最近，研究发现双极电图在心房颤动消融的肺静脉标测方面具有实用性。双极电图传导方向或极性改变的位点（提示从左心房到肺静脉的延伸）已被发现可预测阻断心房-肺静脉传导消融成功靶点（肺静脉隔离，图6.21）。

起搏时激动顺序

窦性心律时心室起搏，密切关注心房激动顺序和电位极性可以帮助旁道和房室结的生理学特性的诊断，有助于制订个体化消融策略。图6.22为右侧旁道的情况下，心室起搏期间记录到电位形态的细微变化。虽然粗略看激动顺序提示融合可能存在于前3个心搏（即逆行激动可能逆向激动旁道和房室结），因为高位右房电位的激动时间没有明显变化（即前3个起搏具有同心的逆行激动；而随后起搏表现为偏心性传导），在第4和第5个起搏时远端高右心房电位的邻近极性反转（与前

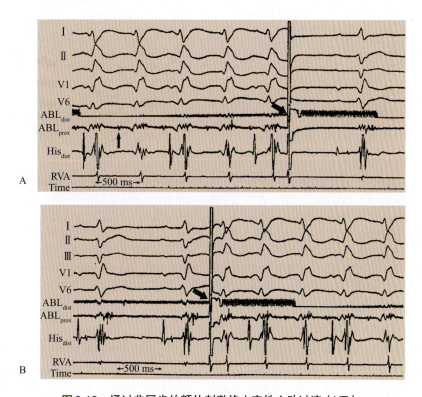

图6.19 通过非同步的额外刺激终止室性心动过速（VT）

A.单个额外刺激（箭头）终止VT没有局部传导；B.在窦性心律时在该部位给予单一额外刺激诱发VT（参见文本讨论）。ABL.消融；distal.远端；prox.近端；RVA.右心室心尖（经许可引自Altemose GT, Miller JM.Termination of ventricular tachycardia by a nonpropagated extrastimulus.J Cardiovasc Electrophysiol.2000；11：125，2000.）

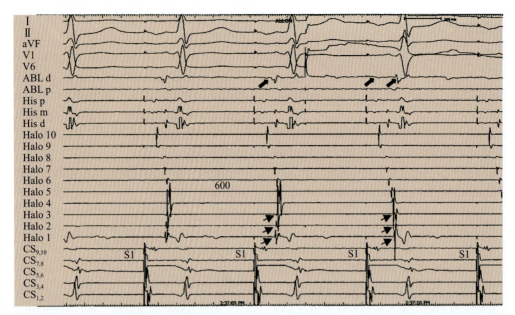

图6.20 双极电图极性反转与消融(ABL)。该图显示了对典型的、峡部依赖性心房扑动患者进行ABL的右心房电图。ABL已经沿峡部进行,但没有导致传导阻滞。当进一步探索非ABL区域的峡部ABL线时,记录此处所示的电图。第一个箭头突出显示局部双极电图在沿着三尖瓣峡部的6点钟位置,接近应用射频之前。虽然分裂,但电图在这里不如在ABL线的其他位置远。在该部位的单个射频应用导致电图(双箭头)的进一步分离,分裂电图的第二分量的电图极性的变化,提示从相反方向的激动,以及在Halo导管上的传导阻滞的证据。CS.冠状窦; d.远端; m.中间; p.近端

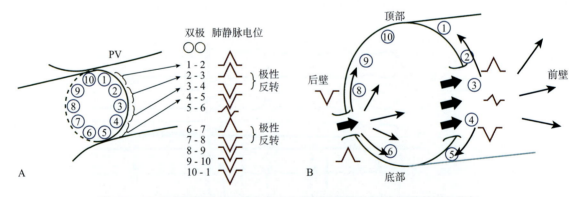

图6.21 双极电图极性的反转为从左心房到肺静脉(PV)延伸的附加指标

A.具有10个电极的圆形标测导管的示意图。在PV近端用10极电极在双极模式下记录PV肌肉电位。极性反转被定义为当以升序分析相邻双极时,PV电势(PVP)的主要偏离从正到负的突然变化。B.左上PV中来源于两个不同位置的激动信号的径向传播示意图。位于静脉口的数字表示圆形标测导管的10个电极。在静脉的前部和后部有两个明显的突破。前向激动通过一个穿透(后壁)的径向传播通过跨越相邻两个双极(6-7和7-8)的电图极性反转来反映。在更宽的穿透(前壁)的情况下,在3个连续的双极(2-3,3-4和4-5)观察到电图极性反转,插入的双极(3-4)显示相对等电位的起始偏移。(经许可引自Yamane T, Shah DC, Jais P, et al.Electrogram polarity reversal as an additional indicator of breakthroughs from the left atrium to the pulmonary veins.J Am Coll Cardiol.2002; 39: 1337-1344.)

3个起搏相比),表明前3跳起搏的逆行激动仅通过房室结,第4和第5个起搏从旁道逆传。事实上,Damle等已经使用双极标测技术详细评估逆传心房和旁道激动的顺序,他们发现向量标测(通过求和3个方向上的正交定向的双极电图完成)可以帮助精确定位旁道的插入位点。

即使单个双极电位(如His束电图的高频记录)不存在直接信息,对其相邻电位进行分析,也可以提示激动的方向。图6.23为逆行激动His束,通过一个心室额外刺激由远及近激动His束电位(由于右束支逆行阻滞引起VH延长),相反窦性心律时则由近及远或前激动(图6.24)。

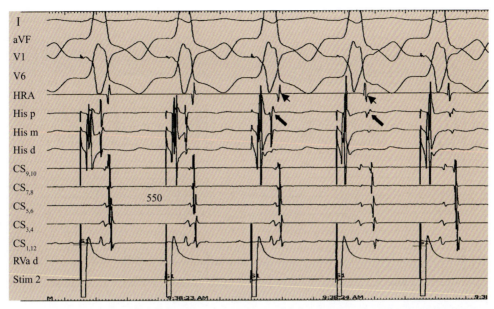

图6.22 在心室起搏期间高位右心房（HRA）双极电图中极性的反转和逆行激动序列的变化。存在右侧旁道情况下，在心室起搏期间（550ms）观察到电图形态的细微变化。前3个心搏表明激动是在房室结，而第4个和以后的心搏显示激动序列的变化，HRA是最早的，提示逆行激动右侧旁道。HRA中对心房的刺激时间在两个激动序列是大致相同的，这表明在前3个搏动期间可能发生房室结和旁道的融合，HRA电图的极性随着第二激动序列而改变。这表明，前3次心搏的逆行激动完全在房室结上，而第4次和随后的心搏的激动完全在旁道。CS.冠状窦；dist.远端；m.中间；prox.近端；Stim.刺激

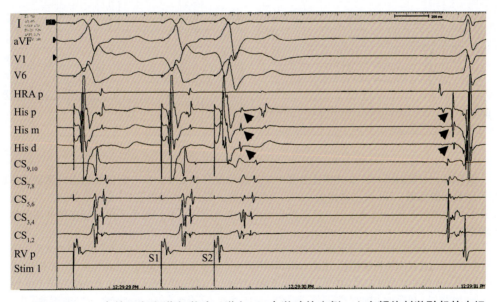

图6.23 His束的正向和逆向激动。逆向His束激动的实例，心室额外刺激引起的由远端（d）至近端（p）激动的His束电位（第一组箭头），如图所示（由于逆行右束支传导阻滞而显示延长的VH时间），相反，在窦性心律期间是由近及远或正向激动（第二组箭头）。CS.冠状窦；HRA.高右心房；m.中间；RV.右心室；Stim.刺激

His旁起搏

His旁起搏可用于区分逆传是经间隔旁道，还是房室结。当直接His束夺获时，如果不存在逆行间隔旁道传导，可以通过房室结快速逆行传导。相反，如果仅经过旁道逆传，则His束夺获不会改变VA间期。因此，是否存在逆传间隔旁道，可以通过无论是否发生His夺获，VA间期固定来识别。但是逆传融合波使这种结

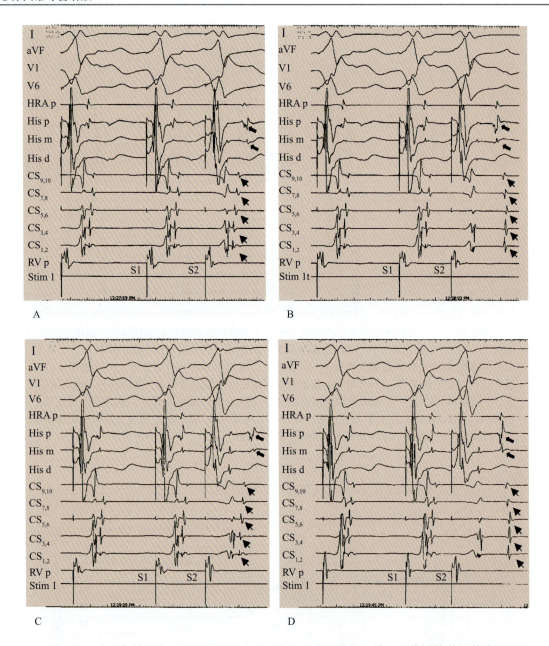

图6.24 心室起搏时在左侧旁道患者中逆行激动序列的变化。从心室传播的逆行激动似乎融合了房室结和旁道。His束中的室房（VA）时间较短，因为His可能在QRS的早期部分内。通过心室额外刺激检测多个激动序列。该患者与图6.14中为同一患者，显示了单个心室额外刺激的不同激动途径

A.心室额外刺激导致的His通道和冠状窦（CS）$_{9,10}$中心房激动的变化（在后者中具有极性的变化），提示心房激动似乎完全经左侧旁道逆传。注意，His偏移可以在心室除极之后观察到，这表明逆行右束支传导阻滞（由于过早的外激动），而在左束支传导。B.更早的额外刺激，VH进一步延长；这伴随着His记录通道中VA时间的进一步增加，尽管HA时间保持不变。此时CS中的心房激动已经改变并且更加同轴，这表明激动了房室结（即旁道阻断）。C.随着更加过早的额外刺激，旁道再次导通（CS电图中的极性变化）；His和HRA电图的时间和极性再次保持不变，HA是恒定的。逆行激动提示旁道和房室结的融合。D.额外刺激的进一步增加导致再次阻断旁道。VH时间进一步增加，VA时间相应地增加（恒定HA），表明房室结被激动。d.远端；HRA.右心房；m.中间；p.远端；RV.右心室；Stim.刺激

复杂化。如果房室结和旁道都进行逆传,则可能发生VA间期的缩短。在这种情况下,间隔部位高密度标测心房记录位点有助于确定在His束夺获缩短VA间期时激动顺序的变化。这种情况如图6.25所示。激动顺序在His夺获(由Ⅱ导联中的单个重箭头指示的窄搏动)和心室夺获(在Ⅱ导联中由两个重箭头指示的更宽搏动)是不同的。仔细观察提示,VA时间在$CS_{1,2}$至$CS_{7,8}$不变,提示这些电极中的心房激动是通过旁道逆传。然而,与His旁起搏相比,在心室夺获期间的VA时间在ABL(接近高位右心房)、His和$CS_{9,10}$更长,表明这些电极中的激动由房室结逆传。图6.26为His旁起搏的示意图。

图6.27为慢传导旁道的另一个实例,在这种情况下His旁起搏可能出现错误,心室和(心室及His束)组合夺获的逆行激动有所不同;单独的心室起搏导致更长的VA间期,因为传导经后间隔旁道逆传(尽管在His束电位中不能排除一些房室结传导,即融合),其比房室结传导更慢。His束和心室的组合夺获时逆传经房室结,但VA时间更短(逆传旁道有不同的激动顺序)。

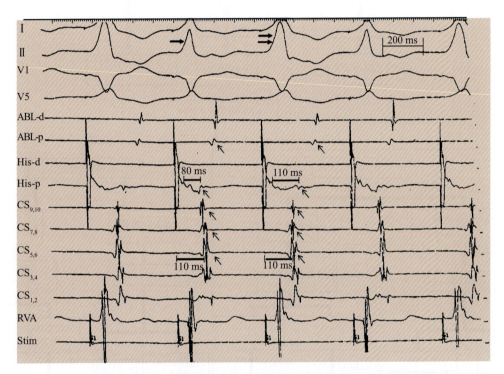

图6.25 在临His束起搏期间房室结和旁道的融合。激动序列在组合的His和心室夺获(狭窄的搏动由Ⅱ导联中的单个重箭头指示)和心室夺获(更宽的搏动由Ⅱ导联中的两个重箭头指示)之间是不同的。仔细检查发现,心室心房(VA)时间在$CS_{1,2}$至$CS_{7,8}$(110ms在$CS_{5,6}$)不变,表明这些电极中的心房激动是通过旁道途径。然而,在心室夺获期间的VA时间在消融(ABL.接近高右心房),His-p(VA从80增加到110ms)和$CS_{9,10}$比在临His束夺获期间更长,提示这些电极上的激动是在房室结。CS.冠状窦;d.远端;p.近端;RVA.右心室心尖;Stim.刺激

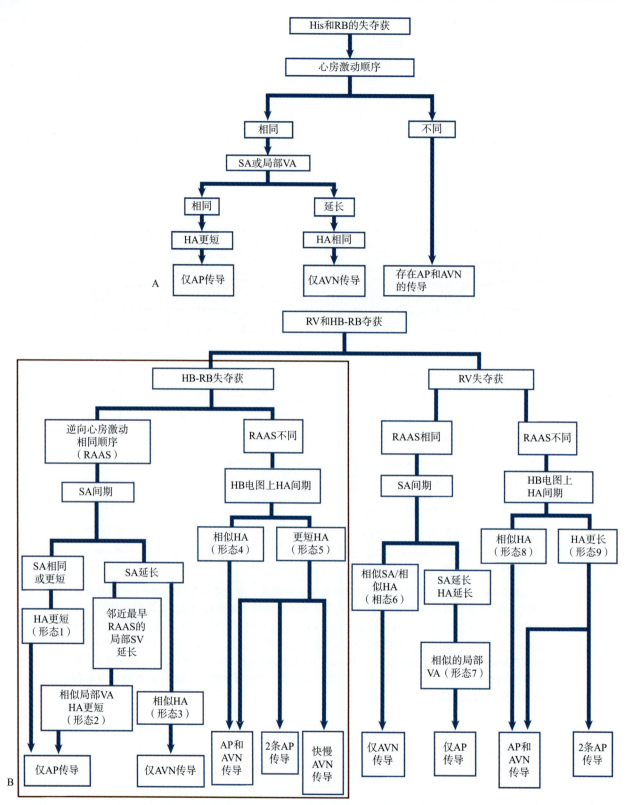

图6.26 para-Hisian起搏用于区分旁道的逆行传导与房室结的逆行传导的简略示意图（A）。完整的His束旁起搏反应示意图。封闭的区域对应于图A中的三种反应（B）。AP.旁道；APN.房室结；HA.从His束到心房信号的间期；HB.His束；RAAS.逆行心房激动顺序；RB.右束支；SA.从刺激到心房信号的间期；VA.心室到心房信号的间期（A.经许可引自Hirao K，Otomo K，Wang X，et al.para-Hisian pacing: a new method for differentiating retrograde conduction over an accessory AV pathway from conduction over the AV node.Circulation.1996；94：1027-1035；B.经许可引自Nakagawa H，Jackman WM.Parahisian pacing.A useful clinical technique to differentiate retrograde conduction between accessory atrioventricular pathways and atrioventricular nodal pathways.Heart Rhythm.2005；2：667-672.）

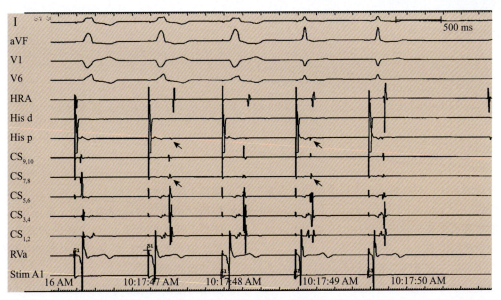

图6.27 在已知存在后间隔旁道患者中进行para-Hisian起搏,与联合(心室和His束夺获)起搏相比,单纯心室起搏的逆行激动有所不同。第一个箭头显示心室起搏(更宽的QRS)与更长的心室(VA)时间,而第二个箭头显示His束及心室夺获(更窄的QRS),具有更短的VA时间。然而,第一心搏的逆行激动序列在冠状窦(CS)近端最早,第二个心搏在房室结处最早。前一种情况是一个缓慢传导的后间隔旁道,虽然在His束记录中不能排除房室结传导的融合;后一种情况,传导仅在房室结上。CS.冠状窦;d.远端;HRA.右心房;p.近端;Stim.刺激

(南京医科大学附属无锡人民医院　王如兴
空军军医大学第一附属医院　王汝涛　译)

第7章

三维标测系统

Hiroshi Nakagawa, Deborah Lockwood, Yuichiro Sakamoto, Atsushi Ikeda, Warren M. Jackman

关键点

- 目前的三维标测系统,包括临床已广泛应用的三大系统,切实可靠。
- 标测电极的位置可被基于磁场、阻抗,或基于上述两技术的标测系统所识别。
- 三维标测系统可以三维重建心腔的解剖结构,并在心腔表面记录或显示每个点的电图数据。
- 激动标测图可以展示激动的传播,以识别其为局灶性(最早点以离心方向激动)或大折返性(激动传导连续且呈现早与晚相接,完整的激动时间等于心动过速周长)激动模式。
- 电压标测可以显示健康心肌(高电压),以及病变或瘢痕心肌(低电压),以及解剖屏障等,有助于识别致心律失常通道,后者往往是激动传播的关键峡部,是消融的理想靶点。
- 目前对复杂电图的自动采点及校正激动时间的算法技术已发展成熟,这为复杂心律失常的成功消融提供了重要保障。

引言

三维标测的应用至今已逾20余年。目前已有若干可以应用的三维标测系统。临床广泛应用的3大标测系统是①CARTO标测系统(Biosense Webster, Inc, Diamond Bar, CA);②EnSite NavX系统(Abbott/St.Jude Medical, Inc, St.Paul, Minn);③Rhythmia系统(Boston Scientific, Inc)(表7.1)。这些标测系统可辅助用于各种简单和复杂心动过速的导管标测与消融,并且对那些传统电生理技术不能轻易处理的复杂房性和室性心律失常的标测与消融更为有利。

表7.1 三维电解剖标测系统的对比

	CARTO	Ensite NavX	Rhythmia	EnSite Array
接触式或非接触式	接触式标测	接触式标测	接触式标测	非接触式标测
三维导管定位	磁场	基于阻抗	磁场/基于阻抗	基于阻抗
CT/MRI影像融合	是	是	是	否
实时超声影像融合	是	否	否	否
标测精度	+++	++	++++	+
需要持续稳定的心律失常	是	是	是	否
支持接触压力感应的导管	是	是	否	否

在三维标测系统应用之前,X线影像(单臂或双臂荧光透视)被用于标记心内记录到的各种电位、各个位置,以及其对起搏的反应等,且术者需记住上述所有信息。用这种方法记录的信息非常有限,导致其仅限用于机制相对比较简单的心律失常,如房室折返性心动过速(房室旁道),房室结折返性心动过速,持续性局灶房性心动过速和室性心动过速,室性期前收缩,以及右心房的典型心房扑动等。应用传统标测技术去记录整个环路是极具挑战的任务,其结果为除外典型心房扑动的大折返性心动过速的标测与消融,一般只有有经验的术者才能胜任。

拖带标测已被用于识别大折返环的整体位置,但这些技术不足以轻易识别,环内代表最佳消融靶点的致心律失常关键峡部。而且,拖带技术存在问题,其中最严重的是起搏拖带很可能终止心动过速或将其转变成另外一种心动过速,偶尔起搏拖带的结果也会有误导性,如折返环具有递减传导特性时,即使应用略短于心动过速周长起搏时,也可能引起起搏后间期的相对延长,这会错误地将起搏拖带的部位排除于折返环。为克服上述缺陷,三维标测系统已发展完善,并广泛地应用于标测更复杂的心律失常。

三维电解剖标测

三维电解剖标测系统可以用颜色编码转换的算法,记录并显示整个心腔(甚至可以是多个心腔)的激动顺序。系统在各个标测点根据其腔内心电图记录的各种类型的数据,包括该点精确的三维空间位置、激动时间、单极和双极电图的电压,以及代表复杂电位的标记等,复杂电位指如双电位、碎裂电位等特殊电位。之后,所有这些数据在一个重建的三维模型上以颜色编码并予以显示。最终，术者可以回顾整个心律失常周期以识别一个致心律失常关键峡部或精准的局灶起源点，最终锚定消融靶点。消融点可以被记忆并显示在标测图上，这有利于回到既往消融点巩固消融，或用于标记已消融的点有助于保证线性消融的连续性。

三维导管定位

三维空间中标测/消融导管头端电极的位置，可以通过基于磁场、阻抗、或为二者兼有的标测系统识别（表7.1）。

CARTO系统早期应用一种超低密度磁场，于三维空间中定位标测导管。磁场从置于导管床下方一块定位板的九个独立的线圈发射出来。三个磁感应装置，正交地排列于导管头端（NaviStar，Biosense Webster），通过测量磁场偏转来计算导管头端与各个线圈的距离。通过整合感受器探测到的磁场偏转，并比对贴于患者胸背部的各个参考电极板，可以计算出导管在三维空间中的具体位置。导管在心腔内的位置以高精确度［(0.54±0.05)mm］的三维坐标X、Y、Z值来标记。上述定位技术需要应用配套的导管（Navistar，LassoNav，PentaRay，DecaNav，Biosense Webster）和相应的感受器。然而，最新的CARTO 3平台可以额外兼容基于阻抗的三维导管的定位算法，因此可以在标测图上显示所有诊断性导管（包括无磁场定位感受装置的导管），并为相应的配套导管已经定位的点提供阻抗等信息。

EnSite NavX系统基于阻抗技术进行导管定位。将交流电连续地施加于三对正交（X，Y，Z）的体表电极贴片上。在上述电场内交流电的振幅被导管头端电极所记录，并成比例地转换成导管头端电极到体表电极贴片的距离。然后通过三角测量法即可在三维空间中定位导管头端电极的位置。这种定位方法比磁场定位法精度低，其原因在于胸腔内不同部位的阻抗是不均一的，而且引入液体（如冷盐水灌注）也可导致手术过程中的阻抗出现动态变化。然而，通过应用磁场缩放技术（EnSite Precision）来校正阻抗的不均一性，以及改变阻抗的分布，可以改善定位的精确度。在上述系统中，任何已上市的导管均可以被定位，并用来做标测。在最新的EnSite NavX系统（EnSite Velocity）平台，有高达128个电极和无上限数目的导管可以被同时显影。

Rhythmia标测系统（Boston Scientific）专门配备一根有64个电极的小篮网导管（18mm直径），其所有64个电极均可定位于三维影像中，并联合运用基于磁场、阻抗的定位技术以提高其精确度（图7.1）。

三维几何结构的建模

心腔几何结构的建模基于标测导管所达位置的最外侧边界。模型内部的点可以被手动或自动消除，而距离模型表面一定距离（用户自定义）内的点可以被保留。空间定位采点需要固定在某一呼吸时相内进行（通常是呼气相），以避免呼吸时心脏本身的位移造成模型显著扭曲。这可以通过手动调整（只在呼气相采点）或者应用自动呼吸门控技术（标测系统自带程序）来实现。系统会在采到的各点之间，以一定的间隔距离自动插入更多点，直到到达用户定义的上限标准（也称为填充阈值或插入阈值）。这一功能可以使得模型结构趋于融合饱满，且更适合单独构建某些结构的模型（如肺静脉、冠状静脉窦等）。系统插入点的间隔距离越小，则需要标测更多的点，以完善心腔的几何模型构建，但其结果是获得更精确的几何模型。

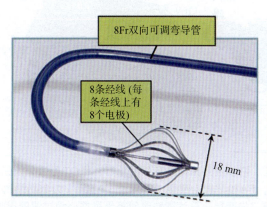 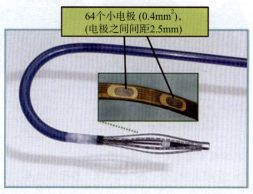

图7.1 应用于Rhythmia标测系统的高分辨率小篮网标测导管。本图展示了8F双向可调弯小篮网标测导管。它具有8条经线，每条经线上有8个小电极（0.4mm²，相邻电极中心之间相距2.5mm），总计64个电极（IntellaMap Orion，Boston Scientific，Inc.）。该小篮网可以完全展开（18mm直径，左图）或收拢（3mm直径，右图）。磁感应装置位于导管杆身的远端（紧贴小篮网的近端）（经许可改编自Nakagawa H，Ikeda A，Sharma T，et al. Rapid high resolution electroanatomic mapping: evaluation of a new system in a canine atrial linear lesion model. Circ Arrhythm Electrophysiol. 2012；5：417-424.）

CT、MRI及心腔内超声（ICE）的影像融合

预先获取的心腔CT或MR影像，可以导入大多数三维标测系统，并与该标测系统的几何建模图像融合。影像与建模的融合需要预先获取到一定数量的、在空间上有一定距离的可辨认解剖位置（如各支肺静脉开口，冠状静脉窦或主动脉等）。这个过程可以手动完成或应用自动的best-fit算法。如有必要尚可以对CT/MR影像的位置进行调整，方法是获取更多的解剖标测点。CT/MR影像还可以用于展示心腔外结构的位置与形态，如食管、膈神经等，以及心脏的微小结构，如冠状动脉，冠状静脉窦的分支，肺静脉分支和变异的多支肺静脉等。需要强调的是，预先获取的解剖影像可能是在不同的容量负荷状态或不同的心律（如窦性心律vs.心房颤动心律）情况下完成的，结果可能导致不同的几何构型（图7.2）。基于这一原因，尽管ICE的影像可能在解剖上欠清晰，但实时ICE也许可以提供更准确的背景几何模型。CARTO标测系统（Biosense Webster）可以获取正交的二维超声影像，并重建后获得其三维几何模型。应用一款自带定位感受装置的心腔内超声导管（CARTOSOUND，Biosense Webster），获取的超声影像在不依赖融合软件的情况下可以直接叠加到电解剖标测图上（图7.3～图7.5）。ICE不仅可以显示心腔的边界，还可以显示心内膜的各种结构，如乳头肌（图7.3，图7.4）、调节束（图7.5）、心室肌小梁和实时显示标测/消融导管（图7.4）。ICE还可以证实欧氏瓣下峡部皱襞（pouch）的存在，后者可影响典型右心房（三尖瓣环依赖）心房扑动的消融。该系统的另一优势是在标测相互关系较为复杂的左或右侧心室流出道室性期前收缩或室性心动过速时，ICE可以显示流出道各自的解剖结构、肺动脉瓣和主动脉窦的相对位置，以及冠状动脉的开口及其位置（图7.5）等。例如，通过激动标测在右室流出道内标测到异位兴奋灶的最早激动点，熟悉左心室流出道（包括冠状动脉窦）等毗邻结构可以在消融前决定是否再去左侧进行标测，特别是在右心室流出道最早激动点的电位包含一个远场成分的情况下。

激动标测

激动标测是以一个稳定的参考电位做参照，在某个精确的定位点采集激动时间数据的标测方法。在建立整个标测图的过程中，用于校准激动时间的参考电位禁止逐搏变动。对于房性心动过速，稳定的参考电位一般都选用冠状窦电极的心房电位，一般要求其波形稳定，且振幅要明显大于其同时记录到的心室电位。若冠状窦电极上无合适的参考电位（如冠状窦电极放置不稳定或冠状窦先天性缺如），其他可以稳定放置的导管，如右心耳导管、上腔静脉导管等也可以替代。如果用传统导管均不能获得稳定的参考电位，尚可选择螺旋式的临时起搏电极。理想的参考电位应该与被标测的心动过速位于同一心腔，但不应该在标测导管可以延伸到达的区域（以避免导管操作过程中发生参考电极移位）。无论是手工采点还是自动取点，选择合适的心搏并纳入到标

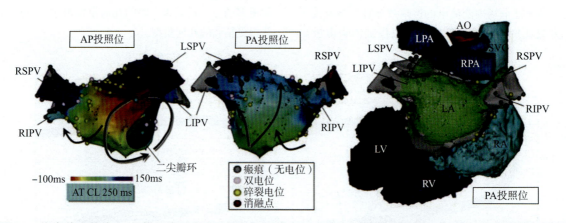

图7.2 将术前完善的CT扫描影像融合进三维标测系统。把心脏外结构分离并剔除后，将CT影像导入三维标测系统（CARTO）。左图（前-后，AP投照位）和中图（后-前，PA投照位）显示一例周长（ATCL）为250ms的房性心动过速的三维激动标测图。激动图提示激动传播以逆钟向环绕二尖瓣环。总计激动时间等于房性心动过速的周长（ATCL 250ms），呈连续激动模式（红色、橙色、黄色、绿色、浅蓝、深蓝、紫色），证实其为环绕二尖瓣环的大折返。灰色标签提示无心房电位的位点（致密瘢痕），粉色标签提示心房双电位的位点，和橄榄绿标签提示心房碎裂电位的位点。棕色标签提示射频消融的位点。右图显示导入的术前窦性心律下完成的CT影像（登记之后）。注意CT影像的左心房几何构型（绿色网线的左心房）小于三维激动标测图上房性心动过速（见左图和中图）时构建并融合至CT影像的左心房几何构型（灰色左房几何构型）。几何构型的差异源于不同的容量负荷（窦性心律vs.房性心动过速心律）。AO.主动脉；SVC.上腔静脉；LPA.左肺动脉；RPA.右肺动脉；LA.左心房；LSPV.左上肺静脉；LIPV.左下肺静脉；RSPV.右上肺静脉；RIPV.右下肺静脉；RA.右心房；LV.左心室；RV.右心室

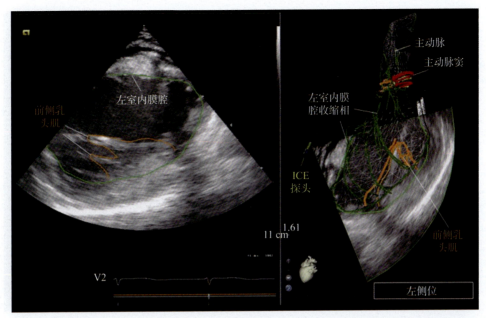

图7.3 以二维ICE横切面重建的左心室三维几何构型。左图：心电门控（根据体表V2导联QRS波）的超声横切面显示的左心室解剖图。左心室心内膜面及前侧乳头肌分别以绿色和橙色线示踪。右图：多个ICE横切面图像在三维空间有序排列以重建左心室心腔，包含了前侧乳头肌和主动脉等结构。这一技术可以在标测/消融过程中实时构建心脏几何构型

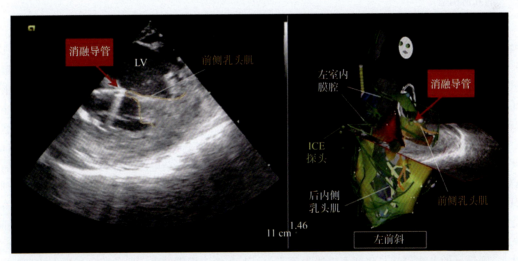

图7.4 应用ICE实时显示心腔内的消融导管。左图：在一帧ICE横切面图像上，可见消融导管位于左心室前侧乳头肌的顶端。其头端金属电极产生了一条背离导管头端的线性结构（声影）。右图：相应的实时左前斜（LAO）投照位，显示消融导管位于重建的左室三维几何构型内，并置于前侧乳头肌顶端（橙色线）

测图中需要符合以下标准：①周长稳定；②局部重复采点获得的电位与参考电位的激动时差始终不变；③电极位置稳定；④对呼吸时相的准确定时（呼吸门控）。尽管遵循上述标准，但偶尔仍会有房性期前收缩被错误地纳入。为了更可靠地排除房性期前收缩的影响，并自动识别周长相近的另一种心动过速，Rhythmia标测系统还同时设置了两个距离较远的参考电位与相对定时的方法，只有相对定时与靶心律失常匹配的点才予以纳入。

对于室性期前收缩或室性心动过速的标测，经常以体表心电图作为定时的参考。一般选择室性心律失常时QRS波形态明显且与窦性心律不同的导联作为参照，以确保采点在室性心律失常时进行。或者，也可以用心室腔内图作为参考，但理想情况下应选择非标测心室，或选择冠状静脉窦的心室侧支，如前室间静脉或心中静脉等。最近，一些三维标测系统已发展至根据12导联心电图的模板，自动抓取目标室性期前收缩或室性心动过速相关数据的标测技术（模板关联功能）。

术者需要根据被标测心动过速的周长，定义一个适合取点的定时兴趣窗。如果标测结果预测为大折返，

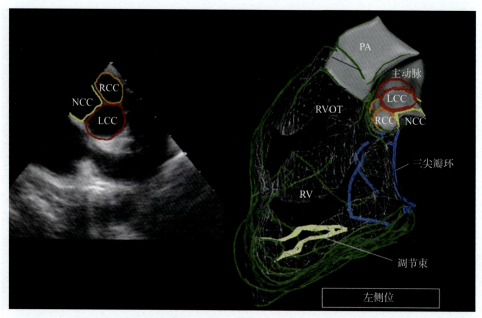

图7.5 通过ICE二维横切面图重建的三维几何构型。左图：主动脉窦的ICE横切面影像，展示了三个主动脉窦，右冠窦（RCC）以橙色示廓，左冠窦（LCC）以红色示廓，以及无冠窦（NCC）以黄色示廓。右图：应用实时ICE横切面重建主动脉窦、主动脉、右心室（RV），右心室流出道（RVOT），肺动脉（PA），三尖瓣环，以及右心室调节束等结构的几何构型

则窗宽必须等于心动过速周长的100%以识别整个折返环。相对于参照心电图，激动领先的程度仅决定于术者定义的兴趣窗起始位置与参照电图的时差关系，而并无内在意义（如折返激动是持续的，没有真正的早或迟的位置）。若标测结果预测为局灶房性心动过速伴1∶1房室传导，则兴趣窗的终止处最好设置在QRS波起始之前，而兴趣窗的起始处则最好设置在P波起始之前的50～70ms处。这样设置的好处是可以使得最早激动处正好被标识为红色（详见后述）。若房室传导并非1∶1，则窗宽还是需要覆盖整个心动过速周长，且取点时需要避开心室V波。若心动过速的机制尚不清楚（或为大折返或为局灶），则最好的办法仍然是将窗宽设置为等于心动过速周长（即100%周长）。

局部激动时间的标测可以应用不同的电图，局部的单极电图或双极电图均可被选择用以定时。绝大多数广泛应用的三维标测系统，需要预先选择一个衡量局部激动时间的唯一标准。然而，任何一种单一的标准均有其局限性。单极电图记录的是标测电极和参考电极（体表背板电极、威尔逊中心电端或置于下腔静脉的孤立电极）之间的电位差，因此该电位内会包含一个较大的远场电位成分，后者可能混藏了较小的局部电位。双极电图可以提供更多的局部电信号，但是从这些电位进行定时标测的准确性，取决于双极电极在空间中的位置，以及激动传导方向与双极电极方向之间的角度关系。局部激动时间的标测通常选择最大负向斜率［最大负向除极速率（dV/dt）或下坡］或峰值（最大正向或负向振

幅）来进行比较。这些标准在正常心肌中因多呈现为窄而高的电位而往往较为精确，但在病变/瘢痕心肌中则精准度会稍有逊色。在瘢痕心肌中记录到的腔内心电图往往呈现复杂电位的特点，如低电压、多个电位，或碎裂电位等。在可记录到这些电图的点，任何预先定义的单一的定时标准，通常都会造成局部激动时间的不准确标测。这些复杂电图尤其会发生在致心律失常大折返环的关键峡部，因此会限制这些致心律失常基质自动定时标测的准确性。当标测导管置于瘢痕组织中存活心肌束所在的部位时，由于被高电压的正常心肌包围，局部电图经常会显示为低振幅、但尖锐（近场）、孤立的电位，与起源于周围健康心肌的肌束展现出的高振幅、远场电位明显不同。因此，当以较大的远场电位作为定时标准时，可能导致定时标准（以较大的远场电位为参考）的选择出现错误。以双极电图的最大负向dV/dt为准，可以决定哪个电位能更好地代表局部激动电位。然而，当双极电图有多个电位成分组成时，以双极电图的最大负向dV/dt选择定时标准也可能不稳定。

笔者通常采用双极电图的最大负向dV/dt对大部分的点进行激动时间标测，然后对显示为复杂电位（如双电位、低振幅的碎裂电位等）的点结合单极电图的信息进行手工校验，同时将周围区域电位的激动标测结果，以及低、高电压区域的分布纳入考量（主要是为了辨别激动方向）。如果某个点因呈现为复杂电位而不能确定局部激动时间，则可以在该点用一个标签予以标记，待周围心肌组织的激动时间和电压明确之后再行分析

（图7.2）。

标测图上每一个可获取的点均会被标注出其局部电图与参考电图的时间关系，并被赋予红色（最早激动）、橙色、黄色、绿色、浅蓝、深蓝、紫色（最迟激动）的颜色编码，最后在三维重建的标测图上展示出来（图7.2，图7.6，图7.7）。而且，三维标测系统尚可以在重建的模型上显示激动波从最早激动处到最晚激动处前进的视频影像（或称为激动传播图）。

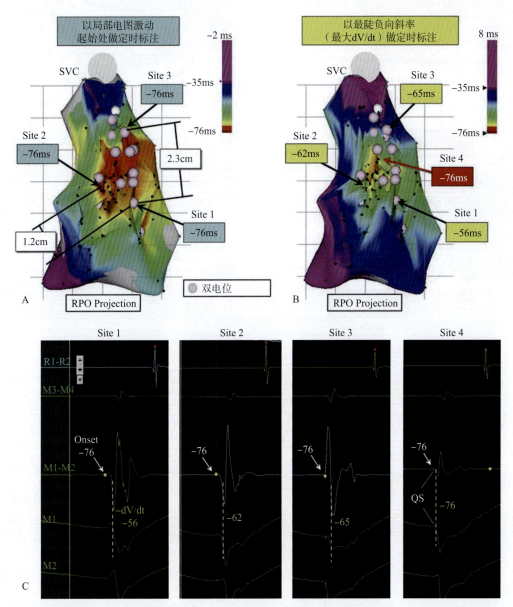

图7.6　一例局灶性房性心动过速的激动标测，以局部电图的激动起始处做定时标注（A）和以最陡负向斜率/最大dV/dt（B）进行对比。本图展示一例既往消融失败的32岁男性病例的右房激动标测图和心动过速时的腔内图

A.以双极电图的激动起始处进行定时标注。结果显示最早激动点（红色区域，相较于冠状窦内的参考电图领先76ms）覆盖大片区域（2.3cm×1.2cm）。这将混淆真正的最早激动点的位置并导致在这一大片区域内进行消融，结果显著增加了膈神经损伤的风险。位点1，2和3具有相等的定时标注（其腔内图见C图）。B.同一张标测图，但将定时标注改为以双极和单极电图的最大负向dV/dt为标准。此时，真正的最早激动点（仍为－76ms）清晰可辨（位点4小而局限的红色区域），位点1，2和3的局部激动时间则明显延迟（分别为－56ms，－62ms及－65ms——见图C的腔内图）。C.A图和B图上点1～4对应的腔内图。点1～3的腔内图显示其局部电图的起始处相较于参考电极（R1-R2，位于冠状窦内）领先76ms（白色箭头）。但是，这些电图的起始处均显示为正向的曲折，后者（远场成分）意味着标测电极仅接近最早激动点。但应用最大dV/dt标准之后，点1，2和3的定时标注分别被调整为－56ms，－62ms及－65ms，这也分别代表了真正的局部激动时间。而在点4，同时在双极电图（M1-M2）和远端单极电极（M1）电图上显示最大负向dV/dt为－76ms，且有起始最陡负向斜率（QS型）。在点4的单点射频消融即终止该心动过速且无膈神经损伤。M3-M4.标测导管的近端双极电图；M2.标测导管第二电极的单极电图

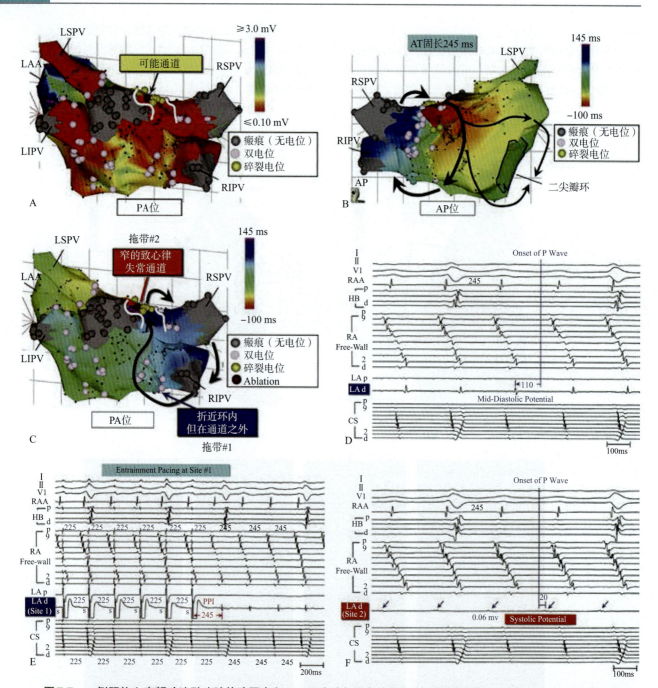

图 7.7 一例既往心房颤动消融（肺静脉隔离和CFAE消融）患者的左心房大折返性房性心动过速，予以高密度标测、双极电图电压标测及拖带标测

A.后前位下房性心动过速时的双极电图电压标测，显示大范围的低电压区（＜0.1mV以红色表示）和致密瘢痕区（无心房电位，以灰色表示），心房双电位（粉色标签），碎裂心房电位（黄色标签）。在4支肺静脉内均记录到低振幅的肺静脉电位，提示肺静脉隔离不完整。B（前后位），C（后前位）.同一种心动过速的高密度标测图（取581个点）。激动图显示激动扩布围绕右肺静脉（右上肺静脉和右下肺静脉）。总计激动时间等于房性心动过速的周长（ATCL 245ms），连续激动模式（红色、橙色、黄色、绿色、浅蓝、深蓝、紫色）证实其为大折返机制。左心房顶部一条阻滞线（粉红标签）与一片致密瘢痕区（无心房电位，灰色标签）之间存在一条狭窄的致心律失常通道（0.8cm）。浅蓝、深蓝、紫色和红色等定时标注的色带密集于这条通道，并伴有碎裂电位（黄色标签）的存在，证实这条致心律失常通道为缓慢传导区。在这条通道中呈现碎裂电位的点实施单次射频消融（RF#1）即可终止该心动过速。D和E.消融之前，在左心房下后侧右下肺静脉口（图C中拖带#1）外予以起搏拖带。D.标测导管（LAd）在拖带位点#1记录的腔内图显示该处电位较体表P波（舒张中期电位）起始处提前约110ms。E.在拖带位点#1以225ms起搏周长施行起搏拖带，结果显示隐匿性融合且起搏后间期为245ms，后者等于心动过速周长，提示该点在心动过速环路上。然而，三维激动标测显示尽管该点是心动过速环路的组成部分，但它位于狭窄通道以外（因此不是适合消融的靶点）。F.拖带位点#2（显示于图C）记录的腔内图，可见其位于狭窄的致心律失常通道内，较体表P波起始处落后20ms，伴有低电压（0.06mV）和碎裂电位。在该点起搏拖带未能夺获心房。但是，在该点进行射频消融时，放电5s即终止心动过速，证实该狭窄通道为折返环路的关键峡部。RAA.右心耳；HB.His束；RA.右心房；LAd.远端双极标测电极记录的心房电图；LAp.近端双极电图；CS.冠状窦；LAA.左心耳；LSPV.左上肺静脉；LIPV.左下肺静脉

目前可用的三维标测系统最主要的缺陷，在于当电位呈现复杂情势（如低振幅电位，多个电位或碎裂电位）时，即使应用最大负向dV/dt标准，系统的自动标注分析功能仍然会选择电压较大的来自周围健康心肌的远场电位进行分析，而非选择来自瘢痕心肌代表局部激动的小振幅近场电位。自动标注分析功能经常会漏诊折返环内的致心律失常关键峡部，因此往往需要手工校验。为了克服该缺陷，目前已有两大新系统发展起来。

超高分辨率、高分辨率标测系统（RHYTHMIA）

RHYTHMIA标测系统（RHYTHMIA System，Boston Scientific）是一套崭新的标测系统，可显著地提高标测分辨率，因此其自动标注分析功能更可靠，甚至可用于复杂电位、低振幅电图的区域。

该标测系统采用一个小篮网导管连于一根8F双向可调弯杆身，其上配有小篮网电极，排列于8条经线上（标注直径18mm）。每根经线上分布有8个微小（$0.4mm^2$）且相对低阻抗的电极，共计64个（IntellaMAP Orion High Resolution Mapping Catheter，Boston Scientific，Inc.；图7.1）。经线上相邻两个电极之间的空间仅有2.5mm（电极中心点之间），确保高分辨率的标测数据。该系统允许将小篮网电极以各种角度的塑形进行标测（其直径范围为3～22mm）。各个小电极的位置可被位于杆身远端的磁场位置感应器和位于64个电极处的阻抗感知功能联合识别。系统选择并纳入靶心律失常进行分析标注是基于以下四项标准：①心律失常的周长稳定；②与参考电图的相对定时关系；③电极位置稳定；④呼吸门控。这些标准均由术者在标测开始前进行定夺。

对于激动时间的标注，系统会联合单极与双极电图以排除远场成分的干扰。电图定时分析是基于单极电图的最大负向dV/dt或者双极电图的最大振幅。最重要的是，对于有多个电位成分的复杂电图，系统会考量所取到点周围区域的电图定时情况并选择合适的电位用于定时标准（图7.8，图7.9）。得益于其低噪声水平（由于采用低噪声放大器和60Hz噪声抑制，结果是噪声水平经常<0.01mV），瘢痕组织（无电位）可以被定义为双极电图峰到谷振幅和单极电图振幅小于0.01mV。

心腔表面的几何构型由电极的最外侧位置进行勾勒，受呼吸门控和心动周期的影响，并持续更新。标测系统可以选择距离几何表面一定范围内（通常选择2～3mm）记录到的所有电图作为表面电图。所有取点的激动时间可以通过滑动标测图上的浮标进行快速浏览。随着浮标的移动，距离其最近的点之前记录到的电图就会显示出来，以利于手工浏览并在需要时校验激动时间（图7.9B）。

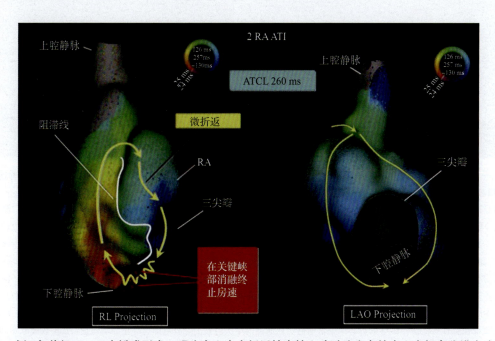

图7.8　一例9年前行二、三尖瓣成形术，现为右心房大折返性房性心动过速患者的右心房超高分辨率（Rhythmia系统）激动标测图。右心房（RA）激动图显示右心房游离壁连续的顺钟向激动模式（见左图，右侧位，黄色箭头），总计激动时间（257ms）基本等于房性心动过速的周长（ATCL 260ms），考虑大折返。该标测系统仅仅历时11min即自动采集1166次心搏并分析了8143个双极电图。右心房游离壁激动时间界限分明的线性区域（推测其为外科手术中心房切口），可识别为一条传导阻滞线（白色线条），它使得在下腔静脉（IVC）的上方形成了一条狭窄的致心律失常通道（黄色波浪线）。在狭窄通道内单次射频消融放电（棕色标签）即终止该心律失常。右图（左前斜位）清楚地显示两列激动波分别沿着三尖瓣环的游离壁侧和间隔侧传导，并在欧氏嵴下碰撞抵消——证明其不是围绕三尖瓣环的心房扑动

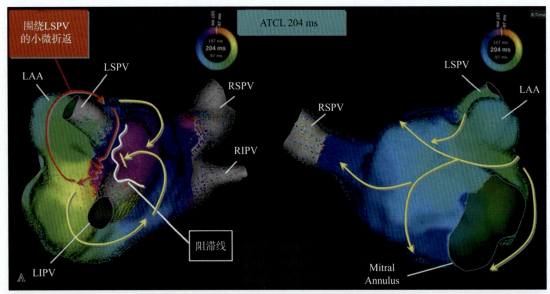

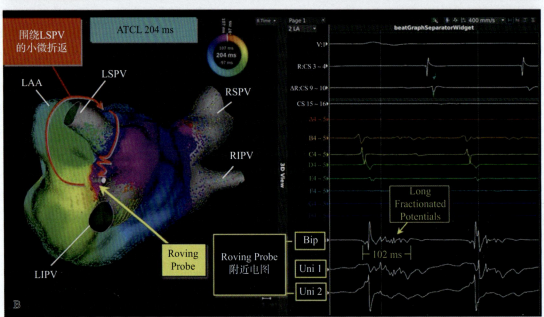

图7.9 一例缺血性心肌病伴持续性心房颤动、导管消融术（肺静脉隔离加CFAE消融）后左心房小折返房性心动过速的超高分辨率（Rhythmia系统）激动标测

A.左心房及所有4支肺静脉在周长为204ms的房性心动过速时的激动标测图，左后斜位（左图）与前后位（右图）。激动传播呈小环状围绕左上肺静脉（加粗红色箭头，通过左上肺静脉与左下肺静脉之间的通道）。总计心动过速周长已显示在环路中。激动同时也围绕左下肺静脉传播（左图黄色箭头）。但是，激动波在遇到位于左下肺静脉窦处（推测系前次心房颤动消融时形成）的一条传导阻滞线（白色线）时停止。因此在该例中不存在第二种心动过速环路。右图显示激动波经过二尖瓣环两侧并相互碰撞，二尖瓣环不是心动过速环路的组成部分。这份标测图包含了26 331个双极电图，采点及标测总耗时25.2min。B.左图显示激动传播环绕左上肺静脉，色带（代表激动时间）浓聚于左上、下静脉之间的左心耳（LAA）嵴部。由于是高密度标测，色带浓聚不是系统自动篡改所致。右图中，应用Rhythmia系统的Roving Probe功能可以显示感兴趣区域的心腔内电图。Roving Probe显示该区域有一个延长的碎裂心房电位（局部传导时间达102ms），提示该部位存在一条缓慢传导的致心律失常通道。在通道内单次射频消融放电即可终止心动过速。Bip.双极电图；Uni.单极电图

RIPPLE标测（CARTO）

为了克服复杂电图区域定时标注易出错的缺陷，CARTO系统（Biosense Webster）新近设计了一项附加功能，即为Ripple标测。其特点是在任何位点都不需要手工校验，包括在瘢痕心肌的复杂电图区域（如低振幅电位，多成分电位，或碎裂电位等）。在Ripple标测中：①在心腔的几何构型表面，每个电图中的所有成分均随着时间以动态柱状图的形式予以展示；②每个电位的电压振幅都按时间以柱状图的高度和颜色予以标

注；③激动波的传导显示为柱状图的传播波（图7.10，图7.11）。Ripple标测（Ripple Mapping，RM）目前已被用于指导房性和室性心动过速的标测与消融。在瘢痕相关的室性心动过速中（图7.11），源于健康心肌的较大远场心室电位可显示为标测图上的高柱状图。然而，它并不能掩盖较小的孤立电位，后者往往表现为舒张期健康心肌电静止时，穿越瘢痕区前行的较小柱状图。

RM的优点概括如下：①每个标测点在所有时刻的任何激动都可以被体现，术者可以通过动态柱状图产生的Ripple效应来解释激动类型；②不需要手工调配局部激动时间；③不会在已标测的点之间误导篡改激动时间。但是，RM同时也有以下缺陷：①依赖于高密度标测以准确辨认激动顺序；②对心房激动进行标测时在靠近瓣环的位置容易与心室电位混淆（图7.10B）；③不能

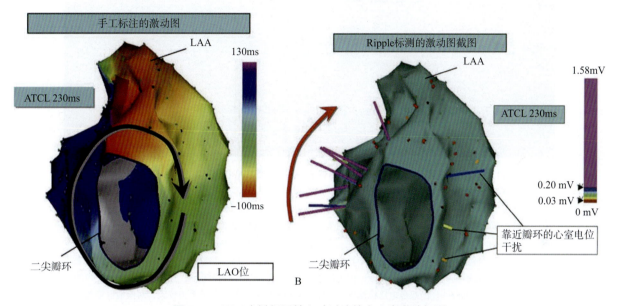

图7.10 环二尖瓣折返性心动过速的左心房激动标测

A.左前斜位（LAO）下激动标测图（已手工标注）显示连续的环绕二尖瓣的环激动，总激动时间等于房性心动过速周长（ATCL 230ms），证实为环二尖瓣的顺钟向大折返。B.一帧静止的Ripple标测图显示在某一时刻，柱状图的长度与颜色代表每个局部电图在该时刻的振幅。该图中，心房激动正经二尖瓣间隔侧（红色箭头），同时显示为紫色柱状图，提示其双极电图的电压超过0.2mV。瓣环游离壁侧三个Ripple柱（蓝色、黄色和橙色）源于靠近瓣环的心室电位干扰

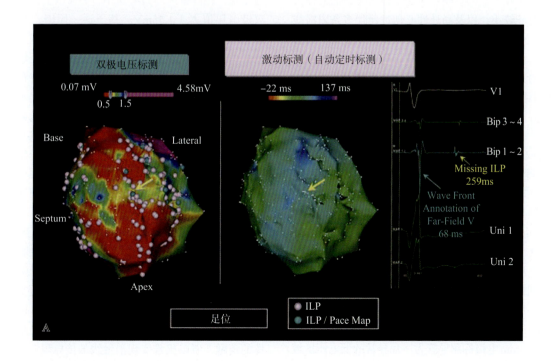

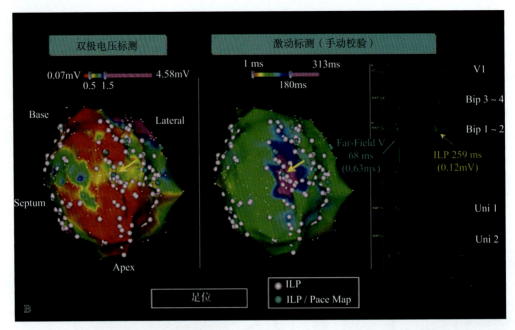

图7.11 一例扩张型心肌病伴室性心动过速病例在窦性心律下的心外膜双极电压标测、激动标测及Ripple标测图。所有的图都是足位

A.左图显示心外膜双极电压标测图，提示大范围的低电压（＜0.5mV显示为红色）区域。粉色和浅蓝色标签指示有孤立晚电位的点。中图显示相应的激动标测图，以双极和单极电图最大负向dV/dt（Wave front software-Biosense Webster）标准自动定时标注。右图显示标测导管在黄色加粗箭头指示点记录到的电图。本例中的自动定时标注选择了最大电位（一个较大但远场的心室电位，落后参考QRS波起始处68ms）。这导致对孤立晚电位（ILP-细黄色箭头）的漏诊，该电位落后参考QRS波起始处259ms，且没有检测到瘢痕内的传导。B.左图是和A部分一样的双极电压标测图。中图为激动标测图，但已经过手工校验，对瘢痕区域的点选择对小ILP电位进行标注。加粗黄色箭头显示右图标测导管上ILP电图在激动标测图中的位置。电压标测图（左图）提示该点存在相对正常电压的（健康）心肌。然而，根据局部的ILP电位测量提示该点真正的电压只有0.12mV

自动鉴别噪声及干扰的影响；④对于较为复杂的心律失常（如折返环较小，以及局灶性心动过速伴多条阻滞线的存在等）可能仍需要手工分析其复杂激动模式。后者在低电压区域非常有必要，原因在于每个动态柱状图的高度反映的是局部电图的电压，而靠视觉辨别非常小的电位（矮小柱状图）是十分困难的。

电压标测

在选取的兴趣窗内，每个标测点都可以根据电位显示其峰到谷的最大电压值（无论双极还是单极）（图7.7A和7.11）。兴趣窗获取的代表电图多为最大振幅电图，但其往往不能代表被选择作为定时标注的电位的振幅，而后者常常能更准确地代表局部心肌的电压（图7.11B）。尽管有这些缺陷，电压标测的结果用色谱（最低电压标注为红色，之后依次为橙色、绿色、浅蓝、深蓝到最大电压的紫色）来表示，通常也可以有效显示病变心肌的区域。一些标测系统以灰色来显示微小电压/无电压区域，代表无电激动的组织，如致密瘢痕组织。当以4mm电极标测导管为一片异常的低电压区域（如梗死区）创建一副双极电压标测图时，Marchlinski等发现，在健康的左室心肌中，95%以上区域标测到的双极电压值大于1.55mV。基于这一原因，双极电压超过1.5mV的区域经常被编码为色谱的上限颜色（即为紫色）。其他研究显示，绝大部分心梗死区域，其双极电图电压值都低于0.5mV。这些组织内尚有存活心肌肌束，因此尽管瘢痕区域电压低于0.5mV但仍不能视其为均质的梗死组织。许多电生理实验室由于基础电噪声的存在，可能限制了其对小岛状孤立电位（其双极电图电压往往低于0.1mV）的识别，这些电位源于瘢痕组织中的存活心肌肌束，且多为大折返环的致心律失常关键峡部。双极电图电压介于0.5mV和1.5mV之间通常代表损伤或病变心室肌，而非完全坏死组织。

双极电图电压也可以有效评估心房内因既往外科手术或消融、先天性心脏病、心肌病产生的瘢痕心肌。一项研究显示，健康心房肌的双极电图电压通常大于0.5mV，因此经常被编码为色谱的上限颜色——紫色。然而，需要重视的是，这可能造成对真正高电压区域（如梳状肌）的显示不佳，因为这些区域很难达到透壁性的消融，所以很难实现消融线的传导阻滞。心房内损伤心肌区域的双极电图电压经常低于0.1mV。这些区域

很可能包含致心律失常基质（有传导功能的心肌组成的小峡部），而不能视为纯粹的瘢痕（死亡）组织。据笔者经验，在致心律失常的瘢痕中存活心肌组织的双极电图电压尽管只有0.03mV，但仍可成为大折返房性心动过速的成功消融靶点。

在非缺血性心肌病患者中，心肌瘢痕经常位于外膜或中膜层。因此心内膜的双极电图电压经常在正常范围内。然而，心内膜单极电图电压常常显示为大范围的低单极电压（左心室内＜8.3mV，右心室内＜5.5mV），代表广泛的外膜或中层心肌瘢痕（图7.12）。在这种情形下，外膜标测可以证实双极电图低电压区（瘢痕），而心外膜消融也是终止这种心动过速的必要选择。

新近介绍的接触压力感应装置加入到标测/消融导管后，使得对瘢痕/低电压区域的定义更加精确，原因在于若无接触压力的信息，显示为低电压的区域可能系导管与组织的不充分贴靠或无贴靠所导致。

非接触式标测

基于同时从多根多极电极导管获得电激动和电压等信息的能力，对非持续性心律失常和血流动力学不稳定心律失常的标测能力已取得进步。但是，这仍然需要大量依次取点来获得标测结果。一种非接触式标测系统（EnSite Array，St.Jude Medical，St.Paul，Minnesota）已问世，将其电极阵列置于靶心腔的中心即允许对整个心腔基于单个心搏进行标测，现在它多用于标测非持续性、不稳定的心律失常，以及不频发的房性期前收缩和室性期前收缩（PACs/PVCs）。这种非接触式标测系统工作时，先用传统导管勾勒出靶心腔的三维几何构型，然后将一根多极Array导管（9F，64级电极线编于7.5ml球囊周围）置于靶心腔中心，之后运用一种数学算法（逆运算——一种边界元法的拉普拉斯方程式）根据心腔表面的远场球形单极电图重建3360个虚拟心内膜电图。该多极Array导管的杆身近端有一个电极环用于记录单极电位的参考电极。这些虚拟单极电图可用于实时计算每一次心搏。

虚拟电图的准确性依赖于电极整列到心腔表面的距离，以及靶点处电图的振幅。从多极Array电极的中心开始，最远40mm以内的距离可以被合理地显示为高电压的健康心肌。然而，在低电压区域（特别在瘢痕心房），虚拟电图的准确性则受到限制。基于笔者的数据，只有当靶点距离多极Array（MEA）电极的中心距离在21mm以内，距离MEA球囊表面10mm以内时，才可能重建微小的浦肯野电位（图7.13）。因此这一系统可能不适用于大心腔或有瘢痕心肌的心腔（距离球囊远则显示低振幅电位）。大折返性心律失常要求精确标测整个心腔，因此该系统也不适用于这种心律失常。然而，它对快速锚定局灶性心律失常的最早激动点则非常有帮助，特别是在球囊导管置于接近靶点的位置时（如右心室流出道起源的室性期前收缩）。

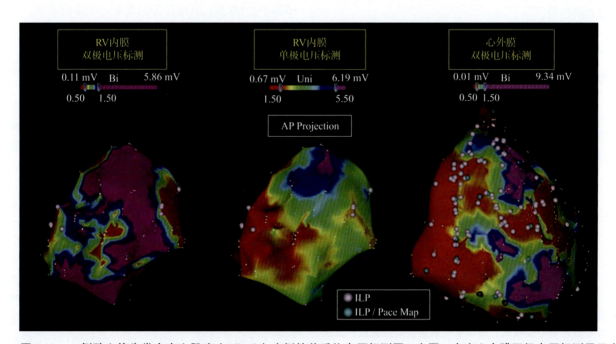

图7.12 一例致心律失常右室心肌病（ARVC）病例的前后位电压标测图。左图：右室心内膜双极电压标测显示小范围低电压（定义为＜1.5mV）区域，只有少数位点有孤立晚电位（ILP，粉红点和浅蓝点）。中图：右心室心内膜大范围单极低电压区域（定义为＜5.5mV）提示存在大片心外膜瘢痕。右图：外膜双极电压标测证实大范围的低双极电压（＜1.5mV）区域覆盖于右室心外膜，且多个位点显示ILP，提示延伸于外膜的大片瘢痕伴多个潜在的致心律失常通道。注意右室心内膜单极低电压区可以和右室心外膜双极低电压区相对应

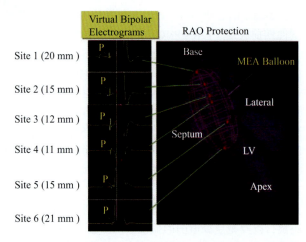

图7.13 非接触式标测系统（EnSite Array）在犬跳动的心脏中行左心室激动标测记录到的浦肯野电位。通过多极Array（MEA）球囊导管检测到的信号计算并重建的虚拟双极电图，在左心室（LV）几何构型上展示了用红点表示的独立的浦肯野电位（P）。这些点距离MEA球囊中心11～21mm。RAO.右前斜

特殊心律失常的标测

应用三维标测系统标测房性和室性心动过速

局灶性心动过速的可能机制：①自律性；②触发活动；③微折返。但是，从导管标测和消融的角度而言，上述机制本质上均可被判定为同一种模式，即识别最早激动点的位置。

如果一种心动过速的机制疑似局灶起源，则其激动图将会呈现为最早激动点向周围呈离心型激动的模式（图7.14）。三维标测的兴趣窗设置时窗位起始处通常选

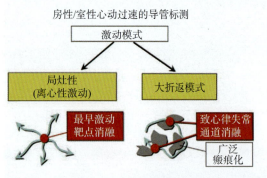

图7.14 基于各自激动类型的房性和室性心动过速的机制示意图。局灶性心动过速的激动可视为从中心最早点呈放射状的离心型模式，最早点代表最佳消融靶点。大折返性心动过速呈一个连续激动模式（早晚相接），整个心动过速周长均可以对应到环路内。这些环路经常和广泛的瘢痕及其中狭窄的致心律失常通道（致密瘢痕组织之间）有关。消融需要瞄准这些狭窄通道以最少的射频放电来阻断环路

择P波起始之前50～70ms（用于房性心动过速），和QRS波起始之前70～100ms（用于室性心动过速和室性期前收缩标测），使得最早激动处显示为红色。然而，依赖于窗位的选择，最早激动点可能出现在兴趣窗内的任何时相并可能显示为任何颜色，但激动传播图仍可显示从一个中心点向外呈放射性传导的离心型模式。

中心最早点的电图标注非常关键且需要手工校验。一些研究者建议对激动时间的定时标注应该以局部电图起始处为准。然而，这种标注准则包含对远场电位的纳入，因此可能会将最早激动点扩大至周围较大范围的心肌（图7.6A）。导致不能精确定位实际的心动过速局灶起源点（代表理想的消融靶点）。此外，双极电图展现的最早激动可能来源于近端第二个电极环记录到的局部电图（可能位于距离导管头端4～5mm远处）。应用最大负向dV/dt来标注定时局部激动时间（如头端电极定时标测剔除了远场电位），可以显著缩小最早激动点的范围（图7.6B）。更精确锚定真正的最早激动点，可以通过双极电图的最大负向dV/dt标注同时结合远端电极单极电图上起始陡峭的负向斜率来识别。如果心动过速为心内膜局灶起源，则心内膜处最早激动点的局部电图将会在远端电极单极电图和双极电图上同时呈现QS型（无远场成分），且各自的激动时间领先程度也相同（图7.6B，图7.6C）。这一方法可以更精确地锚定局部消融靶点，以利于成功消融，而且可以减少射频能量，以减少对邻近结构（如膈神经、食管或房室结等）的损伤。某些情况下，心内膜的最早激动点的单极和双极电图都不呈QS型，且电位起始处有一个正向成分，提示真正的最早激动点应该邻近该位置，或提示该心动过速起源于心肌内，或心外膜面，或相邻的另一个心腔。这种电图的出现也建议我们对心外膜表面或相邻的另一心腔做额外标测。

偶然情况下，真正的最早激动点电图显示为一个低振幅的碎裂电位且伴有较长的激动持续时间，而非典型的QS型。这种情况多见于瘢痕心肌区域且最大可能机制为局灶微折返。在记录到这种电位的区域进行消融可以稳固地消除这种心动过速。

应用三维标测系统标测大折返性心动过速

支持大折返性心动过速基质的条件概括如下：①电不均质的组织区域（致密瘢痕，传导阻滞线或解剖屏障）；②电不均质区域周围大面积的低电压区域（损伤心肌）；③折返环内狭窄而孤立的通道（通常见于两个或多个致密瘢痕之间的存活心肌，图7.14）。这些条件经常见于以下情形：①病变心肌的外科切口；②缺血性或非缺血性心肌病；③既往心房颤动导管消融或外科消融。最后一种情形造成的大折返基质越来越常见，主要由于消融导致的不完整消融线。大折返性心律失常的标测图会显示覆盖整个心动过速周长的连续激动模

式（早晚相接，图7.2，图7.7～图7.9）。如果狭窄的致心律失常峡部通道部位传导速度缓慢，则激动传播通过该峡部通道的时程会占据很大部分的心动过速周长，导致多个紧窄的色带浓缩于该区域（图7.7C，图7.8，图7.9B）。相比之下，在此峡部以外的健康心肌处传导速度明显较快，导致在较为宽广的区域内只呈现一种同样的颜色。致心律失常峡部颜色的密度意味着在这些病例中，根据术者设置的窗位代表最早或最迟激动部分的色带（紫接红），可能在关键峡部内或附近被找到。然而，需要理解的是，在这个连续的激动环内没有真正的早或迟的电位，紫接红可能在环内任何一个位置出现。通过关键峡部的激动传播并不总是缓慢的，因此应用双极电图电压标测以识别致密瘢痕之间的传导通路，有利于发现环路内的关键峡部（图7.7A）。

随着三维导航系统可以创建整个折返环的激动图，并识别其中的致心律失常关键通路，大折返性心动过速的消融成功率有了显著地改善。如果只建立部分激动图，标测结果可能不清楚。例如，一个小折返环可能显示为离心型激动模式，而表现酷似局灶性心动过速（图7.15），一个有传导阻滞心腔内的局灶性心动过速，也可能表现酷似折返性心动过速，双环折返可能被遗漏，以及激动时间较迟的旁观者通道可能被视为环路的一部分等。

拖带标测可有力地证实起搏刺激的部位是否位于心动过速折返环路之内（剔除旁观者通道），但环路（包括关键峡部内和外）内各处的起搏后间期与心动过速周长相等，因此不能识别关键峡部（最佳消融靶点，图7.7）。根据笔者以三维标测系统对大折返性房性心动过速进行消融的经验，在致心律失常关键峡部进行消融总能稳固地终止该心动过速。关键峡部的位置不可能总是靠寻找某一特殊形态的电图而获得。在关键峡部内的成功消融点分析其电图可以发现，碎裂电位只占27%，单一心房电位可见于35%的病例，而双电位可见于38%

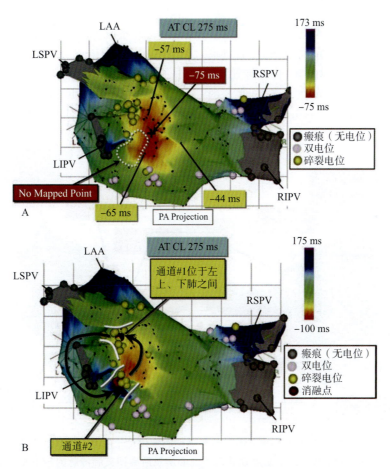

图7.15 一例心房颤动消融（肺静脉隔离加CFAE消融）术后6个月的左心房大折返房性心动过速，不完整的激动标测结果为小折返性心动过速但酷似局灶性房性心动过速

A.后前位显示包含366个标测点的房速激动标测图。激动呈离心型激动模式伴，最早激动点位于左下肺静脉窦后壁，比冠状窦内的参考电位领先75ms。标注到的激动时间总计只有248ms，而心动过速周长为275ms，因此考虑局灶性心动过速。B.展示同一份激动图但在左下肺静脉窦区域额外标测了15个点，结果提示为环绕左下肺静脉的小折返，表现为连续激动且总激动时间等于心动过速周长275ms。激动标测图提示于左上、下肺静脉之间，以及左下肺静脉下后方分别存在两条潜在的狭窄通道（通道#1和通道#2）。在通道#1处单次射频放电即刻终止心动过速。注意该消融靶点在激动时程图上为黄色色带，意味着它不在早晚相接（紫接红）的位置

的病例。此外，关键峡部不能通过局部电位与体表P波的定时关系来识别，原因在于峡部内成功消融位置的电图时长可能分布于整个心动过速周长（图7.7）。

最近在梗死瘢痕相关室性心动过速的患者数据中发现，环路的关键峡部内的传导速度可能并不缓慢。最慢的传导速度（与碎裂电图有关联）更有可能出现在峡部通道入口，在该处激动波前锋改变方向（中心点）以进入峡部通道（如碎裂电位）。与其寻找缓慢传导区做消融靶点，不如识别关键峡部的最狭窄处，在该处可能仅需较短地横跨峡部通路的线性消融就可以打断环路的传导并终止该心动过速。

Rhythmia标测系统已成功用于瘢痕相关的房性和室性心动过速的患者，而不需要或者仅需少量的手工校点（自动激动标测）。图7.9展示了一个既往持续性心房颤动且有导管消融治疗史［包括肺静脉隔离和碎裂电位（CFAE）消融］患者的左心房小折返性心动过速。在心动过速发作时，高密度标测发现一个小折返环路绕左上肺静脉并穿过左上、下肺静脉之间进行传播。Rhythmia系统激动传播的特征有利于观察这种小折返环路。之前的消融造成左上肺静脉后侧靠近两肺之间处形成缓慢传导的狭窄通道。在这个病例中，回顾两肺之间狭窄的致心律失常通道内的电图可以发现一个非常长的碎裂电位（覆盖50%的心动过速周长），它代表了通道内的缓慢传导。在该处单点消融即可立即终止这种心动过速。

应用三维标测系统消融心房颤动

三维标测系统已被广泛地应用于心房颤动导管消融。这些标测系统相对精准的三维几何构型及消融点的标记利于指导解剖消融（肺静脉隔离联合或不联合线性消融）。此外，近期问世的算法系统允许自动检测并以颜色编码显示CFAE（CAFÉ Software，Biosense Webster），后者可能反映心房颤动驱动灶而提供额外的消融靶点，特别是对于持续性心房颤动而言。在这一算法系统中，计算机在一个阈值范围内检测心房颤动时所有心房电位的峰和谷。我们用这一系统检测CFAE（或称为碎裂心房电位，FAP）的选择标准为最小阈值（用以剔除大多数的基线电噪声）通常设置为±0.02～0.03mV；最大阈值（用以剔除大的有序电位）设置为±0.2mV；以及两个尖峰之间的间期为15～80ms。如果系统检测到电图在2.5s的记录时间内有超过40个达到要求的电位，则该点即被显示为CFAE（图7.16中的红色）。Ensite NavX也有CFAE算法以衡量心房颤动时（超过5s）心房离散的曲折电位之间的时长，然后以曲折之间时间间期的均值计算心房颤动时各个被标测点的平均周长（图7.17）。Rhythmia系统也有

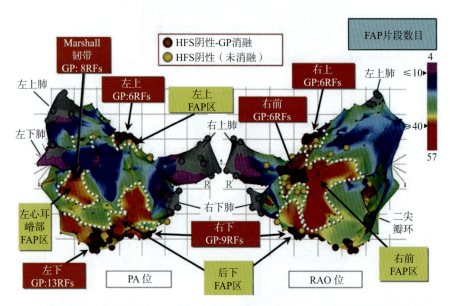

图7.16 一例持续性心房颤动（AF）病例中，碎裂心房电位（FAP）位置与高频刺激（HFS）检测到的自主神经节位置之间的关系。心房颤动状态下左心房及所有四支肺静脉的FAP标测图［后前位（左图）和右前斜位（右图）］。心房颤动时获取2.5s的腔内图以自动算法（CARTO complex fractionated atrial electrogram system）进行评估，在左房内锚定5处自主神经节（GP）位点：①Marshall韧带GP；②左上GP；③右前GP；④左下GP；⑤右下GP。在对HFS呈迷走反应的位点（FAP区域）进行消融可终止持续性心房颤动。FAP片段被定义为每2.5s内显示超过40个短激动间歇（15～80ms）的点（FAP区域染为红色）。电图显示大振幅心房电位且平均激动间歇大于180ms的区域为紫色（FAP片段<10个短激动间歇/2.5s）。左心房FAP主要定位于四个区域：①左心耳嵴部FAP；②左上FAP区域；③右前FAP区域；④后下FAP区域。在FAP区域予以心内膜HFS（起搏周长50ms，实际输出12V，脉冲持续时间10ms）可稳固地产生迷走反应，表现为心房颤动时RR间期显著延长和低血压

相似的自动标测功能，用以显示碎裂心房电位的位置。由于应用空间紧密排列的双极高分辨率标测电极，其可能识别更为离散的FAP区域。碎裂心房电位区域和自主神经节的位置紧密相关（图7.16）。

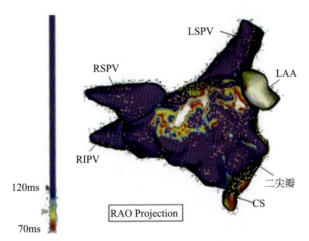

图7.17 应用NavX标测系统对左心房（LA）、所有四支肺静脉（PV）及冠状窦（CS）行复杂碎裂心房电位（CFAE）标测。在每个标测点上每5s时间内的平均心房颤动周长被投影到左心房解剖模型的表面并赋以颜色。短心房颤动周长的区域（快速的碎裂心房电位）被赋以白色和红色，而平均心房颤动周长超过120ms的区域则被赋以紫色。LAA.左心耳；LSPV.左上肺静脉；RSPV.右上肺静脉；RIPV.右下肺静脉（经许可改编自Tanaka Y，Huang SK，Gerstenfeld E.Advanced catheter three-dimensional mapping systems.In: Huang SK and Miller JM，eds.Catheter Ablation of Cardiac Arrhythmias.3rd ed.Philadelphia，Pennsylvania：Elsevier；2014：135-152.）

总结

现代三维电解剖标测系统是揭示复杂心律失常机制（无论局灶还是折返）、锚定致心律失常病灶，以及重建整个折返环并标注致心律失常关键峡部的强大工具。它应用多电极导管记录被标测点在三维空间的精确位置并同时获得其激动和电压标测信息的能力使得快速获取数据成为可能。近期对复杂电图自动选择并校定激动时间的性能提升大大易化了对复杂心律失常患者的标测与消融。

（浙江省人民医院　王云帆
西安交通大学第二附属医院　王洪涛　译）

第8章

远程导管导航系统

Carola Gianni, Andrea Natale, Rodney P. Horton

> **关键点**
> - 远程导管导航系统使用的技术目前包括电磁和机电技术。目前有四个远程系统可使用。
> - 每个导航系统都有优点和缺点,不同系统的费用、学习曲线和手术适应证有很大的差异。
> - 远程导航系统的潜在优点是减少操作者的X线辐射暴露和身体压力,提高导管稳定性,增加患者安全性,以及实现标测(在某些情况下)和导管导航的自动化。
> - 尽管X线照射时间缩短,但远程导管导航系统在手术成功率或总手术时间方面,尚未被证明优于手动导航。

引言

在过去30年中,电生理学(electrophysiology,EP)领域取得了显著的发展。在消融技术出现之前,电生理学手术只用于疾病诊断。电生理学检查通常是乏味和耗时的,但是对于大多数手术,导管在特定的心脏位置是固定的。随着各种消融技术的发展,人们在电生理治疗方面,包括各种精准、精细及频繁的导管移动等做出了各种努力。手术持续时间的延长和操作的灵巧性在电生理检查日益增加的复杂性中变得越来越重要。所有的电生理检查都是在具有明显X线辐射暴露的房间中进行,医护人员佩戴铅围裙站立数小时完成的。掌握电生理检查技术所需要的时间和日复一日地穿戴铅衣所带来的身体伤害都是巨大的。远程导管导航的概念具有允许术者坐在远离辐射源的地方来完成手术的优点。此外,机器人或其他非手术操纵技术,在理论上可以提供稳定的导管移动,也可以缩短学习曲线或到达手动操作难以到达的手术目标位置。本章提供了四种远程系统的描述和比较,即Amigo远程导管控制系统(Catheter Robotics,Inc.,Mount Olive,NJ)、Sensei机器人系统(Hansen Medical,Inc.,Mountain View,CA)、Niobe磁导航系统(MNS;Stereotaxis,Inc.,St.Louis,MO)和导管引导、控制和成像系统(CGCI;Magnetecs,Inglewood,CA)。

Amigo远程导管控制系统——导管机器人

Amigo(图8.1)是一个远程导管操作系统,由直接安装在含影像系统的电生理学手术台的机械臂组成(图8.2)。与其他系统不同,Amigo除了标准手动手术所需的设备之外,额外硬件配件最少。Amigo可以相对容易地从一个房间移动到另一个房间,因为它是一个完善、紧凑、不需要校准的系统。该系统是一个开放平台系统,它能兼容双向可调的弯的Blazer导管(Boston ScientiCc Corp.,Natick,MA)和EZ导管(Biosense Webster,Diamond Bar,CA)。将机器控制的导管,放置在对接站上并且由有线控制器驱动,该有线控制器可以距离患者最多30m。使用控制器模拟手动操控导管来控制床边导管运动。与其他技术不同,该系统只有导管和一个标准鞘管在患者体内。导管运动被分成三个基本动作,即导管头端打弯、旋转和前进/后退。通过将导管手柄放置在控制双向转向元件的Amigo对接站中来实现导管头端的打弯。在控制器上执行的任何偏移命令通过对接站与导管保持一致。因为系统可以无条件地保持精确的位置,不需要使用导管张力旋钮。导管的旋转通过扭转控制器来实现,该操作使转架和导管旋转。因为Amigo的鼻锥和轨道实际上不旋转,所以旋转不受鞘管旋转的阻碍。最后,通过按压控制器侧的按钮来执行导管推进和撤出,此操作使对接站按照操作指令,沿着Amigo系统的轨道以13mm/s(0.5in/s)的速度前进或后退。由于Amigo只操作安装的导管,所以鞘的放置与手工操作相同。同时该系统为了避免意外的导管移动,还

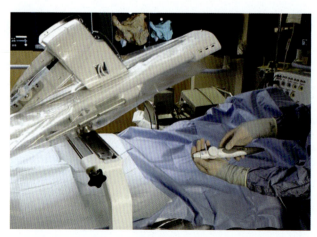

图8.1 Amigo远程导管控制系统展示图。Amigo机械手臂连接到一个垂下的X线透视台的一侧,有线控制器在术者的手中

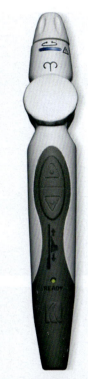

图8.2 Amigo有线控制器的近观图

将红外光束和接收器安装在控制器中。该系统仅执行由操作者操控控制器（此时光束中断）时的指令。由于Amigo没有集成到标测系统中，因此其他所有三维标测产品均以与手动手术相同的方式使用。

Sensei机器人系统——汉森医疗

该系统由两个主要部分组成，即Sensei机器人导管系统和Artisan扩展控制导管，即可远程控制的可调弯鞘管（图8.3）。医师通过Sensei机器人导管系统远程控制可调弯鞘管（Artisan导管）的运动。Sensei包括医师工作站、电子机架和患者侧的远程导管操纵器（remote catheter manipulator，RCM；图8.4）。该系统允许临床医师基于来自三维标测、X线影像和心内超声影像的视觉反馈将导管头端引导到希望到达的心腔内位置。RCM响应于医师工作站处医师的指令，从而机械地操控可操纵的导向导管（图8.4）。该系统的基本原理是操作者的输入指令与显示器控制台的中心导航窗口中直观的图像相对应。Artisan鞘管是一种拉线驱动的开放管腔的可调弯导引鞘管，其内腔直径为8F，并且该导引鞘管可穿过标准的14F鞘管。Artisan鞘管通过无菌的悬垂屏障连接到RCM，RCM接收来自医师的指令从而引起导管移动。它是一种导引鞘管，不能自行治疗或诊断。相反，已上市的消融导管可被放置在Artisan鞘管中，只需远端两个电极延伸，露出Artisan鞘管尖端即可。它可以在任何方向上旋转到270°，最小工作曲线直径为30 mm（图8.5）。

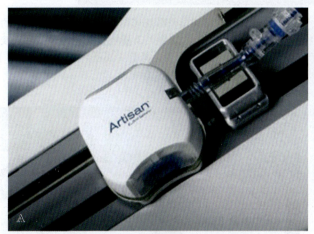
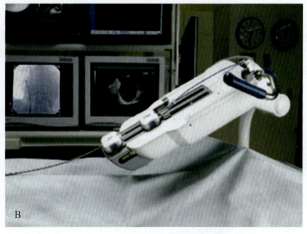
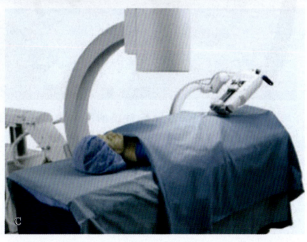

图8.3 A.安装在遥控导管操纵器的Artisan导管近观图；B，C.安装在含射线手术台一侧远程导管操纵器的远观图

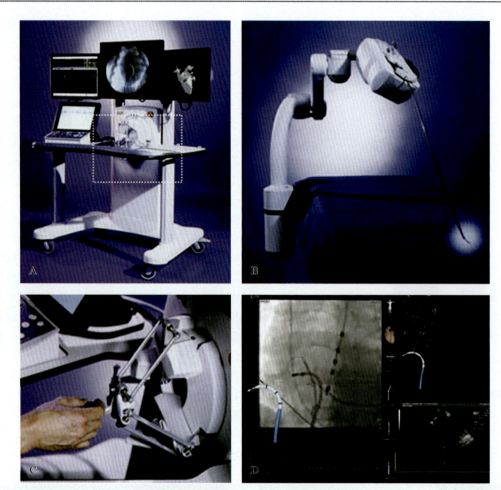

图8.4 机电遥控导航系统。A.远离床边的移动工作站,包括显示器、心电图和导管导航信息,以及用于操纵导管的接口装置。B.用于可操纵护套的床边单元和将远程操作者操控指令转换成导管运动的装置。C.遥控导管操控器,可直接控制可调弯鞘管的运动(来自图A的放大图)。D.显示器展示了各个透视角度和导管朝向、导管尖端压力(IntelliSense)即心腔内超声心动图的实时数据(Courtesy of Hansen Medical, Mountain View, CA.)

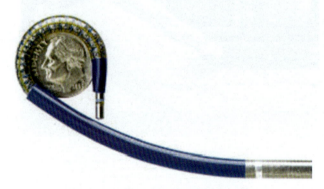

图8.5 Artisan导引鞘管的弯曲半径

Niobe磁导航系统——STEREOTAXIS

不同于之前讨论的两种使用机器控制消融导管的技术,Niobe系统(Stereotaxis, Inc., St.Louis, MO)是具有机械导管引导能力的磁导航系统,它通过改变患者心脏内磁场的方向来控制导管的方向。在心脏手术期间该系统通过移动位于患者任一侧的磁体来实现导管的移动(图8.6)。该系统产生的磁场接近0.11 T,能控制

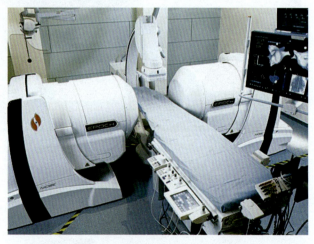

图8.6 Niobe ES磁导航系统的手术室和手术台(Courtesy of Stereotaxis, St Louis, Missouri)

导管头端带有磁体的盐水灌注或非盐水灌注消融导管,目前主要由Biosense Webster和Biotronik生产(Berlin, Germany)。Niobe系统可精确控制的导管的位置,操作者为导管设置期望的方向,系统通过计算运动需求并

随后执行请求，然后控制导管运动至期望方向。进入患者体内的导管长度由控制器根据需要送入和撤回导管来控制。这两种操控方式通过使用具有最小轴向导管力的磁性牵引力进行精确控制。除Niobe磁导航系统之外，Stereotaxis也已开发出Vdrive系统，它是在一种可以在控制室远程控制诊断导管或者鞘管的系统。它通过由一系列机电装置代替手工驱动来控制的标准手柄。它有四个运动轴，利用安装于其上的一次性装置，控制不同鞘管的前进/后退、旋转、调弯和偏移动作。系统的一次性部分包括设计成与设备的手柄接口吻合的一组手柄夹具、覆盖系统硬件部分的无菌手术单及（在大多数情况下）为近侧部分提供支撑的管状装置。

导管引导、控制和成像——MAGNETECS

像Niobe系统一样，导管引导、控制和成像（CGCI）系统是一种使用围绕患者躯干，以半球形阵列布置的八线圈磁芯电磁体的磁场导航产品（图8.7）。磁体设计在每个磁极面处，包括特殊形状的铁线圈，用于将磁力线集中到患者胸部中心（图8.8）。该系统还具有磁屏蔽包围结构，用于最小化周围物体的磁干扰。这也避免了在配置和安装期间在房间中需要特殊的磁屏蔽。此外，不同于永磁体，该装置在断电时表现为磁惰性。在使用时，该系统能够在心脏中15cm×15cm×15cm（6in×6in×6in）的空间中产生具有0.14T的磁场强度的成形（瓣状）磁场。该系统被设计成可以控制7F头端带有集成磁体的灌注消融导管（Bernoulli Cool-Flow，图8.9A，图8.9B）。独特的磁场设计旨在更好地改善导管在手术过程中与组织的贴靠。系统的控制涉及操纵杆的术者控制引导，其通过磁场方向引导导管移动，或者可以直接根据三维标测的目标病变以自动模式控制。该系统设计与EnSite NavX电解剖标测系统完全整合，且包含专用的穿间隔鞘（Lorentz-Active sheath，图8.9C）。这种在鞘管末端添加了五个铂电极作为参考点的设计，可以减少冠状窦参考电极单独的移位带来的不准确（图8.10）。在动物研究中证实，这种闭环操纵杆控制几乎能够瞬时实现操作者的操控指令。

远程导管导航的优缺点

远程导管导航是一个诱人的概念，它既可以完成复

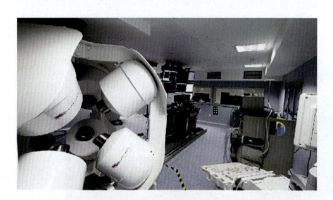

图8.7 导管引导控制和成像系统的组成

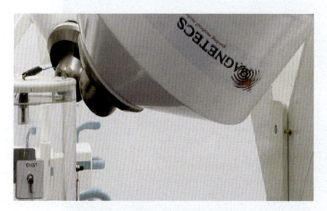

图8.8 导管引导控制和成像系统的磁体设计的示意图，其形状被设计成将磁场聚焦在患者胸部的中心

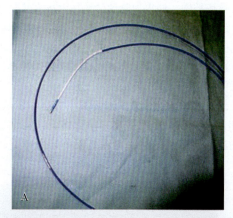

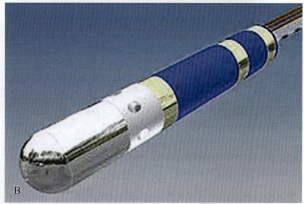

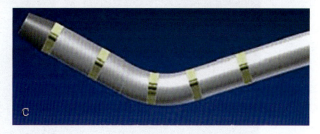

图8.9 A、B.Bernoulli冷盐水灌注导管；C.Lorentz-Active鞘管

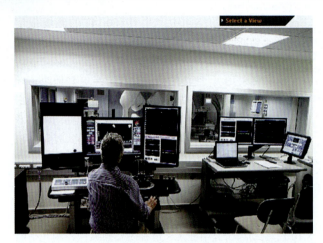

图8.10 导管远程控制和成像系统工作站布局图

杂的电生理学手术,又可以使操作者不用暴露于电离辐射环境中。它还使得操作者无须穿着笨重的防辐射服,从而减轻操作者的背部和腿部的压力。由于导管运动由机器或磁场控制,使得导管比传统技术更容易到达一些靶病变位置。应该指出的是,远程导航的手术体验是显著不同的。与导管和鞘管运动的直接触觉反馈是不存在的。在这些技术中,导管操控与手动操控明显不同,新的策略仍有待于研究和开发。

手动消融手术主要在X线可视下进行导管的前进、旋转和调弯控制。无论是否刻意去接收,触觉反馈均可以被感知。如果导管头端遇到阻力,力量突然增加的感觉会在观察到X线影像变化之前通过触觉反馈到手上。由于我们在日常生活中经常体验到这种自然反馈,所以就使得导管类似手的延伸。然而,使用远程导航技术,这种直接触觉反馈就会缺失。Amigo系统就无法解决这个问题。因此视觉线索就必须补偿这种触觉反馈的缺失。术者不在辐射场内,但患者将会受到更多的辐射暴露。在使用Hansen Artisan系统时,IntelliSense压力感知机制可以代偿这种触觉反馈的缺失。其机制主要包括消融导管的自动抖动和心脏基线测量标准化至0g的压力。通过机器人臂上负载的传感器计算与组织的贴靠力,并且以图形形式为操作者实时地显示该压力变化。不仅触觉反馈信号可感知,当测量的贴靠力超过预设值时,IMC可以被编程为发出振动(图8.11)。当导管垂直于组织时,IntelliSense显示出良好的准确性,而当消融导管头端方向和组织平行时则准确度较低。虽然这需要密切监测压力显示图,但这可以部分替代触觉反馈的缺失。Stereotaxis不提供直接的压力传感器。因为该系统是通过磁性吸引而不是轴向力和导管硬度来移动导管头端的,这种作用力虽然相对较低但更恒定。在实验室测试中显示,该系统能够产生10~15g的贴靠力。虽然这种作用力是假定的,不是实际测量出来的,但该系统仍可以检测和显示出导管中所存储的能量(大部分是扭矩)。类似于Stereotaxis,Magnetecs系统也是使用磁性吸引力来操控,而不是轴向硬度和扭矩。虽然目前没有关于这个产品的临床经验,但现有的动物实验数据表

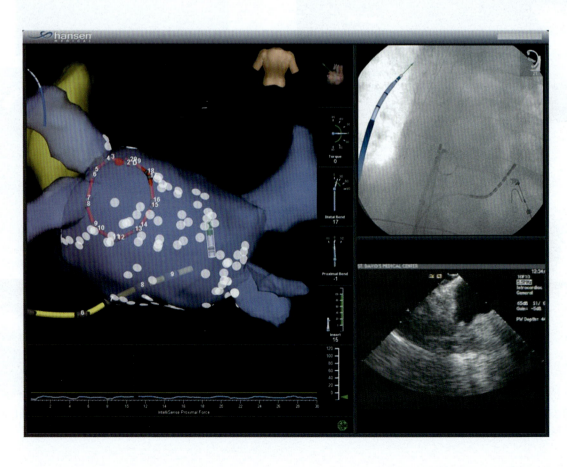

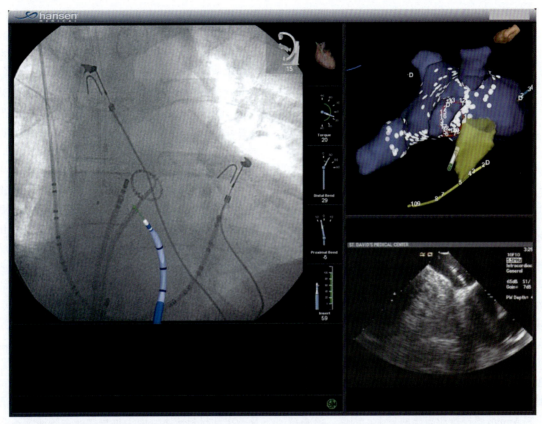

图8.11 Sensei系统将影像系统、腔内电图、3D标测图、接触压力和机器导航整合显示在一起

明,与Stereotaxis相比,它具有更高的磁场强度和更高的贴靠力(25g)。

用户界面

每一种远程导航系统都具有一个与手动导航系统相比使用体验不同的用户界面。医师通常需要像研究手动导航系统一样再次花费时间去研究这些远程导航系统的用户界面。

Amigo系统的用户界面特别设计为模仿波士顿科学Blazer双向导管的外观。由于类似的感觉和重量,调弯的操控指令与手动导管相同。导管的旋转需要扭转远程控制台的按钮。通过分别按压遥控器手柄上的向前和向后箭头来实现导管前进和后退。虽然系统不能完美地复制手动导管移动,但该技术仍是直观可见的。遥控装置上的红外光束必须由术者握住遥控器的手来中断,以便启动任何命令。这能够防止在意外触摸遥控器的情况下执行非预期的操控。使用Hansen系统,医师远程通过Sensei机器人导管系统——一个电子控制的机械系统指导Artisan导管的运动,用于远程控制Artisan导管。Sensei由医师工作站、电子机架和患者侧RCM组成(图8.4)。RCM有一个操纵杆,它传达术者的操控指令并转换为导管的移动。这些操纵杆的移动看似简单,但仍需要一些专业培训才能正确操作。当使用CoHesion软件和EnSite NavX标测系统时,Hansen系统用户界面

就会形成一个独特的直观导航系统(图8.11)。系统的基本原理是操作者在显示屏控制台的中心导航窗口监视器中输入相对直观的图像。例如,操作员在用户界面工作站控制标测方向。随着标测方向改变,所有导管移动发生调整,使得左右移动精确地反映在标测屏幕上可视化的左右方向。Stereotaxis系统实现了用鼠标引导磁矢量定向,以及操纵杆或使用鼠标滚轮用于导管的前进和后退的用户界面体验。和Hansen系统一样,这完全不同于手动导管运动,而且也不直观,需要更多的经验来掌握。

所有这些系统均聚焦于消融导管的运动。由于许多术者常常联合手动操控和鞘管运动来完成手动标测的病例,所以缺乏鞘管控制可能在处理左心房(LA)病例时有困难。Stereotaxis系统包含另一种机器操作系统(Vdrive),它的一大特点是可以额外操控另一种非磁性心内导管(消融鞘管,心内超声探头或圆形标测导管)。虽然这为缺少鞘管控制提供了解决方案,但该系统还设计改进了用于计算机辅助设计的三维鼠标(3Dconnexion,Waltham,MA)(图8.12)。对这个用户界面的编程修改是任意的,但不是直观的,需要较多的实践来掌握。Magnetics系统也是操纵杆通过磁场矢量控制导管位置及前进和后退。由于这在实质上不同于手动导管运动,因此其操作类似于Hansen系统。

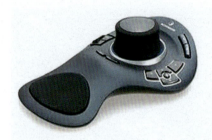

图 8.12　2 SpaceMouse Pro 3D（3Dconnexion, Waltham, MA）三维鼠标，改装用于 Vdrive 系统

与 3D 标测系统集成

随着三维标测系统的发展，复杂的消融也随之而来。最初，它们被用于存储以前的导管位置和消融位点。然而，随着位置频率响应的改善，它们已经可以成功地地减少对患者的辐射暴露。当标测本身由术者控制时，这种技术是最有效的。Amigo 系统是一个开放平台，没有特定的集成到任何一个标测系统。这提供最大的灵活性，但是却并没有简化术者的标测。例如，术者可以远离患者在操作台处控制标测导管的定向和移动。但是，控制 Amigo 遥控器却需要两只手。因此，该系统需要在术者每次移动标测时都要设置 Amigo 遥控器。虽然看起来简单，但当在每个病例中都要反复进行多次操作时，也是非常烦琐的。Sensei 和 Noibe 可以与大多数标测系统兼容，但只有 Hansen 系统与 EnSite NavX 系统（St.Jude Medical，St.Paul，MN）、Noibe 与 CARTO 完全整合。对于 Sensei 系统，标测方向的移动是靠位于 UI 操纵杆旁边的 UI 工作站中的滚动球来完成的。这就实现了可以在调整标测方向的同时不中断导管控制。直观的软件设计能够使导管的移动和所显示的标测方向相一致。由于 Stereotaxis 远程磁场技术（RMT）涉及基于磁性牵引力而不是轴向力的新型导管头端运动，所以当它与 Ensite NAVX 的 CoHesion 软件集成后所显示的 CARTO 图包括磁矢量定向，使得矢量运动相对于显示图可产生类似于 Hansen 系统的直观显示方式（图 8.13）。如首字母缩写所提示的，Magnetics CGCI 系统提供了包括 EnSite NavX 系统和数字荧光单元（Ziehm Imaging, Inc., Nuremberg, Germany）完全集成的标测和成像系统。虽然缺乏临床报告，但有报道显示该系统对手动操纵杆的控制有很强的反应性，在动物研究中它也显示出了有效的自动控制能力。

成本问题

成本仍然是所有医疗操作过程中需要高度关注的一个问题，复杂的消融手术也无法避免治疗费用问题。所有以上介绍的系统都涉及初始采购成本、病例治疗花费及一次性材料成本。由于远程导航系统通常不会替换传统导管，因此这也会增加治疗过程的总成本。目前来说最便宜的是 Amigo 系统，它的购置成本最低。因为它不与 X 线系统或标测系统集成整合，可在几分钟内完成安装。与其他系统一样，系统的一次性部分是每个病例的

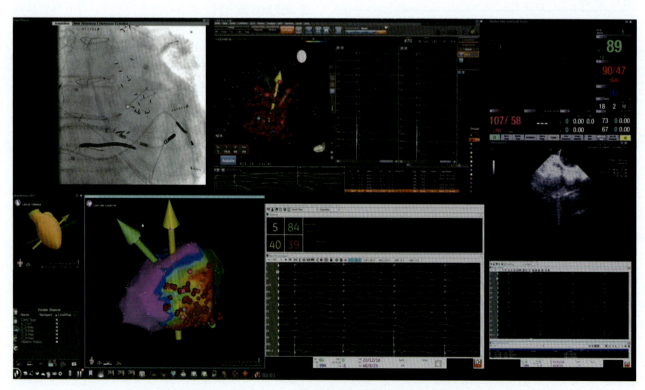

图 8.13　Odyssey 系统的集成显示功能，同时显示影像系统、标测系统、心腔内电图和磁导航

额外成本，但是仅限于用于消融导管的装载。Artisan系统（Hansen）的初始购置成本较高（约高3倍），并需要专业安装。该系统可以与X线系统和EnSite标测系统集成整合，而且它移动方便，可以从一个导管室转移到另一个导管室。但是这种移动通常需要专业的移动和校准，因此不是想象中那样方便。额外的一次性成本是消融导管的Artisan机器护套。Stereotaxis系统初始购置成本更高（约是Amigo的8倍），并需要进行详细和特定的实验室设计更改，以适应磁体的尺寸和重量。并且在安装之前必须考虑到只有某些X线检查系统可以在强磁场环境中工作。此外，必须评估墙壁的结构支撑和磁屏蔽，以分别适应系统的重量和磁性对外部的影响。因此，Stereotaxis是不可移动的。它的额外的一次性成本包括专用RMT导管的费用，机动导管推进系统的接头；与Hansen相比，每个病例治疗成本增加了50%。VDrive需要额外的购置成本，以及用于机器控制的导管或护套的壳体相关的一次性部件。由于CGCI尚未完全商业化，此系统目前尚无统一定价。此外，在实验室配置和建立的成本中还必须包括类似的结构支持和X线检查系统。一旦系统安装，附加程序成本还包括专用消融导管和鞘管（用于穿间隔手术）的成本。

临床应用

无论用手动还是远程控制的导管进行手术，主要目的仍然是对心脏组织进行消融。上述的四个系统在它们复制或替代手动操作的方式上有很大区别。因此，它们对一些应用提出了更多挑战，而对于其他应用则更少。

如前所述，Amigo系统可以对导管进行精确控制，而不需要通过控制鞘。这就类似于较少使用长鞘或可调弯鞘进行右心房或右心室手术。在新系统应用过程中，主要的缺陷就是触觉反馈的缺失，否则远程控制的导管运动将会非常接近手动操作。左心房手术通常需要穿房间隔鞘才可以完成。在一些情况下，医生在左心房中通过手动操作导管来改变鞘的位置和曲度。这种方法对于Amigo系统是不可能的，并且可能出现某些情况下的导管移动困难。即使在鞘保持稳定或撤回到右心房的情况下，用于导管移动的枢转点仍然是经间隔穿刺部位。在这种情况下，触觉反馈的缺失就成为更大的问题。因此，Amigo系统在右心房和右心室手术中效果最佳。

相比之下，Sensei系统是为左心房消融而设计的。虽然Artisan导管在穿过房间隔穿刺部位之前必须穿过右心房，但是系统定位朝向室间隔，使得右心房中的消融比在左心室中更具挑战性。一些术者经间隔和跨二尖瓣口进行左心室消融；而Artisan鞘较大的外导管部件未穿过间隔，内导管部分又没有到达该位置所需的长度。虽然看起来这种方法是可行的，但缺乏安全。

Niobe系统与其他系统的基本不同主要在于导管的操作方式。右心房和右心室的腔内运动，虽然不同于手动，但使用这个系统相对容易。然而，虽然很容易达到三尖瓣峡部，但由于贴靠力的限制，Niobe系统对该处的消融仍具有挑战性。在左心房消融手术中，有时会比手动移动导管更难以到达目标位置。对于大多数房性心律失常或旁道而言，因为一旦达到目标位置，导管稳定性良好，所以在这种情况下不是大问题。而对于心房颤动的消融，这个问题就变得非常严重，因为即使一个到达目标位置的小延迟也会由所需消融位置的数量多而进一步被放大。该技术的最适合于左心室中的消融。手动导管操控容易受到动脉或静脉入路的影响。然而，由于左心室腔室很少有腔内阻塞并且Niobe导管头端运动是磁性驱动的，因此导管控制的稳定性可能比手动情况更好。当在左心房中使用VDrive进行环形标测导管操控时，就会遇到与Amigo系统相同的问题，那就是只能操控鞘而无法操控导管。由于缺乏直观的UI设计，这个问题就更加复杂。

目前还没有关于CGCI系统的临床数据。基于实验室和动物研究，CGCI系统有Stereotaxis系统的类似优点，但具有更高的磁场强度和贴靠力。闭环UI界面可实现对用户命令的快速响应。在理论上，该系统应该可以在所有四个心室中起作用，尽管这仍需要临床验证。虽然所有这些系统均是专门为消融手术中的远程导航研发而成，但是这些装置同时也可以用于其他非消融手术（如器械装置植入）。但CGCI系统除外，它的这种集成整合的X线装置只能用于消融手术。从这一点来看，CGCI系统还是非常昂贵的。

总结

在过去10年中远程导管导航系统的研究取得了巨大进展，这也使得它们可能代替手动导航系统。表8.1展示了前面所述的四大远程导管导航的系统在成本、学习曲线和应用范围等方面的不同特点。将来仍需要进一步的研究与开发以解决现有技术的限制。

表8.1 各种远程导管导航系统关键参数和特性的对比

	各种系统的比较			
	Amigo (Catheter Robotics)	Sensei (Hansen Medical)	Niobe (Stereotaxis)	CGCI (Magnetecs)
操作者远离射线	是	是	是	是
导管兼容	一些[a]	广泛[b]	不	不
操控导管是否可保持其功能特性	是	不	部分	部分
是否需要附加空间或导管室改造	不	有时	广泛	广泛
操作界面	熟悉	不熟悉	不熟悉	不熟悉
学习曲线	长期	短期	短期	短期
系统入体成分	无	大，长鞘	磁感应大头	磁感应大头
费用效用比	不太昂贵	昂贵	非常昂贵	非常昂贵[c]

注：CGCI.导管引导控制和成像。

a 只有波士顿科学开发者的导管处理才能进入系统。

b 只有具有105in工作长度的导管可与Artisan导管系统一起使用。

c 安装CGCI系统的实验室只能将其用于CGCI辅助消融手术。该房间不能用于任何其他程序，包括设备置入

（南京医科大学附属无锡人民医院　王如兴

空军军医大学第一附属医院　王汝涛　译）

第9章

心腔内超声、心脏计算机断层扫描和心脏磁共振指导标测和消融

Tomos E. Walters, Andris Ellims, Jonathan M. Kalman

关键点

- 目前,心脏影像学检查对于电生理标测和消融是非常有必要的,有助选择合适的患者;术前了解心肌基质情况;术中可明确电生理导管的运动和组织贴靠、消融损伤程度;术后评估手术成功率和相关并发症。
- 影像学检查常整合入电生理标测和消融工作流程中。
- 心脏内超声(ICE)可提供实时信息,并且能与三维标测系统整合,因而极其适合在标测消融术中应用。
- 心脏磁共振(CMR)可提供心脏解剖和功能信息,而无须暴露于射线,鉴别心肌纤维化准确性高。
- 心脏计算机断层扫描(CCT)可提供包括心外膜冠状动脉等在内的心脏解剖信息,亦能提供心肌纤维化和心脏生理功能相关信息。
- 未来这些领域的技术发展必将进一步提高与三维标测系统的整合能力,提高无射线引导下电生理导管实时引导能力,提供更为详细的实时的有关心律失常机制、消融导管位置、与心肌组织贴靠、消融损伤等的相关信息。

引言

无创心脏影像学检查,包括超声心动图、CCT和(或)CMR,应用越来越多。在计划和执行侵入性心脏电生理手术时,这些影像学检查有助于阐明心脏解剖和功能(表9.1)。这些影像检查的不同特点使其各有相应的优点和局限性。通常,首先进行超声心动图检查,然后根据患者的具体临床情况和潜在的不良反应、禁忌证及适用性,进行进一步的检查。

超声心动图

超声心动图是目前应用最广泛和最成熟的评估心脏结构和功能的方法。超声心动图换能器中的压电晶体,可以传播和接收高频声波。这些超声波在均匀组织内直线传播,但在不均匀组织内和组织界面形成反射。通过反射的超声波,实时生成M型和二维超声心动图图像。多普勒超声心动图可以是彩色编码的,通过使用超声束检测来自移动红细胞的背散射信号频率的变化,来评估心脏血流。组织多普勒成像(TDI)可以分析低速频率

表9.1 心脏计算机断层扫描、心脏磁共振和基于超声的心脏成像之间的比较

	心脏计算机断层扫描	心脏磁共振	超声
功能	界定解剖	界定心脏解剖与功能	界定心脏解剖与功能
	冠状动脉解剖评价的首选方法		多种可用模式(TTE、TEE、ICE)
优点	良好的适用性	高时间空间分辨率	良好的适用性
	可以整合进入三维电解剖标测系统	极佳地反映组织特性(包括心肌纤维化)	排除LA/LAA血栓、IAS成像和引导房间隔穿刺
		可以整合进入三维电解剖标测系统	心室和心房功能(容积分析,组织多普勒成像或斑点追踪分析心肌应变)
		不接触电离辐射	
缺点	不规则或快节律造成图像质量下降	适用性有限,费用较高	依赖于操作者
	接触含碘造影剂	慎用于心脏置入装置	容积测量可重复性差(可通过三维超声成像改进)
	电离辐射(剂量取决于技术)	肾源性全身纤维化的风险(存在严重肾损害)	

注:LA.左心房;LAA.左心耳;IAS.房间隔;ICE.心腔内超声;TEE.经食管超声心动图;TTE.经胸超声心动图

变化来计算心肌运动速度。

因为来自二维图像的容积评估，受图像质量欠佳、选择不同成像平面、心内膜-血界面识别困难、进行容积计算的几何假设、心脏每一周期容积与功能的变化等所带来的变异性和误差的影响，超声心动图容积测量的可重复性略差。但随着三维超声心动图的出现，这种比二维成像更精确和可重复的技术，使超声心动图对心室大小和心功能的评估，可与现在的金标准CMR相媲美。

ICE的发展得益于集成式超声换能器构造技术的进步。最初的ICE导管是一种在导管的远端安装有一个直径6～10F的超声晶体的机械式导管。这些导管通常是不可调弯的，传感器通过编织驱动轴连接到设备手柄的电机上。该结构的接合，使得换能器可快速进行360°旋转，在垂直于导管长轴的位置提供圆周成像。机械ICE导管所使用的9～12 Hz超声频率，可提供清晰的近场图像，但组织穿透力差，因而远场分辨率差。这些导管在识别心内膜解剖、指导标测消融所识别的结构、指导房间隔穿刺和监测手术并发症方面具有实用价值。

随后开发了相控阵ICE导管，结合了小型化的64位元件、相控阵、安装在8或10 F可控弯的导管远端的电子控制换能器。成像频率范围5～10MHz，导端头端在两个平面（前后和侧向）可以弯曲到160°，系统允许全方位的二维、M型和多普勒成像（包括彩色、脉冲波、连续波、TDI）。该导管产生楔形图像（扇形），在常规超声心动图工作站上显示和操作，与经胸超声心动图（TTE）或经食管超声心动图（TEE）术中使用的工作站相同。研究显示，在房间隔缺损封堵和房性心律失常患者应用多普勒探查左心耳功能时，相控阵ICE能提供与TEE相当的图像质量（图9.1，图9.2）。

ICE成像的应用已经被证明可以提高识别心内膜结构、精确定位诊断和消融电生理导管与界定的解剖之间的位置关系的能力，这明显提高了对解剖与电生理之间关系的理解。在一系列开创性研究中，ICE被用来识别三尖瓣环、界嵴和欧氏嵴等促成典型心房扑动的重要解剖传导屏障和基质。随后Kalman等通过使用ICE影像将一根线性多极导管精确定位于界嵴，明确该结构是局灶性房性心动过速的重要解剖部位和起源，并易于成功进行经导管消融。准确识别界嵴对于确定窦房结的位置也非常重要，因此对指导窦房结改良手术具有重要意义。Marchlinsky等已清楚地证明，尽管界嵴的解剖位置已被广泛认识，但透视影像下通常不能准确识别该结构，ICE成像大大提高了识别的精确度。对于诸如外科修补的先天性心脏病这样的复杂解剖结构，使用ICE来精确识别解剖显得尤为重要。已证明ICE能精确显示解剖结构，监测导管组织贴靠，并有助于安全地进行房间隔穿刺。

研究已经证明ICE可以确定消融导管头端和靶组织

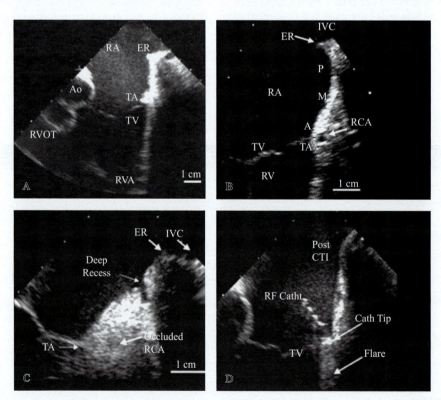

图9.1 A.基础心腔内超声观察右心房（RA）、右心室（RV）、右心室流出道（RVOT）、三尖瓣瓣膜（TV）和三尖瓣环（TA）。也可以显示欧氏嵴（ER）和主动脉根部（Ao）。B.三尖瓣峡部（CTI）中央的高成像频率视图（8.5 MHz），识别RA、RV、TV、TA、右冠状动脉（RCA）、ER、下腔静脉（IVC）和前（A）、中（M）和后（P）峡部。C.CTI内的深隐窝和慢性闭塞的RCA。D.射频（RF）消融前峡部，RF消融导管头端有明显的闪光

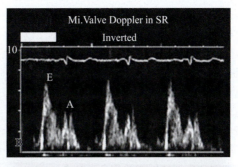
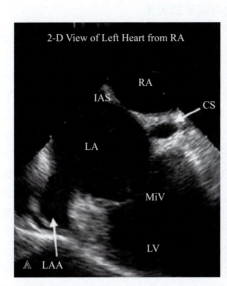
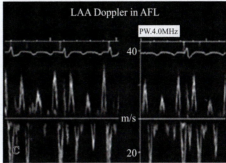

图9.2 A. 左心的二维心内超声心动图（ICE），ICE导管位于右心房（RA）。成像频率为7.5MHz。可见房间隔（IAS）、左心房（LA）、冠状窦（CS）近端横断面、二尖瓣（MV）、左心室（LV）和左心耳（LAA），平行于导管长轴安装的换能器，向后指向二尖瓣，显示LA和LAA内的回声对比。B. 窦性节律（SR）舒张期二尖瓣的脉冲多普勒描记图，说明E波和A波的组分。E波平均每秒0.7m，A波平均每秒0.4m。C. 心房扑动（AFL）记录LAA排空速度的脉冲多普勒描记（引自Morton JB, Sanders P, Sparks PB et al.Usefulness of phased-array intracardiac echocardiography for the assessment of left atrial mechanical "stunning" in atrial flutter and comparison with multiplane transesophageal echocardiography.Am J Cardiol.2002；90：741-746. ）

表面之间的贴靠，从而提高消融的稳定性，改善消融的效率。消融导管可以很容易地被ICE显示，并具有典型的外观即明亮的头端和扇形声影。Kalman等在犬模型中比较了确定组织贴靠的传统标准（稳定的电图和透视图像）和ICE指导的消融。无ICE指导下，消融导管的侧向滑动（＞5mm）频繁（18%），电极组织垂直贴靠差（27%），导致形成的消融病灶较小和加热指数效率更低（即稳态温度与功率的比值）。在动物实验中，线性消融与单纯透视相比，ICE提高了定位精度和组织接触范围。当使用压力导管时，ICE应用的额外获益尚待研究。

ICE成像可实时评估消融灶的形成和大小。在犬心脏消融模型中，Kalman等使用高频（15MHz）ICE成像测量射频（RF）消融后的病灶大小，并显示超声和病理测定的深度之间具有高度相关性。尽管其他研究者已经使用ICE来观察在体的消融损伤，但仍不清楚的是，在跳动的心脏观察到的消融损伤现象之间是否存在相关性，包括水肿和回声增强，以及病变大小。

在一系列人和猪的研究中，Marchlinsky等用ICE来观察消融能量导致损伤形成的实质。在右心房消融后，他们观察到心房壁肿胀和组织回声密度增加。此外，在猪右心房后壁形成透壁线性损伤后，通过ICE观察的心房壁肿胀与组织病理学的心房壁水肿存在相关性。在一项三尖瓣峡部消融的研究中，Morton等使用相控阵ICE，高达10MHz的成像频率，可以观察到消融后不连续的损伤形成，主要表现为该区域的组织肿胀。有趣的是，没有进一步消融，ICE显示在接下来的几分钟内进展为更弥漫的肿胀和损伤合并，可能代表消融后组织水肿进展。

在某些解剖部位，消融后组织水肿具有重要的临床意义。在人类窦房结改良手术中，ICE可显示界嵴上方消融后右心房和上腔静脉交界处狭窄。事实上，上腔静脉综合征是在此交界处环形消融的并发症，多年观察研究发现，肺静脉狭窄是环肺静脉口部消融的结果。

心脏计算机断层扫描（CCT）

CCT是一种成像技术，与传统的X线成像一样，使用电离辐射快速产生身体的多个横截面灰度图像。传统上，CCT最常见的临床指征是评估冠状动脉是否存在斑块，另外心外膜冠状动脉的精确定位在许多侵入性电生理检查过程中仍然是至关重要的。但CCT也能准确测量心腔大小，明确心脏解剖和功能。多排CT扫描能在一次旋转中获得多达64～320层（0.6mm切片厚度）的心脏组织。静脉注入含碘造影剂后图像采集时间取决于感兴趣心肌组织是否造影剂乳化。心率大于60次/分或者心房颤动等不规则心律均会影响图像质量。需要注意的是，CCT检查有小剂量的射线暴露，碘造影剂过敏或严重肾功能损害是CCT的禁忌证。

CCT可提供心腔的理想的几何解剖信息，这些解剖影像也能在心房或心室标测、消融时整合入三维标测系统。与标测消融相关的其他解剖信息可通过增强CCT以小于0.4s亚毫米空间分辨技术来获取，如静态动态心肌厚度的测量，通过测量厚度可预测左室电解剖标测时异常双极心内膜电压的位置。此外，可量化评估心肌瘢痕和心肌灌注等生理功能，CCT显示的左室低灌注区域与心内膜标测双极电压降低区域存在明显相关性。Tian等研究表明，除了简单的心内膜表面重建，CCT影像显示的心室肌的异常解剖和生理特性相关信息可整合入临床三维标测系统。

心脏磁共振影像（CMR）

近年来，CMR已发展成为在临床和研究中评估心腔结构和功能的金标准，可以对心肌组织提供详细的特征性信息。相较于其他成像技术，CMR的时间空间分辨率高具有许多优点。而且，钆增强MRI可以非侵入性评估心肌纤维化。然而，CMR检查费用较高，限制了其在许多医疗机构的应用，同时CMR也不能用于具有幽闭恐惧症的患者。既往置入心脏器械或金属异物被视为CMR禁忌证，但是随着MRI兼容器械的发展和大量临床试验的研究，这些禁忌证已发生大的改变。在重度肾功能不全患者中，应用钆造影剂可导致肾源性全身性纤维化。

CMR通过磁化心肌组织获得影像。CMR扫描时，通过应用脉冲程序使氢质子从纵轴（Z）进入横轴（X和Y），随着氢质子恢复纵磁化，产生组织特异性T_1和T_2弛豫特性。T_1弛豫时间反映衰减时间，即氢质子恢复至纵磁化均衡值时间的63%，T_2弛豫时间反映横向磁化衰减。不同的心脏组织因为水分子环境不同具有不同的弛豫时间，这些特性用于构建基于像素的影像。T_1和T_2弛豫特性也受纤维化、炎症等病理过程的影响。

钆造影剂不能进入细胞膜。经静脉注入后，造影剂进入细胞外间隙，缩短组织的T_1弛豫时间。组织灌注、细胞外容积和造影剂特殊运动特性影响造影剂在组织间隙的进入和排出。心肌纤维化由于毛细血管网的减少而使钆造影剂洗脱时间延长。钆造影剂聚集的心肌组织表现为在T_1加权程序下增强的信号强度，即钆延迟强化（LGE）。该影像依赖于鉴别心肌纤维化和"正常"心肌间不同的信号强度，提示与评估致密纤维化相比，在评估心肌间弥漫纤维化方面存在局限性。

弥漫心肌纤维化组织，心肌细胞间细胞外基质弥漫增加，与局部瘢痕组织一样聚集造影剂，但是具体定量需计算整体T_1时间。该定量需要多帧图像来获取T_1恢复曲线。T_1时间与细胞外基质造影剂浓聚成反比，因此，心肌瘢痕越多，T_1值越低。研究表明，一些"T_1标测"与心肌胶原含量相关，但是，存在一些潜在的混杂因素，包括造影剂剂量、肾小球功能、身体组成成分、血细胞比容、静注造影剂后图像采集时间。

心脏影像在心房颤动标测和消融中的作用

消融术前影像

研究已表明，左心房大小是心房颤动治疗效果的强预测因素。尤其是左房大小，可作为潜在心肌重构程度的指标，而心肌重构程度可预测心房颤动电复律或消融术后维持窦性节律的可能性。Nedios等通过CCT影像研究发现，从阵发性心房颤动到长程持续性心房颤动左心房容积和几何不对称性增加，两者变化可很好地预测肺静脉电隔离后心房颤动复发。同样，von Bary等采用CCT或CMR测量左房容积，通过TTE测量左心房直径和面积，研究显示，三项参数均是心房颤动复发的重要预测因素，左心房容积对于持续性心房颤动复发具有更大的预测价值。Zhuang等共纳入22项通过M型超声测量左心房内径与首次肺静脉电隔离后心房颤动复发相关性研究，回顾性分析显示，左心房内径是首次肺静脉电隔离后心房颤动是否复发的主要预测因素，不同研究的结果差异主要是由于随访时间不同和无症状性心房颤动的复发检测强度不同而产生的。

当然，除了左心房大小外，左心房影像学形态、几何学改变亦能反映左心房重构程度。Kurotobi等通过CCT研究表明，当左心房增大时，左心房顶部起初变平坦，继之隆起，此解剖结构病变进展与肺静脉电隔离后可诱发的非肺静脉触发的房性心律失常高发生率相关。Bisbal等通过增强CMR研究发现，呈球形的左房较呈平圆形左房与左心房容积增大、持续性心房颤动和结构性心脏病的相关性高，而且是单次导管消融术后心房颤动复发的独立危险因素。

基于任何一种影像技术的危险分层依赖于精确的心脏影像。TTE仍然最常用，优点是无X线暴露和可以提供许多临床感兴趣的数据，缺点是相对耗时，操作者操作需非常熟练。经过长时间实践TTE测量左心房大小的方法已经标准化，容积分析优先于线性测量左心房直径，三维TTE影像可显示左房内膜清晰边界，采用三维方法进行容积分析优于二维影像基于面积测量获得的左房容积。CMR和CCT测得的容积数据与三维TTE测得的容积数据相当。

应用多排CCT和CMR来评估左房大小的情况越来越多，可以通过静态和动态左房容积来评估不同时相的左房功能。尽管CCT检查时需暴露于X线，CMR在置入心脏器械的患者中应用受限，但由于TTE的图像质量相对欠佳，不同操作者测量结果的变异度，在CMR（3%±10%）和CCT（1%±11%）均低于二维TTE（9%±24%）。而且，研究表明，尽管CMR空间分辨率稍低，但CCT和CMR测量的左心房容积和功能参数相关性高。心房颤动状态下CCT评估左房容积可高估约10%，但与CMR测得数据间的相关性仍为0.83～0.85。

普遍认为左心房增大反映的结构重构是由于心肌纤维化导致的。已开发一些影像技术用于量化左房纤维化程度，可以预测潜在的导管消融成功率。LGE-CMR就属于此类技术，依赖于钆被心肌纤维化区域增加的细胞外基质摄取后洗脱显著慢于非纤维化区域，结果是在T_1加权像上信号强度增加。该技术是定量技术，需要正常心肌钆增强显像作为参照。

Oakes等最初报道左心房LGE-CMR延迟强化程度与腔内电解剖标测的心内膜双极电压减低程度呈强相关（$R^2=0.61$；$P<0.05$），消融术后10个月心房颤动复发率与左房强化程度强相关（14%少许强化；75%广泛强化）。随后多中心的前瞻性研究表明，延迟强化程度的系统性积分系统（Utah Ⅰ~Ⅳ，图9.3）可作为心房颤动消融结果的预测因素。入选329例患者，单中心实验室83%的患者可以定量组织纤维化，首次消融术后260例（阵发性房颤65%）患者随访475d，心房颤动复发风险从Ⅰ期纤维化（<10%心房壁）的15.3%增加至Ⅳ期纤维化（≥30%心房壁）的69.4%，在包括预测术后复发的多种变量的多变量模型中，加入纤维化变量，显著增加了多变量模型的预测价值。许多研究者正力求进一步改进左心房影像节段分类方法，改进重度强化阈值以便能准确鉴别纤维化，增加LGE-CMR数据分析的重复性，使之成为临床常用的工具。

另一基于CMR的技术是左房强化后T_1标测，可以直接进行信号定量分析。Iles研究表明，T_1弛豫时间和心室间质纤维化程度有直接相关性，Beinart等对左房后壁强化后T_1标测研究表明，心房颤动患者较非心房颤动对照组T_1时间显著缩短。校正年龄、心房颤动类型、高血压和糖尿病相关因素后，长的弛豫时间与左房内膜高双极电压显著相关。Ling等在20例对照、71例阵发性心房颤动和41例持续性心房颤动患者中，应用T_1标测程序来测量房间隔的T_1弛豫时间作为左心房弥漫纤维化的指标，同样，T_1弛豫时间和双极电压间存在正相关（$R^2=0.48$；$P<0.001$），长T_1弛豫时间是心房颤动首次消融术后12个月复发的唯一独立预测因素。然而，关于此技术的可重复性仍有争论。

仅左心房容积分析就能预测导管消融的潜在疗效。左心房对左心室充盈起重要作用，在心室收缩期起储备作用，而在舒张早期作为血液从肺静脉至左心室的通道。在舒张晚期，尤其是窦性节律下，对于左心室充盈起增压泵的作用。基于超声心动图、CCT、CMR影像的心脏周期不同时期的容积分析可以评估左房阶段性功能。最大（二尖瓣开放前）、最小（二尖瓣关闭过程中）和收缩前容积决定整体、被动和主动排空分数，分别反映储备、传导和收缩功能。Dodson应用CMR容积分析来评价左心房被动排空功能（作为通道功能的指标）与心房颤动肺静脉隔离后复发的相关性，346例患者中124例于术后2年后出现心房颤动复发，被动排空分

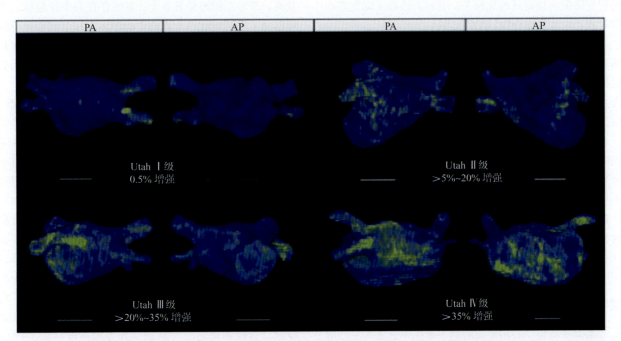

图9.3 左心房CMR影像（每幅图像均显示右前斜位和后前位影像），钆延迟显像高亮绿色区域为心房纤维化区域。Utah大学研发的该技术，根据纤维化程度将心房纤维化和结构重构分为Utah Ⅰ级（<5%），Utah Ⅱ级（5%~20%），Utah Ⅲ级（20%~25%）和Utah Ⅳ级（>35%）。Utah分级高，反映结构重构严重，与心房颤动消融术后高复发率相关，与消融术后发生显著逆重构的可能性较低相关（引自Mahnkopf C, Badger TJ, Burgon NS, et al.Evaluation of the left atrial substrate in patients with lone atrial fibrillation using delayed-enhanced MRI: Implications for disease progression and response to catheter ablation.Heart Rhythm.2010; 7: 1475-1481.）

数和复发风险具有强独立相关性（HR = 3.92；95% CI，2.01～7.65）。

研究左心房心动周期不同阶段功能的另一种方法是测量心肌形变。起初测量心肌形变是通过TDI技术测量不同心肌节段的应变和应变率实现的，从而测定左心房储备、传导和收缩功能。当前较多采纳的应变测量技术是二维斑点追踪技术，该技术避免了多普勒技术的角度依赖而且可重复性高。该技术追踪整个心脏周期的特征性的声学斑点，在心尖切面同时定量所有心脏节段的形变。94%受试者可测得整体纵向应变和应变率，而且重复性高。应用该技术发现糖尿病和高血压患者中反映左心房储备和传导功能的应变和应变率下降，甚至发生在左房增大所反映的进展性左心房重构之前。研究表明，在有危险因素的患者中，左房应变所反映的左心房储备功能是突发心血管事件的独立预测因素，优于左房面积和标化的左心房容积等传统危险因素。研究表明，在非瓣膜性心房颤动，对于血栓栓塞事件的预测价值，左心房应变所反映的储备功能下降优于基于临床危险因素的传统判断，研究表明慢性心房颤动卒中风险和左房储备功能呈负相关，独立于年龄和左心房容积。

许多研究将二维斑点追踪技术测得的左心房功能变量作为非侵入性左房纤维化的指标。在二尖瓣脱垂重度反流外科修复的非心房颤动患者和二尖瓣狭窄或心房颤动患者（64%在超声检查时为心房颤动心律）中，左心房应变降低与重度纤维化相关。其相关性高于标化左心房容积、左房射血分数、E/E'比率。

一些研究者已经比较了超声应变结果与Utah影像评估的纤维化程度。55例阵发性或持续性心房颤动患者，包括29%相关研究时为心房颤动者，持续性心房颤动较阵发性心房颤动应变值显著降低，左心房侧壁低应变是LGE-CMR所反映的左心房重度纤维化的独立预测因素（$r = -0.5$；$P = 0.006$）。最近，Watanabe等比较了左心房应变与侵入性电解剖标测的心肌纤维化程度。在52例阵发性心房颤动患者，将左心房16节段应变峰值时间不均一性作为主要结果变量，在低双极电压患者中不均一性显著增加（14.1±5.7 vs.8.0±5.1；$P = 0.0002$）。研究报道不均一性增加和左心房激动时间延长间显著相关（$r = 0.57$；$P = 0.0001$），进一步提示应变成像是提供有临床意义的左心房电解剖重构信息的非侵入性指标。

围手术期影像

左心耳血栓 心房颤动消融手术在导管进入左心房前，必须排除左房尤其左心耳血栓。长期以来TEE被认为是排除左心房左心耳血栓的金标准，左心房血栓的诊断敏感性为100%，特异性为99%，阳性预测值为86%，阴性预测值为100%。术中TEE可以引导房间隔穿刺，但需在全身麻醉下进行。同时也有研究提示TEE检查可能是心房颤动消融术中食管损伤和血肿的重要驱动因素。

CCT和CMR可以替代TEE排除左心房或左心耳血栓。多项研究探讨了CCT的诊断准确性，Romero对19项研究的2955例患者做了系统性回顾，结果显示，敏感性96%，特异性92%，阳性预测值41%，阴性预测值99%。当采用延迟显影时，诊断准确性可增加至99%，特异性达100%。CCT排除血栓的明显优点是该影像在消融术前采集，可在消融术中整合入三维电解剖标测系统，缺点是需要60～120ml碘造影剂，可能引起造影剂肾病，当应用64排CT和心电图门控程序时X线暴露可达2.5 mSv。

研究表明CMR鉴别左心房或左心耳血栓的能力与TEE高度一致。Rathi等报道，TEE和早期钆增强CMR或MR肺静脉造影结果的一致性达100%。

肺静脉解剖

自从Haissaguerre等发现从左心房延伸入肺静脉的肌袖是心房颤动触发灶的重要来源，环肺静脉电隔离便成为心房颤动导管消融的主要术式。消融常规应用电解剖标测来进行指导，一些中心将CCT或CMR影像整合到三维标测系统来重建左心房和肺静脉解剖作为手术标准步骤。因为对于阵发性房颤而言肺静脉解剖是导管消融12个月心房颤动复发的强预测因素，准确识别肺静脉解剖显得非常重要。所有患者中约47%四支肺静脉分离，37%左侧肺静脉共干，20%存在右中肺静脉。异常解剖（左肺静脉共干或右中肺静脉）在单因素分析时是减少心房颤动复发的保护性因素（RR 0.33；95%CI，0.14～0.81；$P = 0.02$），在多因素分析中也显示是无心房颤动复发的独立预测因素（RR 2.8；$P = 0.04$）。

CCT和CMR影像（图9.4）具有高度一致性。Hamdan等在44例行导管消融的阵发性（70%）或持续性心房颤动患者中对增强1.5-T CMR和多排双源CT进行比较，48%患者发现异常肺静脉。两种影像方法对于异常肺静脉识别（$\kappa = 0.87$；95% CI，0.77～0.97）和肺静脉口开口方式识别（$\kappa = 0.84$；95% CI，0.75～0.93）具有高度一致性，两种方法评估的肺静脉口横断面积之间具有强相关性（$r^2 \geq 0.94$）。同样，在32例因疑诊冠心病而行ECG门控高密度CCT检查和增强1.5-TCMR检查的患者中，CCT检查肺静脉清晰度显著高于CMR（100% vs.86%；$P < 0.0001$），X线暴露量平均为（5.1±2.2）mSv。尽管存在这方面差异，但两者在肺静脉口直径和评估左房解剖变异方面高度一致（95%；95% CI，92%～99%）。

消融术中标测

心房颤动导管消融术中常规应用电解剖标测系统来重建三维左房和肺静脉解剖，详细研究左房基质，并同时显示多根导管位置，可准确指导消融部位（图9.5）。

图9.4 左心房和肺静脉CMR影像。A.CMR四腔切面显示正常心脏解剖。左心房通过二尖瓣向左室正常排空。可见薄的房间隔，对于心房颤动导管消融的房间隔穿刺和左心房操作都很重要。B.心房颤动消融前的冠状位左房和肺静脉最佳增强影像。显示左心房和肺静脉与其他心腔内结构和纵隔结构间的关系。AA.升主动脉；DA.降主动脉；IAS.房间隔；LPV.左肺静脉；RA.右心房

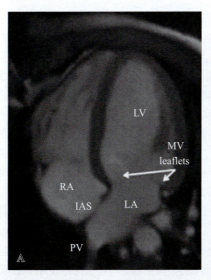
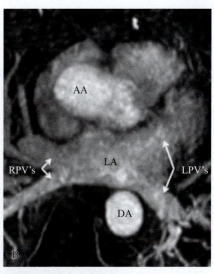

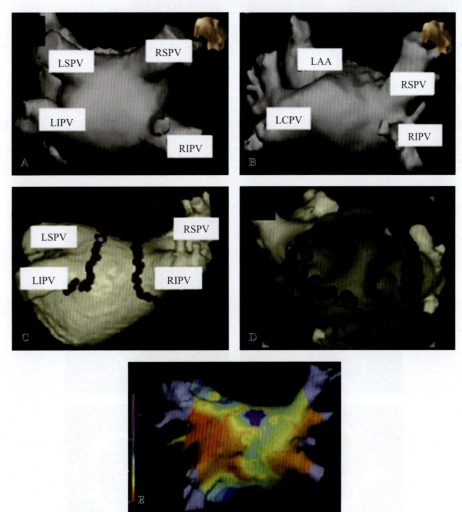

图9.5 导管消融术中应用的左心房影像，CCT左心房影像与三维电解剖标测相整合。A.Ensite Nav-X系统整合的三维影像（St.Jude Medical，Minneapolis，MN，USA）。后前位显示左心房后壁和肺静脉后壁，显示正常四支肺静脉解剖。该影像可通过任意角度来呈现，从而从任意角度展现心房解剖和心腔内标测和消融导管的位置。B.电生理术中最常见的解剖变异为左侧肺静脉共干。C.在整合的三维标测图上，可标注复杂碎裂电位等异常电位的部位。该图显示环左右肺静脉前庭消融线的左心房后壁部分。D.整合的三维图像可从任何角度展示，图示环右肺静脉前庭消融线的腔内观。E.整合的三维心房影像，可在CCT建立的心脏模型上显示不同的电学特征。图中展示持续性心房颤动患者每一个记录电位的双极电压，大面积红-橙颜色区域代表的低电压区表示该区域心房结构重构。LAA.左心耳；LCPV.左肺静脉共干；LIPV.左下肺静脉；LSPV.左上肺静脉；RIPV.右下肺静脉；RSPV.右上肺静脉

此系统的一个主要优点是可显著减少透视时间和X线暴露。为使此系统发挥最大作用，建立的解剖模型常常与CCT或CMR建立的三维解剖整合。起初Bertaglia等对573例首次消融的阵发性房颤患者的研究表明，相对于未进行肺静脉标测的节段性肺静脉口隔离或者没有影像融合的肺静脉标测指导下的环肺静脉隔离，将CCT或者CMR整合入电解剖标测系统能显著缩短手术时间和降低消融术后12个月心律失常复发率。随后，Caponi等的肺静脉隔离联合左心房线性消融的阵发性或持续性心房颤动患者研究表明，整合CMR影像可显著缩短透视时间，但对临床结果无影响。

心腔内超声（ICE）

ICE是另一种常用的围手术期影像工具（图9.6，图9.7），可以实时提供详细的解剖信息，而无须X线暴露，可获取二维或三维图像，图像可整合入电解剖标测系统［如CARTOSound software（Biosense Webster, Inc., Diamond Bar, CA, USA）］。

详细的心腔内解剖结构展示对于房间隔穿刺尤为有用。卵圆窝和房间隔"帐篷征"的直接可视化可具体判断房间隔穿刺针相对于主动脉根部的位置，而无须穿刺动脉并在主动脉根部置入导管。可加快初学者的学习进程，减少术者和患者的X线暴露，增加手术安全性。

ICE能显示左心房、肺静脉结构，以及标测、消融导管在心腔内的位置，为手术带来益处，如避免肺静脉口内消融减少、术后肺静脉狭窄，消融前保证足够的导管组织贴靠（图9.8，图9.9）。尽管在压力感知导管时代，这些功能的重要性相对降低，但研究表明，导管-组织界面直接可视化可增加手术成功率，利于在左心房后壁等危险区域滴定消融能量至最低有效能量，因此增加了手术安全性和有效性。可实时显示食管解剖，进一步增加左房后壁消融的安全性。

如前所述，TEE是心房颤动消融前排除左心耳血栓的金标准。猪模型研究表明，将ICE导管置入肺动脉获得的左心耳影像与TEE的成像效果相同，也有研究报道在人体使用ICE评估LAA也是可行的，但是置于右心房的导管与LAA间尚有一段距离，图像质量可能不一定理想。Saksena等已报道在评估左心耳血栓方面，ICE敏感性差于TEE，Baran等亦报道，在76例连续患者中，没有一例患者通过置于右心房的ICE导管透过房间隔能显示左心耳全貌。当ICE导管探头置入肺动脉时，87.5%的患者左心耳可适当可视化，在ICE不能使左心耳完全可视化的患者中，ICE对左心耳血栓的辨别能力仍与TEE完全等同。

ICE可显著增加三维标测和术前CCT或CMR影像

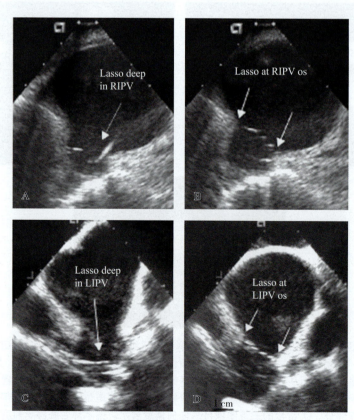

图9.6　Lasso导管置入右下肺静脉（A）和左下肺静脉（C）较深。心脏内超声可使Lasso导管正确置于肺静脉前庭（B，D）

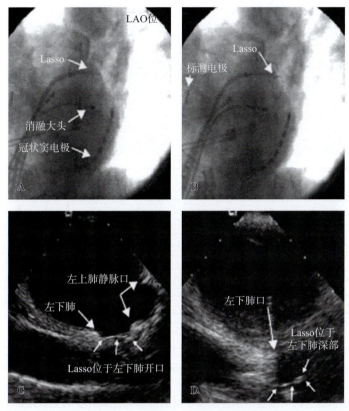

图9.7 Lasso导管位于左下肺静脉的左前斜透视影像（A、B）和相应的心腔内超声影像（C、D）。图A和图C示导管位于肺静脉前庭。消融过程中，Lasso进入肺静脉内大于1.5 cm（D）而透视影像上改变不明显（B）。LSPV. 左上肺静脉

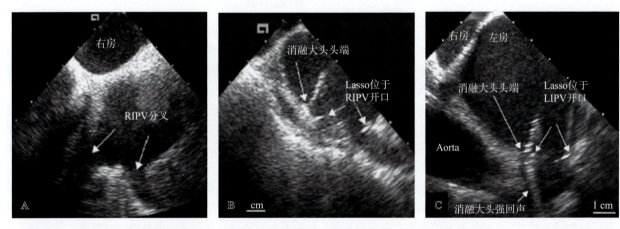

图9.8 复杂的右下肺静脉解剖（A，B），两个分支（箭头所示）共用一个肺静脉前庭（A）。Lasso导管位于真正的肺静脉前庭（B），使射频消融导管将射频能量作用于肺静脉心房交界处的心房组织（C），Lasso导管和消融导管位于左下肺静脉前庭，强回声来自消融导管

的融合准确性，纠正与三维标测相关的空间误差，减少X线暴露。Soundstar ICE导管除了能真实展示心内膜面之外，亦能够获得可直接被CARTO Sound（Biosense Webster）标测模块融合入电解剖标测系统的心内膜信息数据。整合入CCT或CMR图像的标测是一个安全且有效的选项，在复杂心律失常消融中亦如此。

术后影像

可逆转的重构　心房颤动消融术后，窦性心律维持3～6个月可发生心房重构逆转及左心房容积缩小。相反，房性心动过速的复发会阻碍左房重构逆转。重构逆转不仅指左房容积，一些功能性指标也会发生逆转。在

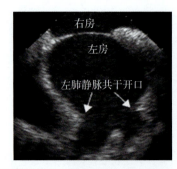
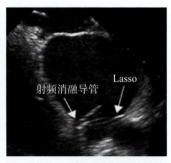
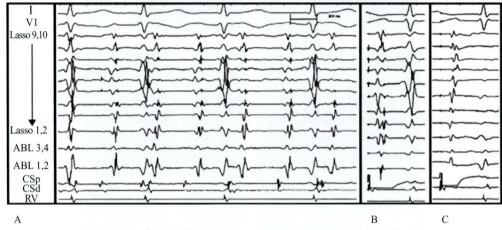

图9.9 上图示心腔内超声透过房间隔显示的左侧共干肺静脉影像,同时显示上下分支。右图,Lasso电极和消融导管置于肺静脉前庭。Lasso置于该位置,左肺静脉共干来源的房性心动过速发作时的每对电极均记录肺静脉电位,Lasso 1~2肺静脉电位最早。消融后,心动过速终止,但冠状窦起搏时Lasso电极仍可见肺静脉电位(B),进一步针对残存肺静脉电位消融,可达到肺静脉电隔离(C)

一项纳入33例阵发性心房颤动患者的队列研究中,心律失常微创外科术前仅有中等程度的左心房重构[平均左心房容积(42±12)ml/m²],术后3个月61%(12个月时比例达73%)患者左房容积至少降低15%。反映左心房储备、传导、收缩功能的左心房张力和左房应变率在术后12个月均得到显著改善。虽然结构和功能重构的逆转提示预后良好,但它并不能成为停止抗凝等治疗决策的影响因素。

不仅这些应变指标在成功消融后得到改善,基线指标也成为重构逆转程度的预测因素。Tops等对148例进行导管消融的阵发性或持续性心房颤动患者进行研究,窦性心律或心房颤动节律时基线TTE评估,TDI评估总应变。(13±7)个月后,63%患者的最大左心房容积减少至少15%,其中仅12%的患者心房颤动复发。37%患者没有发生显著的重构逆转,而这一组患者中心房颤动复发率为69%,研究提示逆重构与显著增加的左心房储备功能相关(19%±8% vs. 22%±9%; $P < 0.05$),基线指标是逆重构的重要独立影响因素(OR,1.81;95%CI,1.10~2.98;$P = 0.019$)。与此类似,Kuppahally等研究报道通过LGE-CMR评估的基线左心房纤维化程度是导管消融术后心房颤动复发率,以及左心房容积减少和左心房功能增加的重要预测因子。

瘢痕形成

虽然CCT已经能准确识别心室肌的纤维化,但CMR仍然是纤维化评估的金标准。近年来,CMR技术的发展使其能被应用于评估左房等薄壁结构纤维化程度。

Marrouche等已经成功将LGE-CMR技术应用于心房纤维化的评估,并且发现心房纤维化程度与导管消融预后相关。Dewire等应用LGE-CMR量化初次消融前的左心房纤维化程度,研究提示心房颤动持续时间是心房纤维化程度的主要决定因素。与诸多研究不同的是,该研究并未发现纤维化程度与被认为是左心房重构的驱动因素的诸多合并症相关,如高龄、高血压、糖尿病、肥胖、心力衰竭。

多个研究应用LGE-CMR评估心房颤动导管消融引起的瘢痕形成。Peters等首先报道将LGE-CMR应用于PVI后30d肺静脉前庭瘢痕的评估。随后Taclas等报道,在应用压力感知导管之前,电解剖标测图上20%的消融损伤并未形成CMR等检测到的瘢痕。Badger等报道,心房颤动消融术后3个月行CMR检查,提示PVI术后环肺静脉前庭的环状消融线存在漏点,仅7%的患者瘢痕覆盖整个肺静脉隔离环。此外,这些研究表明,该发现具有重要的临床意义,心房颤动未复发组66%±25%

环肺静脉前庭瘢痕形成，与此相对应，心房颤动复发组50%±25%肺静脉前庭瘢痕形成。重复的心房颤动消融可使随后的CMR检查显示的肺静脉前庭瘢痕的比例从56%±21%增加到77%±20%，同时也使瘢痕全覆盖的肺静脉数目增加。在一项样本量较小的重复心房颤动消融队列研究中，Spragg等报道CMR识别的瘢痕提示电解剖标测图上低电压区的阳性预测值为0.80（95%CI，0.78～0.83），阴性预测值为0.73（95%CI，0.68～0.78），表明CMR识别的环状消融线的漏点并不一定是肺静脉电位恢复的部位。

Arujuna等应用不同的CMR序列研究环肺静脉隔离后肺静脉连接恢复的原因。利用LGE-CMR显示精确的组织损伤和细胞坏死，以此与T_2加权序列呈现的组织水肿相对比。他们报道一种相对更高水平的延迟增强，而不是简单的消融后组织水肿，能预测术后11个月更低的心房颤动复发率。消融后3个月，瘢痕的范围趋于稳定，与消融后即刻相比，左心房消融损伤的范围降低了约7%。瘢痕形成的范围似乎可用于评估消融的预后，LGE-CMR识别的左房纤维化程度与术后12个月左心房逆重构（左心房最大容积的减少）和维持窦律的可能性之间存在正性线性关系。尽管压力感知技术对消融临床预后的影响仍在进行，值得注意的是，压力感知技术可以增加CMR可识别的肺静脉和左心房瘢痕范围。

肺静脉狭窄

肺静脉狭窄是肺静脉口部消融的常见并发症，环肺静脉前庭隔离大大减少了肺静脉狭窄的发生，但不能因此放松警惕。心脏超声、CCT、CMR或直接的侵入性血管造影均能显示肺静脉的解剖及肺静脉狭窄。非侵入性检查中，只有心脏超声和CMR能提供血流动力学的功能信息，虽然与CMR相比，TTE似乎低估了狭窄的严重性。当影像技术提示肺静脉狭窄存在残余血流时，应用球囊扩张或支架置入实现肺静脉再通是可行的。

几项利用ICE技术的研究均表明消融术后均出现小的但具有统计学意义的肺静脉口径的缩小，以及肺静脉血流速度的增加。但术后即刻的肺静脉口径的减小似乎与最终的肺静脉狭窄并不存在很强的相关性。在一项纳入95例环肺静脉隔离患者的研究中，消融术后肺静脉血流速度明显增加，但其与随后的肺静脉狭窄相关性很小。所有患者均在术后3个月进行肺静脉的CTA检查。在380支消融的肺静脉中，CTA检查发现2支（1%）出现严重狭窄（＞70%），13支（3%）出现中度狭窄（51%～70%），62支（16%）出现轻度狭窄（≤50%）。因此，笔者得出结论，认为术后即刻的肺静脉血流速度增加似乎并不是慢性肺静脉狭窄的预测因子。这个研究支持了消融术后肺静脉狭窄是渐进性形成的假说，可能包含了血栓的形成及内膜的增生。目前仍不清楚采用何种标准评估哪些患者需要术后随访，但有一些标准已被应用于临床，如肺静脉血流速度大于1m/s或者消融后即刻肺静脉管腔的显著缩小。

心房食管瘘

许多患者中，食管紧邻左心房后壁，尤其是左下肺静脉。心房食管瘘是心房颤动消融术后少见的并发症，至少0.03%的发生率，继发的空气栓塞、败血症、心内膜炎、胃肠道出血等引起的死亡率超过80%。典型表现为手术14d后出现发热合并神经系统症状体征，CCT或CMR能确诊并能评估损伤的程度及严重性。充分理解食管与左心房后壁的关系对避免心房食管瘘的发生至关重要。

左心房-肺静脉连接处心肌厚度仅2mm，比其他部位心房肌薄，增加了热量传导至食管壁的可能性。为了减少食管损伤，射频消融过程中建议消融左心房后壁时采取滴定能量消融并避免直接在食管与左心房紧密相贴部位消融。消融前充分了解食管与左心房后壁及肺静脉口的毗邻关系可能会降低食管损伤的风险。诸多影像技术可使食管显影，如CT、MRI、术中吞钡、鼻胃管或温度探针的放置等，均可在电解剖标测过程中标记食管。应用CARTO Sound（Biosense Webster）技术并将三维ICE生成的影像融合到电解剖标测图中，要优于传统的食管标记，可能会减少射频消融术中食管的损伤。

ICE技术可提供消融过程中食管的实时影像，消除了由于消融前或术中解剖移位而导致的食管位置的不确定性。ICE不仅能提供食管的准确位置，还能提示纵向的连续接触的范围，以及食管壁的厚度、心房壁的厚度、任何介于两者之间的组织厚度。ICE在显示食管纵向走行，以及与左心房关系的准确性方面堪比MRI。ICE能清楚地显示与射频能量传递至心房肌相关的形态改变，以及食管的累及。Ren等的研究已经展示ICE在监测食管壁损伤的形成、损伤的扩展等方面的应用，结合射频能量的滴定，能预防食管损伤。更早的数据，应用ICE观察8mm非灌注导管在左心房后壁消融形成的微气泡，关于微气泡的形成预测食管损伤，以及采用包括为了避免食管损伤尽可能避免微气泡形成的策略，该研究得到相互矛盾的结果。这可能是由于微气泡形成后有一个很长的潜伏期，允许消融及时终止，预防食管损伤的发生。

心脏影像在左室标测和消融中的应用

心腔内超声

Callans等进行的实验研究显示了ICE在识别猪模型中急性前壁心肌梗死相对应部位瘢痕的有效性，研究中相控型ICE直接送入左心室。与其他以超声为基础的影像学一样，慢性的梗死瘢痕化心肌在超声下表现为变薄的心肌及增强的回声。ICE识别的梗死区域与三维电解剖标测及病理分析所显示的梗死区域高度吻合。

在室性心动过速的临床管理中，将ICE导管经股静脉途径送至右心室，相控型ICE能显示左心室、左心室流出道，主动脉窦，包括左室腔所有区域的瘢痕。在ICE的引导下，标测和消融导管能被准确地放置到一些特定的结构，包括二尖瓣环、乳头肌、左室腔假腱索或者冠状窦（图9.10）。ICE影像能实时显示消融损伤的形成，但在心室消融过程中，由于相邻组织的水肿有相似的ICE影像表现，ICE容易高估消融损伤的大小。消融过程中，作为组织过热的指标，微气泡的形成能被检测到，心包积液也能被快速检测到。

在冠状窦中消融，相控型ICE的作用显得非常重要。冠状动脉造影仍然是显示冠状动脉起源与射频消融导管位置关系的金标准，特别是当ICE与CARTO电解剖标测相融合时，ICE影像能提供射频导管头端与冠状动脉开口的实时距离，能够在冠状窦消融过程中监测微气泡的形成。

在一项纳入11例患者的小型队列研究中，Jongbloed等评估了ICE在不同起源室性心动过速消融中的可行性。室性心动过速的原因：特发性右心室流出道室性心动过速3例、缺血性心肌病5例、致心律失常性右心室心肌病2例、肥厚型心肌病1例。ICE能成功识别既往心肌梗死患者的心室运动不良和运动消失的区域、ARVC患者的局部憩室。室性心动过速能在这些区域被诱发，这些区域成为消融的靶点。ICE能在所有患者中成功确定消融过程中足够的导管贴靠，无并发症发生。Lamberti等研究ICE在左室流出道消融中的应用，左心室流出道室性心动过速的起源可能邻近主动脉瓣瓣叶或冠状动脉开口，在这些部位消融存在一定的风险。X线透视不容易定位这些部位，而ICE可清晰显示。对5例起源于主动脉二尖瓣连接部的室性心动过速进行ICE引导下的射频消融，均获得成功，且无手术并发症发生。ICE能清晰地显示主动脉根部的解剖，以及消融部位与冠状动脉开口的位置关系。另外，ICE还可用于评估术中导管的稳定性及组织贴靠程度。

乳头肌可能是室性心动过速的起源部位，不管这些患者有无心肌梗死病史。二尖瓣和乳头肌解剖关系复杂，导管在此难以进行稳定贴靠。ICE能清晰显示乳头肌，有利于导管在心内膜对其及其相邻结构进行标测和消融。Bogun、Good等分别将ICE用于缺血性心肌病、非器质性心脏病患者的乳头肌定位。Crawford等应用ICE能更好地定位右心室乳头肌室性心动过速的起源部

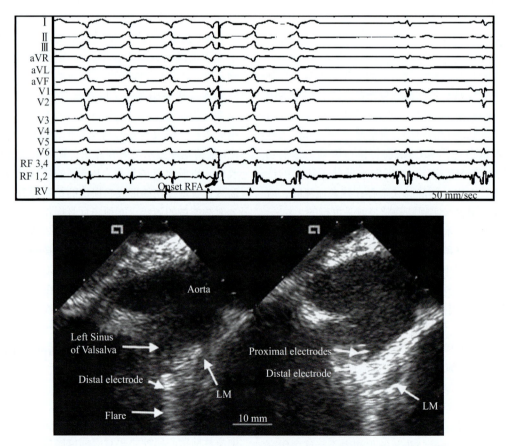

图9.10　上图为电轴向下的室性心动过速，电生理标测提示室性心动过速起源于左冠窦，4mm盐水灌注导管消融后心动过速很快终止。放置在右侧的心腔内超声导管实时监测射频能量的发放，它可以清晰地分辨主动脉根部和瓣膜、消融导管的近端和远端电极、导管头端放电，以及左主干（LM）冠状动脉的近端和远端。可以观察到左主干动脉的近端和远端与消融导管头端相距很近（10～13mm），射频消融过程中无动脉损伤发生

位并确保导管与组织的良好贴靠。ICE能很好地分辨出乳头肌室性心动过速的出口位置,不管是插入端位于室间隔的间隔部乳头肌、位于右心室游离壁的前组乳头肌还是位于心尖部的后乳头肌。

经皮心包内超声 经皮心包内超声(PICE)是ICE在室性心动过速消融中的另一种应用方式。Horowitz等报道了其中心在应用PICE进行心包内标测和消融的经验。ICE导管通过心包鞘管被送至心包腔内。它可以搜集所有心腔详细的影像信息,能有效指引导管在心腔内或心包腔进行操作。由于更好的近场视觉,PICE比心腔内超声拥有更高的分辨率。与TEE相比,PICE能更清晰地显示TEE难以显示的结构,如左室游离壁、左肺动脉、右冠状动脉、左心房后壁。PICE能清晰地显示腔内ICE难以显示的部位,另外,PICE可避免腔内ICE导管操作的不稳定性及腔内其他导管的干扰。PICE能准确识别心肌瘢痕的范围,从而提高与电解剖电压标测结果的吻合程度。

CARTO Sound(Biosense Webster)标测技术,将ICE影像融入到电解剖标测系统,Khayakin和Bunch等将其用于合并器质性心脏病的室性心动过速导管消融。ICE能清晰显示乳头肌、肌小梁等心腔内结构。ICE识别的瘢痕范围与电解剖电压标测的低电压区高度吻合(图9.11),ICE能帮助导管实现良好的组织贴靠,尤其在一些特殊部位,如心肌隐窝、动脉瘤、肌小梁等。在复杂的标测操作过程中,与传统的点对点电压标测相比,ICE能准确地识别瘢痕边界,从而更快更好地阐释缺血性心肌病或扩张型心肌病心律失常发生的机制,有利于识别室性心动过速折返环的关键峡部。

心脏磁共振(CMR)

CMR可评估心室机制,在复杂的标测消融操作前,CMR可帮助制定操作策略。CMR检查T_2加权像可识别近期心肌损伤引起的水肿,T_1加权像可识别脂肪替代,T_2加权像、T_1加权像、应用钆剂后延迟增强三者结合的CMR检查能准确识别心肌纤维化并评估其范围和程度,明确了心室功能不全的原因,冠状动脉灌注区域的心肌纤维化的识别有利于区分纤维化的发生原因为缺血引起还是非缺血因素引起(图9.12)。在非缺血性心肌病中,CMR技术能准确定位并量化心内膜下、心肌中层、心外膜下的纤维化,从而决定标测消融的路径(图9.13)。对于一些非缺血性基质,CMR信号非常具有特征性,从而形成特定的诊断标准。

关于心肌纤维化,侵入性的电解剖标测记录到的电生理特性与潜在瘢痕的范围和深度相关,提示术前将影像资料融入电解剖标测系统的必要性,通过融合CMR或CT影像,心电信号可清楚地显示在三维解剖模型上,从而更好地阐释心律失常发生的机制。高分辨率CMR影像能显示明显融合的瘢痕结构并能提示瘢痕中的传导通道,虽然电解剖标测也可以在窦性心律或起搏节律下通过局部异常的心室电位(有别于远场心室电位)识别

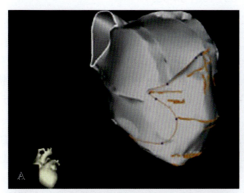
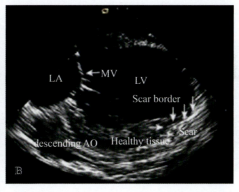
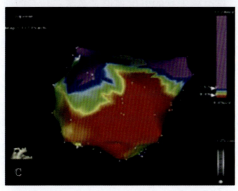

图9.11 A.应用Soundstar ICE导管和CARTOSound标测系统构建的左心室三维重建图,用于描述前心尖部位的瘢痕;B.左心室二维长轴图显示因发生过心肌梗死而变薄的心肌;C.左心室的CARTO电解剖双极电压标测图显示前心尖部位瘢痕(电压<0.5 mV);CARTOSound系统能精确定义心肌瘢痕的范围,与电解剖标测图高度吻合。MV.二尖瓣

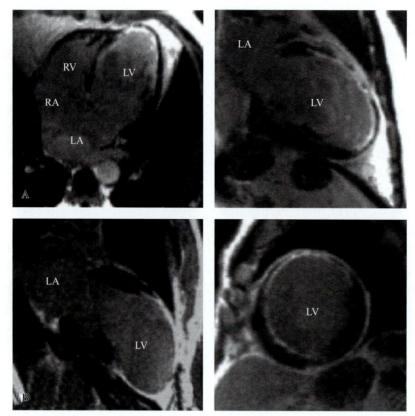

图9.12 延迟增强的心脏磁共振检查显示心内膜下或透壁的瘢痕形成,提示缺血性心肌病。A.显示沿左前降支(LAD)梗死区域分布的左心室前壁及心尖部心肌被纤维组织替代;B.左前降支(LAD)、右冠状动脉(RCA)两支血管灌注的心肌均发生梗死。前壁心肌明显变薄提示局部形成透壁瘢痕(引自McCrohon JA, Moon JCC, Prasad SK et al.Differentiation of heart failure related to dilated cardiomyopathy and coronary artery disease using gadolinium-enhanced cardiovascular magnetic resonance.Circulation.2003;108:54-59.)

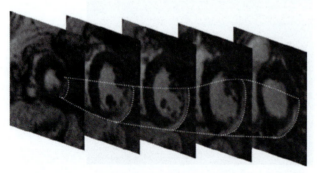

图9.13 1例扩张型非缺血性心肌病患者,连续的短轴延迟增强心脏磁共振图像显示左室侧壁心外膜下纤维化,从基底部延伸到心尖部。图中点状虚线描记出心外膜瘢痕的轮廓[引自Bogun F, Desjardins B, Good E et al.Delayed-enhanced magnetic resonance imaging in non-ischaemic cardiomyopathy.J Am Coll Cardiol.2009;53(13):1138-1145.]

这些通道,但CMR能更好地呈现心室壁更深部位的纤维化。

近些年来,MR技术已发展成为电生理操作过程中除X线透视引导外可供选择的影像技术。它克服了传统标测技术的一些缺陷,包括影像与电解剖融合的不准确性、消融过程中局部组织改变缺乏实时的反馈。这些技术已经克服CMR在电生理操作中应用的传统缺点,如导管加热、电流感应、影像失真、电磁干扰等。

最初的动物实验已经证明,在MRI环境下,使用磁导航引导操控磁感应标测、消融电极,或在MRI兼容起搏和记录系统辅助下进行临床手术的可行性。近年来,数个研究团队术中运用1.5T临床MRI扫描指导CTI的标测和消融。这个系统使用了专门研制的MRI环境下抗电磁干扰的电生理记录系统;与专门研制的消融导管相匹配的标准射频发生器,这种消融导管可减少电磁干扰、不必要的加热、导管移动、射频引起的电流感应、静电干扰、MR扫描的梯度磁场;与MRI相匹配的引导平台,该平台可将电解剖信息与MRI生成的三维解剖相融合。重要的是,这个系统可对消融导管进行MRI动态追踪,消融导管头端植入了微型的MRI接收器,通过接收器接收到的信号,消融导管的头端能被成功进行定位(图9.14)。通过获取包含心脏和胸腔静脉信息的三维数据信息,系统能自动构建心腔三维模型。三维模型上,导管头端的信号接收器显示为虚拟的导管图标。通过反复的实时的标准CMR序列比对可以准确地对导管进行实时追踪。

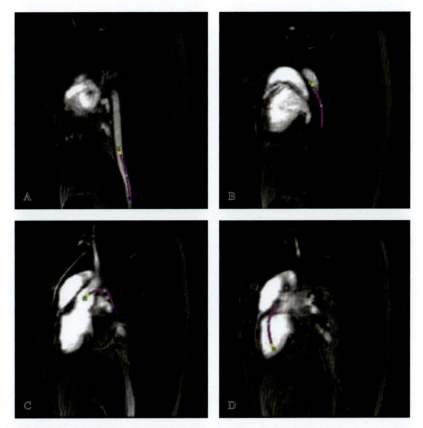

图9.14 心脏磁共振对标测消融导管进行实时动态追踪,经降主动脉往前上送(A,B),跨过主动脉弓(C),进入左心室(D)。导管的投影基于追踪线圈的定位,显示为彩色的点。心脏磁共振影像的呈现是根据追踪线圈(绿色方形)的定位进行自动选择(引自Dukkipatti SR, Mallozzi R, Schmidt EJ et al.Electroanatomic mapping of the left ventricle in a porcine model of chronic myocardial infarction with magnetic resonance-based catheter tracking.Circulation.2008;118:853-862.)

随着这项技术的进一步发展,不同机制下更复杂心律失常的标测和消融成为可能,它将第一次收集到导管头端的实时信息、消融点的三维信息以及消融点与周围结构的邻近关系。

总结

心脏影像学研究在目前的侵入性电生理标测和消融操作中扮演着不可或缺的角色。从指导合适的手术患者的选择,到术前心脏基质的评估,再到术中导管移动的显示、组织贴靠、消融损伤形成,最后到术后操作成功率及并发症的评估,影像技术已被运用到标测和消融全过程中。ICE,可提供实时的腔内操作信息、可被融合到三维标测软件中,被完美地运用到整个操作过程中;CMR,可在不产生电离辐射的情况下提供心脏的解剖和功能信息,并能精确地定义心肌纤维化;CCT,适合提供包括心外膜冠状动脉在内的心脏解剖信息,还能在多种临床环境下轻松获得心肌纤维化及心脏生理功能的相关信息。这些技术的发展将提升影像与三维标测系统的融合程度,提高无射线情况下导管的实时指引功能,提供更详细的关于心律失常基质的实时信息,加强消融导管与三维环境的互动,促进消融损伤的形成。

(江苏省人民医院 居维竹 译)

第三部分

房性心动过速及心房扑动的导管消融

第10章

局灶性房性心动过速的消融

Jonathan M.Kalman, Bhupesh Pathik, Peter M.Kistler

关键点

解剖
- 在解剖分布上，局灶性房性心动过速的病灶表现出双房的特征性解剖学分布。
- 右心房房性心动过速最为常见，其中2/3起源于界嵴。

病理生理学
- 局灶性房性心动过速可由微折返、自律性异常或触发活动引起。
- 在射频消融时代，这些机制的差别与消融治疗的结果并无太大关系。

心律失常诊断
- 区分局灶性房性心动过速和其他心律失常必须从体表心电图和电生理学检查两个方面进行。
- 鉴别诊断主要包括：微折返房性心动过速，房室结折返性心动过速和房室折返性心动过速和不适当的窦性心动过速。

标测
- 首先可以从仔细评估P波形态中得出起源的可能区域。
- 详细的电生理学评估需要三维标测系统，该系统可用来寻找与P波起源相关的最早激动点。
- 相近的解剖位点必须被单独标测。

消融
- 消融终点包括所有自发房性心动过速活动的消失和不能再被诱发。
- 预期的消融成功率可超过80%～90%。

引言

局灶性房性心动过速（atrial tachycardia，AT）是室上性心动过速（supraventricular tachycardia，SVT）一种常见形式。它在接受导管消融的SVT中占5%～15%。局灶性房性心动过速的特点是自心房内的局灶离心扩布。局灶性房性心动过速通常呈阵发性、自限性，但在一些患者中心动过速是持续的，可能导致心动过速介导的心肌病（tachycardia-mediated cardiomyopathy，TMC）。局灶性房性心动过速也可能导致其他房性心律失常，如心房扑动和心房颤动（AF），同时伴有继发性心房重构。

局灶性房性心动过速通常对药物不敏感。随着射频（RF）消融的出现，这类心动过速的治疗具有高的远期成功率。更重要的是，其解剖分布的特点更利于局灶性房性心动过速标测和消融。此外，使用复杂的三维（3D）标测技术极大地提高了定位的准确性，但是，P波分析与传统的多极标测技术仍然是重要的辅助工具。

局灶性房性心动过速的经典机制：自律性异常、触发和微折返，但在消融时代，其机制似乎不太重要，因为这些不同的机制在激动标测上有类似的表现。本章将从解剖分布、病理生理学、标测技术和消融方面讨论局灶性房性心动过速。

房性心动过速位点的解剖分布

房性心动过速起源部位并非随机分布在整个心房内，而是在一些特征性解剖结构（图10.1A，图10.1B），在一般情况下，右心房（RA）是最常见的病灶起源部位，占55%～63%。在RA内，最常见的病灶起源于界嵴（crista terminalis，CT，接近2/3），其中，起源于上、中界嵴最常见，而起源于下界嵴最少见。其他常见的位点有三尖瓣环（tricuspid annulus，TA）、冠状静脉窦（coronary sinus，CS）口、结周（parahissian）区域，右心耳（RA appendage，RAA）和右心房间隔。在左心房（LA），病灶则依次可能起源于肺静脉（pulmonary vein，PV）的开口，二尖瓣环（mitral annulus，MA），左侧房间隔，左心耳（LA appendage，LAA）和冠状窦体部的肌束。分布在这些解剖位点的原因还不清楚，但各个解剖部位应该有各自不同的原因。尽管起源点有一定的解剖分布特点，但仍应注意心动过速的起源点可能来自不常见的或以前没有被报道过的位点。

界嵴

Kalman等首先运用心腔内超声确认右心房局灶性房性心动过速2/3起源于界嵴。局灶性房性心动过速起源最常见的部位是上界嵴，中界嵴其次，下界嵴最少。起源于此处的房性心动过速多见于40岁以上的女性，其特征是微折返（程序刺激可诱发和终止），并可能有多个位点。虽然这种分布特性的原因还不清楚，但界嵴可能具有某些重要的电生理特性。界嵴是一个各向异质性传导的区域，横向传导慢、纵向传导快，有可能在心房重构时提供了微折返的基础。此外，界嵴的解剖位点是沿着窦房结复合体分布的，因此受到自主神经的支配。

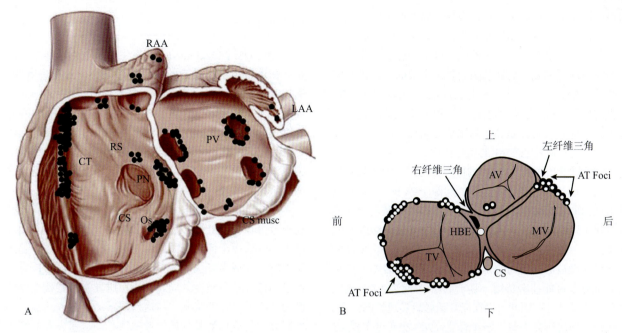

图10.1 A.局灶性房性心动过速解剖分布示意图；B.起源于瓣环和主动脉窦的房性心动过速分布

AT.房速；AV.房室；CS.冠状窦；CT.界嵴；HBE.希氏束电图；LAA.左心耳；MV.二尖瓣；Os.开口；PN.结周部；PV.肺静脉；RAA.右心耳；RS.右间隔；TV.三尖瓣

在讨论起源于界嵴的心动过速时，窦房结折返是否代表一类独特的临床类型还值得进一步探讨。此类心律失常可被定义为能被程序刺激诱发和终止，其P波形态（P-wave morphology，PWM）与窦性P波相同或相似的一类心动过速。然而，因为窦性PWM（如窦性心律失常）的多变性，这个定义很难严格的适用，我们可以认为这类心动过速与起源于界嵴的房性心动过速同义。因此，也许应该停止使用窦房结折返性心动过速这个术语。

三尖瓣环

在一个右心房局灶性房性心动过速的系列研究中，约13%起源于TA，而且主要起源于TA的上部和前下，且以前下多见。而在另一组患者中，局灶性房性心动过速仅起源于TA上部。此外有病例报道局灶右心房速起源于TA下侧部或前侧部。在两个动物实验中，McGuire等描述了在整个TA周围有房室结特征的细胞存在。这些细胞组织学上与心房肌细胞相似，但其细胞电生理（EP）类似房室结细胞，对腺苷有反应，并缺乏缝隙联接蛋白CX43。可以推测，这些细胞可能是起源于TA周围的房性心动过速的基质。

冠状静脉窦口

Kistler等报道，接近7%的接受房性心动过速消融的患者其房性心动过速起源于CS口。其特点是冠状窦瓣区域心肌纤维方向的突然改变。大多数起源于CS口的局灶性房性心动过速可能具有折返特性。据推测，这种纤维方向的改变导致了传导方向的异质性，从而为折返的起始提供了必要的条件。

中线心房结构：His束旁（结周），房间隔（左或右）和无冠窦

在起源于上述解剖区域的局灶性房性心动过速中，存在很多起源和命名上的混淆。His束旁和结周这两个词可互换使用。此外，起源于左侧或右侧房间隔的心动过速也包括了起源于结周区域的心动过速。此外，有学者认为，由于具有类似的电生理学特性，His束旁心动过速只是TA心动过速的一个组成部分。无冠窦起源的房性心动过速或者只是作为起源于结周区或前间隔心动过速的一个出口区域。在这一假设中，无冠窦只是提供了实际起源于结周区房性心动过速消融的安全途径。笔者认为，从上述区域起源的心动过速应被视为一类特殊的临床类型，每个区域都需要仔细的标测。极少情况下，房性心动过速从左或右冠窦起源。

右心耳

这些少见位点起源的心动过速通常是无休止的，因此可能与TMC有关。Roberts-Thompson等研究认为，RAA心动过速最常起源于右心耳的侧面基底部或心耳顶部，前者多见。而Freixa等报道则提示其中高达60%起源于右心耳顶部。两项研究均表明RAA房性心动过速多见于男性。

肺静脉

肺静脉作为病灶在引发阵发性心房颤动中发挥的作

用被广泛认可。这些患者常常表现为局灶性房性异位心律、非持续性房性心动过速至阵发性心房扑动或心房颤动。在这一类患者中，在一根或多根肺静脉中存在许多不同的病灶。因此，局灶消融通常是失败的，而是需要环肺静脉隔离。但是，有一类病灶位于肺静脉的患者，只表现出局灶性房性心动过速这一种心律失常，这些患者中的大部分人可能是真正的局灶性病灶。这一类局灶性房性心动过速较诱发 AF 的病灶相比，周长更长，且多来自肺静脉开口（而不是来自肺静脉深处）。大多数局灶性房性心动过速起源上肺静脉。起源于 PV 的 AT 总是自发出现而非程序刺激所诱导，提示自律性或触发活动异常。在个别病例中，上述起源 PV 的 AT 可被讲话或吞咽所诱发。一些患者由于持续 AT 而出现 TMC。尽管 TMC 在导管消融后心功能可完全恢复，近来研究表明，微小的心室异常可能还会持续。鉴于上述 PV 起源 AT 的病灶是单一或局灶的，因此可以在局灶消融后实现长期治愈。一项长期随访研究表明，导管消融后 96% 患者可实现 AT 治愈，其随访平均时间为（7.2±2.1）年。没有患者进展为心房颤动。此外，几乎所有肺静脉来源的房性心动过速患者复发都起源于原来的病灶。

二尖瓣环

二尖瓣环是第二常见的左心房局灶性房性心动过速的起源位点。在左心房房性心动过速中，约 1/3 的房性心动过速起源于二尖瓣环。二尖瓣环上部，邻近主动脉瓣二尖瓣连接处和左纤维三角区域是最常见的二尖瓣房性心动过速位置。Gonzalez 等发现，在小鼠模型中，胚胎发育的早期阶段这两个结构之间存在专门的传导系统，并假设该系统的残余物可能为起源于此区域的局灶性房性心动过速提供基础。而且，Wit 等观察到，二尖瓣前叶的肌纤维与左心房的心肌是连续的。这些纤维具有房室结的特征，具有自发的自律性及传导的各向异性，这为自律性异常或微折返提供了潜在的基础。

左心耳

左心耳局灶性房性心动过速最常起源于左心耳的基底部。在 Yamada 等的研究中，所有左心耳房性心动过速均起源于左心耳基底部，特别是内侧，偶有报道起源于左心耳顶部或心外膜。

冠状静脉窦肌肉组织

Badhwar 等发现，约 3% 接受导管消融的局灶性房性心动过速起源于冠状窦肌肉组织。术中通过冠状窦标测发现，从冠状窦口到最早心内膜激动点的平均距离是（3.6±0.5）cm。心动过速时该位点总是提前于左房心内膜最早激动点。所有患者可记录到冠状窦内尖锐电位，其早于冠状窦心房电位，其可经冠状窦内成功消融。

病理生理学

导致局灶性房性心动过速发生的病理生理学还不清楚。在做过组织学检查的局灶性房性心动过速患者中，病灶起源部位心肌正常和不正常者均有报道。McGuire 等报道了 4 例异常心肌的患者，其中 2 例有广泛的心肌纤维化，另外 2 例有心肌细胞肥大和心内膜纤维化。所有患者都有结构性心脏病。其他的报道还发现有单核细胞浸润，间质细胞增殖，脂肪组织岛，变薄和成泡。这些变化可能为微折返和自律性异常提供基础。

Higa 等证明了低电压区的存在，这提示房性心动过速患者中存在局灶性心房病理学改变。其中房性心动过速大多数起源于低电压区内部或边界。它们中许多起源于界嵴，表现为以快速的纵向传导和缓慢的横向传导为特点的传导各向异性。局灶性心房肌异常可能就是局灶性房性心动过速的基础。与这些观察结果一致的是，一些研究发现成功消融的局灶性房性心动过速患者的消融位点低电压、碎裂电位，这提示了缓慢传导和可能的心房病理学改变。然而，这种现象并不普遍，可能与界嵴的某一解剖位置有关。

但是，局部结构异常最有可能成为产生局灶性放电或微折返的机制，局灶性房性心动过速也可表现出提示自律性异常或触发活动的电生理学特征。陈适安等在 36 例房性心动过速患者中应用起搏和药理学方法对其机制进行了综合研究。其中 7 例患者自律性房性心动过速具有以下特点：①房性心动过速仅在应用异丙肾上腺素时被诱发；②程序刺激不能诱发或终止房性心动过速；③房性心动过速可以暂时被超速起搏抑制；④普萘洛尔可终止所有的房性心动过速；⑤腺苷、双嘧达莫、维拉帕米、Valsalva 动作、按压颈动脉窦及依酚氯铵不能终止房性心动过速；⑥单相动作电位记录没有发现后除极。9 例与触发活动有关的房性心动过速者具有以下特点：①在心房起搏下，房性心动过速的启动具有可重复性，依赖于实现心房起搏周长的临界范围；②房性心动过速起始前，在单相动作电位记录到了延迟后除极；③程序性刺激可重复终止其发作；④未发现拖带现象，但超速抑制可被证实；⑤腺苷、双嘧达莫、普萘洛尔、维拉帕米、Valsalva 动作、按压颈动脉窦和氯化依酚氯铵可终止房性心动过速。有 20 例患者是由微折返导致的房性心动过速。其特点包括：①可由程序刺激诱发和终止房性心动过速，并具有可重复性；②可被显性和隐匿性拖带；③触发期前收缩和房性心动过速的第一个心搏间期与心房期前刺激起搏的联律间期成反比关系；④腺苷、双嘧达莫和维拉帕米在大多数情况下可终止房性心动过速。

电生理特征的显著重叠限制了机制的分析。例如，程序刺激可以诱发和终止触发活动和微折返。但是，触发活动可能依赖于周长，但是缩短起搏周长也可能诱发折返。

利用腺苷来区分房性心动过速的机制显示了不一致的结果，可能是因为部分研究中使用了不同的定义。在近期严格区分了局灶性和大折返性房性心动过速后的研究中，则显示了较为一致的结果。Markowitz等发现，局灶性自发性房性心动过速可以暂时被腺苷抑制，但不能被腺苷终止，具有微折返或触发活动特点的房性心动过速可被腺苷终止。相比之下，大折返房性心动过速对腺苷不敏感。Iwai等观察到类似的现象，他们运用三维电解剖标测心动过速的环路，确保可以准确地区分局灶性和大折返。

在导管消融的时代，探讨心动过速机制的相关性受到了质疑。为明确房性心动过速患者的发病机制是否会改变消融的结果，陈适安等进行了文献研究。房性心动过速被分为自律性或非自律性。分析发现，房性心动过速的机制不能预测消融是否成功或初次成功后是否复发。

多形局灶性房性心动过速（multiple focal AT）

首先，这个术语必须与多源性房性心动过速（multifocal AT）区别，其指的是触发病灶持续变化，多见于进展期肺部疾病患者。多形局灶性房性心动过速指的是具有一个以上持续性病灶的心动过速，第二个病灶可能在第一个病灶消融后被发现，或少见地出现两个病灶之间存在竞争，一个病灶可能触发另一个病灶，反之亦然。Hillock等描述了258例房性心动过速患者中，10例患者有一个以上的病灶（4%），这些患者的平均年龄为54岁，均为女性，其中，7例患者有2个病灶，3例有3个病灶，房性心动过速定位在界嵴、CS口、三尖瓣、二尖瓣环和肺静脉口，23例病灶中有22例（96%）消融成功，消融成功后2年的随访中无一例复发。

心动过速介导的心肌病和房性心动过速

最近的研究发现，在局灶性房性心动过速患者中，25%的患者表现为持续性房性心动过速，10%的患者出现了TCM。持续性心动过速患者中TCM的发生率为37%。对比出现与不出现TCM的持续性房性心动过速患者，没有发现明显的病因差异，所以有学者提出，可能存在潜在的遗传倾向。心耳起源的房性心动过速患者，持续性心动过速（84%）和左心室功能不全（42%）的发生率较高。肺静脉起源的患者，持续性心动过速的发生率也较高（59%）。在成功消融后，97%的患者平均3个月后恢复左心室功能。在长期随访中，这些患者左心室功能仍然正常，但与对照组相比，MRI可以显示包括轻微的左心室扩大、低射血分数（EF）（虽然在正常范围内）在内的轻度异常，在T_1像（没有明确的延迟强化区）中存在轻度弥漫性纤维化。上述长期随访异常的临床意义尚不清楚。

诊断与鉴别诊断

局灶性房性心动过速患者可能出现反复发作的非持续性窄QRS心动过速或持续性心动过速，有时很难与其他SVT或心房大折返相鉴别。

不适当窦性心动过速 vs. 局灶性房性心动过速

通过心电图鉴别房性心动过速和窦性心动过速有时是很难的，尤其是源于上界嵴的心动过速。虽然房性心动过速的P波与窦性P波的形态通常不同，但在源于上界嵴的房性心动过速中，P波可能在临床上难以区分。突然发作和终止的心动过速或通过3~4个心跳的温醒或冷却现象支持房性心动过速，而窦性心动过速通常在30秒钟至数分钟内逐渐增加和减少。不适当窦性心动过速（inappropriate sinus tachycardia，IAST）总是呈现为长RP心动过速（RP>PR），而根据房性心动过速的频率和房室结传导特性的不同，局灶性房性心动过速的RP间期可长可短。

IAST患者有异常快的静息心率，并且轻微的活动就可引起超出预期的心动过速。可定义为日间静息心率超过100次/分，并且24h动态心电图监测的平均心率超过90次/分。在确诊时，要排除继发原因引起的窦性心动过速。一般情况下，除非怀疑局灶性房性心动过速，否则不推荐这类患者进行电生理检查。一些持续性房性心动过速可以表现为24h心率持续升高且变异性减少。在这种情况下，P波形态均表现出明显异常（非窦性）并且夜间心率维持在较高水平，但是，仍然可以观测到变异性存在。不适当窦性心动过速应与体位性心动过速综合征（postural orthostatic tachycardia，POT）相鉴别，后者表现为直立姿势时心率明显增加（一般>30次/分）。这可能提示重叠综合征。

在电生理检查中，房性心动过速的特点是可由程序刺激诱发。在异丙肾上腺素的作用下，局灶性心动过速会突然发生，且最初的P波位于前一个T波上，在局灶激动处通常会迅速转变为心动过速。而在IAST，在上界嵴开始激活后，窦性心律通常逐渐加快。

综上所述，与IAST相比，局灶性房性心动过速有以下特点：①通常突发突止；②通常在起始时P波和T波紧密偶联（相比之下，IAST的心率逐渐增加）；③有一个固定的起源点，在异丙肾上腺素的作用下局灶性房性心动过速可表现出加速，但起源点没有变化（相比之下，异丙肾上腺素作用时IAST的起源点可沿着界嵴向上移动）；④在房性心动过速发作间期心率正常；⑤通常显示非窦性PWM。

房性心动过速 vs. 房室结折返性心动过速 / 房室折返性心动过速

通过心电图鉴别房性心动过速、房室结折返性心动过速（AVNRT）或房室折返性心动过速（AVRT）是很难的。虽然房性心动过速出现时大多伴随一个长的RP间期，但是，也可伴随一个短的RP间期，这取决于心动过速的频率和某一特定心率下的房室传导间期。因此，房性心动过速可以类似典型或非典型的AVNRT或AVRT。如果心电图显示伴随房室传导阻滞的持续性心动过速或在持续性心动过速中房室关系不一致（脱节现象），那么它倾向于房性心动过速。如果终止前最后一个P波不提前，一般可排除房性心动过速。诊断的另一条线索是向下的P波电轴。少数病例中，它的出现提示起源点位于心房高处，可以除外AVRT或AVNRT。一个指向上方的P波向量可提示AVRT、AVNRT或病灶起源于CS口或瓣环的房性心动过速。自律性房性心动过速也可能表现为具有逐渐起始和终止的反复发作的自限性心动过速，可以凭此诊断房性心动过速。

一些经典的研究提出了一系列在电生理学检查中鉴别房性心动过速、AVNRT和AVRT的方法和起搏策略。Knight等在196名SVT患者中，其中25例房性心动过速患者中，研究了这些特点的诊断价值及起搏策略。他们评估了多个基线和心动过速的特点。起搏策略评估的是在SVT时，以短于心动过速的周长（tachycardia cycle length, TCL）的频率进行心房起搏；当SVT时，以可导致房室传导阻滞的最长周长心房起搏；SVT时，以低于TCL的频率心室起搏；周长为200～250ms的3～6次心室促发起搏；心室期前刺激。房性心动过速无法只用一个特点或方法来定义；然而，有些特点是有助于理解的：与AVNRT或AVRT相比，房性心动过速诱发多需要异丙肾上腺素，但其预测价值有限。值得注意的是，持续性心动过速伴房室传导阻滞并不能区分AVNRT和房性心动过速。但伴随房室传导阻滞时心动过速自发终止可排除房性心动过速。该现象在28%的患者中出现。心室起搏进行心房拖带，结束时的心房激动顺序在不同心动过速是有区别的，V-A-A-V顺序可诊断房性心动过速（图10.2）。心动过速时心室起搏无法拖带心房，且导致室房阻滞预测房性心动过速具有80%的阳性预测值（PPV）。相反的，由于突发心室起搏导致心动过速终止，且无心房除极可除外房性心动过速。在His束不应期内出现室性期前收缩，伴随着心房激动的提前或心房未除极的心动过速终止，也可除外房性心动过速。在心房起搏（在心动过速VA间期的10ms内）第一个心搏后VA间期固定，对诊断房性心动过速有很高的阴性预测值（NPV）。但是，这种现象不能完全排除房性心动过速，因为这种VA联系也可能偶然出现。相反地，如果VA间期在起搏停止后解偶联，则可能是房性心动过速。但是，可变的VA传导可能在AVNRT起搏后出现，因此这个现象并非房性心动过速所特有。

局灶性房性心动过速和大折返性房性心动过速

在大多数局灶性房性心动过速中，可以在P波之间观察到等电区间（表10.1）。但是，当心房率很快并且心房内传导速度减慢时，可能不存在等电位线，房性心动过速看起来与大折返性房性心动过速类似。相反地，大折返性房性心动过速（及心房扑动）在ECG上显示无等电位线的连续波动与局灶性房性心动过速（有等电位线）的图形相似的情况也有报道，尤其在存在广泛的心房瘢痕和LA病灶时。在这些患者中LA大折返可以经典地展示低波幅P波和长的等电区间。最终，为了确诊局灶性房性心动过速，必须进行电生理学检查。

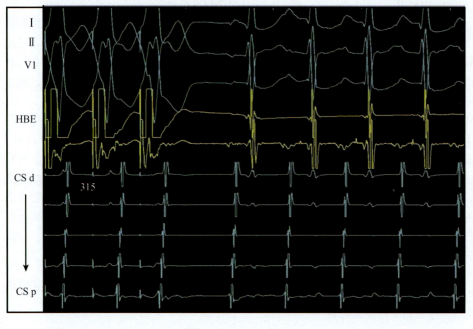

图10.2 房性心动过速的体表心电图和腔内电图记录。心室起搏最后两跳，其中一跳为期前收缩（左），心室起搏带起心房，心动过速起始为V-A-A-V提示为房性心动过速。注意这种反应与心室拖带的意义相同

表10.1 局灶性房性心动过速 vs. 大折返或小环折返房性心动过速

	局灶性	大折返	小折返
结构性心脏病	无	SHD/CHD/心房颤动RF术后	心房颤动RF术后
ECG等电位线	有	无	有
可以记录>80%的心动周长	否	是	是
拖带伴PPI-TCL<20ms	可以	可以	可以
相距超过2cm两点起搏,拖带伴PPI-TCL<20ms	不行	可以	不行
激动模式	放射状	大环	放射状
消融方法	局灶	线性或局灶	局灶

在局灶性房性心动过速中,心房激动的起源可被心内膜标测定位在一小片区域内,并由此向四周扩散。有时,解剖或传导功能障碍可能导致优先传导现象。但是,在心内标测局灶性房性心动过速时发现,周长的大部分时间没有激动,与体表心电图等电区间相关。相反地,大折返房性心动过速一般可能记录到整个TCL期间的活动。此外,鉴于由微折返引起的局灶性房性心动过速可能被成功拖带,因此,大折返房性心动过速必须具备两个位点能够拖带出具有"环路内"[起搏后间期(postpacinginterval,PPI)减去TCL<20ms]特点,且两个位点距离大于2cm的条件。折返性局灶性房性心动过速将有可能被拖带,但PPI-TCL可能只会显示出"环路内"病灶附近的位点。

由于局灶性房性心动过速和大折返房性心动过速的心率范围对于区分心动过速的机制来说都过于宽泛,因此发作时心率无法帮助鉴别局灶性和大折返房性心动过速。局灶性房性心动过速的心率通常为130～250次/分,但也可能低至100次/分或高至300次/分。同样,大折返性房性心律失常的心率通常为240～310次/分,由于心房的病理改变或使用抗心律失常药物可使心率低至150次/分以下。

随着三维标测系统的出现,具有微折返和大折返之间特点的小环路已被证实。这些折返环路发生在一个直径1～2cm的局部区域,如肺静脉附近,左心房前部及房间隔。存在传导显著减慢的证据,许多此类患者曾接受过消融治疗。在这些心动过速患者中,常存在与局灶性房性心动过速相似的PWM(表10.2)。

标测

标测房性心动过速的关键问题之一是,某些患者可能在EP术中不发病。虽然一些病灶可以靠程序刺激诱发,但是,还有一部分不能被诱发,这影响了标测的准确性。不频繁活动的病灶不仅影响了标测,还影响了消融终点的确定。虽然一些药物可引起病灶活动(最常见的是异丙肾上腺素),但病灶对药物的反应并不一致。有时候,不得不在病灶活动的时候重新标测和

表10.2 心动过速诊断原则

局灶性房速可能是长或短RP心动过速。没有一种方法可以单独诊断房速,多需要多种方法的联合使用。

- 下列线索提示局灶性房速
  - P波向下电轴
  - 存在温醒现象
  - 心室拖带V-A-A-V
  - VA失联(也可能在AVNRT出现)
- 下列线索可以排除局灶性房性心动过速
  - 心室拖带V-A-V
  - 心动过速自发终止在非提前的A波
  - His不应期时给予心室的期前刺激,提前/终止或终止心动过速
  - 心室给予簇发刺激,没有心房除极,但心动过速终止
  - 心动过速时,心室刺激不能拖带心房,并出现VA分离(可能在AVNRT出现)
  - 心房起搏后第一个恢复的VA间期不变(房速偶尔也可能出现)
- 与IAST相比,局灶性房性心动过速
  - 突发突止,或在几跳内存在"温醒"现象
  - 房性心动过速起始时通常P波在前一个T波内。相反,IAST心率时逐渐增加
  - 起源位置稳定。给予异丙肾上腺素后,心率加速,但位置不变;而IAST,在给予异丙肾上腺术后,起源位置会沿界嵴上移
  - 在两阵阵发性房速之间出现正常心率
  - 存在非窦性P波

消融。

标测Ⅰ:P波形态学

尽管成功消融最终取决于详细的标测,但是,体表心电图仍然是一个有用的工具,使标测限定在一个特定的区域内。PWM由病灶起源的位点和房性心动过速期间心房激活的模式决定。目前已有一些应用PWM形态定位局灶性房性心动过速消融靶点的算法,用PWM来定位房性心动过速的几种方法已经被广泛使用。P波通常被描述为等电位的、正的、负的或双向的(正负的或负正的),完整的描述包括切迹。图10.3A是Kistler等描

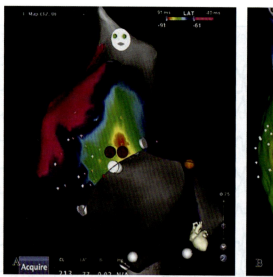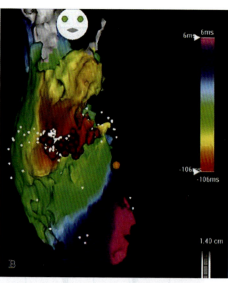

图10.4 A.三尖瓣环上部来源房性心动过速的右房激动标测图（LAO）。CARTO系统构建模型，激动标测显示最早激动点位于上部三尖瓣环并进行成功消融。B.持续性右心耳房性心动过速患者的CARTO融合图。红色提示最早激动，并由此向外扩散。在RAA侧基底进行局灶消融。这两例患者提示三尖瓣上部与右心耳在解剖上非常接近

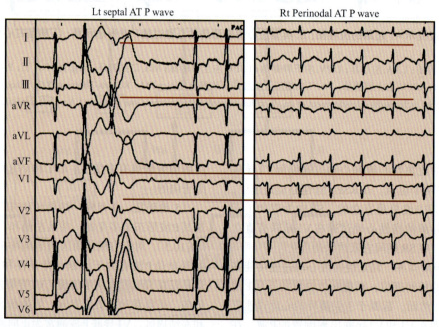

图10.5 左侧间隔起源（左）和右侧结周起源（右）房性心动过速的心电图。注意两者在V1导联均为负正形态，并在下壁导联有相似形态。许多解剖位置起源的房性心动过速中可以出现这种非特异形态（见文中）。AT.房性心动过速

源于主动脉瓣二尖瓣连接部的房性心动过速。V1和V2导联的P波一样为负/正向的，下壁导联的P波也类似。在该研究中，所有9个患者的P波在Ⅰ和aVL导联直立，这有助于与主动脉瓣二尖瓣连接部起源的房性心动过速相区分。然而，无冠窦起源与周围部位起源（包括结周区和房间隔）的房性心动过速在P波形态也存在相当大的重叠。

7.肺静脉和左心耳 肺静脉开口是左心房心动过速最常见的病灶位点。它位于左心房后部，反映在包括V1导联在内的全部胸前导联中为正向的P波。几乎所有的P波在aVR中为负向，在aVL中为负向或等电位。与右侧肺静脉相比，左侧肺静脉起源的P波在V1导联具有更宽的切迹（图10.7）。右侧肺静脉病灶的P波在Ⅰ导联中通常是正向的。在下壁导联中，上肺静脉病灶的P波总是正向的，而下肺静脉病灶的P波可能是负向的、低振幅正向或等电位的。由于上下肺静脉非常接近并且存在显著的解剖变异，区分上部和下部病灶可能很困难。

左心耳紧邻左上肺静脉（LSPV），因此有相似的P波形态。若P波形态提示病灶位于左上肺静脉（V1导联和下壁导联P波宽阔直立且有切迹），如果Ⅰ导联P波

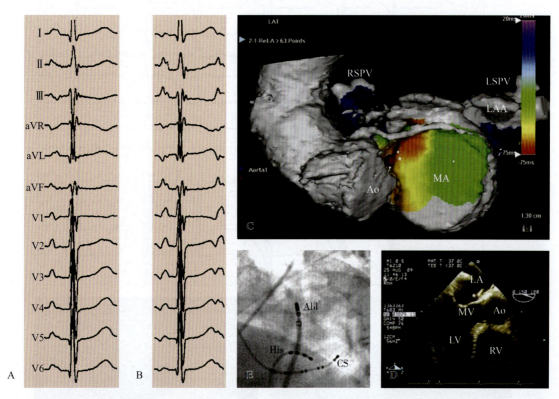

图10.6 二尖瓣环房性心动过速。A.窦律下P波形态。B.房性心动过速P波形态，V1导联为负正，aVL导联为负向。C.CARTO与CT的融合图，提示在主动脉-二尖瓣连接处标记到最早激动（红点），并成功消融。D.经食管超声显示消融导管（箭头）位于主动脉-二尖瓣连接处。E.相同位置的左前斜投射影像。LV.左心室；RV.右心室

呈深的负向波，则提示病灶位于左心耳（图10.8）。在最近的研究中，几乎所有患者的P波在Ⅰ导联和aVL导联上都是负向的，而在下壁导联上都是正向的。Ⅰ导联和aVL导联上负向P波提示病灶位于左心耳的敏感度和特异度分别为92%和97%。

8.冠状静脉窦体部 起源于冠状静脉窦内、距离窦口几厘米的局灶性房性心动过速的特点是，与冠状窦口相比起源偏左、偏后，因此V1导联P波形态宽且直立。下壁导联P波也呈深度倒置，aVR导联P波为正向（图10.3）。

标测Ⅱ：心内膜激动标测

心内膜激动标测是最常使用的用于定位房性心动过速病灶的技术。标测房性心动过速病灶可显示出心房自一个很小的区域（病灶）开始离心扩布激动。放置标准标测导管对迅速提供兴趣区域的解剖有很大的帮助（图10.9）。当心动过速变化或终止为窦性心动过速时，多极导管亦能提供快速的视觉指导（图10.9）。导管通常会被放置于His束或冠状静脉窦。其他导管可被放置在兴趣解剖区域提供更高密度的标测。这些多级导管包括界嵴导管或放置在右心房围绕三尖瓣环的导管。在左心房，当观察到肺静脉心动过速时，环肺电极可帮助定位病灶或明确肺静脉电位。通常来说，使用消融导管进行细致的标测可实现对兴趣解剖区域的精确定位。一般来说，在靶点可观察到激动较P波提前>20～30 ms，但这个现象非常多变，并且取决于对P波起始的细致观察。若无法持续地观察到P波起始，标测则有赖于心脏内稳定的基准点与P波起始的已知关系。

1.解剖关系和局灶性房性心动过速的标测 在上文提到的通过识别P波确定解剖关系在导管标测中也很重要。其中，一些重要的关系描述如下：

● 标记到可能起源于上界嵴或右心房上后侧的房性心动过速，也可能提示右上肺静脉心动过速。

● 冠状静脉窦口激动提前可能提示冠状静脉窦口心动过速，但也可能是冠状静脉窦深部、下三尖瓣环或结周区起源。

● 起源于上三尖瓣环的心动过速与起源于右心耳基底部的心动过速具有非常相似的激动模式。

● 起源于左上肺静脉的心动过速需要与起源于左心耳内部的心动过速相鉴别。

● 最后，结周区的提前激动可能提示三尖瓣环、左房间隔或主动脉根部起源的心动过速。了解这些重要的解剖关系及心动过速可能的起源点有助于标测。

2.右心房vs.左心房：心内膜标测 除了P波形态学可提供的信息外，心内膜激动模式可以为穿刺房间隔标测左心房提供早期线索。确切地说，当冠状静脉窦按

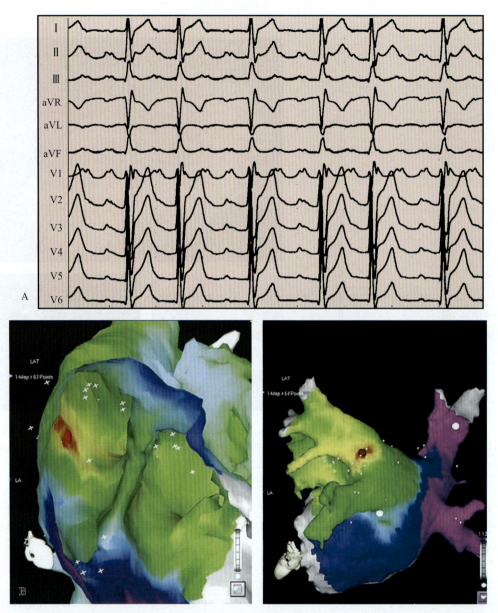

图10.7　A.31岁男性,持续性左上肺起源房性心动过速的体表心电图。注意V1导联及下壁导联P波宽大直立,且伴切迹,Ⅰ导联P接近等电位。B.CARTO与CT融合影像证实最早激动及成功消融位置位于左上肺静脉开口处。左侧显示心内膜影像,右侧是后前位图像

照从远端到近端的顺序激动时,这一现象提示了左心房起源。然而,从近端到远端的激动顺序也可能提示左心房起源,尤其是起源于房间隔、主动脉瓣二尖瓣连接部或右侧肺静脉。通常来讲,对起源于这些部位的心动过速,在房间隔右侧和结周区有一大片区域具有相似的激动时间。但通常较P波提前少于15ms。当最早的右侧激动提示结周区起源时,标测周边的结构非常重要。在右心房,这些包括三尖瓣结周及相邻的右侧房间隔,在左心房,也要注意左侧房间隔、主动脉根部,尤其是无冠窦起源。在实施消融之前,在这个区域的所有心动过速起源的位点都需要经过仔细标测。

3.三维电解剖标测　近年来,在标测及消融房性心动过速中三维标测系统得到了普遍的应用。这项技术不仅能显示标测信息,还较单独使用双平面透视提供更好的解剖分辨率。数项研究表明,对于标测最早激动区域和精确定位心内膜起源区域,电解剖标测能够提供高分辨率的标测图。能够输入心脏MRI或CT扫描进一步提升了对解剖关系和个体解剖变异的识别。近年来,三维标测系统已经成为补充多极标测的常规手段(表10.3)。

消融

1.消融信号的特征　为了识别房性心动过速病灶的信号,人们拟定了一些标准。例如,在成功消融的位点,可以发现碎裂电位;然而,并非所有的研究都报道了这一发现。单极电图也被成功地应用于识别心动过速

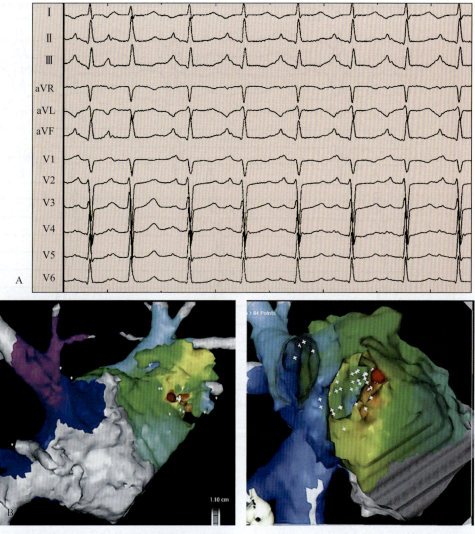

图 10.8　A.24 岁女性，持续性房性心动过速体表心电图。V1 导联及下壁导联 P 波宽大直立，且伴切迹，提示左上肺静脉起源。但Ⅰ导联为深倒置 P 波，提示为邻近的左心耳起源。B.CARTO 与 CT 融合影像证实最早的激动点。左侧为心耳前部影像，右侧为心内膜影像。最早激动点（红色）位于心耳前基底，并由此向外扩散

表 10.3　靶点位置
● 熟悉解剖结构，关注常发位置（图 10.1）
● 仔细标测相近位置，寻找最为提前的位置：
■ 右心耳和三尖瓣环上部
■ 界嵴上部与右上肺静脉
■ 左上肺静脉与左心耳
■ 结周（左或右），间隔（左或右），三尖瓣附近、二尖瓣环及无冠窦
■ 冠状窦口与三尖瓣环
● 提前于 P 波起始的最早位置，通常＞15ms，但高度可变
● 单极电图 QS 形态
● 成功位置存在碎裂电图既不敏感也不特异

起源的位点。伴随着快速初始斜率的纯负向偏转（QS型）的出现，理论上能够定位房性心动过速的起源。Tang 等分析了消融房性心动过速成功和不成功的单极电图。所有的成功位点都呈 QS 型。不成功的位点呈 RS型。Poty 等指出，用单极电图识别消融的目标位点具有86% 的成功率。

2.消融结果　射频消融已经成为有症状房性心动过速患者的治疗选择。据文献报道，其成功率波动在69%～100%。整体上说，射频消融的复发率不高。在陈适安等针对 16 项研究所做的分析中，复发率为 7%。他们分析了射频消融成功的预测因子。射频消融的定位是消融成功唯一的独立预测因子。在其他研究中，男性、多个病灶、高龄、合并心脏疾病都是可能降低射频消融成功率的因素。在大部分情况下，消融是通过射频电流实现的。然而，冷冻消融的成功应用亦有报道，尤其在病灶靠近房室结区时。

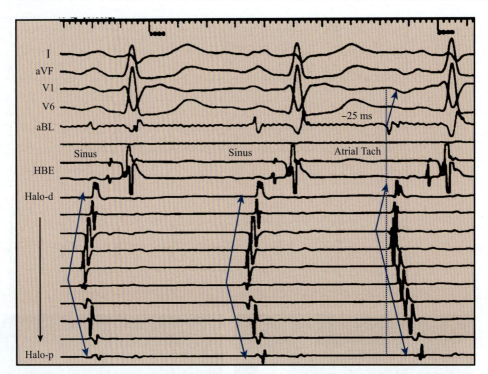

图10.9 三尖瓣环房性心动过速自发起始时的心电图和腔内图。注意围绕三尖瓣放置的Halo电极导管，显示最早激动位置的改变提示心动过速开始。也可以提供在瓣环上感兴趣的区域。最后，成功消融电图提示为瓣环位置（小A大V），提前P波25ms

尽管大多数局灶性房性心动过速的患者都是对病灶进行局灶性标测和消融的，但是也存在一些例外。如果病灶位于肺静脉，环状隔离的疗效会更好。虽然在这些病例中，仍然推荐对病灶进行消融，但是在某些情况下，譬如说病灶较远，或识别出肺静脉起源后无法诱发病灶，此时可能需要肺静脉隔离。若病灶位于心耳，消融会变得非常困难，此时可能需要冷冻球囊消融。心外膜消融在复发性左心耳心动过速中也有成功的报道。对复发性左心耳或右心耳心动过速，通过微创外科结扎或切除心耳也可以成功消除心动过速。

复杂病例的处理

一名25岁女性因反复心悸就诊。她的症状出现了很多年，可被咖啡和活动诱发。12导联心电图提示持续的房性心动过速，心室率110～120次/分，在心动过速再起始前有几个交替的窦性心律。24h动态心电图监测提示数次房性心动过速发作，心室率有时可超过200次/分。心脏彩超提示心脏结构正常，左心室收缩功能正常。患者曾试过氟卡尼，效果不理想，且有无法耐受的副作用。最终，启动了有创的心脏电生理检查和射频消融治疗策略。

初次消融

当患者来到电生理检查室时，她的心律是窦性的，偶尔伴随自律性房性心动过速，在注射异丙肾上腺素后，其心动过速发作持续时间延长（图10.10）。V1导联的P波形态是等电位正向波，Ⅱ、Ⅲ、aVF导联的负正双向P波通常被看作非特异的，但很可能与中线结构相关。反复发作的自律性房性心动过速最早在远端冠状静脉窦两极记录到（图10.10B）。先在右心房开始标测，围绕冠状静脉窦口、房间隔中区标记到提前P波的最早激动。冠状静脉窦造影未见冠状静脉窦憩室。穿刺房间隔到达左心房，通过3.5mm的消融导管和CARTO电解剖标测系统（Biosense Webster, Diamond Bar, CA）获取左心房模型。

在心动过速发作期间，激动标测证实最早的心房激动位于低位左心房后方，二尖瓣环的正上方。当用消融导管标测时，左心房下后方一个相对大的区域在10ms内被激动，使得很难精确识别起源部位。在激动较早的左心房下后侧实施尝试性的射频消融（由于靠近食管，仅给予25W消融），但是却导致了心动过速的加速而非终止。由于心动过速逐渐平静，使得很难再次标测。上次射频消融之后，心动过速没有再发作，即使使用异丙肾上腺素也没有诱发。在术后夜间的心电监测中，患者发作了几次短暂的房性心动过速，即使心房率相对较低。患者出院后的24小时动态心电图监测提示房性心动过速复发，故再次行射频消融术。

再次消融

这次手术选择了具有1mm电极环的PentaRay NAV（Biosense Webster）多极标测导管，其极间距仅1mm，以提升标测精度（图10.11）。此次在左心房下后方发

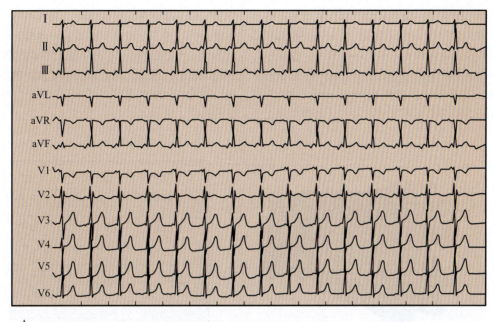

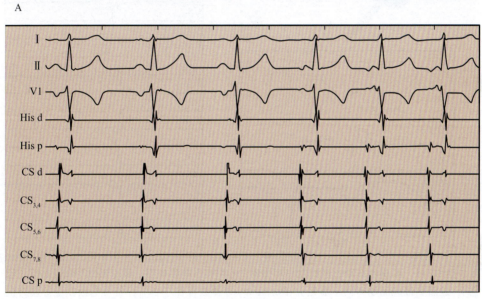

图10.10 A.房性心动过速的12导联心电图。注意P波形态：V1导联等电位正向，Ⅱ、Ⅲ及aVF导联为负正。这种形态提示起源于中线结构（无冠窦、左右间隔、结周）。B.心动过速起始时心电图和腔内电图，提示冠状窦远端（CSd）在心动过速时提前，提示为左心房局灶

现了较P波起始提前接近20 ms的最早激动点。最早激动点位于二尖瓣环上方约1.5 cm处。随后，消融导管借助CARTO解剖定位被放置在这个位点。消融导管记录到的最早激动点远没有PentaRay记录到的提前（图10.11B，图10.11C）。单极导管信号提示QS型，但是与最早激动点相比略晚。在此处进行消融（25W），心动过速在5s内加速和终止。随后等待了45min，心动过速没有复发，包括用异丙肾上腺素也没有诱发，随访6个月亦未见复发。

讨论

这个病例强调了使用双极极间距仅1mm的标测导管和1mm宽度电极进行精确激动标测，相比使用更大的3.5mm双极消融电极具有更大的优势。更宽的双极间距导致所标测区域信号粗略求和，丢失了关键的最早激动位点。在约30年前发表的经典论文中，Ideker等认为这是激动标测中的关键假设之一，即可能出现标测误导。Ndrepepa等也证实了随着双极间距的增加，激动标测时间的准确性降低。随着双极消融导管在基础标测中

广泛应用于多种心律失常,该重要结论可能被遗忘。在上述病例中患者的治疗中,可以推断,极好的细胞偶联可能导致这种效应被非常快的心房传导所放大。在这一病例中,消融电极标测到低位左心房后部的一个直径约为2cm的区域,其激动可能发生在10～15ms。然而,PentaRay的1mm间距双极证实了在心动过速起源位点上出现了一个提前和局限的电位,而消融导管定位在同一位置上时,这个电位则不够显著。此外,尽管单极电图记录到一个QS波形,它并不能反映最早激动。这个病例提醒我们,电极之间的间距对精确的激动标测至关重要,强调仅使用较宽的双极消融电极进行标测中存在潜在的陷阱(表10.4)。

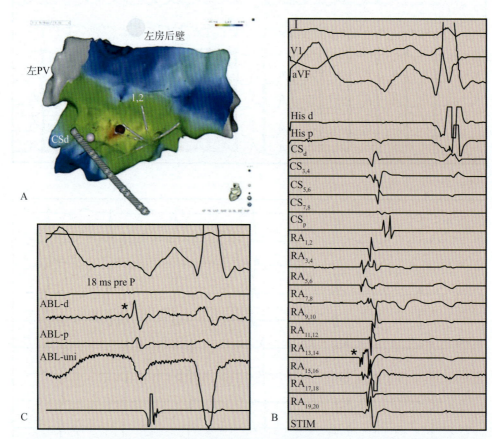

图10.11 A.房性心动过速时左心房激动的CARTO电解剖图。最早激动时间(LAT,红色),过渡到最晚激动时间(蓝色)。PentaRay导管放置在左心房,各个电极以逆钟向方向由远及近进行标记。星号提示为最为提前位置。注意非常锐利的提前电位。在左心房低后标记到最为提前位置,红色圆球提示成功消融位置。B.房性心动过速时PentaRay标记的腔内电图。最早激动提前P波20ms。而且在PentaRay的所有电极都可记录到低幅、高频提前电位,并在10～15ms全部激动。C.消融导管标记最为提前位置的腔内电图。提前P波18ms,并成功终止心动过速。ABL.消融;CS.Coronary sinus;d.distal;LPV.左肺静脉;RA.右心房

表10.4　困难病例的解决方法	
● 仔细确认局灶性房性心动过速的诊断 ● 再确认诊断。心动过速有没有出现变化? 　■ 第二种局灶性房性心动过速 　■ AVNRT或AVRT 　■ 给予异丙肾上腺素后出现窦性心动过速 　■ 其解决方法: 　　重复电生理诊断 　　再评价P波形态 　　放置多极导管(心动过速如果发生改变可以快速提供线索)	重新标测 ● 仔细标测邻近解剖位置 ● 使用高密度标测导管进行标测 ● 避免增加消融功率 　■ 更细致的标测比更多的消融要好 　■ 大部分房性心动过速应用50W或者盐水灌注下30W消融成功 　■ 局灶性房性心动过速几乎用不上心外膜消融 ● 如果是结周房性心动过速(在左侧和冠状窦标测后),考虑使用冷冻消融 　■ 也需要重新考虑消融的风险,是否结束手术

结论

大部分局灶性房性心动过速起源于一些特定的解剖结构或位点。若患者没有结构性心脏病（或者未曾接受外科手术或大范围的消融），从这些病灶传出的具有特征性的 P 波可以帮助对其进行标测。但是，解剖上互相靠近的位点其 P 波形态可能存在一定重复，此时，细致的标测非常重要。心内膜激动标测可描绘解剖结构，使用多极导管可快速简便地识别感兴趣区域的解剖结构。三维标测系统融合 CT 和 MRI 图像可提升标测的分辨率，并精准呈现个体化解剖。

（解放军联勤保障部队第 940 医院　马　凌
西安医学院　胡雪晨　译）

第11章

三尖瓣峡部依赖型心房扑动的消融治疗

Gregory K. Feld, David E. Krummen, Jonathan Hsu, Kurt Hoffmayer, Farah Z. Dawood, Gordon Ho

关键点

- 大多数三尖瓣峡部（CTI）依赖型心房扑动（AFL）的发生机制是围绕三尖瓣环（TVA）的大折返。
- 心房扑动时，于三尖瓣环两点或以上进行拖带，可以证实是否为围绕三尖瓣环的大折返，于CTI拖带时为隐匿性拖带，可以证实为CTI依赖型心房扑动。
- 消融治疗的靶点是三尖瓣环与下腔静脉（IVC）之间的三尖瓣峡部。
- 需要的专业设备包括支持高功率（高达100W）的射频能量消融仪、大弯的大头端（8mm或10mm）的射频消融导管或开放式灌注消融导管、固定弯或可调弯鞘。此外，心腔内超声（ICE）导管、接触性或非接触性三维标测系统和多电极Halo标测导管也会有帮助，但不是必需的。
- 消融遇到的困难可能有CTI复杂的解剖结构（如隐窝，突出的欧氏嵴），会导致不能完成峡部双向传导阻滞。
- 完成峡部双向传导阻滞后，长期的成功率为90%～95%。

三尖瓣峡部（CTI）依赖型心房扑动（AFL）在房性心动过速中很常见，它经常与心房颤动的发生相关。由于快速的心室率可以引起明显的症状，还可以引起栓塞性卒中，而心动过速诱发的心肌病却比较少见。心房扑动的电生理机制已经被证实是围绕三尖瓣环的大折返、三尖瓣峡部的隐匿传导，以及沿界嵴、欧氏嵴的解剖性或功能性传导阻滞的共同作用。该电生理环境形成了一个足够长的折返环通道（这与三尖瓣环周围的平均组织波长有关）从而允许持续的折返发生。心房扑动的触发可能包括房性期前收缩或来源于左心房和肺静脉的非持续性心房颤动，这也是逆钟向心房扑动（典型心房扑动）在临床上最常见的原因。另外，心房扑动有较高的抗药性。

由于三尖瓣峡部依赖型心房扑动有明确的解剖机制和抗药性，射频导管消融已经成为安全有效的一线治疗方案。虽然报道了几种三尖瓣峡部依赖型心房扑动消融术式，但是应用最广泛和最成功的术式是以三尖瓣峡部为消融靶点的解剖消融，成功率高、风险低。本章回顾了三尖瓣峡部依赖型心房扑动患者的电生理特性、诊断、标测及现代消融治疗技术。

心房扑动术语

由于描述心房扑动的词汇很多，包括Ⅰ型和Ⅱ型心房扑动，典型与非典型心房扑动，逆钟向心房扑动与顺钟向心房扑动，峡部依赖型与非峡部依赖型心房扑动，在2001年欧洲心脏病学会心律失常工作组及北美起搏与电生理协会整合并发布了共识，试图制定一个可以被普遍接受的关于心房扑动的标准定义。该共识提出，将过去被广泛用于描述三尖瓣峡部依赖型心房扑动的"典型心房扑动"与"Ⅰ型心房扑动"定义为右心房大折返性心动过速，同时包括围绕三尖瓣环的逆钟向或顺钟向及其他变异。因此该委员会将逆钟向（从右心室观看）的三尖瓣峡部依赖型心房扑动定义为典型心房扑动，而顺钟向心房扑动为非典型心房扑动。出于本书介绍心律失常消融技术的目的，将典型心房扑动、非典型心房扑动统称为三尖瓣峡部依赖型心房扑动。其他少见的峡部依赖型心房扑动，包括低位折返和部分峡部依赖型心房扑动，也将在本章中提及。

解剖学和病理生理学

三尖瓣峡部依赖型心房扑动的导管射频（RF）消融术的成功应用及发展得益于对其电生理机制的认识。使用经导管的心电生理标测在内的先进的电生理技术，三尖瓣峡部依赖型心房扑动被证实是围绕三尖瓣环形成逆钟向或顺钟向大折返环路引起的（图11.1，图11.2），这与右心房后段有部分区域传导速度较慢有关。在心房扑动折返环路中慢传导的主要部位被证实是三尖瓣峡部，通过该部位的传导时间是80～100ms，占房扑周长的1/3～1/2。

三尖瓣峡部成为重点关注的消融靶点。CTI指的是三尖瓣环和下腔静脉之间的心房肌。它从低位右心房的下部到后部，位于下腔静脉、欧氏嵴和三尖瓣环之间（图11.1，图11.2）。这些界线构成的传导阻滞线形成了折返环路中的保护区域。在心房扑动周期中双电位的出现已经证实沿欧氏嵴的阻滞带的存在（图11.3）。CTI的上中边界位于欧氏嵴的间隔处与三尖瓣环最低位的间隔旁之间的连线上（即Koch三角的底）。CTI的下侧边界构成了界嵴梳状肌的最后分支，但是准确的边线尚未被

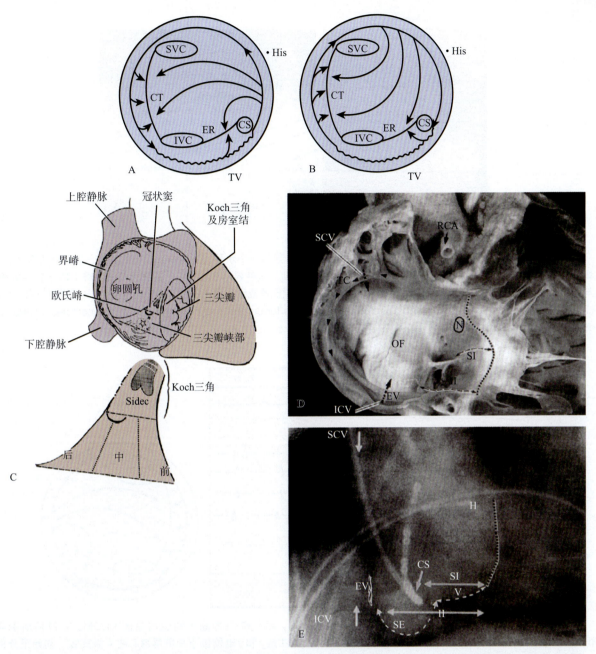

图11.1 A.B.三尖瓣狭部（CTI）依赖型心房扑动（AFL）激动模式的示意图，从三尖瓣环向后观察右心房。在典型心房扑动（A），折返环在右心房逆时针旋转，但在非典型心房扑动（B），折返环为顺时针。注意欧氏嵴（ER）和界嵴（CT）形成阻滞线，在三尖瓣峡部（CTI，在ER和三尖瓣环之间）形成缓慢传导区（波浪线）。C.右心房的示意图显示CTI（放大图），在Koch三角的后下方。D.心脏的病理标本（RAO），三尖瓣界限以虚点线显示。注意下部峡部线的复杂结构，存在多孔的冠状窦瓣。E.CTI的RAO造影。可见陷窝样的后隐窝（SE）在邻近峡部前庭区域（V）。CS.冠状窦开口；His.His束；SVC.上腔静脉；SI.间隔峡部；II.下位峡部；EV.欧氏瓣；OF.卵圆孔；SVC.上腔静脉；H.His导管（经许可引自Cabrera JA，Sanchez-Quintana D，Ho SY，et al.The architecture of the atrial musculature between the orifice of the inferior caval vein and the tricuspid valve: the anatomy of the isthmus.J Cardiovasc Electrophysiol.1998；9：1186-1195.）

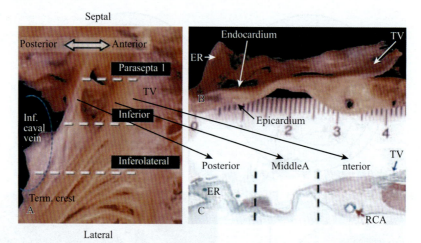

图11.2 A.右心房三尖瓣峡部（CTI）的内膜表面被展开，显示三个水平，注意中部峡部的陷窝，以及侧位CTI中界嵴远端的放射肌束。B、C.CTI的侧面图。组织切片中红色显示心肌，蓝色显示纤维组织。前部为与三尖瓣（TV）相连的前庭，也与右冠状脉（RCA）相近。后部与下腔静脉口相近，包含欧氏瓣或欧氏嵴（ER）（马松三色染色）（经许可引自 Cabrera JA. The inferior right atrial isthmus: further architectural insights for current and coming ablation technologies. J Cardiovasc Electrophysiol. 2005；16：402-408.）

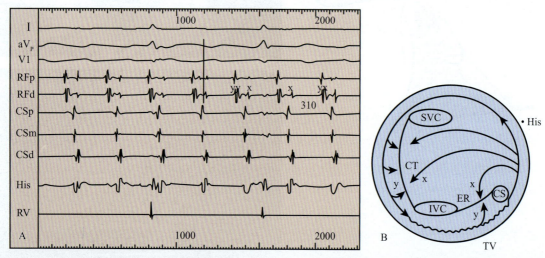

图11.3 A.典型心房扑动（AFL）患者体表心电图（Ⅰ，aVF和V1导联）和腔内电图（EGMs），应用消融导管（RFd和RFp）证实，沿欧氏嵴（ER）记录双电位（x，y）。注意x和y电位位于aVF导联F波（垂直线）初始下降的两侧，提示x电位在激动波从峡部传出后立即被记录，随后围绕欧氏嵴上冠状窦旋转。y电位是在围绕右房旋转后，即将记录峡部时记录到的。在界嵴（CT）可以记录详实的双电位。B.右心房的示意图，典型AFL时在ER和CT可以记录到双电位（x，y）。RFp和RFd，消融导管近端和远端记录的电图，远端位于ER

界定。笔者认为，与三尖瓣环毗邻的CTI部分是前段，有时也被定义为CTI的前庭部分。与下腔静脉毗邻的CTI部分则是后段，并且被定义为CTI的膜部，其中间部分被定义为有小梁结构的CTI。

在行消融术前可通过CT或MRI检测CTI的解剖结构，手术中可通过造影、心电标测或超声心动图等方法检测。通过造影测量从下腔静脉到三尖瓣环之间的距离，估算出CTI长度是（34±5）mm。CTI通常被分为三部分，即间隔峡部、中间峡部和游离壁峡部（图11.1，图11.2）。间隔峡部的定义是X线透视下以左前斜影像上投射的4点和5点之间的部分。中间峡部是对应于6点的部位，而游离壁峡部是7点位置的起始部。其中中间峡部的标志为下腔静脉与三尖瓣环之间的最短距离[（19±4）mm，范围是13～26 mm]。此外，中间峡部是最薄的部分，靠近三尖瓣环处为3.5mm，中间部分为0.8mm。CTI与三尖瓣环毗邻的前段或前庭部分全部是肌肉组织，然而靠近下腔静脉的后段则以纤维-脂肪组织为主。在中间峡部肌肉厚度最薄，而在间隔峡部是最大的，游离壁峡部居中。

CTI的解剖结构变化很大，通常分为三类。平滑的CTI在下腔静脉和三尖瓣环之间的凹面深度约2mm或更浅，此类患者约占28%。凹陷的CTI，凹面深度大于2mm

的CTI约占20%，平均凹面深度是（3.7±0.8）mm。而多达83%的患者，其CTI呈现明显的深凹隐窝，其深度平均为（6.5±2.2）mm，最大深度可达12.4mm（欧氏嵴下凹陷或Keith窦）（图11.1，图11.2），该隐窝被平滑的前庭区与三尖瓣环分隔开，可以是对称或不对称的，并向房间隔方向延伸（图11.1，图11.2）。在解剖结构的研究中发现，CTI隐窝局限在中间或间隔峡部，而在游离壁峡部没有发现。其他影响心房扑动消融术的解剖学特征：约26%的患者有突出的肌性欧氏嵴，70%患者可出现延伸至CTI的梳状肌，而延伸至冠状窦者占7%。梳状肌的厚度在游离壁是最大的，向房间隔方向逐渐减小。电压标测表现为高电压可能提示CTI存在梳状肌。在尸检标本中，CTI梳状肌延伸与CTI隐窝往往同时发生。

界嵴是三尖瓣狭部依赖型心房扑动形成的另一个重要的边界。界嵴先在上腔静脉离开右心房间隔的上部，然后下降至右心房后外侧的游离壁。在下方，界嵴在下腔静脉之前延续至CTI中部形成欧氏嵴。沿界嵴的双电位已经被证实，这提示它也参与形成了阻滞带，将腔静脉窦与右心房后段从具有小梁结构的右心房游离壁分隔开（图11.3）。这样的阻滞带可以是功能性的，也可以是解剖性的，但这些阻滞区域对于折返路径保持足够的长度是必不可少的，甚至可以防止折返前的短路。所以在典型的心房扑动中，激动波存在于CTI中部，在房间隔上升，然后在界嵴之后和三尖瓣环之前的右心房游离壁下降。

中间峡部和游离壁峡部是连续的，但它们分别是伴随着靠近冠状窦口的房间隔和靠近下腔静脉的右心房的低游离壁（图11.1，图11.2），从电生理角度看，分别靠近慢传导带的出口和入口，这取决于在右心房折返的方向是逆钟向还是顺钟向。相对于房间隔和右心房游离壁，CTI传导速度更慢可能是由CTI的非均质的纤维方向所导致的。这在快速心房起搏中可能易受单向阻滞的影响，这也解释了典型心房扑动在冠状窦口起搏时更容易诱发，而非典型心房扑动是在低位右心房游离壁部位起搏时更容易诱发。

低位环右心房折返也是峡部依赖型心房扑动，头尾相接的关键峡部位于右心房中部至游离壁的界嵴（图11.4）。折返环在右心房是绕下腔静脉开口折返。折

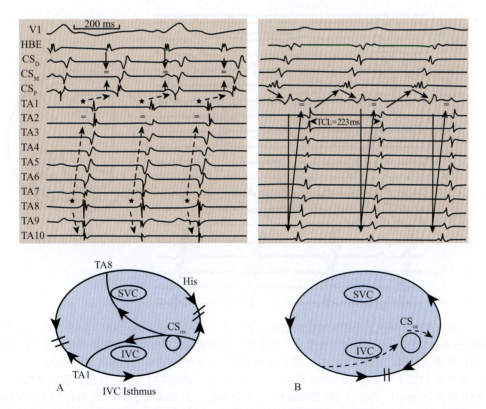

图11.4 低位右心房折返和部分峡部依赖型心房扑动的心房激动电图及示意图。A.低位右心房折返，围绕下腔静脉口旋转，右心房后壁是折返环的一部分，在右心房侧壁传导波发生碰撞。电图显示在右心房侧壁位置记录电极TA1和TA8（星号）之间发生传导波碰撞。B.部分峡部依赖型心房扑动，传导波通过冠状窦口后部（CSos）欧氏嵴越过TVA附近的前部CTI。冠状窦口提前激动，因此心动过速不经过CTI内侧折返。TA10.Halo电极的近端，位于间隔上部；TA1.位于CTI的右心房侧壁（经许可引自Yang Y, Cheng J, Bochoeyer A, et al.Atypical right atrial flutter patterns. Circulation.2001; 103: 3092-3098.）

返的方向为顺钟向或逆钟向。这种多变的激动顺序可以是持久的，也可能与心房扑动的其他形式相互转换。

部分峡部依赖性心房扑动是另外一种变化形式，其中逆向折返跨过欧氏嵴穿过下腔静脉和冠状窦口之间（图11.4）。然后顺向传导通过CTI的中末端，并与从游离壁传导到峡部的波相遇。

峡部内折返（IIR）是一种微折返性心房扑动，位于CTI的间隔区域内（图11.5）。Yang等报道的一系列前瞻性IIR患者中，约有一半（57%）的峡部内折返患者之前曾进行过CTI消融。在进行CTI消融后心房扑动复发的患者中有21%诊断出IIR。

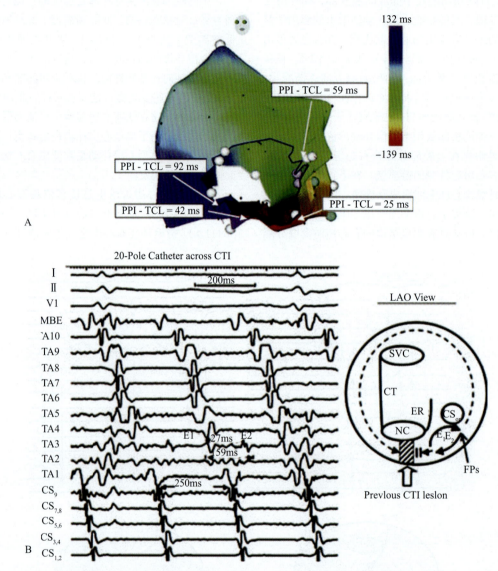

图11.5　A.围绕三尖瓣（TVA）逆钟向旋转的典型心房扑动患者的CARTO标测图。LAO图像，最早激动位于间隔CTI，最晚激动位于游离壁CTI，因此在CTI处形成"早接晚"的激动模式。标测出的激动周长涵盖99%的心动周长。但是，在TVA不同位置进行拖带，测量PPI-TCL，显示仅有间隔CTI位于折返环内。B.体表心电图（Ⅰ，Ⅱ和V1导联），His束（HBE），冠状窦（CS）及围绕TVA的多极电极（TA）电图。远端TA1跨过CTI位于冠状窦口，近端TA10位于TVA高侧壁（心动周长250ms）。TA1～3位于间隔CTI（从冠状窦口至TVA 6点处）。注意在TA2记录到低幅长程碎裂电位（FPs），时程达到159ms，涵盖64%心动周长；TA3记录的双电位（DPs），E1到E2间期等于127ms。TA1～TA3电极记录到的电位（包括FPs和DPs）涵盖整个心动周长的2/3。这例患者，在间隔CTI拖带起搏显示PPI-TCL≤25 ms，然而在侧壁CTI起搏显示PPI-TCL＞25 ms。在可以记录到FPs的间隔CTI进行消融，终止心房扑动，消融后不再诱发心动过速。右侧的示意图显示可能的折返环（经许可引自Yang Y, Varma N, Badhwar N, et al.Prospective observations in the clinical and electrophysiologic characteristics of intra-isthmus reentry.J Cardiovasc Electrophysiol.2010；21：1099-106.）

诊断学

体表心电图

体表12导联心电图有助于确诊三尖瓣狭部依赖型心房扑动，尤其是典型心房扑动（表11.1）。在典型心房扑动中，心电图下壁导联Ⅱ、Ⅲ、aVF中可见负向、锯齿样F波，Ⅰ、aVL导联可见低振幅、双向F波，V1导联可见直立F波，V6导联可见负向F波（图11.6A）。相反，在非典型心房扑动，12导联心电图的F波形态缺乏特异性并且是多变的，但在下壁导联经常呈正弦曲线（图11.6B）。F波形态的决定因素很大程度上依赖于右心房折返引起的左心房的激动形式。负向的F波在典型心房扑动中常见于下壁导联，这是由右心房后部（靠近冠状窦）的首先激动引起，而在非典型房扑中直立的F波多见于下壁导联，这是由左心房前部（靠近Bachmann束）的首先激动所引起。然而，由于三尖瓣狭部依赖型心房扑动的典型或非典型形式都由相同的折返环引起，只是传导方向相反，所以它们的频率通常是相似的。应当注意的是，典型心房扑动的心电图表现可能被心房颤动的左心房消融所改变。

低位环路折返的心电图表现是极其多变的，这依赖于激动穿过界嵴的位置。由于房间隔与左心房的激动方式相似，所以逆钟向低位折返心房扑动与典型心房扑动类似。而由于右心房游离壁的两个波的碰撞，使得迟发的向下的向量减弱，这在低位折返环很明显。随着心房游离壁复杂多变的波前碰撞（wave-front breaks），常可以观察到少见的和变化的心电图形式。在V1导联的F波从正向至负向的转换也可能发生。顺向低位环路折返在下壁导联典型地显示为正向扑动波，在V1导联显示负向扑动波。

部分峡部依赖型心房扑动的心电图表现并不完整，但是由于心房激动形式类似，它与典型心房扑动可以相似。

IIR的体表心电图是可变的，其中86%的病例与典

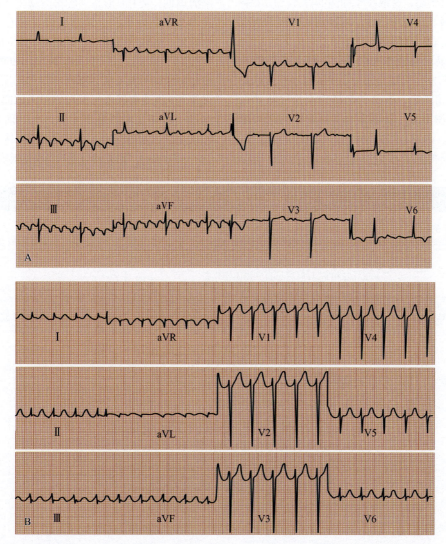

图11.6 A.典型心房扑动的12导联心电图。注意Ⅱ，Ⅲ，aVF导联的F波形态。典型心房扑动在Ⅰ和aVL导联表现为平–双向的F波；V1导联为直立的F波；V6导联为倒置的F波。B.不典型心房扑动的12导联心电图。下壁导联F波呈现正弦波。本例患者，在下壁导联F波为正向；Ⅰ、aVL和V1导联为双向；V6导联为正向

型的逆钟向心房扑动相似，而21%的病例表现出非典型心房扑动（下壁导联和V1中正向的F波）。在大多数IIR患者（79%）中，在F波之间可观察到明显的等电位线，这些F波通常为低振幅或平坦的。

电生理学诊断

虽然12导联心电图可以对典型心房扑动做推测的诊断，但如果要进行成功的消融，仍要通过射频导管消融进行标测和拖带（表11.1）。尤其是在左心房消融治疗后的逆钟向典型心房扑动或三尖瓣狭部依赖型心房扑动的病例中，这些病例用12导联心电图诊断非常困难。

为研究心房扑动的电生理机制，可用多电极导管或三维激动标测系统完成激动标测。在标准的多电极导管标测中，导管放置在右心房、His束区域和冠状窦（CS）。为了更精确地阐明心内膜的激动顺序，在右心房，最普遍使用的是Halo20极标测导管，该导管被放置于右心房环绕TVA（图11.7）。导管可延伸至CTI游离壁或绕过整个CTI而到达冠状窦，这取决于标测的设计。后者避免了使用单独的冠状窦电极。在心房扑动期间记录所有的电极，然后确定右心房的激动顺序。

对于检查中显示窦性节律的患者，则有必要诱发心房扑动来确定其发生机制。通过心房的程序刺激或快速起搏可诱导心房扑动。首选的起搏位点是冠状窦口和右心房的低位游离壁。所诱发心房扑动的方向可能依赖于起搏位点。诱发心房扑动的方式首选快速起搏。180～240ms的起搏周长可以非常有效地产生单向性CTI阻滞和诱发心房扑动。诱发的心房扑动通常发生在单向CTI阻滞的开始时，也可在短阵房性心动过速或心房扑动、心房颤动后发生。在电生理检查中，通过观察右心房和TVA周围的逆向或顺向激动顺序诊断典型或非典型心房扑动。如图11.8 A，对于典型心房扑动的患者，最初的心房激动可在CS口处记录到（即CS os EGM），该时间与体表ECG下壁导联中F波的初始激动同步，然后从房间隔至His束的心房开始激动，然后在接近Halo导管末端的右心房游离壁激动，最后是CTI的消融导管，这些都表明潜在机制是在右心房围绕三尖瓣环的逆钟向大折返环，它包含整个心动过速的循环周期。在非典型心房扑动患者中，则可以观察到这种激动顺序的镜像（图11.8B）。

此外，要确定心房扑动的折返环路是CTI依赖的则需要拖带验证，包括CTI处起搏和CTI外部单点或多点起搏的持续融合（通常是右房侧壁）而出现的隐匿性拖带。证明心房扑动隐匿性拖带的标准是心动过速加速至起搏周期，而F波形态、心房激动模式或腔内心电图形态不变（图11.9），以及起搏终止后心动过速周长的即刻恢复，表现为起搏结束后的第一个间期与原心动过速间期应＜30 ms。在CTI处起搏时，如起搏刺激信号至F波或刺激信号至心腔内参考电极的间期与起搏电极电记录图至F波或起搏电极至腔内参考的间期是相等的，则将进一步证实隐匿拖带（图11.9）。而且，在典型心房扑动中，当起搏位点位于中线位置、接近CTI出口旁时（30～50 ms），刺激信号至F波或刺激信号至冠状窦口近

表11.1 峡部依赖型心房扑动的诊断标准

心房扑动类型	标　　准
体表心电图	
典型心房扑动	下壁导联和V1导联可见直立锯齿样F波
不典型心房扑动	下壁导联可见直立的F波或正弦波
低位右心房折返型心房扑动	可变；如果逆钟向旋转经常类似典型心房扑动；顺钟向旋转经常在下壁导联直立F波，V1导联倒置
部分峡部依赖型心房扑动	很难描述；大致类似典型心房扑动
电生理检查	
峡部依赖型心房扑动	在CTI拖带起搏证实 包括以下标准： 　PPI-TCL＜30 ms 　起搏电极可以记录到：刺激-F波的间期＝电图-F波的间期 　相同的起搏后F波形态和心房激动顺序 　在右心房可以记录到大折返激动，几乎涵盖整个心动周长
典型心房扑动	CTI可以隐匿性拖带；围绕RA逆钟向旋转的大折返
不典型心房扑动	CTI可以隐匿性拖带；围绕RA顺钟向旋转的大折返
低位右心房折返型心房扑动	在CTI和低后右房可以进行隐匿性拖带，围绕RA顺钟向或逆钟向的大折返
部分峡部依赖型心房扑动	在CTI游离壁侧可以进行隐匿性拖带，但在内侧却不行；心房扑动时最早激动在冠状窦口；在CTI处发生波形碰撞；围绕RA逆钟向的大折返

CTI.三尖瓣峡部；RA.右心房

第11章 三尖瓣峡部依赖型心房扑动的消融治疗 163

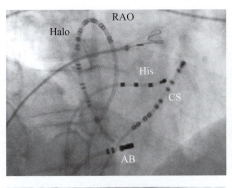
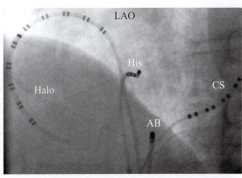
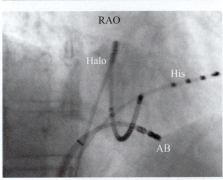
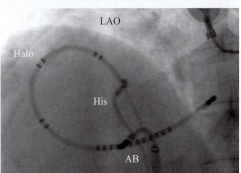

图11.7 心脏的右前斜位（左）和左前斜（右）位透视投射，显示His、CS、Halo和消融电极导管。显示两种类型的多极导管。上部，这个设计不跨越CTI，本例患者，消融导管在间隔峡部，并已回撤至近下腔静脉口的后位峡部。下部，此设计跨越CTI并送进冠状窦。本例患者，消融导管在中央峡部，近三尖瓣环处

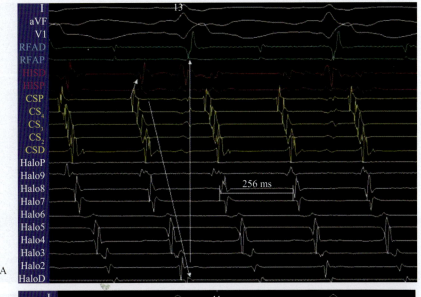

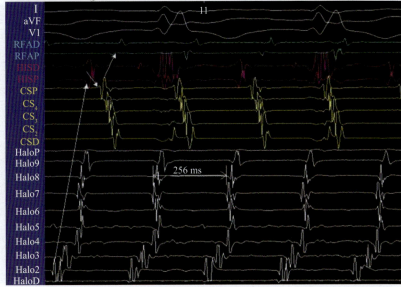

图11.8 标测和消融的腔内图，包括Halo多极电图，冠状窦和His束电图及体表心电图（Ⅰ，aVF和V1）。A.围绕右心房逆钟向旋转的典型心房扑动患者；B.围绕右房顺钟向旋转的不典型心房扑动患者。典型和不典型心房扑动的心动周长均为256ms。箭头为激动顺序。右房低位游离壁（HALOD）位于三尖瓣环7点钟位；高位右心房（HALOP）位于三尖瓣环1点钟位。CSP.CS近端电位，位于冠状窦口；HISP.His束导管近端记录的电位；RFAD.位于三尖瓣峡部的消融大头远端电极记录的电位

段电记录图更短，而当起搏点位于右心房侧壁，接近CTI入口时（80～100 ms）心内电图则更长。在逆向典型心房扑动中其特点刚好相反。起搏CTI外部的位点时随着F波和心脏内心房电位的逐渐融合使心动过速周长快于心房扑动周长，引起心房扑动的显性拖带现象。

低位环路折返心房扑动的诊断也可被心动过速隐匿拖带所证实（来自CTI或右心房下后壁）。部分峡部依赖型心房扑动则可经由CTI侧缘而非中线近三尖瓣部位的隐匿拖带所证实。除此之外，还有冠状窦口的早期激动和三尖瓣狭部中部碰撞的证据。隐匿拖带也见于欧氏嵴与冠状窦口之间的短环路区域。

峡部内折返只能经由CTI间隔近冠状窦口位置隐匿性拖带得以证实，而右心房、左心房或冠状窦的其他位置则不在折返环内（PPI-TCL＞25 ms）。此外，在CTI间隔部经常可观察到碎裂电位和双电位。在个别病例中，隐匿性拖带和碎裂电位可在CTI中部和前下部观察到，提示折返环向侧位延伸。对此，电解剖标测可能无

法识别这种微折返起源的心动过速，可能标测结果类似于局灶性房性心动过速，最早激动点位于间隔CTI近冠状窦口处，标测总周长少于心动过速周长的60%，或者标测出类似绕三尖瓣环的CCW折返，其总周长超过90%的TCL，将其误认为三尖瓣狭部依赖型心房扑动。

心房扑动与其他室上性心律失常的鉴别通常是明显的，因为它有典型的心电图表现和多变的房室关系。最重要的鉴别点是，排除局灶型房性心动过速可能。个别情况下，低位右心房后间隔的房性心动过速在伴随单向CTI阻滞（如中线至侧壁阻滞）时，很难与心房扑动相鉴别。然而，如在CTI部位拖带失败并出现径向激动时，可识别为房性心动过速。

消融治疗

对于三尖瓣狭部依赖型心房扑动的消融治疗，最常用的方法是在CTI（从三尖瓣环至下腔静脉）部位造成一条双向传导阻滞带。各种标测和消融导管（有不同的形状和

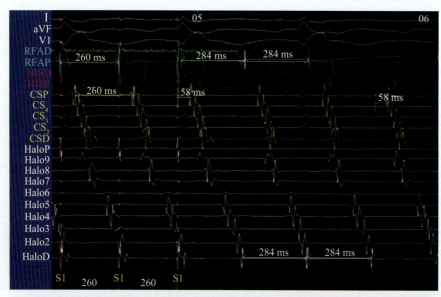

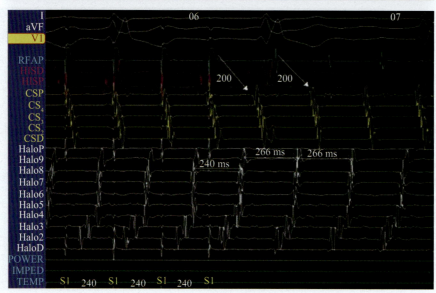

图11.9 典型心房扑动（A）和不典型心房扑动（B）患者在三尖瓣峡部进行拖带起搏时的体表心电图和腔内电图。注意两例患者在起搏时，心动过速都加速到起搏周长，体表心电图F波形态和腔内波形及激动顺序没有发生改变，提示隐匿性拖带。而且，在消融标测大头电极（RFAD）可记录到刺激-F波间期与EGM-F波间期相等，提示隐匿性拖带。Halo导管的放置在图11.7已经描述。S1，起搏刺激

弯度），还有射频仪，都可以从几家制造商获得。笔者更喜欢使用标准弯度的消融导管（Blazer，头端为8mm，中远端标准弯度，波士顿，美国）或压力监测盐水灌注消融鞘管（Thermocool ST.Biosense Webster，美国）。因为已证明，与标准的4mm射频消融电极相比，8～10mm电极或盐水灌注消融导管可缩短手术时间并且提高成功率。与8mm消融导管相比，盐水灌注消融导管的3.5mm的电极设计能提供更好的分辨率。固定弯度鞘管（如SR0或SL1，圣犹达，美国）或可调弯鞘管（Agilis，圣犹达，美国）对于改善导管到达的范围、稳定性和组织贴靠等是有好处的。有证据表明，8mm消融导管对于浅的CTI解剖是最有利的，然而盐水灌注消融导管的设计也许用于CTI隐窝结构更有优势。当使用上述鞘管时，保持鞘管的曲度与导管同轴是很重要的。自相矛盾的是，旋转鞘管进入间隔的位点也许限制了导管的移动。

三尖瓣狭部依赖型心房扑动消融治疗的靶点是CTI（表11.2），当标准的多电极导管被用于标测和消融时，可使用X线透视和电生理标测定位该靶点。消融路线通常以中间峡部为靶点，因为CTI中三尖瓣至下腔静脉的距离最短，并且有最薄的肌层。该靶点被定位于LAO的6点钟方向（图11.7），其不足在于在峡部中央易出现内陷的隐窝结构，而这些隐窝结构可以通过消融峡部游离壁来避免（在LAO投影中的7点钟方向）。但在游离壁处可发现较厚的右心房肌层和界嵴梳状肌。间隔峡部缺少梳状肌和厚的心房肌层，但离右冠状动脉和房室结最近。通常利用透视或电解剖将消融导管放置在CTI（图11.7），从右前斜（RAO）位角度观察其末端消融电极在三尖瓣环上或附近，并且从左前斜位（LAO）角度观察CTI中部在间隔和右心房游离壁之间（6点或7点钟位置）。调整消融导管位置指向或远离三尖瓣环，这是根据双极消融电极记录的房室振幅的比例（A/V比例）调整的。在三尖瓣环最佳的房室比例是1∶2或1∶4（图11.8）。在消融导管定位于三尖瓣环上或附近之后，消融时缓慢撤出导管，同时持续释放射频能量。

另一种术式中，导管以每次几毫米的速度逐步回撤（通常小于或等于远端消融电极的长度），每个位点停顿30～60s，使用连续或间断的能量进行消融。对于灌注导管，应使用35～50W的最大能量和40～45℃的温度。

而对于8～10mm消融导管则需要更高的能量，最大可至100W，才能达到50～60℃的目标温度，这是因为这种消融电极会产生更大的能量分散效应。这种导管还需要用两块负极板放于患者的皮肤上以避免皮肤烧伤。为避免过高的阻抗从而防止组织过热及蒸气爆破产生（大于基线10～20Ω）。使用标准的4mm射频导管用于CTI的消融（50W，50～65℃）；然而，这些导管的使用与更长的手术和消融时间、更低的近期成功率和更高的复发率有关。心内电图也可被用于保证在整个消融过程中导管与CTI的贴靠。但最近的研究表明，实时压力监测导管有助于减少阻滞CTI所需的总消融时间。组织贴靠的参考（如阻抗，EGM振幅）可能无法保证压力监测导管足够的组织贴靠。

整个消融CTI的过程中，在逐点回撤导管时可能需要连续的30～60s的能量输出（图11.10），在拖曳消融时或者延长至120s或更长的消融时间。导管应该逐渐撤出直到消融导管末端电极记录不到心房电位，这提示它已经到达下腔静脉，或者观察到消融导管突然下滑出欧氏嵴。当导管已经达到下腔静脉时，应立即中断消融，因为心脏外的腔静脉处消融将引起患者明显的疼痛。计算机三维标测系统对于记录消融灶的解剖位置和减少透视很有用。当消融导管靠近或到达下腔静脉时，轻微松开导管弯度并整体回撤鞘管和导管可以使导管与欧氏嵴的贴靠更加紧密。

另外，也可使用类似消融CTI的方式行三尖瓣-冠状窦和冠状窦-下腔静脉峡部的消融（图11.10）。但是，尽管该方法有效，对于消融冠状窦口也是必要的，但可能引起包括房室传导阻滞在内的一系列并发症。已经有报道称，三尖瓣狭部依赖型心房扑动可通过仅消融三尖瓣环和欧氏嵴之间的区域被治愈，该处是比CTI更狭窄的区域。

反复消融时，离开初始消融线消融新的阻滞线，旋转导管至CTI间隔侧或者游离壁，也可以使用更高的能

表11.2 峡部依赖型心房扑动的消融靶点	
心房扑动类型	靶点
CTI-依赖	TVA到IVC的CTI
	TVA到欧氏嵴的峡部
	TVA到冠状窦口到欧氏嵴的峡部
	线上记录最大腔内电图电压处
部分峡部依赖	冠状窦口到IVC

CTI.三尖瓣狭部；IVC.下腔静脉；TVA.三尖瓣环

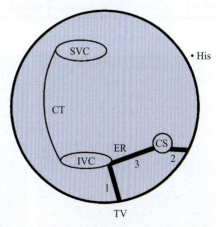

图11.10 右前斜位右心房的示意图，显示线性消融的位置，线1为三尖瓣峡部，线2为三尖瓣（TV）-冠状窦（CS）峡部，线3为CS-下腔静脉口（IVC）峡部。CT.界嵴；ER.欧氏嵴；His.His束；SVC.上腔静脉口

量和（或）更高的消融温度。此外，如果最初用标准的4～5mm消融电极尝试失败，用8mm消融导管或冷冻消融导管进行反复消融可能成功。部分峡部依赖型心房扑动的消融需要从冠状窦口至下腔静脉拉一条阻滞线，阻断跨过欧氏嵴的传导。该阻滞线的形成可能将心动过速转化为典型的峡部依赖型心房扑动，而后者需要消融整个CTI。

在许多病例中，CTI由嵌入连接组织的分散的肌束组成，所以一条连续的消融线对于完成峡部阻滞并非必要。为了减少操作时间和不必要的消融，可采用最大电压指导消融的CTI消融技术。在心房扑动或冠状窦起搏期间，消融导管在三尖瓣峡部中部记录双极电位。导管从三尖瓣被撤回至下腔静脉时，标记最大峰值的双极电位位置。退回消融导管到最大电压位置，持续消融60s或电位电压减少50%以上。然后重新标测阻滞线电位，直到峡部阻滞完成。在随机临床研究中，与传统技术相比，功率模式可减少消融时间、损伤的范围、操作和透视的时间。然而，对这种方法远期效果的研究还很有限。

在心房扑动终止后，不到50%的患者出现了双向的CTI阻滞，这需要进一步消融治疗。通过在消融线的内侧起搏（即冠状窦近端）或外侧（即游离壁）寻找传导阻滞的漏点，峡部传导时间少于90ms提示阻滞线中存在漏点。标测消融线，靠近漏点时分离的电位会部分融合。漏点在消融线上表现为分离电位中的单一或碎裂电位（图11.11）。

线性微波消融导管系统（其长度可伸长至4cm）已经用于心房扑动CTI的消融治疗（Medwaves, Inc., Rancho Bernardo, CA, USA）。这些研究证实了CTI线性微波消融的可行性，它通过单次能量释放对CTI行快速消融方面有潜在的优势（图11.12）。

计算机三维标测系统在CTI消融方面有很大优势，但在手术中不是必须使用的。消融之前的电解剖标测能记录折返环，从而支持诊断（图11.13）。此外，三维解剖重建也可证实CTI隐窝的存在，并且高电压电位可提示延伸至CTI的梳状肌的存在。在消融期间，记录消融灶位点对于完成解剖上的消融阻滞线并且识别解剖漏点区域是有帮助的。与传统方法相比，计算机标测系统能将透视次数减少50%。消融术后，详细的电解剖标测也可用于证实CTI阻滞或缓慢传导的存在。

典型心房扑动、逆向典型心房扑动、低位折返和部分峡部心房扑动的折返环均涉及CTI外侧和中部，IIR与

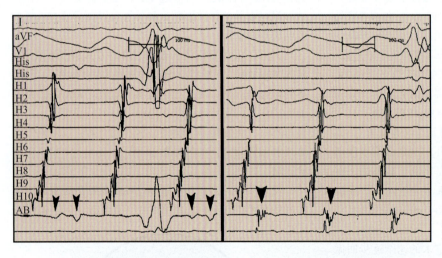

图11.11 三尖瓣峡部消融线上漏点的标测。此例患者，上一次消融没有终止心房扑动。左图，在上一次消融线上记录低幅分离电位（箭头）。心房扑动时分离电图的间期为70ms。右图，进一步仔细标测消融线，可见单一成分的碎裂电图（箭头）。在此处消融在2s内终止心房扑动，并形成双向传导阻滞

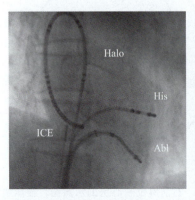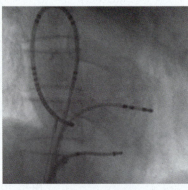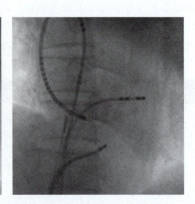

图11.12 微波消融大头放置在三尖瓣峡部（CTI）的右前斜影像。左图显示消融大头在三尖瓣（TVA）附近。中图显示消融大头在TVA和欧氏嵴之间的中部峡部。右图显示消融大头回撤至下腔静脉口。Halo.Halo导管；His.His束；ICE.心腔内超声

此不同，其消融方法也略有不同，要阻滞位于CTI间隔或内侧的折返环。成功的消融应通过识别和消融具有隐匿拖带的最长碎裂电位的部位，并完成包括该部位的从三尖瓣环到IVC的CTI间隔阻滞线。

克服CTI解剖困难

CTI的解剖结构可能给消融术带来困难。最常见的就是大的CTI隐窝、大梳状肌及突出的欧氏嵴等。其中CTI隐窝表现为CTI部位深的凹陷，这导致在回撤导管时无法可靠贴靠（图11.14）。下腔静脉与CTI和（或）欧氏嵴的连接点可能形成消融导管的支点（图11.14），从而阻止远端消融电极与CTI的充分贴靠，尤其在有隐窝存在的情况下。在手术过程中，可通过术前CT、MRI、血管造影、心腔内超声和电解剖标测等在手术中

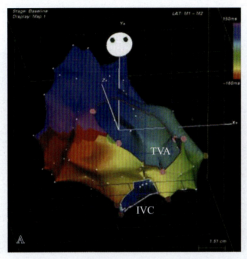 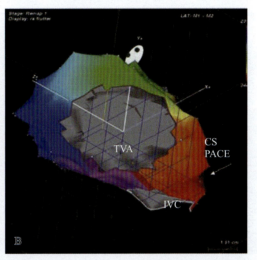

图11.13　典型心房扑动患者右心房的电解剖标测（Carto系统），A、B分别为CTI消融前后的影像。注意A图心房扑动时围绕TVA逆钟向旋转的激动模式，红（早）接紫（晚）现象。B图为CTI消融后，冠状窦口起搏时可见间隔-游离壁的CTI传导阻滞，在CTI处可见红紫并列。IVC.下腔静脉口；TVA.三尖瓣环

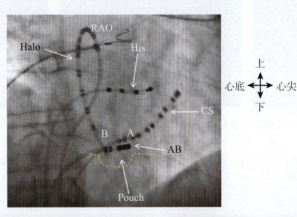

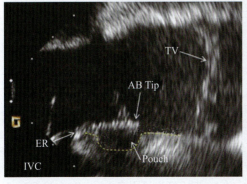 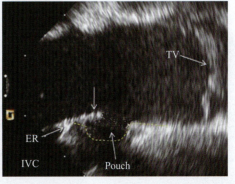

图11.14　三尖瓣峡部（CTI）陷窝。上图，进行CTI消融时大头导管RAO下影像。黄色虚线为应用心腔内超声（ICE，下图）确定的陷窝位置。当消融大头从A点到B点向下腔静脉（IVC）回撤时，大头头端不能接触到陷窝底部，因此不能被消融。下左图，ICE影像可视陷窝，可见消融导管在A点从陷窝上滑过。超声影像与放射影像相对应。下右图，消融导管在B点时的ICE影像。欧氏嵴造成支点，阻碍了大头进入陷窝。CS.冠状窦电极；TV.三尖瓣

识别出隐窝。右心房造影术需要置5-F猪尾造影导管于下腔静脉上方或下腔静脉-右心房连接点处,在3～5s注射50ml造影剂,右前斜位造影。可以通过更偏侧壁的消融线避开隐窝。隐窝内的消融需要消融导管在三尖瓣环中部打180°弯并且将导管垂直地回撤至隐窝处(knuckle maneuver,图11.15)。通过松弯或打弯以分别到达三尖瓣和下腔静脉隐窝的末端。由于受血流的限制,应该避免过度的组织加热和产生蒸气爆破。

三维标测过程中,通过CTI内高电压电位的记录可推测大梳状肌的存在。可以在内侧峡部消融时避开。高电压区域的消融需要更持久(一般是60～120s)的射频能量。对于小梁突起部,会有导管接触不稳定,而且在小梁凹陷处,还会引起过高的温度,甚至产生蒸气爆破(图11.16)。使用固定弯或可调弯的鞘管可加强消融导管与组织之间的贴靠,并且对于盐水灌注导管,在电极垂直于组织时损伤范围最大。电压指导下消融可以减少不必要的消融放电。

在手术中血管造影或心腔内超声可探测到突出的

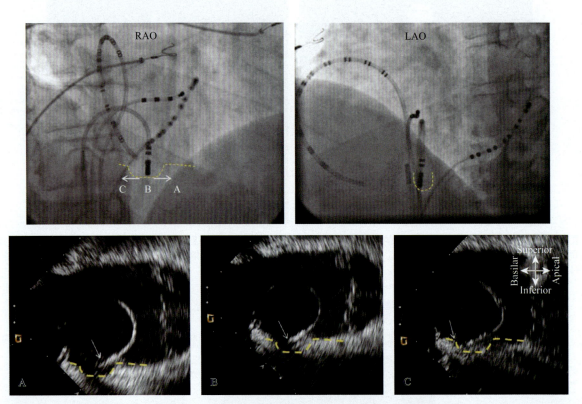

图11.15 三尖瓣峡部(CTI)内陷窝的消融。上排显示消融导管RAO和LAO下透视影像。黄色虚线代表ICE影像下陷窝的位置。消融导管做成180°弯曲,头端接触到陷窝底部(位置B)。减小或加大消融导管的弯曲,可到达陷窝三尖瓣环侧(位置A)和下腔静脉口侧(位置C)。下排为消融大头位于陷窝A、B、C位置的可视图。箭头提示消融导管的头端。超声影像与RAO下透视影像相对应

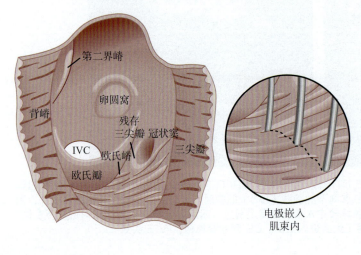

图11.16 存在突出的梳状肌时游离壁峡部消融的潜在困难示意图。在肌束顶端,消融大头贴靠不稳定。在肌束之间,因为缺乏对流冷却导致大头头端过热,功率输出受限。IVC.下腔静脉口(经许可引自 Asirvatham S.Correlative anatomy and electrophysiology for the interventional electrophysiologist: right atrial flutter.J Cardiovasc Electrophysiol.2009; 20: 113-122.)

欧氏嵴（图11.17）。欧氏嵴及其附近组织有传导性，所以需要消融。如前所述，欧氏嵴不仅会产生支点效应，影响消融导管和峡部的贴靠，而且可能完全掩盖一部分峡部而无法消融（如在欧氏嵴的下方）。通过"knuckle maneuver"可以使导管到达峡部的下腔静脉和三尖瓣处，而成功消融（图11.17）。还可以通过应用固定弯鞘管支撑导管以使导管的弯曲部分到达这些区域（图11.18）。

有时，跨越CTI的多极导管会阻挡消融大头和心脏组织的接触，造成贴靠不良（图11.19）。当遇到这种情况，可以轻轻取出或回撤标测导管，使消融导管容易到位。

消融终点

心房扑动发作或窦性心律时都能进行消融。如果是心房扑动发作时，第一个终点是消融时终止心房扑动（图11.20）。然而，即使心房扑动终止，超过50%患者的CTI传导仍存在。所以在电生理检查双向传导阻滞之前应该对整个CTI进行消融。根据之前提到的透视法和电生理标测决定CTI消融是否完成。完成消融后立即测试并且20～30min后可重复测试以确保CTI双向阻滞（表11.3）。在CTI最初双向阻滞后，约有50%患者在消融期间恢复传导，最常见于10min之内，也有术中反复多次复发的情况。注射异丙肾上腺素能使CTI阻滞短暂恢复。如果在第一次尝试CTI消融时未终止心房扑动，则应再次证实心房扑动的激动与峡部的相关性，并反复进行消融治疗。

如果消融期间房扑被终止，应该用比窦房结周长更快的周长（600ms或700ms）进行起搏，以确定是否是在CTI部位的双向传导阻滞（图11.21～图11.24）。可在窦律下消融，也可以在消融时起搏，以观察CTI传导阻滞的变化（图11.25）。使用双向传导阻滞作为消融终点

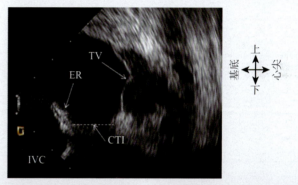

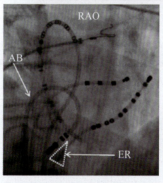 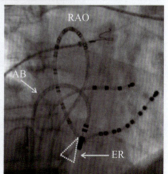

图11.17 欧氏嵴（ER）消融示意图。上图为腔内超声显示明显的欧氏嵴。超声影像对应于RAO透视影像。下图显示欧氏嵴对应位置，消融导管打大弯分别贴靠下腔静脉侧（IVC；下左）和三尖瓣侧（下右）。TV.三尖瓣

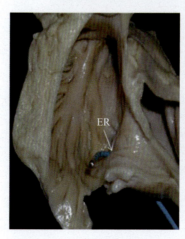 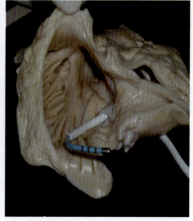

图11.18 心脏解剖，欧氏嵴（ER）限制了导管向间隔峡部偏转（左图）。右图，辅助外鞘帮助大头越过ER达到目标位置（经许可引自Asirvatham S.Correlative anatomy and electrophysiology for the interventional electrophysiologist：right atrial flutter.J Cardiovasc Electrophysiol.2009；20：113-122.）

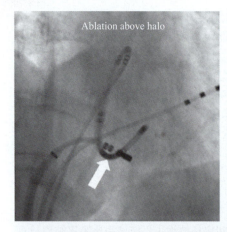
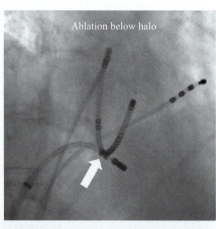

图 11.19 Halo 导管对 CTI 消融的阻挡。此例患者，反复消融无法达到 CTI 双向阻滞。因为消融导管反复在 Halo 导管上通过峡部（箭头，左图）。在 Halo 导管下消融（箭头，右图）后，才完成 CTI 阻滞

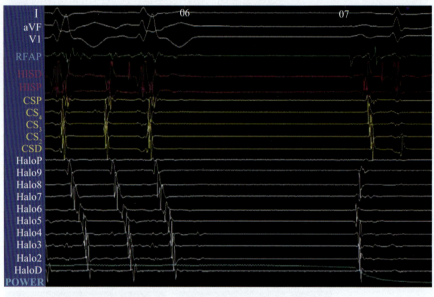

图 11.20 消融大头拖拽消融 CTI 时终止典型心房扑动。心房扑动通常在消融大头（RFAP）远端电极到达下腔静脉口时终止。CS.冠状窦

表 11.3 三尖瓣峡部阻滞的验证方法					
方法（参考文献）	CTI 阻滞的标准	SENS/SPEC	PPV/NPV		评论
心房激动顺序	冠状窦近端起搏时在右心房侧后游离壁激动顺序为从上到下 右心房下游离壁起搏时右房间隔激动顺序为从上到下				起搏时要求在紧邻消融线对侧仔细标测，以排除缓慢传导可能
整个消融线上宽且分离的电图（EGM）	冠状窦近端起搏，在消融线任何位点的电位之间的间隔时间大于 90ms 时，所有位点中最大的间隔时间差少于 15ms	100%/80%	86%/100%		在消融线任何位点的电位之间的间隔<90ms，提示存在漏点
经峡部时间	逆钟向阻滞：在 TVA 后侧起搏，刺激到 CS 近端的时程增加 ≥50% 顺钟向阻滞：在 CS 近端起搏，刺激到消融线游离壁侧的时程增加>50%	100%/80%	89%/100%		如果 CTI 双向传导阻滞，最小的经峡部时程大约 140ms
不同部位起搏	起搏位置从紧邻消融线到距离消融线 15mm 处，起搏到分离电位最后成分之间的时程缩短或不变 当起搏位置从紧邻消融线移到离消融线略远位时，起搏到消融线对侧的激动时间缩短	100%/75%	94%/100%		第一个起搏位置要紧邻消融线，记录位置也应该紧邻消融线
电图极性	冠状窦近端起搏时，紧邻消融线的单极电图记录不到负向成分，或者：冠状窦近端起搏时，紧邻消融线的双极电图记录电位出现反转	89%/100%	100%（PPV）		记录位置也应该紧邻消融线

可显著降低CTI依赖型心房扑动复发率。

常常在消融后，通过在右心房低位游离壁和冠状窦口起搏测定右心房的激动顺序来评估CTI的传导性，以相对慢的速度（略大于窦性周期的周长）起搏对于CTI阻滞的评估是相当重要的，这是因为在消融治疗后的一些患者中跨CTI区域的传导阻滞也许是功能性的并且是速度依赖性的。此外，跨界嵴的功能性传导阻滞在一些患者中是存在的，并且与慢频率相关，这可能对消融后双向CTI阻滞的判断造成困扰。所以，不仅要从冠状窦近端起搏，还要从邻近CTI消融线或是右心房间隔的后下部起搏来确认CTI的阻滞。随着从冠状窦口或消融线内侧起搏，CTI部位的双向阻滞与消融后右心房游离壁的头部-尾部激动顺序相关，同时，随着从消融线边缘或右心房低位游离壁的起搏，CTI部位的双向阻滞也与右心房间隔上的头部-尾部激动顺序相关（图11.21～图11.24）。该激动顺序能被多极电极记录仪或三维电解剖标测所记录。当使用多极Halo导管评估CTI阻滞时，最重要的是导管应放置于三尖瓣环附近。最好紧邻消融线，以评估消融线是否存在不完全阻滞和缓慢传导。也可以让多极导管或消融大头电极跨过消融线。如果多极导管向后延长至界嵴或者消融大头电极末端向后至欧氏嵴，可能记录到错误的激动顺序。此外，在消融线内侧起搏，如果向后传导至下腔静脉，可能导致整个CTI出现假性传导和假性阻滞（图11.26）。在假性阻滞的情况下，内侧的起搏位点（通常是靠近冠状窦处）向后至下腔静脉的快速传导可能激动CTI游离壁，激动由游离壁

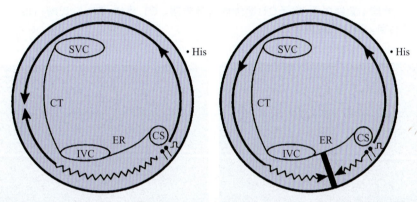

图11.21 三尖瓣峡部（CTI）消融前（左图）后（右图），窦性心律下CSos起搏时右房激动顺序的示意图。消融前，CS起搏右心房的激动顺序是在间隔和低位右心房由下向上传导，随后间隔传导波和右房传导波在游离壁中部发生碰撞。消融后，CS起搏时间隔仍然是从下向上激动，但是右心房游离壁由上向下激动（逆钟向），提示CTI从内侧向游离壁传导阻滞。CT.界嵴；ER.欧氏嵴；His.His束；IVC.下腔静脉口；SVC.上腔静脉口

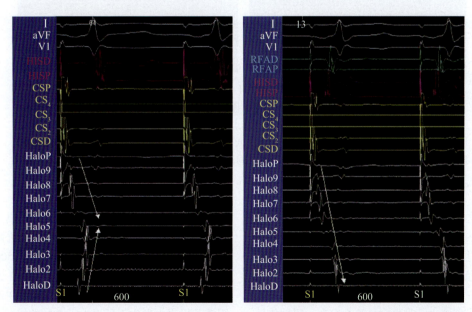

图11.22 三尖瓣峡部（CTI）消融前（左图）后（右图），窦性心律下CSos起搏时体表心电图和右心房腔内电图。电图包括体表心电图（Ⅰ，aVF和V1导联）和冠状窦近端（CSP）、His束（His）、三尖瓣1点钟位（HALOP）到7点钟位（HALOD）及高位右心房（RFA）。消融前CS起搏，在右房中游离壁（HALO5）处出现波形碰撞。消融后，右心房游离壁由上到下激动（逆钟向），提示CTI从内侧向游离壁传导阻滞

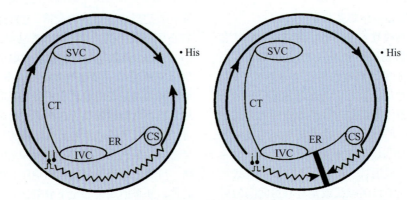

图11.23 三尖瓣峡部（CTI）消融前（左图）后（右图），窦性心律下低位右房游离壁起搏时右房激动顺序的示意图。消融前，低位右心房游离壁起搏右心房的激动顺序是在右房游离壁由下向上激动，波形在中位间隔发生波形碰撞；在His束（HISP）和冠状窦近端（CSP）几乎同时激动。消融后，低位右心房游离壁时右房游离壁仍然是从下向上激动，但是间隔由上向下激动（顺钟向），提示CTI顺钟向传导阻滞。CT.界嵴；ER.欧氏嵴；His.His束；SVC.上腔静脉口

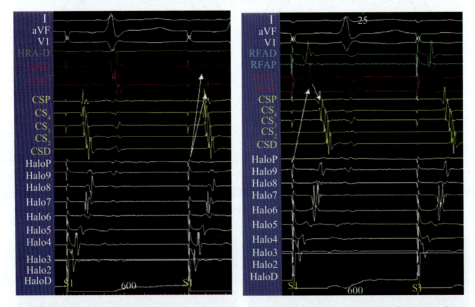

图11.24 三尖瓣峡部（CTI）消融前（左图）后（右图），窦性心律下低位右心房游离壁起搏时体表心电图和右房腔内电图。电图包括体表心电图（Ⅰ，aVF和V1导联）和冠状窦近端（CSP）、His束（His）、三尖瓣1点钟位（HALOP）到7点钟位（HALOD）及高位右心房（RFA）。消融前低位右心房游离壁起搏，在右心房中位间隔（HIS和CSP）处出现波形碰撞。消融后，间隔由上到下激动（顺钟向），提示CTI从游离壁向内侧传导阻滞

至内侧传导，这时可能尽管存在消融线的缓慢传导，但表现为峡部由内侧到侧壁的传导阻滞。在这种情况下，应当在消融线上仔细标测来识别漏点。在假性传导的情况下，即使存在CTI阻滞，向后传导波可顺钟向激动Halo导管末端。此情况在Halo导管末端放置在游离壁，而没有在消融线直接边缘时更容易被观察到。假性传导能被详细的标测所识别。理论上讲，不同的起搏操作可能揭示这些传导形式。

CTI阻滞伴随着起搏刺激从消融线一侧传导至消融线的另一侧的时间延迟。在这项研究中，如在消融之前，跨越峡部的传导时间在顺钟向和逆钟向上平均是（100.3±21）ms和（98.2±25）ms（以500 ms的周期长度起搏）。由于峡部双向阻滞的存在，这些时间分别延长至（195.8±30）ms和（185.7±34）ms。CTI双向阻滞几乎很少发生于延迟少于50%的情况。跨峡部间隔时间延长50%或以上在证实CTI阻滞方面有100%灵敏度，80%特异性、89%的阳性预测价值及100%阴性预测价值。

第11章 三尖瓣峡部依赖型心房扑动的消融治疗 173

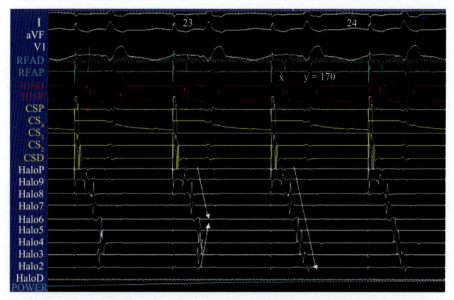

图11.25 三尖瓣峡部（CTI）消融时，窦性心律下CS口起搏时体表心电图（I，aVF和V1导联）和冠状窦（CS）、His束（His）、HALO和消融电极记录的腔内图。注意记录右心房游离壁激动顺序的HALO电极由双向转变为单向顺序，提示CTI出现顺钟向传导阻滞。消融导管在CTI可以记录到宽且分离的双电位（x，y；170ms），进一步证实内侧-游离壁传导阻滞。Halo导管和其他导管的放置如图11.7描述

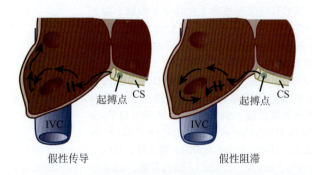

图11.26 三尖瓣峡部消融后产生假性传导和假性阻滞时右心房低后壁传导模式。详见文中描述。CS.冠状窦；IVC.下腔静脉口（经许可引自 Asirvatham S.Correlative anatomy and electrophysiology for the interventional electrophysiologist: right atrial flutter.J Cardiovasc Electrophysiol.2009；20：113-122.）

低位右心房游离壁或冠状窦口起搏时，沿整个消融线广泛记录到的分离双电位更强烈支持CTI双向传导阻滞的存在（图11.25）。当冠状窦附近起搏，在消融线任何位点的电位各部分之间的间隔时间均少于90ms，这表明漏点处有持续的传导（图11.27A）。当消融线上各个位点的电位之间的间隔时间大于100ms时，所有位点中最大的间隔时间差少于15ms，则高度提示存在CTI双向阻滞。当标测到不完整的消融线时，对于电位之间间隔小于100ms，或者电位之间间隔为90～110ms，但电位之间存在如下特征提示存在持续性传导，包括长程碎裂电位，或者第二个电位极性正向，应于此处进行补点消融。如果沿消融线的位点其间隔时间大于110ms，这些

位点就不需要再进一步消融治疗。

不同起搏方法可以用来进一步证实，如CTI传导存在时，通过CTI呈现单一波传导，或者在传导阻滞的情况下出现局部电位的分离。用此方法，在消融紧邻处起搏时，可在消融线上记录到存在明显等电位线的双电位（>30 ms）（图11.27B）。测定从刺激到分离电位的起始和终末部分之间的时间。电位第一成分的刺激代表消融线同侧激活的时间，估算约为50ms或以下。然后向游离壁移动起搏位点10～15mm并且重复起搏。在持续CTI传导的情况下，分离的电位的两部分都将延迟，或者与游离壁或内侧的波前相连（图11.27B）。但是，在CTI阻滞的情况下，至电位起始部分的时间延迟至（20±9）ms，而终末部分提前至（13±8）ms，或者时长不变（图11.27B）。终末部分的延迟提示电图存在相关，电位不是从游离壁至内侧，而是从内侧至游离壁。使用这种方法检测CTI阻滞，其敏感度是100%，特异性是75%，阴性预测价值是94%，阳性预测价值是100%。为了可靠起见，可使最初起搏位点尽量靠近消融线边缘，以及更远的起搏位点与第一个起搏点保持相似的距离。对于消融线上分离EGM（三个成分以上），应测定消融线分离电位的起始与终末部分。此方法可阐明分离电位的来源是由于传导空缺还是局部激活的不均质性（图11.28）。

为了明确CTI消融后的双向传导阻滞，而没有使用多极导管的情况下，使用单极图观察消融后的电位翻转，有不同程度的精确性（图11.29）。

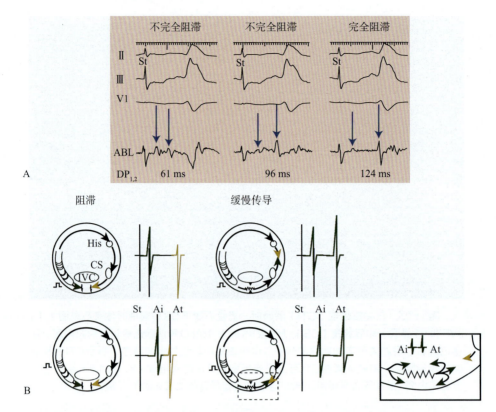

图11.27 消融后CTI传导阻滞的测量方法。A.CTI阻滞完成前（左和中）和后（右），CS起搏记录。按Ⅱ、Ⅲ和V1导联，以及消融大头（ABL）记录腔内图顺序排列。箭头所示为大头电极记录的双电位（DPs）成分。ABL在三幅图中位置不变。左图，消融数点后消融线上双电位的连个成分（DP1-2）间期为61ms，提示不完全阻滞。中图，再次消融，DP1-2间期增加到96ms，峡部阻滞仍然不完全。右图，再次消融后DP1-2延长至124ms，完全阻滞。注意DP1-2为96ms时，双电位之间不是等电位线，进一步提示消融线上存在漏点。当完全传导阻滞时，DP之间为等电位线。St.刺激（经许可引自Tada H, Oral H, Sticherling C, et al.Double potentials along the ablation line as a guide to radiofrequency ablation of typical atrial flutter.J Am Cardiol Coll.20001；38：750-755.）。B.下图为激动顺序的示意图。右房和关键结构（IVC、His束、CSos）。四极导管，以及分别以远端起搏（上图）和近端起搏（下图）时的激动模式。左图显示为峡部完全传导阻滞，右图显示为消融线上存在缓慢传导的激动模式。在峡部完全阻滞时，双电位分离并存在等电位线，同时双电位的起始（Ai，蓝色）和终末（At，棕色）极性相反。改为近端起搏时，因为距离消融线更远，所以起始电位（Ai，蓝色）延迟，而绕行到消融线对侧的距离更近，所以At（棕色）提前。如果消融线上存在漏点导致缓慢传导，双电位为峡部两侧的电位，均为前向传导（蓝色）。改为近端起搏时，激动模式并不改变，但距离消融线更远，导致蓝色电位均有所延迟。St.刺激（经许可引自Shah D, Haissaguerre M, Takahashi A, et al.Differential pacing for distinguishing block from persistent conduction through an ablation line.Circulation.2000；102：1517-1522.）

三尖瓣狭部依赖型心房扑动消融治疗的简化技术

峡部依赖型心房扑动患者的CTI消融的简化技术，仅用两个导管就可以进行。用这项技术能使透视时间缩短进而迅速完成CTI消融。右侧股静脉行穿刺后，将可调弯10级导管放于冠状窦，同时邻近电极放置在靠近内侧CTI的冠状窦口处，消融导管在右心房游离壁处打弯，远端电极放置于CTI游离壁附近（图11.30A）。分别起搏冠状窦近端、消融导管远端，显示在CTI消融前是双向传导，在消融之后是阻滞的（图11.30B，图11.30C）。使用简化的消融技术，CTI内侧至游离壁的传导阻滞可通过以下方式证实：其一是在冠状窦附近的起搏期间，消融导管存在从高位至低位的激动顺序（从近段到远端）；二是在冠状窦附近和低位右心房游离壁起搏，从内侧至游离壁，以及从游离壁至中间传导时间相等（>130ms）。此外，当消融导管放置于消融线时冠

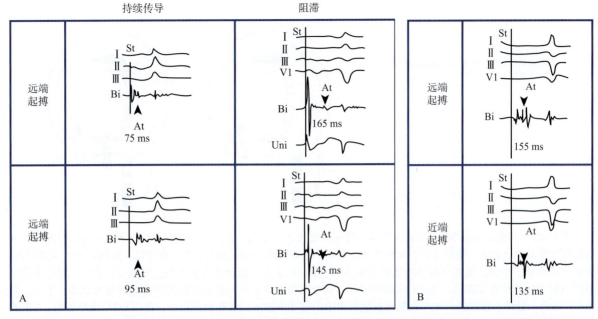

图11.28 评价三尖瓣峡部（CTI）传导阻滞的不同起搏方法。A.不同病例评价的代表方法。上左，以双极电极远端起搏时，刺激-第二个电位的时间为75ms，刺激-第一个电位的时间为20ms。下左，以双极电极近端起搏时，两个电位均延迟20ms，刺激-第二个电位时间为95ms，提示存在持续性传导。在CTI进一步消融，完成传导阻滞。体表心电图Ⅰ、Ⅱ和Ⅲ导联同时显示。右图，可观察到双电位，第一个电位较大和第二个电位较小。上图，在双极电极远端起搏时，刺激-第一个电位为15ms，刺激-第二个电位为165ms。下图，在双极电极近端起搏时，第一个电位延迟20ms激动，第二个电位提前20ms激动（刺激-第二个电位145ms）。注意无论双极电图还是单极电图，双电位形态没有发生改变（最下图）。这种反应提示完全传导阻滞。体表心电图Ⅰ、Ⅱ和Ⅲ导联同时显示。Bi.双极电图；Uni.单极电图。B.存在三电位时缓慢传导旁观者和完全阻滞。证实CTI完全传导阻滞，在消融线上记录到复杂三电位。与双极电极远端起搏时（上图）相比，双极电极近端起搏（下图）时第一个与第二个电位延迟25ms激动，且形态没有发生改变，然而终末的第三个电位提前20ms激动（155ms到135ms），形态也没有发生改变。这种情况提示在第二个电位和第三个电位之间存在完全传导阻滞，而前两个电位存在缓慢或环形传导（经许可引自 Shah D, Haissaguerre M, Takahashi A, et al.Differential pacing for distinguishing block from persistent conduction through an ablation line.Circulation.2000；102：1517-1522.）

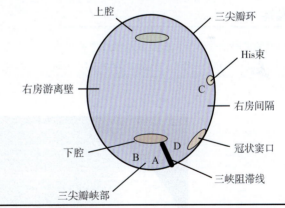

方法：在消融线两侧的（A，B，C和D）起搏，记录各点在消融前后的双极电图激动时间。
测量：A，B，C和D点的传导时间
完全传导阻滞的定义：消融后，AD传导时间＞BD；DA传导时间＞CA
参考文献：Chen.Circulation 1999；100：2507-2513

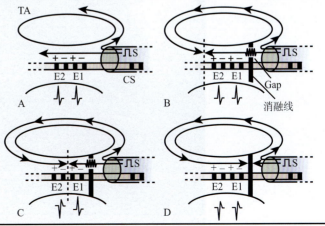

方法：PCS起搏，记录紧邻消融线游离壁的2个双极电图（E1和E2，2mm间距）
测量：消融前后，观察PCS起搏时E1和E2的极性
峡部阻滞的定义：E1和E2的极性由消融前的正向转变为负向
参考文献：Tada.JCE 2001，12：393-399

方法：PCS起搏，记录消融前后的单极EGM
测量：紧邻消融线游离壁侧单极极性
完全传导阻滞定义：单极电图失去负向成分，变为R或Rs型
参考文献：Villacastin.Circulation 2000；102：3080-3085

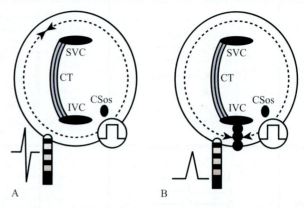

图11.29 定义三尖瓣峡部（CTI）传导阻滞的其他方法。上图，测量阻滞线的传导时间。存在CTI阻滞，移动起搏位置远离消融线，进而缩短到对侧的传导距离，传导时间缩短。如果CTI存在传导，传到对侧的距离延长，传导时间延长。中图，紧邻消融线边缘的双极电图（EGMs）揭示激动的传导方向。存在CTI阻滞，双极电图被朝向消融线的前传传导激动。如果CTI存在传导，两个双极或其中一个电极被远离消融线的传导激动。下图，存在CTI阻滞，紧邻消融线的单极电图只能被朝向单极的传导所激动，没有远离成分，所以EGM完全正向。CS.冠状窦；CSos.冠状窦口；IVC.下腔静脉口；SVC.上腔静脉口（上图，引自Chen J, de Chilou C, Basiouny T, et al.Cavotricuspid isthmus mapping to assess bidirectional block during common atrial flutter radiofrequency ablation.Circulation.1999；100：2507-2513；中图，引自Tada H, Oral H, Sticherling C, et al.EGM polarity and cavotricuspid isthmus block during ablation of typical atrial flutter.J Cardiovasc Electrophysiol.2001；12：393-399；下图，引自Villacastin J, Almendral J, Arenal A, et al.Usefulness of unipolar electrograms to detect isthmus block after radiofrequency ablation of typical atrial flutter.Circulation，2000；102：3080-3085.）

状窦附近的起搏将显示较宽分离的双电位（图11-30D）。

预后和并发症

心房扑动射频消融治疗的早期报道显示该技术初见成效，但是其复发率高达20%～45%。然而，随着心房扑动的射频导管消融技术经验的积累，其早期成功率（定义为心房扑动的终止和峡部双向传导阻滞）和远期成功率（定义为三尖瓣狭部依赖型心房扑动不再复发）都已经提升至85%～95%。在一项大型Meta分析中纳入了10 719名患者，用盐水灌注导管行消融治疗后其早期成功率达

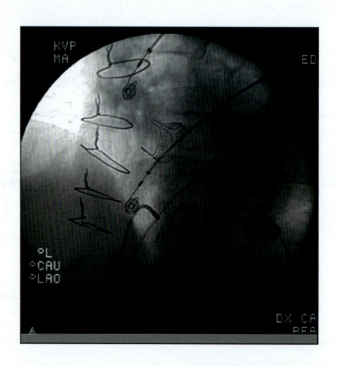

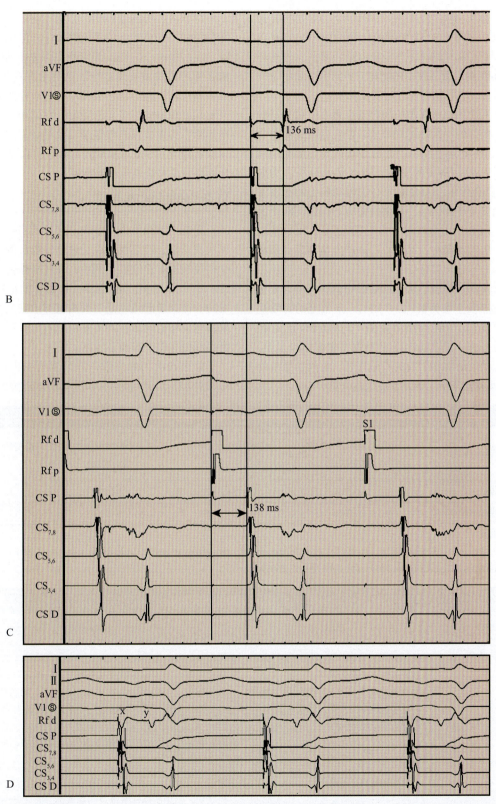

图11.30 A.LAO透视影像，显示冠状窦（CS）和消融导管位置，三尖瓣峡部（CTI）消融后证实传导阻滞。CS电极近端位于CS窦口，消融大头位于消融线的游离壁侧。B.体表心电图（ECG）和腔内电图，以冠状窦近端起搏时，消融大头电极证实由近端向远端（高向低）激动传导，大头记录到的传导时间为136ms，证实CTI内侧-游离壁传导阻滞。Ⅰ、aVF、V1.体表心电；RFd&p.消融大头远端和近端电图；CSd-p.冠状窦远端到近端电图。C.体表心电图（ECG）和腔内电图，用消融大头在右房低侧壁起搏时，到冠状窦近端记录电极的传导时间为138ms，与内侧-游离壁传导时间相近，证实CTI游离壁-内侧传导阻滞。D.体表心电图（ECG）和腔内电图，以冠状窦近端起搏时，证实在消融线上可以记录到宽且分离（130ms）的双电位（x和y），证实内侧-游离壁传导阻滞（经许可引自Sawhney NS, Wayne Whitwam W, Feld GK.Mapping of human atrial flutter and its variants.In: Shenasa M, Hindricks G, Borggrefe M, Briethardt G, eds.Cardiac Mapping, 4th ed.Hoboken NJ: Wiley-Blackwell; 2012: 191-212.）

到94%（95% CI，90%～95%）（表11.4）。成功率的提高很大程度上依赖于冷盐水灌注导管的应用，以及以CTI双向传导阻滞为消融终点。在内循环灌注、外循环灌注及8mm消融导管等技术的随机对照研究中显示，外循环灌注导管有略高的早期和远期成功率。

尽管三尖瓣狭部依赖型心房扑动患者在行射频消融术后获得了极好的早期和远期疗效，但在这类人群中心房颤动5年发生率高达67%。尤其是既往有心房颤动病史或隐匿性心脏病病史的患者。通过Meta分析，为期1～2年的随访发现，消融前无心房颤动病史的患者术后心房颤动发生率是23%，而消融前有心房颤动病史的患者术后心房颤动发生率是53%。随访5年，无论消融术前有无心房颤动病史，术后心房颤动发生率是相似的（约为60%）。

三尖瓣狭部依赖型心房扑动的射频消融是相对安全的，其并发症发生率为2.5%～3.5%。最常见的并发症是外周血管损伤，但心脏传导阻滞（约占0.2%）、心包积液或心脏压塞（约占0.1%）等严重并发症很少发生，此外因右冠状动脉损伤引起的心肌梗死、血栓栓塞事件（包括肺栓塞和脑卒中）等并发症也很少见。

尽管与心房颤动相比，心房扑动转律引起血栓栓塞性并发症（如卒中）的可能性较小，但仍然存在较大风险。在对慢性三尖瓣狭部依赖型心房扑动的患者行消融前必须考虑口服抗凝治疗。这对于有左心室功能下降、二尖瓣疾病、左心房扩大伴左心房血栓或心脏彩超提示自发显影现象的患者尤为重要。在消融治疗前经食管超声排除左房血栓或自发显影现象是必需的，转律后必须口服抗凝至少30d，这是因为跟心房颤动相同，在心房扑动转复后可能发生心房抑顿。

复杂病例的解决办法

最近一系列报道均证实心房扑动消融治疗有很高的早期成功率，但是偶尔也会遇到疑难病例，并且也有不少相关报道，在这些案例中，一些措施被用于提高消融成功率（图11.31，表11.5）。最重要的是确认自发或诱发的心律失常的机制是三尖瓣狭部依赖型心房扑动。如果多电极导管拖带标测不足以证实该机制，三维激动标测也许更有助于明确心房扑动机制。

如果初次消融失败，并证实为三尖瓣狭部依赖型心房扑动，应确保消融导管可到达三尖瓣狭部的最边

表11.4　不同消融导管结果的Meta分析结果

导管类型	即刻成功的研究数量/总病例数	即刻成功率（%）（95% CI）	心房扑动复发研究的数量/总病例数	心房扑动复发率（%）（95% CI）
4～6 mm RF	16/512	86（78，92）	17/529	18（15，21）
8～10 mm或盐水灌注RF	49/3098	94（91，95）	49/3052	7（5，8）

注：RF.射频

数据来源：Perez FJ, Schubert CM, Parvez B, et al.Long-term outcomes after catheter ablation of cav o-tricuspid isthmus dependent atrial flutter: a meta-analysis.Circ Arrhythm Electrophysiol.2009；2：393-401.

表11.5　困难病例的解决方法

问题	原因	解决办法
心房扑动未终止	非三尖瓣狭部依赖型心房扑动或者消融后折返环发生改变 消融线不完全阻滞，可能原因：贴靠不佳，能量输出低，困难解剖 部分峡部依赖型折返	重复激动标测，拖带标测，消融线上漏点标测，使用固定弯或可调弯鞘管，使用盐水灌注消融导管，应用造影、腔内超声或电解剖标测了解陷窝、大欧氏嵴、梳状肌，确认靶点能量输出，消融游离壁峡部或间隔峡部，如果Halo电极跨过峡部，在其下消融 消融下腔静脉与冠状窦口之间（部分峡部依赖型心房扑动）
无法达到双向传导阻滞	消融线不完全，因为组织贴靠不良，能量输出低，困难解剖 下腔静脉后部的假性传导 部分峡部依赖型折返 广泛消融导致组织水肿	消融线上漏点标测，使用固定弯或可调弯鞘管，使用盐水灌注消融导管，应用造影、腔内超声或电解剖标测了解陷窝、大欧氏嵴、梳状肌，消融游离壁峡部或间隔峡部，确认靶点能量输出，如果Halo电极跨过峡部在其下消融，应在消融线上仔细标测，应用不同的标测方法 消融欧氏嵴和冠状窦口之间 设计新的消融线，增加能量输出，计划待组织恢复后行第二次消融
射频能量输出低	因陷窝、欧氏嵴或梳状肌导致血流缓慢	使用盐水灌注大头或冷冻大头消融，设计新的消融线避免复杂解剖

续表

问题	原因	解决办法
导管稳定性差，不能到达消融靶点	右房/下腔静脉增大，大的欧氏嵴（限制间隔到位），大的梳状肌	使用固定弯或可调弯鞘管，使用大弯和（或）更硬的导管，鞘管向前、导管向后弯曲跨过欧氏嵴，上腔静脉途径消融
不能减小/消除局部电位	能量输出低 组织贴靠差 三尖瓣狭部上大的梳状肌	见前描述 见前描述 增加能量输出，使用鞘管，设计新的消融线
消融疼痛	电/温度刺激 心脏神经镇静过浅	深度镇静
心房扑动时心房的激动模式改变	右心房8字折返，界嵴间歇阻滞，间歇右心房低位折返	重新标测，使用非接触标测，三尖部狭部阻滞后再评价

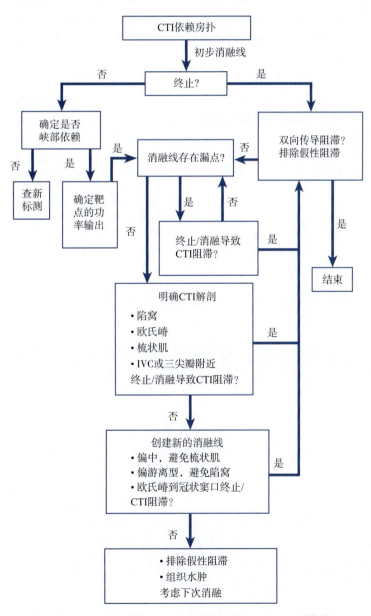

图11.31　三尖瓣峡部（CTI）消融流程图。IVC.下腔静脉口

界，包括三尖瓣环和欧氏嵴及下腔静脉。需要使用大弯导管或预塑形鞘管，如Schwartz L1，Schwartz R0（SL1，SR0），或ramp鞘等，以确保消融导管与整个三尖瓣狭部区域的充分贴靠。此外，用标测或消融导管对三尖瓣狭部做细致的标测有助于识别消融线的漏点（图11.11），最终实现终止心房扑动发作并达到三尖瓣狭部双向传导阻滞。初次消融如果使用标准的多电极导管没有成功，再次消融时持续的三尖瓣狭部传导有时可用三维激动标测识别。峡部隐窝在许多患者中存在，如无特殊导管操作难以被消融。隐窝可通过造影、ICE或电解剖标测等显示。复杂峡部解剖结构的清晰显示有助于更快更好地消融。

笔者推荐从三尖瓣环的6点钟位开始消融，如果消融不成功且三尖瓣狭部阻滞不能完成，甚至在补打漏点后仍不成功，应以三尖瓣环的7点钟位或8点钟位为起始向侧壁建立新的消融线。右心房的巨大小梁结构可能延伸至三尖瓣狭部游离壁，需要延长消融线以实现双向传导阻滞。如仍不能达到消融终点，可尝试再向间隔的位置，即三尖瓣环5点钟位增加消融线，但须小心，因其可能增加房室传导阻滞发生的风险。在每个位点给予充足的射频能量十分重要。初次消融时能量释放后可导致明显的组织水肿，因而阻止了热能进一步向组织纵深传导。如果增加新消融线策略仍不可行，可采取电压指导的三尖瓣狭部消融。用于三尖瓣狭部消融的温度通常是60℃，但偶有病例须达到非盐水灌注消融导管至70℃或灌注消融导管至50 W才可成功消融。如果最初用标准的4～5 mm的消融电极未能成功，则推荐使用头端长达8～10mm的消融导管或者盐水灌注导管。8～10mm消融导管或冷冻消融导管都可作为三尖瓣狭部消融的一线选择，因其与标准导管相比有更大的功效，至少它们能以更低能耗和更短时间完成三尖瓣狭部阻滞。不推荐为了提高成功率，用标准消融导管或8～10mm消融导管时温度超过70℃，或使用冷盐水灌注导管时能量超过50 W，因其增加蒸气爆破导致心脏破裂的风险。

如果三尖瓣狭部阻滞仍不能完成，须排除假性传导可能。在扩大消融范围后，组织水肿可能使接下来的消融能量无效传递，须终止手术，择期行二次消融。

（解放军联勤保障部队第940医院　马　凌

西安医学院　胡雪晨　译）

第12章

非峡部依赖型心房扑动及心房大折返的消融

Steven M. Markowitz, Bruce B. Lerman

关键点

- 非典型或非峡部依赖型心房扑动及心房大折返的发生需要解剖性或功能性传导屏障及缓慢传导区的存在。
- 非典型心房扑动通常见于心房颤动导管消融或外科消融术后或经右心房或左心房切开行外科手术后。
- 激动标测有助于揭示折返环、舒张中期电位、碎裂电位及双电位。
- 多极电生理导管有助于标测右心房及左心房的非典型心房扑动。
- 三维电解剖标测系统适用于多数病例。
- 通常采用盐水灌注或 8 mm 消融导管。
- 消融难点：明确复杂的折返环，尤其是周长不规则的心动过速；实现消融线的持久阻滞；非典型心房扑动自发转变为心房颤动或其他心律失常。

非典型心房扑动（下文简称房扑）是包含了不同部位和不同维度折返环的一组心律失常。大多数情况下，非典型房扑可与心房颤动（AF，下文简称房颤）同时存在，或作为房颤发生或终止的过渡，或转变为典型房扑。非典型房扑更常见于房颤导管消融或外科消融术后或经右心房或左心房切开行外科手术后。

房扑和房性心动过速（AT，下文简称房速）术语的使用曾有过混淆。它们的区别在于心动过速的频率或心电图上是否存在等电位线。房扑是指频率大于或等于240次/分的规则的心动过速且扑动波之间无等电位线，而房速频率更慢且P波之间存在等电位线。然而，这些特征并不是心动过速发生机制的特异性指标。在本章中，非典型房扑主要指折返环不依赖于三尖瓣峡部（CTI）的房扑。非典型房扑可根据起源的心腔、心房的特定部位及折返环的大小进行分类（表12.1）。

解剖基础

折返环的具体构成取决于心房的局部或整体解剖、心房肌的电传导特性及心肌不应期。通常来说，折返的发生需要解剖和（或）功能分离的两条传导路径且形成闭合的环路。这两条传导路径依赖于不能激动的解剖屏障（如房室环、静脉口或瘢痕）或功能性阻滞线的存在。在右心房，三尖瓣环、下腔静脉、上腔静脉、界嵴、欧氏嵴及卵圆窝是电传导的天然屏障。在左心房，二尖瓣环、肺静脉口及由心房心肌病或既往导管消融或外科手术所致的致密瘢痕区都是重要的电传导屏障。

表12.1 非峡部依赖型房扑的类型

	环路	边界	临床特征
右心房	上部环路折返	上腔静脉与界嵴	新发或合并CTI依赖型房扑
	右心房游离壁折返	右心房瘢痕，三尖瓣环侧壁	既往行右心房切开术，心房心肌病
	双环折返 [下部环路、上部环路、游离壁和（或）三尖瓣环的组合]	右心房瘢痕、上腔静脉、三尖瓣环、界嵴的组合，包括或不包括CTI	新发或合并CTI依赖型房扑，既往行右心房切开术，心房心肌病
左心房	二尖瓣环折返	二尖瓣环，左心房峡部	房颤左心房消融术后，外科迷宫术后，新发
	顶部依赖型折返	围绕左和（或）右肺静脉线性消融线，电兴奋的肺静脉组织	房颤左心房环形消融术后，外科迷宫术后，新发
	围绕房间隔的心动过速	右肺静脉和二尖瓣环，或卵圆窝与右肺静脉或二尖瓣环	心房切开术后，房颤左心房消融术后，新发
其他	病灶性心动过速	外科瘢痕	心房切开术后，外科迷宫术后
	微折返或局部折返	多变	房颤左心房消融术后，外科迷宫术后，心房心肌病
	冠状窦介导的折返	冠状窦与左心房或右心房心肌	新发

注：CTI.三尖瓣峡部

病理生理学

虽然非典型房扑也可见于心脏结构正常的患者，但这类心律失常主要发生于器质性心脏病患者，或心脏外科手术后或房颤导管消融后的患者。在器质性心脏病患者中，其发病机制被认为是心房内压力升高引起间质纤维化，导致传导缓慢和阻滞。初发的左心房内大折返常常涉及心房心肌病所致的不规则瘢痕区。在三维电解剖标测中这些不规则瘢痕区被标记为致密瘢痕区。其他重要条件包括心房传导速度减慢、心房不应期的异质性及触发灶。

期前刺激时，功能性阻滞的径路不断延长，当足够长时即可诱发和维持折返。功能性阻滞线见于界嵴和欧氏嵴等结构，这两者在峡部依赖型房扑的形成中起重要作用。这些功能性阻滞线的缺口（如界嵴中的缺口）促进非典型折返环的形成。功能性阻滞线也可在其他部位形成，包括左心房内的诸多部位。固定性阻滞合并功能性阻滞已在病灶性心动过速的动物模型中证实，其中的功能性阻滞线向固定的解剖病灶延伸。在此情况下，解剖病灶过小不足以形成折返，但固定性和功能性阻滞的联合为维持折返提供了必需的关键长度。这些阻滞线的形成和分解正是扑动环路间相互转换及其向房颤转变的原因。

随着房颤消融手术的增多，导管或外科消融术后非典型房扑的发生日益常见。消融线不连续可导致频率依赖性单向传导阻滞或传导延缓。此外，诸如环肺静脉大环隔离造成的心肌隔离区可产生大的中心屏障，有助于折返的发生。许多折返性房速具有复杂的折返环路，包括双环折返（8字折返）及不常见的三环折返。在多重环路折返性心动过速中，传导时间与单环折返几乎相同，但有时存在一条优势环路作为主导，驱动其他环路运行。

小折返环路亦称为局部折返或微折返，可发生于多种临床情况，如房颤导管消融术、外科迷宫术及先天性心脏病的外科修补术后。这些小折返环路同样可发生于病变的心房。心房瘢痕的存在是局部折返的基本条件，其折返环通常在消融线或外科手术切口附近。心肌结构的破坏可引起传导速度显著减慢、传导速度各向异性增加和单向传导阻滞，从而促进微折返的发生和维持。

包含了心房切口的心脏外科手术是非典型房扑发生的重要原因。切口的部位和范围，以及心房本身的病变决定了非典型房扑发生的可能性。右心房外科手术患者因右心房游离壁存在手术瘢痕同样有非典型房扑发生的风险，左心房外科手术患者非典型房扑则通常发生在左心房。而且，进行过左右心房外科手术的患者也易于出现CTI依赖型房扑。

诊断

大折返性与局灶性房速

非典型房扑的评估首要明确其机制是大折返还是局灶（表12.2）。一般来说，与大折返相比，局灶性房速的P波时限较短，等电位线时限较长。一项纳入75例房颤消融术后非典型房扑患者的研究显示，P波时限小于185 ms识别小折返环的敏感性和特异性分别为85%和97%。然而，当大折返性心动过速折返环具有缓慢传导的关键峡部时，因激动在峡部传导时产生的电位很小，体表心电图可表现为等电位线。当心动过速周长变化≥15%时提示局灶机制，但规整的心动过速周长在局灶性和大折返性房速中均可出现。

表12.2　诊断标准

大折返性心动过速
- 拖带伴融合（末次起搏拖带但不融合）
- 电解剖标测到>90%的心动过速周长，且最早和最晚激动部位相邻
- 对腺苷不敏感（足以引起房室传导阻滞的剂量）

微折返或局灶折返性心动过速
- 在单根电极或多根相邻电极上，碎裂电位占心动过速周长的绝大部分
- 拖带时起搏部位离心动过速起源点越远起搏后间期越长
- 对腺苷不敏感（足以引起房室传导阻滞的剂量）

左心房心动过速
- 右心房被动传导，房间隔激动最早，右心房游离壁表现为融合波
- 在心动过速周长中缺乏右心房激动（标测<50%心动过速周长）
- 右心房周长变化较大而左心房周长相对固定
- 右心房多个部位拖带起搏后间期超过周长30 ms以上

非典型房扑的体表心电图形态变异很大，来自不同解剖部位的折返环形成的扑动波的形态会有所重叠，因此通过体表心电图定位房扑的价值有限。但是，一些概括性的原则可用于区分CTI依赖型和非CTI依赖型房扑，以及左心房和右心房房速。CTI依赖型房扑有特定的特征，如不符合这些特征需考虑非典型房扑。典型逆钟向CTI依赖型房扑扑动波电轴向上且在下壁导联终末形成小的正向波（锯齿形）。V1导联均为正向波，起始为等电位或向上的波形，沿胸前导联扑动波由正向移行至负向。顺钟向CTI依赖型房扑变异较大，其特征为下壁导联为正向波带切迹，V1导联通常为负向波。需要强调的是，尽管CTI依赖型房扑心电图变异很大，上述典型房扑的心电图表现也可见于非CTI依赖型房扑。房颤消融术后的典型CTI依赖型房扑亦可表现为不典型的心电图特征。

总体而言，V1导联扑动波负向为主来源于右心房，若表现为宽的正向波（无等电位线或负向波起始）则通常来源于左心房（图12.1）。左心房房扑通常表现为下壁导联正向或肢体导联及胸导联均为低幅或等电位线。不符合这些特征的中间类型很常见，定位困难。不管形态如何，确定心动过速的起源依赖于心腔内标测。

通过显性拖带、隐匿性拖带或电解剖标测（见标测

部分）可获得大折返机制的证据。显性拖带表现为任意起搏周长出现固定的融合且融合程度随起搏频率增加而增加。由于体表心电图扑动波可能显示不清或被心室除极或复极所掩盖，腔内图是明确顺向夺获和逆向夺获，以及融合程度的替代性标识。显性拖带伴进行性融合意味着空间上靠近心动过速折返环，包括独立的入口或出口部位。局灶性心动过速和微折返不存在显性拖带伴进行性融合。起搏后间期与心动过速周长的差值≤30ms提示起搏部位在折返环上（图12.2）。从两个相对的部位（如左心房间隔和游离壁，左心房前壁和后壁）进行拖带，每个回归周长与心动过速周长的差值都在30ms以内，提示存在大折返环。从左心房间隔和游离壁进行拖带均在折返环内提示围绕二尖瓣环的折返，从左心房前壁和后壁进行拖带均在折返环内提示顶部依赖的左心房房扑。拖带也可以为判断起搏部位和折返环的距离提供间接的信息，即起搏后间期越短越靠近折返环。

因腺苷能揭示房速的特定机制，故对腺苷的反应亦有助于鉴别折返性房速和局灶性房速。除极少数情况外，腺苷不能终止绝大多数折返性房速。相反，腺苷可以终止触发活动介导的局灶性房速或暂时抑制自律性增加介导的局灶性房速（图12.3）。腺苷不敏感的局灶性房速表现为局部折返的特点，包括低振幅、时限长的碎

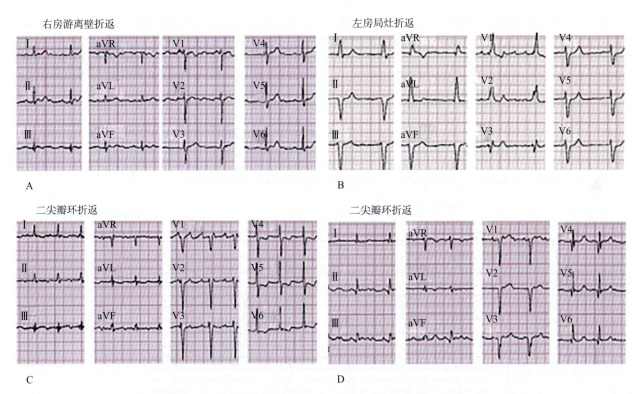

图12.1 非典型房扑的心电图表现。A.既往经右心房切开行二尖瓣修补术患者的右心房游离壁折返。V1导联扑动波为负向且电轴向下。B.左心房前壁的局灶折返V1导联扑动波为正向，其他肢体导联和胸导联扑动波振幅低平。C.D.二尖瓣修补术后和缺血性心肌病患者二尖瓣环折返。V1导联扑动波为正向，但下壁导联电轴不同。有等电位线，提示等电位线不是局灶性心动过速的特异性指标

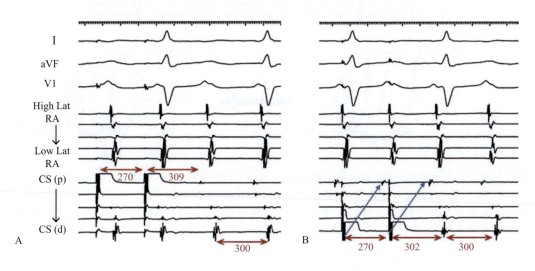

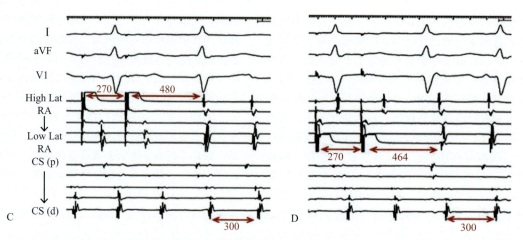

图12.2 多极导管拖带标测确定左心房房速。冠状窦激动顺序为近端至远端。从冠状窦近端（A）和远端（B）起搏拖带的起搏后间期几乎等于心动过速周长。B图显示快速起搏的下游现象。从冠状窦远端电极（近端电极的下游）拖带因传导延缓引起近端电极的顺向夺获。C图和D图分别为高位右心房和低位右心房拖带图，两者起搏后间期均较长（起搏的腔内图表现为融合），提示这两个部位远离心动过速折返环。这些反应与左心房房速一致，证实为围绕二尖瓣环的折返

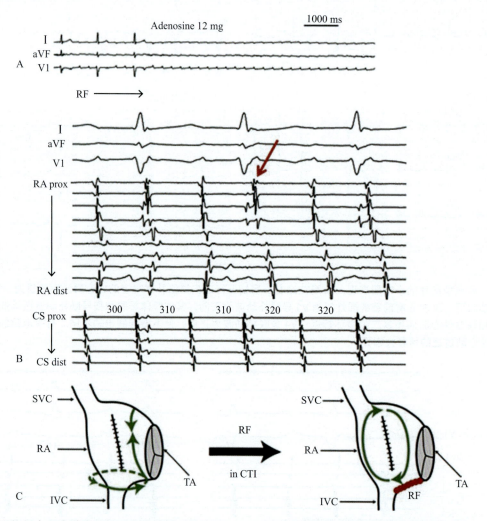

图12.3 既往行右心房游离壁切口患者的折返性房速。A.心动过速对腺苷不敏感，与折返机制一致。B.右心房游离壁20极电极导管显示游离壁融合波，与下部环路折返一致，为围绕下腔静脉的折返。在三尖瓣峡部消融时，心动过速周长延长，右心房游离壁激动顺序改变（箭头），原因为下部环路折返阻断且同时存在围绕右心房游离壁切口的第二个折返环。C.心动过速折返环改变的示意图。CS.冠状窦；CTI.三尖瓣峡部；RF.射频；SVC.上腔静脉；TA.三尖瓣环

裂电位,且能被拖带。这一方法简单可靠,可在标测前明确心动过速性质(图12.4)。

确定折返环位于右心房或左心房

冠状窦的激动顺序有助于定位房速。右心房房速的典型表现为冠状窦激动顺序由近端至远端,除非激动主要经Bachmann束传导或冠状窦导管插入过深,此时冠状窦远端可能激动较早。左心房房速冠状窦激动可表现为多种激动顺序,取决于特定的折返环路(图12.5)。部分左心房房速,如围绕二尖瓣环顺钟向折返及起源于左心房侧壁(左肺静脉或心耳)的房速,冠状窦激动顺序表现为由远端至近端。但是,冠状窦激动顺序由近端至远端并不能说明房速起源于右心房。围绕二尖瓣环的逆钟向折返或围绕房间隔或右肺静脉的心动过速也可表现为冠状窦激动顺序由近端至远端。"V"字和反"V"字激动模式提示顶部依赖的左心房大折返。激动沿后壁下传,激动二尖瓣环中后部,而后沿左心房下部向房间隔与侧壁两个方向同时扩布形成"V"字激动模式。当激动沿左心房前壁下传,而后在二尖瓣环后部融合则形成反"V"字激动模式。左心房后壁或前壁的局灶房速亦可产生"V"字和反"V"字激动模式。由于肌袖的存在,冠状窦可通过特定的结构与左心房相连,从而导致冠状窦的激动可能与左心房心内膜激动分离。冠状窦激动可表现为多种激动顺序,仔细分析可发现左心房心内膜激动顺序与冠状窦不同。已经有报道显示冠状窦肌袖或Marshall韧带作为折返环的重要部分参与大折返的形成。

通过右心房标测可明确左心房房速的诊断,从而确定是否需要穿房间隔进行左心房标测。通过心腔内标测确定左心房起源的房速有以下判断标准:

1.右心房被动传导,右心房游离壁多为传导终止处。

2.右心房最早激动位于房间隔时,典型部位在Bachmann束区域或冠状窦口,尤其是最早激动部位表现为片状时。

3.右心房周长变化大而左心房周长相对固定,提示左、右心房分离或传导阻滞。

4.右心房多个部位拖带(包括CTI及右心房游离壁)起搏后间期超过周长30 ms以上。

虽然传导终止于右心房游离壁在左心房房速中常见,但仍可以记录到类似逆钟向或顺钟向房扑的一个单独波。这种情况出现的原因:①心房侧壁多极导管的位置;②左心房传导突破的位置(优先通过Bachmann束或冠状窦传导);③CTI传导阻滞。通常右心房激动时间比心动过速周长短很多。除非心动过速周长很短或右心房传导明显减慢,可能会误认为存在右心房房速。

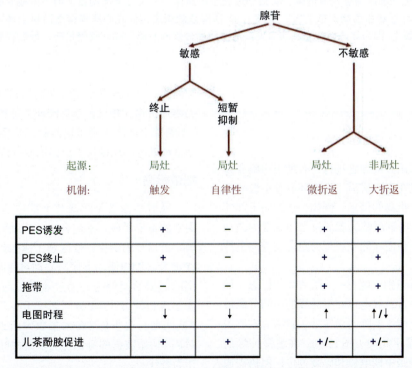

图12.4 应用腺苷和电生理特点鉴别房速的机制。A.腺苷敏感性房速为典型的局灶起源,可由触发活动所致,少数由自律性增加所致。腺苷不敏感的房速为大折返或微折返,取决于折返环的大小和标测系统的分辨率。拖带时起搏后间期几乎等于房速周长为典型的大折返或微折返性心动过速的特点。微折返性心动过速激动较早的部位可记录到时限长的电位,但在触发活动和自律性节律时不明显。大折返环不同部位的电图时限不等,取决于局部传导特性。PES.程序电刺激(经许可改编自Markowitz SM, Nemirovksy D, Stein KM, et al.Adenosine-insensitive focal atrial tachycardia: evidence for de novo micro-re-entry in the human atrium.J Am Coll Cardiol.2007; 49: 1324-1333.)

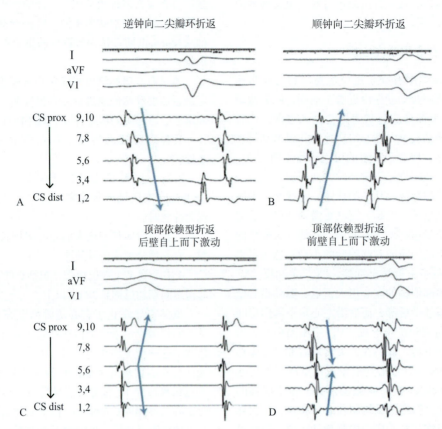

图12.5 不同类型左心房房速的冠状窦激动顺序。A.逆钟向二尖瓣环折返冠状窦激动顺序为近端至远端。B.顺钟向二尖瓣环折返冠状窦激动顺序为远端至近端。C.顶部依赖型房速伴左心房后壁激动自上而下致冠状窦中部激动最早，而后激动分别向二尖瓣环近端和远端扩布（"V"字形）。D.顶部依赖型房速伴左心房前壁激动自上而下致二尖瓣环后侧壁激动融合（通过冠状窦），因为波阵面首先激动二尖瓣前壁而后分别向游离壁和间隔侧扩布，最后在后侧壁融合（反"V"字形）

标测

激动标测

传统激动标测采用多极导管进行，有助于明确非典型房扑的机制。通过在右心房沿三尖瓣环放置多极导管可提供揭示心动过速机制的信息。例如，逆钟向下部环路折返在CTI和右心房游离壁突破部位之间表现为激动由侧壁向间隔传导，从而在侧壁表现为融合波或向上传导（图12.3）。

传统激动标测可识别双电位——阻滞线的标志。如果折返围绕阻滞线进行，双电位在阻滞线的中间分离最宽，越靠近阻滞线末端（波阵面逆转处）越窄。右心房游离壁的大折返即属于此类（图12.6）。在缓慢传导的关键部位可记录到舒张中期电位和碎裂电位，但仍需通过其他方法如拖带来证实其是否是心动过速折返环的组成部分。

选择固定的参考电极在左心房进行激动标测能够识别或排除二尖瓣环折返或顶部依赖型房扑。二尖瓣环上部和下部激动顺序相反（如二尖瓣环上部激动从侧壁传至间隔，二尖瓣环下部激动则从间隔传至侧壁）提示二尖瓣环折返。相反，二尖瓣环上部和下部激动顺序相同（如侧壁至间隔）则可以排除二尖瓣环折返。前壁和后壁激动顺序相反则见于顶部依赖型折返。

拖带标测

隐匿性拖带是明确某个部位是否参与折返性心律失常的重要手段。确定合适的消融靶点的拖带标准即为确定折返环中的保护性区域。标准如下：①隐匿性拖带（P波及心腔内激动顺序与心动过速时相似）；②起搏部位的起搏后间期与心动过速周长的差值在30 ms以内；③起搏刺激信号到P波间期等于心动过速时局部电图到P波间期。由于P波在大多数大折返性房速中不可见，对P波初始波折的辨识可能较为武断，心腔内心电图可作为替代。

隐匿性拖带技术的局限性或误区：①可能发生频率相关性传导减慢导致起搏后间期超过心动过速周长；②在某些折返环的关键部位可能无法夺获；③起搏可能导致心动过速加速或终止。起搏周长与心动过速周长相差≤20ms可使心动过速终止或减慢的发生降至最低。

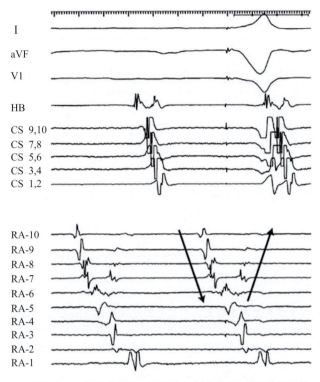

图12.6 右心房游离壁折返。右心房游离壁双电位表现为向下和向上激动,游离壁下端双电位间距最小,RA-6电极记录到碎裂电位,提示为波阵面转折处(RA-1,低位右心房游离壁;RA-10,高位右心房游离壁)。CS.冠状窦

电解剖标测

电解剖标测能够提供折返环路的直接可视化图像。折返环路被定义为包括心动过速周长的连续激动的最短距离。大折返性心律失常的标志是最早激动与最晚激动相接,中间由过渡区域相连(图12.5,图12.6)。实际操作中,标测到的激动时间必须≥90%心动过速周长才能显示折返环路。将激动信息以等时图表示可清楚展现波阵面的传播方向(垂直于等时阶)(图12.7)。超高密度标测使用特定的多极导管可获得大量位点的信息并显示折返环中适合消融的关键峡部。

相当一部分心动过速周长可能被病变部位的传导时间所占据,这些部位表现为低幅、碎裂的电位。如果标测图中激动时间仅占心动过速周长很小的一部分,需要对这些电图进行仔细寻找以明确折返环路中是否存在缺口。这些部位通常表现为低幅碎裂的电位且往往是理想的消融靶点(图12.8)。选择性确定时限长或分裂电图的激动时间对电解剖标测图有很大影响,有可能掩盖折返环的轮廓。新的自动标测技术采用整合双极和单极电图与其邻近部位的激动时间的算法来确定复杂电图的激动时间。通过心房电压标测图显示瘢痕组织有助于确定构成折返环的通道。没有电压的部位代表致密瘢痕,即固定的传导阻滞区。

拖带标测可结合电解剖标测确定折返环的关键部位。当电解剖标测不太明确,以及鉴别关键部位和旁观部位有困难时,两种技术的结合显得尤为重要。

为避免对电解剖图产生误解,需要注意避免以下误区(表12.3):

1. **标测不完全与低分辨率** 心动过速时在感兴趣的心房不同区域取得足够密集的激动点十分重要。改动图像中的激动时间可能导致对节律的错误解读,从而不能确定折返环的关键部位。更为先进的标测技术可在更短时间内获得高密度标测图,有助于克服这一不足。

2. **碎裂电图** 确定高度碎裂的宽电位的激动时间可

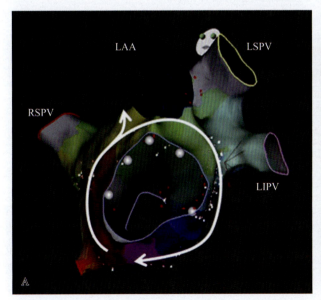
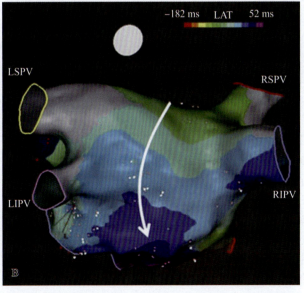

图12.7 左心房房速的电解剖标测图(等时阶为20ms)。图中显示为双环折返性心动过速。A.围绕二尖瓣环的顺钟向折返;B.围绕右肺静脉的顶部依赖型折返(左心房后壁激动自上而下)。LAA.左心耳;LIPV.左下肺静脉;LSPV.左上肺静脉;RIPV.右下肺静脉;RSPV.右上肺静脉

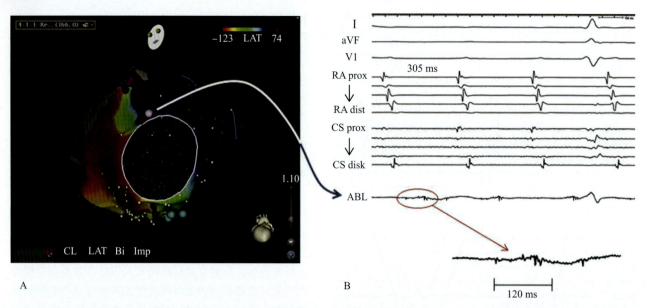

图12.8 电解剖标测图显示缓慢传导的缺口。患者有二尖瓣手术和迷宫术病史。A.左心房电解剖标测图显示二尖瓣环逆钟向激动，但激动时间只有197ms［占心动过速周长（305ms）的65%］。B.仔细寻找发现沿二尖瓣环前间隔高度碎裂、低幅的电位（0.05mV），占心动过速周长的120ms（粉色标志）。该部位为迷宫术冷冻消融线残留的缺口，在该部位局灶消融终止房速。CS.冠状窦；RA.右心房

表12.3 疑难问题及解决方案		
问题	原因	解决方案
节律不稳定，与房颤或其他形式的非典型扑动相互转化	阻滞线不固定	限制心房起搏和拖带标测 考虑非接触式电解剖标测 考虑长线性消融和（或）房颤消融 识别和治疗缓慢传导的通道 低剂量 I$_C$ 类或Ⅲ类抗心律失常药物稳定折返
无法解释的电解剖标测图	标测不全面 没有识别传导阻滞线和瘢痕区	采用高密度或超高密度标测 审阅电压图以识别瘢痕区、低电压区和碎裂电位 采用拖带方法识别心动过速折返环关键部位 回顾既往外科手术和消融史
二尖瓣峡部传导阻滞失败	持续心外膜传导	使用盐水灌注消融导管 冠状窦内消融 其他替代性线性消融
完成消融线但心动过速不终止	双环路折返 关键峡部标测不准	重新评估周长、体表心电图及激动顺序 重新评估标测图或重新标测
线性消融过程中导管不稳定	左心房大，导管移动性受限	使用可调节或可伸缩的鞘管系统、更换导管、矩阵式线性消融、机器人导航

能较为困难。此时可能无法识别关键峡部进而将折返性心律失常误认为局灶起源。

3.中心屏障或传导阻滞 对瘢痕区或传导的中心屏障识别失败可能会对电解剖图做出错误的判读，因为通过传导阻滞区的激动时间的插入可能造成波阵面扩布的假象，从而掩盖折返环。此时无法识别可作为消融靶点的关键峡部。调整识别瘢痕的电压阈值可能有所帮助。极低电压区域（<0.05mV）可成为折返环的关键部位。采用间距较宽的大头消融导管有可能不能识别低幅的信号，采用噪声干扰小的标测系统和间距较窄的细标测电极则有可能识别。若相邻区域激动顺序相反并且被双电位线或密集的等电位线分开，提示存在传导阻滞线。

4.心房传导延迟 慢传导或局部阻滞可能会延长右心房或左心房内的激动时间，从而导致被动激动的心房内的传导时间接近心动过速周长。例如，若传导阻滞位于CTI，左心房起源的心动过速导致右心房游离壁的激动自上而下（图12.9）。即使CTI传导正常，当激动经Bachmann束传导时，右心房游离壁的激动依然可能自上而下。这时候拖带是重要的辅助手段，可明确右心房作为旁观者，电解剖标测图得以正确判读。

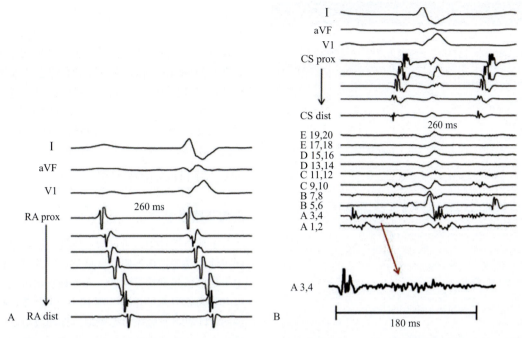

图12.9 房颤导管消融术后左心房微折返房速。A.因曾行三尖瓣峡部消融，右心房激动顺序表现为游离壁自上而下。B.PentaRay导管置于左下肺静脉前部，电极A3～4记录到高度碎裂的低幅电位（0.12～0.24mV），占整个心动过速周长的大部分。CS.冠状窦

5.激动顺序改变　术者在标测过程中要意识到激动顺序可能发生改变，因心动过速可自发转为其他节律，导管操作引发的期前收缩也可能对心动过速造成影响。同时，稳定的折返激动向旁观部位的传导变异较大。这些激动顺序的改变可导致电解剖标测图无法判读。

6.对折返的错误解读　具有超高分辨率的标测系统可识别小的折返环，表现为很小区域的连续循环激动且激动时间等于心动过速周长。在少数情况下，颜色标记的激动图显示似乎为局部折返，实际上这一部位是被动激动。这一现象可通过追踪波阵面的激动显示，表现为远处波阵面侵入缓慢传导区从而产生不完整的循环激动。即使更大的折返环似乎能产生单个完整的循环激动，但实际上也有可能是被动激动。这时可采用拖带的方法明确某一部位是否在折返环上。

非接触式电解剖标测采用多电极矩阵来记录腔内电图，而后通过软件在特定心腔的三维模型上显示实时单极电图。这项技术在标测短阵性心律失常方面十分有用，有报道将其用于标测上部环路折返和右心房游离壁折返。无心室波时分析心房波要谨慎，因心室波可掩盖心房单极电图。应通过激动顺序而非瘢痕的直接影像来判断传导阻滞线的存在。新的标测系统可采用超声导管构建心腔的解剖结构并通过非接触式电偶密度标测计算激动顺序。

可采用252极电极背心结合CT重建的左、右心房解剖进行体表标测。这项技术被证实可用于左、右心房大折返性心动过速的标测并同局灶起源的心动过速进行鉴别。

消融

非典型房扑消融的指导原则是将参与心动过速折返环的关键峡部作为消融靶点（表12.4）。成功消融通常并不需要标测完整的折返环路，因为阻断环路中的任何关键部位都会终止心动过速并预防其复发。关键峡部可能是窄的通道或相对宽泛的区域。双环折返的心动过速要标测共同峡部或通道。可将共同峡部或每个环的关键峡部作为消融靶点。消融策略是在两传导屏障之间行线性消融阻断峡部。有时单次放电即可充分阻断窄的峡部或局部折返。

采用标准的4mm头端电极导管通常已经足够，但要形成长的线性透壁性损伤，通常需要采用灌注导管或8mm头端消融导管。压力感应技术非常有用，尽管它最初主要用于房颤的导管消融。有效的消融损伤表现为消融过程中阻抗至少下降10Ω且局部电图振幅降低。进行线性消融时，消融后应在消融线一侧起搏，另一侧记录来验证双向传导阻滞。在起搏或窦性心律时重新进行电解剖标测可显示激动围绕消融线扩布。消融后从消融线的一侧起搏，沿消融线记录到宽的双电位亦能说明传导阻滞。房速不再被诱发是另一个消融终点。然而，非典型房扑通常合并其他可诱发的房性心律失常，这些心律失常可能并无临床意义，因此需要判断是否决定进一步消融。消融所有可诱发的房性心律失常，以及潜在折返环的关键通道的消融策略可成功预防复发，尤其是既往因先天性心脏病行外科手术的患者。这一策略也可用于接触式标测困难的可相互转换的多种房速（表12.3）。

表12.4 消融靶点

基本原则
- 电解剖标测识别的以两个传导屏障为边界的关键性峡部
- 拖带时大多数心房为顺向夺获（存在隐匿性拖带），且起搏后间期减去心动过速周长≤30 ms

特定心律失常的消融策略

上部环路折返
- 界嵴缺口
- 从上腔静脉到瘢痕或三尖瓣环或下腔静脉行线性消融

右心房游离壁折返
- 从传导屏障到下腔静脉的线性消融
- 从传导屏障到三尖瓣环的线性消融
- 从传导屏障到上腔静脉的线性消融

二尖瓣环折返
- 从二尖瓣环游离壁到左下肺静脉的线性消融
- 从二尖瓣环前壁到顶部线或肺静脉的线性消融
- 从二尖瓣环间隔到右肺静脉的线性消融

左心房顶部依赖型折返
- 左上肺静脉和右上肺静脉之间的线性消融（顶部线）
- 左心房后壁左、右肺静脉之间的线性消融

左心房间隔折返
- 从房间隔到二尖瓣环的线性消融
- 从房间隔到右肺静脉的线性消融

病灶性心动过速
- 从瘢痕边缘到解剖屏障的线性消融
- 切口线不连续残留的缺口

局部折返
- 占心动过速周长35%以上的高度碎裂电位

即刻和远期成功率取决于消融的心律失常类型和心房的基质。研究显示，对于既往无外科手术史或导管消融史的大折返性房速患者，术后不使用抗心律失常药物，右心房房速成功率为82%，左心房房速为55%（平均随访37个月）。在另一组91例非典型房扑（共171种房速）患者中，非间隔部位房速的即刻成功率为97%，间隔部位为77%。无间隔房速患者的长期成功率为82%，至少存在一种间隔房速的患者为67%。有消融史和外科手术史的患者房速消融的远期成功率更高（分别为75%和88%），原发性心房瘢痕的患者远期成功率则较低（57%）。在一项包含52例患者的混合性队列研究中（其中大多数患者有外科手术或消融史），大折返性房速消融的即刻成功率高达90%，有6%的患者早期复发。治疗成功可能需要多达三次的消融。

非典型房扑的特殊类型

上部环路折返

上部折返环中，折返激动围绕上腔静脉及其周围的固定性或功能性传导阻滞区域进行。这类心律失常可发生于峡部依赖型房扑患者，亦可独立出现或发生于既往行右心房切开术的患者（图12.10）。上部环路折返与顺钟向CTI依赖型房扑形态类似，扑动波电轴向下。电图显示右心房游离壁激动顺序自上而下。如果瘢痕或传导阻滞延伸至上腔静脉下方，激动顺序会更为复杂。上腔静脉和卵圆窝之间的房间隔及高位右心房游离壁可表现为隐匿性拖带。

非接触式和接触式电解剖标测均已被用于上部环路折返环的标测。如果采用非接触式标测，界嵴的缺口可被识别和消融。虽然上部环路折返的文献有限且随访时间相对较短（3～17个月），小样本的临床研究显示消融是可行的且复发房颤或其他房扑的比例较低（一项研究中为23%）。如果采用非接触式电解剖标测，有效的消融策略为沿界嵴缺口行线性消融。另一种策略是将右心房中的任一瘢痕与上腔静脉相连。

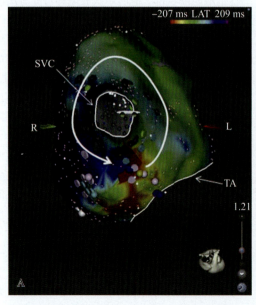
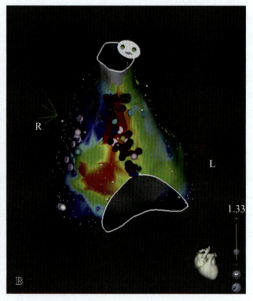

图12.10　二尖瓣手术和迷宫术患者的上部环路折返。A. 电解剖标测图（头位）显示围绕上腔静脉的折返。绿色点为拖带显示参与折返环的点。粉色点为碎裂电位。B. 在上腔静脉和三尖瓣环前壁行线性消融终止心动过速

右心房游离壁大折返

右心房游离壁大折返既可发生于存在右心房切口的患者，也可见于既往无心脏外科手术的患者。这类心律失常的病理生理学是围绕右心房游离壁传导阻滞线（表现为电静止区域或双电位线）的折返。右心房游离壁切口通常用于先天性心脏病（如房间隔缺损和其他更复杂的先天性心脏病）的修补手术、二尖瓣和三尖瓣外科手术及心房黏液瘤摘除术。没有右心房切口的患者，游离壁折返的形成是由于右心房游离壁存在固定的瘢痕或在界嵴存在频率相关的功能性传导阻滞。

采用传统多极导管进行标测发现，右心房游离壁存在双电位线，双电位线最下端为单个碎裂电位，为激动的下端拐点（图12.6）。从传导阻滞线两侧进行拖带的起搏后间期与心动过速周长的差值在30ms以内。激动的上端拐点可能在右心房游离壁上部或包含上腔静脉。消融策略可在下腔静脉与右心房游离壁（双电位区域）之间行线性消融，也可在侧壁和三尖瓣环或界嵴之间的通道进行消融。阻断侧壁折返环后验证阻滞线非常重要。如果采取侧壁和下腔静脉之间线性消融的策略，可通过在消融线两侧进行起搏和记录验证传导阻滞（图12.11）。起搏部位对侧的激动顺序表现为自上而下。

游离壁折返消融的即刻成功率通常在85%以上，但房性心律失常晚期复发很常见。一项纳入40例右心房游离壁切口术后的大折返性房速的研究显示，消融即刻成功率为88%，平均随访28个月，只有55%的患者没有复发房性心律失常。绝大多数复发为新的心律失常，包括房颤。另一项研究对20例房间隔缺损修补术后的房速进行导管消融，长期随访中30%的患者发展为房颤。需要重视随访中晚发房颤的患者，因为可能需要抗凝和其他药物或消融治疗。

右心房双环大折返

右心房双环折返可发生于前述两种非典型折返环并存或其中一个非典型折返环合并围绕三尖瓣环折返。拖带标测和接触式电解剖标测可用于明确围绕下腔静脉（下部环路折返）、三尖瓣环、上腔静脉及右心房游离壁传导屏障区折返的各种不同组合（图12.3）。消融其中一个折返环往往导致心动过速围绕另一个折返环折返。双环折返在既往行心房切开术的患者中很常见。典型例子就是围绕切口瘢痕的折返合并围绕三尖瓣环折返。其扑动波形态与典型房扑相似，激动标测可提示围绕三尖瓣环折返，通过在CTI进行拖带标测可明确。如未在右心房游离壁进行标测，则无法明确第二个折返环的存在。多极导管有助于显示心房侧壁切口两侧的上行或下行激动。CTI消融可能改变心动过速但无法终止，表

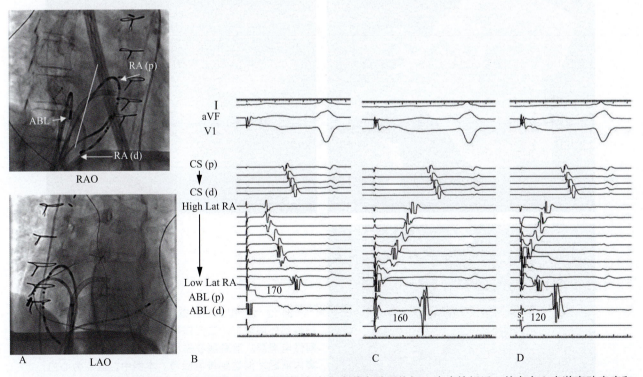

图12.11 右心房游离壁双向传导阻滞线。患者既往有右心房游离壁围绕切口瘢痕的折返，并在右心房游离壁瘢痕和下腔静脉之间作线性消融。A.左前斜和右前斜位影像显示位于阻滞线前方的右心房多极导管，位于阻滞线后方的消融导管（ABL）和冠状窦导管（CS）。B.从消融导管起搏，激动传导至低位右心房的时间延迟（170ms），多极导管激动顺序自上而下，提示激动从阻滞线上端通过并沿前外侧壁下传。C.从阻滞线前方的低位右心房（RA1～2）起搏，激动传导至阻滞线对侧消融导管的时间延迟（160ms）。D.从前外侧壁高位右心房（RA7～8）起搏，由于更靠近消融线的上端，激动传导至阻滞线后方的消融导管的时间缩短（120ms）。d.远端；p.近端；Lat.侧壁；LAO.左前斜；RAO.右前斜

现为激动顺序和（或）心动过速周长的改变（图12.3）。通过消融两个折返环之间的共同峡部（如三尖瓣环侧壁与心房侧壁切口之间）或通过两条线性消融来分别阻断每条环路（一条在CTI内，另一条从心房侧壁切口至下腔静脉或上腔静脉）可以治疗这种类型的双环折返。对于合并游离壁的单环折返，通过起搏来证实阻滞线十分重要，它是比心动过速不能诱发更加可靠的消融终点（图12.11）。部分双环折返性心动过速在游离壁有共同的狭窄通道，可在此进行局灶消融。

左心房大折返

有结构性心脏病及因后天性心脏病行外科手术治疗的患者，其左心房内可能存在各种折返环路。左心房大折返环路包括：围绕二尖瓣环的折返、顶部依赖型折返及围绕瘢痕区的折返。消融过程中，心动过速常发生改变，表现为心腔内激动顺序、周长或P波形态的轻微变化，提示存在双环折返性心动过速。在其中一条环路充分消融（无电位）后心动过速仍不终止提示可能存在第二条环路（表12.3）。

二尖瓣环折返的消融策略为在二尖瓣环和另一电传导屏障之间行线性消融。这一传导屏障可以是电隔离的肺静脉或左心房顶部的阻滞线（图12.12）。常用方法是从二尖瓣环外侧至左下肺静脉（二尖瓣峡部外侧）行线性消融。在二尖瓣峡部外侧面完成线性消融可能十分困难，且不完整的消融线会导致缓慢传导，促进围绕二尖瓣环房扑的复发。有时需要采用灌注导管在冠状窦内消融才能达到线性阻滞。冠状窦内消融的功率采用20～30 W，冷盐水灌注速率每分钟17～60 ml。如果采用8 mm头端消融导管，初始功率和温度应分别选择35 W和50℃，而后可逐渐增加，最大不超过70W和55℃。通过在消融线的一侧进行起搏来验证二尖瓣峡部线的阻滞。冠状窦导管有助于评估阻滞线外侧的激动顺序（图12.13）。此外，消融线沿线记录到双电位，亦支持传导阻滞的存在。二尖瓣峡部消融的风险与左心房其他部位消融相似，主要是心脏压塞，心内膜消融的功率不超过42 W有助于避免其发生。

二尖瓣环折返的另一消融策略为在二尖瓣环和左心房顶部或右肺静脉之间的左心房前壁行线性消融。有报道显示，该消融线比二尖瓣峡部外侧面消融更易完成。在消融线附近起搏时沿消融线记录到双电位说明消融线

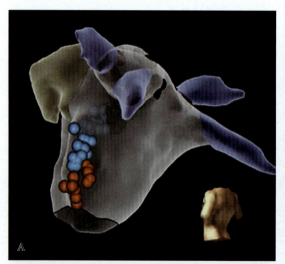
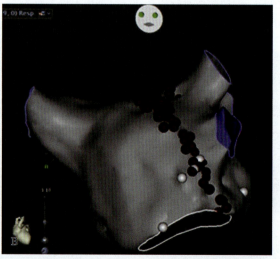
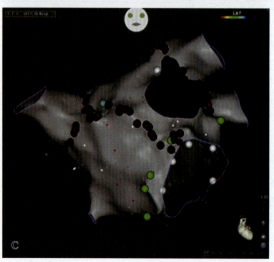

图12.12 围绕二尖瓣环房扑的消融线。A.二尖瓣峡部外侧线：从二尖瓣环外侧壁到左下肺静脉之间做电隔离。消融线在左心耳外侧。通常要在冠状窦内消融才能达到传导阻滞。本例中，蓝点为心内膜消融点，橙色为冠状窦内消融点，后者消融后二尖瓣峡部外侧线阻滞。B.二尖瓣前壁线：从二尖瓣环前壁到顶部线或已隔离的左上肺静脉之间做线性消融。消融线在左心耳（蓝色阴影）内侧。C.二尖瓣间隔线：从二尖瓣环前壁或间隔侧到已隔离的右上肺静脉之间做线性消融

已阻滞。为了鉴别缓慢传导和完全阻滞,需要采用有助于鉴别的起搏方法,即测量刚好跨过消融线的两根导管的传导时间,然后移动其中一根导管远离消融线,再次进行测量(图12.14)。

顶部依赖型大折返的消融策略为沿左心房顶部在左上肺静脉和右上肺静脉之间行线性消融。消融成功后从消融线一侧起搏沿消融线可记录到宽间距的双电位。左心耳亦可被选为左心房前部的稳定起搏位点。左心耳起搏过程中,激动在肺静脉周围转向并激动左心房后壁,故后壁的激动顺序表现为自下而上(图12.15)。同样,后壁起搏也会导致心房前部包括左心耳的激动延迟。

左心房不均匀的瘢痕区域可见于多种疾病,包括风湿性瓣膜病、肥厚型心肌病及其他心房心肌病。包含瘢痕的低电压区域可见于多个部位,如左心房前壁和后壁。这些不均匀的瘢痕区构成了单环或双环大折返的基质。通过消融缓慢传导的关键峡部可成功消除心律失常。对于瘢痕面积大的患者如风湿性瓣膜病,长期随访中房颤很常见。

左侧间隔房扑

既往无心脏外科手术史、围绕房间隔原发隔的折返是左心房房扑不常见的机制,主要发生于抗心律失常药物治疗的房颤患者中。左侧间隔房扑也可发生于既往行心脏外科手术的患者,尤其是行左心房切开的二尖瓣外科手术。其折返环后部边界为右肺静脉,前部边界为二尖瓣环,中间为传导阻滞线(表现为双电位)。心电图V1导联扑动波为正向或负向,其他导联扑动波低幅。消融策略为在原发隔与右肺静脉之间或者原发隔与二尖瓣环之间行线性消融。由于房间隔较厚不利于透壁性损伤的形成,消融后房扑复发率较高。

微折返性房速

微折返环可见于左心房或右心房心肌病、房颤导管消融或外科消融术后。局部折返或微折返的特征表现为心房局部区域低振幅、长时限的碎裂电位(图12.9)。采用极间距小的多极导管有助于记录异常的电位进而明确心律失常的部位(图12.9)。导管可能记录邻近部位的电位使得电图时限占据或几乎占据整个心动过速的周长。这一高度碎裂的区域驱动心房被动激动。电解剖标测通常表现为离心性激动,但是碎裂位点的激动时间可能很难确定,从而导致电解剖标测图难以解释。具有自动取点功能的超高密度标测有助于揭示时限长的电位的复杂折返环(图12.16)。在定位这些小的折返环时,激动标测可作为拖带标测的补充。在小折返环或其附近进行拖带起搏后间期与心动过速周长的差值在30ms以内。拖带部位离折返环越远,起搏后间期越长。这类心动过速的另一特征为对腺苷敏感,支持折返机制而非触发活动或自律性增加。在记录到复杂电位的部位局灶消融通常能有效终止心动过速。

房颤导管消融术后非典型房扑

在房颤导管消融患者中,左心房大折返性房速是其晚期并发症,发生率在小于5%至30%不等。采用单极射频消融导管行肺静脉前庭大环隔离的患者,非典型房扑的发生率要高于节段性肺静脉隔、冷冻消融和采用多极射频消融导管消融。附加基质改良如左心房线性消融、碎裂电位消融和转子消融患者房速发生率更高。

使用激动标测和拖带标测进行策略步进式标测可明

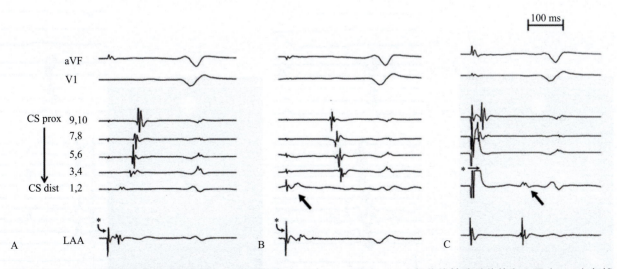

图12.13 二尖瓣环游离壁的传导阻滞。A.在冠状窦(CS)1~2和3~4之间作线性消融前从左心耳(LAA)起搏(星号),冠状窦激动顺序为远端至近端。B.线性消融完成后,冠状窦激动顺序为近端至远端(CS9~10至CS3~4),提示传导阻滞。CS1~2在消融线对侧(箭头)。C.在冠状窦远端(CS3~4)起搏评估反向传导。线性消融完成后,靠近冠状窦远端电极(CS1~2,箭头)的部位及左心耳激动延迟

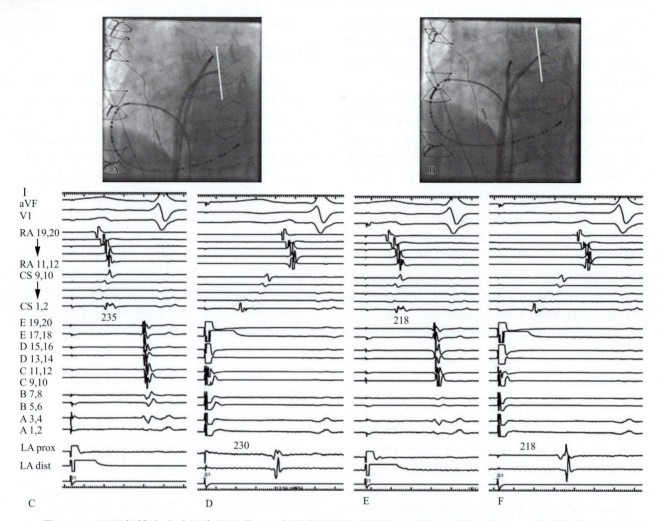

图12.14 不同起搏方式验证传导阻滞。二尖瓣前壁线消融治疗二尖瓣环折返的房扑。X线影像图（A）显示Pentaray导管在左心耳，消融导管位于消融线（白线）中部；从消融导管起搏，激动传到心耳的时间为235ms（C）；从心耳起搏，激动传到消融导管的时间为230ms（D）。当消融导管朝间隔侧移动远离消融线时，消融导管和左心耳之间的双向传导时间均缩短（E、F）

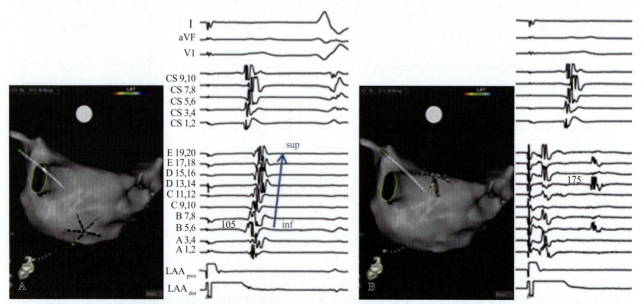

图12.15 左心房顶部线传导阻滞。A.从置于左心耳（LAA）的消融导管起搏。Pentaray导管在左心房后壁偏下，最早激动位于最下面的电极（inf）并向上面的电极传导（sup）。B.Pentaray导管置于顶部线前方（骑跨于顶部线）记录到双电位，第二个电位激动时间晚于左心房后壁偏下的任何部位，以及冠状窦（CS）的激动时间。dist. 远端；prox. 近端

迷宫术后非典型房扑

与房颤导管消融术后相似，房颤迷宫术后大折返性房速发生的时间较晚，因为外科损伤形成缺口需要一定时间。如果外科损伤局限于左心房，外科术后右心房典型房扑的发生率不超过10%。右心房折返也可发生于插管相关瘢痕或右心房线性消融残留的缺口。图12.17显示迷宫术后右心房双环折返性心动过速的例子。左心房后壁损伤形成的缺口和连接二尖瓣环的损伤形成的缺口可导致顶部依赖型折返和围绕二尖瓣环的折返。肺静脉电传导的恢复也是房颤外科消融术后复发的原因之一，尤其是术中使用单极射频消融。尚不清楚这些缺口相关性房扑是否在特定的手术方式中更常见（如传统切口、双极射频消融、冷冻消融或微波消融）。尽管有证据表明切开和缝合伤口缺口发生率更低，已有报道显示这种缺口形成的不完整的阻滞线可导致折返性心律失常的发生。导管消融迷宫术后缺口相关性房扑是可能出现的，采用的标测技术和其他复杂心房折返环是一样的。

二尖瓣外科术后的非典型房扑

右心房和左心房均可以发生二尖瓣外科术后的非典型房扑。这些心律失常的机制包括心房切口和本身的病变心肌，其共同形成缓慢传导和解剖及功能阻滞区。大折返是主要的机制，折返环通常位于右心房，包括典型CTI依赖型房扑。右心房内折返可归因于以下几种因素：二尖瓣外科手术经右心房切口入路（如经房间隔或高位房间隔入路）、右心房插管及潜在的心肌病。右心房心动过速为包含右心房游离壁的单环和双环折返。经高位房间隔入路的二尖瓣手术包括沿右心房游离壁的切口并延伸至房间隔和左心房顶部，属于一种特殊情况，其折返环位于右心房游离壁。在右心房游离壁记录到向上和向下传导的激动，表明折返围绕心房侧壁切口进行（图12.6）。通过拖带可以明确参与的两条径路。与其他形式右心房游离壁折返的消融一样，可在三尖瓣环游离壁与心房切口之间行线性消融，也可在心房切口与下腔静脉或上腔静脉之间行线性消融。由于往往还存在围绕三尖瓣环的第二条环路，故可能需要行CTI线性消融。经房间隔入路的二尖瓣外科手术后房扑亦有围绕右侧房间隔瘢痕折返的报道。此时可通过在房间隔瘢痕与三尖瓣环之间成功消融。

左心房的低电压区通常位于右肺静脉前方，与左心房切口部位吻合。顶部依赖型房速可能是围绕右肺静脉（包括这些低电压区）的折返所致，但其他环路可能包括后壁瘢痕或二尖瓣环。同时行二尖瓣手术和迷宫手术的患者左心房房扑则更为常见。

原位心脏移植术后的非典型房扑

原位心脏移植术后晚期房速的发生可能是急性排

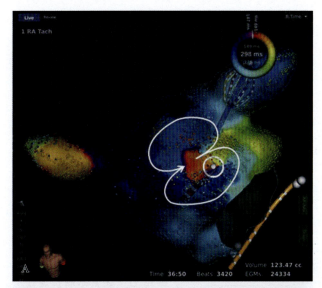

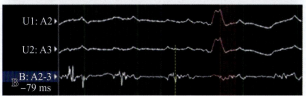

图12.16 左心房局部折返。A.左心房超高密度标测显示左心房前壁双环折返。B.在狭窄的通道记录到低幅、碎裂、时限长的电位（B：A2～3）。在该部位放电消融成功

确判断房速的发生机制和部位。采用此种策略是因为房颤消融术后左心房大折返主要来自围绕二尖瓣环的折返或顶部依赖型折返。基本的激动标测和拖带标测能够识别或排除这些折返环。首先评估周长的变化，若变化程度≥15%则提示可能为局灶性心动过速。在房间隔穿刺前，应排除右心房CTI依赖型房扑。确认肺静脉已隔离，必要时再次隔离。行二尖瓣环激动标测同时辅以相对部位的拖带标测（如房间隔和侧壁）以评估围绕二尖瓣环的折返。同样，左心房后壁和前壁的激动标测和拖带标测可用于评估顶部依赖型房扑。既往消融线的缺口常表现为低幅碎裂电位。

房颤导管消融术后的房速有20%～40%为局灶起源。这类局灶性心动过速绝大多数是小折返环导致，通常发生于既往消融线附近或与消融线不均匀或缺口相关。有时恢复传导的肺静脉也可能成为规整房速的起源。若通过激动标测和拖带标测排除了大折返机制，需进一步寻找心动过速的局灶起源点。冠状窦激动顺序可提示兴趣区域。例如，如果冠状窦激动由远端至近端，兴趣区域为左肺静脉或左心房侧壁；如果冠状窦激动由近端至远端，兴趣区域为右肺静脉或右心房。成功消融靶点通常表现为时限长、振幅低、碎裂的电位。

房颤导管消融术后房速单次消融的成功率（随访无房速或房颤复发）为73%～78%，再次消融可以进一步提高远期成功率。

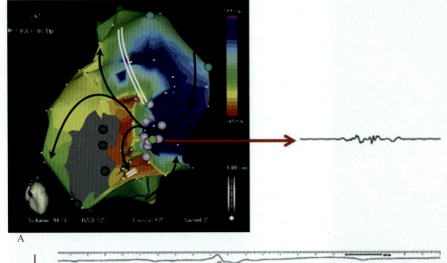

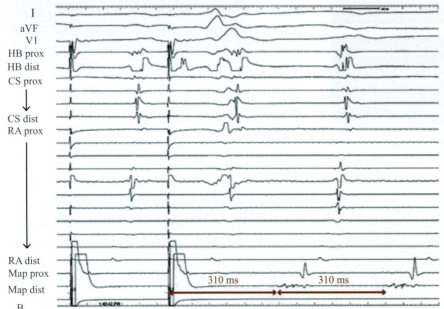

图12.17 迷宫术后折返性房速。该患者采用外科冷冻消融,除了消融左心房,还包括三尖瓣峡部线、上下腔静脉连线及右心耳和右心房游离壁的连线。A.右心房电解剖标测图(右侧位+足位)显示侧壁的传导阻滞线(双电位,粉点)。阻滞线的一个缺口成为折返性心动过速的关键峡部。B.缺口部位记录到低幅碎裂电位(绿点)。在该部位快速起搏表现为隐匿性拖带提示其位于心动过速折返环上(起搏后间期310ms,与心动过速周长相等)。需要注意的是,三尖瓣峡部线因既往外科消融是阻滞的,从而避免了双环折返性心动过速。CS.冠状窦;HB.希氏束;Map.标测导管

异反应的表现,但其同样可能发生在小于5%的稳定患者中。心脏移植后晚期发生的房性心律失常最常见的是大折返性房速,局灶性亦有报道。CTI依赖型房扑占30%～60%。心脏移植术后CTI依赖型房扑的扑动波形态通常不典型。在这些患者中可能发生各种各样非典型的局部折返和大折返,且许多病例包含心房吻合术的瘢痕或缝合线。心脏移植患者特有的心律失常形式为激动自受体心房通过心房缝合线向供体心房传导。在双房吻合的患者中,受体向供体的传导在右心房或左心房内均可发生。在双腔静脉吻合的患者中,右心房内无受体的心房肌存在,但受体的左心房可与供体的左心房发生联系。这些心动过速的消融靶点为受体向供体传导的突破点,即供体心房的最早激动点。在这一部位进行消融能够使受体和供体心房分离,抑制供体心脏内心动过速的发生。大折返环路也可包含吻合缝线导致的峡部,以及其他传导屏障如二尖瓣环。总体而言,在移植的心脏中规整的房速右心房似乎比左心房更常见。这类患者房速导管消融的即刻成功率在90%以上,但多达20%的患者可能需要多次消融。

(武汉大学中南医院 鲁志兵 译)

第13章

先天性心脏病术后房性心动过速的消融

John K. Triedman

关键点

- 心房内折返性心动过速（intraatrial reentrant tachycardia，IART）是先天性心脏病的一个普遍长期结果。
- IART可能表现为典型心房扑动、非典型大折返房性心动过速或者心房颤动。
- 除了引起症状外，IART还与心力衰竭、血栓形成与血栓栓塞事件、生存率下降相关。
- 虽然预防性抗心律失常药物及起搏治疗对部分患者有效，然而在一些患者中，应用先进的消融技术对心房基质进行改良和外科干预可能是最佳治疗。

先天性心脏病（先心病，CHD）的现代外科治疗技术造就了一个新的、逐渐增长的心脏病患者群体。在美国，预计存在超过100万的先心病患者，其中15%～20%需要外科干预。外科死亡率已然下降，复杂先心病的外科手术技术也广泛普及，使得带有先心病缺陷而存活的成人患者群体稳定增长。在第一次外科术后的10～20年，50%或更多的患者将会出现窦房结功能不良和（或）房性快速性心律失常。这些心律失常，在相同年龄正常心脏解剖结构的患者中很罕见，其发生与缺氧、心脏负荷加重或外科手术瘢痕所致的心肌肥厚及纤维化相关，并可导致心脏不适、急诊救治、高的死亡和致残事件，如血栓形成和充血性心力衰竭。

先心病患者出现的房性心动过速（下文简称房速）经常对药物治疗无效。这类房性心律失常的机制大多数是折返，在很多病例与三尖瓣峡部依赖型心房扑动的机制相同，当然也有许多其他潜在的心律失常折返机制。因此，这类心律失常通常被定义为IART。因为IART的折返环通常与解剖与瘢痕所致屏障相关，因此可以标测并进行导管消融。

成人先心病患者的致心律失常机制更为复杂，标测与消融在技术上具有挑战性，即刻消融成功率低于心脏解剖正常的患者，消融后复发率也较高。随着器械和技术的进步，以及对心律失常机制理解的加深，即刻成功率和远期预后均得到明显改善。本章内容将涵盖先心病患者IART的病理生理学、自然病程、评估和处理等内容。IART各亚型的处理关键点归纳于表13.1。

病理生理学和解剖

流行病学和自然病程

IART在先心病患者中常见，临床表现多样：从隐匿无症状的心律失常到猝死。无休止或反复发作的心律失常导致血流动力学恶化，进而增加心律失常的发生率，引起临床失代偿的恶性循环。IART也增加血栓形成、血栓栓塞及死亡风险（图13.1）。心脏症状、频繁住院、心脏装置管理及抗心律失常药物应用可明显降低

表13.1 心房内折返性心动过速亚型管理关键点

	心房内折返性心动过速亚型		
	峡部依赖型心房扑动	先心病大折返性心动过速	心房颤动
受累心腔	右心房	主要为右心房	主要为左心房和心脏静脉
解剖和病理机制	腔静脉三尖瓣峡部	心房扩大；解剖和（或）外科屏障；纤维化	心房扩大；纤维化
电生理机制	单个、可预知的大折返环	多为大折返环；局部微折返环（少见）	微折返环和（或）自律性颤动样传导
治疗方法	三尖瓣峡部消融	多个折返环的标测与消融；解剖右心房或双房maze	区域性手术：导管或外科maze/肺静脉隔离
控制的可能性	导管：90%～95%，术后心房颤动风险增加	导管：50%～80%；外科：约80%；500～1000个病例报道	导管：约75%（基质依赖）；外科：约90%；大于2万例病例报道（无先心病成人患者）

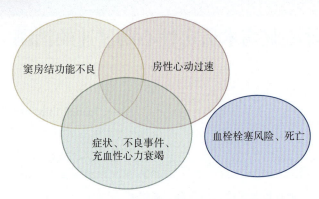

图13.1 先心病心房内折返性心动过速患者的电生理学与临床相关性 CHF：充血性心力衰竭

生活质量。

一项早期回顾性研究显示，青年心房扑动患者超过80%伴有纠治或未纠治的先心病，在6.5年随访中，有10%患者猝死。成人先心病患者伴发房速时，其死亡率增加2倍。死亡率的独立预测因素：不良心功能分级、单心室、肺高压和瓣膜性心脏病。而另有一些研究并不认为 IART 与死亡率直接相关，而是其所致的心功能下降和栓塞导致死亡增加。无论怎样，IART 总归与先心病的不良预后相关。

IART 自然病程是以正常窦房结功能的逐步丧失为特点，进程为数年到10年或者更长的时间，代之以更频繁的心动过速发作。IART 的危险因素：手术时高龄、术前或围术期发作心律失常和更长期的随访。一项来自早期近500位 Mustard 术后存活者的研究显示，20年的随访中 IART 发生率为27%，60%患者存在窦房结功能不良。平均11.6年的随访中猝死发生率为6.5%。Ross-Hesselink 等做了一项53例法洛四联症患者心房扑动发生率的回顾性研究，他们发现，在平均18年的随访中，窦房结功能不良和 IART 各自都有1/3的发生率，较室性心动过速更为多见，且更可能与症状相关。在因单心室而接受 Fontan 手术的患者中，房性心律失常的自然病程在几项来自大型心脏外科中心的总数约1400例的回顾性研究中有所描述，在10年随访期间，有25%～50%的接受 Fontan 手术的患者出现了临床记录到的 IART。

房内折返性心动过速的机制

在先心病患者中，除了解剖学异常之外，多数心房肌因血流动力学异常及缺氧会明显增厚及纤维化，以及因外科干预而出现间断的炎症效应（图13.2）。对单心室 Fontan 修复术后和大动脉转位 Mustard 修复术后的

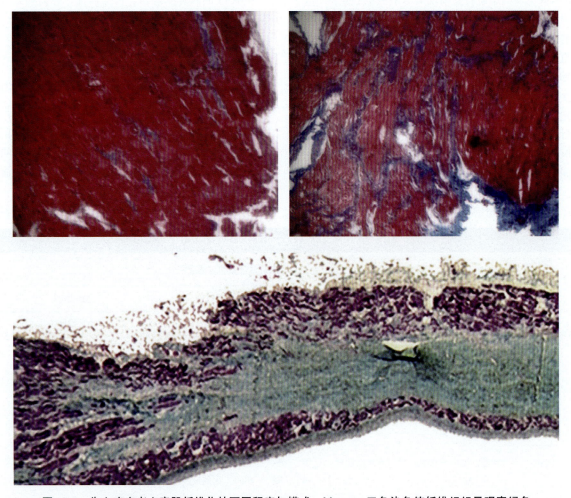

图13.2 先心病患者心房肌纤维化的不同程度与模式。Masson 三色染色使纤维组织呈现青绿色

患者进行电生理检查，发现心房不应期延长和心房内传导的延迟，这可能与P波时限逐步延长相关。各类复杂先心病患者的心房组织学也发现心肌肥大与纤维化病理改变。总之，在局部炎症、代谢应激、肌力支持及动力学负荷变化的诸多影响下，在围术期所有的先心病患者都易患自律性和触发性的房性心律失常。这些影响因素中的每一个都能使房性心律失常的诊断和处理变得复杂。

先心病IART的最常见机制是心房内的大折返。解剖结构、瘢痕区、长缝合线路、引流口及外科置入假体常为这些折返的边界。同时，瘢痕区心房肌束间的纤维组织，使得折返环更为复杂。异位局灶性房速相对少见。尽管存在低电压区起源的局灶微折返房速，但其潜在机制并不清晰。

心房内折返性心动过速的动物模型

应用动物模型可以模仿外科治疗先心病后的心房解剖学变化。这些动物模型具有高度致心律失常性并有助于理解术后的房性折返性心动过速机制。经典和其他Fontan手术的急性与慢性动物模型显示，延伸的心房缝合线路和外科切口是许多心动过速的共同通路。经过细致的标测，缝合线路作为屏障区构成了心律失常折返环的关键区域。包括界嵴在内的缝合线路进一步增加了心律失常的易患性。如果以外科的方式将这些缝合线路连接到三尖瓣环等传导屏障上，这些致心律失常基质是可以被化解的。

心房内折返性心动过速的临床表现

心房内折返性心动过速的心电图表现

典型IART有稳定的心动过速周长及P波形态，表明它是由固定的心肌基质形成的。先心病患者的IART的诊断标准列于表13.2。图13.3显示一例典型患者演变

表13.2 心房内折返性心动过速诊断标准

- 先天性心脏缺损的存在
- 原发性房性心动过速
- 房室传导比例≥1
- 通常对腺苷无反应
- 需要超速起搏或心脏电复律终止
- 可有非典型心电图表现
- 包括心房颤动

的心电图，显示出频繁的窦房结功能不良和多种房室传导。虽然IART有时会显示出与普通心房扑动相类似的心电图特点，非典型的心电图形态表现才是常见表现。P波经常是可见的，被相对较长的心电图等电位线分隔开。心动过速周长通常较典型心房扑动明显延长，尤其是接受过Fontan手术的患者，有时会有1∶1的房室传导。

虽然某种特定的IART发作通常是稳定的，而随着时间的推移，同一个患者身上也可记录到多种形态的发作。这种情形代表着折返环的反向激动，或者替代环路的激动，或者心律失常折返环以外心房被动激动区域出现变化。Schoels等利用一个无菌性心包炎动物模型诱导出多种非典型心房扑动，并在心外膜进行高密度标测。将这些心律失常归类为心房扑动或者称为P波心动过速，这是由于心房组织狭窄通道的缓慢传导的激动形成心房舒张期等电位间期，而心房扑动标测则很少显示这种特点。对于这类患者，在其心电图形态学上辨别房扑波及P波，对于设计消融策略可能有帮助（图13.4）。

先心病心律失常表型的解剖学复杂性

先心病的存在使得对心房大折返环机制的理解变得复杂。解剖的复杂化，来自先心病的异常结构本身，也

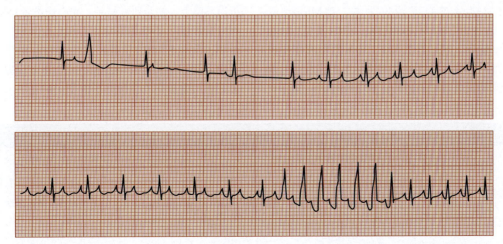

图13.3 成人先心患者Mustard术后Holter的连续记录片段，显示窦房结功能不良和房性心动过速伴随变化的房室传导

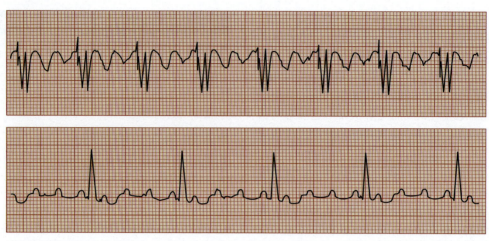

图13.4 上图描记为通常见于峡部依赖型房性折返性心动过速的锯齿波,下图描记P波形态通常与瘢痕依赖型非典型房性折返性心动过速相关

来自多种多样的姑息性外科手术。这些外科手术会对消融策略与处理有显著影响。除了对心律失常进行分析之外,医师必须对解剖明晰,并理解这些特殊解剖及随后的外科手术对心功能的影响。

也有一些特别的先心病亚型,与其他形式的室上性心动过速相关,使大折返性房性心动过速的诊治变得复杂,两者甚至可同时发生。Ebstein畸形高发房室旁道介导的心动过速,无论是否存在预激现象。内脏异位患者有时会因为存在双房室结而发作房室折返性心动过速。最后,多种复杂病变罕见地表现为非典型房室结折返性心动过速,通常很难确定房室结的解剖毗邻关系和位置。

修补术的外科解剖

先心病诊断和外科治疗与IART发生率和消融需求增加相关。从心律失常的诊断与处理观点来看,可以把多数病变归入四个大组(表13.3)。

第一类患者为外科术后拥有正常心脏分隔及正常动静脉连接(如房间隔缺损、室间隔缺损、法洛四联症和多数心内膜垫缺损者)。

第二类为接受过心房转位手术,如Mustard或Senning手术的患者,和为缓解病情而做的各类Fontan手术的单心室患者。在这类手术中,外科医师利用组织或人工假体改流静脉血进入肺动脉循环和动脉血进入体循环。这导致动脉缝合线路过长,并导致相当一部分右房(通常包含三尖瓣峡部)置于分隔的肺静脉侧。

第三类为逐渐减少的曾经接受过老式Fontan手术的患者,通常是进行心房肺动脉吻合。这些患者右心房通常很大、纤维化及外科术后瘢痕严重,具有高致心律失常特性,消融困难。

第四类为未做手术的解剖异常患者,包含许多Ebstein畸形或单心室患者。患者的解剖异常是心律失常发生的原发因素。因为存在发绀,且心房肌处于长期的应激状态,可能强化了其致心律失常性。

临床机制的研究

IART所致血流动力学异常通常能够耐受,使研究其心动过速的细致临床机制成为可能。可以评估来自动物实验的假说和心电图的观测结果,也使解剖学与电生理机制印证成为可能。现在基于这些观察所获的结果,对于IART的治疗和预防的经验性解剖治疗方法正在研发和测试,包括在不同程度的电生理指导下,在导管室进行线性消融,或在手术室进行线性冷冻消融。

消融过程中心动过速终止,提示消融位于心动过速折返环路上,初步研究显示,先心病患者IART成功消融点一定程度上依赖于原发先心病病变本身。在先心病患者中,大多数IART折返环路位于右心房,其中又多基于常见的心律失常解剖基质。一个重要的原则是,在大多数有右侧瓣环与下腔静脉峡部的患者中(如双心室修

表13.3 先心病亚型与心房内折返性心动过速相关性

双心室心脏	术后患者拥有正常的间隔与动静脉连接	室间隔缺损、房间隔缺损、法洛四联症
心房转流手术	广泛的房内挡板以改变血流	Mustard和Senning手术,一些Fontan手术式变换
Fontan手术	心房肺动脉管理或房室管道,或者与扩大的纤维化右房的吻合	老式Fontan手术,尤其是心房肺动脉修改术式
未修补心脏	原始心脏解剖,经常存在低血流动力学和(或)发绀应激	Ebstein畸形,未手术或部分缓解的单心室

补、Mustard和Senning术式患者），最常见的IART是房室瓣-腔静脉峡部依赖的、类似于典型心房扑动的机制。虽然房室瓣或为二尖瓣或为三尖瓣，或位于体循环静脉心房或肺静脉心房，这类IART折返环的成功消融通常位于欧氏嵴前侧（图13.5）。折返环利用峡部，而于下腔静脉开口（环下腔静脉折返）消融的情况也有报道。

沿右心房侧壁的成功消融位点分析，也强调了右房切口瘢痕造成的传导阻滞在切口相关房速中的重要作用。这种瘢痕在先心病患者中是普遍存在的，会导致起自游离壁的心动过速，也会导致与峡部依赖型折返环合并的双环心动过速。心房瘢痕的精确定位实际上难以确定，一个有效的定位方法就是确认双电位或分离电位的线路。双电位丛代表连续的心房瘢痕，作为IART折返环的中心电障区而存在，可以通过消融将此电障区延伸至非传导性边界而去除其功能。Love等描绘了多种解剖和电生理学核心电障区的特点，这些核心电障区构成IART的折返环，包括右侧房室瓣（如果存在）、房间隔缺损和右房游离壁的外科瘢痕，这是近期在法洛四联症患者中的发现。这样的折返在很多病例中存在，通过拖带及解剖标测能够明晰。

某些患者，尤其是接受过老式Fontan手术者，这些患者在心房游离壁存在不均一的瘢痕区，其间有存活心肌的通道，并成为相关的IART的重要基质（图13.6）。先心病患者的右房心内膜信号电振幅总体上是明显降低的，尤其是在界嵴及外科切口周围。以特定电压标测心

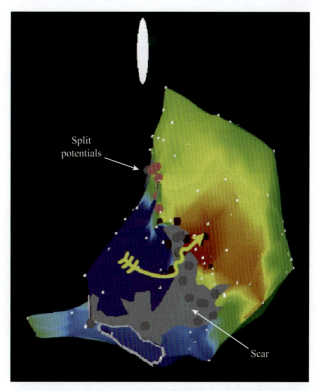

图13.6　一位接受过房肺吻合Fontan手术的成人患者，电解剖标测显示心房侧壁以瘢痕为基础的通道（黄色箭头）

房瘢痕间的存活心肌构成的关键通道，也是成功消融的靶点。

在这些患者中，局灶性房速也有一定的发生概率。这些心动过速通常起源于右房并能够被起搏诱发。DeGroot等通过细致的标测研究发现，这些IART是源于心房病变组织的局限性微折返。与这些发现相一致的微折返环的临床表现，可由高密度导管标测而描绘显示，与长程碎裂电位相关，可由不能扩布的早搏刺激而终止，见于近期的病例报告。

心房颤动的患病率与意义

在先心病患者中，心房颤动较IART相对少见，有房速的患者25%～30%会发生心房颤动，在残余左心阻塞性病变和全心疾病未完全缓解患者中相对常见，在接受Fontan手术患者中少。一项先心病患者心脏复律研究中发现，10年随访中31%患者发生过心房颤动，20%是独立表现（没有其他房速的表现）。心房颤动是公认的大而未修补成人房缺的后果，无论是否联合外科迷宫手术，房缺修补都可以减少术后心房颤动的发生。

成人先心病是否与正常心脏解剖患者心房颤动发生具有类似的机制并未知晓。在两个患者群体中，假定细胞激动的原则、波阵面的扩布，以及心肌细胞肥大效应和间质纤维化是同样的，是合乎道理的。但是外科干预的效应、异常的解剖和慢性发绀对心房颤动的影响却在

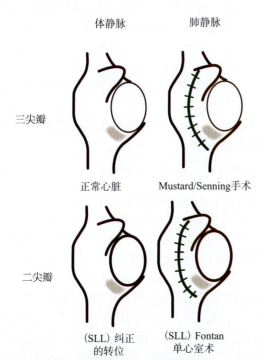

图13.5　三尖瓣峡部的不同解剖示意图，在心室反转者实际上是腔静脉二尖瓣峡部，在接受外科房内挡板手术的患者实际上位于挡板的肺静脉侧。SLL.内脏正位，大血管左旋的左环心室

很大程度上不为人知。局限性心房迷宫手术存在致心律失常效应,尤其是非典型心房折返环心动过速。但更广泛的迷宫手术可以减少心律失常发生。有左心病变的先心病患者具有明显的心房颤动倾向,提示左侧室房的扩大导致获得性心室功能不良患者易发生心房颤动。相比之下,先心病患者右房血流动力学改变更明显,加之外科手术瘢痕,右房心律失常更常见。

心房内折返性心动过速的非消融处理

一般考虑

心律失常患者同时合并先心病会显著增加心律失常疾病的潜在严重性,也会改变各种治疗的安全性和可行性。特别是,医师必须要关注房性心律失常带来的血流动力学改变,包括急性的和慢性的,以及相关的血栓形成和血栓栓塞并发症可能。

许多临床因素会影响先心病患者IART发作时的临床决策,如是急诊干预还是进行长期预防,或者两者都要做。心动过速可能是一过性的,症状在每次发作时也大不相同,怎样做出特定的干预是一个临床判断过程。衡量与比较各种治疗方式的预后是困难的,因为这些能得到的预后数据来自一些小型、回顾性研究,其患者人群的疾病程度又参差不齐。需要前瞻性研究,更加准确地监测一过性心房事件,如那些用于房颤监测的手段。包含心律失常频率、相关症状严重程度等因素的量表正在研发中,但仍需要得到验证。

心脏复律

IART急性治疗的主要手段就是心脏复律,通常依靠同步直流电复律完成。Gandhi等指出,这类心律失常的最小成功双向电复律能量范围是0.25~0.5J/kg体重。替代的心脏复律方式有,通过起搏器或经食管起搏,以及使用依布利特。近期报道显示,伊布利特与无先心病成人相比有相似的有效率和致室性心律失常的风险性。因为心脏超声观察心房血栓并不少见,对于心动过速发作超过48~72h且未抗凝治疗患者应常规进行心脏超声筛查。与无先心病患者血栓主要出现在左房相比,右房血栓在先心病,尤其是接受早期Fontan术式者常见。

抗凝的重要意义

先心病患者IART心脏复律后的脑卒中罕见报道。然而先心病患者血管内或心腔内的血栓却经常见于病例报告(图13.7),近期研究估测接受过Fontan手术的患者脑卒中年发生率为2~3/(千人·年),而全身血栓的发生率约为上述数据的4倍。共存IART者可能会增加血栓形成,一项针对心脏复律前的心脏超声研究表明,42%的患者存在心腔内血栓。

是房速促进了此类事件的形成或是一种简单共患病

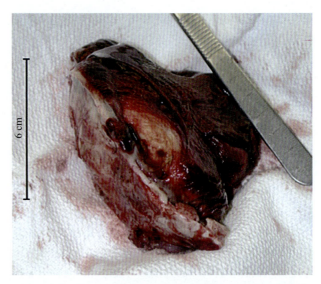

图13.7 从一位Fontan手术后患者右房移除的附壁血栓,患有对药物治疗抵抗的慢性心房内折返性心动过速

状态尚未清楚,而抗凝药物的应用能否改变这种风险也未阐明。尽管如此,患有先心病和房速者的成人血栓形成事件频发,提示使用华法林或者其他有效的抗凝治疗在绝大多数此类患者中是有指征的。

心房内折返性心动过速的抗心律失常药物应用

所有类别的抗心律失常药物都曾作为预防IART的一线药物。通过应用Ⅰc或者Ⅲ类抗心律失常药物,可以抑制一些先心病患者的IART和(或)心房颤动的发生。小样本病例研究显示,索他洛尔和胺碘酮可以降低心动过速的复发率。然而没有研究确切表明药物的有效性和安全性,并且抗心律失常药物的长期治疗通常不能阻止大多数患者IART的复发。促心律失常作用、对心室和双结功能的副作用进一步限制了这些药物在先心病患者中的应用价值。房室结阻断药物有时也会应用,但难以滴定剂量,因为IART通常会有较缓慢的周长和固定的传导比率。

心房内折返性心动过速的起搏治疗

在接受先心外科手术的患者中,早期围手术期窦房结功能不良较为常见,并在后来的随访中逐渐丧失窦性节律,尤其是右心房接受了广泛切开与矫正的患者。静脉窦缺损或内脏异位综合征患者,尤其是左心房异构者,也可能有先天性窦房结功能异常。虽然长期的心动过缓通常可以耐受,但起搏有时可以减轻心力衰竭的体征和症状,如乏力、活动不耐受、头晕或交界性逸搏心律患者的晕厥、严重的静息性心动过缓、变时性功能不良和(或)长间歇。起搏可能也是抗心律失常药物应用的必要选择。

快速心房起搏引发折返环路的临时阻滞通常可以使IART得到转复,具备自动识别心动过速和快速起搏功能的置入装置已经研发并在一些患者中显效。虽然起搏有时可以改善症状和降低心动过速发生频率，但无论是抗心动过缓起搏还是抗心动过速起搏都不是可靠而有效的IART预防手段。在起搏器置入中也会遇到各种问题，如要求适应于患者的特定导线，以及导线置入和维护问题，许多心房起搏带来的获益可能被为起搏导线安置一个有效位置所遇到的困难所抵消。适合起搏的心内膜或心外膜位点（能够保证起搏和感知）或许为数不多。而且血管内途径置入心房导线可能会增加血栓形成和反常栓塞的风险，在Mustard/Senning手术患者中也会加剧档板开口不足（挡板狭窄）。此外，心房可供起搏选择的位点有限，导线置入点可能接近心室肌，由此带来的远场R波感知也会引发问题。

心房内折返性心动过速的消融治疗

IART依赖于心房解剖和外科干预的瘢痕，使用导管或外科技术对关键区域进行消融，具有重要意义。这种潜在的治愈性方法包含制造传导阻滞线和（或）延伸，基于对大折返环路与心脏解剖之间关系的理解使用导管和（或）外科技术去制造这些损伤。在对室性心动过速的导管和外科手术消融和心房颤动迷宫手术方面已有这样的临床先例。

虽然对于IART的治疗已提出经验性的损伤线路设置，IART的导管消融还应以个体化的大折返环路的识别与消融为目标。术者应评估解剖与激动顺序并发现适宜使用射频消融的关键位点，如果其他IART出现则再重复此过程。这些消融具有挑战性甚或有时特别复杂。心内膜入路、相关解剖或外科特征的可视化、安全有效的损伤常需要术式的创新。为了处理这些问题，新的入路、影像、标测及消融技术和手段应用于临床，并提高了成功率。

基于不断积累的临床证据，近期发表了关于先心病外科术后房速消融指征的共识，包含了儿童和成人先心病患者的消融治疗。Ⅰ类指征：发生于先心病术后早期（3～6个月）之后，反复发作的症状性房性心动过速，药物（根据患者体重）治疗无效，或者出现不能耐受的副作用，消融是有效治疗方式。对于更多数的患者，消融治疗也推荐作为药物治疗的替代选择（证据水平：B）。Ⅱa类指征：发生于先心病术后早期（3～6个月）之后，反复发作的无症状房速，大多数患者，血栓栓塞事件风险增高或心力衰竭加重；或者小部分患者出现药物无效或不能耐受的副作用，消融是可选择治疗方式（证据水平：C）。Ⅲ类指征：可以药物治疗出现于术后早期（3～6个月）的房性心动过速，不应推荐消融治疗（证据水平：C）。

先心病患者导管消融的一般考虑

术前应全面评估，术者必须熟悉IART的临床资料：关于P波形态和心动过速周长、其他心律失常诊断、基础的心血管解剖及其对心律失常基质的提示、任何可能影响导管入路的血管和心腔内异常，以及患者一般血流动力学状态。所有记录到的心律失常都应予以回顾，包括体表心电图、动态心电图及置入装置记录到的。还有以前的外科手术或导管消融记录，通过超声、MRI和或CT扫描获得的三维心脏解剖。如果存在显著的非心脏共患病或心功能不良，预示可能的术后心肺状态不稳定，需要有创监测或高级护理，则需要提前预约监护室床位。涉及复杂消融的多学科协作，可能包括使用高级标测系统、融合多模态影像技术、应用灌注消融和应用高级血管入路和穿间隔的技术和能力。

先心病心房内折返性心动过速的标测与消融

现代技术实现了心律失常折返环路与基础解剖的精准标测和识别。这些技术表明IART通常是峡部依赖的，与已知解剖畸形相关，和（或）与外科干预相关。这些常见的折返环路，使机制确认变得简单。例如，下腔静脉三尖瓣峡部或下腔静脉二尖瓣峡部是很可能的IART基质，除非有特别的禁忌证存在，这个部位的消融是IART的常规消融成分，不管是否有其他IART折返环路被识别和标定。

虽然仅使用射线指导心房扑动消融是可行的，但是应用三维电解剖标测系统指导复杂消融手术以优化预后是得到广泛认可的。事实上，与正常心脏解剖的标测与消融相类似，以更少的射线指导消融IART的可行性近期已有报道。心房解剖已被基础疾病和前期外科手术明显改变，标测实现解剖结构与毗邻关系的可视化，显示瘢痕组织区域和假体材料。通过电激动标测、心内膜电压标测和拖带起搏标测，标定选择消融区域，这些将在后续部分讨论。

1.激动标测　激动标测是利用导管头端电极反复测量心内电图时相的过程，与心动过速周期中固定参考时间相关联。为实现有效标测，获得稳定并易于识别的心房电位作为时间参考是非常重要的。之后将心动过速周期中记录到的标测点定义为早或晚。对于IART的标测，通常由位于稳定位置的导管记录到的心腔内电图作为参考，因为明确体表P波的时相特征通常是不可能的，而腔内心电图有足够好的质量可以实现这些测量。QRS复合波有时在AV关系稳定时也可使用。

逐点标测心内膜的电图时相，建立心律失常的电解剖图形，帮助术者识别机制，局灶（激动起源于一个最早点并离心传播，图13.8）或折返（激动表现为时空环，没有单个最早点，图13.9）。虽然IART的机制多数在标测过程很快清晰，但有时也会出现不明确的情况。为了不在电解剖标测中丢失IART的大部分折返环，在对IART的机制做出结论前，最好确保所有可到达的心内膜解剖部位都已取样，所有测量点的电图时相跨度最

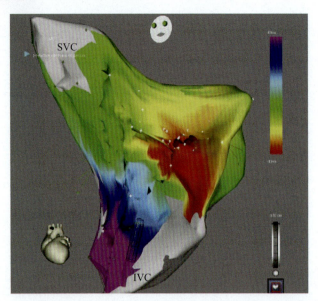
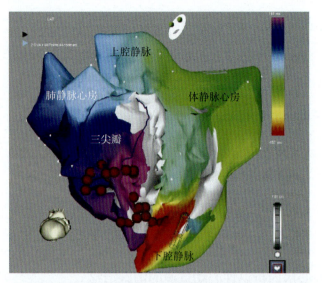

图13.8 一位接受过Mustard手术患者的局部激动模式显示，局灶性房速位于二尖瓣前间隔侧，在这位患者心脏上为体静脉结构。相对于固定的时相参考，红色为最早激动，紫色为最晚激动。注意激动从红色区域向周围放射；深红色标记点为成功消融点。IVC.下腔静脉；SVC.上腔静脉

图13.9 在同一位患者行电解剖标测显示为大折返激动模式。注意左（肺静脉）右（体静脉）心房都有显示。此处，深红色点为腔静脉三尖瓣峡部的消融，位于心房挡板的肺静脉侧。蓝色线指示体循环三尖瓣环的边缘。同样，相对于固定的时相参考，红色为最早激动，紫色为最晚激动。这个心动过速以常见心房扑动的模式，激动以逆钟向围绕三尖瓣环扩布

大覆盖（也就是≥90%）心动过速周长。这个方法已得到改进，利用多电极阵列和算法能够实现快速和高密度标测并自动注释激动事件。

有一种方法现在较少应用于IART，即使用电极导管在心脏内移动，构建感兴趣心脏心内膜表面的虚拟模型（图13.10）。建模完成后，利用一个嵌入球囊的电极阵列记录远场电位并计算瞬时等电位图，随后进行序列分析并判定激动模式。这个方法的优势在于可以在一次

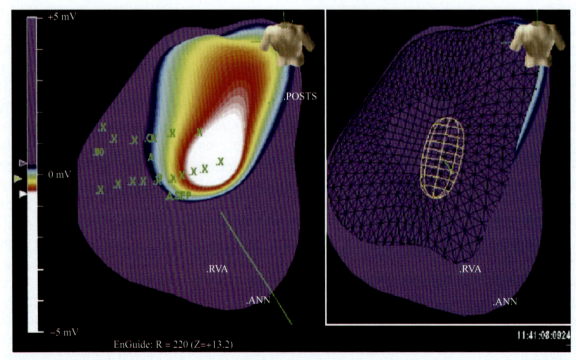

图13.10 另一种电解剖建模方法，利用移动导管的电场定位建立心内膜表面的虚拟模型，并与一个高密度球囊电极阵列互动协调。图示法洛四联症修补术后合并折返性室性心动过速患者的右心室激动标测。剖面图显示了球囊电极阵列是虚拟心腔中的位置。表面图显示右室流出道附近心律失常扩布时心内膜表面电位的瞬时计算。ANN.三尖瓣环；POSTS.后间隔；RVA.右室心尖部

心跳中收集有用数据，但是因为几何学限制和经常遇到的心内膜电位低振幅，使其在先心病IART患者中的应用面临一定的困难。

2. 电压标测　在消融之前，心内膜电压和分离电位的测量与标测、拖带标测对判定IART的机制有重要价值。电压标测记录心内膜双极电位的绝对振幅，可以在IART发作、窦律和起搏心律下标测，心内膜低电压区域可被定义为瘢痕组织。双电位或分离电位的定义是，一次心跳下两个以上的离散电激动被一段清晰可识别的等电位线分开（图13.11）。这可以用于定位电解剖图上被瘢痕分开的区域。如前所述，弥漫或局灶的瘢痕与IART或其他心律失常的关联已在先心病患者中得到充分展示（图13.12）。虽然尚没有特定的电压阈值能够完美地预测无传导能力瘢痕组织的存在，0.1～0.5mV阈值经常使用，且其瘢痕图能与观察到的IART的激动模式良好相关。

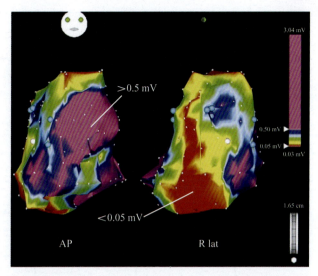

图13.12　一位曾接受Fontan手术患者的扩大扭曲右心房的心内膜电压标测，测量取样点的电压振幅（小白点）并设置它们的颜色标尺，可以发现大片不规则非常低的电压区（红色），与心房侧壁的心肌瘢痕分布相一致

3. 拖带标测　虽然整个心房内膜都可以测量电激动和电压，实际上只有一小部分心内膜存在于IART折返环内，而余下的心房大部分只是作为旁观者在心律失常中被动激动。消融需要定位功能性折返环路本身。根据对IART折返环路拖带标测，可以明确标测位点的功能特性。有几项成熟标准来判定拖带标测反应，最简单的一个就是以稍快于心动过速周期的频率起搏一个已知心房位点，测量最后一个刺激信号与下一次心房电位之间的间期（即为起搏后间期），比较它与心动过速周长之间的关系。如起搏后间期等同于心动过速周长，则起搏点位于心动过速的功能性折返环内，并可能成为恰当的消融位点（图13.13）。这些已在心房扑动和室性心动过速中得到充分验证，其结果在先心病IART患者中也得到确认。

4. 多模影像：三维标测和心腔内超声　导管消融多需要通过影像指导才能完成，包括血管入路、导管在心腔内的运行、心脏重要界标的识别、穿间隔入路及消融过程中导管位置的监测。最原始的技术是射线透视，通常能够为实时解剖结构和导管运行提供细节信息。

射线指引对心脏结构正常患者的消融非常成功，部分是因为重要结构（如His束、二尖瓣沟）易于定位。先心病中遇到的复杂和非典型的解剖特点，仅通过射线通常无法判定IART的折返环路，且无法将导管上获得的多重测量值转变成简单可视和临床有用的激动图。优化的消融成像技术应该能够提供灵活的导管与心脏的二维和三维影像，显示导管位置，支持穿间隔操作，可视化导管与组织的接触，显示心肌的消融效应，而且不需要很多射线。

基于电磁场的技术，通常是指电解剖标测［如NavX and Ensite（Abbott-St.Jude Medical, St.Paul,

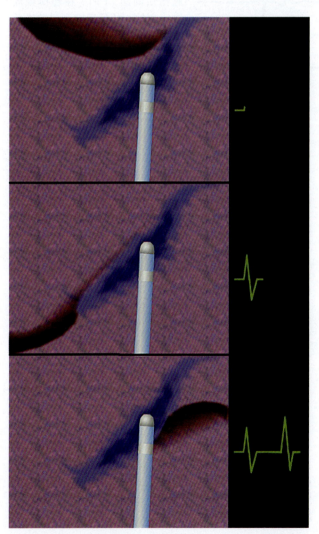

图13.11　动画描述双电位的原则。当记录电极对放置于两侧均为非传导性瘢痕的接近位置时，有可能记录到两个分离的双极电位，代表不同时间的波峰激动。对于心房内折返性心动过速来说，在标测图中标注这些位点，将会为心律失常折返环提供有价值的信息

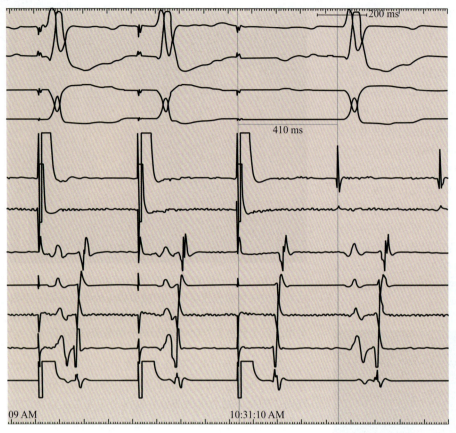

图13.13 临床实践中拖带起搏的心电描记。在这个病例中,心房测试点以稍快于临床心动过速的频率进行起搏,第一个起搏后间期(PPI)在起搏位点进行测量,从最后一个刺激信号到随后第一个心动过速电位。如果PPI大致等于心动过速周期,正如此例所示,则提示起搏点正好位于心动过速折返环内并且是消融的潜在目标

MN),CARTO(Biosense Webster,Diamond Bar,CA以及其他未广泛使用的系统)],这些系统能够为导管消融实现可视化、标测和心腔内导航的目的。它能够连续记录导管位置并利用其数据构建与腔室解剖结构严密匹配的三维心脏影像。利用固定界标和反复空间校准算法,可将这些影像与术前获取的CT与MRI进行关联,这项技术应用于心房颤动的导管消融术中,对复杂肺静脉解剖的导航已获巨大成功。CT图像与电解剖标测间的匹配可以实现毫米级精确度,能够满足大多数消融需要(图13.14)。

术前图像融合的局限性在于图像是静态的,通常分辨率相对较低,而且与导管消融操作时的身体容量状态有所区别。最近,术中获取的射线影像、旋转造影、心腔内超声图像能实现实时融合校准。这些实时多模图像融合技术能够应手术操作的要求发挥各类方法的长处,也使准确描述解剖变异得以实现,这些技术应用可以明显改善手术即刻效果。

超声心动图是先心病诊断评估的基石,也是显示与导管消融相关解剖结构的理想方法(图13.15)。经食管超声和心腔内超声最初主要是协助房间隔穿刺,后来发现用于支持复杂消融操作也非常有效。目前,它们是唯一可以广泛应用的实时显示心内膜解剖的影像技术,解决了射线和电解剖标测共有的一些局限性。将超声影像与电解剖标测直接整合,实现了复杂腔室解剖的实时显像和相关视角。除了解剖结构的细节,如腔静脉三尖瓣

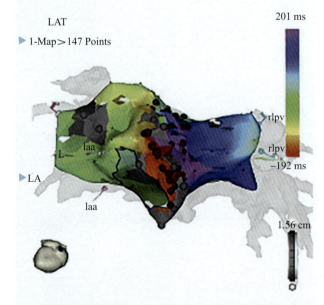

图13.14 图像融合技术示例,一例左心房复杂心房内折返性心动过速的消融,患者左房足位视角,深红色消融损伤A线指示成功终止心动过速的位置,去除了二尖瓣环与右下肺静脉间的传导通道。LA.左心房;LAA.左心耳;LAT.局部激动时间

峡部、房内档板、大静脉的关系与联结,也可评估消融导管与心内膜表面的直接接触(图13.16),观察心肌消融的效应。

其他一些正在研发的技术也在IART消融体现其实

用价值。MRI应用的可行性已有所证明。目前应用限制在于需要进一步发展MRI兼容的导管消融硬件及精确的MRI时空算法。应用磁导航的远程导航系统可以提供非手动导管操作，已处于更高级的发展阶段，并在IART消融操作中显示出利用精准的磁导航口令实施灵活和无创操作的能力。目前这一技术的缺点是其巨大的体积和花费，虽然不乏支持者，但其并未得到广泛应用。

5. 灌注消融　IART消融，除了准确的标测和导管操作，另一个重要因素就是确保产生足够消融损伤，这对于先心病患者来说可能是困难的，因为他们的心房肌可能是增厚和纤维化的，存在一些血流缓慢的陷窝，这将不利于导管头端的对流冷却，从而限制了能量传输和损伤形成。

灌注消融导管的出现实现了消融时更有效的能量传递，产生更大、更深的消融损伤，尤其是在低流量的情况下。在很多研究中，对于先心病IART患者而言，灌注消融导管都显示出更高的有效性，并得到广泛的应用。灌注技术的近期进展主要集中于灌注流量的控制、导管头端设计，以获得低灌注流量的有效冷却。

其他新型消融技术，包括心房颤动使用的单次消融球囊装置及冷冻消融的应用，尚未见于文献报道。然而，另一项消融技术，导管头端压力转导技术，可能在消融操作中广泛应用。在导管头端对心内膜的压力与消融损伤体积之间存在可预知的联系。在操作与消融中持续监测头端压力，能够获得稳定的消融，虽然这一论断尚未在IART的消融中得到证实。

6. 血管入路与房间隔穿刺　先心病患者往往存在一些解剖障碍，在标测与消融过程中阻碍导管到位于心内膜表面的兴趣位置（表13.4）。障碍可以是血管入径也可能是心腔内，可以是先天存在也可能是后天获得。这在术前可能无法预测，只能在术中发现，因此需要对可能遇到的困难有预案。

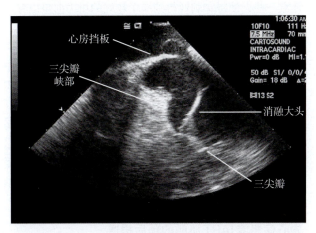

图13.15　一例对跨过腔静脉三尖瓣峡部的心房挡板进行消融的患者，心腔内超声所见到的相关解剖

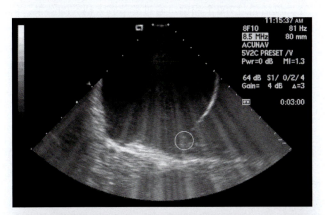

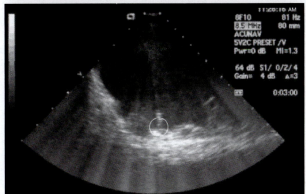

图13.16　心内膜未接触与接触的演示，Fontan术后患者，扩大的心房，心房内折返性心动过速消融，白圈内显示导管头端非接触状态（上图）和接触状态（下图）。在两个位置均可记录到电图并尝试消融，只有接触状态下才有效

表13.4　先心病患者穿间隔导管术的障碍
● 左上腔静脉引流于冠状窦
● 下腔静脉中断
● 房间隔缺损修补术后（独立或与其他缺损同时存在）
● 缝线闭合
● 补片闭合
● 经导管装置闭合（Amplatzer，CardioSEAL，STARFlex）
● 因为大动脉转位而行心房内挡板（Mustard和Senning手术）
● 因单心室而行Fontan手术
● 房肺连接（各种类型）
● 侧通道
● 心外导管
● 其他缺损造成的严重心房扩大（如Ebstein畸形）

常见的心脏外血管路径问题，因前期手术或者导管操作、中心静脉导管置入、起搏电极、其他医源性和疾病相关的血栓和干扰等造成血管闭塞，包括股静脉、锁骨下静脉，偶有颈静脉。一个先天性的血管中断原因，是下腔静脉闭塞合并奇静脉和（或）半奇静脉引流至上腔静脉系统，这种情况常见于儿童内脏异位综合征。血管闭塞或中断并非都能在术前得到确认。如果既往多次

接受导管消融，曾提供过外周桥血管，或者内脏异位综合征患者应提前考虑血管入径问题。当导管按预期路径不能进入心脏时，或者通过观察导管走行和（或）造影，这种情况可能于术中得到诊断。入路问题会限制电极导管的使用数量，以及使用一些非常规的血管或方法，进而导致导管操作和（或）接触心内膜困难。如果需要房间隔穿刺，则会更加困难，因为房间隔穿刺的技术与器械是基于右股静脉入路而设计的。在一些病例中，会因为血管闭塞问题而不可进入心脏，术者曾应用经肝路径进入心内膜面，因为在这些患者中从未发现肝脏与心脏之间的这段下腔静脉闭塞。

在先心病患者中，房间融穿刺常构成独特的挑战。近年来修补间隔的人工材料广为应用，形成心腔内的挡板，以及扩大的、有时变形的心房解剖，可能并不适合房间隔穿刺器械的设计，且间隔材料有时很难通过（图13.17）。常见情况是，解剖右房的大部分（包括IART的常见目标基质）、腔静脉三尖瓣峡部、腔静脉二尖瓣峡部，常被外科挡板分配于肺静脉侧。在一些病例中，采用逆行路径进入肺静脉心房是可行的，但此法技术要求高并且显著限制导管操作。在一些少见病例中，只有穿过人工材料才能完成消融（图13.18）。

因为这些原因，一些方法得到发展以期直接通过这些间隔障碍。一项包括各种先心病诊断的小系列研究，患者因血流动力学或心律失常需要穿刺间隔，证实这种方法的可行性和安全性，成功率约为95%。在Mastard和Senning手术、各类Fontan手术及房间隔修补术后患者，行射频消融时的房间隔穿刺，这些方法同样有较高的成功率和安全性。通过心外管道成功穿刺的病例也有报道。

细致理解患者的个体解剖是成功房间隔穿刺的必要第一步。术前仔细回顾超声心动图、心脏MRI和CT，有助于理解解剖毗邻关系。心腔内超声固然有用，但基本的穿刺导航技术是射线，双平面的心腔造影有助于穿刺。

如果发现补片漏，或许不必行穿刺；如果没有，则必需计划一个安全指向目标心腔的穿刺流程。通常使用标准穿刺针，但也会对穿刺针的弯形进行塑形。例如，对于Mastard和Senning术后患者，挡板的构型需要穿刺针直一些，使得穿刺针得到一个较好的压力向量以穿刺编织物和材料加厚部分（图13.19）

推送针和鞘通过补片或挡板通常需要更大的力量。利用针尖端的轻微移动以探知各位点，可能找到材料中更为易于穿过的位点。也可使用射频辅助间隔穿刺，需要使用专为此目的设计的穿刺针和射频仪（图13.20）。

因为房间隔穿刺而造成持续的、有临床意义的心房水平分流的风险是较小的，包括间隔组织或人工材料。然而在大型回顾性研究中发现，Fontan手术后患者接受穿间隔消融后，发绀情况轻度升高，这些患者从生理学角度也倾向于右向左分流，这还需要进一步研究。

先心病患者IART消融的预后报道

过去十年中发表了许多关于IART消融的病例系列研究，包括超过700个病例。通过荟萃较大研究的结果，估测这一时期即刻成功率约为81%（表13.5）。一小部分研究提供了随访数据，提示IART的复发率较高，消融后5年随访复发率为34%～54%。多数复发出现在消融术后第一年。在大血管转位患者亚组分析中，接受Senning手术较接受Mastard者复发率更高，但对比数量较小。随着技术革新及经验积累，临床预后有所改善。

甄别复发的原因，是新折返环路出现，亦或已获成

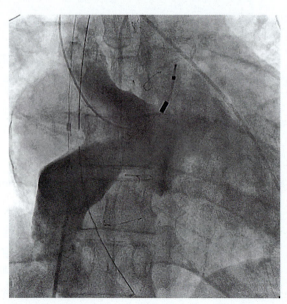 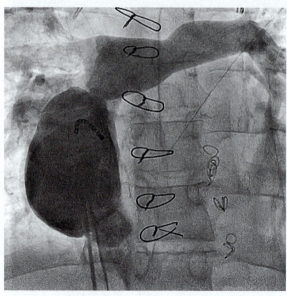

图13.17　先心病合并心房内折返性心动过速患者，常见修正后心房内解剖前后位造影，左图为Mustard手术，右图为Fontan手术

第13章 先天性心脏病术后房性心动过速的消融 209

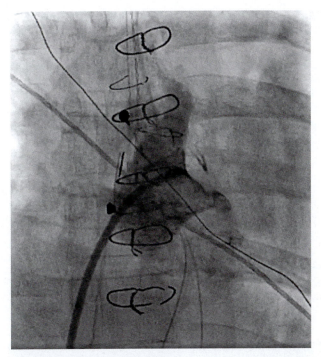

图 13.18 双入口单心室行Fontan手术后患者的造影静态截图,显示上位瓣环腔室成功分离出右房,但仍能够支持围绕瓣环的心房内折返性心动过速。穿间隔鞘管已跨过挡板允许导管进入。小部分造影剂尾影进入右上,提示此腔室与左侧肺静脉心房相连

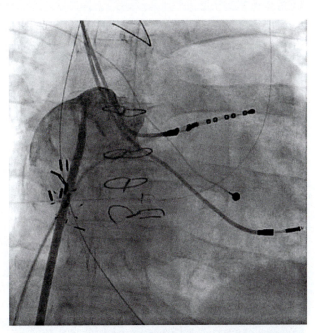

图 13.19 肺静脉心房造影显示,跨挡板鞘管经过Mustard挡板下支走行,一个间隔封堵装置曾安置于挡板下支

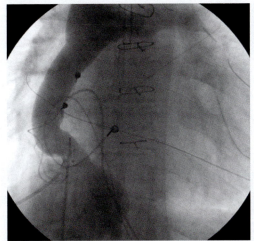 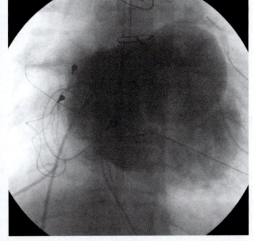

图 13.20 利用射频针从心脏外Fontan贯穿进入肺静脉心房。左图:穿刺前的挡板造影;右图:通过穿间隔鞘进行肺静脉造影

功消融折环环的复现,是比较困难的。至少有一项研究提示新折返环路出现更多见,通常是心房病变进展的结果,而不是之前消融失败。尽管消融治疗后长期随访期间存在房速复发,但大部分患者得以维持窦性心律,且症状得到改善。IART消融中常见的潜在困难的解决方法见表13.6。

先心病患者心房颤动消融

先心病患者的心房颤动管理引自普通成人患者实践,这个群体的可获取资料甚少。抗凝及心率控制是有指征的。先心病患者对房室同步缺失的耐受力有限,心脏复律、预防性抗心律失常药物、心房起搏都可能被应用以防止或延迟永久性心房颤动的发生。基于先心病患者接受外科迷宫手术的研究结果(见后文)及正常心脏结构的成人心房颤动的介入管理和预后的大量数据,能够推测,以导管为基础的迷宫手术策略及房室结消融并起搏治疗是先心病合并心房颤动患者的合理的治疗选择。

表13.5 心房内折返性心动过速消融的预后

作者	引文	例数	急性期成功率
Hebe et al.	Pediatr Cardiol 2000	69	90%
Triedman et al.	J Am Coll Cardiol 2002	177	79%
Blaufox et al.	J Cardiovasc Electrophysiol 2002	31	96%
Kannankeril et al.	Am J Cardiol 2003	47	87%
Tanner et al.	Heart Rhythm 2004	36	94%
Lukac et al.	Heart Rhythm 2005	83	88%
Seiler et al.	Heart 2007	40	88%
Yap et al.	J Am Coll Cardiol 2010	118	69%
de Groot et al.	Circ Arrhythm Electrophysiol 2010	53	65%
Drago et al.	Europace 2011	31	87%

总结：558/685病例，81%（CI，79%～84%）

表13.6 如何解决心房内折返性心动过速消融中的难题

血管入路

问题　　先天性和（或）获得性的股静脉闭塞/下腔静脉中断

可能的办法　　颈内静脉入路；减少导管数量；考虑经肝入路

血流动力学不能耐受的心动过速

问题　　低血流动力学合并慢IART的1:1房室传导

可能的办法　　使用地尔硫䓬限制心室反应；正性肌力药物支持

标测问题：时间参考不良

问题　　心腔表面入路受限/心内膜面低电压/房室传导比例变化，造成参考信号识别困难

可能的办法　　食管电极导管

标测问题：腔室解剖建立困难

问题　　受困于单个血管内入路，结合以往外科记录，无法确定心腔解剖与腔室关系

可能的办法　　术前容积成像，也可与影像融合结合，必要时造影，ICE；高级穿间隔技术，使用ICE或射频辅助

标测问题：折返环识别困难

问题　　IART标测后的解剖不包含折返环或解剖结构不清

可能的办法　　确认标测了一种心动过速；使用拖带起搏以显示折返环内的位点

标测问题：不稳定的心动过速

问题　　多种P波形态和（或）心动周期

可能的办法　　仔细计算所有新出现的IART；将所有确认的新IART的标测图分开

消融问题：不能终止IART

问题　　消融无反应

可能的办法　　使用灌注消融；应用导引鞘和ICE可视化以保证心内膜面的接触；如果周期延长却未终止，考虑可能为双环机制

注：IART.心房内折返性心动过速；ICE.心腔内超声

目前，只有先心病患者心房颤动导管消融的个案报道，并无系列病例研究发表。这些术式以导管消融模拟迷宫术式为典型策略，并适应于患者特殊的心脏解剖。显然，这些复杂操作需要明晰解剖，使用实时和（或）注册容积的心脏影像技术以帮助相关解剖的可视化。目前消融并未经临床研究证明其是一种有效治疗，只能作为解剖上适合的外科迷宫手术的替代治疗选择，并且是心脏复律合并药物治疗失败的患者。这种方法也可应用于无休止的多形性房性折返性心动过速患者，尝试定向消融失败的患者。

房室结消融并心室起搏已有个案报道及小样本病例研究。虽然这种方法更为简便，但它仍得不到更多的青睐有以下几个原因：①房室结的位置和His束的走行难以预料；②因为血管入路问题，需要外科手术行心外膜起搏（降低长期导线可靠性）；③持续存在的房性心律失常仍然是血栓栓塞风险。对于选用此方法的患者，房室结消融后应按成人实践标准逐步降低心室起搏频率，在几个月阶梯降率之后获得理想的静息心率。

先心病房性心动过速的外科治疗

老式Fontan手术的患者（如右心房右心室导管或者房肺吻合）现在多改为腔静脉肺动脉或腔静脉间连接，或者因血流动力学原因采用心外导管。这些患者可能因一些血流动力学原因而有指征做外科校正以实现腔静脉肺动脉型的连接。即使现代的Fontan缓解手术，不管是应用侧通道还是心脏外修补，都在患者以后的生活中显示出较低的房性心律失常发生率。这些外科手术本身未表现出能够防止已有IART的复发。有些中心将用于正常心脏解剖成人心房颤动患者的maze术式应用于先心病患者的外科治疗中。在一些合并心房颤动或者复杂IART的先心病患者中，心律失常的控制为首位的外科指征。修改自Cox迷宫手术的右心房和双房maze手术，采用外科和（或）冷冻技术，可以带来症状缓解和相当的功能获益，但代价可能是操作相关疾病。Fontan修补手术的大型病例系列研究显示，联合围手术期和随访早期的死亡率约为9%，房速复发率（包括简单修补术以及合并maze手术）为8%～40%。需要随访研究来确认哪些患者能够实现长期获益以抵消操作相关风险。

标准手术治疗同时进行预防性修正可以减少同期IART的发作可能性。右侧的maze手术已经应用于各类先心病病变，在短期随访中IART发生率明显降低。其他的外科修正术，如心房切口位置对心律失常的影响，正在动物研究观察，将心房切口连接到无传导性解剖结构，如房室瓣环，这种方案具有可行性，可改变早期心房激动和心律失常的可诱发性，但其远期临床效果尚需研究。

结论

房性心律失常是先心病患者长期预后中的常见疾病，发生IART和心房颤动与不良临床预后相关。复杂而异常的解剖及异常血流动力学应激，是这些心律失常发生的重要原因。通过先心病动物模型、成人先心病人群的长期细致观察，以及基于导管诊治的标测与可视化技术的创新应用，人们对心律失常的机制、解剖学和细胞基质的认识更加深入。包括导管和外科技术在内的干预技术的进展，可以对这些心律失常进行控制，甚至可能防止其发生，获益是明确的。然而，这类患者中的一小部分因为其解剖变异，心律失常本身的控制是否会获取寿命与健康的获益还难于判定。

信息批露

Triedman医师是Biosense Webster公司的顾问。

（中国人民解放军总医院　黄　亚
云南省第一人民医院　张　曦　译）

第四部分

心房颤动的导管消融

第14章

心房颤动的肺静脉隔离

Carola Gianni, Pasquale Santangeli, Amin Al-Ahmad, J. David Burkhardt, Rodney P. Horton, Patrick M. Hranitzky, Javier E. Sanchez, Luigi Di Biase, Andrea Natale

> **关键点**
>
> - 肺静脉隔离（pulmonary vein isolation, PVI）是目前心房颤动消融治疗的基石。
> - 通过环状标测导管证实电隔离对于改善PVI的短期和长期结果至关重要。
> - 与静脉口部PVI相比，心房前庭PVI可改善长期无心律失常生存。
> - 肺静脉传导恢复是PVI后心房颤动复发的主要原因，尤其对于阵发性心房颤动患者。
> - 尽管肺静脉已证实达到隔离，但仍有部分患者心房颤动复发，主要是由于肺静脉外触发灶的存在。
> - 与阵发性心房颤动患者相比，非阵发性心房颤动患者PVI后无心律失常生存较差。

肺静脉隔离（PVI）是当前导管消融治疗心房颤动（下文简称房颤）的基石，大量临床随机研究证明，与抗心律失常药物治疗相比，PVI治疗房颤的疗效更佳。Haissiguerre等发现，肺静脉局灶放电与房颤触发密切相关，之后经验性PVI在阵发性房颤患者中取得了最高的手术成功率，在这些患者中自发的肺静脉放电常是房颤发作唯一的触发灶。多年来，PVI技术已经发生革命性的变化，从最初的局灶消融肺静脉内记录到的触发灶，到目前针对肺静脉和左心房交界处及肺静脉前庭的经验性消融方式。为了达到肺静脉前庭的隔离，已有不同标测系统的多种方法对此进行报道；其中现行的通过环状标测导管确认的肺静脉前庭隔离技术得到了美国心律学会（HRS）/欧洲心律协会（EHRA）/欧洲心律失常协会（ECAS）关于房颤导管及外科消融治疗专家共识的一致推荐。在本章中，将会对肺静脉隔离不同技术和结果进行回顾。

患者筛选及术前注意事项

肺静脉隔离的适应证

现行房颤管理指南中，对于至少1种Ⅰ类或Ⅲ类抗心律失常药物（二线治疗）治疗无效的症状性阵发性发颤患者，PVI为证据级别最高的Ⅰ类适应证。基于目前的随机对照研究结果，对于没有或轻微的结构性心脏病患者，在有经验的中心，PVI可以作为一线治疗方案。在这些研究中，PVI的预后与药物治疗相当，并没有增加并发症发生率。到目前为止，还没有证据表明PVI可以降低心血管疾病的发病率/死亡率或住院治疗率。

抗心律失常药物

拟行PVI的患者抗心律失常药物在术前应停用至少5个半衰期，有助于房颤触发灶的识别，特别是不会经验性消融的没有经验性靶向的肺静脉外触发灶。在这一方面，虽然术前一定时间的停药可以洗脱大部分抗心律失常药物，对长期接受胺碘酮治疗的患者将是一个特殊的挑战，因为胺碘酮半衰期长，因此需要更长的清除时间。近期有证据强力支持消融术前胺碘酮洗脱可使患者获益增加，建议在消融术前停药4～6个月，可增加隐匿性非肺静脉触发灶的暴露，从而获得更好的长期无心律失常生存。

抗凝状态

合适的抗凝是降低围手术期血栓栓塞和出血风险的关键。近年来，大量的证据支持PVI期间不间断华法林和新型口服抗凝药；不间断抗凝降低卒中风险的同时并不增加出血风险。值得注意的是，在新型口服抗凝药物中，不间断达比加群的效果令人失望，与不间断华法林相比，出血或血栓栓塞并发症的风险都增加；因此，我们通常更倾向于术前使用华法林或者Xa因子抑制剂。另一个降低围手术期脑卒中风险的重要策略是在血管穿刺完成后立即静脉注射肝素（通常为每kg 100 U，如服用华法林最高剂量可达10 000 U，服用Xa因子抑制剂最高剂量为12～15 U）。目标是达到完全抗凝[目标激活凝血时间（activated clotting time, ACT）350～500s]，从而减少导管和鞘管在左房内形成血栓的机会。

麻醉方案

PVI术中采用的麻醉方案也会影响手术结果。虽然可以使用中度至深度镇静/麻醉，但全身麻醉，无论有无高频射流通气，都具有通过消除深呼吸来控制呼吸的重要优势。这与清醒镇静相比，改善导管的稳定性，使射频能量更有效地传输，从而减少了操作时间，改善长期预后。

血管和左心房通路建立

为了减少血管并发症，应用实时超声引导下进行静脉穿刺，可以减少穿刺次数，节省时间，避免穿刺到动脉。此外，由于抗凝患者血肿风险较高，不应常规穿刺动脉用于血流动力学监测。一般来说，每2～5min进行一次无创血压监测就足够了。对于左房通路，最好在心腔内超声（ICE）指导下，进行两次单独的房间隔穿刺［一个放置消融导管，另一个放置环状标测导管（CMC）］。目标是在房间隔偏后部进入左房，可使左侧肺静脉清晰可见（图14.1）。虽然可以通过导丝交换引入第二个穿刺鞘，但单独的房间隔穿刺可最大限度地减少鞘与鞘之间的相互影响。左房通路可以使用不同的穿间隔鞘来实现。笔者所在中心更喜欢中度初始弯且没有第二弯曲的鞘管（如对于消融导管可以用SL-0，对于环状标测电极可以用LAMP-90），使得导管在左房后壁的操作更容易。

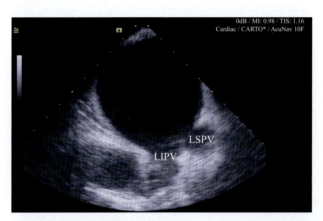

图14.1 左肺静脉心腔内超声心动图。LSPV.左上肺静脉；LIPV.左下肺静脉

PVI的技巧与结果

肺静脉触发灶是房颤发生的主要机制。最初对肺静脉触发灶消融主要是肺静脉内的局部消融。但这种方法的远期获益不佳，且显著增加肺静脉狭窄的风险。随后术式进行革新，包括肺静脉解剖学口部的节段性消融，即经过造影或ICE确认口部，然后电学隔离肺静脉和左房之间的肌袖连接。这种方法就是我们通常所指的节段性口部PVI。此外，早期尝试的靶点仅为有致心律失常活动证据的肺静脉。但是学者们很快意识到有必要进行全部肺静脉的经验性隔离，以提高手术成功率，因为大部分患者都有多根致心律失常的肺静脉。此外，肺静脉口部PVI仍然存在症状性肺静脉狭窄的严重风险，并且用这种方法无法处理位于更靠前庭近端区域的房颤触发灶。手术策略进一步演变，以更靠近肺静脉开口的左房组织为靶点，该区域称为肺静脉前庭。

实现前庭PVI手术方法有多种。目前我们中心采用的是环状标测和ICE指导的肺静脉前庭隔离（图14.2）。从胚胎学、解剖学和电生理学的角度来看，可认为左房后壁是肺静脉的延伸，所以可以考虑更广泛的前庭隔离经验性消除左房后壁起源触发灶。相较于肺静脉口部PVI，广泛前庭PVI随访时发现，其可显著降低心律失常的复发率且不增加围手术期并发症。在直接比较研究中，该方法已被证明优于其他消融技术，是实现PVI的可重复性和标准化最高的技术之一。没有被CMC证实的电隔离环肺静脉消融已被证明在长期心律失常控制方面是无效的。此外，采用CMC指导的消融方法还具有缩短手术时间和将射频能量限制在显示最早电位的离散区域的潜在优势（分段法）。相比之下，环状的肺静脉消融方式，即使损伤连续也不一定能达到完全传导阻滞，并且切口相关的折返性房性心动过速并不少见。

虽然并不是必要的，使用三维电解剖标测系统，如EnSite NavX（St.Jude Medical，St.Paul，Minn）和CARTO 3（Biosense Webster，Diamond Bar，CA），可以记录消融位点和前庭消融的程度，从而有效地促进PVI（图14.3）。三维标测系统允许在消融过程中实时显示心腔内导管；最重要的是，它们可以显示CMC且非常快速地创建一个左房的容积电解剖图，指导消融导管朝向所需的消融点。在操作CMC时，应注意不要跨瓣，操作因为这

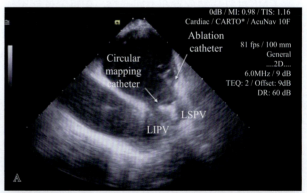

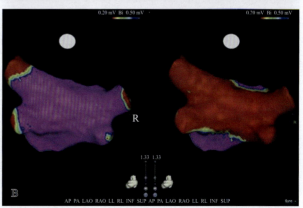

图14.2 肺静脉前庭与后壁隔离。A.左上肺静脉前庭水平，ICE显示的环状标测导管和消融导管；B.肺静脉前庭隔离前后的后前位左房电压标测图

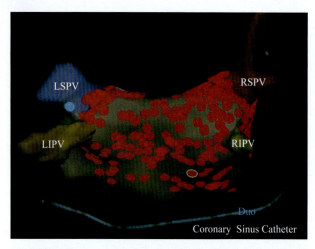

图14.3 实现肺静脉前庭隔离的消融病灶。LIPV.左下肺静脉；LSPV.左上肺静脉；RIPV.右下肺静脉；RSPV.右上肺静脉

可能导致其嵌顿在二尖瓣瓣叶中，这是一种罕见的并发症，可能导致瓣膜损伤而需要开胸手术。标测过程中，使用ICE可以方便地定位四个肺静脉。看到左心耳（LAA）和二尖瓣环后稍顺时针旋转ICE探头即可看到左侧肺静脉，而对于右侧肺静脉，需要稍推送ICE导管并进一步顺时针旋转。此外，与肺静脉造影相比，ICE已经被证明可以减少肺静脉狭窄。LAA可以通过在左房的前上部的高振幅信号来识别。

CMC可以移动放置在不同部位，在整个过程中标测和引导消融导管（图14.4）。它应该足够小，可以很容易地在腔内移动，但又需要足够大的直径，这样不容易掉落到肺静脉深部。对于大多数成年人，一个20mm，10极的CMC可提供机动性和尺寸之间的平衡。采用开放式灌注导管行PVI射频消融是标准方式。开放式灌注导管可允许在不显著增加温度和血栓形成情况下使用更大的功率，可提供更有效和可预测的能量输送，导致更大的消融损伤。使用开放式灌注导管的主要缺点是蒸气爆裂风险较高。记录的导管头端温度与实际组织温度存在较大差异，因此，即使头端温度正常也可能发生蒸气爆裂。这可以通过监测头端温度、降低阻抗及压力（如果可用）等方式进行适当的能量滴定来最小化风险。笔者选择的是一个单向开放灌注的3.5mmF弯导管。小弯导管适合少数左房很小的患者，而J弯导管对于较大左房的患者是必需的。

使用灌注导管，功率通常为40W。偶尔，在肺静脉前壁（如厚的嵴部）需要更高的能量来实现消融，但是通常不超过45 W。这可以通过压力消融导管优化射频消融过程中的接触来实现（在40W时，目标压力为7～15g）。射频能量在每个损伤位点消融约20s或者至电信号减弱为止。在靠近食管的区域，每次损伤位点的消融应限制在10s以内，并在消融过程中不断移动导管，以防止食管热损伤。密切监测食管温度是非常重要的，要频繁调整食管探头，使其接近消融区。温度迅速升高时，消融导管应该移开或停止消融，而不能仅依赖于记录的食管温度绝对值。尽管导管在移动，食管温度的延迟升高仍经常被观察到。一般情况下，应避免食管

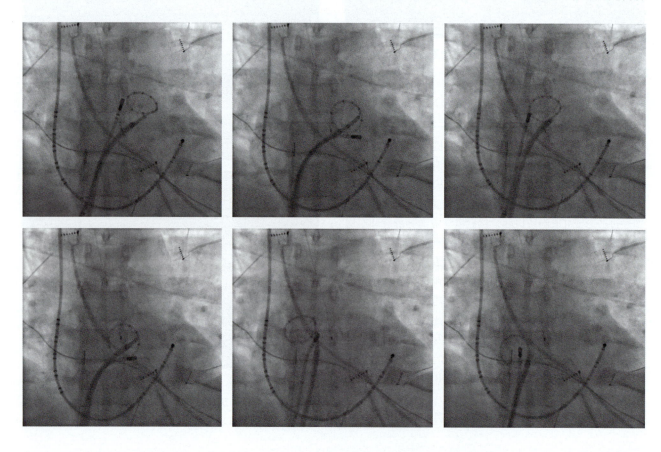

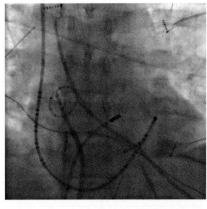 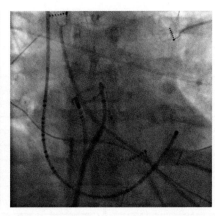 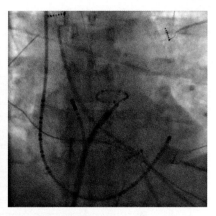

图14.4　CMC引导下的肺静脉前庭隔离；活动的CMC被依次放置在肺静脉前庭和后壁

温度超过38～39℃，以尽量降低深部组织损伤的风险。同样重要的是，食管比温度探头更宽（图14.5）；因此，有时即使ICE观察到在食管面消融（图14.6），却没有或记录到极小的温度变化。如果没有使用ICE，无论食管探头的位置如何，当后壁消融时，消融导管移动是很重要的。

我们通常从消融肺静脉周围的电位开始。PVI的终点为完全的肺静脉电隔离，传入和传出都阻滞（表14.1）。

传入阻滞可以通过原先存在的电位消失来验证。有时，可以记录到分离的肺静脉电位（图14.7），这可以验证传出阻滞。此外，可以通过肺静脉内的起搏来验证传出阻滞，虽然这并不是必需的。一旦PVI完成，我们将关注前庭区域。CMC对于识别左房和顶部的电位非常有用（图14.4）。手术的终点是消除所有左房前庭和顶部的电位（图14.2，图14.8）。肺静脉前庭隔离后，对于窦性心律患者，应用异丙肾上腺素20～30μg/（kg·min），用以评估肺静脉恢复及诱发非肺静脉触发灶。如果房性心律失常持续［反复的房性期前收缩（PACs），PACs诱发的房颤/房扑和局灶性房性心动过速］，其起源部位将进一步被定位消融。我们不常规使用腺苷来检测即刻PVI效果。

如前所述，大多数PVI在长期维持窦性心律方面的作用的研究主要纳入阵发性房颤患者；到目前为止，肺静脉触发灶在非阵发性房颤患者中的作用还没有系统

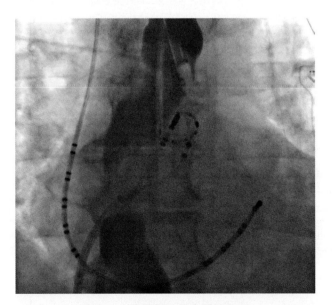

图14.5　食管探头与食管的关系

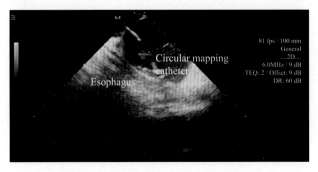

图14.6　在左房后壁后方的食管的ICE

表14.1　肺静脉隔离终点

	定义	赞成	反对
传入阻滞	消除所有肺静脉前庭电位，并应用环状标测导管进行评价	经过多个临床研究验证	少数单向传入阻滞的病例被报道
传出阻滞	无法由肺静脉前庭内向心房传导	确认跨肺静脉前庭的双向传导阻滞	未经大型临床研究验证
电压降低	环肺静脉消融后，局部电压降低	—	不等同于经环状电极验证的肺静脉隔离，多个临床研究已经证实该终点无效
房颤终止	消融过程中恢复窦性心律（或者转为房性心动过速）	在肺静脉隔离过程中房颤终止（隔离的肺静脉内仍维持房颤）证实肺静脉是作为房颤触发灶的关键参与因素	相互矛盾的临床结果不能证实该消融终点的有效性

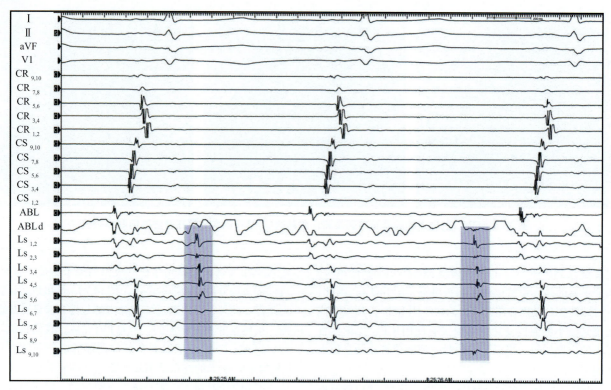

图14.7　左上肺静脉电位分离

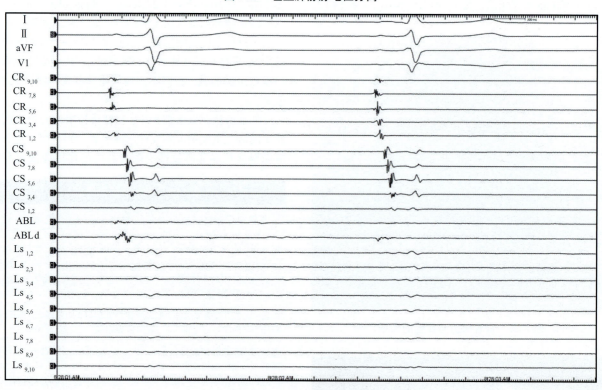

图14.8　左房后壁无电信号

的研究。此外，支持PVI对阵发性患者的益处的证据较少，在非常远期的随访中也是如此。不管怎样，作者的经验表明，一些患者会随着时间的推移产生非肺静脉的触发灶，导致远期心律失常复发。非阵发性房颤患者PVI与阵发性房颤患者相比，研究一直显示出较差的结果，而在这一类患者中，单纯PVI在很大程度上不足以实现满意的长期无心律失常生存。迄今为止，大多数中心的方法是针对左房基质和非肺静脉触发灶［自发的或者药物（如异丙肾上腺素）或起搏诱发］的区域进行广泛的消融治疗。然而，在这些患者中增加手术成功率所需的额外消融仍然是一个有争议的问题，并且超出了本章的范围。

PVI的并发症

由于患者通常处于抗凝状态，最常见的并发症是血管并发症（血肿、假性动脉瘤和动静脉瘘）。在静脉穿刺时使用实时超声可以很容易地预防这些并发症。

消融过程中的血流动力学和温度监测可以早期发现和避免PVI最严重的并发症：心脏压塞和心房-食管瘘。血压下降，无论是突然的还是逐渐的，都应该仔细评估。迷走神经对神经节丛附近消融的反应可能导致短暂的突然低血压，通常伴有心动过缓（窦性阻滞或房室传导阻滞）。如果血压没有立即恢复，应假定为心脏压塞，直到证明是其他情况。如果房间隔穿刺有困难，蒸气爆裂，或无意中在LAA或左房顶部导管压力过大，更应高度怀疑心脏压塞。如果出现早期心脏压塞征象，应尽早心包穿刺。ICE可以快速简便且准确评估是否存在心包积液。如果没有ICE，X线透视可见心影搏动减弱，尤其是在左前斜位透视下。值得注意的是，尤其是在广泛消融后，不影响血流动力学的轻度心包积液并不罕见。大多数无症状性积液可以保守处理。

PVI包括食管附近广泛的消融，在消融后的几周内可出现心房-食管瘘。虽然极为罕见，但往往是致命的；因此，预防和早期诊断/治疗（外科修补）对降低死亡率很重要。在消融过程中，温度监测及限制左房后壁（下至CS）消融时的持续时间对于避免食管过度加热至关重要。一般需短期应用预防性质子泵抑制剂和三氯化铝。在随访过程中，患者和医生应关注这方面问题。应嘱咐患者如果出现发热、胸痛、神经症状、吞咽困难、呕血或黑便，需立即与电生理中心联系。

热损伤也可导致膈神经损伤。当在右上肺静脉内消融或上腔静脉（SVC）隔离时，可致右侧的膈神经损伤；或者在LAA内消融时，可致左侧的膈神经损伤。为了防止膈神经损伤，重要的是避免肺静脉或LAA内的消融，并在隔离SVC时进行膈神经起搏标测。膈神经麻痹患者通常无症状，但在运动时可出现呼吸困难。目前还没有治疗方法，但病情通常是短暂的，所以只需要观察。呼吸困难，伴或不伴咳嗽或咯血，是严重肺静脉狭窄的一种症状。目前的PVI术式消融能量并没有释放在肺静脉口部或内部，肺静脉狭窄在真正的PVI术后是很罕见的。肺静脉狭窄可通过CT成像来诊断，如果严重或有症状可能需要介入治疗（静脉成形术和支架置入术）。

为减少围术期血栓栓塞事件，手术期间应不间断口服抗凝，并且房间隔穿刺前应用肝素使ACT达到350s或更长。为防止空气栓塞，房间隔穿刺鞘应使用压力袋设置300～400mmHg的压力以每分钟2～4ml的肝素盐水持续冲洗。

复杂病例

有时对于存在邻近结构的远场信号下验证传入阻滞会比较困难，如验证右侧肺静脉时右心房和左心房的电位，验证右上肺静脉时SVC的电位，验证左侧肺静脉时左心房的电位，以及验证左上肺静脉时LAA的电位。在这种情况下，在被认为是远场电位起源的结构起搏可以用来鉴别局部的肺静脉电位，避免不必要的消融。例如，当怀疑存在LAA远场时（图14.9A），可将窦性心律下和LAA起搏下CMC上记录的电位进行比较。窦性

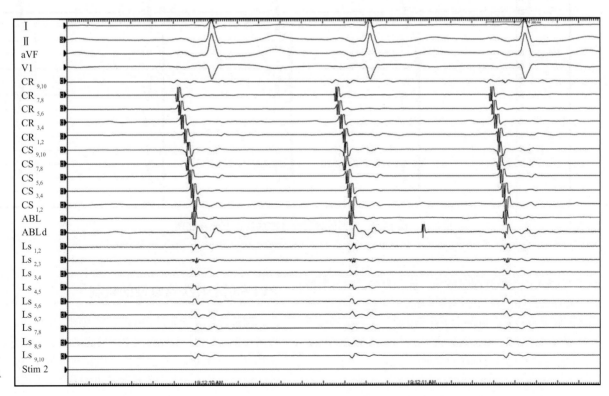

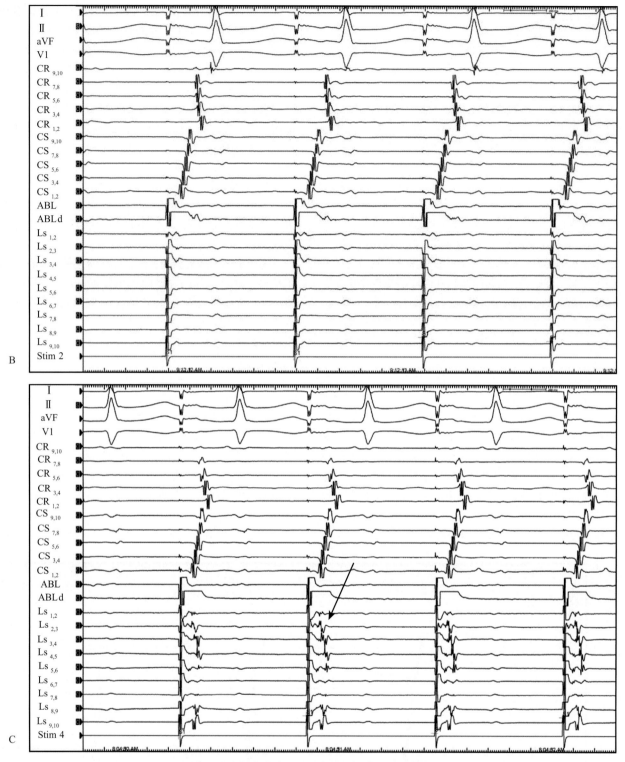

图 14.9　如何区分左心耳的远场；左心耳起搏

心律下 LAA 和肺静脉同时激动，信号重叠。LAA 起搏时，局部电位提前并与起搏伪影融合（图 14.9B）。而如果肺静脉电位存在，肺静脉电位会由于左房-肺静脉交界处的递减传导而相对延迟（图 14.9C）。表 14.2 列出了 PVI 中遇到的其他常见问题及其解决方案。

PVI 术后心律失常复发的机制

肺静脉传导恢复是 PVI 术后复发的主要机制。观察性研究发现，PVI 术后再次手术的患者肺静脉传导恢复率达 80%～100%。肺静脉传导恢复的机制并不完全清楚，但是，其中一个主要机制是初次手术中形成的非永

表14.2 肺静脉隔离疑难病例的解决方案

	问题	原因	解决方案
中心静脉途径	穿刺困难；血管并发症	无法获得静脉通路；无意中穿刺到动脉或肺；使用了持续的动脉压力监测	实时超声引导穿刺；ICE/US监测心内和血管并发症
放置CS导管	股静脉放置CS导管困难；不能保持导管稳定性/有效深度	明显的腔静脉瓣；曲折陡峭CS	上腔静脉途径（右颈内静脉＞左锁骨下静脉）；采用可调弯ICE引导CS口部实时成像
穿间隔途径	心脏压塞；穿刺到主动脉根部；无法实现房间隔穿刺	卵圆窝的前方或者后方的不当穿刺；因房间隔瘤导致的不当穿刺左房后/外侧壁；由于房间隔较厚而无法实现房间隔穿刺（如s/p心脏手术、ASD修复、脂肪性肥大）	ICE实时引导房间隔穿刺；射频消融间隔穿刺针
导管操作	导管操作困难；肺静脉后壁/心房后壁接触不充分	靠前房间隔穿刺；仅穿刺了一次房间隔	两次靠后的房间隔穿刺（如ICE直视下穿刺）
PVI	无法实现PVI	低能量；贴靠不够；食管加热；漏点比较难定位；误识远场电活动	高功率（40～45W）；压力感知消融导管；ICE实时监测消融导管与组织贴靠；全身麻醉；可调弯鞘管；高功率（40W），短时间（5～10s），中等贴靠（5～10g）；电复律（如果患者房颤持续）；CS起搏（左侧肺静脉消融）；起搏鉴别

注：ASD.房间隔缺损；CS.冠状静脉窦；ICE.心腔内超声；PVI.肺静脉隔离

久性消融灶，在历经短暂性、可逆的组织炎症和水肿损伤后，损伤部位出现后续传导恢复。

尽管能够达到持久的PVI，但是一部分患者仍然出现心律失常复发。尽管在许多观察性研究中肺静脉外的触发灶起着重要作用，但PVI后不能维持窦性心律的原因尚不完全清楚。值得注意的是，非肺静脉触发灶在非阵发性房颤、女性、肥胖、睡眠呼吸暂停、年龄较大、左室射血分数低、严重左房瘢痕、肥厚型心肌病和机械二尖瓣患者中更为常见（表14.3）。对于这些患者中，我们在第一次手术时即消融非肺静脉触发灶。通常，非肺静脉的触发灶集中在特定的区域，如其他腔静脉（SVC、冠状静脉窦、Marshall静脉）、左房后壁、界嵴、房间隔和LAA等。笔者所在中心使用大剂量异丙肾上腺素静脉注射（10～15min，每分钟20～30μg）来诱导潜在非肺静脉触发灶。标测非肺静脉触发灶时通过右房和左房的多根导管来定位（图14.10）：一个在左上肺静脉的10极CMC记录LAA远场活动，在右上肺静脉的消融导管记录房间隔远场，从SVC、右房/界嵴延伸至冠状窦的20极导管。通过这种简单的导管设置，当观察到局灶性异位心房活动（单次异位搏动就足够）时，将其与窦性心律下的激动顺序进行比较，可以快速识别其来源区域：

- 起源于右房的搏动：最早激动20极导管的近

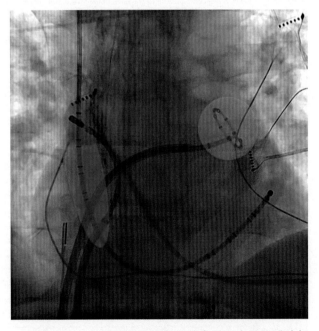

图14.10 评估应用异丙肾上腺素后心房异位活动起源的导管放置：绿色，20极导管近端（界嵴）；蓝色，20极导管远端；粉红色，消融导管（右上肺静脉＞房间隔远场）；黄色，环状标测导管（左上肺静脉＞左心耳远场）

表14.3 非肺静脉触发灶发生率较高的患者

非阵发性房颤	低射血分数
女性	左房严重瘢痕化
高龄	
肥胖	肥厚型心肌病
睡眠呼吸暂停综合征	机械二尖瓣

端，而特异的激动顺序因起源部位不同而变化，SVC起源的触发灶的激动序列类似窦性心律（图14.11）。

- 起源于房间隔区域的搏动：冠状窦和20极导管近端的激动较早，通常早于消融导管记录的远场心房活动（图14.12）。

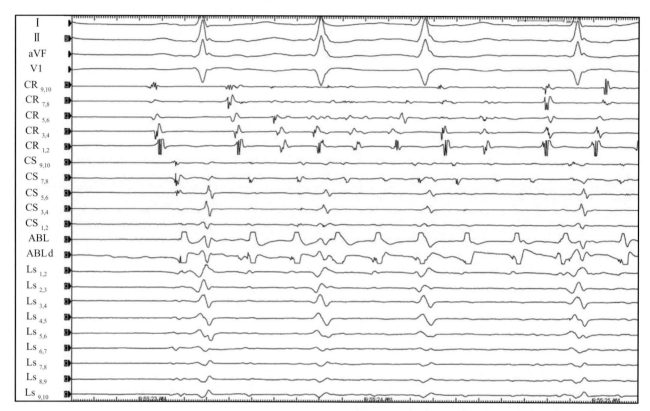

图14.11　上腔静脉房性期前收缩触发房颤。ABL.消融导管；CR.界嵴；CS.冠状静脉窦；Ls.环状标测导管

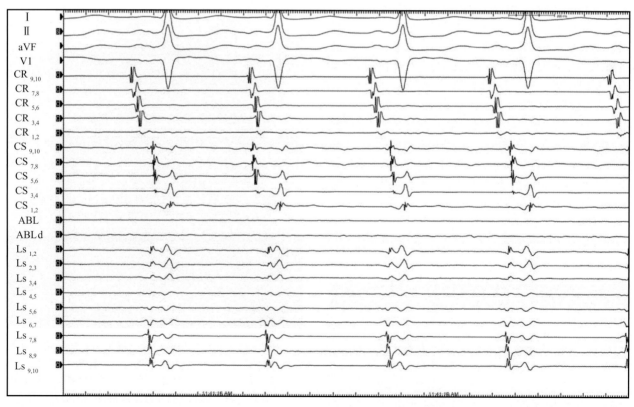

图14.12　起源于房中隔的房性期前收缩。ABL.消融导管；CR.界嵴；CS.冠状静脉窦；Ls.环状标测导管

- 起源于冠状窦的搏动：20极导管的远端最先激动（图14.13）。
- 起源于LAA的搏动：CMC记录的远场电位较早，远场激动早于冠状窦（图14.14）。

对于有意义的非肺静脉的触发灶（重复的孤立期前收缩、局灶性房性心动过速或触发房颤/心房扑动的期

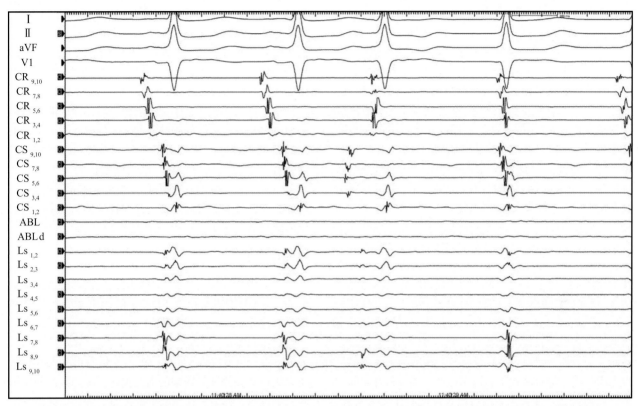

图14.13　起源于冠状窦中部的房性期前收缩。ABL.消融导管；CR.界嵴；CS.冠状静脉窦；Ls.环状标测导管

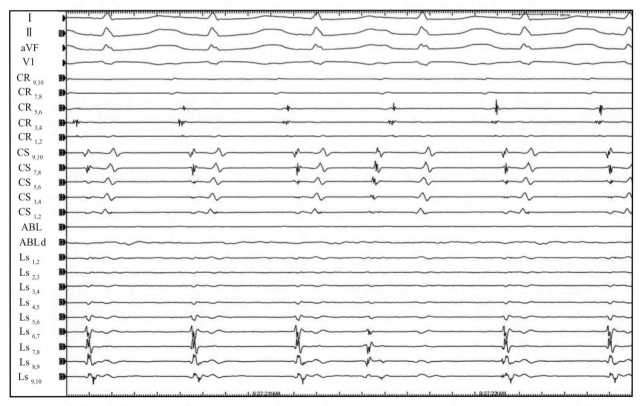

图14.14　起源于上腔静脉的房性期前收缩。ABL.消融导管；CR.界嵴；CS.冠状静脉窦；Ls.环状标测导管

前收缩），需在起源区域进行更详细的激活标测。详细的非肺静脉触发灶的消融策略描述超出本章的范围，简单来说，有意义的非肺静脉触发灶需要局灶消融，但对于起源于SVC、LAA或冠状窦的触发灶，消融策略是完全电隔离这些结构。

术后护理及随访

恰当的术后管理和随访对于接受PVI治疗的患者来说非常重要。笔者所在中心所有患者都需要过夜留观，进行严格的疗效和并发症监控。理想情况下，患者应接受为期3个月至1年的事件记录器，并要求定期传输其节律数据，无论是在出现症状时还是无症状时，每周至少一次。此外，所有患者消融后3～4个月进行随访，每3个月完成1次7d Holter检查，为期1年。我们通常不会在前2～3个月改变患者的抗心律失常药物方案，而是根据此后的心律失常负荷来决定是否停止、继续或更换抗心律失常药物。所有患者继续抗凝至少3个月，而停止口服抗凝基于个体情况，这取决于患者的血栓栓塞和出血风险，以及手术是否成功（频繁的心电图监测评估）。低血栓栓塞风险（CHA2DS2-VASc/CHADS2评分=0）患者3个月后可以停用口服抗凝药物。PVI消融后血栓栓塞风险较高的患者的长期卒中风险尚未被很好地研究，但那些风险较低且没有复发房颤的患者可能可以考虑停药。笔者所在中心遵循标准、统一和有效的方案。简而言之，如果患者没有出现房性心律失常复发、严重肺静脉狭窄（肺静脉狭窄>70%）或经胸超声心动图评估的严重LA机械功能障碍，则无论血栓栓塞风险如何，口服抗凝都会被停止。早期复发房颤的CHADS2评分为1分或更高的患者至少需要口服抗凝6个月。在这些患者中，如果不使用抗心律失常药物下没有房颤复发，则停止使用华法林。如果CHADS2评分1分或更高的患者出现新的房颤复发，则重新启动口服抗凝治疗。

球囊技术在PVI中应用

基于球囊的消融技术的开发是为了在更短的时间内实现PVI（单个肺静脉隔离）和尽可能减少术者对手动操作程序的依赖。由于PVI在非阵发性房颤患者中总体效果不佳，因此应主要推荐球囊技术用于阵发性房颤患者。

冷冻球囊消融

冷冻消融球囊导管（冷冻球囊）在临床研究中都得到了广泛的评估，在治疗药物难治性阵发性房颤的疗效和安全性方面与射频消融相当。

冷冻球囊是有两种直径尺寸（23mm和28mm）的固定球囊，使用一氧化二氮（N_2O）作为制冷剂。与第一代的冷冻球囊（Arctic Front）只能使用赤道面冷却相比，目前可用的第二代冷冻球囊（Arctic Front Advance，Medtronic，Minneapolis，MN）能实现远端半个球囊面更均匀的冷却。与标准的PVI相比，冷冻球囊只需穿刺一次间隔，但穿刺点应在偏低偏前的位置，以便于定位和完全封堵低的肺静脉。冷冻球囊在固定导丝或者专用的标测导管（Achieve）的引导下到达每个肺静脉口部，以防止来自球囊头端的损伤。球囊充气后，封堵情况可通过血管造影或者ICE来确认，随后开始冷冻消融；使用新一代的冷冻球囊，可以通过几次低温消融实现肺静脉隔离（通常每根肺静脉240～300s，1～3次）。

最常见的并发症是膈神经麻痹，因此冷冻消融右侧肺静脉时建议持续性的膈神经起搏。值得注意的是，虽然持续的膈神经麻痹相对较常见（约8%的病例），但通常在几个月后就会缓解，永久性损伤的发生率较低（≤0.5%）。虽然罕见，但仍有食管炎症和瘘管的报道；因此，应常规监测食管温度。其他较少见的并发症包括肺静脉狭窄和支气管炎/瘘（详见第15章）。

激光球囊消融

激光消融系统（HeartLight，CardioFocus，Marlborough，MA）使用氧化氘（D_2O）的固定球囊释放激光能量来实现PVI。这项技术的特点是在球囊的近端有一个2F光纤内镜，可以直接观察到PVI。当球囊充气后，980nm激光以每厘米5.5～12W的能量发出30°的电弧，可以旋转使肺静脉口周围的损伤重叠。肺静脉前壁使用较高的能量，而后壁使用较低的能量。激光球囊消融治疗药物难治性阵发性房颤不劣于射频消融和冷冻球囊消融。与冷冻球囊消融类似，膈神经和食管损伤及肺静脉狭窄都是可能的并发症。

射频球囊消融

射频消融球囊导管（Hot Balloon Catheter，Hayama Arrhythmia Institute，Kanagawa，Japan）使用一个柔顺的充满盐水/对比液的球囊（膨胀直径25～35mm）。在固定导丝的引导下将球囊定位于肺静脉口，球囊充气后堵住肺静脉，中心线圈释放射频能量到溶液中。通过一个产生湍流的混合系统将溶液均匀加热至70～75℃，球囊表面通过直接热传导对肺静脉一周进行加热。该技术已成功应用于阵发性房颤患者，报道的主要并发症为肺静脉狭窄、膈神经和食管损伤。

多电极消融导管

多电极消融导管从多个电极传送单极或双极的射频能量。这些系统通过更快的标测和更容易/更少的依赖操作的射频能量传递来减少手术时间。早期非灌注和灌注式的多电极环状导管［肺静脉消融导管（PVAC），Medtronic Ablation Frontiers，Carlsbad，CA；nMARQ，Biosense Webster］报告了短期随访具有较高的成功率。第一个研发出来的肺静脉消融导管是一种10极肺静脉

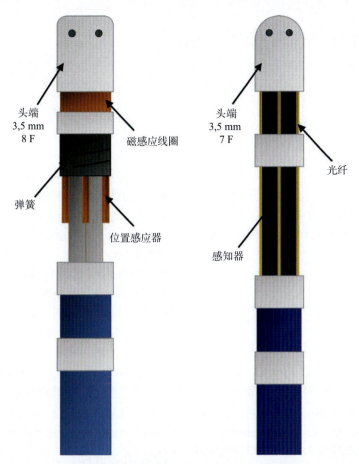

图14.15 两种商用压力导管的示意图：左图，电磁型（SmartTouch）；右图，光纤型（TactiCath Quartz）。（经许可引自Bourier F, Gianni C, Dare M, et al.Fiberoptic contact-force sensing electrophysiological catheters: How precise is the technology? J Cardiovasc Electrophysiol.2017; 28: 109-114.）

消融导管，能够传送单极和双极射频能量。肺静脉消融导管的主要局限性是缺乏有效的灌注平台和电极-组织接触反馈。值得注意的是，一些研究报道，脑血栓栓塞的风险增加（发病率高达35%～40%）。而这可以通过严格按照以下流程来减少：①消融需在有效抗凝下实施（术中ACT＞350s）；②预装满液体后装入鞘管以尽可能减少空气进入；③关闭环状消融导管远端或近端的电极以防止双极射频干扰。环形消融导管nMARQ拥有10个开放式灌注电极和一个在电极-组织接触界面的基于阻抗的反馈，可以实现最佳射频传输；此外，它与CARTO 3系统兼容，允许更精确的前庭消融。尽管有灌注，当使用高能双极射频或电极重叠时，仍有很高的无症状脑栓塞发生率。此外，有报道称使用nMARQ导管的食管损伤和心房食管瘘发生率较高，可通过减少后壁消融射频时间和功率来预防（图14.15）。

> 总结

PVI始终是房颤导管消融治疗的基石。多年来，PVI技术已经历了重大改变，业界也设计和实施了大量临床研究用以寻找最好的消融方式。目前指南推荐肺静脉前庭大环隔离，并用环状标测导管确认电隔离。该术式已被证实具有最高的临床成功率和最少的手术相关并发症。现有的PVI消融工具并不完美，单次PVI消融后所发生的肺静脉传导恢复仍是心律失常复发的最主要机制。新型消融工具正在进行研究，旨在减少术者对PVI手术操作的依赖，最大限度减少并发症和增加永久隔离率。

（上海交通大学医学院附属新华医院　莫斌峰　王群山　译）

第15章

冷冻球囊隔离肺静脉治疗心房颤动

Wilber W. Su

关键点

术中标测
- 肺静脉前庭冷冻时球囊的近端封堵技术。
- 应用环状电极Achieve记录肺静脉电位隔离时间（time-to-isolation，TTI）。
- 术后进行电压标测。

消融目标
- 肺静脉前庭消融及肺静脉隔离。

设备与器械
- 冷冻消融系统：冷冻球囊。
- 环状标测电极Achieve导管。
- 心腔内超声导管指导房间隔穿刺。

操作难点
- 肺静脉共干的节段性消融。
- 肺静脉细小及肺静脉前庭为椭圆形的节段消融。
- 膈神经及食管保护。
- 基于TTI时间的冷冻剂量滴定。

对肺静脉前庭消融进行肺静脉（PV）电位隔离是阵发性心房颤动（AF，下文简称房颤）及持续性房颤介入治疗的基石。传统的消融方法隔离肺静脉对术者要求较高，术中需要保持导管的稳定性，逐点消融时导管与组织要贴靠良好，手术复杂较难掌握，因此学习曲线较长。与传统的消融方法不同，冷冻消融时球囊与组织贴靠面积大，贴靠均一，可以在肺静脉前庭形成连续、透壁的消融线。多项研究表明，对于大多数术者而言冷冻消融可以有效治疗房颤并且结果可重复。冷冻球囊造成的冷冻损伤可以保持组织的结构完整从而减少血栓栓塞并发症。

目前在全球范围内由不同经验术者操作约31 000例手术例数表明，冷冻消融治疗房颤术后肺静脉狭窄、膈神经麻痹、左房-食管瘘、脑卒中甚至死亡的发生率较低。冷冻消融并发症的出现主要与冷冻的剂量和导管操作相关。并且新一代球囊和标测工具的临床应用，手术操作技术的提高及剂量标准的制定极大地提高了冷冻消融的成功率，降低了手术并发症。

术前准备

冷冻消融的房颤患者术前应注意以下事项：抗心律失常药物应在术前至少停用5个半衰期以免术中掩盖触发房颤的电位。围术期抗凝药物的使用应基于每个患者的风险和获益情况，个体化使用。总体来说，CHADSVASC评分2分及2分以上的患者应继续抗凝治疗，对于有血栓栓塞高危风险的患者，术前抗凝治疗应大于30d。术前患者应行食管超声检查（TEE）或心腔内超声（ICE）检查排除左房内血栓。

在一些中心，术前常规进行心脏MRI检查及左心房增强CT检查，以明确左房及肺静脉解剖情况，然而，冷冻球囊可以适应不同的肺静脉（PV）解剖结构，如果术者熟悉左房解剖可不依赖术前左房影像进行手术。自从第二代球囊Arctic Front Advance应用于临床后，术中需要补点消融的情况明显减少。

冷冻消融过程

术前所有术者应熟悉冷冻消融的器械及手术步骤（表15.1）。

表15.1 冷冻消融使用的器械及工具
28mm冷冻球囊（Arctic Front Advance）（肺静脉<15mm使用23mm冷冻球囊）
可调弯输送鞘（Flexcath Advance deflectable sheath）
造影剂及环柄注射器
四极导管用于起搏右心室及右侧膈神经
备用：14F扩张鞘用于扩张股静脉穿刺点，心腔内超声心动图

镇静及麻醉准备

冷冻球囊的微创特性降低了患者术中的不适感，在美国的许多心脏中心手术需要全身麻醉，而多数亚洲或者欧洲的心脏中心仅需要轻微的镇静甚至不需要镇静。没有深度镇静或者全身麻醉的患者，左上肺静脉（LSPV）隔离后复温的过程中易出现迷走反射。在冷冻消融过程中可以使用三维标测系统进行手术，术中并不担心患者移位对于三维系统参考的影响，因此无须因为这个原因而使用全身麻醉。此外，与射频消融相比较，冷冻消融手术时间相对较短，术中没有盐水灌注，因此无须常规导尿。如果采用全身麻醉，在进行右侧肺静脉隔离过程中应特别注意进行膈神经起搏，避免出现膈神经麻痹。

手术途径

右侧股静脉离术者较近，是经典的手术途径，冷冻消融术中使用可调弯的Flexcath Advance鞘管内径为12F，外径为14.5F。鞘管头端有一个加强的部分便于球囊回收过程中不变形，扩张鞘与鞘管头端部分有一个较为明显的渐进衔接部分。这个渐进部分会成为鞘管通过股静脉及房间隔时的一个障碍。因此，在穿间隔以后鞘管交换前可以使用14F的短鞘管或者扩张鞘进行预扩张便于鞘管通过。术中还要有另外的一个股静脉途径用于放置膈神经起搏及右心室起搏导管防止迷走反射。ICE检查应放在术前评估的第一位。建议在股静脉和经前房间隔穿刺成功后进行肝素推注，以达到激活凝血时间为350～400s或根据术者在射频消融的习惯所定。

房间隔穿刺方法

冷冻球囊消融术中房间隔穿刺部位的选择关系到整个手术过程的顺利与否，冷冻球囊消融术中房间隔穿刺部位尽可能偏前、偏下，位于房间隔的下缘，在该位置穿刺能够便于球囊导管封堵肺静脉，尤其是右下肺静脉，而房间隔中部较薄的区域纤维组织较多，而边缘区肌性组织较多，即使是在稍厚的房间隔区域穿刺，这种组织上的差异会降低导管穿过间隔的能力。房间隔边缘区域的组织特性会加速房间隔穿刺点的愈合，减少医源性房间隔缺损的发生。经典房间隔穿刺使用SL1鞘管，穿刺成功后可以直接指向左上肺静脉（LSPV），使用Mullins鞘管配合经塑形增加弯度的长针可以使房间隔穿刺点更偏向前下面部分。

穿过房间隔后交换Flexcath Advance鞘管需要将加硬导丝固定于LSPV，如果推送鞘管感到明显的阻力无法通过房间隔，调整鞘管指向右上肺静脉（RSPV）可能更利于鞘管通过，这种操作也可用于一些房间隔较厚、有纤维化、既往进行过房间隔穿刺造成穿间隔困难的患者。在鞘管交换之前使用Flexcath Advance鞘管的内扩张鞘预扩张房间隔会降低鞘管通过的阻力。此外推送鞘管的同时旋转或者变换鞘管方向也有助于鞘管和扩张鞘之间的渐进部分通过。置入Flexcath Advance鞘管后要缓慢回撤扩张鞘内芯防止气栓。为了充分冲洗鞘管，旋开输送鞘的侧管用左手拇指堵住侧管阀门，鞘管侧管及阀门打开时轻拍手柄有助于排出贴壁的小气泡。侧管应以低速（小于5ml/min）肝素盐水冲洗，避免球囊插入鞘管时产生的文丘里效应（图15.1）。

冷冻球囊按照制造商的建议准备，将球囊折叠部分浸入盐水，将引导器向后退至球囊后方轻捏球囊排出气泡。Achieve导管用来记录TTI以决定冷冻剂量（关于冷冻剂量将在后续章节中详细讨论）的导管。冷冻球囊插入鞘管时应注意避免带入气体及折弯球囊。球囊推送杆上有两个白色标记，可用于确定球囊的位置，当第二个标记与鞘管对齐时表明球囊已经完全送出鞘管。

冷冻消融过程

冷冻消融过程应确保手术安全的前提下，追求手术效果，本节内容主要讨论术中的常规操作，然后介绍冷冻消融的剂量细节和方法，以尽量减少手术并发症。冷冻消融从问世就受到关注。冷冻消融球囊是非顺应性球囊，第二代冷冻球囊直径有23mm、28mm两种规格。多数术者使用28mm的球囊可以完成几乎所有的手术。术中所有肺静脉都可以进行封堵冷冻，在肺静脉前庭形成一次性隔离带。但是由于球囊的非顺应特性，以及一些肺静脉开口为椭圆形的解剖特点导致圆形的球囊与肺静脉之间无法完全匹配。一些肺静脉无法通过一次消融进行隔离。实际操作中，肺静脉交叉部分越是呈椭圆形，术中就越需要进行节段性消融隔离，即在一次隔离中操作球囊偏向于贴靠肺静脉前庭的下部进行冷冻，而下一次就要使球囊尽量贴靠肺静脉前庭的上部进行冷冻（图15.2）。对于此类肺静脉，使用分段冷冻隔离的效果与典型的封堵隔离的效果相近，更容易形成较大区域的环形消融线。

总体来说，与其他导管消融不同的是，冷冻消融的操作过程中主要依靠操作可调弯的鞘管控制球囊贴靠的方向及角度，而不是操作球囊本身。冷冻消融操作需要在每个肺静脉分次进行，主要分为以下步骤：①推送标测电极Achieve进入肺静脉内（对下肺静脉而言，尽量进入较低的分支）；②在左心房内对球囊进行充气，应避免肺静脉内充气损伤肺静脉；③推送球囊封堵肺静脉并使球囊与肺静脉前庭接触的面积最大，鞘管的角度及方向应该同轴并提供良好的支撑，此时可以使用垂直的

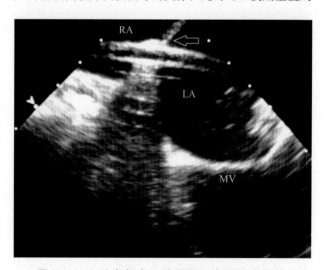

图15.1 心腔内超声心动图显示房间隔穿刺的位置更偏向前、偏下。在此处通过房间隔下缘（箭头）送入Flexcath Advance鞘管可以减少医源性房间隔缺损的可能性。LA.左心房；MV.二尖瓣；RA.右心房

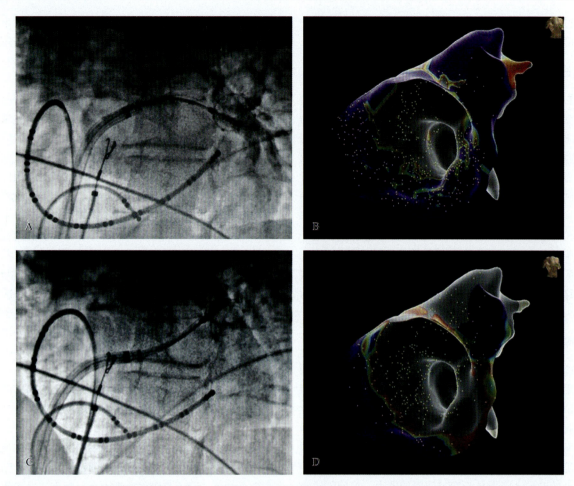

图15.2 节段性消融椭圆形肺静脉前庭，形成大面积的环形隔离线。A.左前斜透视观察冷冻球囊上斜贴靠封堵，肺静脉造影；B.冷冻后电压标测提示顶部电位；C.左前斜透视观察冷冻球囊下斜贴靠封堵，肺静脉造影；D.节段冷冻消融后电压标测提示形成大面积环形隔离带

透视角度评估鞘管的同轴性；④调整标测导管Achieve电极实时记录到肺静脉电位，以便于决定消融剂量及评估消融效果，通常回撤Achieve电极即可记录到肺静脉电位；⑤推注造影剂或者使用ICE评估肺静脉封堵情况。由于一些肺静脉交叉部分为椭圆形，因此并不是所有的肺静脉都能够封堵完全；⑥推注造影剂提示肺静脉完全封堵后，可以略微回撤球囊直至造影剂轻微漏出看到肺静脉开口，这一步非常重要，可以确保球囊没有在肺静脉内冷冻；⑦冷冻消融最初3s内球囊内压力会轻度增加，球囊会略膨胀，此时可推送球囊至肺静脉前庭封堵；⑧有些术者发现在冷冻最初的10s球囊表面还没有完全冻结时使用ICE或者再次推注造影剂检查封堵效果非常有效；⑨在进行RSPV及RIPV冷冻消融时应进行膈神经起搏。在上腔静脉及右侧锁骨下静脉的连接处可以获得可靠的右侧膈神经起搏。冷冻消融的操作流程详见表15.2。

尽管球囊在肺静脉内仅充气而不进行冷冻时压力较低，通常不会造成肺静脉损伤，但是仍不推荐在肺静脉内对球囊进行充气以降低潜在机械损伤风险。而在肺静脉内进行冷冻消融可能由于机械损伤导致肺静脉狭窄，也可能损伤邻近器官如肺、膈神经。RSPV解剖结构上

表15.2 冷冻消融操作要点
冷冻消融进行PVI步骤
1. 偏前方及下方穿刺房间隔
2. 将Achieve电极送入肺静脉内
3. 在左心房内对球囊充气
4. 推送球囊封堵肺静脉前庭
5. 注射造影剂使用"近端封堵技术"封堵肺静脉前庭
6. 调整Achieve的位置记录肺静脉电位
7. 冷冻开始，记录TTI时
8. 稳定球囊，监测邻近器官损伤情况，监测食管温度，RIPV消融时监测膈神经功能
9. 对于解剖有难度的肺静脉前庭必要时进行分段隔离
10. 术后评估肺静脉电位隔离情况及左房内消融情况

接近膈神经，在消融时避免在RSPV内进行消融尤为重要。此时应使用前述近端封堵技术会降低膈神经损伤的发生率。

冷冻消融的过程中应避免操作导管防止组织损伤。

了解冷冻过程中下拉球囊（pull-down）技术的局限性非常重要。该技术是指在冷冻的过程中先应用球囊冷冻肺静脉前庭的顶部，冷冻60s后轻轻下拉球囊封堵肺静脉前庭的下口部。尽管该方法通常能够有效隔离肺静脉，但是对肺静脉还是有潜在的损伤。此外使用该方法时球囊表面形成的冰层类似于一个绝缘层，下拉冷冻的球囊时冰层可以阻止球囊进行有效的消融。术中使用下拉技术对肺静脉前庭的下部进行消融时肺静脉电位也会即刻消失或者受损，但是复温后通常较快就能恢复。对于无法有效封堵的肺静脉前庭应采用节段封堵的方法进行肺静脉隔离：先进行肺静脉顶部的封堵隔离，再进行底部封堵。分段隔离的方法将在后续章节中详细讨论，初次冷冻消融后球囊复温的过程较慢，球囊复温至35℃以上时术者方可操作球囊，以免组织损伤。

膈神经保护

右侧膈神经损伤是房颤冷冻消融术中报道最多的并发症之一。引起该并发症的主要原因之一是冷冻消融时球囊置于肺静脉过深，另一个原因是术中没有密切监测膈神经功能。多数有经验的术者使用近端封堵技术明显降低了膈神经损伤的发生，增加冷冻球囊和膈神经之间的距离就可以减少膈神经损伤。但是由于冷冻部位距离膈神经仍较近，无论球囊的位置如何术中仍需密切监测膈神经功能。当膈神经功能受损时若及时发现并即刻终止冷冻，膈神经的功能通常都可以恢复。

术中监测膈神经功能的方法有较多的报道。最为重要的是在右侧上下肺静脉冷冻时进行膈神经的起搏。如果麻醉过程中影响了膈神经，在右侧肺静脉冷冻前应充分观察直至膈神经功能恢复再进行手术。在上腔静脉及右侧锁骨下静脉移行处起搏可以持续而稳定地起搏膈神经，膈神经起搏过程中可以根据患者的呼吸情况及起搏信号的稳定情况设置起搏周长，通常为1000～2000ms。术中术者可以将左手置于患者腹部触诊了解膈神经起搏的情况，通常情况下冷冻过程中膈神经麻痹发生较快，及时发现膈神经收缩减弱并即刻终止手术有助于膈神经功能恢复。

其他冷冻术中监测膈神经功能的方法还有应用ICE监测肝脏/膈肌收缩，还有文献报道了一种能够早期发现膈神经损伤的方法，即使用复合运动动作电位，文献报道应用该项技术可将膈神经损伤的发生率降至小于1.5%。

当膈神经损伤发生时应立即停止手术。一些术者推荐使用"双停"（double stop）技术来立即停止冷冻手术。临床研究证实该技术安全且较少出现不良事件。再次进行右肺静脉消融时应该重新评价球囊的位置确保应用近端封堵技术增加球囊与膈神经之间的距离。当膈神经功能没有恢复时不应该再次进行消融。膈神经损伤后应进行吸气及呼气时的胸片检查以明确膈神经损伤的情况，并作为复查的参照依据。术中可能遇到的难点及解决方法见表15.3。

表15.3　冷冻消融疑难分析及解决方案

问题	原因	解决方案
无法记录到TTI	Achieve电极送入肺静脉内过深	调整Achieve位置，回撤Achieve电极至球囊前方，调整球囊的位置使Achieve电极记录到电位
无法完全封堵PV	球囊与椭圆形肺静脉前庭无法匹配	节段性多次消融肺静脉前庭
TTI较长	球囊与肺静脉前庭贴靠不理想	肺静脉前庭无法有效贴靠，节段性多次消融形成完整环形消融线
房颤复发	肺静脉外触发灶	重新标测寻找肺静脉外的房颤病灶

冷冻消融的剂量

剂量问题：一代球囊及二代球囊对比

冷冻消融剂量问题可能是自冷冻消融应用以来进展最多的内容之一。冷冻剂量直接关系到手术的成功，邻近器官的损伤及手术并发症。关于冷冻剂量的问题非常重要是本章需要仔细讨论的内容。

冷冻消融通过使组织迅速降温及较长时间维持较低温度导致细胞坏死，局部反复的冷冻会增加冷冻损伤。冷冻消融通过前半球释放冷冻物质形成连续而均一的环形损伤。一代球囊（Arctic Front, Medtronic Inc., Minneapolis, MN）于2006年应用时推荐的消融时间是240s，这个时间来自应用4mm消融导管消融造成永久性损伤的数据。在STOP房颤研究中采用这个剂量，应用23mm及28mm的冷冻球囊治疗阵发性房颤患者，必要时应用8mm消融导管进行补点消融。在术后12个月随访中，发现冷冻消融组临床手术成功率69.9%，而抗心律失常药物组成功率仅7.3%。

一代冷冻球囊沿着赤道带等距分布四个冷源释放孔，由于是带状接触面，即使球囊封堵好，冷冻带与肺静脉前庭也存在没有接触的区域，导致无法有效隔离。这种设计的局限性是无法适应肺静脉前庭的各种解剖变异，在这种情况下，一些术者通过增加冷冻时间以弥补接触面积小，冷冻不充分的缺陷。有文献报道冷冻时间延长至300s甚至更长，而另一个方法就是多次冷冻，但是这样增加了并发症的发生率。文献报道的两例左房-食管瘘的病例就是与增加冷冻时间有关。二代球囊（Arctic Front Advance）在球囊的前半部位增加冷源释放孔为8个，有效冷冻面积由赤道面改为半球面，这种设计使冷冻球囊有效冷冻面积和肺静脉前庭接触面积增加，更有利于形成可靠均一的环形消融带。在一代球囊向二代球囊过渡的过程中，初次冷冻时间仍推荐为240s，重复消融的时间仍与一代球囊一致。与一代球囊相比较，二代球囊增加了冷媒释放的量提高了对于解剖形态多变的肺静脉前庭环形隔离的成功率。动物实验也证实，与一代球囊相比较，二代球囊进行240s的冷冻能够更好地造成环形消融。二代球囊冷冻降温速度快、靶温度较低、复温时间长，即使在偏心封堵的情况下也可以隔离肺静脉。二代球囊提高冷冻消融效果的同时也增加了周围器官损伤的发生率，主要为肺部损伤，表现为术后咳嗽及咯血，而需要引起重视的是增加了左房食管瘘的发生率。由于增加了邻近器官的损伤，一些有经验的术者认为，冷冻消融可以由240s减少为180s，同时仍能保持形成持久的肺静脉隔离。

影响冷冻消融剂量的可控制因素：①球囊与肺静脉前庭的贴靠及接触情况；②消融时间；③重复消融时间及球囊位置。消融过程中的反馈指标也有助于确定消融的剂量，主要包括：①TTI时间；②回收气体的最低温度；③邻近器官的温度及效果，如膈神经功能及食管温度。上文所提到的内容对于确保手术成功前提下，最小化并发症的发生都是非常重要的。下文将详细讨论在冷冻消融过程中观察到的各个反馈参数，以提高术者对其对安全性和效果的影响的理解。

冷冻球囊与肺静脉前庭的接触

冷冻球囊的温度传递主要依靠球囊与肺静脉前庭的贴靠。冷冻球囊的中心腔容纳导丝或者Achieve电极，可以推注造影剂评估球囊封堵情况。术中尽量使用"近端封堵技术"封堵肺静脉（图15.3）确保球囊位于肺静脉前庭，这样可以减少邻近器官如肺及膈神经的损伤。

肺静脉与球囊的稳定贴靠是确保冷冻能量传递形成永久透壁损伤的重要环节。当球囊没有完全封堵肺静脉时可以看到造影剂漏出，此时进行冷冻就可能形成不完整的消融环。尽管如果完全封堵肺静脉可以通过一次冷冻就完成PVI，但是由于肺静脉前庭解剖形态的多样性导致球囊经常无法完美封堵所有的肺静脉。况且冷冻球囊为非顺应性球囊，其横截面为圆形，而肺静脉前庭经常是椭圆形，因此通常术中无法通过单次冷冻就在所有的肺静脉前庭形成完整的环形消融线。当球囊与肺静脉前庭的贴靠同轴吻合时，可形成完整的较大面积的环形消融线（图15.4A），然而当肺静脉前庭为椭圆形时，球囊与肺静脉前庭的贴靠就是非轴向性的，此时冷冻会形成"泪滴状"消融线（图15.4B）。尽管两种消融线都可能造成肺静脉的即刻隔离，但是心房侧的消融线的完整性及能否形成永久PVI对于房颤治疗非常重要，这时可以使用二代球囊在肺静脉前庭内与第一次消融相反的方向贴靠，进行节段性消融提高消融隔离效果（图15.2）。

剂量问题：冷冻时间

Wissner等采用28mm的二代球囊将冷冻时间从240s加240s连续冷冻消融，减少至仅一次冷冻，该研究报道，单次冷冻99%（176/177）肺静脉可以即刻隔离。术后随访1年82%（36/44）的患者维持窦性心律。复发的患者再次冷冻消融治疗中发现与多次冷冻消融的患者相比较，45%（5/11）采用一次冷冻的肺静脉电位恢复，多次冷冻的肺静脉电位则没有恢复。另一项研究报道了59名患者接受单次240s消融，对照组139名患者则进行了补充消融，随访中发现单次消融的188个肺静脉中4个（2%）仅恢复了休眠传导，两组患者手术过程中的参数及房颤预后无显著差异。值得注意的是，在这些研究中，TTI的肺静脉并没有被跟踪，无法更好地评估PVI后的生理学特性，也没有对单次冷冻技术在解剖复杂的肺静脉前庭完全隔离后的评估，对于椭圆形的肺静脉前庭而言，分段隔离可以完全隔离肺静脉达到更好的临床效果。如果在两次消融中冷冻球囊的位置是相同的，那么作为冷冻消融标准的额外冷冻不一定会产生显著的附加效果，但是如果在第二次消融中改变球囊与肺静脉前庭贴靠的部位就可能产生较好的临床效果。

临床研究中关于产生透壁损伤所需的消融持续时间

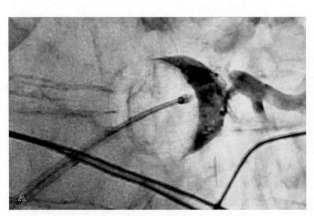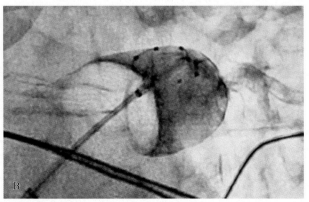

图15.3　近端封堵技术，回撤球囊显示肺静脉前庭位置。A.肺静脉造影提示完全封堵肺静脉。但是在这个位置进行冷冻可能会在肺静脉内消融。B.略回撤球囊观察造影剂漏出，利用心腔内超声确认肺静脉前庭的位置，冷冻起初的2～3s球囊内压力会增加，此时推送球囊重新封堵肺静脉开口

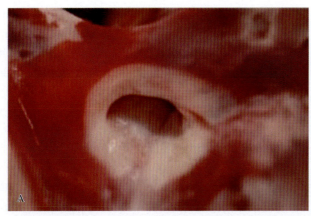 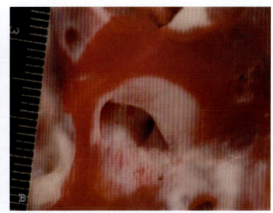

图 15.4 实验犬冷冻后组织损伤病理学图片。A.实验犬病理学研究提示环形贴靠导致环形损伤。B.实验犬病理学研究提示肺静脉前庭部分贴靠不理想时导致的不均一损伤（6～9点钟位置）

的报道有限，应用二代球囊冷冻 180s 而不是最初推荐的240s 在临床结果中并没有显示出任何显著的差异。对单次 180s 消融的研究表明，94% 的患者可以即刻 PVI，随访1 年中 80% 的患者无房颤。这些结论也得到 Miyazaki 等的证实，他们对 54 名患者进行了一次 180s 的单次消融，并评估了 217 个 PVs 电位。除了共干的肺静脉外，每个 PV需要 1.3 次消融，随访中 82% 的患者无房颤复发。

随着临床证据的不断积累，冷冻时间从大于 240s 及额外消融发展到 180s 加上有可能的预先额外消融，这两种方法并没有出现不良临床预后。冷冻时球囊与肺静脉前庭接触的区域都可以产生完整的消融线，术中综合考虑前述讨论到的其他反馈参数可以确保形成可靠的 PVI。

剂量问题：肺静脉隔离时间（TTI）

使用 Achieve 电极评估实时、即刻的生理学 PVI（TTI 或 TTE）可能是永久性 PVI 的最强预测因素。TTI是唯一能够反映环形损伤的直接生理学指标。在冷冻的 180s 中了解 TTI 有助于决定是否需要进行额外的补充消融及肺静脉电位是否有恢复传导的风险。TTI 可以使术者了解组织温度何时可能达到 −30℃ 以下的靶温度，并持续约 30s，从而实现永久性的不可逆的组织损伤（图 15.5）。实时监测 TTI 也有助于区分近场和远场电位，远场信号在较大间距的电极 Achieve 上也表现为较清晰、较高的频率，这常常误导术者认为肺静脉没有隔离，可能导致不必要的额外消融和增加邻近器官损伤的风险。

从动物实验研究到人类临床研究的一系列证据表明，TTI 越短，临床预后越好，越能形成永久的 PVI。术中如何记录到 TTI 时间非常重要，在有经验的中心90% 以上的消融病例都可以记录到 TTI 时间。一些术者认为 Achieve 电极作为锚定球囊的导丝对于球囊的稳定性非常重要，然而多数术者认为球囊的稳定性取决于可调弯鞘管的位置、角度及稳定性。Achieve 通常需要回撤至球囊表面的位置才能够记录到理想的肺静脉电位（图 15.6）。

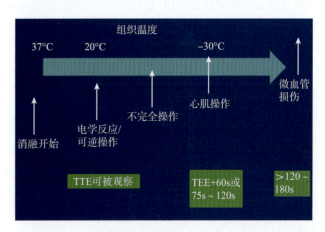

图 15.5 冷冻消融的剂量，对应观察到的 TTI/TTE、组织温度、永久性损伤情况

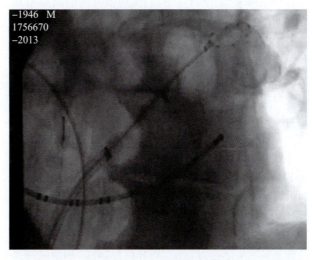

图 15.6 理想的 Achieve 电极的位置（如图 15.3）。注意术中应回撤 Achieve 电极至球囊表面，记录肺静脉电位以观察 TTI

另一项动物实验说明了 TTI 时的重要性，该研究报道应用 Arctic Front Advance 球囊进行肺静脉隔离，当TTI 时间小于 30s，消融时间 75s，1 个月后实验动物组织病理学研究发现肺静脉电位未恢复。这项动物研究证

实缩短冷冻消融由240～180s是合理的，并且认为TTI小于30s时消融的时间也可以适当缩短。相反，TTI大于90s时即使最初出现过PVI，再进行额外180s的冷冻消融仍无法达到永久的隔离肺静脉。因此，当TTI较长时，不推荐延长冷冻消融时间。此时需要在后续的冷冻中调整球囊的贴靠以达到理想的TTI。

临床研究中也证实，应用TTI可以较准确地评估PVI情况，TTI大于60s与肺静脉电位恢复密切相关。Cinconte等研究发现在212名行冷冻消融的患者中，41名患者房颤再发，其中29名患者再次进行消融治疗，术中发现平均每名患者1.25个肺静脉电位恢复。对该组患者的分析提示，TTI大于60s是肺静脉电位恢复的独立危险因素。此外，与复查时仍隔离的肺静脉相比较，肺静脉电位恢复的肺静脉手术TTI较长，结果有统计学意义［(71.4±18.8) s vs. (42.3±27.2) s，$P<0.001$］。TTI小于60s预测长期PVI的敏感性为86.7%，特异性86.2%。Aryana等研究了71名房颤复发患者的肺静脉，发现111个肺静脉电位恢复（平均每名患者1.56个），研究发现与复查时仍隔离的肺静脉相比较，电位恢复的肺静脉TTI明显延长［(67.6±19.7) s vs. (39.1±11.7) s，$P<0.001$］。多因素分析提示TTI≤60s可预测长时间PVI（敏感性83.3%，特异性83.2%，$P<0.001$）。Ciconte等对143例接受冷冻消融治疗的患者进行了随访，平均随访时间为(12.1±4.4)个月，其中80.4%例患者无房颤。该研究同样发现TTI是心律失常复发的预测因子（$P=0.02$），TTI≤40s趋向于无复发（敏感性为90%，特异性为81%）。与其他研究中报道的结果一致，更长的TTI可预测房颤复发；PVI每增加10s房颤复发的风险增加1.3倍（95% CI，1.21～1.34；$P<0.01$）。

ICE-T研究对比了基于TTI的滴定消融时间与标准的240s（需加额外240s）经验消融两种方法，该研究纳入100名房颤患者，按照1∶1比例随机分至TTI指导组及对照组。术中PVI的患者中79%可以记录到TTI，TTI≤75s定义为可以不用重复消融。88%的PVI仅进行了单次消融。与对照组相比较，TTI指导消融组冷冻次数较少［(5±1) vs. (8±1)；$P<0.001$］。虽然在TTI指导组冷冻消融治疗较少，但在1年后的随访中两组房颤复发率并没有统计学差异（对照组82% vs.TTI指导组88%，Log-rank $P=0.804$）。多因素分析提示，TTI可预测房颤复发（$P=0.011$），平均TTI≥43s预测房颤复发的敏感性为77%，特异性为74%。两组之间并发症的发生率并没有差异（$P=0.06$）。

Aryana等进行了一项以TTI为指导缩短冷冻消融时间并决定是否进行补充消融的前瞻性临床研究，该研究纳入355名患者进入TTI指导组，对照组400名患者应用传统的非标准化的方法进行手术。该研究发现，TTI指导组的消融时间短［(149±34) s vs. (226±46) s；$P<0.001$］，冷冻实施次数少［(1.7±0.8) vs. (2.9±0.8)；$P<0.001$］，同时总体消融时间减少［(16±5) min vs. (40±14) min；$P<0.001$］，透视时间［(13±6) min vs. (29±13) min；$P<0.001$］，左房内操作时间（51±14 vs 118±25min；$P<0.001$］，以及总体手术时间［(84±23) min vs. (145±49) min；$P<0.001$］都明显减少，而球囊最低温度［(−47±8)℃ vs. (−48±6)℃；$P=0.41$］及球囊复温的时间［(43±27) s vs.(45±19) s；$P=0.09$］］两组之间并没有统计学差异。手术并发症如持续性膈神经麻痹（0.6% vs.1.2%；$P=0.33$）等总体不良事件发生情况无显著性差异。12个月随访时间发现房颤复发率两组无明显差异（82.5% vs.78.3%；$P=0.14$）。复发患者再次消融治疗时TTI指导组肺静脉电位恢复明显减少（5.0% vs.18.5%；$P<0.001$）。

由于冷冻球囊是圆形的非顺应性球囊。肺静脉解剖变异导致冷冻球囊无法完全封堵所有的肺静脉前庭区域，此时应使用节段性消融的方法进行PVI。如果第一次封堵反复尝试无法有效完全封堵肺静脉并且TTI时间不理想，首次封堵可以消融肺静脉前庭与球囊接触的部位，在后续的消融中贴靠其他部位最终达到PVI。在这种情况下首次消融可以引起肺静脉电位延迟，而第二次消融采用球囊与肺静脉前庭不同的贴靠方式，最后完全隔离肺静脉，较短的TTI同样可以预测PVI效果。

剂量问题：消融温度

冷冻消融控制台显示消融过程中的温度，术中的温度可以反映冷冻能量转换的情况来预测消融的成功率，但是必须要明确一点，控制台中显示的温度既不是组织的温度，也不是球囊与组织之间的温度，而是位于球囊背面的热电偶回收的尾气的温度，冷冻消融时冷媒自位于球囊前半球的喷嘴喷出，冷媒气化后局部温度可达−80℃，气体与局部组织接触后温度上升，回收气体的温度可以显示在控制台上，冷冻消融时温度波动于−60～−35℃。多个因素可能会影响冷冻的温度，包括：同侧肺静脉分支的温度，与肺静脉前庭贴靠的面积，球囊内传感器的角度及组织的散热性能。因此控制台显示的温度低时冷冻的温度就是非常低，然而显示的温度高时并不能说明消融效果差，这时我们就可以观察到TTI较短，但冷冻的温度并不非常低的情况。

形成不可逆的冷冻损伤需要快速将温度降低至−30℃以下，一些研究应用第二代冷冻球囊分析消融过程中的最低温度，通过多变量分析，表面最低温度并不是肺静脉电位恢复的独立预测因子，低于−51℃的温度预测持续PVI的敏感性和特异性分别为67%和60%。研究表明，术中较低水平的最低气温具有预测PVI持久性的趋势，但是是否真的成功PVI，最低温度的高低之间并没有显著差异。尽管一些研究已经报道，温度下降速率较快可以预测PVI，但是当冷冻球囊在肺静脉较深的位置时冷冻温度也可以快速下降，而这不是肺静脉前庭的理想改良区域。相反，理想的PVI温度变化趋势可能具有较慢的温度下降速率，这可能意味着更大面积的肺静脉前庭消融，最终达到较短的TTI时间和较低水平的最低温度。当无法记录到TTI时，术中的最低温度具有一定的参考价值。一般而言，较低的冷冻消融温度伴随着高比例的PVI提示可能出现过度消融，但是邻近器官（如邻近的侧支肺静脉）可使回收的冷媒温度升高从而误导术者认为消融不充分。与前面提到的TTI相比，温度不应作为一个单独的因素来决定消融的剂量，除非术中最低温度低于-55℃时考虑终止消融或者温度下降至-60℃时应立即终止消融。

剂量问题：消融后的球囊复温

消融后球囊复温的时间也是持久PVI的一个预测因素。但是有一点也是非常重要的，复温的时间较短并不是PVI不理想的一项指标。包括邻近器官温度在内的多个因素对复温时间有较大的影响。有研究表明，冷冻后球囊从-30～15℃的复温时间较短是房颤复发的预测因子，而且当复温时间≤25s时，它预测房颤复发的敏感性为70%，特异性为69%。与之形成对比的是当复温时间≥67s时与持久PVI相关。在另一项研究中分析了112名房颤复发患者的435个肺静脉，其中71名患者的111个肺静脉电位恢复传导，该研究记录了71名患者冷冻后复温至0℃时的时间，发现复温时间明显较长的患者持久PVI率更高［（14.8±10.9）s vs.（7.1±2.0）s；$P<0.001$］。进一步观察到TTI≤60s，复温至0℃的时间≥10s是持久PVI的独立预测因子。当TTI较短，同时球囊复温时间较长时，发生肺静脉电位恢复的可能性仅低于0.9%，而TTI较长而球囊复温时间较短时，发生肺静脉电位恢复的可能性约为75%。因此，当TTI无法有效监测到时，球囊复温时间可以替代TTI作为冷冻有效指标，当复温时间较长时建议术者避免立即进行连续的再次消融。

剂量问题：安全注意事项

剂量策略的最重要考虑因素是最大程度地减少邻近器官的损伤并且最大程度地提高患者安全性。与射频消融术中产生传导热及阻抗热不同，冷冻消融仅依靠冷传导损伤。出于安全性考虑及最理想的操作，应考虑以下方面：球囊的位置，患者解剖特点，冷冻温度、剂量，以及邻近器官。冷冻消融中操作不恰当时可以产生深达食管的透壁损伤，从而造成左房-食管瘘，这是房颤射频消融中较为罕见的并发症，但会产生灾难性的后果。需注意通过一些技巧可以避免该并发症的发生。

管腔食管温度（Luminal esophageal temperature，LET）监测是预防左房-食管瘘的主要方法，但并非没有缺陷。当电偶与最冷组织的距离增加，实际温度显著下降时，监测温度并不能真实反映食管内的最冷点。尽管LET有局限性但是当温度过低时，如何判断是否真正有意义就非常重要。几项研究报告中使用食管腔内探头监测LET，提出较为合理的温度范围，建议终止手术的温度范围不低于10～15℃，以最大限度地减少食管损伤。

Fürnkranz等研究了32名患者冷冻消融术中LET与食管糜烂的关系，32名患者应用第二代28mm球囊进行房颤冷冻消融，术中进行了2次连续240s消融，该组患者术中仅出现膈神经损伤及LET温度低于5℃时冷冻才停止。研究者发现球囊的最低温度与食管内最低温度并没有明显的相关性。术后食管镜检查［平均（2±1）d］发现，19%（6/32）的患者可以观察到食管病变。与术后食管没有病变的患者相比较，食管病变发生于术中LET明显降低的患者中（0.3℃±8.9℃ vs. 22.3℃±8.3℃）。因此，该文献报道当LET低于12℃时，食管病变的预测敏感性为100%，特异性为92%（阴性预测值为100%，阳性预测值为71%）。Metzner分析了应用28mm二代球囊进行冷冻消融的50名患者，术中发现5名患者进行LIPV冷冻过程中的6次冷冻操作中LET低于0℃（-14.0～-1.5℃）。术后［平均（2±1）d］所有患者进行消化道内镜检查，发现其中6名患者（12%）出现食管病变（1名食管冷冻损伤，5名食管溃疡）。所有出现食管损伤的患者在术中至少有一次冷冻过程中出现过LET低于2.9℃（-14.0～-2.9℃）。无食管冷冻损伤的患者术中LET均≥3.0℃。值得注意的是，LET通常在冷冻开始180s后才出现明显的下降，复温时食管及周围组织的温度速度较心房慢，重复冷冻时温度下降会早一些出现。该发现推荐，当肺静脉距离食管较近或者当观察到LET下降时不进行连续的冷冻消融损伤。

冷冻剂量：结论

冷冻消融中采取合适的剂量可以减少并发症的发生，同时保证手术效果。术中建议：①在应用近端封堵技术时球囊与肺静脉前庭可达理想的贴靠；②术中观察TTI，可以缩短冷冻持续的时间和减少冷冻次数；③避免在同一个位置连续反复消融，以免周围组织无法充分复温；④必要时应用节段性封堵隔离肺静脉。当控制台显示尾气温度≤55℃应及时停止消融，而当TTI＜30s时可以适当减少冷冻消融时间。此外，术中应密切监测周围器官的损伤如食管温度及膈神经功能，上述关于冷冻剂量的建议应该与冷冻消融的物理特性相结合，最大限度地提高手术的安全性。

术后处理

术后护理

术后护理根据术中使用的镇静剂和各中心护理标准的不同而有所差异。一些术者习惯在拔除静脉鞘管之前使用鱼精蛋白中和肝素，穿刺点可局部压迫止血，也有一些中心使用"8"字缝合闭合股静脉穿刺点。尽管冷冻消融中使用的鞘管更粗，但是总体上，股静脉穿刺的并发症并没有比射频消融多。如果术中误穿刺股动脉，必要时可使用Angioseal缝合器缝合股动脉穿刺点（St. Jude Medical，St.Paul，MN）。鞘管拔除后建议患者平卧3～4h，止血4h后，给予口服抗凝药物华法林及低分子肝素桥接抗凝治疗直至INR大于2.0，或者口服新型抗凝药物（NOAC）。所有患者通常观察6h或12h次日出院。一些术者会再次给予术前停用的抗心律失常药物，术后根据患者心律失常发生情况，服用1～3个月。术后推荐服用质子泵抑制剂预防左房-食管瘘。术后避免大量进食可以降低少见并发症胃轻瘫的发生。

术后并发症

血管并发症，手术并发症，邻近器官损伤如膈神经及食管损伤是冷冻消融中的常见并发症。这些并发症发生率与常规房颤消融相似，包括血管穿刺部位的并发症如腹股沟血肿和假性动脉瘤。冷冻消融中左房-食管瘘的发生既往有文献报道，但是当冷冻时间降低至180s后其发生率降低至1/10万。避免连续损伤和监测TTI或最低温度进而早期终止消融，可以预防左房-食管瘘的发生。然而如何早期发现并发症对于挽救患者生命至关重要，早期干预是处理并发症的有效方法。一些大型临床研究证实，术中脑血管病发病率低，如冰与火的研究中，接受冷冻消融的374名患者与接受射频消融的376名患者中，各有2名患者出现卒中或者一过性脑缺血发作（TIA），研究中10名患者出院后出现膈神经麻痹，其中2名患者出现在术后3个月，1名患者出现在术后12个月。为了避免膈神经损伤，笔者建议：使用28mm球囊进行冷冻，最重要的是使用近端封堵技术。膈神经麻痹患者静息时通常没有症状，因此无须特殊处理。几项临床研究中发生的右侧膈神经麻痹都已经痊愈，在冷冻过程中，膈神经受损发生时早期发现及时停止冷冻后，膈神经功能多数能够恢复。手术中潜在的并发症列于表15.4，在术中谨慎操作，采用合适的技巧及恰当的剂量，会降低手术并发症。

表15.4 冷冻消融术中并发症

潜在并发症	发生率
腹股沟入路并发症：血肿/动静脉瘘	1%～3%
膈神经麻痹（一过性/持续）	1%～8% vs. <1%
肺静脉狭窄	<1%
咯血或支气管并发症	<1%
胃轻瘫	<1%
脑卒中/一过性脑缺血发作（TIA）	<1%
心脏压塞或心包积液	<1%
左房-食管瘘	<0.003%

术后随访

术后根据各个心脏中心的建议及遵循美国心律学会的建议进行随访。临床随访中使用24h动态心电图或者7d心电事件记录仪对于评估手术效果非常重要。复发定义为任何设备记录到房颤或者房性心律失常持续超过30s（无论有无临床症状）。目前指南推荐CHADS-VASC2评分大于2分的患者继续抗凝治疗。

再次消融治疗

冷冻消融可以改善房颤患者临床预后，提高患者生活质量。首次冷冻消融后的再次消融治疗会面临很多困难和挑战，应该谨慎评估。首次消融中应用合适的剂量及球囊操作技巧后多数肺静脉都是隔离的。因此，重复消融的工具不应再次采用冷冻消融，而是优先使用射频消融治疗肺静脉外来源的病灶和进行线性消融治疗可标测的心律失常，然而针对复合碎裂电位进行干预的研究并没有表现出令人鼓舞的阳性结果。冷冻消融术后3个月的空白期仍需要更多的观察。

结论

冷冻消融是一项安全、有效的治疗房颤的新型方法，它能够在肺静脉前庭形成大面积的隔离带。大量术者应用冷冻技术治疗房颤体现出的可重复性，表明它是一种较为容易掌握的技术，它的学习曲线短而且手术效果一致。对冷冻球囊技术的理解是一个不断探索的过程，自从冷冻消融问世后，实践过程使得冷冻技术在发展中不断提高。为了改善预后并且将潜在的并发症最小化，应详细掌握操作技巧及冷冻剂量的建议，包括血管入路技巧、穿间隔技巧、球囊操作技巧，冷冻剂量的把握及如何避免并发症的问题。除了阵发性房颤和早期持续性房颤外，冷冻消融在其他类型房颤的应用也得到了认可，一些冷冻消融治疗长期持续性房颤的有限数据及对肺静脉外靶点干预的应用也取得了初步成功。将来冷冻球囊仍需要在球囊的尺寸、顺应性、冷冻能量传导及提高球囊与肺前庭接触性能方面进行改进，这些改进将不断提高手术的安全性及有效性。

（上海中医药大学附属普陀区中心医院　张志钢　吴　宾　译）

第16章

非肺静脉触发灶的消融

Young-Hoon Kim, Doni Friadi, Suk-Kyu Oh, Yun Gi Kim, Kwang-No Lee, Hee-Soon Park, Jaemin Shim, Jong-Il Choi

关键点

- 非肺静脉触发灶在非选择的心房颤动患者中的检出率为10%～33%。
- 持续性心房颤动患者中的非肺静脉触发灶的发生率高于阵发性心房颤动患者。
- 非肺静脉触发灶消融对持续性心房颤动或再次手术中检查发现所有肺静脉仍处于隔离状态的患者很重要。
- 准确标测/定位非肺静脉触发灶是主要的步骤,可通过系统性地分析P波形态、心房内激动传导顺序(由位于标准位置的多极电极记录),以及直接记录最早激动部位的方法来实现。
- 消融靶点为特定起源部位或隔离某一非肺静脉结构包括上腔静脉、冠状窦、左房后壁和左心耳。

非肺静脉触发灶的发生率

触发阵发性心房颤动(下文简称房颤)的异位兴奋灶主要来源于肺静脉,因此肺静脉隔离已成为房颤导管消融的基石。然而,肺静脉传导未恢复的情况下仍然存在房颤的复发,进而许多研究揭示了非肺静脉触发灶的重要性。在非选择性的房颤导管消融患者中,非肺静脉触发灶的检出率为10%～33%。由于不同的研究采用的定义差别很大,包括从没有明确诱发房颤的反复的房性期前收缩到反复触发可持续的房颤,因此非肺静脉触发灶的发生率差异较大。持续性房颤或同时合并其他疾病包括慢性肺部疾病的患者,非肺静脉触发灶的发生率高于阵发性房颤患者。在再次消融患者中,近50%的患者可以发现非肺静脉触发灶。阵发性和持续房颤患者均可激发非肺静脉触发灶,而后者更常见。部分特殊的患者,非肺静脉触发灶反复自发出现,同时不存在高剂量异丙肾上腺素(5～20μg/min)激发的非肺静脉触发灶,仅消除这些非肺静脉触发灶即可终止房颤发作。在非选择性房颤导管消融患者中,室上性心动过速如房室结折返性或房室折返性心动过速的发生率可达4%,它们也可成为房颤的触发机制。

非肺静脉触发灶的来源

通过对非肺静脉触发灶进行标测发现,这些触发灶主要集中在包含了具有致心律失常活动心肌的特定解剖部位。上腔静脉内有心房肌延伸,而这些心房肌起源于可自发产生异位电活动的胚胎窦管组织,使上腔静脉成为最重要的非肺静脉触发灶之一。左心房后壁被认为是肺静脉的延伸,也是重要的非肺静脉触发灶。人体病变的心房肌组织较正常心房组织舒张期电位更低且细胞反应性发生了改变。这可能是左心房后壁产生异常自律性或触发活动的原因。Marshall韧带是左上腔静脉的残留结构,其包含了神经、纤维组织和肌组织(Marshall束)并直接与心房肌及冠状窦肌袖相连。Hwang等报道,Marshall韧带可能是房颤潜在的触发灶和驱动灶,导管消融Marshall韧带可行且临床有效。冠状窦的肌组织也被报道具有触发活动,也可成为房颤的触发因素或构成折返环的一部分。界嵴部位心肌细胞横向耦联差,各向异性显著,易于产生缓慢传导区,促进大折返或微折返的发生。此外,正常的窦房结起搏组织沿界嵴长轴分布,有助于产生自律性。房间隔,尤其是卵圆窝水平的肌性部分,也是房颤另一个潜在的触发灶。近来,在房颤患者尤其是持续性房颤患者的左心耳可记录到反复发作的房性期前收缩,可通过左心耳隔离预防其触发房颤。

非肺静脉触发灶的激发和标测

寻找非肺静脉触发灶需要停用抗心律失常药物5个半衰期和停用β受体阻滞剂至少24h。诱发非肺静脉触发灶的常用方案如下:

1.如果患者房颤正在发作,需电复律转为窦性心律,观察房颤自发的情况,确定转复后的房颤触发灶。

2.如果患者为窦性心律或房颤复律后不能自发,按下列步骤诱发:①推荐递进式静注异丙肾上腺素(最大剂量为20～30μg/min)至少10min;②如果静脉注射异丙肾上腺素无效,短阵快速刺激诱发房颤并在静注异丙肾上腺素(2～10μg/min)情况下电复律。诱发房颤采用15次连续快速刺激,刺激强度为10mA,脉宽为2ms,从250ms以10ms步长递减至180ms或不能夺获心肌,每两次刺激间隔5s。通常需要多次电复律才能重复观察到电复律后房颤立即再发的情形。

3.在静脉注射低剂量异丙肾上腺素的同时给予负荷剂量腺苷(12～18mg)或心房短阵快速刺激显示刺激后反复出现的触发灶。

4. 评价非肺静脉触发灶消融效果的终点为反复异丙肾上腺素或腺苷静脉注射不再触发房颤。

标测非肺静脉触发灶的方法：分析12导联心电图P波形态；分析冠状窦和界嵴/上腔静脉多极电极导管上最早心内膜激动部位（以P波起始为参照）并通过操作环状标测导管和消融导管仔细标测左心房和右心房非肺静脉起源部位（图16.1～图16.3）。

上腔静脉和右上肺静脉在解剖结构上非常靠近，故都可能记录到远场电位而非局部电位。因此，评估右侧肺静脉来源的触发灶时要常规放置上腔静脉导管。

左侧环肺静脉消融后，相应肺静脉内多极导管记录到的电位需要评估，明确肺静脉是否还有传导或是否为Marshall韧带电位。有必要在不同部位起搏（左心耳和冠状窦远端）明确Marshall韧带电位的存在。如果电位是由Marshall韧带和左心房及冠状窦通过心外膜连接引起，左心耳起搏而非冠状窦远端起搏可观察到传导延迟（图16.4，图16.5）。

需要移动导管对感兴趣的部位进行鉴别。如果非肺静脉触发灶在冠状窦口附近，需要移动导管到右侧房间隔和冠状窦口以定位触发灶的部位。需尽量使导管稳定避免机械刺激，还要避免在心动过速诱发时操作导管。

非肺静脉触发灶的消融

上腔静脉

上腔静脉近端包含心肌组织，并且与右心房相连，故右心房或窦房结的激动可传导至上腔静脉，反之亦然。研究发现，上腔静脉的心肌细胞具有起搏活性，而自律性增加和后除极在上腔静脉致心律失常活动中发挥一定作用。

典型上腔静脉起源的P波形态在V1导联负向成分较右肺静脉起源更大，因后者更靠后（图16.1）。上腔静脉可分为三个部分。第一部分从左右支气管交界处延伸至右肺动脉上端。第二部分为右肺动脉前方的上腔静脉，即从右肺动脉上端到右肺动脉下端。第三部分从第二部分下缘开始延伸至右心房和上腔静脉交界处，该部位以下即为右心房（图16.6）。上腔静脉和右心房交界处可通过上腔静脉造影、心腔内超声及电图来确定。上腔静脉触发灶表现为上腔静脉内肌袖激动最早，随后为上腔静脉远端到近端，再到心房（图16.7）。上腔静脉触发灶和周围结构触发灶的鉴别较为困难，因为上腔静脉和其他结构如右上肺静脉、界嵴上部在解剖上非常靠近。罕见情况下，起搏标测可发现右上肺静脉和上腔静脉之间存在肌性连接（静脉束）。这时候，只有完全隔

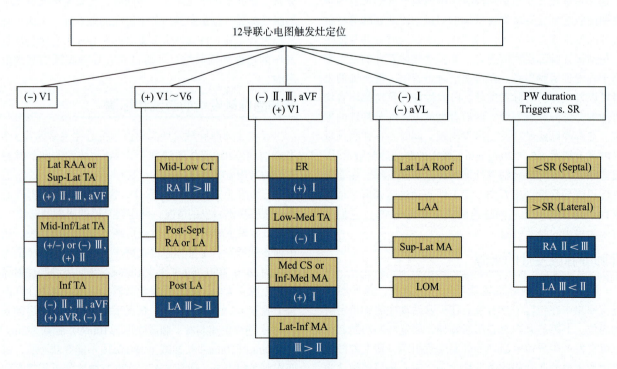

图16.1 根据12导联心电图P波形态定位房颤非肺静脉触发灶的步骤。CS.冠状窦；CT.界嵴；ER.欧氏嵴；Inf.下部；LA.左心房；LAA.左心耳；Lat.侧壁；Post.后壁；LOM.Marshall韧带；MA.二尖瓣环；Mid/Med.中部；PW.P波；RA.右心房；RAA.右心耳；Sept.间隔；SR.窦性心律；Sup.上部；TA.三尖瓣环；Trigger.触发灶；Roof.顶部［引自Santangeli P，Marchlinski FE.Techniques for the provocation，localization，and ablation of non-pulmonary vein triggers for atrial fibrillation.Heart Rhythm 2017；14（7）：1087-1096.］

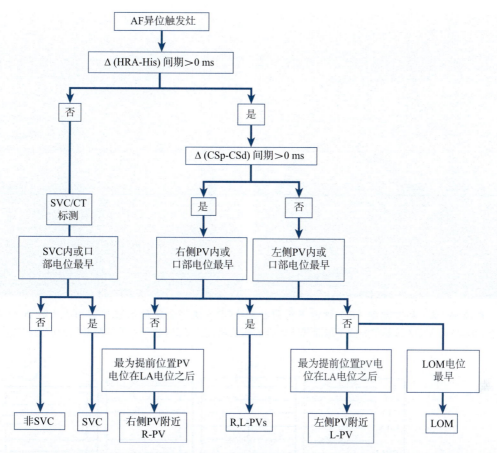

图 16.2 鉴别非肺静脉触发灶诱发的房颤和折返性房颤流程图。CSd.冠状窦远端；CSp.冠状窦近端；CT.界嵴；His.His束区域；HRA.高位右心房；LA.左心房；LOM.Marshall韧带；L-PV.左肺静脉；R-PV.右肺静脉；SVC.上腔静脉；Δ（HRA-His）表示窦性心律时高位右心房电图起始到His束电图心房波起始的时间间隔减去心房异位电活动时高位右心房电图起始到His束电图心房波起始的时间间隔。CSp-CSd表示异位心房搏动时冠状窦近端和远端心房电位的激动时间差［引自 Higa S，Tai CT，Chen SA.Catheter ablation of atrial fibrillation originating from extrapulmonary vein areas：Taipei approach.Heart Rhythm 2006；3（11）：1386-1390.］

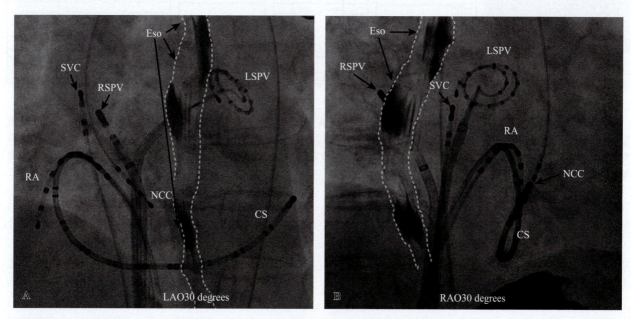

图 16.3　左前斜30°（A）和右前斜30°（B）影像显示标测触发灶时多极导管的标准位置。通过钡剂显示左心房和食管的解剖关系。四极导管置于无冠窦（NCC）作为三维标测系统（EnSite NavX/Velocity，Abbott-St.Jude Inc）的参考。CS.冠状窦；Eso.食管；RA.右心房；RSPV.右上肺静脉；SVC.上腔静脉

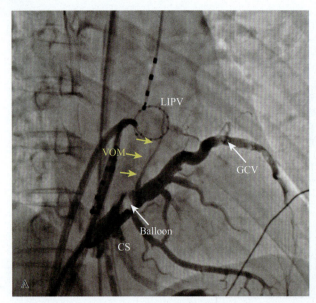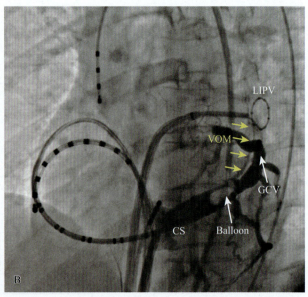

图16.4 右前斜（A）和左前斜（B）体位下行冠状窦（CS）逆行造影显示冠状窦和心大静脉（GCV）之间的Marshall静脉（VOM）。VOM口部刚好位于球囊导管远端的冠状窦，且VOM位于左下肺静脉口部前壁和二尖瓣环之间

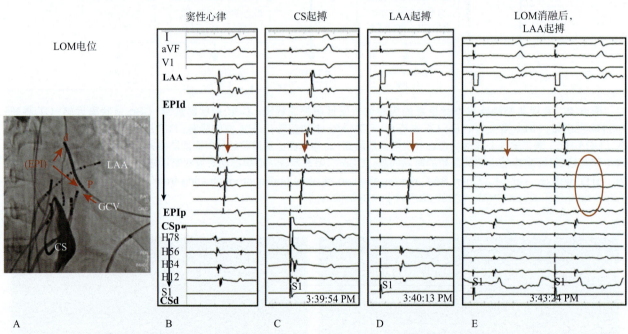

图16.5 心外膜多极导管直接记录Marshall韧带（LOM）电位（A）。左侧肺静脉环状消融后，窦性心律下心外膜电极记录到尖锐的LOM电位（B）。从冠状窦（CS，图C）和左心耳（LAA，图D）起搏证实存在LOM电位。左心耳起搏而非冠状窦起搏时可观察到传导延迟。在Marshall静脉口部放电消融后LOM电位消失（E）。EPIp.心外膜消融导管近端电极；GCV.心大静脉

离右上肺静脉（包括传入和传出阻滞），才能鉴别触发灶起源于上腔静脉还是右上肺静脉。

以上腔静脉为触发灶的房颤患者，进行上腔静脉隔离最好是在右心房-上腔静脉交界处进行，以防止复发和上腔静脉狭窄。消融终点为右心房至上腔静脉电传导阻滞（传入阻滞）。消融前和消融后可能可以观察到上腔静脉内局灶电活动传出阻滞。三维标测系统有助于上腔静脉电隔离。心腔内超声很容易获取上腔静脉-右心房交界处的影像并指导环状标测电极的放置。放好环状电极后，消融位点应刚好在环状标测电极的近端。消融至上腔静脉口前外侧壁时要特别小心。窦房结自律性增加可能是即将损伤窦房结的预警。在上腔静脉或右心房游离壁放电前，需使用高电流输出（至少20mA）起搏消融导管远端，以确定是否有膈神经刺激，这对于预防膈神经损伤非常重要。建议消融过程中监测右侧位影像。与大范围隔离肺静脉相反，节段性消融上腔静脉环状电极记录到的最早突破点最常用。

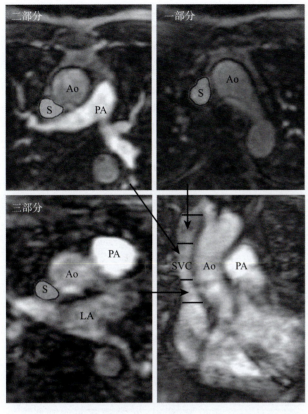

图16.6 冠状面显示上腔静脉。在上腔静脉的不同层面横切扫描后进行测量。上腔静脉横切面呈偏心性，非圆形。Ao.主动脉；LA.左心房；PA.肺动脉；S.上腔静脉［引自Huang BH, Wu MH, Tsao HM, et al.Morphology of the thoracic veins and left atrium in paroxysmal atrial fibrillation initiated by superior caval vein ectopy.J Cardiovasc Electrophysiol.2005；16（4）：411-417］

界嵴

起源于界嵴上部的心房触发灶产生的P波形态和心房内的激动顺序与上腔静脉或右上肺静脉触发灶类似（图16.1，图16.2）。界嵴上部的触发灶产生的最早激动部位不在上腔静脉远端电极，上腔静脉双电位的激动顺序也没有反转。界嵴下部的触发灶产生的最早激动部位更靠近界嵴导管的近端。界嵴下部的触发灶产生的心房激动从靠近界嵴导管的近端离心性扩布到右心房其他部位，冠状窦电极激动顺序由近端至远端。对于触发灶起源于界嵴的房颤患者，在最早激动部位局灶消融直至触发灶完全消除。界嵴触发灶通常位于界嵴的横向缺口，窦性心律下表现为双电位。对于同时合并界嵴的横向缺口参与的右心房非典型心房扑动，沿缺口做线性消融既可消除触发灶又能阻断沿缺口的横向传导。消融时心腔内超声有助于显示界嵴和消融导管之间的解剖关系。界嵴部位消融前必须采用高输出，准确标记右侧膈神经的走行，尤其是在界嵴中上部。

欧氏嵴

欧氏嵴是界嵴下部的延伸，具有起搏细胞，可作为异常自律性的起点，导致房性心律失常包括房颤的发生。起源于欧氏嵴触发灶产生的P波形态和心腔内激动顺序与右心房三尖瓣峡部依赖型心房扑动相似，尤其是三尖瓣峡部线已做过消融（图16.1）。心腔内超声的直接影像也有助于欧氏嵴部位的导管消融。

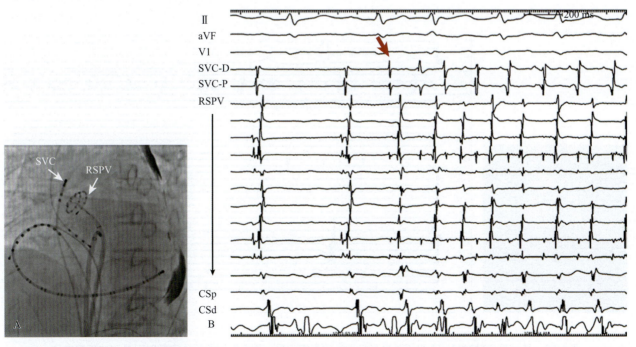

图16.7 起源于上腔静脉的自发房颤。A.多极导管置于上腔静脉（SVC）和右上肺静脉（RSPV）（箭头）。B.来自上腔静脉的尖锐电位在右上肺静脉的远场心房电位之前。Ⅱ、aVF和V1为体表心电图导联；D.远端；CSd.冠状窦远端；CSp.冠状窦近端

冠状窦

冠状窦的肌性部分以Vieussens瓣插入为终点,可作为房颤触发灶或折返环的一部分。Marshall静脉终止于Marshall韧带并在Vieussens瓣水平插入冠状窦。冠状窦起源的触发灶可以通过插入冠状窦的多极电极导管显示,但需要同起源于Marshall韧带、左心耳或二尖瓣环的触发灶进行鉴别。冠状窦起源的触发灶的特征:下壁导联(Ⅱ、Ⅲ、aVF)P波为负向,若触发灶起源于冠状窦口V1导联P波双向或正向,移行至V6导联P波为负向,若触发灶起源于冠状窦体部V1导联P波正向,V4、V5导联P波为负向(图16.1)。对于触发灶起源于冠状窦的房颤患者,可选择从心内膜(心房侧)或心外膜(冠状窦内)或心内膜+心外膜消融隔离冠状窦和心房。环状电极或三维标测系统有助于消融。消融终点为触发灶消除或冠状窦隔离。在冠状窦内消融时推荐采用灌注导管,有助于提高效率和降低阻抗增加的风险。冠状窦内消融的常规功率为25～30W,温度不超过40℃。冠状窦内消融,需要密切监测食管内温度,在右前斜角度下消融导管头端保持指向冠状窦的左心房面,以降低损伤冠状动脉回旋支的风险。

Marshall韧带

检测Marshall韧带起源的触发灶最可靠的办法是通过冠状窦置入更细的多极电极导管(图16.8)。如果不能直接记录到Marshall韧带电位,出现以下情况要考虑Marshall韧带触发灶:①最早激动部位在冠状窦中段靠近Marshall静脉口部;②在冠状窦中段和左下肺静脉之间的左心房后侧壁较大范围内记录到早的心内膜激动;③在左心耳和左上肺静脉之间的崎部记录到较早的心内膜激动。尽管有学者提出了心电图标准,但通过分析P波形态预测Marshall韧带触发灶的可靠性不足(图16.1)。如果存在Marshall韧带触发灶,最佳消融终点为完全隔离Marshall韧带。心内膜面可从靠近冠状窦中段的二尖瓣环和左肺静脉前庭之间作线性消融。如果心内膜途径不能消除Marshall韧带触发灶,需要直接通过冠状窦在Marshll静脉附近消融或通过心外膜途径完成Marshall韧带隔离(图16.5,表16.1)。近来,有报道显示可以通过导丝和球囊在Marshall静脉内直接注射无水乙醇达到有效消融Marshall韧带的目的。

房间隔

房间隔卵圆窝水平的肌性部位是房颤的触发灶之一。其心电图特点:①P波时限短于窦性心律;②V1导联为双向P波(左后间隔以正向为主,右前间隔以负向为主);③后间隔触发灶下壁导联P波为负向,前间隔触发灶下壁导联P波为双向或正向(图16.1)。如果怀疑房间隔起源的触发灶,需将多极导管置于房间隔,直接记录感兴趣区域,从而明确起源部位(图16.9)。

消除房间隔触发灶通常在最早激动部位进行局灶消融(表16.2)。但是,采用单极消融常有复发。近来,有个案报道显示,既往单极消融无效的房间隔触发灶可采用双极消融获得成功(图16.10)。针对房间隔触发灶,尚需探讨更好的标测技术和有效消融策略。在低位

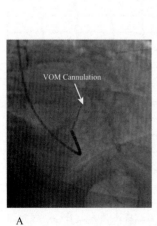
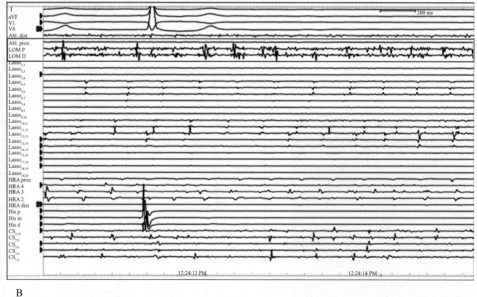

图16.8　持续性房颤时Marshall静脉内多极导管的直接记录。图B红框所示为房颤时记录到的碎裂电位

表16.1 起源于Marshall韧带的房颤导管消融结果

研究	病例数	平均年龄（按性别，岁）	标测工具	标测部位	消融部位（病例数）	消融方法	多个部位	成功	并发症	复发率	随访时间（月）
Katritsis等	10*	54.2±9.4（NA）	C	LA, CS	LA（4），CS（1），LA/CS（5）	局灶	是	7（70.0%）†	1（10%）‡	NA	11±5
Polymeropoulos等	1	66（F）	CARTO	LA, CS	LA	局灶	是	是	无	否	3
Lin等	6	66±13（NA）	—	LA, CS	LSPV口部（5）；肺静脉内（1）	局灶	5（83%）	3（50.0%）	无	3（50.0%）	NA
Hwang等	21	43.2±8.7，5（F）/16（M）	微电极导管	VOM	VOM插入部位	局灶	是	18（85.7%）	无	2（11.1%）	19±10
Kurotobi等	11	NA	C	LA	VOM远端［左心房后壁（5），侧壁（4），顶部（2）］	局灶	NA	11（100%）	NA	NA	NA
Chang等	20	51±12（M）	NavX	RA, LA	（15）	局灶	是	是	NA	70%	46±23
Lo等	20	53±11（M）	NavX	LA	LPV口部及后侧壁	局灶	是	是	无	NA	48±23

注：C.常规标测消融；CS.冠状窦；F.女性；M.男性；LA.左心房；RA.右心房；LSPV.左上肺静脉；NA.没有数据；VOM.Marshall静脉。
*18例患者中的10例接受了导管消融
†7例患者在LOM消融后症状改善
‡1例患者因心包积液需行心包穿刺

表16.2 起源于房间隔的房颤导管消融结果

研究	病例数	平均年龄（按性别，岁）	标测工具	标测部位	消融部位（病例数）	消融方法	多个部位	成功	并发症	复发率	随访时间（月）
Lin等	1	66±13（NA）	—	LA, CS	IAS（1）	局灶	是	否	无	NA	NA
Chang等	13	51±12（M）	NavX	RA, LA	IAS	局灶	是	是	无	46.2%	46±23
Lo等	13	53±11（M）	NavX	LA/CS		局灶	是	是	无	NA	48±23
Mohanty等	15	60±11（M）	CARTO	RA, LA	IAS（15）	局灶	是	是	无	NA	27±5

注：CS.冠状窦；M.男性；LA.左心房；RA.右心房；IAS.房间隔

房间隔消融时要避免损伤房室结和His束。

左心耳和右心耳

既往被忽略的左心耳触发灶近来被认为是房颤触发灶的常见来源。左心耳触发灶的心电图特点为下壁导联P波直立（Ⅲ导联大于Ⅱ和aVF导联），Ⅰ和aVL导联负向，V1导联双向或直立（图16.1）。左心耳触发灶通常来源于左心耳内的不同区域，需要采用环形标测导管在左心耳口部直接记录以准确判断起源部位（图16.11）。在左心耳口后部记录到最早激动需要同Marshall韧带或左肺静脉起源的触发灶进行鉴别，在左心耳口前部或左心耳体部记录到最早激动可能代表真正左心耳起源。大多数左心耳触发灶通过异丙肾上腺素而非腺苷来显示。为了避免在左心耳放置导管时引起的机械干扰，特别是给予高剂量异丙肾上腺素时，环形标测导管最好放在左上肺静脉记录左心耳的远场电位，只有左心耳触发灶可反复诱发时才考虑将导管放置于左心耳。确定左心耳触发灶后，需要局灶消融或环形隔离左心耳（图16.11）。当触发灶来源于左心耳多个部位或触发灶不易定位且患者没有长期抗凝和（或）有左心耳封堵禁忌证时需要考虑左心耳隔离。

右心耳触发灶同样可以诱发房颤。与冠状窦或左心房导管相比，右心房多极导管记录到最早激动，且心电图显示V1导联明显的负向P波提示触发灶起源于右心耳

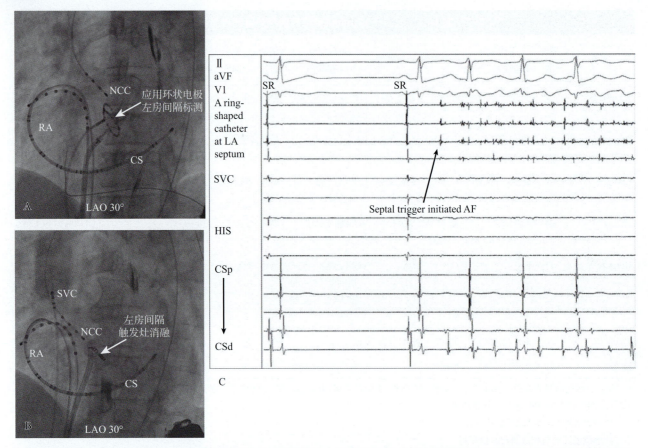

图16.9 采用多极导管在左侧房间隔详细标测触发灶。箭头所示的尖锐电位后面紧跟碎裂电位,进而触发房颤。AF.房颤;CS.冠状窦;CSd.冠状窦远端;SCp.冠状窦近端;LA.左心房;LAO 30-degree.左前斜30°;NCC.无冠窦;RA.右心房;SR.窦性心律;SVC.上腔静脉

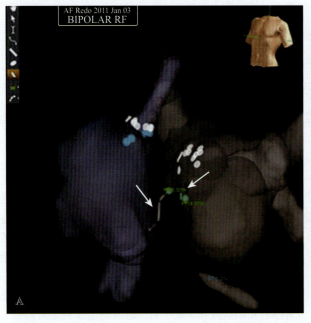
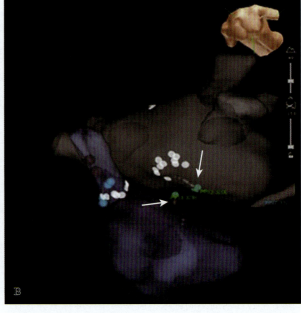

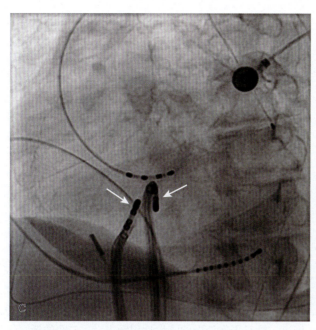
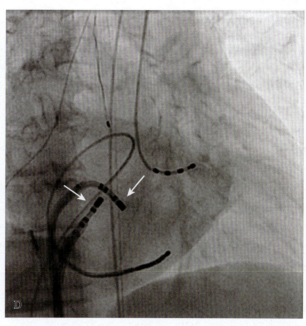

图16.10 房间隔双极消融。A、B.左心房和右心房的解剖外壳显示两侧房间隔的导管位置（白色实线）。C、D.X线影像显示成功终止心房扑动时的导管位置［引自Koruth JS, Dukkipati S, Miller MA, et al.Bipolar irrigated radiofrequency ablation: a therapeutic option for refractory intramural atrial and ventricular tachycardia circuits.Heart Rhythm 2012; 9（12）: 1932-1941］

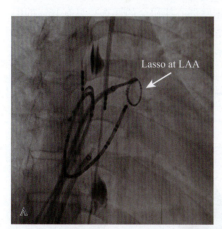
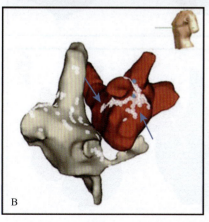
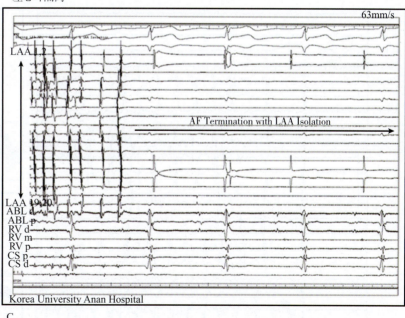

图16.11 左心耳（LAA）电隔离后终止房颤的典型例子。A.左心耳内Lasso电极的位置；B.左心耳三维标测图上的环形消融点（箭头）；C.环形消融后左心耳隔离伴随房颤终止。CS.冠状窦；RV.右心室

侧壁。需要对右心耳进行仔细标测才能准确定位和有效消融。当右心耳内触发灶不易定位时需考虑对右心耳进行环形隔离。

左心房后壁触发灶

左心房后壁起源的触发灶最好在肺静脉隔离完成后进行检测。采用线性消融隔离左房后壁要预防消融线病理缺口,这可能导致整个后壁传导恢复。要将缺口的发生率降至最低,需要完成多条消融线,尤其是在心肌较厚的区域。后壁隔离完成后,所有患者均应静脉注射异丙肾上腺素20～30 μg/min至少10～15min,以诱发潜在的非肺静脉触发灶。对于触发灶起源于左心房后壁的房颤患者,可在触发灶激活时在最早激动部位局灶消融。如果异位兴奋灶仍然存在,可考虑后壁盒状消融以消除左心房后壁的触发活动。消融终点为完全消除房颤的异位触发灶或完全隔离左心房后壁。左心房后壁消融时要限制功率≤25W,平均约每20s移动导管一次,以避免食管损伤和左心房食管瘘的发生。

再次消融患者的非肺静脉触发灶

再次行房颤导管消融的患者,术中评估非肺静脉触发灶非常重要,因为相当一部分患者复发是由非肺静脉触发灶引起。Takigawa等评估了207名再次行导管消融的房颤患者,发现95名患者(45.9%)存在非肺静脉触发灶,而且存在非肺静脉触发灶的患者房颤的复发率明显高于没有肺静脉外触发灶的患者(33.3% vs. 16.1%)。该研究中,最常见的非肺静脉触发灶的部位是上腔静脉(37.3%),其后依次为房间隔(18.1%)、左心房后壁(13.3%)和左心房顶部(8.4%)。

Sadek等研究了1045名再次消融的患者(900名房颤,145名心房扑动/房性心动过速)。52名复发患者(27名房颤,25名心房扑动/房性心动过速)肺静脉传导没有恢复。在27名复发房颤患者中,11名患者存在非肺静脉触发灶(41%)。Biase等研究987名再次消融的患者发现,266名患者(27%)存在左心耳起源的触发灶。另一项研究发现,再次消融的房颤患者中,非肺静脉触发灶的发生率为10.1%～46%(表16.3)。

根据2017年美国心律学会/欧洲心律协会/欧洲心律失常学会/亚太心律学会/拉丁美洲心电生理学会撰写组撰写的《心房颤动导管消融和外科消融的专家共识》报道,针对再次消融的阵发性房颤患者,57%的撰写组成员查找了非肺静脉触发灶。在持续性和长程持续性房颤导管消融中,35%的撰写组成员在首次消融中即采用非肺静脉触发灶的消融方案,46%的撰写组成员在再次消融中采用非肺静脉触发灶的消融方案。但这个重要性明显被低估,根据欧洲心律协会的调查,只有10%的中心采用异丙肾上腺素系统检测非肺静脉触发灶并将其作为持续性房颤的消融靶点。

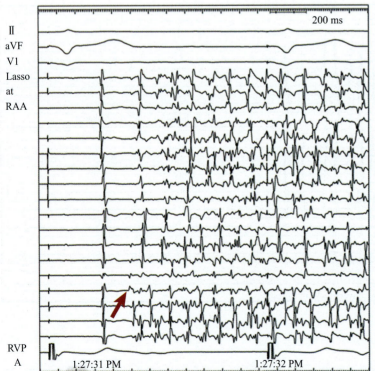
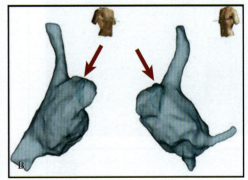
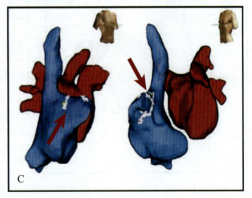

图16.12 A.右心耳(RAA)触发灶诱发房颤;B.Lasso电极置于右心耳内记录到最早激动;C.右心耳环形消融。Ⅱ、aVF和V1为体表心电图导联;RVP.右心室起搏

表16.3 再次行房颤导管消融患者非肺静脉触发灶的发生率（10.1%～46%）

研究	年份	病例数	非肺静脉触发灶	点评
Gerstenfel 等	2003	34	4（11.8%）	左心房后壁（1）；界嵴中部（1）；二尖瓣环游离壁（1）
Callans 等	2004	74	13（18%）	——
Hsieh 等	2006	50	23（46%）	极晚期复发组（>1年）：8/12，67%；晚期复发组（<1年）：15/38，40%
Bhargava 等	2009	287	29（10.1%）	阵发性房颤（2.9%）；持续性房颤（8.2%）；长程持续性房颤（19.1%）
Biase 等	2010	987	266（27%）	只评估来自左心耳的触发灶
Takigawa 等	2015	207	95（45.9%）	上腔静脉（37.3%）；房间隔（18.1%）；左心房后壁（13.3%）；左心房顶部（8.4%）
Sadek 等	2016	27	11（40.7%）	左心耳-肺静脉嵴部1例；左侧房间隔1例；His束旁1例；左心房后壁1例；上腔静脉1例；冠状窦2例；多个触发灶4例

再次消融患者非肺静脉触发灶的消融

经验性消融

再次消融的患者，如果非肺静脉触发灶不能反复激发，可以经验性消融非肺静脉触发灶的常见部位。最常见的经验性消融非肺静脉触发灶为上腔静脉隔离。其他常见的经验性消融部位包括二尖瓣环、界嵴和欧氏嵴。有学者建议经验性隔离左心耳和冠状窦。

上腔静脉/左心耳

再次消融的患者，不管肺静脉传导是否恢复，都要评估上腔静脉触发灶，因其在再次消融患者中最常见。Chang等在68名阵发性房颤合并上腔静脉触发灶的患者中行上腔静脉隔离和肺静脉隔离（37例患者只行上腔静脉隔离，31名患者同时行上腔静脉隔离和肺静脉隔离）。有16名患者复发（24%），同时行上腔静脉隔离和肺静脉隔离组的复发率（10名，32%）高于单纯行上腔静脉隔离组（6名，16%）。

223名接受再次房颤消融并行左心耳消融的患者分为两组：一组为左心耳局部消融（$n=56$），另一组在心腔内超声指导下采用环形消融导管行左心耳隔离（$n=167$）。随访（12±3）个月，左心耳局部消融组的复发率为68%（$n=38$），左心耳隔离组的复发率仅为15%（$n=15$）（$P<0.001$）。

非肺静脉触发灶消融的临床疗效

近来研究显示，对于阵发性房颤患者，在肺静脉隔离的基础上进一步检测和消融非肺静脉触发灶并不优于单纯肺静脉隔离。Hayashi等发现，无论患者是否存在非肺静脉触发灶，房颤复发率没有显著差别。即使在合并左室收缩功能不全的患者，进一步消融非肺静脉触发灶的远期成功率也没有体现出其优势。相反，无法标测或不能完全消除的非肺静脉触发灶复发率反而更高。Takigawa等发现，既往行肺静脉隔离的阵发性房颤患者复发后再次消融的患者中，肺静脉仍然隔离的占22%。他们进一步发现，近50%的患者存在非肺静脉触发灶。在这些患者中，无法标测非肺静脉触发灶的患者房颤复发率高于非肺静脉触发灶成功消融的患者。

Santangeli等报道显示，不同类型房颤患者中，肺静脉触发灶（91%）和非肺静脉触发灶（11%）的发生率相似。持续性和长程持续性房颤患者，肺静脉仍然是触发灶的主要部位，总体发生率与阵发性房颤患者相似（>90%）。非肺静脉触发灶的分布有所不同，非阵发性房颤患者较阵发性房颤患者左心房触发灶的发生率更高。在一项观察性研究中，长程持续性房颤患者肺静脉隔离+非肺静脉触发灶消融的长期成功率为72%。Dixit等在随机对照研究（RASTA研究）中比较了三种策略的疗效：①肺静脉隔离+非肺静脉触发灶消融（采用刺激方案检测）；②肺静脉隔离+经验性消融非肺静脉触发灶常见部位（二尖瓣环、卵圆窝、欧氏嵴、界嵴、上腔静脉）；③肺静脉隔离+左心房碎裂电位消融。RASTA研究的结果显示，肺静脉隔离之外的基质改良并不能改善持续性房颤患者单次手术成功率。在该研究中，持续性房颤患者非肺静脉触发灶的识别并不比阵发性房颤患者容易，因为经验性消融非肺静脉触发灶和基质改良的区域会有所重叠，从而很难得出非肺静脉触发灶消融优于基质改良的结论。另一项BELIEF研究显示，对于首次和再次消融的长程持续性房颤患者，经验性隔离左心耳可以提高远期成功率且不增加并发症风险。非肺静脉触发灶消融可能对持续性房颤患者和肺静脉仍然处于隔离状态的再次消融患者更为重要。

非肺静脉触发灶消融的并发症

消融前在上腔静脉高电流（>10mA）起搏夺获膈神经可预测膈神经损伤。在右心房-上腔静脉交界处附近消融时窦性心律加速，可预测窦房结损伤。避免在左心房后壁和冠状窦靠近食管的部位使用高功率（>35W）消融以避免左心房-食管瘘的发生。有报道显示，使用一些保护系统和食管内温度监测探头

（SensiTherm，Abbot-St.Jude Medical，St.Paul，MN，USA）可预防食管损伤。左心耳隔离时可能发生心脏穿孔或心脏压塞。左心耳隔离可导致左心耳内血栓形成，尤其是左心耳内多普勒超声已显示存在排空缓慢和前向速度降低。应根据个体卒中风险考虑长期抗凝或左心耳封堵。消融房间隔触发灶时，消融导管要远离记录到His束电位的部位以避免房室传导阻滞或左右心房分离的发生。

总结

识别反复因非肺静脉触发灶导致阵发性房颤的患者人群很重要。消融非肺静脉触发灶对持续性和长程持续性房颤患者及肺静脉仍然处于隔离状态的再次消融患者很重要。准确标测/定位非肺静脉触发灶是主要的步骤，可通过系统的方法来实现：①分析P波形态；②在双房及肺静脉内放置多极电极导管，了解心房内的激动传导顺序（心房电极置于标准位置）；③直接记录到最早激动部位。消融要针对特定的起源部位或隔离特定的非肺静脉结构，包括上腔静脉、冠状窦、左心房后壁和左心耳。

（武汉大学中南医院　鲁志兵
空军军医大学第一附属医院　尹志勇　译）

第 17 章

心房颤动的基质消融

Thomas C. Crawford, Hakan Oral

关键点

- 心房基质改良适用人群：少数阵发性心房颤动及大多数持续性心房颤动可借此提高消融获益。
- 心房基质改良适应证：经肺静脉开口处、前庭或大范围的环形消融清除肺静脉内的致心律失常基质后，心房颤动仍持续发作时考虑此方法。
- 基质改良的策略：线性消融，心房复杂碎裂电位指导下的消融，迷走神经节消融。
- 基质改良的终点：心房颤动转为窦性心律或房性心动过速。
- 线性消融的终点：必须证实消融线的完全性双向传导阻滞。

心房颤动的机制及基质改良的合理性

心房颤动（下文简称房颤，AF）发生的病因多样、机制复杂。研究证实，肺静脉（PV）内的触发灶在房颤的启动和维持过程中发挥着关键性作用。

尽管消除肺静脉源性的致心律失常基质对阵发性房颤有较好的疗效，但是对持续性房颤效果有限，这提示持续性房颤的维持除肺静脉因素之外，应该还存在其他因素。

房颤可促进心房广泛的电解剖重构。房颤可导致心房不应期非同步性降低，并且减慢心房内传导速度。房颤患者的心房组织学检测可发现片状纤维化，导致传导速度的不均一性。心脏外科手术的患者进行心房活检时，发现心房肌细胞体积增大、胞质内质网及心房肌纤维缺失、线粒体形状改变、糖原颗粒累积、连接蛋白表达改变及胞外基质增多。房颤导致的心房结构改变可能是针对缓慢 Ca^{2+} 超载及代谢张力的生理性适应结果。房颤时心房顺应性和收缩性下降，可使心房进一步扩大，进而使房颤得以维持。

Moe 和 Abildskov 提出的多重子波假说（multiple-wavelet）指出，多重随机传播及自我延续的子波可能是房颤持续存在的一种机制。多重子波假说的前提是左心房的最小尺寸必须超过波长，波长由传导速度和有效不应期（ERP）决定。最近，高频脉冲来源（如转子等）作为各向异性折返的结果，在实验性和仿真房颤模型中已证实其可以维持房颤。最近有研究提示，一种以局灶脉冲和转子为靶向的新的标测方法，可以提高行肺静脉隔离后房颤患者的消融效果；局灶脉冲和转子消融（FIRM）在第 18 章中讨论。

干预心房神经节丛（GPs）自主神经支配的调节也被认为具有治疗房颤作用，因为迷走神经张力的增加可导致心房有效不应期的缩短，以及肺静脉内和心房各处的自动除极增加。在肺静脉隔离之外，针对持续性房颤患者，现已提出基质相关的单独或组合消融策略（表 17.1）。

表 17.1 基质消融策略				
消融策略	靶点	标测	基质调节	终点
肺静脉隔离	肺静脉前庭及其周围组织	有或无三维解剖标测	肺静脉复杂碎裂电位自主神经微折返转子去容积化	完全的肺静脉和前庭心电隔离
线性消融	左方顶部二尖瓣峡部后壁隔离	有或无三维解剖标测	大折返复杂碎裂电位有或无自主神经转子	线性传导阻滞
电位指导下消融	复杂碎裂电位频率梯度激动梯度	有或无计算机分析的心电位特征	缓慢传导转子高频信号源自主神经	终止房颤消除复杂碎裂电位
自主神经	副交感神经迷走神经节（Marshall 韧带）	高频起搏（神经节区）造影（Marshall 韧带）	自主神经有或无复杂碎裂心房电位	迷走神经无应答

肺静脉前庭消融

病理生理学

肺静脉电隔离的病理生理基础详见第 14 章。肺静脉内存在快速且反复的去除极,其具有触发性、自主神经性和折返性,这些因素在房颤的启动及维持中起着关键作用,因而有人称之为"间歇性肺静脉心动过速"。除了肺静脉的直接作用,其周围心房组织可能存在复杂的肌原纤维排列、迷走神经节、缓慢传导和碎裂电活动,这些因素均可维持房颤。肺静脉电隔离过程中除了清除肺静脉源性的心律失常,还可能清除累及肺静脉前庭区域分布的转子、相关迷走神经节,以及致心律失常局灶,如Marshall韧带和左房后壁,并在一定程度上达到左房减容的目的。

标测和消融

肺静脉前庭隔离术包括肺静脉电学隔离及前庭的基质改良,这种术式常覆盖绝大部分左房后壁,左侧肺静脉前壁消融沿左心耳和肺静脉之间的嵴部进行(图17.1,图17.2)。通过扩大肺静脉环形消融损伤并延伸至前庭或心房内部,可同时清除异位触发灶和自主神经的关键位点。因此,肺静脉电隔离被视为当前导管消融治疗房颤的基石。消融的终点是完全性肺静脉隔离,并由环状标测电极验证确认。

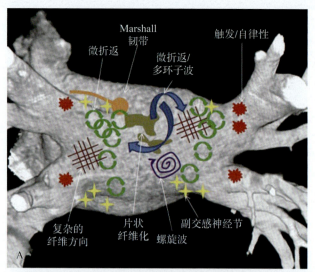

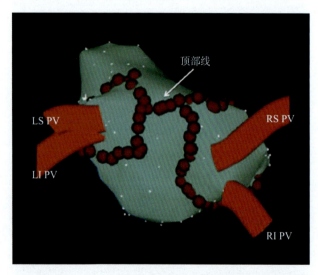

图17.1 左心房和肺静脉的三维电解剖示意图(右前斜位加头位)。两个环形肺静脉消融线加顶部消融线。LI.左下;LS.左上;RI.右下;RS.右上(经许可引自 Oral H, Pappone C, Chugh A, et al.Circumferential pulmonary-vein ablation for chronic atrial fibrillation.N Engl J Med.2006; 354: 934-941.)

获益

肺静脉电隔离的临床获益见第14章和第15章。一般认为肺静脉电隔离是阵发性房颤患者的首选治疗方法。非阵发性房颤患者常需要附加其他消融术式,通过基质改良来达到最好的消融效果。

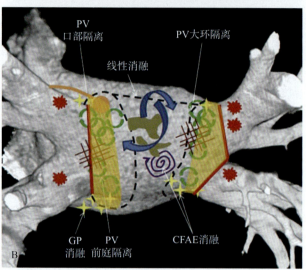

图17.2 A.可能启动和维持房颤的心房基质(后前位心房示意图),肺静脉周围和左房后壁的重要基质集中分布。B.房颤中左房基质的肺静脉隔离和线性消融的潜在效果。肺静脉口部隔离可以终止肺静脉的致心律失常性,肺静脉附近的前庭(橙色标注)和大范围的肺静脉隔离也可终止心律失常。线性消融(展示顶部线)可阻断大折返环,并具有相应针对碎裂电位和神经节的附加效果。CFAE.复杂碎裂心房电位;GP.神经节丛

问题和局限性

肺静脉电隔离是一个复杂且要求高的技术操作,导管技术和能量来源等技术不断更新逐渐提高了手术的效果、效率及安全性。

一个重要的安全顾虑就是左心房后壁消融过程中意外发生的食管损伤。心房-食管瘘是一种罕见但致命的并发症。食管钡剂及食管温度监测都被用于预防消融过程中的食管损伤;然而,食管腔内温度测量可能低于真实食管组织的温度。也可通过应用一个特殊设计的探针伸入食管,通过移动探针使食管远离消融径线,来避免食管损伤。

线性消融

病理生理学

房颤导管消融治疗房颤最初通过线性消融的方法来模拟Cox外科迷宫术式。起初线性导管消融局限于右心房且疗效甚微。后来，线性消融移至左房进行。在多种消融技术的应用中，线性消融已成为针对肺静脉前庭和复杂电位的独立或附加消融策略。多项研究显示附加线性消融可提高阵发性及持续性房颤患者的导管消融疗效。线性消融初始目的为阻断房颤患者的大折返环路。线性消融提高房颤消融效果的其他疗效机制：阻断微折返环路、消除相关高频信号源及左房减容。间隔或顶部线性消融的过程中可以干预心房复杂碎裂电位（CFAEs）的传导，自主神经节也可能通过特定位置的线性消融而被消除。

线性消融是部分持续房颤转复为窦律的一个必要步骤，房性心动过速往往成为中间的一个环节。在最近的一项研究中，包括肺静脉电隔离、CFAEs消融和线性消融的步进式（step-wise）在内消融策略中，发现消融过程中能终止持续性房颤的患者中，超过80%需要进行线性消融。

标测和消融

常见线性消融的部位：沿双侧上肺静脉之间的左房顶部线，沿左下肺静脉和二尖瓣环之间峡部线，左房间隔线，从右肺静脉前庭前部至二尖瓣环瓣的连线，沿二尖瓣后环平行至冠状静脉窦的连线，在顶部和二尖瓣环前缘之间的连线，并沿房间隔右心房侧从上腔静脉（SVC）至下腔静脉（IVC）的连线（图17.3）。此外，针对"盒状"病灶的左房后部隔离能够改善预后。目前，左心房顶部线和二尖瓣峡部线是最常见的术式。虽然线性消融后沿消融线对传导阻滞的评估方法尚未统一，但需确认消融线完全性的双向传导阻滞。不完全阻滞导致的缓慢传导可进一步促使折返形成及致心律失常作用，往往表现为持久或反复的房性心动过速。既往研究已经表明大折返性心动过速可在房颤中出现，消除引起高频驱动后，可导致房颤转变为大折返性心动过速。透壁的线性消融可阻断与房颤共存的大折返环路。

1. **左房顶部线** 顶部线的目标是在左、右上肺静脉之间建立一条阻滞线（图17.2～图17.4），该线应尽可能位于顶部，避免位于后壁，以减少食管损伤。在环形肺静脉电隔离后，顶部线的完成可有效地将两个环形消融圈顶部的空隙封闭起来。以便将肺静脉电隔离通路中的缝隙连接起来。较长的固定弯或可控鞘管可以提高导管贴靠的稳定性。相关文献提到过两种创新的操作方法。第一种方法为顺行法，消融过程中导管从左上肺静脉边缘移动到右上肺静脉，导管尖端垂直于心房壁方向

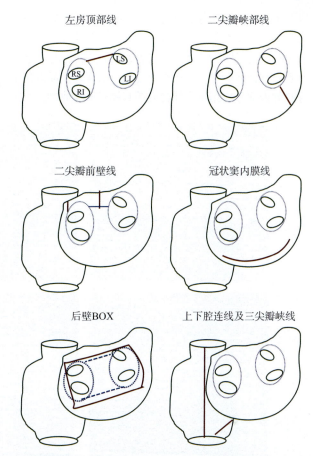

图17.3 左右心房线性消融。后方正位角度。蓝色虚线代表肺静脉环形消融，红色虚线代表肺静脉线性消融。后壁盒状消融显示为蓝色，单环消融显示为红色

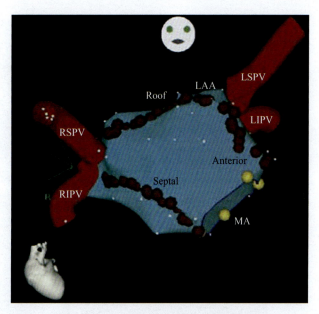

图17.4 左房正位后方的三维电解剖图

本电解剖标测图中无肺静脉隔离圈，前后位的三维图可见前壁线、间隔线和顶部线。LAA.左心耳；LIPV.左下肺静脉；LSPV.左上肺静脉；MA.二尖瓣环；RIPV.右下肺静脉；RSPV.右上肺静脉（经许可引自Oral H, Chugh A, Good E, et al. Randomized comparison of encircling and nonencircling left atrial ablation for chronic atrial fibrillation. Heart Rhythm. 2005; 2: 1165-1172.）

（图17.5）。鞘管可完全推送至远端电极，以支撑和引导消融导管。每个位点消融30～60s，消融导管每次约移动5mm。全程应密切监测导管温度和阻抗，由于电极垂直定位消融，可能造成组织过热，出现蒸气爆破甚至穿孔并发症。应用压力导管能够有效安全地消融（见第3章）。

第二种方法为反弯法，将导管置于右上肺静脉，鞘管支撑下导管反曲（图17.6）。该方法使消融导管全程平行于心房组织面。通过后续的推送鞘管和导管操作，使消融导管朝向左上肺静脉。通过释放鞘管和导管的弧

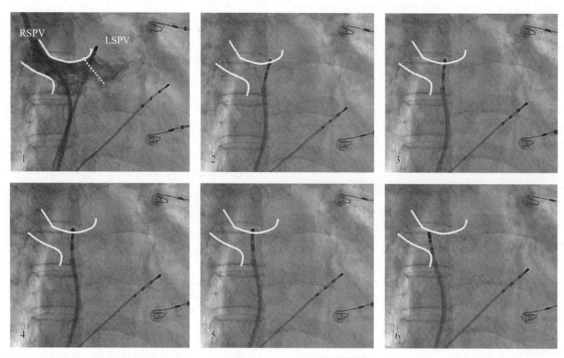

图17.5 消融左心房顶部时消融导管位置（前后位）。1.造影剂注射后显示右上（RS）和左上（LS）肺静脉及心房顶部的凹陷。消融由左上肺静脉口开始。2～6.消融导管逐步右移，并最终到达右上肺静脉口。注意消融导管几乎完全位于长鞘内，以确保良好的控制和组织接触。需要警惕：任何突然的推动都可能导致穿孔（经许可引自Jais P, Hocini M, O'Neill MD, et al.How to perform linear lesions.Heart Rhythm.2007；4：803-809.）

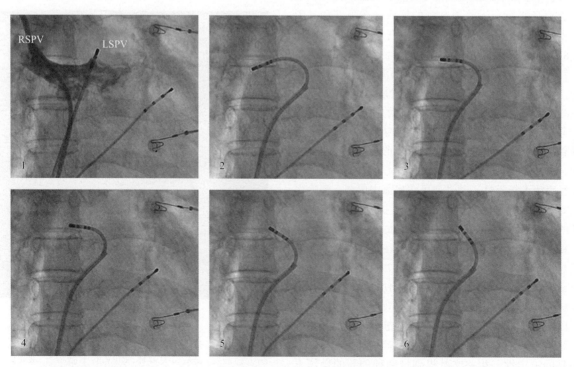

图17.6 顶部线的可选操作方法。消融导管放置在右上（RS）肺静脉时呈反弯造型，弧度与鞘管相背，通过推送鞘管和导管，以及释放弧度使导管逐步移向左上（LS）肺静脉（2～5）（经许可引自Jais P, Hocini M, O'Neill MD, et al.How to perform linear lesions.Heart Rhythm.2007；4：803-809.）

度也可使导管移向左侧静脉。

传导阻滞评价：一个完全的线性消融损伤会导致沿消融线全长广泛分布的分裂双电位（表17.2）。超过100ms的延迟通常提示完全性阻滞，但如果仅仅依赖传导时间则可能会产生误导。左心耳起搏过程中，左房后壁的激动顺序应该是由尾向头。不同的起搏策略也有助于识别消融线上的缓慢残余传导。随着起搏部位远离消融线边缘，如果完全阻断，从起搏点到对侧的腔内传导时间缩短；如果存在残余缓慢传导，传导时间反而会延长（图17.7）。

表17.2 评估线性消融线传导阻滞

发现/策略	完全阻滞的指征	评论
广泛分裂电位	>100 ms提示阻滞	电位各部分之间的绝对时间间隔取决于传导速度；阻滞可能为临时的，持续时间较短且传导持续较长
多点起搏	靠近消融线边缘的起搏，消融线对侧距离较远的部位激动早于距离较近的部位	必须从消融线边缘起搏
从起搏到消融毗邻位置的传播方式	从消融任意一边起搏均产生两个波阵面，每个波阵从相反方向沿消融线传播	顶部消融线：LAA起搏并确认后壁激活是从尾位到头位方向 二尖瓣峡部线：从CS侧面到消融线起搏产生由近到远的CS激动；从CS中间到消融线起搏产生由远到近的CS激动 二尖瓣前峡部线：从侧面到消融线起搏产生从后方及侧面的间隔激动 后壁消融：盒状区域内的传出阻滞

注：CS.冠状静脉窦；LAA.左心耳

2. 二尖瓣峡部线 二尖瓣峡部线是从二尖瓣游离壁的峡部到左下肺静脉之间的线性阻滞。建议在冠状静脉窦放置可横跨线性消融部位的多极导管，用于解剖参考并验证消融效果。多达70%的患者需要在远端冠状窦内进行消融从而达到完全阻断。但是对于一些患者应慎重考虑，包括消融时高阻抗、潜在的左回旋支动脉损伤、远端冠状窦消融无法操作或难以实现。所有的线性消融都一样，不完全透壁的损伤往往适得其反，除延长手术时间并增加并发症外，还进一步产生新的致心律失常基质。操作过程中建议使用长鞘，消融电极放置于二尖瓣环游离壁面，以用于记录1∶1或1∶2的房室比（图17.8）。

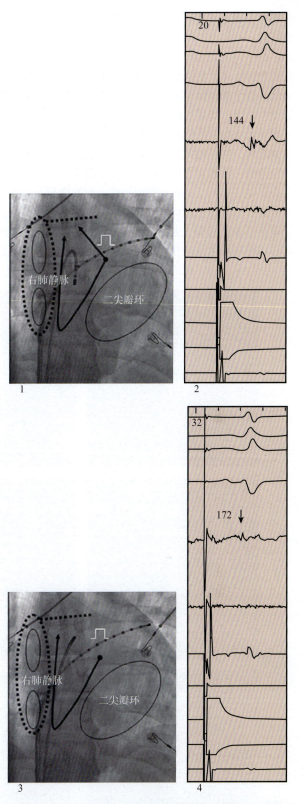

图17.7 通过起搏识别消融线的阻止。图1、3虚线处为顶部线和右肺静脉消融环形消融圈。10级导管远端置于左心耳，近端位于间隔。消融导管用于标测可见：左房后壁下方记录延迟144ms（1，2）；左房后壁高处靠近顶部消融线处记录延迟172ms（3，4），证实了由尾向头的激活方向（经许可引自Jais P, Hocini M, O'Neill MD, et al.How to perform linear lesions.Heart Rhythm.2007；4：803-809.）

电极可垂直或平行于组织（图17.8），消融的位置应仔细斟酌，尽量选择从瓣环到左下肺静脉隔离圈最短的距离。每个位点以30～35W持续消融30～60s。顺时针旋转并移动导管及鞘管，以5mm的间隔点向肺静脉方向移动。应注意警惕导管移动过程中突然跌落进左下肺静脉或左心耳。消融过程中可根据分离的局部电位和起搏近端或远端的冠状窦电极来识别阻滞与否。从消融线的对侧起搏，传导时间延迟100ms以上，往往提示消融线传导阻滞。如果初始消融线未能完全阻滞，可加拉一条由心耳基底部至二尖瓣环的附加线。多数情况下，绝大多数患者仍需要在冠状窦内消融。冠状窦内消融必须使用灌注导管，且最大能量限定为20～25W。导管应偏向心内膜侧以尽量避开左回旋支。文献报道冠状静脉窦内平均消融（5±4）min，可以使84%患者达到峡部阻滞。如果多次尝试消融仍然不能阻断，可以考虑酒精消融，也就是将酒精注入Marshall韧带，阻断二尖瓣峡部。

传导阻滞评估：二尖瓣峡部达到完全传导阻滞非常具有挑战性。完全的峡部阻滞可记录到广泛分离的双电位，通常超过100ms，且均需沿消融线全长记录。起搏远端冠状静脉窦电极或左心耳会导致激动经间隔传导，从而出现冠状窦激动由近及远（图17.9）。同样，冠状窦近端起搏则会导致在消融线的对侧的冠状窦激动由远及近传导。随着起搏位点离开消融线的边缘，从刺激点到线对侧的激动传导时间变化有助于鉴别。若完全阻滞则时间逐渐缩短，若存在缓慢传导则时间逐渐延长（图17.10）。当然，将导管尽量接近二尖瓣峡部消融线

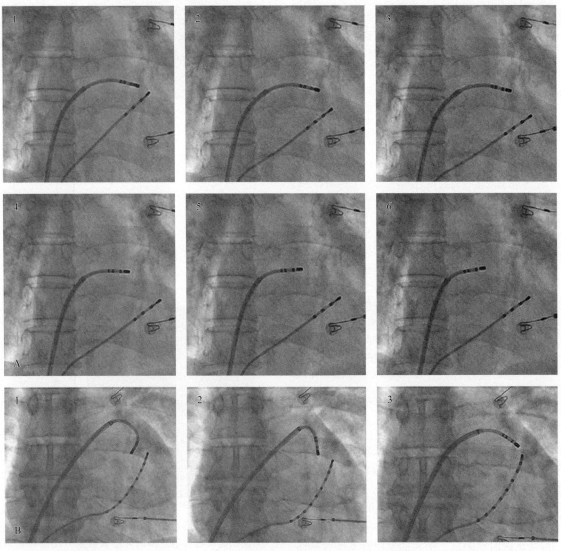

图17.8　二尖瓣峡部消融线（前后位）。A.二尖瓣峡部消融始于二尖瓣环游离壁侧（1）。鞘管和导管顺时针旋转将损伤向后方延伸到左下肺静脉开口。该过程中消融导管逐渐在鞘内回撤（1～6）。B.鞘管和导管塑形以增加与二尖瓣峡部的组织接触，消融导管接近180°弧度（1，2）。尽管贴靠良好，但对某些患者产生的损伤效果欠佳。此外，消融导管可能突然滑至左心耳并引发穿孔。因此，虽然该方法在某些患者适用，但风险较大，故而不作首选。消融导管头端在左心耳口（3）。这是与组织垂直贴靠的唯一位置，对某些患者而言是唯一能完全峡部阻滞的方法（经许可引自Jais P, Hocini M, O'Neill MD, et al.How to perform linear lesions.Heart Rhythm.2007; 4：803-809.）

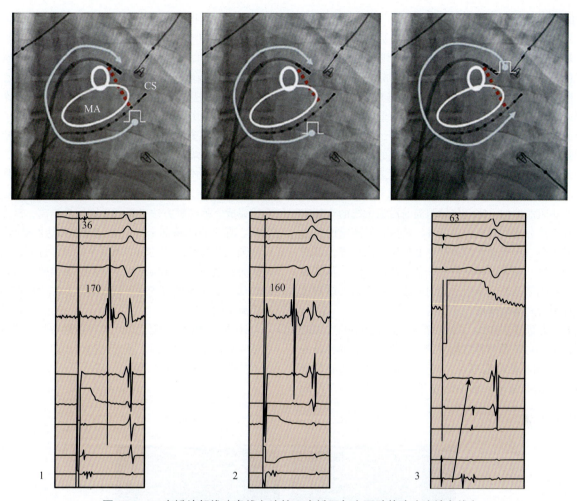

图17.9 二尖瓣峡部线（虚线）连接二尖瓣环与左下肺静脉（连续白线）

1.从冠状静脉窦（CS）导管双极3～4起搏，消融导管在消融外侧游离壁记录的170ms延迟。2.从冠状静脉窦导管双极5～6起搏，消融导管在消融外侧游离壁记录的160ms延迟。3.位于消融线游离壁侧的消融导管起搏，可见由近至远的冠状窦激动，证实双向传导阻滞。冠状窦口所见分离的双电位是以前消融的结果（经许可引自Jais P，Hocini M，O'Neill MD，et al.How to perform linear lesions.Heart Rhythm.2007；4：803-809.）

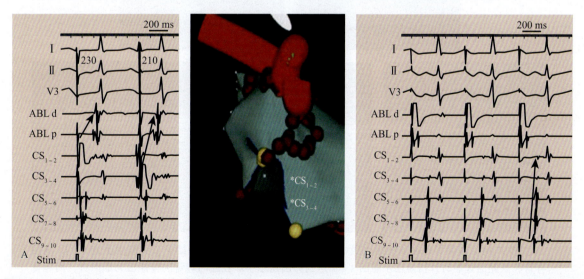

图17.10 二尖瓣峡部阻滞。A.不同部位起搏评估二尖瓣峡部消融线逆时针阻滞。消融导管位于左心房消融线内侧。起搏在冠状窦内进行，并且起搏部位从远端电极（$CS_{1\sim2}$）更换到一个近端电极（$CS_{3\sim4}$），起搏刺激和消融导管记录的局部电位的间隔缩短到210～230ms；B.沿二尖瓣峡部消融线顺时针传导阻滞。注意在消融线游离壁侧消融导管起搏，冠状窦电极从近端（$CS_{9\sim10}$）到远端（$CS_{1\sim2}$）激动。ABLd和ABLP.远端和近端双极记录消融导管；CS.冠状静脉窦；Stim.刺激（引自Morady F，Oral H，Chugh A.Diagnosis and ablation of atypical atrial tachycardia and flutter complicating atrial fibrillation ablation.Heart Rhythm.2009；6：S29-S32.）

对于准确评估传导阻滞十分重要。

3. 左房前壁线 目的是从右上肺静脉或顶部线至二尖瓣环创建一条阻滞线（图17.2）。该线作为二尖瓣峡部线的替代线路，也可阻断在这一区域的很多局部折返。推荐从二尖瓣环前缘开始消融（图17.11）。消融导管以逆时针扭力回撤以保持与左心房前壁或前间隔的紧密贴靠。当消融导管到达间隔穿刺处时，开始顺时针旋转导管，继而到达右上肺静脉或顶部线的位置。前壁线可导致心房传导和左心耳激动的明显延迟，对左心房的泵血功能也可产生不利影响。

传导阻滞评估：完全传导阻滞时沿消融线的全长应记录到广泛分离的双电位。此外，消融线游离壁面的起搏会导致左心房激动从游离壁侧和后壁方向传导，继而激动间隔侧。随着起搏部位离开消融线的边缘，从刺激点到线对侧激动若完全阻滞则时间逐渐缩短，若缓慢传导残存则时间逐渐延长。

4. 二尖瓣环下部线 沿平行于冠状静脉窦的二尖瓣环下部消融可干预导致房颤持续的心房、冠状静脉窦的肌束连接和其他可能局灶。此线一般作为复杂心房电位的递进消融策略。消融此线开始时导管在左房形成大弧度，直接指向房间隔（图17.12），然后导管沿着瓣环7～4点钟位（左前斜）后撤，缓慢松弯，使导管头端向侧壁移动，与组织良好贴靠。冠状窦内消融需要消除所有复杂电位，最大程度地降低颤动样激动（图17.12）。该方法的消融终点为在清除冠状窦内复杂电位和明显延长心房周长。

5. 左房后壁隔离 该术式设计的目的为左房后壁的完全性电学隔离。目前存在两种技术（图17.3），在左房后壁Box术式中，环肺静脉前庭电隔离后顶部线性消融，然后在左、右下肺静脉之间创建一条消融线，Box术式完成。另一种方法是连续单圈线性隔离，从左肺静脉和心耳之间的嵴部上行，穿过顶部到达右侧肺静脉，沿卵圆孔和右肺静脉之间的间隔至底部，进而由右肺静脉横向穿越心房，连接至左下肺静脉游离壁上行消融的起始部位。这条线的完成可将肺静脉和左房后壁整块进行隔离（图17.13）。

评估传导阻滞：无论采用哪种消融方法，终点均为后壁隔离区电活动分离，或起搏时传出阻滞。单圈隔离法也应要求肺静脉完全隔离。

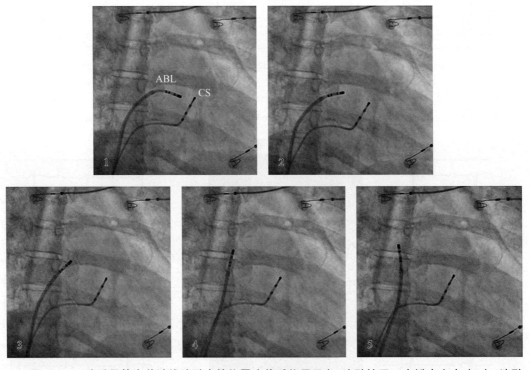

图17.11 消融导管在前壁线消融中的位置（前后位显示）。消融始于二尖瓣中上方（1），消融导管和长鞘通过逆时针扭矩逐步撤回（2）达到卵圆窝水平。在此时导管的转矩应为顺时针，而导管应提前连接到右肺静脉中位或心房顶部消融线（3～5）。ABL.消融；CS.冠状静脉窦（经许可引自 Jais P, Hocini M, O'Neill MD, et al.How to perform linear lesions.Heart Rhythm.2007; 4: 803-809.）

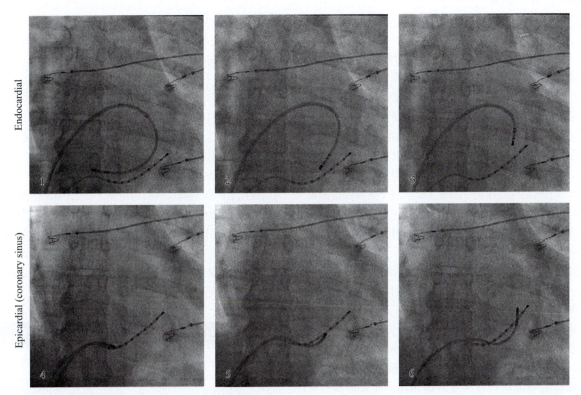

图 17.12 左心房下部（顶部图片）和冠状静脉窦（底部图片）消融过程中前后位透视下导管的位置。将导管置于心房面对冠状窦口（左侧图片），将导管沿二尖瓣环后向外侧并平行于左心房的冠状静脉窦逐渐退出（中间和右边的图像），以消融左心房心内膜。底部图片为消融左心房心外膜到冠状静脉窦的连接时，导管在冠状窦开口，中间和远端的相应位置（经许可引自 O'Neill MD, Kim KT, Jais P, et al. Ablation strategies in chronic atrial fibrillation. In: Aliot E, Haïssaguerre M, Jackman WM, eds. Catheter Ablation of Atrial Fibrillation. Malden, MA: Blackwell Futura; 2008: 163-189.）

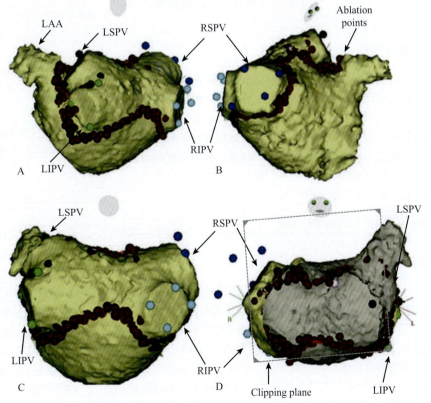

图 17.13 单环消融隔离左心房后壁及全部四根肺静脉。射频消融点在 CT 成像容积图中显示为红色的圆点。A. 左后斜位；B. 右前斜位；C. 后前位；D. 前后位加足位。显示左房后壁环形的消融环。LAA. 左心耳；LIPV. 肺静脉、左下肺静脉（浅绿色的点）；LSPV. 肺静脉，左上肺静脉（深绿色点）；RIPV. 肺静脉，右下肺静脉（浅蓝色）；RSPV. 肺静脉，右上肺静脉（深蓝色）（经许可引自 Lim TW, Koay CH, McCall R, et al. Atrial arrhythmias after single-ring isolation of the posterior left atrium and pulmonary veins for atrial fibrillation. Circ Arrhythmia Electrophysiol. 2008; 1: 120-126.）

获益

二尖瓣峡部线及左房顶部线可使房颤周长增加至与肺静脉电隔离后效果相似的程度，房颤周长延长提示预后较好。线性消融是房颤转为窦性心律的必要步骤，往往会经过房性心动过速的中间阶段。在一项研究中，包括肺静脉电隔离、CFAEs和线性消融的步进式消融策略术程中，80%的患者需要经过线性消融才能将持续性房颤终止。对于持续性房颤患者，在肺静脉电隔离后附加线性消融，可减少术后大折返性心律失常的发生率。对于阵发性房颤患者，附加二尖瓣峡部线性消融后，可将1年内房颤复发率由单纯肺静脉隔离组的31%降至13%。附加二尖瓣峡部线性消融也能提高持续性房颤患者的预后。

单圈消融术后的大折返性房性心律失常发生率为34%，房颤复发率为35%。通过单圈线性消融复发的所有病例在行二次消融过程中均可发现沿消融线的漏点及传导恢复。漏点和二尖瓣环产生的心房扑动是大多数房性心动过速的病因，漏点最频繁的部位位于左心耳峰部。在一项随机研究中，后壁盒状隔离术式与单独肺静脉前庭隔离联合顶部线消融相比，并未提高临床获益。

最近，令人意外的是，一项随机对照研究提示，肺静脉隔离联合线性消融（合并或者不合并碎裂电位消融）并不能增加持续性及长程持续性房颤的成功率。另一个研究也有类似发现。Meta分析也提示肺静脉隔离联合线性消融并不能增加成功率，相反，可能会增加心律失常的风险，如术后发作房性心动过速或者心房扑动。

问题与限制

目前而言，线性消融最佳适应证和消融位置尚无定论。线性消融的最大困难是实现和确认跨线的完全阻滞。这点对二尖瓣峡部线尤为困难，可能需要进一步在冠状窦内联合消融。不完全线性消融可导致新的心律失常，甚至形成难治性的房性心动过速，此类房性心动过速通常症状更为明显。此外，附加的导管消融操作也会增加手术并发症的风险。

电位指导下的房颤消融

病理生理学

一项术中的心外膜标测研究发现CFAE区域，可能提示缓慢传导、传导阻滞、波峰撞击或折返的关键部位，这些是维持房颤的机制。CFAE也提示高频信号的来源点（转子），颤动样传导和自主神经的支配点。CFAE已在阵发性和持续性房颤作为消融靶点。在双侧心房标测均发现CFAE普遍存在，尤以左房多见。CFAE最常出现的位置一般为房间隔、左心房顶部、左心耳、肺静脉附近、右心房界嵴沿线。与非阵发性房颤相比，阵发性房颤的CFAE位点更明显地聚集在肺静脉周围。在38%~56%的左心房内膜面可记录CFAEs。

标测和消融

房颤中的CFAEs可通过目测评估或计算机自动算法识别（图17.14）。Nademanee等在最初的描述中将CFAEs被定义为：①由两个或两个以上的波组成的碎裂心房电位，和（或）记录有10s以上的连续变化的基线波动；②记录有10s以上的极短周长的心房电位（≤120 ms）。此外，这些电位通常为低电压（＜0.15mV）。其余设定为消融靶点的电生理图特点：消融导管电极近端和远端双极之间时间梯度较大（＞70 ms），具有连续电活动且无等电位线，局部周长短于房颤平均周长，具有离心激动的特点（图17.15，表17.3）。

表17.3　心房复杂碎裂电位消融靶点

电位特征	定义	可能的病理生理
心房复杂碎裂电位（CFAE）	心房电位是分离的，由两个或两个以上的变形，和（或）在10s的记录区间内有基线扰动，伴延长的激活复合波形的连续变形，或心房电位在10s内平均有一个很短的周期长度（≤120 ms）	慢传导支点 自主神经支配的转子 房颤传导 波前碰撞
连续电活动	≥1s的记录中等电位间隔缺失	局部折返的各向异性 传导和重叠的电位 高频率的除极
激活时间梯度	近端和远端消融电极激活间隔＞70ms	局部折返
频率梯度	电位周期长度＜左心房周期长度	焦点折返/自动性或触发活动
离心活动	从焦点激活的径向扩散	焦点折返/自动性或触发活动

在自动算法过程中，需要获得2.5~10s的样本。推荐5s或更长的时间窗以获得最佳分析结果。此外，自动算法还结合电压参数（低电压＜0.1~0.2 mV，高电压＞1 mV）及50~60ms不应期。为了能够构建出以颜色来展现电位频率和碎裂程度的图形，常需要采集70~120个点（图17.16）。在识别碎裂电位的分级程度上，目测评估和自动计算具有高度的一致性，但更多CFAE位点还是需要通过目测来发现。

CFAE消融在房颤中广泛应用（图17.17）。持续消融进行到局部电位消除，高频电位成分消失，或心房周

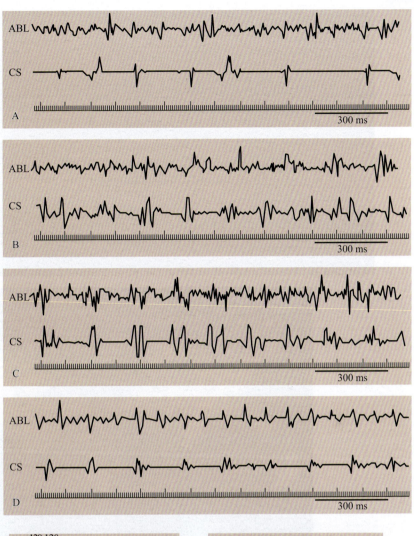

图17.14 心房复杂碎裂电位实例。ABL.消融导管远端电极；CS.冠状窦导管远端电极（经许可引自Oral H, Chugh A, Good E, et al. Radiofrequency catheter ablation of chronic atrial fibrillation guided by complex electrograms. Circulation. 2007; 115: 2606-2612.）

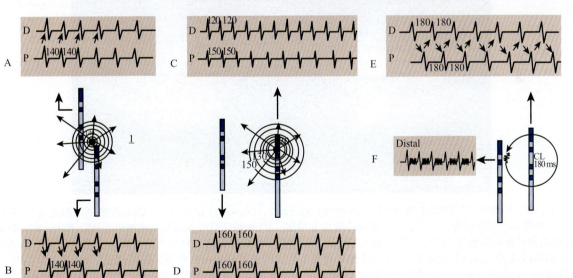

图17.15 靠近或位于不同假想局灶起源记录的电位。A.近端至远端激动序列（箭头），与导管位置一致，相对于周期长度（CL）140ms的病灶，有与周围组织为1∶1的激动传导。B.远端至近端激动顺序。C.远端导管记录电位（D）双极导管位于高频信号源并记录心电位（最短周期长度120 ms），周围组织具有频率梯度，可以由近端（P）记录，为周长150ms。D.当导管远离病灶起源，近端和远端双极导管可被同时激活，且周长没有明显的差异。E.当导管直接放置在一个假设的周长180ms的局部折返处时，近端和远端双极电极之间的时间梯度。F.远端双极电极的远端在假想折返环的缓慢传导区内记录到的分裂信号（经许可引自O'Neill MD, Kim KT, Jais P, et al.Ablation strategies in chronic atrial fibrillation.In: Aliot E, Haïssaguerre M, Jackman WM, eds.Catheter Abla-tion of Atrial Fibrillation.Malden, MA: Blackwell Futura; 2008：163-189.）

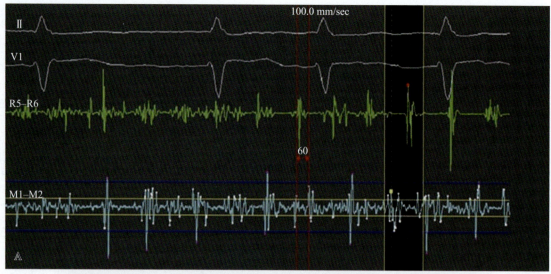
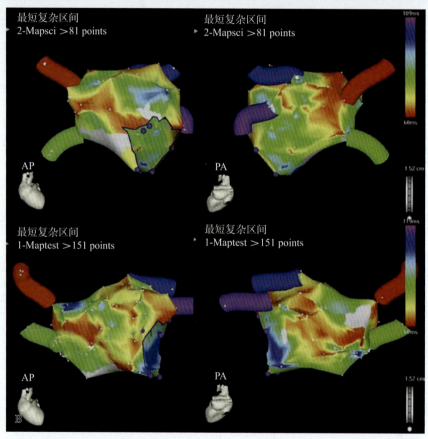

图17.16 A.CartoXP系统CFAE软件（Biosense Webster，Diamond Bar，CA）的心房复杂碎裂电位（CFAE）自动检测注释窗口。记录通道，从上到下，体表心电位Ⅱ导联、V1导联，冠状静脉窦双极电位（R5，R6），左心房心内膜的标测/消融导管双极电位（M1，M2）。标测导管记录的局部心内膜电位窗口持续时间为2.5s（系统预定义）。首先，计算波峰的电压幅值。振幅超过0.05mV（水平线为黄色）的波峰将被标记为白色点，振幅超过0.15mV（水平线为蓝色）的波峰将被标记为粉红色点。振幅小于0.05mV（噪声）的波峰将不被软件分析。标记点之间计算峰到峰间隔。对于最短复杂区间图形，最短测量间隔（在60～120ms的预设范围内）将被确定为局部SCI。局部SCI在注释查看器中用红线表示。在这个例子中，SCI是60ms，如果在60～120ms预定范围内没有发现测量的间隔，位点将被确定为无CFAE。B. SCI的CFAE电位分布图。上图，阵发性房颤患者前后（AP）位和前后（PA）位视图的SCI图。位点有60～120 ms的局部SCI标记为红色到紫色的区域。没有CFAE的位点是灰色的。CFAE密度最高位于肺静脉口。下图，持续性房颤患者AP和PA位置的地图。SCI彩色编码如上。CFAE位于左心房区域。紫色点表示二尖瓣环［经许可引自Wu J，Estner H，Luik A，et al.Automatic 3D mapping of complex fractionated atrial electrograms（CFAE）in patients with paroxysmal and persistent atrial fibrillation.J Cardiovasc Electro-physiol.2008；19：897-903.］

长延长。在该技术的初始描述中,平均每个患者需消融(64±36)个点,平均消融时间为(36±13)min。肺静脉前庭的消融也针对了定位于此的许多CFAE。包含前庭的肺静脉电隔离可以将左心房心内膜CFAE分布由消融前的56%减少到消融后的23%。对于接受肺静脉电隔离和CFAE消融的患者,先行肺静脉电隔离可以降低总消融能量。左房面的CFAE消除后,可进一步行右心房标测,因为冠状静脉窦内常可记录到复杂电位。沿毗邻冠状静脉窦的左房心内膜消融可延长持续性房颤患者的心房周长。冠状窦内消融可进一步延长心房周长。前文中我们已叙述过在冠状窦心内膜面或窦内消融的技术。电位指导下的消融终点是房颤转为窦性心律或规律的房性心动过速,消除所有复杂的电位,对于阵发性房颤患者而言是房颤不再诱发(表17.4)。消融术过程中房颤终止最常发生在房间隔的肺静脉口处和邻近心耳的心房顶部(图17.18)。

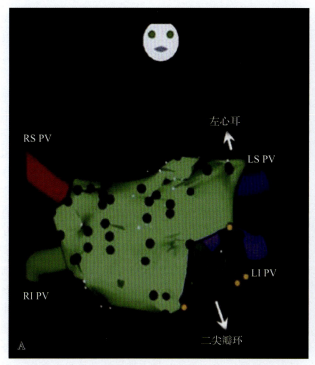 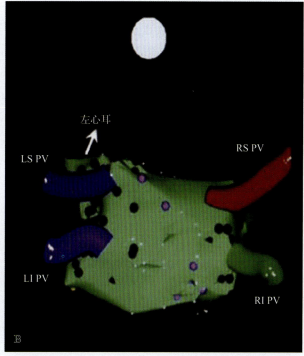

图17.17 复杂碎裂心房电位引导射频消融的实例。显示的是前后位(A)和后前位(B)位左心房。黑色标签表示消融部位。粉红色标记表明沿着左心房后壁的食管通路。LI.左下;LS.左上;RI.右下;RS.右上(经许可引自Oral H,Chugh A,Good E,et al.Radiofrequency catheter ablation of chronic atrial fibrillation guided by complex electrograms. Circulation.2007;115:2606-2612.)

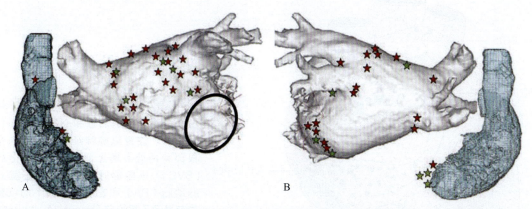

图17.18 阵发性(红星)和持续性房颤(绿星)行电位引导下消融终止房颤的位点。左心房呈灰色,右心房为蓝色。A.前后位;B.后前位。数据源于56例患者[引自Schmitt C,Estner H,Hecher B,et al.Radiofrequency ablation of complex fractionated atrial electrograms(CFAE):preferential sites of acute termination and regularization in paroxysmal and persistent atrial fibrillation.J Cardiovasc Electrophysiol.2007;18:1039-1046.]

表 17.4 复杂心房碎裂电位消融终点

个体化消融部位	心房电位指导的消融策略
清除电位	房颤转复为窦性心律
无碎裂成分	房颤转为规律房性心动过速或大折返性心动过速
心房周长延长	消除所有复杂电位 房颤无法诱发 （阵发性房颤患者）

获益

在Nademanee等对121例阵发或慢性房颤的研究中，在没有常规行肺静脉隔离的前提下，单纯CFAE消融可获得91%成功率。消融后未使用和使用伊布利特静脉注射的患者中，房颤终止率分别为63%和95%。在674例患者的随访中，89%阵发性房颤、85%持续性房颤、71%永久性房颤患者2年内均维持窦性心律。100例接受左房和冠状窦CFAE消融的慢性房颤患者研究中，在没有使用抗心律失常药物的情况下，单次消融和重复消融的患者分别只有33%和57%的窦性心律维持率。另一项随机研究发现，对于持续性房颤患者，肺静脉前庭隔离后附加CFAE与单纯肺静脉前庭隔离相比，并未明显提高疗效。但是，本研究目的是明确房颤能否在一个时间段内终止，所以研究中消融CFAE的时间被限定在2h。在这项研究中只有少数房颤能被成功终止，提示限定2h来消融CFAE远远不够，如要清除房颤驱动灶需要更多时间。

最近，一项随机对照研究提示，碎裂电位消融并不能增加房颤消融成功率。主要原因是增加了术后房性心动过速、心房扑动的发生率。此外，新近发表的临床随机对照研究也证实，以房颤终止作为终点并不预示着良好的随访结果。

问题和限制

识别CFAE的最大难点在于系列电位均为被动激动，且缺乏明确为房颤驱动的特异性。不推荐初次即使用CFAE指导消融，因为该操作可能导致过度消融和不必要的左房消融。如前所述，许多患者中肺静脉前庭部位与多数CFAE位点重叠。目前，大多数的CFAE消融作为肺静脉电隔离后的辅助手段使用。

神经节丛（GPs）消融

在人类和动物模型中，房颤发生与自主神经张力的波动相关。迷走神经刺激可以促进心房自发过早除极，缩短心房和肺静脉的有效不应期，以及增加不应期的异质性。自主神经张力变化可能有助于CFAE进展。

心脏内在自主神经系统包括心外膜脂肪垫的自主神经节和Marshall韧带（LOM）。这些GPs为包含胆碱能和肾上腺素能的心房心肌组织的输入神经元和自主神经的传出系统。此外，在神经节内部以及神经节与心房和肺静脉内肌袖之间有广泛神经元网络连接。GPs主要分布于心房六个区域，绝大多数局限于肺静脉前庭、心腔后交叉处、右房和上腔静脉交界处。心内膜面的GPs消融靶点通常位于：①右上肺的前方；②右下肺静脉后方及下方；③左心耳和左肺静脉之间的左上肺静脉神经节丛（Marshall静脉神经节）；④位于左下肺静脉的后侧和下方的左下神经节丛（图17.19，图17.20）。由于GPs与肺静脉位置毗邻，并非直接针对GPs的消融方法（肺静脉前庭隔离术）也可以同时改良自主神经基质。据推测，自主神经活动通过易化心房和肺静脉组织的后除极来促进房颤启动。此外，自主神经活动可显著缩短心房尤其是肺静脉内心肌的动作电位时限。刺激GPs出现如肺静脉肌袖除极或远距离电位碎裂的远程效应，表明神经节之间存在活跃的应答反应。

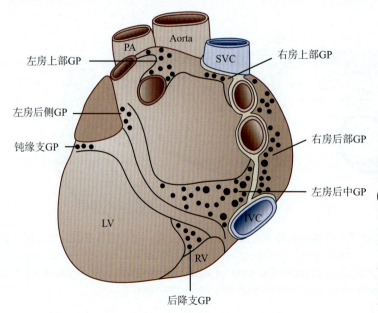

图17.19 人类心脏后壁视图，可见大血管分布于心房后壁和心室神经节（GPs）的位置。注意纵隔神经位于相邻的主动脉根部和两处心房上部GPs之间。上腔静脉（SVC）、下腔静脉（IVC）、右心室（RV）、肺动脉（PA）和左心室（LV）的位置图中均有显示（重绘自Armour JA, Murphy DA, Yuan BX, et al.Gross and microscopic anatomy of the human intrinsic cardiac nervous system.Anat Rec.1997; 247: 289-298.）

GPs的标测通过高频刺激实现。程序性神经电刺激用于确定心脏GPs的位置。标测可以通过心内膜或穿心包后经心外膜实施。通常电刺激参数设置为20 Hz（1200 bpm），电压5～100V，脉宽10ms。由于此刺激患者极难耐受，通常需要在全麻下进行操作。出现迷走神经反应的位置通常在肺静脉前庭区域。神经节的靶点位置见表17.5及图17.19～图17.21。窦性心律患者在程序性神经电刺激后也可发作房颤。GPs高频刺激会导致交感和副交感神经激活；但是，副交感神经反应通常立即发生，而交感神经反应则会延迟。在房颤中，迷走神经反应定义为平均RR间期增加50%以上或延长到5～10s，并伴低血压或诱发2s以上长间歇或房室传导阻滞（图17.20B）。偶尔GPs刺激触发相邻肺静脉的激动，极少情况下可诱发明显的交感高血压反应。高达30%的患者刺激标测无法引发迷走神经反应，即使选择性针对迷走诱发的房颤也如此。在心内膜和外膜标测为阳性反应的患者中，每个患者的靶点平均为（5±2.4）个。

对心内膜中的每个刺激反应为阳性的靶点进行逐点消融，针对心外膜GPs靶点通过穿心包途径实现心外膜标测和消融（图17.21）。通常情况下，每个点需要3～

表17.5　自主神经消融靶点

靶点	定位
右上 GP	右上前方
右下 GP	右下肺静脉下方和后方
左上 GP	左上肺静脉前方或下方
左下 GP	左下肺静脉后方和下方
Marshall 韧带	左心房前下方左下肺静脉的游离壁嵴部

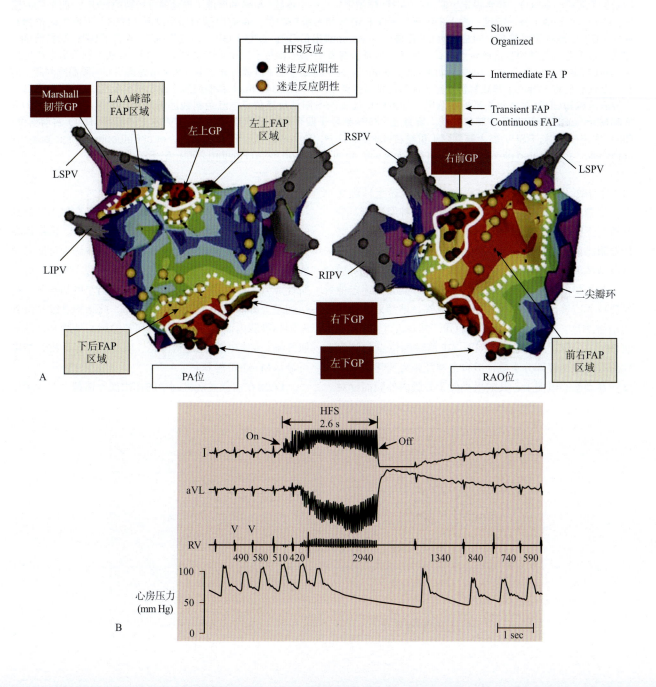

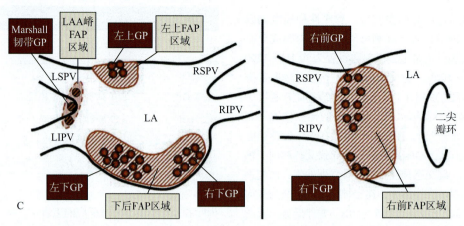

图17.20 房颤行导管消融的患者中，心房碎裂电位（FAPs）位置和神经节丛（GPs）位置的相关性。A.阵发性房颤患者FAP的电解剖标测。每个位点电位记录为2.5s。所有2.5s以上的FAP位点归类为连续的FAP并标记为红色。其余超过0.5s但不足2.5s具有心房电位的FAP位点，被归类为短暂FAP，记录为橙色。表现出不规则振幅、极性和周长，但速度不快的位点，被归类为中间型FAP，颜色为绿色-浅蓝色。表现为高振幅、离散心房电位的平均周长在180ms以上的部位被归类为缓慢心房电位，颜色设定为紫色。FAP区域被定义为一个连续FAPS的区域（连续的或短暂的FAP）。四个FAP区域：左心耳（LAA）脊FAP区，左上FAP区，后下FAP区和右前FAP区。在心内膜的高频刺激（HFS）下产生迷走神经反应（B）位点标记为棕色，对应五大GP区域：①Marshall出口GP；②左上GP；③左下GP；④右下GP；⑤右前GP。HFS未能产生迷走神经反应的位点标记为橙色。注意所有五个GPS都位于四个FAP区域内（C）。B.从上到下显示心电位Ⅰ、aVL导联，右心室（RV）电位和动脉血压。房颤时，左心房后壁左下肺静脉开口下方2.5cm处给予心内膜高频刺激（周长：50ms；脉宽：10ms）导致短暂性完全性房室传导阻滞（RR间期2940 ms）和低血压（迷走神经反应），确定左下GP。C.FAP区域和GP位置之间关系的示意图。红色标记代表HFS阳性反应位点。红色斜线区域表明FAP区。左心耳嵴FAP区和Marshall出口GP位于左肺静脉前。所有五个GPs都位于四个FAP区的范围中。LSPV.左上肺静脉；RAO.右前斜位；RIPV.右下肺静脉；RSPV.右上肺静脉（重绘自Nakagawa H，Scherlag BJ，Patterson E，et al.Pathophysiologic basis of automatic ganglionated plexus ablation in patients with atrial fibrillation.Heart Rhythm.2009；6：S26-S34.）

8次的消融。消融能量释放过程中很少出现迷走神经反应。消融的终点是消除左房内所有的迷走神经反应。少见情况下，神经节刺激时不再出现房室传导阻滞。房室传导阻滞由下腔静脉和冠状窦口之间的房室后交叉中的神经节丛的迷走输出进行调节。如果其余GPs与房室后交叉脂肪垫的连接神经元失去连接，则可能导致迷走神经反应无应答。为避免迷走神经无应答，推荐采取特定的消融顺序：首先Marshall出口GP，然后左上GP，右前GP，左下GP，最后右下GP。GP消融的位点与肺静脉前庭消融位置部分重叠，对自主神经张力变化的影响反映在动态心电图上，其效果类似于心脏内外膜面针对副交感的去神经化消融。

Marshall韧带（LOM）消融　LOM是左侧上腔静脉的残余部位，其中存在自主神经和心肌肌束。该结构在儿茶酚胺注入后能出现自发激动，因此被认为可能是房颤启动和维持的一个重要部位。LOM起源于冠状静脉窦肌性成分，沿心房前游离壁横向走行至左侧肺静脉，连接到左上肺静脉和心耳之间的嵴部。此结构继续延续到左侧肺静脉内侧。韧带与左房和肺静脉心外膜共享部分肌纤维。韧带内包含交感神经、副交感神经纤维，造影可显示Marshall静脉。

LOM在房颤发病机制中的作用尚不清楚。有学者建

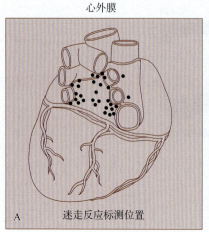

心外膜

A　迷走反应标测位置

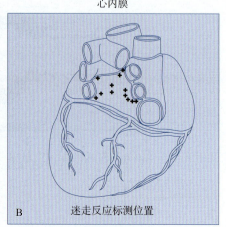

心内膜

B　迷走反应标测位置

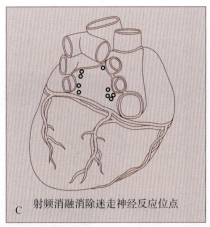
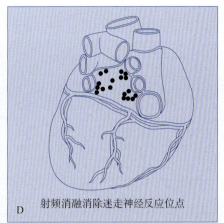

图 17.21 10 例患者的心房外膜（A）和内膜（B）高频刺激诱发迷走神经反应的位点。心外膜（C）和心内膜（D）射频消融消除迷走神经反应的位点（重绘自 Scanavacca M, Pisani D, Lara S, et al.Selective atrial vagal denervation guided by evoked vagal reflex to treat patients with paroxysmal atrial fibrillation.Circulation.2006; 114: 876-885.With permission.）

议年轻男性房颤患者若有交感兴奋导致的阵发性房颤，应针对性地进行LOM消融。在实验室检查中，这类患者在使用高剂量异丙肾上腺素（10～20μg/min）注射后往往诱发房颤。此外，如果心内膜最早激动位于左肺静脉内部，但局部激动比心房领先程度小于45ms，则应考虑行LOM标测。另外，如果判定左肺静脉触发房颤，却无法找到明确的肺静脉位点，则应高度怀疑LOM起源。

约75%的患者可通过冠状静脉造影识别出Marshall静脉（图17.22）。可使用6F或7F的非超选导管进行造影。从左心耳或冠状窦远端起搏可以鉴别LOM和肺静脉电位。导管可以作为消融靶点的解剖学参考。推荐操作路径为消融位于左下肺静脉口前下嵴部的韧带中部（图17.23）。消融终点是LOM肌袖和左房之间传出传入阻滞。典型表现为消融成功后LOM内所有肌袖电位也

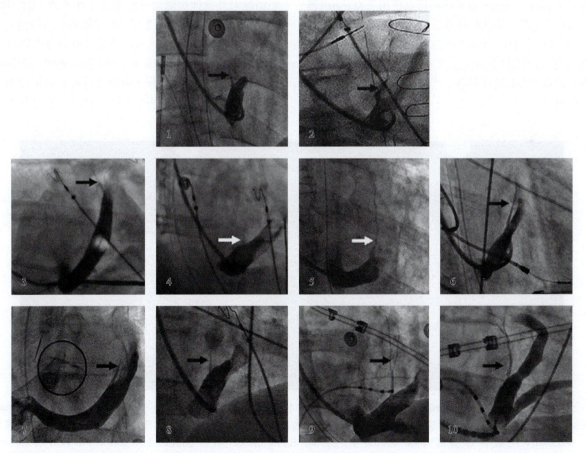

图 17.22 10 例患者的Marshall静脉非超选造影。右前斜位透视投影（病例7为左前斜位）（引自Hwang C, Chen P-S.Ligament of Marshall: why it is important for atrial fibrillation ablation.Heart Rhythm.2009; 6: S35-S40.）

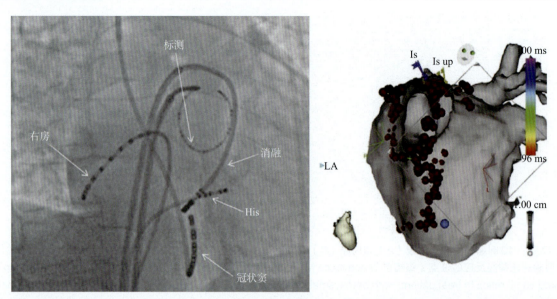

图17.23 Marshal 韧带（LOM）连接的消融。左图：LOM导管消融（右前斜位）。消融导管头端位左下肺静脉前下方，指向左静脉和左心耳之间的嵴部。右图：电解剖标测图像与三维磁共振成像融合后证实消融位点为沿着左侧肺静脉和左心耳之间的嵴部。LA.左心房

会消失。据报道LOM消融成功率可达到90%。LOM也可采用选择性无水乙醇灌注消融。使用左乳内动脉导管或冠状静脉导管进入起源于冠状窦后方的Marshall静脉（Rapido IC-90；Boston Scientific，Natick，MA），造影球囊（8mm×2mm）沿导丝前行以便用于Marshall静脉的选择性造影。消融时间相隔2min，共两次单独注射100%无水乙醇1ml。无水乙醇注射造成冠状窦侧静脉和肺静脉前方之间的左房侧壁低电压（图17.24）。此外，大多数患者单独乙醇注射后会产生部分或完全的左侧肺静脉电隔离。

神经节及Marshall韧带消融的获益

GP消融在房颤患者中的作用尚未明确。关于导管消融自主神经后疗效的相关数据有限。心脏手术中脂肪垫消融对复发性房颤影响的报道存在矛盾。GP消融可减少肺静脉除极和独立于肺静脉电隔离的房颤诱发。在一组少量的系列报道中，GP消融后肺静脉电隔离似乎可以进一步降低房颤诱发率。10例迷走神经引起的阵发性房颤患者中，只有7例患者迷走神经标测可以确定靶点。7例患者接受心外膜和心内膜消融去神经化（未行

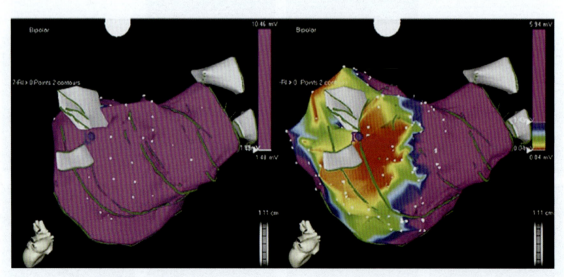

图17.24 Marshall静脉酒精注射前（左）和后（右）的三维双极电压图。此标测地图由CARTO（Biosense Webster）系统完成。左心房后位视图显示在乙醇输注后左肺静脉前庭对应的区域出现一个新的低双极电压振幅（红色，<0.04mV）（经许可引自 Valderrabano M，Liu X，Sasaridis C，et al.Ethanol infusion in the vein of Marshall: adjunctive effects during ablation of atrial fibrillation.Heart Rhythm.2009；6：1552-1558.）

肺静脉电隔离），5例患者在随访中房颤复发。有趣的是，剩余3例无迷走神经反射患者接受了肺静脉电隔离，却没有房颤复发。新近研究发现，肺静脉隔离后联合神经节消融要优于肺静脉隔离联合线性消融。如前所述，肺静脉电隔离对心脏自主神经功能有重要影响。在动物模型中，最初成功消融的4周后，心脏副交感神经功能显著恢复，提示神经再生。有证据表明，经导管消融行副交感神经调节后，自主神经功能也可恢复。目前罕有数据资料提及LOM消融对房颤成功率的影响。

问题与限制

在自主神经消融治疗房颤的文献中尚无特别的显著并发症报道；但是与这些消融靶点相关的临床经验仍很有限。此外，因为自主神经消融通常附加肺静脉电隔离和其他消融术式，所以联合消融策略发生的并发症很难归结为某种特定的方法所致。在1/10的心外膜和心内膜消融患者中可能会有胃动力不足表现。单纯通过导管消融去副交感神经化难以预防心律失常复发。LOM消融并发症少见，仅限于插管术，可能引起Marshall静脉夹层，但这种情况并不严重。

右心房消融的作用

早期房颤导管消融尝试针对右心房，但结果证实单独右房线性消融获益有限。然而，右心房的局灶病灶如上腔静脉、界嵴、冠状静脉窦口等在房颤的启动中发挥重要作用。对15%～30%房颤患者而言，有必要在右心房进行消融以终止房颤。在接受FIRM术式消融的患者中，20%～30%需要在右心房消融（FIRM消融详见第18章）。

右心房线性消融主要干预三尖瓣峡部，该部位消融可作为手术的标准组成部分，或者出于治疗典型心房扑动的需要。右心房中也可发现CFAE。在一项随机研究中，常规右房CFAE消融并未提高左房导管消融治疗房颤的临床疗效。右房CFAE标测及消融通常在左房消融完成房颤仍未终止后进行。尤其是对持续性房颤患者而言，左房高频驱动终止后，右房驱动可能会介导并维持房颤。房颤消融过程中监测左右心房的周长并相互比较，可能有助于确定何时对右房进行干预治疗。右房中在上腔静脉和冠状窦口（后交叉）周围的脂肪垫内部存在自主神经支配。

左心耳隔离

复发病例，应用高剂量异丙肾上腺素（每分钟高达30mg，持续10～15min）可以在27%患者中激发起源于左心耳的异位触发灶。此外，Hocini等研究发现，接受步进式消融的持续性房颤患者，19%患者有左心耳局灶起源的房性心律失常。一个入组173例的随机对照研究（BELIEF研究）指出经验性隔离左心耳的重要性；该研究入组患者随机分为广泛左房消融及广泛左房消融联合左心耳隔离；研究发现后组成功率远高于对照组（76% vs.56%）。该研究中13%患者不能完成左心耳隔离；再次手术的研究组中，37%患者被发现左心房-左心耳传导恢复。

为了评估左心耳隔离效果，术者需将环状标测电极放置在左心耳口部，可以用三维标测系统、腔内超声和（或）X线透视确认患者标测电极的位置。消融可以在窦性心律或心房颤动期间进行。由于有穿孔的危险，应注意不要在左心耳内部消融。应进行高输出起搏（如20mA，10ms）以降低左心耳隔离时出现膈神经损伤的风险。也可以尝试应用冷冻消融隔离左心耳。

然而，左心耳隔离可能存在一些潜在的风险，如心耳机械收缩功能减弱。最近研究发现，左心耳隔离后6%的患者发生脑卒中，更令人震惊的是，其余患者中有21%发现左心耳血栓，这些患者中，多数患者都正在接受正规抗凝治疗。鉴于左心耳隔离后左心耳血栓的高风险可能性，故谨慎地将其用于同意终身抗凝治疗的患者或同意进行左心耳封堵或者切除的患者。

基质消融治疗房颤的终点

肺静脉前庭电隔离作为主要消融策略，消除前庭电位及肺静脉电隔离为该术式的消融终点。线性消融终点为消融线的完全传导阻滞。CFAE消融的目标是清除所有CFAE和终止房颤。自主神经消融术终点是去除所有能诱发迷走神经反应的靶点。

从概念上而言，房颤的不可诱发似乎是消融终点。持续房颤肺静脉电隔离后如仍可诱发，可能提示存在维持房颤的心房基质存在，并且可以据此鉴别出需要附加基质改良的亚组患者。房颤终止和不可诱发可能提示能维持心律失常所必需的机制均得到有效消除。阵发性房颤患者消融时房颤终止后，使用高频刺激无法诱发，与房颤维持患者相比具有较好的临床获益。

在房颤的不可诱发的验证方法上，使用高剂量异丙肾上腺素（20μg/min）静脉滴注与心房快速起搏相比，对导管消融的临床有效性及终点判断上更为有效。在预测房颤复发中，异内肾上腺素相比心房快速起搏具有较高的特异性（97% vs.72%）和更高的诊断准确率（83% vs.64%）。持续性房颤直流电复律后再行心房起搏极易再次诱发房颤，因而对于持续性房颤通常不尝试反复诱发房颤。但持续性房颤患者若在消融过程中终止房颤，不可诱发与长期窦律维持相关，但在其他肺静脉电隔离和CFAE消融的研究中并没有发现这种相关性。

腺苷用于验证能否诱发，以及发现潜在的左房-肺静脉传导。超过10%的患者肺静脉前庭电隔离后使用腺苷可以暴露非肺静脉病灶。首次房颤消融患者，应用腺苷来识别左房-肺静脉再连接的实用性尚不明确，用其预测房颤复发概率的敏感性欠佳，若首次消融能清除潜在的传导，可视其为一个独立的房颤复发预测因素。一个总结六项研究的荟萃分析证实，常规腺苷试验可提高肺静脉电隔离的成功率。ADVICE研究（一项针对阵发性房颤的优效随机对照研究）拟验证如下假设，即在初次肺静脉隔离后20min静脉注射腺苷与较高的成功率相关。腺苷以12mg开始并滴定到至少一个P波被阻断或暂停3s。肺静脉传导恢复者被随机分为两组，研究组即额外消融组和不消融组。研究发现，额外消融组能够将复发性房性快速性心律失常的绝对风险降低27%。近期和更大的临床研究入组2113例阵发性、持续性和长程持续性房颤患者，依据每千克体重使用腺苷0.4mg，以随机的方式，进行额外消融或不消融，两组患者之间没有观察到显著的差异。基于该文献，2017年HRS/EHRA/ECAS/APHRS/SOLAECE房颤消融的专家共识声明建议，肺静脉隔离20min后给予腺苷"可以被考虑"（Ⅱb类）。

答疑解惑

　　肺静脉电隔离的相关问题已在第14章和第15章具体阐述。对某些消融策略，导航电极导管操作中的困难均提示电解剖图形结果的不准确性，原因在于标记点数量有限或患者术中移动。CT或心脏磁共振成像进行的术前图像采集可能有助于识别个体化心房和肺静脉解剖变异。相控阵心腔内超声心动图已被用于为肺静脉和左房提供精确的二维成像和三维重建。除了明确肺静脉解剖，心腔内超声还可以确定静脉口的导管位置。

　　线性消融进行基质改良过程中最大的挑战是难以形成连续的透壁损伤。潜在的原因是导管稳定性欠佳和能量输出不足。更换不同的导管或鞘管可能会有帮助。可调弯鞘管可以提供更好的导管稳定性；但是应当熟练操作以避免心肌穿孔。如果面对一条未完成的消融线，首先应该是重新仔细标测以发现传导漏点。对于二尖瓣峡部线，传导漏点最常出现在左下肺静脉口和二尖瓣环的心外膜附近。当消融导管在左心房消融导致心内膜电位传导延迟，而相邻的冠状窦内电极却未见传导延迟时，应高度怀疑心外膜传导漏点存在。此外，冠状窦导管的提前或碎裂电位也可能提示心外膜传导漏点。对于顶部线，最常见的传导漏点位置靠近上肺静脉。如果所有初始尝试失败，则可考虑更前的位置设置消融线。后壁隔离的患者进行二次消融时，消融线的任何位置都可发现漏点，但最常见于左心耳嵴部、顶部线和肺静脉附近。应用压力导管能够保证透壁性的损伤、完全性传导阻断，同时能够增加手术的安全性。

　　自主神经消融中的一个问题是高频刺激标测过程中患者不适感明显，除非患者接受深度镇静。先前的消融可能阻断刺激时能显示房室传导阻滞的外围位点之间的神经连接。前文中已经详细介绍可最小化这种影响的特别消融顺序。基质消融中遇到的问题及解决方法总结见表17.6。

表17.6 疑难解答

问题	原因	解决方案
线性消融		
导管操纵困难	心房增大，解剖识别困难	改变角度或使用导向鞘管
无法产生阻滞跨越消融线	非连续性病变及不典型病变间隙 消融前消融食管附近组织水肿	消融线仔细标测间隙，尤其是靠近肺静脉与左心耳嵴，建立与第一消融线平行的新消融线，心外膜消融（在CS二尖瓣峡部线） 建立与第一消融线平行的新消融线 重新引导消融线，监测食管温度、更换TEE探头在食管的位置、更换心腔内球囊或导向鞘管在心脏的位置
电位标测消融		
CFAE位点识别困难	组织接触性差，变电特性 弥漫广泛的CFAE位点	改变鞘管 平均分析超过5~10s窗口时，使用自动算法 线性消融与心房肺静脉隔离
心脏自主消融		
不能标测诱发迷走神经反射	首先消融中断神经互连Ganglia远离心内膜位点 患者对电刺激反应迟钝	在其他消融之前执行自主映射 标测心外膜位点 进行经验窦-肺静脉隔离

注：CFAE.复杂碎裂电位；CS.冠状静脉窦；TEE.经食管超声心动图

（江苏省人民医院　陈红武
宁夏回族自治区人民医院　席少静　译）

第18章

心房颤动消融机制：局灶激动与转子驱动

Sanjiv M. Narayan, Tina Baykaner, Chad Brodt, Junaid A. B. Zaman, Christopher A. B. Kowalewski, Miguel Rodrigo, Mohan N. Viswanathan, Paul J. Wang

关键点

标测
- 局灶性心房颤动驱动灶通常存在于特定的空间区域，这些区域会在定义的范围内随着时间而变化。
- 相似的心房颤动驱动已经在心房颤动人群标测图和其他临床标测方法中进行检测。
- 局灶性心房颤动来源不同于无组织激活的紊乱心房颤动。
- 最近的Meta分析表面心房颤动驱动灶的消融总体来说利大于弊。

消融靶点
- 转子房颤驱动。
- 局灶房颤驱动。

特殊设备
- 多极篮式电极导管。
- 分析房颤和标测记录的计算机软件。

困难来源
- 确保多极篮状电极能充分贴靠心房。
- 准确房颤标测。
- 房颤驱动灶坐标出消融靶点。

引言

在过去20年间，心房颤动（简称房颤）消融重点围绕消除肺静脉前庭附近的触发灶（可能会引发房颤）开展的治疗方法，得到了迅速的发展。虽然环肺静脉消融治疗了许多患者的房颤，但即使配合使用压力传感导管或低温冷冻消融来隔离肺静脉传导，这一术式的成功率仍然不高。最近的一项多中心研究证明，采用分级复杂的标测电图或对病灶线性广泛消融，并不能改进肺静脉隔离的效果。

对于房颤的局灶激动和转子驱动的相关研究越来越多，其机制早已在转化研究中被确定，并且在房颤患者中不断得到证实。局灶激动和转子驱动标测（FIRM）是应用最广泛的一种方法，它揭示了房颤的局灶激动和转子驱动，在最近的房颤人群光标测研究中，发现这两者可能会在空间上重叠驱动，相当于其他方法所描述的房颤驱动机制。房颤消融目前存在的几个重要的临床问题：第一，尽管在Meta分析证明房颤消融的总体结果是有前景的，但仍无法解释在不同的中心为什么结果是有差异的。第二，如何最优标测和消融房颤驱动灶并避免并发症或复发，仍缺乏实用的指导。第三，尚不清楚不同的房颤驱动灶定位方法是否会在同一患者中表现出相似或不同的特征。这一章节提供了一个实用的临床概况试图解决这些问题。

房颤治疗的可能机制：转子驱动、局灶激动和紊乱型

针对房颤的药物治疗、外科治疗和射频消融治疗已经进行了几十年，但对房颤发生机制的认识不足极大地限制了房颤射频消融的效果。早期的力学模型表明，房颤是由许多异位病灶非同步放电引起的，但最近的研究更多地支持了折返性机制。图18.1A显示了解剖障碍周围的经典折返，在前缘和后缘（头和尾）之间有完全可激发的间隙。在先导循环假说中，折返机制是由特定区域内的一个前向波维持的，并且不断地向心激活，反过来稳定了该前向波。无组织的房颤模型会引起间歇性的病灶或弯曲的前缘折返，意味着需要广泛的消融才能治疗房颤，从而大大降低了标测的重要性。

螺旋波折返首先在计算机模型中提出，然后在孤立的心室肌纤维中用光标测技术证实（图18.1C）。螺旋波围绕芯轴二维旋转，滚动波围绕"长丝"三维旋转（图18.1D），每个螺旋波的路径长度都比外围更短（图18.1E）。在中心，波前（图18.1E中的实线）侵入波尾，导致去极化电流减少，传导速度减慢（箭头）。传导减速使靠近中心的部位发生折返，波前/波尾相遇，传导速度降为零（白色信号，图18.1C）。因此，中心是不兴奋的，但仍可能被激发。这从根本上不同于先导电路的折返（在这种情况下，中心是兴奋的和不可激发的）。图18.1F描绘了计算机生成的螺旋波示意图。螺旋波和周围的功能性折返形成了一个"转子"。这一概念为房颤发生提供了一个或者多个触发点，是理论上的消融靶点。

光标册包括房颤人群在内的多个物种的离体心脏表面，发现转子会持续颤动（图18.2）。光标测是使用电压敏感染料的视频成像，通过结合相位、激活或其他信号处理方法，来产生高空间和时间分辨率的心房标测图。图18.2A描述了单点标测的快速不规则动作电位。

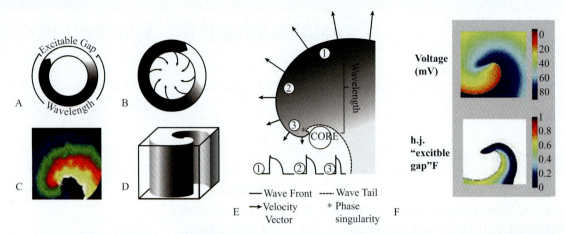

图 18.1 房颤折返概念的解释。A.围绕固定解剖障碍激动的折返示意图,波长(黑色)比绕障碍的路径长度短,这样激动波可以完全激动组织(白色是激动间期)。B.主环路折返的概念,当激动波波头传到功能不应区核心附近,临界值下的向心力不足以使核心复极,轻微呈现未激动并维持不应状态。C.螺旋波二维彩色标测图,像风车一样,围绕中心旋转。D.丝状发射的三维回旋波。E.螺旋波的电生理示意图:传导速率(箭头长度),折返波长(激动状态在空间上的扩展,从波头到波尾)和激动间期(从波尾到波头)向螺旋波中心衰减。在距中心的临界距离,波头波尾相遇,传导速率接近于零,形成相奇点(PS),由于接近奇点传导速率下降,激动波波头(实线)弯曲,当弯曲足够时,激动波绕圈前进(虚线),而不是向内,激动全部可激动组织,核心未激动。若该折返稳定,之后会成为转子。F.计算机模拟折返,上图模拟房颤时跨膜电压分布示意图,在奇点处(如转子)波头波尾融合生成一个可兴奋但未受刺激的组织核心。下图为折返过程钠电流失活示意图(经许可引自Pandit SV, Jalife J.Rotors and the dynamics of cardiac fibrillation.Circ Res.2013;112: 849-862.)

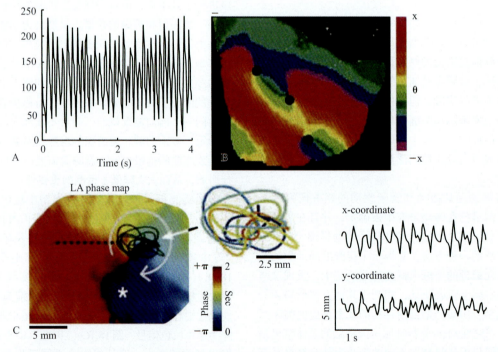

图 18.2 房颤来源处颤动传导的光标测示意图。A.颤动组织处的高分辨光学动作电位。B.兔子心室的颤动阶段标测示意图,转子相位角从红色到蓝色,所有彩色相的暗黑点为相奇点。C.离体绵羊心脏标测图,转子在房颤(AF)过程中弯曲并分离。左侧,左房相说明折返位于左房游离壁。插图是尖端(奇点)在时间和空间上的轨迹,右侧为x和y轴信号(经许可改编自Gray RA, Pertsov AM, Jalife J.Spatial and temporal organization during cardiac fibrillation. Nature.1998; 392: 75-78 and Zlochiver S, Yamazaki M, Kalifa J, Berenfeld O.Rotor meandering contributes to irregularity in electrograms during atrial fibrillation.Heart Rhythm.2008; 5: 846-854.)

图18.2B描述了在心房颤动时心脏表面的动作电位。以不同颜色代表相位(从除极到复极化),可以通过颜色光谱(从红色到蓝色)跟踪旋转。激活和复极化交汇的中间点,即可以追踪整个周期的点,被定义为相位奇点(PS),可能代表转子到核心。转子不是固定在障碍物周围,而是在有限的复杂轨道上前进(图18.2C)。因此,当转子与边界发生碰撞时,没有足够的弯度空间或通过其他机制旋转,颤动就可能终止。

在临床房颤消融过程中，直到最近的进展才一致显示了转子驱动机制。然而，Schuessler Cox等的早期工作显示，迷宫手术的部分目的是中断转子驱动。此外，房颤的局灶驱动来源一直得到观察支持，包括局部消融可终止持续性房颤、检测出局部高频电位（提示快速驱动），以及房颤中与无序波相矛盾的空间一致性激活向量。

历史上，人们认为房颤是由紊乱颤动波和相关的模型引起的，认为无序的电活动会产生颤动波。该模型不需要驱动区域，因此，仅通过限定临界区域，如广泛的消融或手术，就可以消除房颤。然而，在最近的临床试验中，限定心房区域的广泛消融对房颤的消除并没有改善。多项研究指出，无组织的房颤模型并不能通过这一学说得到解释，至少在一些患者中，确定识别的区域更容易解释现在持续性房颤的常规终止。因此我们需要建立更好的房颤来源标测模型，理清混乱的模型。

心律失常的研究中，螺旋波和转子这两个术语经常被交替使用，但是在这个领域中的术语是非常有争议的。转子这一术语通常适用于快速旋转活动的临界或特殊空间点，而螺旋波是指激活的曲线放射波峰。在临床上，转子活动，转子驱动，甚至折返来描述目前由多种方法标测现象同样有效。

房颤人群标测的理论基础：将基础理论应用于临床患者

房颤的机制争议已经愈演愈烈，直到最近人们才认识到不同的标测方法会产生不同的机制。对于有规则的节律（如心房扑动），不同的标测方法得到的结果基本一致。颤动波的一个特殊难题是电极探头可能捕捉到几个局部和远场的波。除了可识别波段之外几乎没有分离的手段，但该阶段属于不应期，然而，可识别波段的包含或排除与否会极大地改变人们对机制的认知。另一个难题是房颤内部的时空活动变化迅速，这对标测提出了挑战。

笔者所在实验室于21世纪初开始使用单相动作电位（MAP）显示复极及多极导管测量心房起搏和房颤间期的传导速度，并进行靶向消融。早期研究表明，房颤中的单极信号、双极信号和MAP信号差异很大，在双极电极记录中出现在实时区域的信号实际上可能是远场的，即它们位于MAP唯一指示的复极化区域范围。这可以解释为什么基于局部动作电位的房颤光学电图通常显示房颤的转子驱动灶，而传统的房颤激动图仅显示混乱的电位活动。

我们着手在电生理实验室中对接近生理的光标测图进行分析，根据MAP的复极化数据排除远场电位。然后分析传导速度，并通过针对特定患者的靶向消融机制进行验证。

比较不同房颤建模标测的特点

很少有研究比较同一患者不同建模标测方法的数据差异。笔者发起了一个国际注册中心（NCT02997254），来比较消融终止持续性房颤的患者标测方法差异，这一结果将会在线发表。图18.3表面一名65岁持续性房颤男性患者转为窦性心律（图18.3A，图18.3B）。图18.3C中，传统方法的房颤标测仅显示部分转子和瞬时转子（如图所示），这并不能解释终止点的情况。图18.3D中，独立的房颤标测方法显示了该位置一致的转子部位，并由FIRM电图（图18.3E）进一步证实［显示了灰度激动图和相位异常点（红色）］。后两种方法都说明了房颤终止情况。一项研究报告指出，房颤终止位点按相位和激动加相位（FIRM）显示了房颤转子驱动程序，而这些位点在传统电标测图中没有显示。在直接可视化心房的初步研究中，房颤患者同时使用FIRM和光标册技术双重识别。

通过消融终止持续性房颤并不等同于消除房颤驱动灶，因此，这种方法具有一定的局限性。此外，很少有在肺静脉隔离前通过消融几平方厘米的组织来终止持续性房颤的方法，除了消融局部组织房颤终止外，很少有急性的消融靶点。然而，尽管最终目标是达到长期的房颤消除，但受到包括其他病灶集（包括PVI，驱动灶恢复，疾病进展和其他因素）的影响，它们对于评估终止房颤驱动电图的准确性并不理想。此外，这种比较标测图的方法消除了房颤患者人群和记录电极的从绿色到红色的比较，专注于标测图的绘制方法/算法，可以将消融反应引入比较范围。

总之，不同的房颤模型标测方法具有不同的机制，Rudy等建议激活加相位标测最适合于心电图成像（ECGI），这是FIRM心内膜标测的使用方法。需要进一步比较标测图，尤其是比较那些相同患者数据的集中研究方法。

局灶驱动和转子驱动标测导向消融的临床疗效

目前已有多项关于房颤驱动灶消融结果的研究。表18.1列出了由17个不同人群中1258名患者组成的房颤驱动导向消融研究的结果。FIRM是应用最广泛的技术（14/17项研究），多中心随机试验正在进行中。与大多数新方法一样，虽然起初的报道让人充满期待，但最近的一些报道令人失望。然而，在一项对整个人群的系统回顾中，68%的患者有持续性房颤，其中单次复律来自房颤组和房颤/所有房性心律失常组分别占73%和61%。小型研究表明，与低环肺静脉隔离成功率相关的并发症患者，如阻塞性睡眠呼吸暂停和肥胖，可能更多来源于肺静脉，而这些来源可能通过FIRM标测定位。

总的来说，表18.1中房颤标测方法的结果有许多相

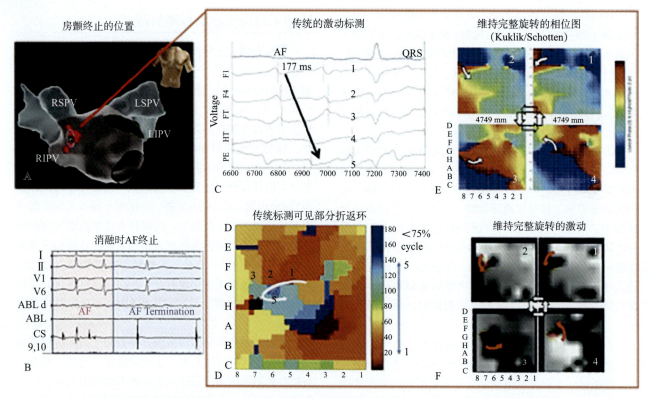

图18.3 同一患者不同的房颤标测方法比较，使用消融来终止持续性房颤。一位65岁的男性患者，在肺静脉隔离（B）前在右上肺静脉隆突附近进行局部消融（A）可终止持续性房颤，转为窦性心律。传统的激动图仅显示部分旋转（75%的周期，橙色到浅蓝色）（C、D），这可能无法解释消融在该区域终止房颤的原因。值得注意的是，通过独立方法绘制的相位图（E）和激动加相位图（F）（确定；灰度激活，红色相位）均显示消融终止房颤部位的持续旋转。通过MAP（F）对消融部位进行前瞻性识别

［改编自Alhusseini M，Vidmar D，Meckler GL，et al.Two independent mapping techniques identify rotational activity patterns at sites of local termination during persistent atrial fibrillation.J Cardiovasc Electrophys.2017；28（6）：615-622；Zaman JAB，Baykaner T，Swarup V，et al.Recurrent post ablation paroxysmal atrial fibrillation shares substrates with persistent atrial fibrillation：an 11 center study.JACC：Clinical Electrophysiology.2017；3：393-402.］

似之处。FIRM的研究特别显示了2～4个双心房房颤驱动灶。ECGI显示了3～5个，而其他由Lin等提出的技术则显示了2～3个。当进行双房标测时，约2/3的房颤驱动位于左心房，1/3位于右心房。这种分布可以解释消融的结果，不同的病灶靶点可能会巧合地集中，并且有助于增加左心房（LA）消融的成功率（70%）（因为30%的房颤驱动灶位于右心房）。

在多组临床研究中，房颤驱动灶出现在不同的位置，其中25%～40%在肺静脉附近，25%～40%在左心房，25%～40%在右心房，25%～50%在右心耳（图18.4，表18.2）。体表标测心电图成像显示房颤驱动的分布相似，但在较大的区域，表明可能心脏在向躯干投射时显示出更大弥散。在多项研究中，右心房驱动主要发生在右心耳游离壁、右心耳后外侧，很少靠近上腔静脉（SVC）或腔静脉窦峡部（图18.4）。房颤驱动灶在持续性而非阵发性房颤患者中分布较多且更为广泛。Lin等的颤动波相似标测方法显示房颤驱动灶较少，这可能反映出肺静脉隔离或点对点技术的标测，并可能发现较少的空间进度/曲度位点。

房颤转子/局灶驱动位点与复杂的心房碎裂电位（CFAE）相比较，房颤驱动位点区域小于CFAE所覆盖的区域。然而，房颤驱动灶与CFAE之间的一致性在不同的研究中有所不同，这可能反映了对CFAE电位标测的不同或方法之间的差异。FIRM表示位点没有显示特定的CFAE等级或电压标测，即在某些房颤驱动点出现了CFAE电位，但在其他部位也很普遍。相反，ECGI标定的位点与CFAE相关；Lin等标测的相似心电形态位点随着时间推移逐渐被非重复模式包围，然而Seitz等的标测驱动研究提出了一种新方法，通过时空离散指数而不是CFAE电位来标测房颤驱动灶。目前，房颤驱动灶的腔内电图标测是现在研究的热点。

实用方法：建立局灶激动图和转子标测图

表18.2概述了FIRM标测和消融的一般考虑因素。该操作需要在传统消融过程可能无法获得的技术，包括评估合适的心房多极篮状标测电极覆盖、精确标测复杂的房颤驱动灶，以提供消融指导。我们估计每名术者需要重复20例才能达到熟练程度。

表18.1 心房颤动驱动消融结果研究总结

一作	年份	类型	杂志	方法	队列	随访时间	无房颤复发	无房颤/房性心动过速复发
Narayan	2012	Manuscript	JACC	FIRM + PVI	107	9个月	82%	71%
Haïssaguerre	2014	Manuscript	Circulation	ECGI + PVI	111	—	80%	64%
Knecht	2017	Manuscript	Europace	ECGI + PVI	118	12个月	77%	74%
Prystowsky	2015	Abstract	—	FIRM + PVI	125	—	—	65%
Tomassoni	2015	Manuscript	JICRM	FIRM + PVI	80	16个月	95%	75%
Rashid	2015	Manuscript	JICRM	FIRM + PVI	56	8个月	82%	79%
Sommer	2015	Manuscript	JCE	FIRM + PVI	20	—	85%	80%
Spitzer	2016	Manuscript	JCE	FIRM + PVI	58	12个月	72%	69%
Lin	2016	Manuscript	JACC EP	Other + PVI	34	—	82%	71%
Natale	2016	Abstract	Heart Rhythm	FIRM + PVI	84	12个月	—	52%
Buch	2016	Manuscript	Heart Rhythm	FIRM + PVI	43	18个月	37%	21%
Steinberg	2017	Manuscript	Heart Rhythm	FIRM + PVI	47	19个月	23%	16%
Tilz	2017	Manuscript	JCE	FIRM + PVI	25	13个月	72%	52%
Miller	2017	Manuscript	JACC	FIRM + PVI	170	15个月	83%	70%
Balouch	2017	Manuscript	Clin Card	FIRM + PVI	27	12个月	54%	39%
Hummel	2017	Abstract	—	FIRM + PVI	22	26个月	73%	—
Wilber	2017	Abstract	—	FIRM + PVI	131	—	—	77%
总结					1258		73%	61%

注：ECGI.心电图成像；PVI.肺静脉隔离

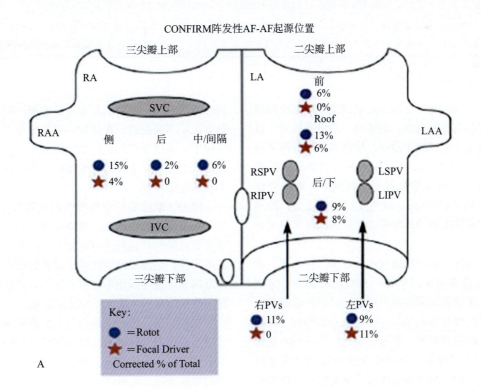

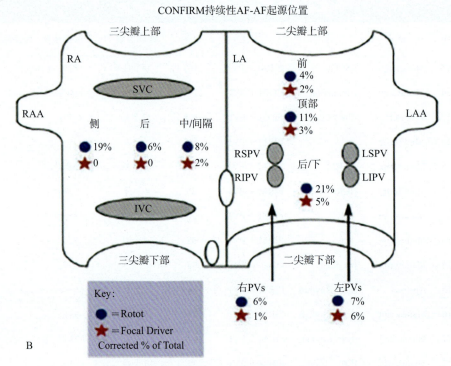

图18.4 CONFIRM试验中患者病灶和转子的位置

表18.2 比较局灶性消融和转子标测指导的消融	
总体	篮状电极标测覆盖（如果需要，使用多个位置）和仔细的建模标测是房颤驱动器消融的基石。转子和震源区域在空间上是稳定的，但在映射过程中可能会波动。病灶位于 $2\sim 3cm^2$ 的区域（ $1.5cm\times 1.5cm$ ）。固定的位置介于两者之间，即通常由物理电极设定。考虑到每个消融病灶的大小（>7 mm），在电极之间固定驱动核心比定义精确的坐标更为重要。最佳的导管贴靠和消融参数是关键
右房起源	在1/3的患者中观察到阵发性和持续性房颤（图18.4）。右心房来源，如果存在，通常比左心房少。没有固定的位置，包括游离壁（此处应该测试膈肌捕捉）、隔膜和其他部位。很少发生在上腔静脉或腔静脉窦峡部
左房起源	几乎在所有患者中观察到，但可能不存在，特别是在重复消融病例中。典型的多发性（平均2～3例），晚期疾病（阵发性长时间持续性房颤）患者人数较多。没有典型的位置，40%～50%的位置被典型的大面积肺静脉消融所覆盖

多极篮状三维标测导管用于记录自发性房颤或起搏诱发的房颤双心房接触电图。最近的一项研究证实，篮状电极足以覆盖一个房颤驱动灶，尽管当空间分辨率降低时精确度有所下降。Rensma和Allessie计算研究的组织波长研究表明，在房颤人群光学标测中，电极分离约1cm，驱动器尺寸约1cm，这也支持了该观点，即当前的多极篮状标测电极为房颤驱动灶标测提供了有用的信息。

多极篮状标测电极依次放置在右心房、左心房，通过标准电极导管覆盖超过80%～90%的心房，未完全覆盖的篮状电极放置（非接触）可能会导致房颤驱动灶遗漏，且篮状电极导管必须与左心房尺寸相吻合。右心房接触较充分的篮状电极。在左心房，尺寸过小的篮状电极可能漂浮不易贴靠，从而产生的电图信号质量很差，而尺寸过大的篮状电极放置在合适的位置。理想状态下，更多的偏前房间隔穿刺将篮状电极向后定位，而偏后的房间隔穿刺会引起通过二尖瓣环时部分脱垂，这种方法是不理想的。在透视、心腔内超声心动图或术前显像中，通过导管间距测量房间隔至左心耳及左侧肺静脉嵴部的距离来选择篮状电极的大小，以避免偏大或偏小篮状电极导管。

图18.5概述篮状电极导管的放置技术。在右心房，导管在上腔静脉中出鞘，缓慢地进入右心房。采用轻微顺时针或逆时针扭转进行放置最佳位置。如果有右心房起搏导线，则需要特别注意，旋转篮状电极，使导丝跨越起搏器电极导线而不要将它移位，并且通常从下腔静脉向前推进而不是从上腔静脉拉下来。

在左心房，篮状电极在左上肺静脉中出鞘，并缓慢后退至心房内。轻微顺时针或逆时针扭转可能有助于实现最佳电极位置的放置，即最大限度的心内膜接触及最少的导线通过二尖瓣口。

重要的是，综合心房覆盖可能不在单一电极位点。

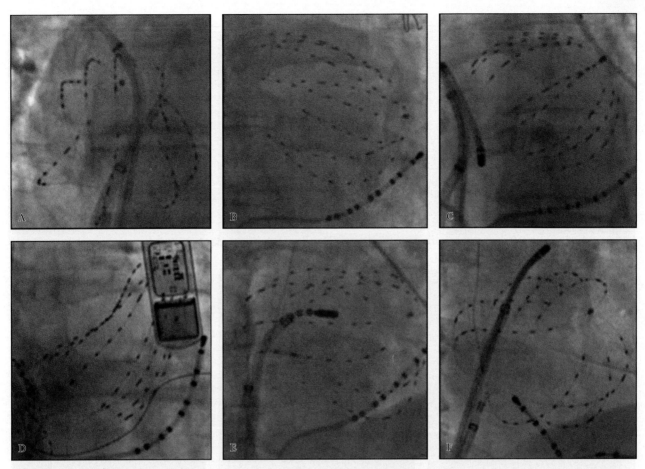

图18.5 篮状电极导管的放置。A.右心房内，鞘和篮状电极先到上腔静脉，缩回鞘，需要轻微转动使篮状导管最大程度扩张，在心内膜上附着，最好仅有0～1条穿过三尖瓣环。B.左心房内，鞘和篮状电极先到左上肺静脉，撤回鞘。需要轻微转动使篮状导管最大程度扩张并完全位于肺静脉外。理想情况是仅有0～1条穿过二尖瓣环。C.假定一个尺寸较小的篮状导管，其全部的球囊形状无任何变形，说明其在心内膜接触有限，腔内电图有助于评价心内膜接触情况。D.尺寸较大的篮状导管最常见，篮状导管不能扩张，继而发生远端电极在肺静脉窦内受限，近端电极因碰到房间隔使导管撤回受限。E.篮状电极撤回至左上肺静脉口部导致条样电极束垂至左心室，即使左房壁的接触电极仍大于56个。F.篮状电极导管采样过密区域，此例中，左房顶部采样密度更高，可观测到转子，牺牲左房，其前后壁采样密度较低，此处未能预先确认转子，如果未能确认房颤来源，有必要系统的重新确定标测采样取样

在重新定位后重复标测，对先前覆盖不佳的区域进行采样，可能有助于发现遗漏的房颤驱动灶。导管定位、大小及目标靶区域取样的示例见图18.5。

一旦记录到导管放置就位，房颤电图就会在几个1min的时间段内被记录，持续5～10min，并且输出几乎实时的分析数据。来自电标测系统的定位信号在记录时关闭。信号通常记录在未过滤（0.05～250Hz或0.05～500Hz）单极配置（参考威尔逊中央终端），一个接地贴片放在患者的下肢，或一个导管放在上腔静脉。信号输出用于同步实时分析。

计算机分析使用基于组织生理学的描述算法（持续性和阵发性房颤的复极和传导动力学）来创建心律失常（房颤）的实时动画。导管上的一些三维激活转化为二维从而显示成FIRM动画，没有转子和解剖模型。这一转换是通过选择一条篮状电极导线完成的，其中心房壁被任意切割并打开以供显示。图18.6A描绘了三帧

连续的房颤FIRM动画，其长度为100～160ms，分别显示了一个螺旋波和局灶激动。在一个过程中，通常每个时期有约25个连续的周期（4s）会被记录和分析。图18.7显示总结了这些动画的等时快照。转子驱动灶（螺旋波）或房颤来源的诊断采用表18.3中的标准，只有在未定区域超过1min或更长的情况才能被诊断，只有在小于$2cm^2$的区域内量化的微小移动才能被诊断（表18-4）。这一标准消除了短暂、部分或迁移的转子。

实用方法2：消融局灶激动和转子标测——已被识别的房颤驱动程序

消融房颤驱动灶的基本方法是消除移动区的激活组织。如果右心房和左心房按这个顺序标测，那么消融通常遵循这个顺序，但是这个顺序是可以改变的。

每个驱动灶的转子核心或局灶起搏区域相对于其在动画和多级导管上的最接近的电位被标记。图18.3和

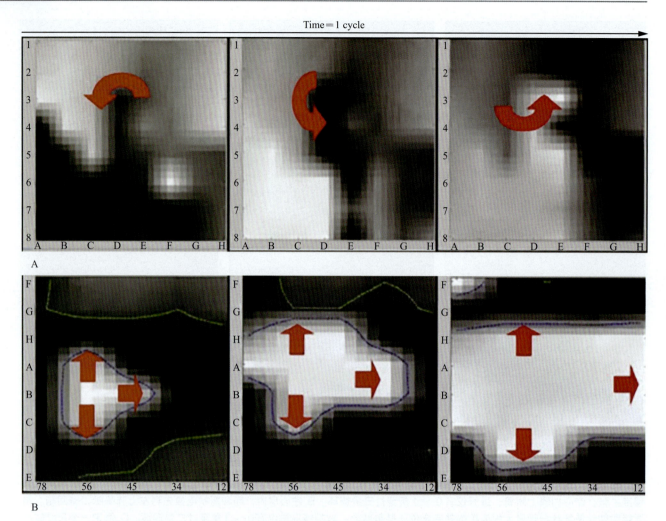

图 18.6 局灶激动和转子（FIRM）影像里的房颤来源。FIRM 影像上的连续三帧快照说明：A.电极 D3～D4 处有逆时针房颤转子；B.近 B5～B6 电极处有房颤局灶激动来源，每一次房颤来源在空间可重复区域维持数十分钟，直到 FIRM 靶点消融将其消除

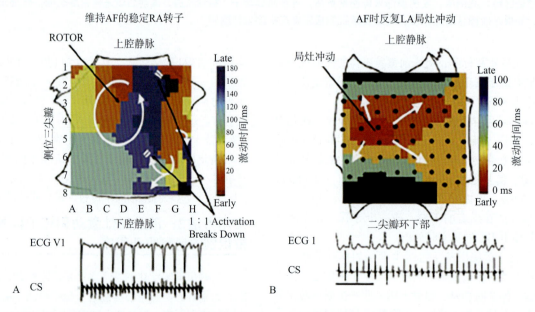

图 18.7 等时局灶激动及转子快照总结的房颤标测图影像。A.右侧房颤转子（与图 18.5A 为同一例）位于 D3～D4（周期之间），消融不足 1min 即消除。B.左侧房颤来源（与图 18.55B 为同一例）位于 B5～B6（周期之间），通过消融消除。CS.冠状窦；ECG.心电图；LA.左心房

图 18.8F 显示了房颤标测识别的驱动程序是如何被转换为电解剖上的物理电极投影。这在原则上更直观，但应该避免将篮状电极投射到心房壁的错误区域。我们确保用篮状电极观察心房壁，以避免误差，这将导致在心房壁上标记错误的区域。在对房颤患者的详细分析中，转子位于 2～3cm^2 的区域，因此，消融靶区域通常是一个 1～2cm^2 的区域，该区域由支撑它的电极所包围。

表 18.3　诊断标准	
转子驱动的房颤	一种具有快速旋转的核或相位异质性，在内部外围发散出无组织的波。驱动器可以进动（蜿蜒），但是应该在 1～2cm^2 的区域内停留约 1min 或更长时间，并伴有时间波动
局灶驱动房颤	一个快速激活的原点，在腔室驱动器的外围发出杂乱的波，可能前进（弯曲），但应保持在 1～2cm^2 的区域内 1min 或更长的时间波动
无序纤维化后的心房电活动	缺乏有规律的转子机制或局灶机制

表 18.4　目标靶点
转子驱动的房颤
局灶驱动房颤

消融终点是在消融后标测上消除驱动灶。盐水灌注和非盐水灌注的导管射频消融和冷冻消融都证明了 FIRM 引导消融的成功。经典消融方法是使用射频（RF）连续 30s 消融病灶，在前进区域移动导管。每个驱动灶需要 5～10min 的消融，局部电图的减弱和未能在消融靶区内用高输出起搏捕获有助于确保目标区域的完全消融。如果房颤在消融期间终止，则尝试重新启动房颤以进行映射。如果在消融过程中房颤不终止，重复 FIRM 标测有时会发现驱动灶位置有轻微的变化。额外的房颤驱动灶在优势驱动灶被消除后有时会被更清晰地重复标测。在区域标测覆盖较差的区域，可能需要重新定位。

如果房颤驱动灶消融导致房性心动过速，这种心律失常通常作为程序的一部分被消融。初步研究表明，消融房颤驱动灶可能会锚定激活的局部微折返性房性心动过速，这可能引起附近的原始驱动，以及其他的心动过速。是否将最初的房颤驱动灶消融扩展到邻近的结构，以减少或促进这种心律失常，如在病灶恢复时留下一个间隙，这是当前的研究领域。

篮状电极标测的安全轮廓及 FIRM 引导的消融表现出优越性，没有报道的血栓栓塞或穿孔病例。消融安全性与传统的房颤消融相似，可能的并发症常见部位有食管、膈神经附近，应常规筛查。

房颤驱动因素研究结果异质性

在 FIRM 导向下消融结果的变化可能反映小样本、晚期房颤患者，或程序性技术。

在一次系统回顾中，在 827 例患者中，单次手术不发生心律失常的概率增加至 71%（CI，68%～74%），其中仅包括 50 名以上患者（即平均每名操作人员 10 例）的研究。然而，患者的选择和晚期房颤可能不能解释结果的异质性。在表 18.1 中，Sommer、Indiricks、Miller 等报道 70%～80% 的成功率是在队列中通过 FIRM 引导的消融，包括许多手术失败的具有挑战性的患者，以及长期持续性房颤的患者。相反，由 Buch、Shivkumar、Steinberg 等进行的研究，报道了仅 16%～21% 的成功率。这些研究还包括了大量阵发性房颤的患者，其中也进行环肺静脉隔离处理。因此，这些不良结果的原因比困难患者本身更有可能反应技术因素和（或）每个操作者的操作病例偏少。

房颤驱动消融的故障排除：最佳电极位

多极篮状导管提供使用的覆盖触点标测，避免了快速变化的房颤激活的点对点标测的难题，但需要一些最佳放置位置和（或）重新定位的经验，而且显然还有技术改进的余地。几家制造商正在推出新的篮状电极设计。

图 18.8 显示了报道的房颤驱动灶消融案例中，当前电极的最佳和次优放置位置。表 18.5 列出了电极定位的故障排除提示。从心腔内超声心动图或计算机摄影中根据心房大小选择合适的电极大小是非常重要的。完美的电极——心房大小匹配（在 5mm 内）是不可能的，通常是选择偏小而不是偏大的电极。一个偏大的电极可能会像以前的一些报道（图 18.8C）中那样，未能识别，进入左心室，并且可以用以解释不理想的标测。轻微的缩小可以让电极被轻轻地推开，以次优化接触，然后依次移动。

考虑到患者之间心房形状的变化，特别是在较大的心房，笔者建议按顺序移动电极，以确保最佳覆盖范围。图 18.8A 显示了一个左心房电极的位置，该位置不与心房壁接触，其证明是电极保持球形。在同一患者中，图 18.8B 显示了两个连续记录周期（通常为 2min）的两个位置，覆盖了大部分心房并且显示出条样变形（变扁），这就是良好的接触。图 18.8C 在一份已发表的报道中显示了欠理想的电极定位和左心室脱垂，而图 18.8D 显示了一个成功的篮状电极定位。

房颤驱动消融的疑难解答：解读房颤标测

临床房颤的空间标测是最近引进的一项技术工具，他们的解释具有挑战性——特别是在晚期房颤患者中。表 18.5 列出了解释房颤标测的故障排除技巧。对于

不甚理想的篮状电极标测　　　　理想的小篮状电极标测

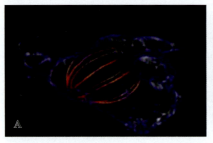 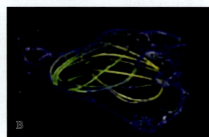

网篮脱垂入左室　　　　　　　好的网篮位置

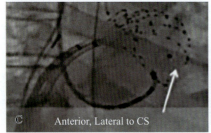 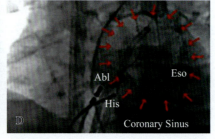

不甚理想的消融　　　　　　　密集性消融

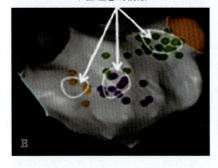 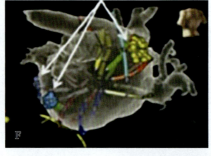

图18.8　房颤放置篮状标测电极的优缺点：A.左房标测中不甚理想；B.多极蓝状电极，大心房的一种选择方法；C.应用多极篮状标测，与左心室脱垂一致——锥形，冠状窦前外侧，心室电图；D.良好的篮状电极放置覆盖在心房；E电位分布稀疏区；F电位分布致密区取得进展

FIRM标测，自动化工具可以极大地帮助这个过程。

如果标测很难记录（表18.5），第一步是分析导出的1min内的附加时间点。这可以在几十秒内完成。如果标测记录效果仍然差，应移动电极，改善接触位置并重新标测。在具有挑战性的动画中，我们首先以高速（如6×）的速度播放房颤转子激活，通常在标测的每个象限内激活转子或局部。然后缓缓播放（即1×），以定义感兴趣象限内的潜在转子或局部活动。如果一个局灶驱动程序被激活，那么反向播放动画，可以看到激活崩溃回到先前位点，也是有帮助的。有学者建议用低剂量的伊布利特（如0.2mg）来组织标测，但还没有得到系统性研究。

我们还可以看到其他的情况，一种情况是当激动波出现在屏幕外，即从右心房图上方发出。在这种情况下，向上移动电极和重新标测。从外侧或间隔到左心房标测，可以将电极移动到一个更外侧或偏间隔的位置，和（或）探测肺静脉区域和左心耳。电极重新定位，以改善这些区域的标测，而损失以前良好的标测区域，可能有助于确定一个驱动灶来源点。如果对这些结构中的远端部位有怀疑，则采用标测技术消融可以取得丰硕成果。另一种情况是，完全相同的位置在一次标测中是局

表18.5　机制难题	
篮状电极导管的规格和位置	根据左心房而不是右心房大小选择篮。根据测量跨隔交叉口到库马丁岭的距离来选择篮。选择一个更前的经间隔穿刺，将篮向后推进到左心房。如果有疑问，请缩小篮而不是加大篮
标测图（FIRM）中无法识别局灶或转子驱动灶	评估合适的篮式导管尺寸和位置（参见图18.5，图18.8）。通过导管对射使信号保真度最大化；确保足够的滤波和单极参考。选择新纪元内的另一个时间片，因为房颤驱动器可能波动，然后在同一位置重新出现。或者，收集另一个纪元。先快速播放电影，以定位旋转或焦点活动的一般区域，然后减慢电影的播放速度。对于焦点源，反向播放电影以显示激活折叠到原点。考虑映射区域之外的源。评估欠采样区域，调整篮位置，然后重新标测。选择另一条曲线以"剪切并打开"
即使消融也无法消除转子或震源	通过缺乏高输出起搏捕捉，确保靶点充分消融。如果需要，考虑到标准的安全因素，如靠近食管或膈神经，使用额外的消融。重复标测地图。随着其他来源的消除，来源可能会变得更清楚。评估欠采样区域，调整篮位置，然后重新标测。考虑映射区域之外的病灶

部病灶，而在另一次标测中是转子，这可能代表在后一次标测上的瞬态电极脱落（或潜在的转子驱动灶跨壁移动）。在这个地方消融往往是有效的。更符合要求的不同尺寸（和形状）的电极导管可以减少这些问题。

在目前使用中，自动化工具可以帮助记录房颤驱动灶标测。图18.9显示了两例房颤驱动灶消融在环肺静脉隔离之前终止持续性房颤。图18.9A和图18.9B表示一个清晰的房颤驱动灶，由房颤激动动画和所有回顾性系统识别，并由自动化工具（转子激活轮廓、RAP）证实。RAP通过量化激活时间、转子活动及相位奇点来确定FIRM标测中转子活动的位置，并在这种情况下被临床应用于前瞻性消融和终止房颤。值得注意的是，独立的回顾系统可能会错失房颤驱动位点（甚至有些是在过程中前瞻性识别出来）。图18.9C指出了一个更困难的房颤驱动灶标测，对此回顾系统显示并不一致。在图18.9D中，自动化工具（RAP）确定了终止的位点（在预消融期间），在4个回顾系统中只有2个被检测到。

记录房颤驱动灶标测的差异可能导致消融结果的变化，迫切需要改善所有方法的房颤标测和驱动因素的客观指数。虽然70%～80%的观察者之间的协议似乎是合理的，但这意味着记录器可能忽视20%～30%的潜在可识别点。在表18.1中，成功率最低的两项研究是在转子识别自动化工具之前就进行的，而操作者的经验在这些事件中也是需要注意的。笔者估计每个操作者需要20个病例才能通过学习曲线来进行房颤驱动灶的标测。

问题分析解决：房颤标测中的消融指导在驱动消融中的应用

成功的消融必须完全消除房颤驱动灶，不同的消融策略可以部分解释表18.1中研究结果的差异。

不完全的房颤驱动灶消融可能解释了较低的成功率。图18.8E显示了由Gianni等报道的30例连续非随机化患者的病灶，这些病例包括在OASIS试验中（持续性和长期持续性房颤的不同消融策略的结果）。驱动灶部位分布稀疏，不能有效消除房颤驱动灶。图18.8F显示了Sommer，Hindricks等的报道中的致密消融病灶，有助于他们在挑选患者方面取得良好的结果。

不完全消除的驱动灶可能会形成消融后复发的房颤或房性心动过速。因此对整个驱动灶的消融至关重要，尽管理论上还没有确定房颤驱动灶消融的范围。是否充分消融核心区或是否应该将其扩展到非传导边界仍有争议。较少的病灶不足以消除房颤驱动因素，但过多的病灶可能会增加病灶的恢复、间隙和复发机会。总之，房颤驱动灶消融不会在提高并发症的发生率方面超过单独环肺静脉隔离，并且心律失常似乎并不常见（表18.1）。

当前FIRM引导的消融终点是消除转子或局灶激动的

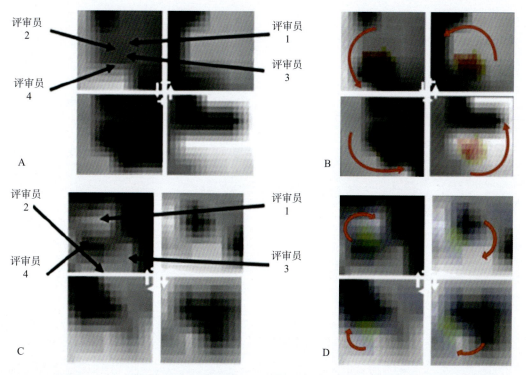

图18.9 改进心房颤动（AF）图解释的自动化工具。两种情况（AB，CD）表示通过激活加相位映射［图18.3中的焦点脉冲和转子映射（确定），方法（AF）］前瞻性引导永久性AF终止的映射。A，AF图由四名评审员解释，他们对AF终止的位置视而不见，也没有自动识别旋转的工具（旋转活动曲线［RAP］）。评论者同意顺时针旋转的区域。B，相同的地图显示了自动工具RAP来识别旋转，这在本案中用于预期终止AF。RAP确认了由审查人员确定的地点。在第二种情况下（C）在盲法分析中，审查者不同意旋转或焦点激活的位置。D，自动化RAP工具显示2/4的检阅者错过了AF驱动程序

重新标测，这在大多数患者中是可以实现的。即使房颤终止，也应该在可能的情况下重新诱发房颤并再次标测，以确保驱动灶已经被消除。因此，房颤终止不是终点。房颤终止或未终止的意义并不清楚。未终止房颤可能是残余房颤驱动灶、颤动波延迟衰减或其他机制所致。

公开的支持：这项工作得到了美国国立卫生研究院对Narayan博士的赞助（HL 83359, HL103800）。Baykaner博士得到了来自心脏节律协会的Mark josephson/Hein Wellens奖学金的支持。Zaman博士得到了Fulbright基金会奖和英国心脏基金会的赞助。Narayan博士是加州大学执政者拥有的知识产权一书合著人，并获得了Topera公司的许可，持有Topera的股权。Narayan博士报道说，咨询费用和酬金来自美国心脏病学会、Abbott和Uptodate。Viswanathan博士报道了Medtroni和St.Jude医学为临床研究提供的研究资金。王博士报道了Janssen、St.Jude Medical、Amgen的酬金/咨询收入；Biosense、Webster、波士顿科学、Medtronic、St.Jude Medical的研究金支持；Medtronic、Siemens、HearoFocus、ARCA的临床研究；Vytronus的股票权。Baykaner博士、Rodrigo博士及Kowalewski博士的报道没有冲突。

结论

越来越多的证据表明，房颤是由转子驱动和局灶驱动来维持的，类似于动物模型中长期以来在房颤驱动灶标测中描述的，并且消融这些区域可能会改善肺静脉隔离的结果。虽然房颤驱动过程的基础和转化科学已经成熟，但仍需要更多的研究来解释针对个别患者房颤类型标测的技术差异。临床上，多中心随机试验仍在进行中，对1000多名患者进行的房颤驱动灶消融的多项中期研究大多显示出良好的效果。少数有前景的结果没有得到充分解释，但可能反映出一种学习曲线，特别是反映了最佳电极位置的放置、房颤驱动灶标测解释和基于标测指导的消融新技能。这些要素中的每一个都是技术创新和临床研究的主题。总之，房颤驱动灶的标测和消融是一个迅速发展的领域，科学技术的不断发展和程序的改进，为改善针对复杂心律失常的患者量身定做的消融方案提供了强大的理论基础。

（上海交通大学医学院附属胸科医院　秦　牧
　　郑州大学第一附属医院　陶海龙　译）

第 19 章

持续性和长程持续性心房颤动的消融

Jay A. Montgomery, Gregory F. Michaud

关键点

- 持续性和长程持续性心房颤动（AF）的消融是一种潜在的复杂手术，成功率低于阵发性心房颤动消融。
- 肺静脉隔离仍然是每个心房颤动人群中消融的基石，其中前庭隔离的效果优于窦口消融。进一步的额外消融有多种形式。
- 目前，我们倾向于在持续性和长期持续性心房颤动人群中进行后壁隔离，需要特别注意低电压区域和非肺静脉触发灶的标测。
- 心房颤动复发的术前预测因素包括确诊持续性心房颤动后持续时间更长、持续性心房颤动超过1年、APPLE评分升高和延迟增强磁共振成像显示纤维化。

引言

心房颤动（下文简称房颤）是一种日益严重的健康流行病，全世界患病人数超过3300万人。仅在美国，预计2050年患病人数将超过1200万。在房颤患者中，房颤的表现差异很大。大多数房颤患者最初表现为阵发性房颤（目前定义为在7d或更短时间内终止，无论是自发的还是通过干预）（表19.1）。如果房颤持续超过7d，则定义为持续性房颤，如果房颤持续超过1年，则定义为长期持续性房颤。在持续性房颤组中，早期持续性房颤现在定义为持续不到3个月。加拿大一份广泛采用导管消融治疗房颤之前的注册登记表显示，最初诊断为阵发性房颤之后，第1、5和10年内分别有8.6%，24.3%，36.3%的患者将进展为持续性房颤。

不难想象，临床医师对房颤的临床分型与更客观的植入性设备记录数据可能不一致，并且诸如心力衰竭或结构性心脏病等临床因素都可能在医师对患者治疗选择的评估中发挥作用。此外，就房颤负荷而言，每个组

	表19.1 房颤消融要点
诊断标准	• 阵发性房颤（PAF）是指在发病后7d内自发或通过干预可终止的房颤（AF） • 持续性AF是持续>7d的AF • 早期持续性AF是持续>7d但<3个月的AF • 长程持续AF是持续AF>12个月
消融靶点	• 所有AF消融应包括完全肺静脉隔离（PVI） • 未行消融的持续性AF患者生存率比PVI后阵发性AF患者差 • 进一步的消融可能包括非肺静脉（PV）触发灶的消融，左房后壁消融/隔离，左心耳电隔离或切除，顶部线或二尖瓣峡部线，下腔三尖瓣峡部线，碎裂电位（CFAE）的消融，纤维化的标测和消融，神经节丛的标测和消融，以及转子驱动的标测和消融
特殊设备	• 强烈推荐电解剖标测（EAM） • 心腔内超声心动图、接触力传感导管、高频通气全身麻醉和可调弯鞘均可用于实现持久损伤 • 多极标测导管可帮助确定非PV触发源
困难来源	• 实现持久PVI仍然具有挑战性，对于实现持续和长程持续性AF患者的无心律失常存活期可能是必要的，但还不够 • 接触力和阻抗监测，腺苷激发，实现消融线阻滞，保持连续线性消融可能有助于实现持久损伤 • 在大多数患者中，通过短持续时间、低功率、低流量的灌注设定来限制食管温度，可以有效且安全地实现左房后壁消融和隔离
预后的预测因素	• 持续房颤诊断的时间越长，持续房颤的时间越长，预后越差 • APPLE评分［年龄>65岁，持续性房颤，估算肾小球滤过率<60ml/(min·1.73m^2)，左房直径≥43 mm，左室射血分数<50%各计1分］预测消融后房颤复发，与得分为0相比，得分为1、2或≥3的房颤复发的比值比为1.73、2.79和4.70（多次消融的相关预测能力） • 延迟增强磁共振成像（DE-MRI）显示左房纤维化负荷与消融后复发之间的线性相关，左房纤维化<10%、≥10~<20%、20~<30%和≥30%，其复发率分别为15%、36%、46%和69%

之间存在显著的异质性，在临床其中一组患者被分配到365d的监测期间没有房颤或持续性房颤。

虽然一些患者可能由于遗传因素导致心房不应期缩短、异位病灶或异常肺静脉（PV）结构而易发展为孤立性房颤，但也有一部分患者在高龄或高血压、阻塞性睡眠呼吸暂停、肥胖、慢性肾脏疾病和心力衰竭后发展为房颤。在这两种情况下，现有的心房基质可能有很大的不同，前者显示均匀健康的心房组织（通过电解剖标测显示正常的心房电压），而后者在患者房颤的自然病史早期出现广泛的心房瘢痕。心房基质的这种异质性，再加上每种房颤类型（阵发性、早期持续性、持续性和长期持续性）中心律失常负荷的广泛差异，意味着这些仅基于时间的分类，可能不能完全预测既定患者在药物或侵入性治疗中的受益，并且只能指导部分最佳治疗策略。

在许多不同的患者人群中，导管消融治疗房颤能比抗心律失常药物治疗更好地维持窦性心律。1998年，Haissaguerre等发表了开创性的研究，肺静脉触发灶经常引发房颤，通过导管消融消除这些触发灶可以在一些患者中消除房颤。近20年来，肺静脉隔离（PVI）仍然是广泛认可的房颤现代导管消融技术的基石，预计一次手术后，在1年内可以消除60%～70%患者的阵发性房颤（表19.1）。有趣的是，随着时间的推移和科技、技术和经验的改进，动态监测的可用性和使用的改进，可能能够更多地捕捉短阵和亚临床的房颤发作，并且随着时间的推移房颤结局相对变好。虽然接受肺静脉隔离治疗的阵发性房颤患者的疗效都大于50%，但持续性房颤和长程持续性房颤患者的结局通常更差，尽管不同中心结果有差异，并与其他临床因素相关。因此，长期以来，人们的关注点一直集中在非肺静脉消融策略上，这些策略可以与持续性和长程持续性房颤亚组中的肺静脉隔离相结合，以改善结果。

在过去的15年中，最常用的辅助消融策略是应用线性消融方案（通常是左房顶线和二尖瓣线）和碎裂电位（CFAE）。在多个中心的基质和触发灶消融以减少房颤（STAR AF2）的随机对照试验中，这些附加的消融病变方案与单独行肺静脉隔离相比，手术时间更长，结果更差。其他旨在减少持续性房颤复发的辅助侵入性策略包括非肺静脉触发灶的标测和消融，后壁消融/隔离，峡部线阻滞的设计，左心耳隔离或切除，纤维化区域的消融，神经节的消融，转子的标测和消融。多中心的严谨数据目前对于这些策略是有限的和（或）冲突的，下文将讨论。此外，所有这些技术都需要额外的时间，大多数需要额外的专业知识，有些需要额外的设备，并且很可能增加手术风险，而它们的目的是在永久性房颤患者身上实现与肺静脉隔离类似的目标。因此，2014年美国心脏病学会/美国心脏协会/心脏节律学会（ACC/AHA/HRS）指南和2017年心脏节律学会/欧洲心脏节律协会/欧洲心律失常学会/亚太心脏节律学会/拉丁美洲心脏起搏和电生理学会（HRS/EHRA/ECAS/APHRS/SOLAECE）专家共识声明，界定对症状性难治性药物阵发性房颤是导管消融的Ⅰ级适应证，症状性药物难治性持续性房颤是导管消融的Ⅱa类适应证，症状性药物难治性长期持续性房颤是导管消融的Ⅱb类适应证（表19.2）。

表19.2 心律失常诊断标准	
阵发性房颤	• 在发病后7d内自动终止或介入终止的房颤 • Ⅰ类消融适应证，有症状且对至少1种抗心律失常药无效 • 抗心律失常药物治疗前属于Ⅱa类的消融适应证
持续性房颤	• 房颤持续>7d • Ⅱa类消融适应证，有症状且对至少1种抗心律失常药无效
早期持续性房颤	• 房颤持续时间>7d但<3个月
长期持续性房颤	• 房颤持续时间>12个月 • Ⅱb类消融适应证，有症状且对至少1种抗心律失常药无效
消融后房颤复发	• 3个月的空白期之后，记录到持续30s的房颤或房性心动过速
非肺静脉触发灶	• 早期心房除极导致房颤或持续性房性心动过速

持续性和长程持续性心房颤动患者的评估

持续性房颤患者可能症状多变，有心律失常负荷增加和房颤并发症。许多持续性房颤的患者最初通常是在房颤的长时间发作期间由电生理学专家在门诊中遇到。在评估持续性或长程持续性房颤患者时，需要考虑以下几个重要问题：

- 患者有症状吗？如果症状不明确，可以确定吗？
- 患者为窦性心律还是房颤？
- 房颤负荷有多少，当前发作有多长时间？确诊多久了？
- 房颤的存在是否加重其他疾病（如心力衰竭、病态窦房结综合征、肥厚型心肌病）？
- 是否存在应用某些抗心律失常药物治疗的因素（心力衰竭，冠状动脉疾病，肾脏疾病，肺部疾病）？
- 是否存在导管消融的禁忌证因素（高麻醉风险、抗凝耐受、左心耳血栓）？
- 患者是否能够接受开胸手术，这可能与房颤的手术消融联合？

症状的评估和定义

持续性房颤患者经常诉疲劳或运动不耐受等不典型症状，因此很难确定伴随的问题（如肥胖、睡眠呼吸暂停或心力衰竭）是否是主要的诱因。此外，当房颤发作时患者通常没有意识到或可能感到轻微的心悸，这可能会给人一种假象，认为房颤是无症状的。从这个意义上说，房颤的症状可能由医生或家属观察到。在这种情况下，应该考虑直流电复律（DCCV）和（或）使用抗心律失常药物，恢复窦性心律以改善症状。鼓励患者在复律前和复律后的数天和数周内记录外表或精神状态日志。大多数持续性房颤患者在复律后症状会有所改善。如果持续性房颤患者在窦性心律试验中症状没有改善，那么节律控制获益有限，因为可能需要多次消融和（或）继续使用抗心律失常药物才能获得长期的窦性心律。超过10%的患者即使在360J下也无法恢复窦性心律，在这种情况下，连接到两个独立的外部除颤器的两组除颤器垫（一组在后侧配置中，另一组在前侧配置中）的放置可以同步化并同时发放（由单个操作器），几乎均可以成功。我们建议对两个前电极片施加非常固定的压力（最好从担架顶部或床尾部使用）并使用干毛巾和橡胶手套，以确保施加压力的操作员不会触电。此外，伊布利特预处理也可用于辅助转复窦性心律。值得注意的是，胺碘酮会提高除颤阈值。

节律控制

在临床诊断为持续性房颤的患者中，那些在电生理实验室出现窦性心律的患者，或在手术过程中（在计划消融完成之前）早期转复为窦性心律的患者，长期成功的可能性明显更大。这可能是因为，至少部分是因为，窦性心律的存在是有可能改善预后的一个表型标志。在其他条件相同的情况下，在统计学上房颤负荷较低的患者更有可能实现理想的窦性心律。在手术过程中早期的转复可能是提示阵发性，是自行终止房颤表型的标志，即使在没有消融的情况下，也可能自行终止。同样的道理，有窦性心律的持续性房颤患者比没有窦性心律的患者预后更好。

房颤负荷与时程

如前所述，持续性房颤患者比阵发性房颤患者更可能复发（表19.1）。在持续性房颤患者中，持续性房颤超过1年的患者复发的可能性约是诊断为持续性房颤不到1年患者的2倍。此外，与持续性房颤不到1年的患者相比，持续性房颤大于1年的患者预后也更差。

房颤加重进程

当决定如何积极治疗房颤时，需要考虑并发症。在伴有心力衰竭的房颤患者中，与室率控制相比，房颤消融可以改善8.5%的患者的左室射血分数（LVEF），6分钟步行试验和生活质量。此外，房颤消融与房室结消融后的双心室起搏器置入治疗相比，房颤消融组更有利于显著提高心力衰竭患者生活质量、6min步行试验和左室射血分数。最值得注意的是，来自导管消融房颤合并心力衰竭（Castle-AF）随机对照试验的证据显示，在左室射血分数≤35%的心力衰竭患者中，恶化的主要复合死亡或住院终点显著减少［危险比（HR）0.62；$P=0.007$］，与房颤的药物治疗（室率控制或节律控制）相反，对于左室射血分数为≤35%的心力衰竭患者，研究还显示导管消融组的全因死亡率（HR 0.53；$P=0.010$），心源性死亡率（HR 0.49；$P=0.009$），因心力衰竭加重而住院（HR 0.56；$P=0.004$）的比例显著降低。与先前的研究类似，消融组的左室射血分数和6分钟步行试验也显著改善。有趣的是，这些效果是在消融组复发率为50%的情况下观察到的，与接受药物治疗的患者复发率为60%相比，房颤负荷降低（而不是完全消除）至25%左右。

此外，在需要室率控制或节律控制药物的组别中，Tachy-Brady综合征的患者受到症状性窦性心动过缓或长间歇困扰，可从早期消融策略中受益，以避免或推迟放置永久起搏器的。

观察数据表明，与不进行消融的房颤患者相比，房颤消融与卒中或短暂性脑缺血发作的发生率降低相关。这种效果在消融后房颤及其他心律失常没有复发的患者中似乎更大。然而，尽管结果吻合，进行消融并消融成功可能是一个相对获益的患者群体的标志，无论消融与否，患者脑卒中的可能性较小。因此，需要进行随机试验来确定房颤消融对长期脑卒中风险的真实影响（如果有影响的话）。值得注意的是，最近的指南指出，"患者希望自己避免长期抗凝治疗的愿望不应被视为房颤消融的适应证。"

抗心律失常药物的选择

在许多持续性房颤患者中，抗心律失常药物的选择是有限的。持续性房颤伴有结构性心脏病患者不应使用Ⅰc类抗心律失常药物。在这组患者中，可用的药物有索他洛尔、多非利特、决奈达隆和胺碘酮。对于心力衰竭患者，某种程度上也禁忌使用决奈达隆和索他洛尔。此外，肾功能不全或血清钾水平波动的患者使用Ⅲ类抗心律失常药物索他洛尔和多非利特的风险较高。对于确实可以使用Ⅲ类抗心律失常药物的患者，建议住院进行药物负荷治疗。任何患有晚期肺病的患者或预期寿命为10年或更长时间的患者都不是胺碘酮的理想使用对象，因为存在长期、潜在药物毒副作用的风险。在考虑这些因素后，许多持续性房颤患者没有或很少有好的抗心律失常药物可以选择。尽管如此，术者应该意识到持续性房颤患者，特别是长程持续性房颤的患者，可能需要在消融后继续或开始使用抗心律失常药物治疗以维持窦性心律。

潜在的消融禁忌证

在某些人群中房颤消融是禁忌证，或者风险更大。在没有抗凝治疗的情况下，围术期脑卒中的发生率升高，因此无论基线卒中风险如何，建议所有患者在消融后至少2个月内使用肝素和口服抗凝。2014 ACC/AHA/HRS指南规定："不应对在治疗期间或治疗后不能进行抗凝治疗的患者进行房颤导管消融。"

此外，全身麻醉风险特别高的患者，如患有晚期肺部疾病和伴有病理性肥胖的患者，在消融之前应特别考虑和关注。大多数有下腔静脉滤器的患者可以安全地接受房颤消融。使用透视下，必要时用对比剂静脉造影，以确保鞘管和导管的安全通过。有时慢性血栓可能会阻止过滤器通过。

先天性心脏病患者发生房颤的风险明显增加，并且随着年龄的增长风险增加。单纯性先天性心脏病，其中房间隔已经修复，进行经间隔穿刺时需要格外小心。这一操作是要在使用心腔内超声心动图的导管消融大中心进行，成功率很高且并发症很少。复杂先天性心脏病患者的房颤消融，可能包括置入性手术器械和严重扭曲的解剖结构，应该由有经验的手术医师进行。

行心脏手术的房颤患者

对于正在接受心脏手术（特别是二尖瓣手术、主动脉瓣手术或冠状动脉旁道移植术）且有症状的房颤患者，建议进行房颤手术消融。此外，在接受心脏手术的房颤患者中，无论是否进行了房颤消融手术进行左心耳切除是合理的。最初的Cox-Maze手术由切割并缝合病变组成，Cox-Maze Ⅳ手术变成部分心房切开术（通常在二尖瓣手术的组合中），同时从心内膜和心外膜位置进行射频和冷冻消融，使手术时间更短，技术挑战更低。因为主动脉瓣和冠状动脉旁道移植术不需要心房切开术，所以发明了专门从心外膜入路的手术方式，尽管这不能可靠地形成二尖瓣环的连续消融线。在持续性和长期持续性房颤患者中，广泛的外科迷宫手术似乎有很好的疗效；然而，阵发性房颤患者可能不会在广泛的线性消融中额外获益。

持续性心房颤动患者的消融策略

如前所述，从阵发性房颤到早期持续性房颤、持续性房颤、长程持续性房颤，单纯环肺静脉隔离的消融预后越来越差。因此，虽然肺静脉隔离是广泛认可的阵发性房颤的一线导管消融策略，但在持续性房颤和长程持续性房颤的消融方案中是一个很有争议的话题。在本节中，我们将简要讨论肺静脉隔离和几种辅助消融方案及技术，其中许多技术在本书的其他章节中有更详尽的讨论（表19.3）。

肺静脉隔离

肺静脉隔离仍然是广泛认可的房颤消融策略的基石，并且在所有房颤消融过程中被推荐为Ⅰ类适应

表19.3	靶　　点
肺静脉隔离	● 完全性肺静脉隔离（PVI）是房颤消融的基石 ● 可以作为独立的手术来实现房颤的控制，特别是对于阵发性或早期持续性房颤的患者 ● 与肺静脉口单圈隔离相比，消融具广泛环形消融有更好的疗效
后壁消融/隔离	● 左心房（LA）后壁由胚胎性肺静脉（PV）芽形成 ● 通过设置顶部线和下壁线进行左房后壁隔离是很难的，并且很容易传导恢复 ● 仔细地消融左房后壁区域内的所有异常信号可能是一种更现实的方法 ● 理想功率，盐水灌注和病灶间跨越左房后壁的时间需要进一步研究
非肺静脉触发因素	● 早期心房除极导致持续性房颤或房性心动过速 ● 通常在大剂量异丙肾上腺素输注期间标测（即每分钟20μg） ● 多极导管有助于快速定位
左心耳电隔离	● 除了对长程持续性房颤进行广泛的左房消融外，还可提高无心律失常生存率 ● 卒中风险不确定，左心耳功能受损的发生率为56%
右心房消融	● 对于任何有持续的三尖瓣峡部依赖型扑动病史或诱发的患者，建议消融三尖瓣峡部 ● 非肺静脉触发标测指示下进一步行右心房消融
左房线	● 包括顶部线、二尖瓣外侧线和二尖瓣前壁线 ● 如果通过电压图在这些区域看到明显的瘢痕，或者如果观察到持续的顶部依赖性或周围颤动，则考虑在这些部位进行消融 ● 难实现急、慢性线性阻滞
CFAE消融	● 多分量心房电图显示，连续基线波动或在10s内有＜120ms的周期长度 ● 最初预后较好；最近的随机研究没有益处

续表

纤维化区域消融	• 通过电解剖图上的低电压（通常＜0.5 mV 双极）或磁共振成像（DE-MRI）上的延迟增强来识别 • 非随机研究表明，隔离或均质化低压区域有益 • 延迟增强磁共振成像显示，左房纤维化＞30%的复发率为69%
神经节丛消融	• 被描述为使用高频刺激来确认神经节丛（GP）部位或在典型GP区域进行经验性消融 • 为随机试验的复合结果
转子标测和消融	• 持续性房颤期间相位特异性和激活转子驱动的标测和消融 • 需要专门的标测系统 • 不同研究的结果不同
内外科联合消融	• 可能比单纯心内膜消融有更好的效果，特别是对于长程持续性房颤，但风险更高

证（图19.1）。在2011～2016年，几项研究表明，在采用射频消融或冷冻球囊消融进行单纯消融肺静脉隔离的持续性房颤患者，约1年无心律失常生存的成功率为47%～82%（平均67%）。值得注意的是，其中许多研究排除了长程持续性房颤。此外，平均左心房（4.5 cm）可能偏小，而左室射血分数（57%）可能大于现实生活中长程持续性房颤患者的预期。事实上，在一组左房大小为5.1 cm，左室射血分数为50%的晚期持续性房颤患者中，Hopkins组在约11个月的随访中发现单次手术成功率为36%。长程持续房颤的患者的成功率约为20%。

一些证据表明，在肺静脉周围进行广泛环形消融（而不是肺静脉口部消融）可能更有效。在Nilsson等的一项试验中，这种效果在持续性房颤患者中似乎更显著，在允许二次消融的情况下，肺静脉口部消融的复发率为85%，而环肺静脉口周围消融的复发率为48%。肺静脉开口和肺静脉前庭之间肺静脉隔离线的最大解剖学差异是后者的位置更宽，隔离了更多的心房后壁。肺静脉后壁消融的方法将在后文有所描述。

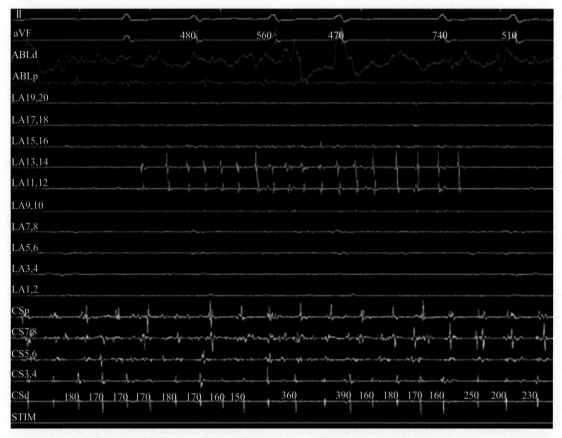

图19.1 在持续性房颤患者实现肺静脉隔离后不久，多极套索导管（标记为LA 1～20）(Pentaray，Biosense-Webster，Diamond Bar，CA）位于左上肺静脉。10极导管位于冠状静脉窦（标记为CS），消融导管（标记为ABL）位于肺静脉窦。尽管隔离了静脉，但仍可看到短暂、快速的肺静脉心动过速。这强调了维持肺静脉隔离的重要性

左心房后壁隔离/消融

在胚胎发育过程中，单个胚胎肺静脉从后壁产生，然后分支成为四个主要肺静脉及其远端分支（图19.2）。因此，肺静脉的平滑肌袖组织延伸到左房组织中，并与左房后壁及一些左房顶部和房间隔相结合。心房后壁消融被认为是房颤消融中的一个额外的潜在靶点，并且有确定的证据表明，消融和隔离左房后壁可以减少持续性房颤的复发。

从切割缝合Cox-Maze Ⅲ手术过渡到主要为射频消融和冷冻消融的Cox-Maze Ⅳ手术之后，在圣路易斯的华盛顿大学的初始损伤组别包括一条连接左右下肺静脉的消融线，然后添加一条连接两条上肺静脉的顶部线，以完成左房后壁的隔离。在前100名患者中，使用抗心律失常药物的复发率为53%，而左房后壁线性消融隔离后复发率仅有15%。同一组的一项更大规模的随访研究显示，当考虑其他因素时，完成左房后壁消融后房颤/房性心动过速（AF/AT）复发的比值比为0.382。一项研究表明，对17名患者使用高强度聚焦超声对后壁和肺静脉进行外科心外膜消融4年后发现，在房颤复发的患者中，100%（11/11）出现左房后壁电学活动的再连接。在没有房颤复发的患者中，只有33%（2/6）有左房后壁再连接。Bai等在对持续性房颤患者的研究中也看到了类似的发现，其显示单独进行肺静脉隔离（前20个连续患者）与肺静脉加广泛后壁、冠状窦隔离并间隔消融的房颤复发的风险比为2.22。后壁消融的其他观察数据来自AATAC导管消融和胺碘酮试验的后期分析。在这项对心力衰竭合并持续性房颤患者的研究中，接受完全左房后壁隔离（弥漫性消融所有信号，而不是置线）的患者有79%无心律失常生存率，而仅行肺静脉隔离的患者只有36%无心律失常生存率。结论受到样本量偏小的限制，事实上这不是试验的随机化组成部分，并且消融策略很可能受术者手术的直接影响。

基于这些观察，似乎进行后壁消融/隔离可能有益于持续性房颤患者，但缺乏随机对照数据。此外，后壁的消融是否为首选方法仍是未知数。Kumar等表示，通过心内膜导管进行标准后壁消融（连接左右上肺静脉的顶部线，以及连接左右下肺静脉的下后壁线）仅有23%即刻成功隔离后壁。在后壁隔离成功但仍有复发再消融的患者中，没有人（0/5）实现后壁的完全隔离。因此，使用导管消融左房后壁似乎不是当前技术条件下的可靠方法。在liberation的研究中，后壁广泛弥漫消融的区域，在第一次手术后3个月进行强制性重复标测。这表明行肺静脉隔离和后壁消融的患者有63%肺静脉和后壁都有持久的隔离。这些成功的后壁隔离的研究之间的区别似乎是消融的方法不同——顶部线和下后壁线的线性消融在实现早期和长期后壁隔离方面似乎都不太成功。

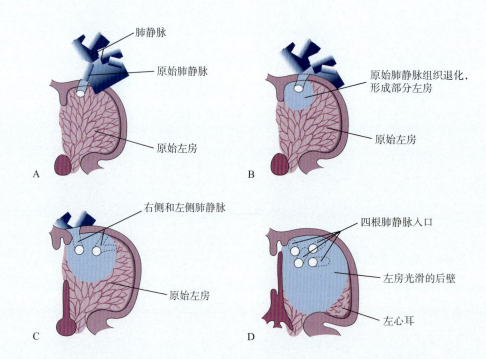

图19.2 原始肺静脉与原始左心房相接。在妊娠5周时（A），单个分支的原始肺静脉排空到原始左心房。静脉的窦腔扩张并开始形成左心房壁的一部分，而分支点变得更接近左心房腔（B）。在6周时（C），左右静脉起源于两个独立的开口，并且左心房后壁的较大部分由最初的肺静脉组织组成。8周时（D），可见四个独立的肺静脉口。最终，大部分左心房是由吸收原始肺静脉及其分支形成的［引自Moore KL, Torchia MG（Eds.）Cardiovascular System in the Developing Human.10th ed.Philadelphia，PA，USA：Elsevier.2016］

这些数据表明，如果可以实现成功的后壁消融/隔离对于持续性和长程持续性房颤患者可能是有益的，并且标测和消融后壁上的所有可能病灶信号似乎是首选方法。长期以来，电生理学家一直提倡后壁消融，方法是在后壁周围移动多极导管，并消融所有可见信号，直到达到电静音为止。然而，由于有心房-食管瘘的风险，许多术者不愿在左心房进行后壁消融，这可以理解的。

左房后壁是光滑的薄壁结构，毗邻食管，甚至几乎直接覆盖在食管上。理想的消融策略是在左房壁上创建透壁损伤，但不加热相邻的食管组织。大多数手术者目前在后壁上使用低功率灌注导管（20 W）。然而，也有支持有相对高功率设置和缩短病灶消融持续时间的。采用低流量（每分钟2ml）25～30W，每个病变6～10s的后壁消融方案，可以实现快速有效的心内膜消融，而不会引起深层组织加热。当然，功率、持续时间和灌注率的最佳组合需要通过进一步研究来探索。

肺静脉隔离及后壁消融方法

在大多数持续性和长程持续性房颤患者中，使用低流量设置可以对后壁进行完全隔离/消融。在使用多极标测导管（Pentaray，Biosense-Webster，Diamond Bar，CA）进行基质和解剖标测后，笔者使用可调弯鞘（Agilis，St.Jude Medical，St.Paul，MN）和接触力传感消融导管（SmartTouch，Biosense-Webster，Diamond Bar，CA），典型的盐水灌注组为30～35W，但在肺静脉后壁，将灌注流速设为每分钟2ml（与导管标测期间相同），输出为25～30W。左房的接触力至少为10g。在低流量左房后壁损伤中，将损伤持续时间限制在不超过10s，在食管正对位置时间可限制为6s。目标是阻抗降低10Ω和电图振幅降低，如有必要，通常可以通过增大15～20g的接触力来实现。

肺静脉隔离完成后，用6～10s的低流量损伤对准后壁区（图19.3）内的所有局部可疑病灶信号（在大多数患者中，将最大损伤持续时间设置为10s就足够了）。通常可在消融部位看到快速电位的衰减。在该区域内的所有局部信号似乎都被消融后，10 mA或更高的起搏夺获测试可以帮助确保实现足够的传导损伤。这种方法将需要不同能量的消融。总体而言，获得后壁隔离所需的病灶数量并不多，而且通常不会比成功消融顶部线时间更长，无论如何这都是由这种策略有效地创建的。笔者不创建初始顶部线和下肺静脉线，因为目标是消融所有后壁组织。笔者从不在经食管超声心动图探头支持下进行消融，因为机械超声探头将前食管组织压向左房后壁，调整绝缘食管温度探头的位置以大致符合消融导管的位置，使得再消融区域的食管加热仅在返回到基线食管温度之后才会发生。

非肺静脉触发灶消融

肺静脉隔离主要是为了消除房颤的起始触发因素。然而，许多患者存在房颤的非肺静脉触发灶，并且在射血分数降低的患者中可能更为普遍。用异丙肾上腺素输注诱导的非肺静脉触发灶被定义为仅导致房颤或持续房性心动过速的早期心房除极（表19.2），在11%的房颤患者中发现了非肺静脉触发灶，与阵发性、持续性和长程持续性房颤亚型之间没有差异。在同一研究中，91%的患者有肺静脉触发因素，不同亚型之间没有差异。这支持肺静脉隔离作为所有类型房颤消融的基石非常重

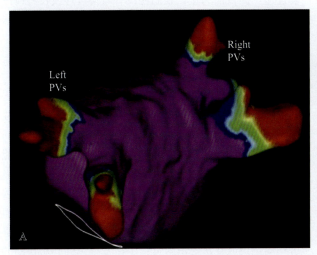 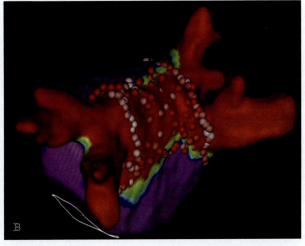

图19.3 除肺静脉隔离外，我们在持续性和长程持续性房颤患者中采取消融所有穿过后壁的局部信号的策略。从左后外侧方向显示预烧蚀（A）和消融后（B）电压图，紫色对应双极电压大于0.5 mV，红色对应双极电压小于0.1 mV。按照VISITAG强制时间积分（Biosense-Webster，Irvine，CA，USA），单独的消融损伤是可见的。在实现肺静脉窦隔离后，后壁区域内的所有局部信号都是目标。不放置初始屋顶线和下线，因为目标是消融所有后壁组织。我们更倾向于使用每分钟2ml灌注，功率25～30W，力度为10～20g，损伤时间为6～10s，以限制后壁的损伤深度。消融后对起搏捕捉的测试可以帮助验证足够的损伤传导。在有食管加热的区域，损伤持续时间可能限制为6s

要。然而，观察数据表明，消融非肺静脉触发灶，包括未观察到的诱发房颤的重复心房活动，可减少射血分数降低患者中阵发性房颤的复发。有趣的是，最近在亚洲人群中对阵发性房颤患者进行的另一项随机对照试验表明，除了肺静脉隔离外，与步进式消融至非诱导性相比，触发灶消除可降低复发率。与大多数先前的研究相反，本试验发现76%的非肺静脉触发灶出现在上腔静脉（SVC）。先前的一项研究显示在亚洲人群中上腔静脉触发因素的发生率很高，因此在这个群体中似乎可能存在上腔静脉触发因素的遗传偏好。当在上腔静脉或冠状窦中发现触发灶时，建议完全隔离这些结构。分离上腔静脉时，强烈建议在消融前进行起搏标测确定膈神经，以避免膈神经麻痹。

笔者认为，在许多持续性和长期持续性房颤患者中，非肺静脉触发的诱导和标测是合理的。笔者放置一个12极导管进入冠状窦。在肺静脉隔离和任何其他计划的解剖消融（如后壁消融）完成后，将多极导管放入左心耳，并将消融导管放入上腔静脉以记录上腔静脉电位（图19.4）。以每分钟20μg的速度注入异丙肾上腺素，持续20min，然后进行10min的洗脱期。标测并消融任何诱发房颤的触发灶，并考虑在手术期间消融不诱发房颤的重复心房放电（图19.5）。考虑到非肺静脉触发标测的复杂性和不确定性，另一种方法是对后壁、冠状窦和上腔静脉进行经验性隔离，这在非肺静脉触发位点中占很大比例。

左心耳区域电隔离

左心耳（LAA）既可以作为房颤触发部位，也可以作为房颤基质区域。最近的几项研究表明，在持续性和长程持续性房颤患者中，左心耳隔离和（或）切除与无心律失常生存率的改善之间存在关联。最可靠的数据来自BELIFE试验，该试验将长程持续性房颤的患者随机进行广泛的射频消融，包括肺静脉前庭隔离；完整的后壁、冠状窦和左房顶部线消融；前房间隔的消融和标测；非肺静脉触发灶的消融伴/不伴有左心耳的电隔离。这一试验表明，该组中无心律失常生存率为56%，其中包括左心耳隔离，而没有左心耳隔离的组为28%（风险比1.92）。其他已发表的非随机化研究表明，随着左心耳隔离的增加，无心律失常生存率显著降低或无明显改善。

虽然从逻辑上可以预期左心耳隔离会损害左心耳功能（在BELIFE试验中，56.5%的左心耳隔离患者中出现了这种情况），但大多数研究没有描述栓塞风险的增加，一篇已发表的文章表明，在电隔离左心耳的患者中，脑卒中、短暂性脑缺血发作（TIA）和左心耳血栓栓塞风险增加。

已有的左心耳隔离的方法包括以相对高功率围绕左心耳腔周围的射频消融，消融二尖瓣峡部线和前壁线，球囊冷冻消融，以及LARIAT（SentreHeart, Redwood City, CA, USA）左心耳封堵（显示导致电隔离，通常是左心耳退化），每种方法似乎都能改善预后。目前，aAMAZE试验随机选择持续性和长程持续性房颤患者，进行肺静脉隔离和LARIAT左心耳封堵或肺静脉隔离而不进行LARIAT左心耳封堵，主要终点是房颤和房性心动过速。到目前为止，我们还没有对持续性或长程持续性房颤采用常规左心耳隔离；然而，这是一个不断发展并有前景的观点。

右房消融

随着STAR AF2试验的发表，人们重新对持续性房颤患者的峡部线消融产生了兴趣，试图找到一种安全或预后不会太差的辅助消融策略。消融三尖瓣峡部的目的是消除典型的心房扑动及分割右心房，这在理论上可能会改善房颤的维持。但这方面的数据有限，一项研究显示，在长期持续性房颤患者中，当进行肺静脉隔离、顶部线、二尖瓣峡部线和碎裂电位消融时，三尖瓣峡部消融的患者受益没有增加。笔者目前的做法是对任何有心房扑动记录或在房颤消融过程中诱发持续性心房扑动的患者进行三尖瓣峡部线性消融。右心房的进一步消融应以房颤的非肺静脉触发因素的存在为指导。

左房线性消融

最初的Cox-Maze手术特意设计留下通过心房的单

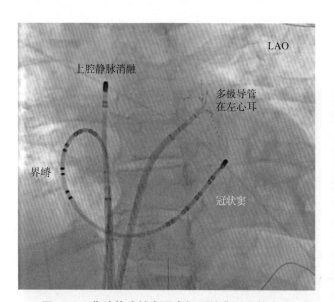

图19.4 非肺静脉触发因素标测的典型导管定位。沿终嵴放置双十极导管（Livewire, St.Jude, Symlar, CA, USA）并插入冠状窦。多极导管放置在左心耳（LAA）窦部。消融导管放置在靠近可见心电图上游的上腔静脉（SVC）中。以每分钟20μg的速度注入异丙肾上腺素20min，然后进行10min的洗脱。任何引起心房颤动或持续性房性心动过速的早期心房除极都被认为是非肺静脉触发因素，是消融的靶点。

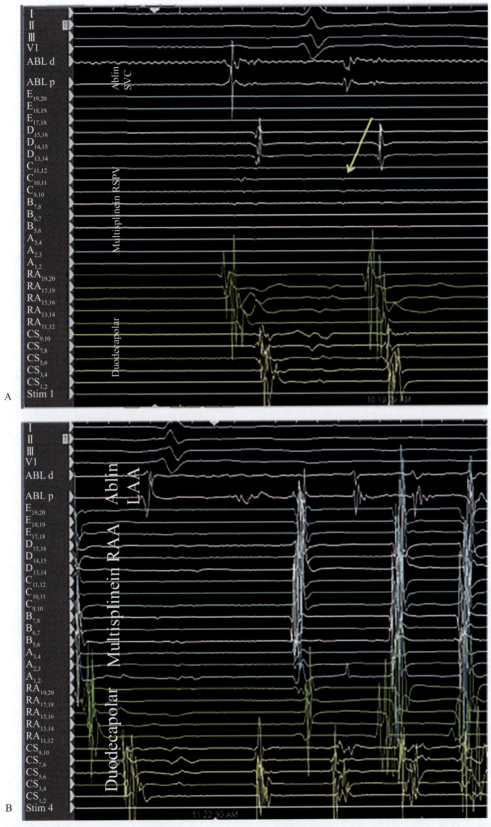

图19.5 非肺静脉触发标测在持续性房颤患者中是一种有用的辅助消融策略。在图A中，多极导管位于右上肺静脉（RSPV）腔内，双10极导管环绕右心房（RA）进入冠状静脉窦（CS），消融导管放置在上腔静脉（SVC）。第一个心房除极来自窦房结，最早的激活出现在RA 19，20上，其次是消融导管上的上腔静脉信号。下一个除极（后来被认为是诱发房颤）最早出现在来自右上肺静脉的远场信号（黄色箭头）及消融导管上的局部信号上，接下来是RA 19，20，然后是右上肺静脉窦腔（就在消融线外）和冠状窦的局部心房信号。这表明是一个上腔静脉出发因素。进行上腔静脉隔离。稍后，看到第二个触发因素（B）。随着右心耳（RAA）的多样条曲线和左心耳（LAA）的消融导管，早期除极发生，最早的激活在左心耳和冠状中窦之间交替。这导致持续性房性心动过速，后来变为房颤。房颤在冠状静脉窦肌层隔离过程中终止。这个局灶触发因素的来源可能在Marshall韧带内

向传导通路，希望留下狭窄而不能大折返的传导通道以消除房颤。将这一思想应用于标准肺静脉隔离，将消融线放置在左房顶部并一直到二尖瓣环（侧或前）。在这种情况下，线从一个不可兴奋的结构锚定到另一个。设计这些线的目的理论上有两个：防止大折返和限制房颤的心房基质的扩散。

左房顶部线放在从围绕左上肺静脉的消融线到围绕右上肺静脉的消融线之间。如果完成这条线，可以防止房顶部心房扑动（围绕肺静脉的大折返），并将后壁的上部与前壁的电活动隔离。

为了防止二尖瓣依赖的心房扑动，可以放置两条不同的线：二尖瓣前壁线和二尖瓣外侧线。二尖瓣前壁线通常放在二尖瓣前外侧环到右侧上肺静脉消融线，也可以连接到左上静脉（穿过前壁到左心耳）或完整的房顶部线。前壁线的潜在缺点包括线的距离相对较长和导致左心耳激活显著延迟。二尖瓣外侧线放置在二尖瓣峡部最狭窄的部分，连接到左下肺静脉消融线。这种方法的主要缺点是冠状窦中的消融常有较高的阻抗。

这两种方法的早期结果表明，在持续性和长程持续性房颤患者中疗效提高。然而，随机化、多中心STAR AF2试验未能证明与单纯肺静脉窦隔离组相比，放置顶部线和二尖瓣峡部线的益处（并提示结果可能恶化）。增加顶部线和二尖瓣峡部线的消融设置，其疗效未变或降低，可能与传导恢复和诱发心律失常的潜在可能有关。左房顶部线和二尖瓣峡部线的位置可以包括心房肌较厚和复杂的解剖组织，并且在许多患者中经常不能维持阻滞。这些线的解剖位置在两个不可兴奋的结构之间传导减慢（不是阻滞），可以造成肺静脉隔离不能传导的某种大折返。

在笔者的标准方法中，由于肺静脉之间的后壁完全消融，因此默认设置顶部线。笔者建议使用多极导管（Pentaray，Biosense-Webster，Diamond Bar，CA）提供详细的电压图，只有在二尖瓣峡部、前壁或间隔上出现明显的心房低电压时，或者在手术过程中观察到二尖瓣峡部心房扑动时，才考虑设置二尖瓣峡部线，这可能会促进二尖瓣峡部依赖型心房扑动。

复杂分级心房电图

复杂的紊乱心房电图（碎裂电位）（CFAE）被定义为显示连续基线波动或在5s周期内有平均周期长度为120ms或更短的多分量心房电图。虽然手术者可以把分析时间间隔改为最长8s，但5～6s的间隔是被广泛认可的，因为它们已被证明随着时间的推移，重复性最好。这些部位被认为是连续折返的区域或从不同方向进入的纤颤波之间的碰撞区域。初步研究表明，碎裂电位消融对持续性房颤患者具有较好的疗效。其他研究的结果，如2011年对几项相对较小研究的Meta分析，显示其益处很小（仅肺静脉隔离相对肺静脉隔离＋碎裂电位消融的RR为1.15）。随后，多中心STAR AF2试验显示，在持续性房颤患者中，与肺静脉隔离或肺静脉隔离加左房线性消融相比，碎裂电位消融并没有好处。在这个阶段，笔者不建议行碎裂电位消融，因为有证据表明消融碎裂电位没有益处，且可能增加额外的消融风险；然而，某些中心的经验似乎令人信服，其用更高分辨率的工具探索碎裂电位的消融（图19.6）。

纤维化区域的消融

心房纤维化可减少电耦合，减缓电传导，导致心房不应期延长，并导致各处的异向传导，以上因素都可能导致房颤驱动的发生和维持。因此，大家对识别心房纤维化区域作为治疗靶点的兴趣增加。目前有两种主要的方法检测心房纤维化，延迟增强磁共振成像（DE-MRI）和电解剖图上的低电压区域（LVA）可以理解为纤维化区域。

延迟增强磁共振成像是评估注射显影剂后10～20min心脏组织中钆剂的分布及表现，作为区分纤维化和健康组织的一种方法。DECAAF研究通过延迟增强磁共振成像在房颤消融前评估心房纤维化负荷，并显示纤维化负荷与房颤复发之间很强的线性关联，Ⅰ期纤维化者的复发率为15%，Ⅳ期纤维化者的复发率为69%。正在进行的前瞻性研究，主要来评估延迟增强磁共振成像检测到的针对纤维化区域的消融效果。延迟增强磁共振成像对心房纤维化的评估尚未广泛应用，但可能是一项很有前景的指导技术。

一些非随机研究已经证实了标测和消融LVA的可行性和有效性。这种基于基质的消融方法与广泛认可的室性心动过速消融方法并无不同。左心房基质的广泛标测通常在窦性心律下进行，电压小于0.5 mV标记为纤维化，大于1.5 mV标记为正常，0.5～1.5 mV标记为中间区域。纤维化区域通常进行环形或弥漫性消融，并锚定到不可兴奋的结构。

Kottkamp等已经描述了在持续性房颤患者或阵发性房颤再消融的患者中进行基质标测的策略，并发现可以维持长期的肺静脉隔离。如果在左房中发现大于10%LVA（定义为＜0.5 mV的点的百分比），则对这些区域进行环形消融和锚定。如果小于10%LVA，则仅进行肺静脉隔离。在他们的非随机研究中，注意到在持续性房颤患者中采用这种策略时，平均12.5个月时仅手术的无心律失常率为71%。在最近对大多数持续性房颤患者的LVA消融的异质性、非随机化研究的Meta分析中也得到了类似的结果。在LVA消融加肺静脉隔离的患者中，组合方案成功率为70%，而对照组为43%。

综上所述，延迟增强的磁共振成像的纤维化数据和LVA消融的早期结果表明，评估和改良纤维化心房基质可能在改善持续性房颤消融的预后，以及预测复发概率

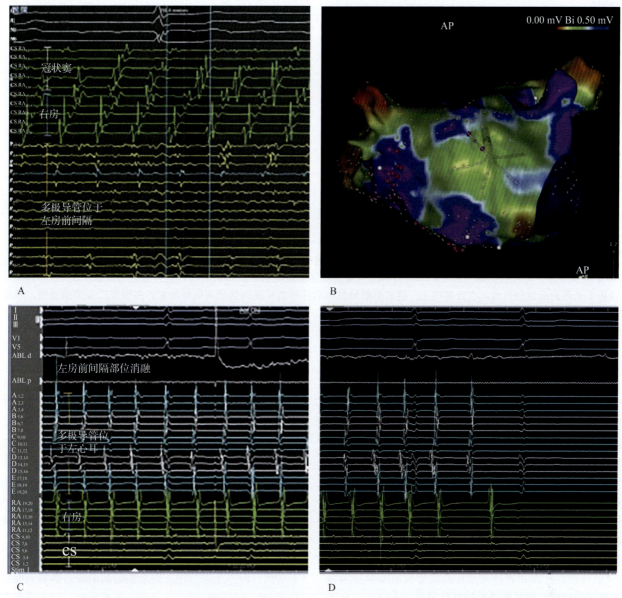

图19.6 在持续房颤期间,在多极导管的几个双极(标记为P1～2,P2～3等)上观察到持续的心房活动(A)。导管沿前间隔左心房壁放置(B)。然后将消融导管放置在持续活动的位置,并且将多极导管移动到左心耳(C)。此部位的消融与20s后房颤的终止有关(D)。这一观察结果表明,至少有一些持续心房活动的部位在维持房颤中起作用。更好的标测工具可能有助于区分房颤的真正驱动因素与偶然的碰撞部位,在这些部位,消融是可能诱发心律失常的

高的患者受益方面发挥重要作用。即使延迟增强的磁共振成像不可用,对于持续性房颤患者,除了肺静脉隔离外,还应考虑左房基质的消融,并且可以帮助指导是否进行线性消融(图19.7)。

神经节丛消融

自主神经系统和房颤之间的关系自1978年就为众人所知,当时Coumel报道房颤发病之前是缓慢的窦性心律。房颤和副交感神经系统之间的联系通过研究进一步阐明,副交感神经纤维消融后迷走神经刺激引起的动作电位缩短,诱发房颤的能力降低。这些自主神经纤维和心肌的界面集中在神经节丛(GP)周围,神经节丛由一个集中的神经网络组成,它沿着Marshall韧带嵌入心外膜脂肪垫和大血管交界处。

最常见的神经节丛位置在左上肺静脉与左房的交界处,左下肺静脉与左房的交界处——Marshall韧带处和右上肺静脉与左心房的交界处,以及下腔静脉与右心房的交界处附近。正迷走神经效应定义为RR间期增加和(或)血压骤降大于20 mmHg,通过在具有正迷走神经效应的典型神经节丛位点应用高频电刺激(通常为16～50 Hz),可以在某些患者中定位这些位点。然后可以有效消融(定义为迷走神经效应丧失)这些部位。或者,在可能的神经节丛部位进行经验性消融也是可行的,并且可能与改善预后有关,在左侧超外侧区域(靠近左上肺静脉的后顶),左下后方区域(恰好在左下肺静脉的下方和后方),消融聚集在左房与肺静脉交界处

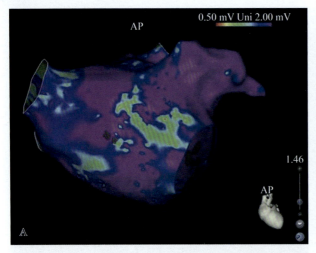 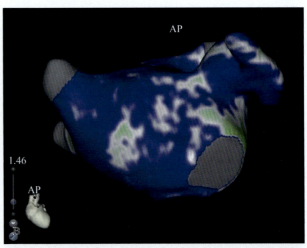

图19.7 基于基质的标测和消融在持续性房颤患者中是一种有用的辅助手段。详细的左房单极电压图（A）的前后（AP）视图显示，右肺静脉前方和左心耳前方和下方实间隔区的低电压区。预消融延迟增强磁共振成像（B）显示纤维化（绿色）大致对应这些区域。在此基础上，将右肺静脉窦隔离损伤组扩展为包括间隔纤维化，并设置二尖瓣前壁线，包括低电压区域

向外1～2 cm处，右肺静脉上前区（右上肺静脉的前方和上方）和右下肺静脉后区（右上肺静脉的下方）。

在一些随机对照试验中，对减少房颤复发为目标的神经节丛位点靶向消融已进行了研究。Driessen等随机选择240名患者（59%伴有持续性房颤）进行胸腔镜消融（对阵发性房颤患者进行肺静脉隔离，对持续性房颤患者进行Dallas损伤），通过高频刺激确定是否进行神经节丛标测和消融。尽管神经节丛消融组中100%成功消除诱发的迷走神经反应（在对照组中仅消除了13%），但没有观察到疗效上的差异，神经节丛消融组主要并发症的发生率（19%对8%）增加了一倍以上，包括大出血和必要的起搏器置入。相比之下，一项随机研究选择264名持续性房颤患者接受基于经皮导管的肺静脉隔离加顶部线和二尖瓣峡部线与肺静脉隔离加上神经节丛部位的消融（由高频刺激确定）、加上神经节丛部位附近的碎裂电位消融的研究，显示房性心动过速/房颤患者进行神经节丛＋碎裂电位消融组3年中症状获得显著改善。这主要是由于神经节丛组出现心房扑动的发生率较低。另一项随机试验在242名接受阵发性房颤局灶神经节点消融的患者中进行，消融仅在沿肺静脉隔离路径的可能神经节丛位点进行（未进行高频刺激），与单独进行肺静脉隔离或单纯神经节丛消融相比，肺静脉隔离＋神经节丛消融预后更好。可以说这种效应的原因可以一定程度地解释为什么进行广泛的肺静脉前庭消融。综上所述，目前尚不清楚针对性的神经节丛消融，对于那些因持续性房颤而接受消融的患者或需要高频刺激来定位神经节丛位点的患者来说，是否是一种有用的辅助消融方案。

转子标测和消融

虽然房颤最常见的触发灶似乎是期前收缩或来自肺静脉的阵发性房性期前收缩，但房颤也由多种因素维持，其中可能包括转子激动、局部脉冲和转子调制（FIRM）。这些内容在第18章有更详细的讨论。简而言之，64极篮状多极导管放置在右心房和左心房，通过特殊计算机程序（Topera，Menlo Park，CA，USA）对单极和双极信号进行时空计算分析。这些算法识别稳定的转子激动，被描述为在持续房颤期间具有周围驱动纤颤传导的相位异质性，这些转子是消融的目标靶点。其他标测系统正在研发以寻找房颤持续所需的关键机制，尽管对于确定标测和消融的范围没有达成共识，这是持续性房颤消融能否长期成功的关键问题。

转子标测与触发灶标测共同的目标是瞄准房颤的真实病灶，而不是进行预先判断的解剖消融。事实上局灶激动和转子驱动有学者支持也有学者反对，许多研究表明这些可能的机制在持续性房颤患者中既有积极的结果也有不良的预后。因此需要有丰富经验的中心进一步的研究来确认所取得的积极结果是否存在普遍性。

消融终点

直观来说，房颤消融终点似乎与阳性结果高度相关。这是Bordeaux中心最初描述的房颤消融策略的基础。虽然最初的结果看起来令人印象深刻，但长期随访显示，经过一次手术后，五年无心律失常生存率为17%。有趣的是，在STAR AF2试验中，在手术过程中转复的患者比没有转复的患者预后更好，但这主要是由手术过程中在肺静脉隔离完成之前转复的患者实现的。此外，仅接受肺静脉隔离消融的患者中只有5%出现即刻终止（肺静脉隔离＋碎裂电位消融组为40%，肺静脉隔离＋线性消融组为17%），这些组之间的复发率没有明显差异。

关于实现早期房颤终止预后意义的先前数据已经混在一起。这可能表明，在消融过程中早期终止房颤可能

是患者预后较好的主要标志。尽管最近的数据表明，碎裂电位消融、分步消融和消融终点益处有限，但更好的标测工具可以将房颤的真正驱动因素与偶然的碰撞部位（此处消融可能会诱发心律失常）区分开来。这一想法为碎裂电位消融时终止持续性房颤（图19.6），以及在局灶驱动和转子驱动机制消融时终止持续性房颤提供经验性支持，据报道这一结论在一些研究中是常见的，而在另外一些其他研究中又不常见。现在，以终止房颤为目标的消融可能是不必要的，并且可能也不会改善预后，还会增加手术时间和可能出现的并发症。

腺苷的使用

许多随机和非随机研究已经分析了肺静脉消融后使用腺苷评估休眠肺静脉传导的情况，这是由于腺苷能够超极化已经受损、除极的心肌细胞。随着时间的推移，相互冲突的结果导致了大家对这一策略的热情的先增后减。最近的Meta分析表明，如果以阻断肺静脉传导为消融靶点，肺静脉隔离后腺苷诱导的肺静脉再连接可以预测房颤的复发。此外，与未接受腺苷激发的患者相比，接受腺苷激发的患者有改善预后的趋势。鉴于此，进行腺苷激发以评估肺静脉隔离后的潜在肺静脉传导是合理的，尽管它在最新指南中是Ⅱb级推荐。

消融结果的预测

虽然不可能确切地知道持续性房颤患者对消融的反应，但可以根据临床情况、心律失常发生情况和放射学评估来预测结果（表19.1）。现有的临床数据，Apple评分［年龄＞65，持续性房颤，评估肾小球滤过分数＜60ml/（min·1.73m^2），左房直径≥43 mm，左室射血分数＜50%计分］在确定消融后房颤复发方面具有中等预测能力。与零分相比，得分为1、2或3或更高分数的患者房颤复发的比值比为1.73、2.79和4.70。这超过了CHADS2和CHA2DS2-VASc评分的预测能力，这两项评分以前被证明可以预测复发。还有研究发现，Apple评分同样可以预测反复行房颤消融患者的复发。

如上所述，诊断为持续性房颤超过1年的患者，其复发的可能性大约是自诊断后不足1年的患者的2倍；且持续性房颤超过1年的患者可能预后更差。

延迟增强的磁共振成像显示纤维化负荷与房颤复发之间存在显著的线性相关，左房纤维化低于10%、10%～20%、20%～30%和30%或更高，分别对应复发率为15%、36%、46%和69%。最近对现有数据的回顾表明，在犹他Ⅳ期和犹他Ⅲ期弥漫性纤维化患者中，消融治疗也许不太可能成功。

杂交性心房颤动消融

房颤的外科消融（通常与另一心脏手术同时进行）在持续性和长程持续性房颤患者中预后很好。通过这些经验，显然手术入路对于手术的某些方面可能是有利的，如Marshall韧带消融，左心耳结扎和左房后壁隔离。具有电标测的心内膜入路对于该手术的其他方面可能是有利的，如三尖瓣峡部消融、二尖瓣环处消融，以及检查阻滞完整性并通过手术消融线进行解剖消融。由此创造了复合消融方案，将在第20章进行更全面的讨论。值得注意的是，与单纯心内膜入路相比，复合消融方案具有较高的中少量出血风险，置入起搏器概率增加，以及死亡率增加。复合消融方案应该在有经验的介入中心进行，并且可能在有症状的持续性或长程持续性房颤患者中进行。

消融成功的界定

按照惯例，消融后房颤的复发被定义为有30s记录的房颤或房性心动过速（包括心房扑动）。然而，如单一的45s房颤发作并没有明确地与不良预后存在相关性，对于长程持续性房颤患者，这将有一个根本性的改善。为持续性房颤患者提供了一种解决方案，单纯手术的预期结果不必是完全根除房颤。也就是可以通过将有症状的持续性房颤转化为负荷1%的阵发性房颤来改善生活质量。因此，置入性记录器、起搏器或置入性心律转复除颤器监测房颤负荷可能是未来持续性房颤研究需要关注的相关结果。

总结

持续性房颤和长程持续性房颤的消融是一个的复杂过程，其成功率低于阵发性房颤（表19.4）。复发的预测因素包括持续性房颤诊断持续时间的长短，持续性房颤超过一年，Apple评分升高，延迟增强的磁共振成像上出现纤维化。尤其是对于这些患者，应该给予现实的期望，并且在进行侵入性的节律控制方法之前应该有明确的临床症状记录。肺静脉隔离仍然是房颤人群消融治疗的基石，环肺静脉前庭隔离比肺静脉口部消融预后更好，进一步的辅助消融方案有多种形式。目前，在持续性和长程持续性房颤人群中，笔者倾向于左房后壁隔离，关注低电压区域，以及非肺静脉触发灶的标测。

表19.4 疑难案例疑难解答		
问题	原因	方法
即使是短暂的窦性心律也无法实现	心房复律阈值升高	使用双同步除颤（两个单独的发生器）和（或）伴随的伊布利特输注
导管稳定性差	过度的心脏或呼吸运动	使用可操纵的鞘管 使用低潮气量，周期性呼吸暂停，或喷射通气
无法保持后壁隔离或顶部阻断	复杂的心外膜/心内膜结构和（或）导管接触不良	以短时间、低流量、低功率设置，消融整个后壁
在重做心房颤动消融时肺静脉已经被隔离	存在非肺静脉触发灶	非肺静脉触发灶标测和消融

（郑州大学第一附属医院　陶海龙
空军军医大学第一附属医院　文　亮　李　洁　译）

第20章

心房颤动的内外膜杂交消融

Andy C. Kiser, J. Paul Mounsey

关键点

- 单纯的导管消融对于持续性及长程持续性心房颤动的长期疗效有限。
- 技术的进步和微创技术的发展使外科手术不再依赖开胸及体外循环,但其疗效仍不及传统的迷宫手术。
- 杂交术式可同时或阶段式结合内科药物治疗,导管消融及外科手术。
- 手术目的是至少达到肺静脉及左房后壁电隔离。
- 外科医师和电生理医师的协作可改善患者的预后。

引言

迷宫Ⅲ手术是在心房上作适当的切割,将其划分为几个部分,从而阻断维持心房颤动(下文简称房颤)的折返环。节段式分隔仍旧是房颤消融的基石,特别是肺静脉及左房后壁的隔离(图20.1)。

在房颤治疗中,射频(RF)及冷冻能源已经替代了外科手术的切割,经静脉导管也已经替代了开胸及体外循环。心内膜消融,尤其是肺静脉隔离和外科的迷宫术式,是房颤侵入性治疗的支柱。尽管导管及微创手术已经大大缩小了切口,但其疗效却还远比不上传统的外科手术。心外膜外科消融联合心内膜导管消融的杂交术式具有潜在的优势,损伤可靠,左房可以缩减,并可以心

内膜标测及消融残余的折返环。杂交术式相较单纯的心外膜外科或心内膜导管消融具有更高的成功率,特别是对持续性或长程持续性房颤,以及有严重结构性心脏病的患者。然而,能从杂交术式中获益最大的目标患者群体,以及适于这一术式的理想工具技术都尚未明确。本章将介绍杂交手术的具体方法,可用的工具,以及这一术式的有效性。

导管消融

自从Haissaguerr等的经典文章发表以来,房颤的侵入性治疗主要依靠心内膜导管消融途径。随着技术进步,由局灶的肺静脉触发性消融发展到节段性肺静脉隔离,逐渐认识到肺静脉前庭在维持房颤中的作用,最后再到更为广泛的环形隔离。这些方法对阵发性房颤效果很好,特别是不伴有结构性心脏病的患者。但是对于结构性心脏病患者,以及持续性或长程持续性房颤患者,心内膜消融的方法更为复杂。针对这些复杂患者,导管消融需要很长的阻滞线,有时也需要像迷宫手术一样在左房后壁作隔离。近来还有报道针对左房的低电压区进行消融,而不是将后壁全部隔离。其他的术式还包括神经节(GP)消融,还有关键的驱动灶消融,如消融复杂碎裂电位或者通过软件信号分析发现的关键转子。

技术的进步迎来了术式的更新。高密度标测更精确地定位损伤靶点并且能够标测复杂的折返环。冷盐水灌注导管及压力导管的问世也使得导管贴靠更加稳定,能够产生更大更一致的消融损伤。

尽管导管消融技术取得巨大进步,其成功率仍不尽如人意,特别是对那些最复杂的患者,而这些患者恰恰就是能从窦性心律中获益最大的人。根据超过2年的随访报道,持续性房颤多次消融的成功率为57%~63%。随着我们对房颤机制理解的深入,以及技术的进步,成功率必然会提高。但是心内膜消融形成的损伤深度不充分,进而对非阵发性房颤的疗效十分局限。

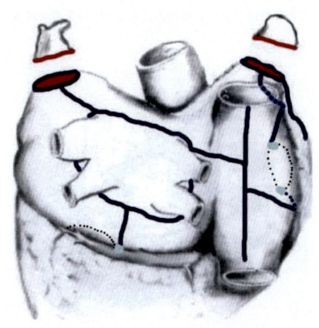

图20.1 开胸迷宫Ⅲ术式的心脏后面观(蓝色:切割线;浅蓝色:冷冻靶点;红色:左心耳切除;黑点:三尖瓣及二尖瓣环)

外科消融

房颤的外科消融起自两种不同的理论。房颤外科手术常在患者进行其他外科手术的时候同时实施，也可单独实施，其理论基础是通过心房隔离及基质改良能够尽可能阻断房颤持续的折返环。开放的外科手术尽管对房颤的效果很好，但是鉴于其相关的并发症仍应用不广（表20.1）。

表20.1 开胸迷宫Ⅱ手术死亡率相关报道			
作者	年份	患者数	报道死亡率（%）
Isobe	1993～1995	30	10
Jatene	1991～1994	20	20
Takami	1994～1997	50	6
Izumoto	1993～1995	87	24
Gregori	1993～1994	20	5
Kim	1994～2004	127	13
Kosakai	1992～1994	101	14
Szalay	1995～1998	52	15
Sandoval	1993～1995	21	48
Melo	1992～1994	12	66
Kawaguchi	1992～1993	51	14
Cox	1987～1999	346	15
Schaff	1993～1999	221	8
McCarthy	1991～1999	100	6
Arcidi	1993～1999	99	23

对于那些无须同时完成其他类型外科手术的房颤患者，可以进行微创手术。一些微创术式较好地复制了迷宫手术，但缩小手术切口依然有碍于术式的完整性。不过，外科手术的原则仍是一致的：四个肺静脉的完全隔离，左房后壁的电隔离，左心耳（LAA）的处理，以及右房的必要消融。

微创技术的发展（需要或不需要体外循环）减小了手术创伤，因此增加了手术患者的数量。微创迷宫Ⅲ/Ⅳ手术可能是与原来的迷宫手术最相似的。体外循环下，微创迷宫Ⅲ术式经由小的右侧胸廓切口入路，模仿迷宫Ⅲ术式（图20.2）。

根据一项纳入104例患者的研究报道，在随访3年时，92%的患者维持窦性心律，80%的患者未使用抗心律失常药仍维持窦性心律。其并发症中只有一例脑卒中，无术中死亡发生。微创手术无须开胸，住院时间也减少至4d。但是，外科手术不论有无心脏停跳，都需依赖体外循环。

另外一些微创术式无须依赖体外循环，其能源和设备可以产生与传统切割相似的透壁损伤。自1998年

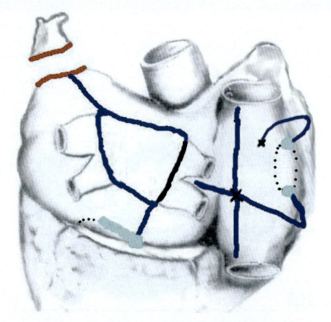

图20.2 体外循环下右侧胸廓切口行微创迷宫Ⅳ手术的后面观（黑色：切割线；蓝色：射频消融线；浅蓝色：冷冻靶点；红色：左心耳切除；黑点：三尖瓣及二尖瓣环）

Haissaguerr报道以来，心外膜非体外循环下肺静脉隔离得到重视，这一报道发现肺静脉是房颤维持的重要触发灶。Saltman最初报道了双侧胸腔镜下用微波能量在肺静脉周围产生"box"式的损伤。肺静脉消融后8个月，62%的患者没有房颤复发。Pruitt等紧接着报道了50例患者，同样在双侧胸腔镜下用微波在肺静脉周围行"box"消融，并在右房作延伸到心耳的隔离，以及从上腔静脉到下腔静脉的隔离（图20.3）。这些患者术后即恢复正常生活，平均住院时间为3.7d。然而，长期随访表明肺静脉并未达到电隔离，超过50%的患者房颤复

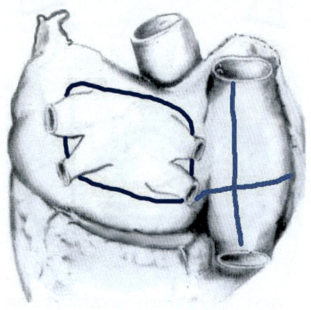

图20.3 心脏后面观。射频消融在肺静脉周围行box（深蓝色），延伸至右房和下腔静脉（浅蓝色）

发。微波能量设备随即被市场淘汰。

21世纪第一个十年中期，双极射频消融钳出现（图20.4），2005年Wolf提出胸腔镜或微创小切口下心外膜非体外循环PVI（图20.5）。起初的27个患者手术效果很好，随访至3个月，91%的患者没有复发房颤。去除左心耳可以降低卒中风险。这种微创手术减小了外科手术体表切口但是无法实现迷宫手术在心脏上的术式切口，如和二尖瓣及三尖瓣相关的切口。

随着GP在房颤发生和维持中的作用日益凸显，GP消融也成为外科消融房颤的辅助策略之一。一些研究评价了心外膜PVI加GP消融对维持窦性心律的效果。Edgerton等报道了52个有症状的阵发性房颤患者的结果。患者均行双侧小切口，通过对高频刺激的迷走反应识别GP。用双极射频消融钳隔离肺静脉前庭，并行GP消融。88%的患者切除或封堵了左心耳。通过24h动态心电图或第6及第12个月的2周监测进行随访。平均住院时间为5d。3个患者术后需要行起搏器置入。随访至12个月，80%的患者维持窦性心律。Edgerton等的研究主要基于长期随访及24h动态心电图结果。

然而，这项微创手术研究纳入的大部分是阵发性房颤患者。心内膜导管消融对阵发性房颤已经非常有效且创伤更小，所以单纯的心外膜消融接受度并不高。除此之外还有一些文献报道GP导管消融疗效甚微，但这仍有争议。后续研究报道证实单纯的PVI术对持续性房颤是不够的。

在持续性房颤中，PVI附加线性消融，特别是隔离左房后壁，已经被证实是有效的。然而，在现有的能源条件下，心外膜消融仍然很难深达心脏细胞骨架以消除在二尖瓣或三尖瓣附近可能持续存在的漏点（表20.2）。Edgerton等提出的这一在心脏不停跳的条件下微创消融的手术称为Dallas术式（图20.6）。

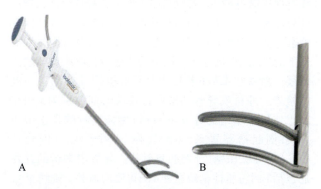

图20.4 Atricure Isolator双极消融钳（A）和放大后的双极（B）

表20.2 市场上外科消融设备的透壁性及最大消融深度

设备	厂家	能量	透壁性（%）	有效深度（mm）
Coolrail	Atricure	Bipolar RF	91	4
Isolator Clamp	Atricure	Bipolar RF	99	5
EPi-Sense	Atricure	Unipolar RF	15	2
Fusion	Atricure	Bipolar/Unipolar RF	96	6
Cardioblate Clamp	Medtronic	Bipolar	99	5

注：RF.射频

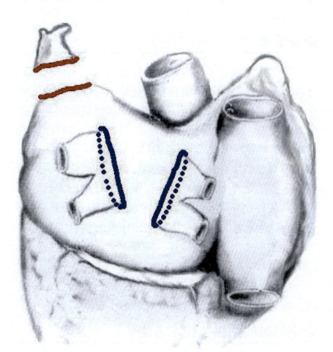

图20.5 Wolf迷你迷宫术式的后面观（蓝色：射频消融线；红色：左心耳切除）

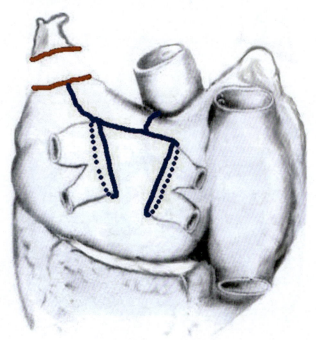

图20.6 Dallas消融术式后面观（蓝色：射频消融线；红色：左心耳切除）

这一术式中，心外膜消融在主动脉瓣根部连至左纤维三角。基于这30例患者（10例持续性房颤，20例长程持续性房颤），Edgerton等提出胸腔镜下用双极消融钳隔离双侧肺静脉前庭。另外，他们还定位并消融了GP，切除了左心耳，并在左房顶添加了连接两侧肺静脉的消融线，这一消融线延伸至主动脉瓣环及被切除的左心耳基底部。起搏标测证实了房顶及前三角线的阻滞。患者随访6个月，行心电图检查及14～20d的自动触发记录仪。3个患者（10%）需要置入起搏器。长期（14～20d）事件记录仪6个月的随访结果提示，不服用抗心律失常药（AAD）的总体成功率为58%，服用或不服用抗心律失常药的成功率为80%。

Weimer等同样用Dallas术式对89个房颤患者行心外膜消融，其中阵发性占35%，持续性占24%，长程持续性占42%。平均住院日为8d。其中一位患者需要进行体外循环。随访6个月、12个月、24个月，不服用抗心律失常药的条件下房颤无复发率分别为71%、82%、90%，阵发性和持续性房颤之间的结果没有差异。不过，5%的患者由于复发房颤或房扑需要行导管消融。

心脏不停跳下微创治疗房颤使得术中可以实时监测外科消融，因为心脏仍存在电活动。因此可以检测消融线的完整性，以证实消融损伤的透壁性并消除漏点。消融损伤的即刻或延迟有效性一直存在争议，这可能导致部分急性或暂时性的非传导消融部位恢复传导。Sirak提出的Five-box胸腔镜下迷宫术式（图20.7）可以证实左右房5个节段的心外膜电隔离。患者对胸腔镜下细致的切开损伤耐受良好，平均住院时间为3.9d，通过7d事件记录仪随访至24个月时，不服用抗心律失常药的条件下无快速性心律失常复发的比例为92%。179个患者中有2个患者需要行胸廓切开，还有2个患者在术后13个月消融了三尖瓣峡部并维持正常心律。

Nasso等提出了一种在右侧微创胸廓切口下行PVI的替代术式。在104例患者中，一种线性的真空辅助单极消融导管通过磁场导引器经由横窦及斜窦环形放置在肺静脉周围。患者通过24h心电图随访。围手术期并发症包括一例术中左房破裂需要开胸修补，一例术后4天出血性脑卒中，1例术后早期短暂性脑缺血发作。平均随访至17个月，89%的患者没有复发房颤（阵发性房颤96%，持续性房颤80%）Nasso术式优势在于只有右侧胸廓切口，但没有行左心耳切除。

为了评价导管及外科消融房颤的差异，Boersma等进行了FAST研究，比较在124例患者中导管及微创外科消融房颤的有效性和安全性，这些患者都存在药物治疗无效的房颤，左房扩大（>4cm）和高血压。其中阵发性房颤占67%，持续性占33%，长程持续性占8%。外科消融术式与Edgerton描述的Dallas术式一致。导管消融包括大面积心房线性消融，主要是环状标测导管指导下的PVI。根据电生理医师的意愿可自由添加其他消融线。患者在术后6及12个月行心电图及7d动态心电图检查。外科或导管消融中位住院时间分别为5.5d和2d。外科手术组的并发症包括1例需要行胸骨正中切开，1例起搏器置入，6例气胸，1例血胸，1例脑卒中，1例心脏压塞，1例肋骨骨折。导管消融组的并发症包括1例短暂性脑缺血和4例腹股沟血肿。随访至12个月，不服用抗心律失常药的条件下外科组没有持续超过30s的房颤复发的比例为66%，导管消融组为37%（$P=0.0022$）。

杂交手术

杂交手术结合了心内膜和心外膜消融，充分利用了外科手术及内科导管消融各自的优势。导管消融的优势在于可以通过标测技术验证肺静脉和其他消融线是否达到双向阻滞。另外，心房的一些区域通过心内膜导管更易到达（如二尖瓣峡部和三尖瓣峡部）。导管消融还可以对不典型心房扑动或房性心动过速细致的标测。然而，逐点消融（先于冷冻球囊消融）十分费力，消融损伤的持久性也不明确。外科手术利用解剖直视下消融，但没有电生理指导。杂交消融在以下几方面可能是富有挑战性的：要求多学科协作，需要一个杂交手术室，术式的顺序及抗凝策略。

然而，杂交手术的潜在效益远大于其所带来的挑战，特别是对于传统导管消融效果不佳的患者。

杂交消融的结果及技术方法

一些研究已经分析了心内膜和心外膜杂交治疗房颤的潜在效益，其中大部分已经由Vroomen和Pison进行

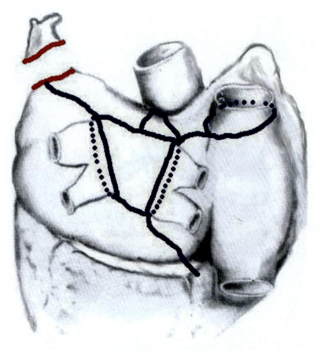

图20.7 5-box消融术式的后面观（蓝色：射频消融线，实线为前面，虚线为背面；红色：左心耳切除）

了总结（表20.3）。多种消融工具及设备已应用于杂交手术。一些研究已经报道了通过双侧胸腔镜入路用双极射频消融钳和线性消融笔进行心外膜消融。还有一些手术腔镜下使用单极心外膜真空辅助射频线性消融导管（Subtle Cannula, Atricure, Mason, OH, USA）（图20.8）。另外还有小部分经右侧微创胸廓切口或剑突下切口，使用心外膜单极和双极结合真空辅助射频线性消融导管（图20.9）。

Mahapatra等报道了他们用心内膜和心外膜杂交手术治疗15位持续性或长程持续性房颤患者的经验。这些病人至少一次既往心内膜消融及抗心律失常药治疗无效。入选的排除标准是存在其他心脏外科手术指征或既往心脏外科手术史。他们在双侧胸腔镜非体外循环下按照Dallas术式行心外膜消融。电生理医师在术中验证肺静脉和上腔静脉隔离，并平均在4d后进行心内膜消融。心内膜消融过程中，验证上腔静脉隔离，行三尖瓣峡部消融线，肺静脉隔离，验证房顶及二尖瓣峡部阻滞。最后，大剂量异丙肾上腺素诱发心律失常。任何诱发出的心房扑动均进行标测和消融。如果房颤诱发，进一步进行复杂碎裂心房电位的消融。所有患者术后3个月需服用胺碘酮或多非利特。术后常规行7d或24h动态心电图检查。随访结果与单纯导管消融组进行比较。总体来说，杂交手术组的住院时间更长，但除了单纯导管消融组的1例心脏压塞外，其余患者均没有急性并发症。随访20个月，不服用抗心律失常药的条件下杂交手术组有更多患者没有复发房颤（87% vs.53%，$P=0.04$）。

Pison等最早报道了胸腔镜及经静脉导管杂交消融手术治疗26例房颤患者。这些患者要么既往导管消融无效，左房体积增大（$\geq 29ml/m^2$），或者存在持续性或长程持续性房颤。与Mahapatra的研究类似，利用双极射频消融钳隔离肺静脉前庭。在心内膜验证传导阻滞。持续性房颤需要再行房顶线、后壁线（box）、SVC隔离，还有上下腔静脉之间的阻滞线。还需再行心外膜和心内膜二尖瓣阻滞线。既往有心房扑动病史或术中发作心房扑动的患者需要行三尖瓣峡部线。最后，亚组患者切除左心耳。患者在术后3个月、6个月、9个月、12个月行7d动态心电图检查，术后6个月停用抗心律失常药。26例患者中有10例表现为持续性房颤，1例长程持续性房颤，剩下的为阵发性房颤。平均住院时间为7d。没有重大并发症发生。随访1年，阵发性房颤的成功率（不服用抗心律失常药，无持续超过30s的房性心律失常）为93%，持续性房颤为

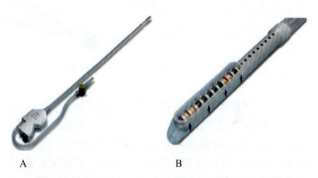

图20.8 Atricure EPi-Sense外科消融设备（A）和放大的消融线圈（B）

表20.3 2011～2016年杂交手术相关报道总结

作者	患者数	LSP%	随访时间（月）	随访方法	窦性心律 服用AAD	窦性心律 未服用AADs
Bisleri	45	100	28	ILR	89	HR
Bulava	50	100	17	7d Holter	94	84
Gehi	101	83	12	24h Holter	66	37
Gersak	50	94	12	ILR	88	75
Krul	31	48	12	24h Holter	NR	86
La Meir	19	74	12	7d Holter	63	37
Mahapatra	15	100	16	24h Holter	93	87
Muneretto	36	100	30	ILR	92	78
Pison	78	63	24	7d Holter	86	74
Richardson	83	99	12	ILR	71	61
Zembala	27	82	12	7d Holter 或 ILR	0	80
共计	535					
平均	/	85.7	17.0	/	74.2	69.9
标准差		17.8	7.0		28.5	18.9

注：AADs.抗心律失常药；ILR.置入式心电事件记录仪；LSP.长程持续性

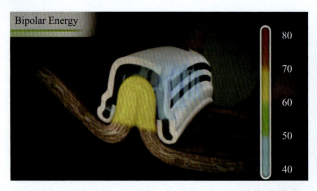
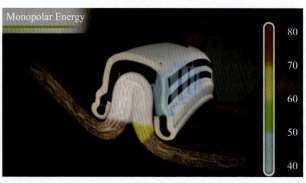
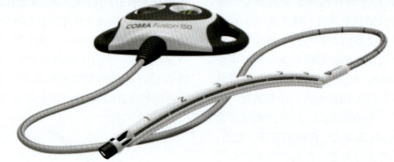

图20.9 Atricure Fusion 外科消融设备，双极和单极能源的模拟图

90%，有2例患者术后需要进行再次导管消融。

La Meir等进一步比较了35例杂交手术患者和28例单纯心外膜消融患者（阵发性45%～50%，持续性18%～23%，长程持续性31%～32%）。双侧胸腔镜下心外膜消融包括PVI，房顶线，左房下部针对后壁box和GP的消融。检测肺静脉及左房后壁box的传入及传出阻滞。杂交手术组在心内膜验证肺静脉及消融线的阻滞。心内膜消融过程中通过快速起搏或异丙肾上腺素诱发房颤。持续性房颤需要行二尖瓣峡部线。持续性或长程持续性房颤需要再行上腔静脉隔离，既往或术中发生右房典型房扑的患者需要行三尖瓣峡部线。左心耳心动过速或CHADS2评分达到1分及以上的患者再行左心耳切除。术后3个月，6个月，12个月行7d动态心电图检查。两组都没有死亡、脑卒中、出血再次手术等并发症发生。中位住院时间为3～4d。随访1年，不服用抗心律失常药的条件下，杂交消融组成功率（没有发作超过30s的房性心律失常）高于单纯心外膜消融组（91% vs.82%，$P=0.07$），尤其是在持续性或长程持续性房颤中。

Pison等总结报道了78例杂交消融患者。心外膜消融包括PVI，后壁box，二尖瓣峡部线，以及上下腔静脉间的消融线。随后在心内膜标测并继续消融阻滞线，并完成三尖瓣峡部线消融。CHADS2评分≥1分或左心耳心动过速的患者实施左心耳切除。术后3个月，6个月，1年及之后每年进行7d动态心电图检查。中位随访24个月，87%的患者在未服用抗心律失常药的条件下没有复发房颤（长程持续性房颤100%，持续性房颤82%，阵发性房颤76%）。在抗心律失常药治疗组中，没有复发房颤的为92%（长程持续性房颤100%，持续性房颤85%，阵发性房颤97%），其中10例患者（13%）由于杂交手术后复发房颤或左房扑动进行了心内膜导管消融。

Kurfirst等报道了他们用杂交手术治疗30例持续性或长程持续性房颤的经验。心外膜消融部分是在双侧胸腔镜下行PVI，后壁box和GP消融，并切除左心耳。心内膜继续消融完成PVI和后壁box隔离，并消融二尖瓣峡部线和三尖瓣峡部线。任何残余或诱发的房性心动过速或心房扑动均进行标测及消融。患者在术后3个月，6个月，8个月，12个月进行7d动态心电图检查。杂交手术后，没有服用抗心律失常药的条件下90%的患者没有复发房颤，服用抗心律失常药93%的患者没有复发房颤。

Bulava等基于Kurfirst的研究进一步报道了他们在50个长程持续性房颤伴左房扩大的患者中实行经双侧胸腔镜下阶段式杂交消融的随访结果。心外膜消融利用双极射频消融钳和线性消融笔进行消融，包括PVI，后壁box，三角线，GP消融及左心耳切除。心外膜消融术后6～8周再行心内膜消融，验证心外膜消融线，必要时继续消融。任何诱发的房性心动过速及心房扑动均进行标测及消融。术后3个月，6个月，9个月，12个月，以及之后每6个月进行7d动态心电图检查。随访1年，服用抗心律失常药的患者94%没有复发房性心律失常，未服用抗心律失常药的患者84%没有复发房性心律失常。

Muneretto等最早提出右侧胸腔镜下进行阶段式杂交手术。Bisleri等据此进一步在45个长程持续性房颤患者中使用内置冷却真空辅助射频单极消融设备，在肺静脉起源处行连续环形消融（box）（图20.4）。30～45d行心内膜导管消融，验证PVI及左房后壁隔离，必要时继续消融，再行复杂碎裂心房电位和三尖瓣峡部消融。所有患者在术中置入事件记录仪，房颤事件持续时间少于5min，以及总体负荷小于5%被认为是稳定的正常窦性心律（NSR）。在6个月空白期后，平均随访28.4个月，88.9%的患者没有复发房颤。

一些研究已经评价了心包镜下利用单极真空辅助线性射频消融导管进行杂交手术的有效性。Gehi等报道了对101例患者在心包镜下利用单极真空辅助线性射频消融导管，按Kiser提出的Convergent方案进行杂交消融。大部分患者存在持续性房颤（47%）或长程持续性房颤（37%）。这一术式是通过穿横膈经剑突下行心包镜，利用单极真空辅助射频线性消融导管进行心外膜消融（图20.8）。心外膜消融包括肺静脉前庭，后壁box及冠状窦消融（图20.10）。心外膜消融后立即行心内膜消融，包括继续隔离肺静脉前庭及必要时二尖瓣峡部消融。附加的消融包括复杂碎裂心房电位消融，SVC消融，以及三尖瓣峡部消融，这些均由电生理医师自由决定。任何残余的心房扑动或房性心动过速再进行标测或消融。术后3个月，6个月，12个月行24h动态心电图或置入事件记录仪。并发症包括2例心脏压塞，2例出血（1例需要外科干预），2例死亡（1例心房-食管瘘，1例猝死，家中无法解释的死亡，未行尸检）。6%患者进行了重复心内膜消融。包括重复消融的患者在内，术后12个月未使用抗心律失常药的条件下没有心律失常复发的比例为73%。

Gersak等报道了四个欧洲中心在73位持续性或长程持续性房颤患者中通过心包镜进行心内膜和心外膜结合消融的经验，这些患者平均房颤持续时间超过4年。心外膜消融包括肺静脉前庭及左房后壁box消融。心外膜消融后立即行心内膜标测/消融以验证或达到肺静脉及左房后壁隔离。患者通过24h动态心电图或植入事件记录仪进行随访。随访1年，4%需要重复心内膜消融，无心律失常生存率为73%。

Civello等报道了104例患者（27%阵发，30%持续，43%长程持续性房颤）通过穿横膈行杂交手术的单中心经验。患者在术后6个月及12个月行72h动态心电图。随访至12个月，不伴抗心律失常药的条件下73%的患者维持正常窦性心律，伴或不伴抗心律失常药的条件下89%的患者为正常窦律。

Zembala等报道了他们在波兰对27例患者（5例持续性房颤，22例长程持续性房颤）进行杂交手术的结果。这些患者的左房直径小于6cm。穿横膈经剑突下心包镜行心外膜消融。经由心包镜套管送入灌注单极真空辅助射频线性消融导管。心外膜消融包括后壁box（左房顶部及底部线），肺静脉前庭消融，冠状窦消融。15～20d后再进行心内膜消融，包括隔离肺静脉前庭，二尖瓣峡部及三尖瓣峡部消融。术后服用3个月抗心律失常药。术后6个月和12个月进行24h动态心电图检查。并发症包括一例心脏压塞，一例由于下腔静脉撕裂出血需要开胸，一例术后27d不明原因死亡。随访6个月，72%维持窦律，67%没有服用AAD。随访1年，80%未服用抗心律失常药仍维持窦性心律。

Kiser等提出了经剑突杂交消融术，切开剑突后直接进入心包腔。利用Fusion消融设备，29例患者在心外膜进行环肺静脉box消融并延伸至右房（图20.11）。另外，利

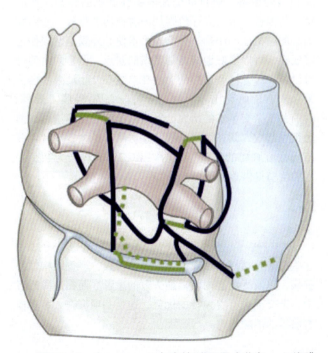

图20.10 Convergent术式的后面观（蓝色：心外膜外科消融，实线为前面，虚线为背面；绿色：心内膜导管消融）

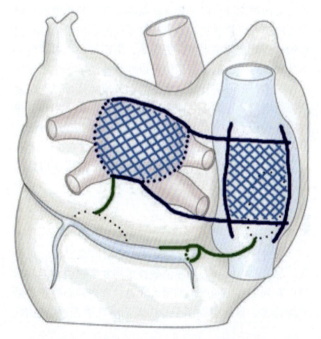

图20.11 剑突下外科及心内膜消融的后面观（蓝色：心外膜外科消融；浅蓝色网格：隔离区域；绿色：心内膜导管消融）

用AtriClip（Atricure，Mason，OH，USA）切除左心耳。心内膜消融包括继续隔离肺静脉前庭，以及必要时消融二尖瓣峡部。必要时还可以消融复杂碎裂心房电位、上腔静脉和三尖瓣峡部。术后3个月，6个月，12个月行24h动态心电图或植入事件记录仪。并发症包括11例（37.9%）心包炎，3例（10.3%）需要输血，1例术后猝死。在术后12个月随访的15例患者中，24h动态心电图86.7%的患者没有房性心律失常，83%的患者仍服用抗心律失常药。

房颤心外膜与杂交消融的优缺点

房颤心外膜消融存在一些潜在的优缺点。心外膜消融可以直接看到心房及消融损伤。尽管心内膜消融技术可以改进肺静脉前庭消融（如球囊消融），心外膜线性消融仍然能产生更持久、透壁、高效的损伤。从心外膜至心内膜消融可以避免在左房后壁消融时损伤食管，而这个位置对于房颤维持至关重要。必要时切除左心耳以降低脑卒中风险。然而，单纯的心外膜消融有局限之处和解剖限制。心外膜消融无法到达二尖瓣环和三尖瓣环，因此可能产生医源性折返环，导致复发房颤或房扑。详细的消融线标测，包括肺静脉前庭及其他左右房的消融线，对提高成功率非常关键，但在心外膜消融中很难实现。心外膜消融手术风险比心内膜消融高许多，可能产生严重并发症。

杂交手术（心外膜及心内膜消融）不论是一次性完成还是分阶段式，均优于单纯的心外膜消融。心外膜消融后继续行心内膜消融可以验证心外膜消融线，并可以覆盖心外膜无法到达的区域。同心内膜消融一样，心外膜消融不论其设备如何通常也都存在漏点。心外膜消融后行心内膜消融可以发现这些漏点。在心外膜消融后继续心内膜补点消融更容易，相对单纯的心内膜消融也更有效。因此杂交手术可能更高效，更不易产生医源性心房扑动。另外，电生理医师可以标测并消融术中出现的心律失常，如心房扑动或房性心动过速，还可以消融复杂碎裂电位。正如上述研究所报道的，杂交手术相对单纯的心内膜和心外膜消融提高了非阵发性房颤的疗效。但是迄今为止还没有随机对照研究比较过杂交手术和多种心内膜消融术。心内/外膜消融治疗持续性房颤的CONVERGE试验（一项随机对照研究，比较杂交手术与单纯心内膜消融）正在进行之中，其患者被随机划分至心内膜消融组或杂交convergent术式组，或许可以证实杂交手术的效果。Mahapatra等比较了在前次心内膜消融失败的患者中重复心内膜消融或进行杂交消融的效果。结果表明杂交手术疗效更好。另外，还没有研究比较过杂交手术的费用和相对收益。

影响杂交手术成功率的因素

进行杂交手术必须考虑到一些因素。外科手术应根据既往手术史或其他解剖特点个体化制定。患者舒适度和医师的熟练程度是选择心外膜消融工具和方式最重要的因素。杂交手术改变了电生理医师、外科医师和患者之间的工作关系。多学科协作使所有人获益但改变了当前的工作环境。进行杂交手术改变了患者护理体系。影响杂交手术的因素主要有手术地点（杂交手术室、分阶段手术室、电生理导管室），参与心外膜和心内膜消融的人（专门团队或多个团队），麻醉（是否为专门的团队），术后护理（心脏外科团队，电生理团队，或两者结合）。潜在的并发症，特别是心外膜手术并发症，必须及时发现并处理。另外，术前、术中和术后必须进行沟通和计划，包括抗心律失常药、抗凝药的使用，以及术后心律失常的处理。

杂交消融手术的展望

尽管一些研究已经证实了这一新技术的潜在效益，还存在一些问题有待将来的研究解决。术中涉及多种术式和消融设备，但目标仍是隔离肺静脉前庭和左房后壁。还需进一步研究评价附加消融损伤的疗效。心内膜消融的时机还不明确。分阶段手术使心外膜消融损伤足够成熟，可以更好地检测消融线的漏点。但是同时消融可以减少医源性心房扑动，这在单纯心外膜消融中会很复杂。有待研究比较同时或分阶段心内/外膜。最后，目前关于杂交手术的研究已经包括单纯心内膜消融，消融很难起效，既往消融失败，左房严重扩大，或者伴有结构性心脏病的患者。CONVERGE试验将会为杂交手术的价值提供重要信息。

总结

心外膜消融经James Cox首次提出以来已经历史良久。尽管心内膜和心外膜消融技术均发展很快，但我们可以看到二者协同产生的重大效益。考虑到心外膜消融风险较大，目前主要用于心内膜消融几乎无效的患者。这些患者包括持续性或长程持续性房颤，严重结构性心脏病，以及既往心内膜消融失败的患者。而在这些患者中，杂交消融有着独特的优势，这是一项振奋人心、极有前景的消融术式。

（浙江大学医学院附属邵逸夫医院　刘　强
空军军医大学第一附属医院　王　博　译）

第五部分

房室结折返性心动过速及结性心动过速的导管消融

第21章

房室结内折返性心动过速和房室交界区心动过速的消融

Mario D. Gonzalez, Javier E. Banchs, Talal Moukabary, Jaime Rivera

> **关键点**
>
> - 房室结折返性心动过速（AVNRT）的机制是房室结快-慢双径路之间的折返。
> - 典型的慢-快型AVNRT在心动过速时出现长的心房-His束（A-H）间期（>180 ms），且最早逆传心房激动位于Koch三角上方，也就是Todaro腱后方（房室结快径路）。
> - 快-慢型AVNRT在心动过速时出现短A-H间期（<180 ms），且最早逆传心房激动位于冠状窦（CS）口或近端。
> - 慢-慢型AVNRT的AH间期较长（>180 ms），且最早逆传心房激动位于CS口附近或在CS近端，与快-慢型AVNRT相似。
> - 左侧变异型AVNRT类似于慢-快型，但慢径路传导不能在右房或CS近端消融成功。
> - 各种不典型AVNRT消融靶点为前传或逆传的慢径路。
> - 导管导航系统有助于标记感兴趣区域，如电解剖标测系统，部分病例可选择冷冻消融。
> - AVNRT消融术即刻成功率接近100%，复发率1%～2%，并发症发生率（房室传导阻滞）小于0.5%。
> - 局灶性交界区心动过速常发生在围手术期或儿茶酚胺刺激后，通常可以自行消失，很少需要进行消融手术。

AVNRT是室上性心动过速最常见的类型。女性患病率多于男性，其首次发作年龄较房室折返性心动过速患者大。患者常见的主诉为自觉颈部规律而快速的重击感，这是心房和心室几乎同时收缩导致的。一项入选500例AVNRT的回顾性分析显示，患者平均年龄为（47±15）岁（16～87岁），其中367例（73%）为女性，22例（4.4%）出现晕厥，11例（2.2%）在为明确晕厥病因而进行的电生理检查过程中诱发持续性AVNRT，AVNRT消除后未再复发晕厥。

大多数AVNRT患者为窄QRS波心动过速，无P波或P波出现在QRS波终末（V1导联伪r'波或Ⅱ、Ⅲ、aVF导联伪S波），类似不完全性右束支传导阻滞（图21.1）。但患者可能既往存在束支传导阻滞（图21.2）或由于快心率而发生功能性束支传导阻滞，并通过蝉联现象维持。左右束支均可发生频率依赖性差传。AVNRT心电图有如下特点：①下壁导联伪s波伴或不伴V1导联伪r'波；②aVL导联存在切迹；③心动过速时未见逆传P波；④aVR导联存在伪r'波；⑤Ⅰ导联存在切迹。一项研究显示，aVR导联存在伪r'波诊断正确率较其他心电图标准更高。

尽管大多数患者没有心脏基础疾病，AVNRT也可发生在先天性或获得性心脏病患者。例如，装有置入式心律转复除颤仪（ICD）的患者，AVNRT能导致ICD的不恰当治疗（图21.3）。尽管节律规整的心动过速是AVNRT最常见的临床表现，但亦可由于前传和逆传可经过不同的房室结慢径路而表现为节律不规整的心动过速。部分AVNRT貌似节律规整，但仔细检查可发现在规律的基础上呈现长短周长的交替（图21.4，图21.5）。

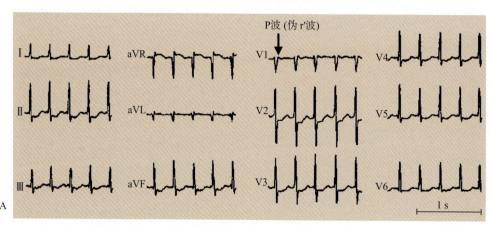

第21章 房室结内折返性心动过速和房室交界区心动过速的消融 303

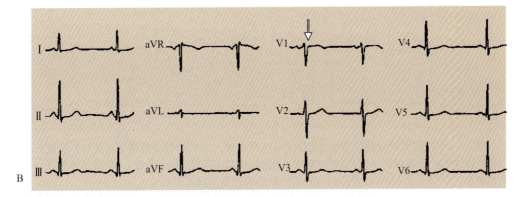

图21.1 AVNRT患者心动过速期间和心动过速终止时的12导联心电图。A.出现伪r'波的窄QRS型AVNRT（实心箭头）。B.心动过速终止，无r'波（空心箭头）

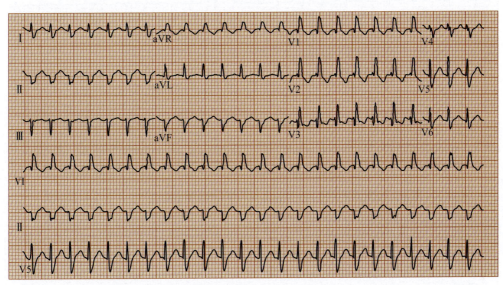

图21.2 AVNRT伴既往存在的右束支传导阻滞和左前分支传导阻滞患者的12导联心电图

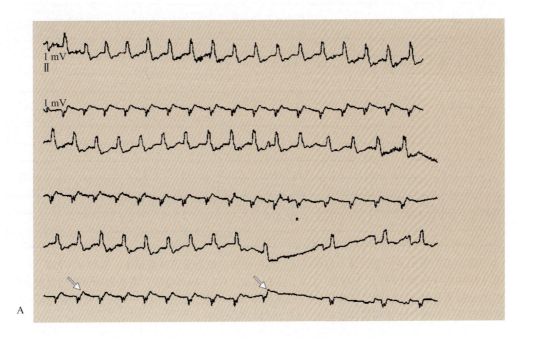

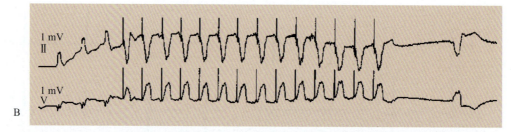

图21.3　校正大动脉转位患者发作AVNRT导致置入式心律转复除颤仪（ICD）不恰当治疗（抗心动过速起搏治疗）。A.心动过速期间，P波位于QRS波终末（箭头），心动过速自行终止后P波消失。B.另一次AVNRT发作时ICD进行抗心动过速起搏干预

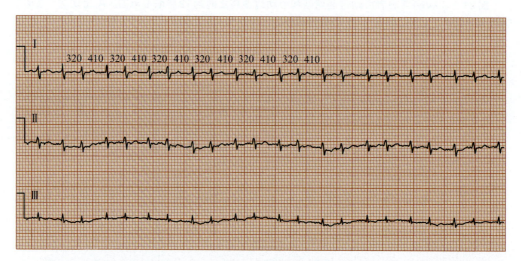

图21.4　周长为320ms和410 ms交替出现的窄QRS型心动过速（Ⅰ、Ⅱ和Ⅲ导联）

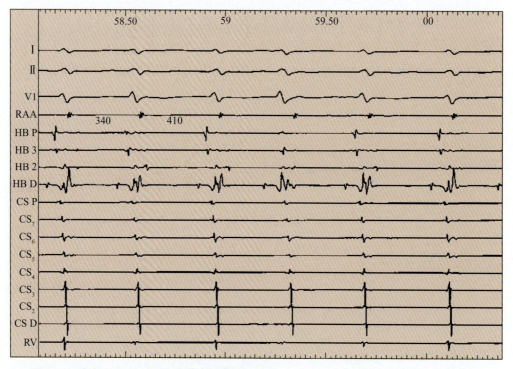

图21.5　图21.4心动过速心电图对应的腔内电图。由上至下分别是Ⅰ、Ⅱ和V1导联、右心耳（RAA）、His束（HB）、冠状窦（CS）和右心室（RV）标测电极。电生理检查期间诱发出相似的交替周长的心动过速。注意His束－心房间期保持不变，但由于经一条或多条房室结前向慢径路传导，心房－His束间期存在变化（190ms和260ms）

AVNRT 临床表现可轻微，也可出现致残症状，尤其在以晕厥为首发症状的老年患者中。此外，当 AVNRT 患者同时并存心室内传导异常时，因心房率过快会发生阵发房室传导阻滞（图 21.6）。

大多数 AVNRT 导管消融术后出现并发症的风险较小。因此，对于有症状、不能耐受或不愿服用抗心律失常药的患者，经导管消融可作为 AVNRT 的一线治疗方法。此外，对于高危职业的患者，经导管消融术也可作为一线治疗。本章主要讲述典型和不典型 AVNRT 的电生理诊断和消融。所有类型的 AVNRT 均可在电解剖标测系统引导下得到安全、成功的消融治疗。

房室结及其传入支的解剖

Tawara 详细描述了房室结的解剖位置及其与邻近心房结构和 His 束的关系。房室结并非像大部分教科书中描述的右侧结构，实际上它是位于房室间隔上的一个隔膜结构，将左心室和右心房分隔开，它与左右心房均有相连。房室结通过 His 束或右束支与周围的心肌连接。源自左右心房的刺激均可经左侧或右侧传入支激动房室结。组织学上连续病理切片可以显示房室结的结构。房室结由特殊心肌构成，免疫组化染色显示房室结上有 HCN_4 蛋白通道表达，HCN_4 是编码 I_f 电流的超极化激活的环核苷门控通道（HCN）基因家族的一种基因亚型。致密房室结位于 Koch 三角的顶点。Koch 三角的后界为 Todaro 腱，底部为冠状窦口，前界为三尖瓣隔瓣。房室结组织不仅局限于致密房室结，房室结的传导亦受交感和副交感神经系统双重调节，因此房室结快慢径路前传和逆传的能力随自主神经张力变化有所不同。房室结血供 90% 来自右冠状动脉，走行于冠状窦口的心内膜下心肌，可部分解释在远离致密房室结的慢径路区域消融可能会发生房室传导阻滞。

病理生理学

一个世纪前，Gaskell、His 和 Tawara 的基础研究奠定了目前理解房室结解剖和生理的基础。1913 年，Mines 首次描述了存在不同传导和恢复时间的特殊传导系统的两个区域。Moe 等的研究明确了 AVNRT 的两条房室结径路的存在。快径路（β 径）的不应期较慢径路（α 径）长，这些不同的电生理特性有利于 AVNRT 的发生和维持。Mendez 和 Moe 发现，位于兔房室结上方的房室结双径路汇成一个最后下部共同通路（下位共径）。Denes 等最早在有和无 AVNRT 患者腔内均记录到房室结双径路。与目前研究相比，最早报道的房室结双径路发现率较低，仅有 10%，可能由于过去进行电生理检查未使用镇静剂因而房室结传导以交感系统支配为主有关。现今在使用镇静药的情况下，大多数患者可发现房室结双径路，甚至在没有 AVNRT 的患者中也可发现。房室结双径路可在联律间期逐渐缩短的单个心房期前刺激（图 21.7）或心房递减刺激中显露。期前刺激后 AH 间期出现 50 ms 跳跃是房室结双径路的生理学标志。但是，AH 间期不出现跳跃并不能排除房室结双径路。因此，诱发 AVNRT 的过程中可以记录到连续房室结传导曲线。

房室结双径路是人类房室结的正常生理学现象。房室结对期前刺激和不同起搏周长的反应揭示房室结或结周细胞存在两个甚至更多的不同不应期和传导时间。正如上文提及，存在房室结双径路不能说明一定存在 AVNRT。常见错误认识是，当怀疑 AVNRT 时就要去寻找房室结双径路现象，当未发现 AH 间期跳跃就考虑另一种心律失常。这种简单化策略会影响心律失常发生机制的正确鉴别。和这些观察结果相似，存在 AVNRT 和无 AVNRT 患者中房室结双径路发生率相似。83%（500 例中出现 417 例）的 AVNRT 患者和 77%（500 例中出现 385 例）无 AVNRT 的患者 A-H 间期出现 50ms 甚至更长跳跃，这一差异无统计学意义，但 AVNRT 患者 A-H 间期跳跃程度比无 AVNRT 患者长〔(93 ± 7) ms vs.（61 ± 7）ms，$P<0.05$〕。如果房室结双径路在大部分 AVNRT 患者或无 AVNRT 患者中存在，关于 AVNRT 的诱发条件的解释

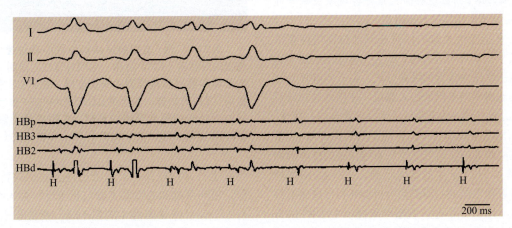

图 21.6 左束支传导阻滞和反复晕厥患者。诱发房室结折返性心动过速反复导致 3 相阻滞或因 His 束（HB）远端阻滞导致快频率依赖性阵发性房室传导阻滞

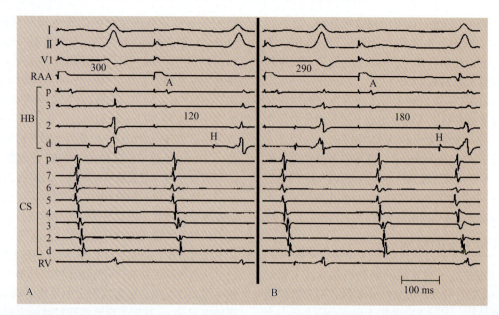

图 21.7 房室结双径路。源自右心耳（RAA）的联律间期逐渐缩短的单个额外期前刺激以 600ms 的基础频率发放，心房额外刺激从 300ms 缩短至 290ms 后，心房-His 束间期发生从 120 ms（A）跳跃性或突然延长到 180 ms（B）。图 B 的心房额外期前刺激经房室结慢径路传导，随后经房室结快径路逆传激动心房（回波）。A. 心房电图；CS. 冠状窦；d. 远端；H.His 束电极记录；HB.His 束；p. 近端；RV. 右心室

有一种是 AVNRT 患者的慢径路传导速度更慢，这一点的支持证据为临床心律失常患者 AH 间期发生更长跳跃，可能与随着年龄增长胶原纤维的增加有关，这在上位法损伤房室结前传使 AVNRT 容易诱发的犬实验研究中证实，机制是延长慢径路前传的时间使逆传径路的兴奋期得以恢复（房室结的快或慢径路）。解剖学差异也很重要，因为在大部分 AVNRT 患者中可观察到较大的冠状窦口（图 21.8），因而使慢径路的传导时间更长。

实际上，AVNRT 患者冠状窦近端直径显著大于 AVRT 患者 [（14.1±5）ms vs.（9.9±2）ms，$P<0.0001$]，冠状窦近端直径切线值大于 11.2mm 预测 AVNRT 的敏感性为 92.6%，特异性为 76.9%。

房性期前刺激或室性期前刺激的发作频率及可激动期间隙长度也是影响 AVNRT 发作频率和持续时间的因素。另外，AVNRT 与其他心律失常并存现象及家族性 AVNRT，提示还存在其他未知因素。

对于房室结慢快径路的性质和解剖位置仍存争议。一种最早提出解释 AVNRT 发生机制的观点是，这些通路代表房室结内传导的纵向分离，最近的解释是这些通路代表着房室结不同的传入部位。使用外科和导管消融治疗方法前，慢-快径路被认为是房室结的一部分，代表具有不同电生理学特征的区域（如纵向分离）。事实上，一些实验和临床研究支持房室结径路的结内解剖和折返环是 AVNRT 发生的结构基础。一些 AVNRT 的患者中，靠近房室结的心房激动与折返环相分离而不终止心动过速（图 21.9），这一观察结果提示 AVNRT 的折返局限在房室结内，而心房并不参与折返。AVNRT 若合并不同程度的室房传导阻滞，则室房传导阻滞一般发

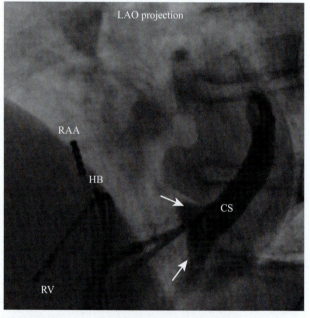

图 21.8 慢-快型房室结折返性心动过速（AVNRT）患者的冠状窦（CS）造影。标测导管在左前斜（LAO）位的图像和通过猪尾导管（长鞘支撑）进行 CS 造影。箭头指向 CS 口的边界。较大的 CS 口是 AVNRT 患者慢径路传导时间延长的解剖学结构基础。多根电极导管置分别于 CS、右心耳（RAA）、His 束（HB）和右心室（RV）

生在上行共同通路，甚至可出现无心房逆传情况。类似，希浦系统和心室亦不参与折返环，如 AVNRT 可伴有 2:1 房室传导阻滞（图 21.10）。房室传导阻滞可发生在 His 束近端或远端，这种阻滞一般是功能性的且发生在短周期心动过速中。正如前文提及，AVNRT 发作

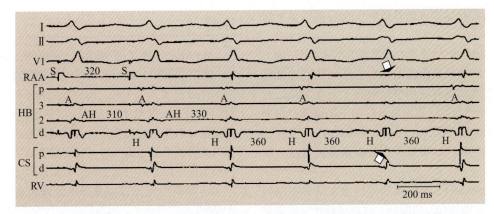

图21.9 持续性慢-快型AVNRT的诱发。以320 ms的周长进行心房快速起搏可在心房-His束间期延长（330 ms）后诱发持续性AVNRT。心动过速周长360 ms。第三个心动过速的QRS波未传导至心房（空心箭头），且未终止心动过速。A.心房电图。CS.冠状窦；d.远端；H.His束电极记录；HB.His束；p.近端；RAA.右心耳；RV.右心室（经许可引自Gonzalez MD, Contreras L, Cardona F, et al.V-A block during atrioventricular nodal reentrant tachycardia: reentry confined to the AV node.Pacing Clin Electrophysiol.2003; 26: 775-778.）

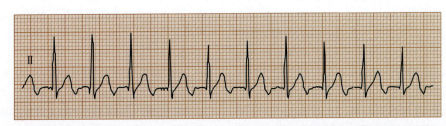

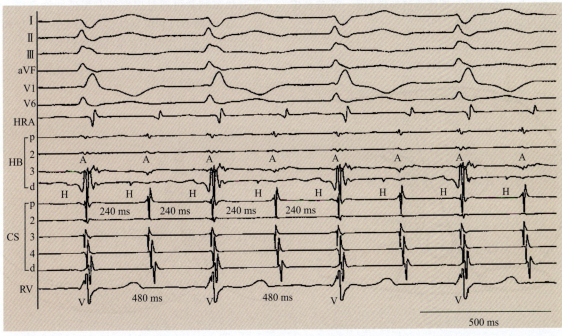

图21.10 2:1房室传导的慢-快型AVNRT。上图是2:1房室传导AVNRT的心电图特征，心动过速期间下壁导联负向P波是未下传的心房波，P波与相邻两个QRS波是等间距的，心动过速时心室周长是心房周长的两倍。下图可见AVNRT发作时（周长为240 ms）His束激动（H）远端发生功能性传导阻滞，由于心室激动几乎与逆传的心房激动同时发生，可说明中间可见的P波均为未下传的心房波。A.心房电图。CS.冠状窦；d.远端；H.His束电极记录；HB.His束；HRA.高位右心房；p.近端；RV.右心室

期间合并室内传导异常可能导致阵发性房室传导阻滞（图21.6）。

房室结逆向传导时最早心房激动位于Koch三角上方或者下方，取决于被激动的是房室结快径路或慢径路。从这些实验观察和在房室结前方（上方）或后方（下方）进行外科和经导管消融治疗的结果得知，房室结快慢径路存在结外部分，且心房是维持AVNRT发生的必要条件。但是，心房是否参与折返环仍需进一步研究。

1906年Tawara对房室结最初的描述包括房室结后延伸支到达二尖瓣环和三尖瓣环。这些观察研究后来被Becker、Inoue和Anderson证实（图21.11）。近来，笔者观察到起自二尖瓣环的到达房室结的左房传入部分。这一从左房传入房室结的结构代表电生理上的房室结左延伸支。因此除了右侧上方（前方）和下方（后方）传入房室结的部位，二尖瓣环为从左房发出的激动提供了一个独立入口（图21.11）。这些插入段通过为折返环提供心房传入和传出路径形成各种类型的AVNRT，或表现为维持AVNRT的结内折返的出口位置。通过慢径路的室房传导导致房间隔左侧最早激动，右房侧进行慢径消融而使此现象消失。与房室结内折返的临床观察结果相符，兔心脏实验研究中，各种类型的AVNRT可发生在房室结后方传入部位的移行细胞处，与细胞激动的功能性分离有关。图21.12描述了在致密房室结内或右侧、左侧传入部位可能参与的折返环。正如图21.12所示，可有多种可能的折返环，即使通过拖带刺激，明确特定患者折返机制也十分困难。

诊断

AVNRT三种主要类型分别是慢-快、慢-慢和快-慢型AVNRT。同一患者在电生理检查过程中的不同时间点可发生其中一种、两种或三种不同类型AVNRT。目前还没有一种电生理方法可以独自诊断AVNRT，常需要结合典型电生理特征，并通过拖带排除房性心动过速，交界性心动过速（JT）和间隔旁道后做出诊断。不同类型房室结折返的电生理参数如表21.1所示。

消融前需要先进行基础电生理检查。这一检查对AVNRT非常有意义，因为其他室上性或室性心律失常可能与AVNRT类似或同时存在。诱发心动过速前应进行His束旁起搏和不同部位心室起搏排除隐匿性房室旁道。

电生理检查能发现约85% AVNRT患者存在房室结双径路，但也能在非AVNRT患者中发现房室结双径路生理现象。相反，未发现房室结双径路并不能排除AVNRT。关于AVNRT的诊断标准见表21.2。递减心房起搏过程中AH间期延长至180 ms以上通常提示经慢径路传导。常表现为一个比P-P间期长的起搏P-R间期，由于这个P-R间期较长，起搏的心房除极传导至起搏刺激后第2个QRS波群而不是随后的第1个QRS波群（图21.13）。

近期研究显示，冠状窦起搏诱发AVNRT较右房起搏诱发AVNRT的关键AH间期短。然而，众所周知，冠状窦起搏产生的AH间期通常较右房起搏短，其原因是冠状窦刺激可通过房室结左房延伸除极房室结，此外，AH间期不仅和房室结传导时间相关，也和房室结的激动方式及心房和房室结的距离相关。

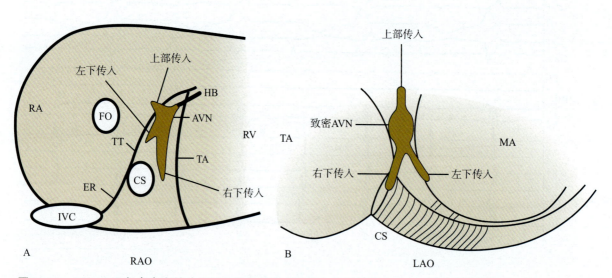

图21.11 A.Koch三角内房室结（AVN）的右前斜（RAO）位示意图。Koch三角的界线是Todaro腱索（TT）、三尖瓣环（TA）和冠状窦（CS）口。图中标识了AVN的上部的传入部位和下部的左下、右下传入部位。B.AVN的左前斜（LAO）位图像，AVN位于CS的上方。AVN上延伸部分（旧解剖术语为AVN前向延伸部分）与左右心房均有连接。AVN右下传入部位与CS连接，而左下传入部位与MA连接。ER.欧氏嵴；FO.卵圆孔；HB.His束；IVC.下腔静脉；RA.右心房；RV.右心室（经许可改编自Gonzalez MD, Contreras LJ, Cardona F, et al.Demonstration of a left atrial input to the atrioventricular node in humans.Circulation.2002; 106: 2930-2934.）

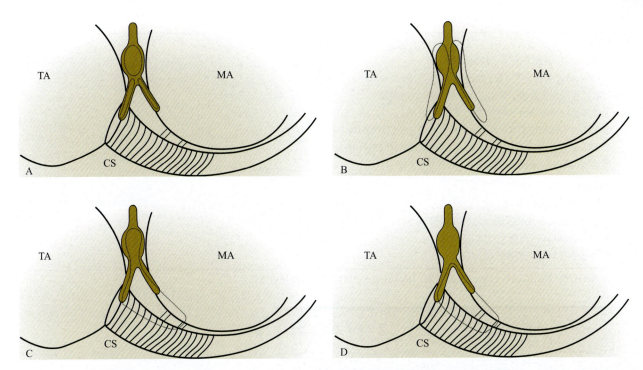

图21.12 不同类型AVNRT的折返环示意图。A.无心房参与，局限于房室结不同部位的折返（虚线）。B.含心房组织和房室结及其传入端不同部位的折返。C.含CS与下部传入部位和房室结连接处组织的折返，此折返环已被用于说明慢-快型房室结折返。D.类似图C，但无AV结参与的折返，此折返环已被用于说明慢-慢型房室结折返。如图所示，折返环中相反方向的波峰能产生不同类型的AVNRT。CS.冠状窦；MA.二尖瓣环；TA.三尖瓣环

表21.1	不同类型AVNRT的电生理变量		
变量	慢-快型AVNRT（范围）	慢-慢型AVNRT（范围）	快-慢型AVNRT（范围）
TCL（ms）	361±59（235～660）	411±62（320～565）	342±61（250～440）
AH（ms）	312±61（190～545）	282±71（185～470）	90±39（35～160）
HA（ms）	45±11（25～145）	141±32（90～210）	245±62（125～405）
逆传最早心房	His束电位的左后侧	CS口或CS口内（1.1±0.5）cm*	CS口或CS口内（1.5±0.7）cm*

注：AH.心房-His束间期；CS.冠状窦；HA.His束-心房间期；TCL.心动过速周长
*CS激动顺序类似于后间隔或左侧旁道

表21.2	AVNRT及其变异型的诊断标准

慢-快型AVNRT
 大多数（85%），但非所有患者具有AV结双径路的特征
 心动过速发作时，AH间期较长（＞180ms）
 心动过速的发作依赖于慢径前传某个关键的AH间期
 心动过速逆传最早心房激动位于Todaro腱后侧和Koch三角顶点附近His束的左后方
 心室起搏后间期（PPI）减去TCL＞115ms
 以TCL心室起搏时的VA间期减去心动过速时VA间期＞85ms
 晚发的心室期前刺激使His束激动提前，进而逆传心房激动提前，并重整心动过速；大多数患者无下位共径
 通过恰当的方法排除房性心动过速和折返性心动过速

慢-慢型AVNRT
 与慢-快型AVNRT相同，但逆传最早心房激动位于CS口附近
 心动过速的发作依赖于慢径逆传某个关键的HA间期
 以TCL心室起搏时的HA间期通常长于心动过速时HA间期（存在下位共径）

续框

快-慢型AVNRT 　心动过速时AH间期短（＜180ms） 　长RP心动过速时下壁导联P波倒置 　心动过速的发作依赖于慢径逆传某个关键的HA间期 　逆传最早心房激动位于CS口附近或在CS近端 　以TCL心室起搏时的HA间期通常长于心动过速时HA间期（存在下位共径） 　以TCL起搏心房的AH间期减去心动过速时的AH间期＞40ms 　通过恰当的方法排除房性心动过速和折返性心动过速 **左侧AVNRT** 　与慢-快型AVNRT相同，除了以下几点： 　● 无法从右心房或CS阻断1：1慢径路传导 　● 可能存在短HA间期（＜15 ms） 　● 可能存在对心房刺激的双重反应

注：AH.心房-His束；AV.房室；CS.冠状窦；HA.His束-心房；TCL.心动过速周长

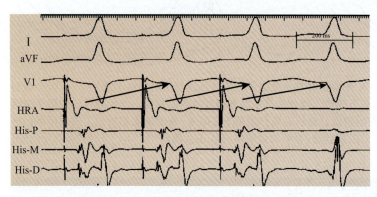

图21.13 以280ms进行心房起搏时的慢径路前传。PR间期为340 ms，超过了PP间期。箭头所指刺激传导至第二个QRS波群，而不是随后的第一个QRS波。D.远端；HRA.高位右心房；M.中间；P.近端

心房期前刺激过程中，房室结双径路典型的表现为在A_1A_2间期缩短10 ms之后A_2H_2间期出现50ms或更长的跳跃（图21.7）。当进行两个心房期前刺激时，A_2A_3间期减少10 ms（A_1A_2间期恒定）情况下，A_3H_3间期出现50 ms或更长的延长，定义为从快径路至慢径路的一个跳跃。诱发房室结回波提示存在房室结双径路生理现象。根据跳跃现象诊断逆向房室结双径路，但主要取决于心房最早激动点位置的变化（表21.3）。可出现逆传His束-心房（HA）间期的跳跃、慢径逆传和快径前传的房室结回波，逆传最早激动的心房部位从His束附近的区域到冠状窦近端的变化提示快径路逆传向慢径路逆传的转变。

对于经典慢-快型AVNRT，诱发AVNRT取决于是否达到一个关键的AH间期，这需要慢径路前传，可通过心房期前刺激或以接近文氏阻滞周长的心房起搏来诱发。如果因快径路前传的不应期较短而使心房刺激不能通过慢径路前传（一直通过快径前传），可能需要S3刺激、快速心房起搏（burst刺激）或心室起搏（使用异丙肾上腺素或不用异丙肾上腺素）。如果在心室起搏期间无快径路逆传（室房传导阻滞或逆传最早心房激动位于CS近端）或在慢径路前传后无AVNRT或回波则需使用异丙肾上腺素。注意房室结快径路逆传阻滞可能是因为经导管记录His束电位时机械损伤所致，这种情况可以通过将标测导管前送至心室来减少发生概率。

慢-快型AVNRT

这种经典的AVNRT发生率为83%（414/500），慢-快型AVNRT能够与其他各种类型的AVNRT共存，例如，3.5%合并慢-慢型AVNRT，2%合并快-慢型AVNRT，而1%的患者则同时存在这三种类型AVNRT。

心动过速发作时心电图在QRS波群终末部分出现逆行P波，呈现一个假性右束支传导阻滞图形（图21.14），提示慢-快型AVNRT。正如前文提及，尽管大多数患者QRS波群正常，慢-快型AVNRT患者也可因既往存

表21.3 房室结双径路的电生理学特征和慢径路传导

房室结双径路的生理学特征 A_1A_2间期缩短≤10 ms，A_2H_2间期延长＞50 ms 心房起搏率降低10 ms，AH间期延长＞50 ms AV结传导曲线斜坡发生骤变，但无跳跃（尤其是患儿） 单次心房激动出现心室双重激动（由于快径和慢径同时传导） **慢径路传导** AH间期＞180 ms 逆传最早心房激动位于冠状窦口附近（旁道除外）

注：A_1A_2.基础心房起搏后给予单次心房期前刺激的联律间期；A_2H_2.心房期前刺激后AH间期；AH.心房-His束间期；AV.房室

在束支传导阻滞或频率依赖性功能性房室传导阻滞而呈现宽QRS心动过速（图21.2）。患者平均的心动过速周长（TCL）是（361±59）ms（235～660 ms）。

前传路径是房室结慢径路，AH间期长于180 ms［190～545 ms，平均为（312±61）ms，详见表21.1］。VA间期短于60 ms（从体表心电图QRS波起点到心房腔内电图进行测量）能够排除由隐匿性旁道介导的折返性心动过速。但是，经过房室结慢径路1∶1传导的房性心动过速有一个较短的VA间期，而易误诊为AVNRT。房性心动过速发作时室房关系可能随自主神经张力而发生改变易于鉴别诊断。慢-快型AVNRT常可通过心房期前刺激或快速心房起搏诱发，部分也需要异丙肾上腺素刺激诱发（异丙肾上腺素，1～4μg/min），部分患者只在停用异丙肾上腺素后才能诱发，甚至需要使用1～2mg阿托品。不管使用何种方法，心房刺激诱发慢-快型AVNRT，需要房室结快径路前传阻滞，进而慢径路前传、快径路逆传。少数患者需要心室刺激诱发慢-快型AVNRT。AVNRT时使用间距较近的电极可在快径路出口处（Koch三角的上方）记录到最早局部心房激动（图21.15，图21.16）。逆传最早心房激动位置对于鉴别慢-快型AVNRT和慢-慢型AVNRT很关键，因为这两种类型的HA间期会重叠。有研究显示，慢-快型AVNRT的HA间期平均为（45±11）ms（25～145 ms）。当前对慢-快型AVNRT折返环的认识见图21.12C。这种

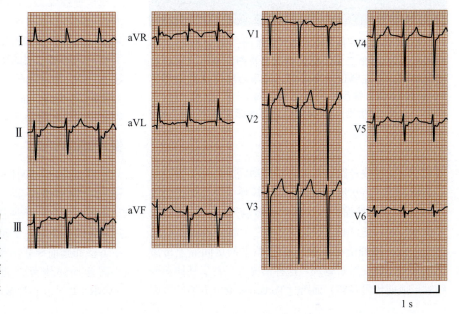

图21.14 慢-快型AVNRT的心电图。患者男性，76岁，出现心悸、晕厥。V1导联QRS末端逆传的P波呈假性右束支传导阻滞模式，QRS波也呈与心动过速无关的左室肥大和左前分支传导阻滞

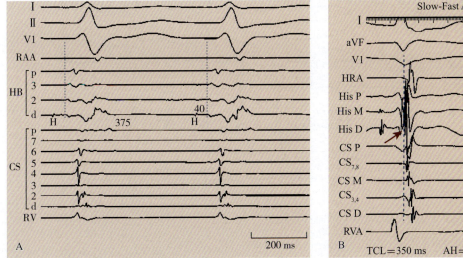
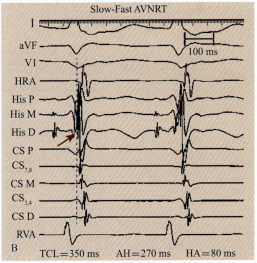

图21.15 两例慢-快型房室结折返。A.慢-快型AVNRT期间心房先于心室激动。短距离双极电极记录到His束远端心房激动最早（虚线部分），且领先于心室激动。如果缺乏这些电极，心房看似与心室同时激动。B.慢-快型房室结折返的腔内心电图。His导管记录了最早心房电活动，在靠近垂直线的位置，CS的心房激动呈向心性。TCL为350 ms，心房-His束间期为270 ms，His束-心房间期为80 ms。D/d.远端；H.His束电极记录；HB.His束；HRA.高位右心房；M.中间；P/p.近端；RAA.右心耳；RV.右心室；RVA.右心室心尖部

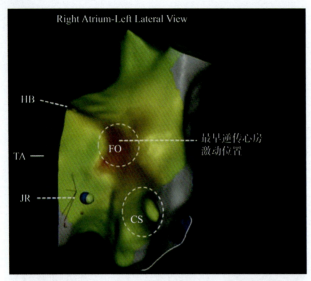

图21.16 慢-快型AVNRT发作时，通过PentaRay标测电极对Koch三角、冠状窦近端及卵圆窝附近进行高密度标测。从左侧位观察右房，最早心房逆传激动位于His束和Todaro腱后方的卵圆窝区域。HB.His束；TA.三尖瓣环；CS.冠状窦；JR.窦性心律下射频消融时可记录到交界性心律的位置

模式中，通过快径路逆传的心房激动同时激动了房间隔左侧和右侧。右房激动波峰因为欧氏嵴的阻碍而无法进入Koch三角，然而，左房波峰能激动冠状静脉窦心肌并传导至冠状窦口和位于冠状窦和三尖瓣环之间的Koch三角下方。波峰随后沿着Koch三角中的房间隔上传激动快径路形成完整折返环。这种情况下，右下延伸部分纤维形成前传慢径路，而跨过Todaro腱索上方的纤维则形成了逆传快径路。当左房心肌或左下后延伸替代右下后延伸构成折返环的关键部分时，需在冠状窦脉或左心房进行消融。

心室超速起搏后的反应是支持和诊断AVNRT的另一种方法，心室起搏拖带心房时室房间期与心动过速时室房间期差≥85 ms。停止心室拖带而心动过速来终止，出现V-A-V现象。心室起搏后间期（PPI）和TCL差值超过115 ms。为减少起搏后心房回波的AH间期由于频率因素的延长造成的误差，必要时需要对PPI进行校正，校正公式是PPI－（起搏终止后心房回波的AH间期-心动过速发作时AH间期）－TCL（图21.17）。心动过速时和拖带起搏后的HA间期都很稳定。

某种程度上，AVNRT时心房和心室与心动过速分离，不参与心动过速是可能存在的，但一般情况下，His束激动会影响心房或心室激动。His束远端或在His束和下端共同通路之间的房室传导阻滞有时可发生在心动过速发作时。His束不应期发放，晚发心室期前刺激将不会干扰AVNRT，能引起His束逆传激动的心室期前刺激则会影响心房激动并重整心动过速。

慢-慢型AVNRT

研究显示，500例AVNRT患者中有49例（10%）是慢-慢型AVNRT。这一类型的折返中，有一条前传的房室结慢径路和一条逆传的房室结慢径路（图21.18）。通过房室结右下和左下延伸形成折返。心动过速时心电图在下壁和胸前导联出现特征性负向P波，是典型的最早心房激动逆传至CS近端的表现（图21.18）。慢-慢型AVNRT可通过心房或心室刺激和频繁使用异丙肾上腺

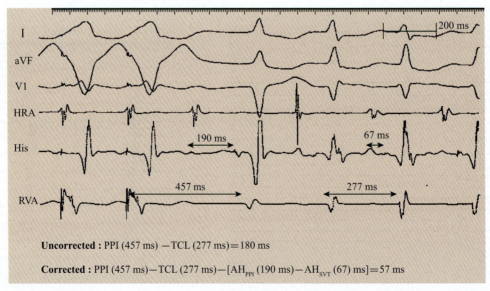

图21.17 根据心房-His束（AH）间期延长校正心室起搏后间期（PPI）。窄QRS型心动过速终止时心室超速起搏夺获心房，其起搏终止后如果PPI较TCL＞115ms，提示为AVNRT。由于房室结存在隐匿性或递减型传导，相比心动过速期间的AH间期（67ms），本例起搏后AH间期出现明显延长（190ms）。采用AH间期校正后，该例PPI与TCL的差距小于115ms（57ms），则支持本例为房室折返性心动过速。该患者随后成功进行了隐匿性后间隔旁道消融术。HRA.高位右心房；RVA.右心室心尖部；SVT.室上性心动过速

素而诱发,正如前文提及,尽管HA间期往往比慢-快型AVNRT记录到的长,但这两类AVNRT的HA间期常出现重叠(表21.1)。研究显示,慢-慢型和慢-快型AVNRT的HA间期范围分别为90～210 ms和25～145 ms(表21.1)。逆传的最早心房激动位于冠状窦口附近或冠状窦内[与冠状窦口的平均距离为(1.5±0.5)cm](图21.19)。逆传至心房的最早激动点位于冠状窦口附近是慢-慢型AVNRT的特征,而非HA间期。慢-慢型AVNRT病例中,心动过速周长(411±62)ms,AH间期(282±71)ms,HA间期(141±32)ms(90～210 ms),最短HA间期(心动过速时于心房最早激动处测量)是(85±43)ms(表21.1)。短的HA间期是下位共径较长传

导时间的典型特征。多条慢径路通常可被心房期前刺激发现。该型心动过速折返环快径路前传或逆传都不是必要条件,因此可能并不存在快径路前传或逆传。

慢-慢型AVNRT的特点是存在下位共径,换言之,房室结远端有一部分不参与折返。下位共径的存在,已通过比较心动过速时心房最早激动点的HA间期和用心动过速相同周长进行心室起搏时记录到的HA间期(测量His束电极远端)证实,前者短于后者(图21.19)。

正如慢-快型AVNRT,慢-慢型AVNRT心房波的提前激动仅出现在能够逆传夺获His束的心室期前刺激后(非His束不应期心室刺激)(图21.20)。然而,由于下位共径的存在,逆传的His束激动如果要提前激动心

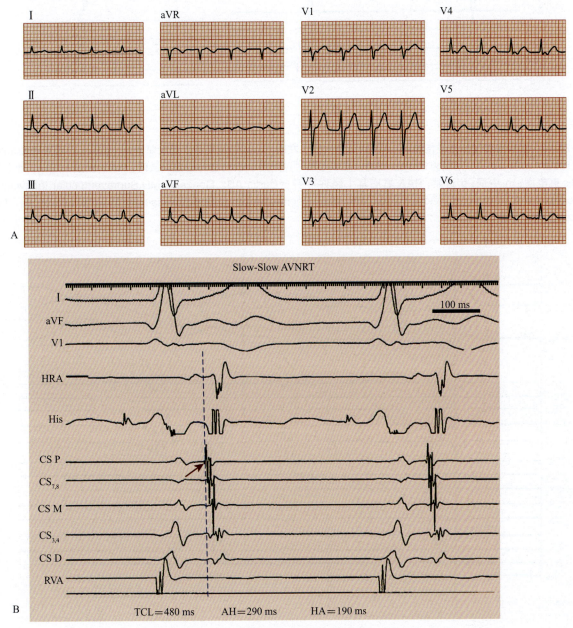

图21.18 慢-慢型房室(AV)结折返。慢-慢型房室结折返在体表心电图上表现为P波落在ST段上,下壁导联P波倒置(A)。图B显示体表心电图 I,aVF,V_1导联,以及相应的腔内电图。AH.心房-His束;CS.冠状窦;D.远端;HA.His束-心房束;HRA.高位右心房;M.中间;P.近端;RVA.右心室心尖部

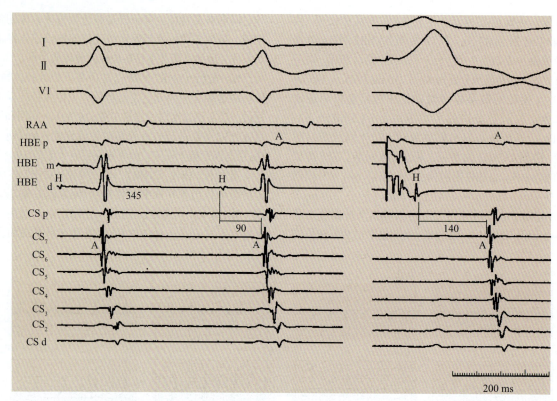

图21.19 经房室结慢径路逆传的AVNRT的低位共径。左图，心动过速期间，冠状窦近端（CS_7）心房激动最早的位置测量His束-心房（H-A）间期为90ms。右图，在以心动过速周期345ms进行心室刺激时，HA间期是140ms。d.远端；HBE.His束电图；m.中间；p.近端；RAA.右心耳（经许可引自Curtis AB, Gonzalez MD.Supraventricular tachycardia. In: Naccarelli GV, Curtis AB, Goldschlager NF, eds.Electrophysiology Self-Assessment Program.Bethesda, MD: American College of Cardiology; 2000.）

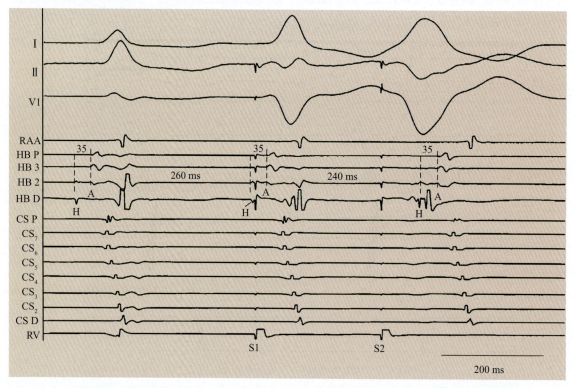

图21.20 两个心室额外期前刺激拖带慢-快型AVNRT。S_1为融合波，S_2夺获右心室，提前激动逆传的His束。注意S_2提前了逆传His束和心房的激动，His束-心房间期（35ms）保持不变，这与无低位共径时的情况相符。S_2后心房激动顺序与心动过速时一致。CS.冠状窦；D.远端；HB.His束；P.近端；RAA.右心耳；RV.右心室

房，则His束激动需至少提前激动15ms。相反，房室折返性心动过速期间，即使延迟心室期前刺激不改变逆传His束激动，亦能提前逆传激动心房，前提是靠近心房最早激动处的心室激动提前。通过对比心动过速发作时和用心动过速周长来起搏心室的心房激动顺序即可鉴别1∶1房室传导的房性心动过速和AVNRT。房性心动过速的心房激动顺序一般与心室起搏观察到的心房激动顺序不同，并且在心动过速时超速心室起搏后出现VAAV现象，需要注意的是，AVNRT伴心房逆传时间长的患者可出现假性VAAV现象，而易错误地诊断为房性心动过速（图21.21），这种情况也可发生在逆传VA间期超过起搏的RR间期和心动过速时心房领先于心室激动时。

快-慢型AVNRT

快-慢型AVNRT发生率约为7%（37/500），与慢-慢型AVNRT类似，完整的折返环仍待进一步研究。对于快-慢型AVNRT，基于这一类型与典型慢-快型AVNRT相反的假设，房室结快径路被认为是前传支而另一条甚至更多的慢径路被认为是逆传支。但这种简化了的理解受到了另一观点的挑战，即快-慢折返代表着房室结右下延伸前传和左下延伸逆传的折返，慢-慢型AVNRT折返环路则与之相反。心动过速心电图呈现了比RP间期短的PR间期[但仍为长RP心动过速（图21.22A）]，AH间期小于180ms，下壁导联P波倒置（表21.1）。由于经过房室结慢径路逆传，因而HA间期比AH间期长。

与慢-慢型AVNRT类似，快-慢型AVNRT可通过心房或心室刺激和使用异丙肾上腺素诱发，某些患者仅能通过心室刺激诱发。此外，下位共径能够导致心动过速时HA间期比心室刺激时记录到的短。逆传最早激动的心房在冠状窦口附近（图21.22B）。具有长RP间期的各类型房室结折返，以心动过速周长进行心房起搏的AH间期比心动过速时的AH间期长40ms；对于房室折返性心动过速，这两者差值为20～40ms；而对房性心动过速而言，差值则小于20ms。

左侧变异型AVNRT

左侧变异型占AVNRT消融患者的1.5%，此类型患者无特异性的体表和腔内心电图表现。同样，也没有可用于鉴别左侧变异型与其他类型AVNRT特异性的临床特点，其心动过速图形类似慢-快型AVNRT，诊断依赖于与AVNRT相同的电生理学表现，但在右房消融失败后能从左房成功消融。左侧变异型AVNRT常有短的HA间期（≤15ms），偶有心房起搏时前传双重反应。左侧变异型AVNRT的AH间期和心动过速周长较右侧慢-快型AVNRT长。

鉴别诊断

AVNRT的诊断常需要排除旁道逆传的房室折返性心动过速、房性心动过速和交界性心动过速（表21.2）。当室房逆传时间少于60ms可排除顺向房室折返性心动过速，而在慢-快型AVNRT室房逆传时间常小于60ms。这一标准的一种特殊情况是慢传导的房室旁道，在这条旁道中，A波不是跟随在前面的V波后面，而是更前一个V波后。另一种特殊情况表现为1∶1前传房性心动过速，A波紧随在前一个V波之后。折返性心动过速发作过程中，拖带刺激是一种用于诊断逆传旁道参与折返的重要方法。His束不应期内心室期前刺激不改变心房激动顺序情况下，心房激动提前，无论程度如何，基本可以判定旁道逆传参与心动过速；如果心房激动顺序发生改变，则应考虑旁道可能为旁观者。心室超速起搏，折返性心动过速会产生VAV现象，起搏和心动过速的VA期间之差一般小于85ms，PPI－TCL一般小于115ms。如出现起搏后心房回波的AH间期较长，则需要采用校正的VA差值和校正的PPI－TCL值，以免出现诊断错误（见上文讨论）。

窦性心律下的His束旁起搏能够鉴别出逆传通过房室结还是前或中间隔旁道。His束旁起搏鉴别其他位置的隐匿性房室旁道有一定缺陷。观察窦性心律下右心室

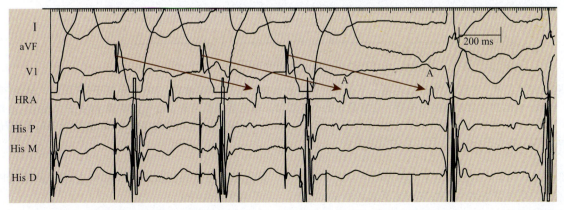

图21.21 房室结折返期间心室超速起搏终止产生假性VAAV反应。由于逆传时间非常长，心室起搏的心房电图与前面的两个QRS波有关联（箭头）。这种模式易与房性心动过速相混淆。HRA.高位右心房；M.中间；P.近端；V.心室电图

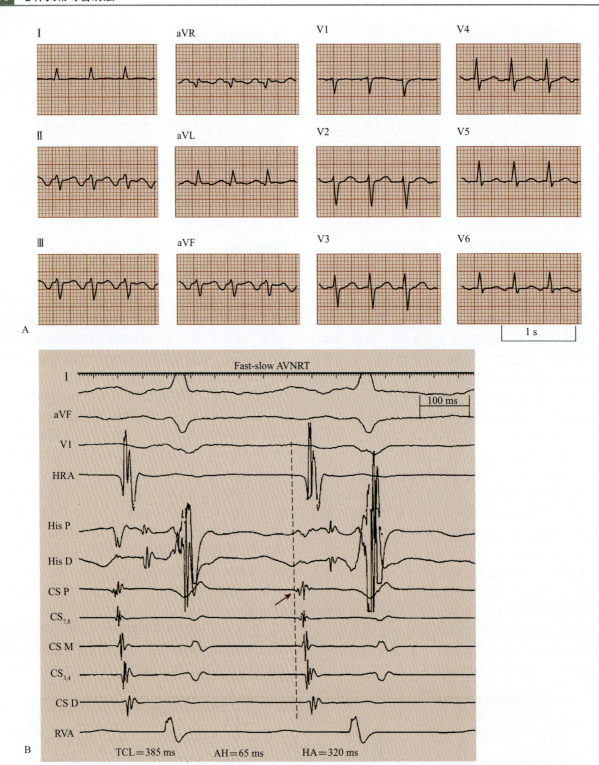

图21.22 A.快-慢型AVNRT心电图。下壁和胸前导联负向P波在QRS波前，PR间期短于RP间期，呈长RP间期模式。B.快-慢型房室结折返腔内电图。注意最早的心房激动（垂直虚线和箭头）位于冠状窦（CS P）近端。心动过速周长（TCL）为385ms，心房-His束（AH）间期为65ms，His束-心房（HA）间期为32ms。D.远端；HRA.高位右心房；M.中间；RVA.右心室心尖部；TCL.心动过速周长

心底部起搏和到心尖部起搏的室房传导时间有助于鉴别房室旁道，存在旁道者，右心室心底部起搏的VA间期比心尖部起搏的VA间期短。相反，无旁道者，右心室心尖部起搏时VA间期则短于右心室心底部起搏。

消融前鉴别心动过速逆传经过房室结还是His束旁旁道非常重要。实际上，临床上部分患者同时合并AVNRT和AVRT。

起源于房室结周结构的房性心动过速并不常见，结周房性心动过速的心房激动顺序可能与慢-快型AVNRT相同。当心动过速发作期间HA间期发生变化

表21.4 鉴别诊断：房室结折返、顺向性折返性心动过速和房速*

方法	PS ORT	AVNRT	AT
His束旁起搏	His束失夺获，VA间期不变	His束失夺获VA间期延长	His束失夺获VA间期延长
心动过速期间发放晚发心室期前刺激	靠近旁道位置心室提前激动，心房也提前激动	只有当经His束逆传的激动提前，心房才提前激动	除非His束激动提前，否则心房不会提前激动
Δ间期（PPI-TCL），VAAV反应	<115ms（除了递减型AP），AP递减传导可能发生VAAV	>115ms，快-慢型或慢-慢型AVNRT可能发生VAAV	VAAV反应
Δ间期（VA$_{以TCL心室起搏}$-VA$_{心动过速}$）	<85ms	>85ms	多变；可能不存在VA传导
比较心底部和心尖部起搏的VA间期	心底部起搏VA间期较短	心尖部起搏VA间期较短	心尖部起搏VA间期较短
VA逆向传导	除了缓慢传导的AP（如PJRT），多数为非递减型传导	递减型传导	递减型传导
以TCL起搏心房和心室	1:1传导	可能发生文氏阻滞	1:1前传；可存在VA阻滞
心动过速VA分离	不可能	可能	可能
心动过速VA间期	>60ms	典型AVNRT者<60～70ms	可能长于或短于60ms
心动过速HA间期	固定	可能发生变化	存在变化，尤其心室起搏后的第一个心搏

注：AP.旁道；AT.房性心动过速；AVNRT.房室结折返性心动过速；HA.His束-心房；ORT.顺向性折返性心动过速；PJRT.持续性房室交界区折返性心动过速；PPI.起搏后间期；PS.后间隔；TCL.心动过速周长；VA.室房间期；Δ.差值

*这个表格假设只有一种心律失常机制，不存在旁观者旁道或多房室旁道

可诊断房性心动过速。以更快的频率心室起搏提升心房率至起搏频率，实为隐匿性拖带。拖带起搏停止后，如果存在慢径递减传导，AVNRT的下一次搏动发生的周长比心动过速周长更长，但HA间期与自发心动过速的HA间期相同。相反，房性心动过速患者，起搏后的HA间期与房性心动过速的HA间期不一样。快速心室起搏后VAAV的激动顺序提示（但非一定）房性心动过速可能大。需要注意的是，慢-慢型和快-慢型AVNRT进行拖带刺激，当起搏后VA间期超过心室起搏周长时，亦可出现VAAV现象（见第10章和图21.22）。房性心动过速有VAA-His-V现象，而AVNRT出现VA-His-V现象。此外，持续性房室交界性折返性心动过速（PJRT）伴递减型逆传旁道对于快速心室起搏也会出现VAAV现象。AVNRT和PJRT对心室期前刺激的反应不同，快-慢型AVNRT不受His束不应期内心室期前刺激的影响，而对于PJRT，His束不应期内心室期前刺激可使心房激动提前或延迟。对于长RP心动过速，通过比较以心动过速周长进行心房起搏和心动过速发作时的AH间期之差来进行鉴别诊断，一般而言，AVNRT差值大于40 ms，房速差值小于20 ms，折返性心动过速差值为20～40 ms。

加速性交界性心律（交界性心动过速）和慢-快型AVNRT的鉴别诊断有些困难。这两种心动过速都有较短且恒定的HA间期，且逆传心房最早激动的位置都在Koch三角顶点附近（快径路区域，在Todaro腱索后方）。自律性交界性心动过速和AVNRT可通过分析其对房室交界区不应期内或前发放的房性期前刺激（PACs）的反应进行鉴别（图21.23）。交界性心动过速患者，房室交界区不应期发放房性期前刺激无法侵入自律点而不影响心动过速，交界区不应期前发放的房性期前刺激可使下一次搏动提前并维持自主的心动过速；相反，对于AVNRT患者，交界区不应期的房性期前刺激能通过慢径路传导而影响心动过速，交界区不应期前发放的房性期前刺激因从快径路前传而和心动过速逆传的波峰碰撞，导致心动过速终止（图21.4）。

房室结折返及其非典型表现

节律不规则是AVNRT的少见表现，根据体表心电图特征可被误诊为房颤。两条传导时间不同的房室结慢径路交替传导可使心动过速产生交替的短-长周期。此外，窦性心律通过快径和慢径产生双重反应，导致心动过速周长不等，易与房颤混淆。类似的是，His束远端或近端间歇性功能性传导阻滞，可导致AVNRT从1:1室传导变为2:1房室传导（图21.10），心动过速时往往被误判为房性心动过速。2:1传导的AVNRT的显著特征是在前一个和下一个QRS波中间存在一个非传导P波（图21.10）。潜在房室结病变的老年个体可表现为有症状，但心率低于100次/分的房室结折返性心动过速，尽管心率低于心动过速的诊断标准，这一类型的发生机制与年轻个体发生AVNRT的机制相同。尽管心率比较低，高龄患者往往症状较明显，这可能与心房心室几乎同时收缩有关。近期，Vijayaraman等描述了6例有症状、经导管消融房室结慢径路的患者情况，患者年龄大（71～83岁），PR间

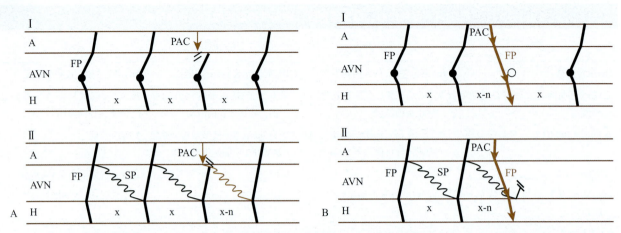

图21.23 通过心房期前刺激鉴别房室结（AVN）折返和自律性交界性心动过速。A.房室交界不应期时发放房性期前刺激（PAC）的反应（PAC刺激局部，心房激动发生在His束激动时或之后）。Ⅰ.交界性心动过速的反应。在交界区AVN除极时发放一个PAC刺激，不会影响交界区即刻或下一次搏动。实心圆代表交界区激动灶，黑线代表经AVN、His束（H）和心房（A）传导。Ⅱ.AVNRT反应。一个与前面相似间期的PAC刺激不会影响下一个连续搏动，但会影响接下来（x-n）个通过慢径路传导的AVNRT搏动。黑线表示经AVN、H和A的慢传导，红线代表PAC及其引起的反应。尽管图中呈现了下一个搏动（x-n）的提前，但下一个搏动的延迟或心动过速的终止也是AVNRT的特异性表现。橙色箭头表示PAC。B.房室交界区不应期之前发放PAC的反应。空心圆代表无发放PAC时预计的交界性心动过速的心搏时间。一个较早的PAC提前激动了紧接着的心搏（通过房室结快径使His束激动提前），但不影响交界性心动过速的持续。Ⅱ.AVNRT的反应。一个较早的PAC刺激通过房室结快径前传提前激动His束，但使得快径进入不应期，进而快径无法逆传，AVNRT折返终止。橙色箭头表示PAC和它的反应。A.心房；FP.房室结快径；H.希氏束；SP.房室结慢径；x和x-n.HH间期（经许可引自Padanilam BJ，Manfredi JA，Steinberg LA，et al.Differentiating junctional tachycardia and atrioventricular node re-entry tachycardia based on response to atrial extrastimulus pacing.J Am Coll Cardiol.2008；52：1711-1717.）

期延长[（262±54）ms]，这些患者均有慢径路消融史，房室结文氏周长从基线的（522±90）ms延长至消融后的（666±48）ms，其中1例患者因消融后文氏周期长度为710 ms需装永久性心脏起搏器，这些患者心率比较慢，可能存在潜在房室结病变，因此消融后发生房室传导阻滞风险高于其他AVNRT患者。

房室结折返和其他类型心律失常

有临床表现的非AVNRT患者在电生理检查时容易诱发AVNRT。研究发现，除了AVNRT，500例患者中有31例（6%）诱发出房室折返性心动过速，36例（7%）发生局灶性房性心动过速，分别起源于界嵴（22例），冠状窦口（3例），房室结快径路区域（5例）和二尖瓣环与主动脉交界处（6例）。

房颤与AVNRT联系紧密。在进行房颤消融的629例患者中，27例（4.3%）可诱发AVNRT。这些患者年龄比无AVNRT患者年轻，单纯消融AVNRT也能够减少房颤复发。Katritsis等也报道过相似结果，409例房颤患者中，7例（1.7%）可诱发AVNRT，5例（1.2%）仅行AVNRT消融术，房颤复发率亦偏低。阵发性房颤患者中，无明确肺静脉触发灶的患者发生AVNRT的可能性（11%）较有肺静脉触发灶的患者高（2%）。慢径消融能降低AVNRT患者起搏诱发房颤的易感性。21%~25%特发性室性心动过速患者也可诱发出AVNRT，而存在器质性心脏病的室性心动过速患者较少见。为评估房性和室性心律失常患者合并AVNRT的可能性，进行全面电生理检查是十分必要的。

交界性心动过速

交界性心动过速（JT）又称局灶性交界性心动过速、交界区异位心动过速或交界区非折返性心动过速，以与交界区折返性、有房室结参与其中的心动过速区分。除非使用β受体激动剂或其他刺激药物，交界性心动过速在成人中较少出现，而常发生于心脏手术后、肾上腺素刺激、心肌缺血或地高辛中毒。儿童患病率高于成人，JT发作通常明显与诱发因素有关，因而消融获益有限，但部分患者呈持续性发作而产生心动过速致心肌病或致残性症状，则消融获益明显。许多病例中，JT在术后、炎症后数日或停用诱发药物后消失（图21.24）。JT与局灶性房性心动过速有相似的临床表现，间断或不停地发生，JT因为心房心室同时收缩常常像AVNRT出现经典的颈静脉A波和收缩期肺静脉血液反流。详细的心脏节律监测分析研究发现，JT突发突止，无须房性期前刺激触发，常有短暂窦速夺获，插入性房性期前收缩或室性期前收缩（图21.25）。在交界性心动过速时，逆传的心房激动通过房室结，因此心房激动顺序、心房最早激动点与慢-快型或慢-慢型AVNRT一致。JT和AVNRT的鉴别诊断在电生理检查中具有挑战性，但JT

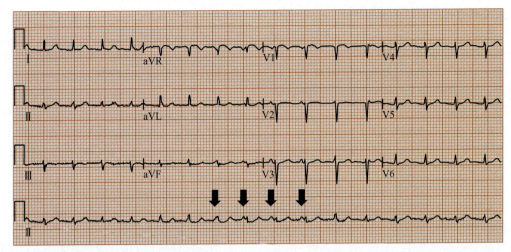

图21.24 使用安非他酮后出现心悸的患者交界性心动过速时的心电图。窦性P波不受影响且与交界区异位心动过速无关（实心箭头）。停药后心动过速和症状消失

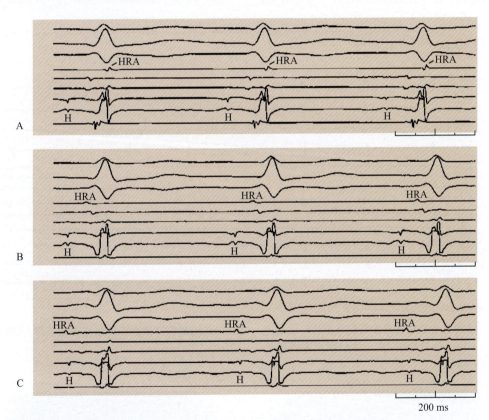

图21.25 A.交界区心动过速腔内电图证实逆传激动心房，B.心房融合波：His导管记录到逆传心房波和高位右心房（HRA）记录到的窦性房波产生融合，C.HRA和His导管记录到同时发生的交界区心动过速和窦性心房波。H.His束电图

较低的患病率及发作的瞬时性使大多数患者无须用到这些鉴别诊断方法。

一项小样本队列研究分析了心动过速对单次房性期前刺激的反应。当在希氏束不应期内给予心房期前刺激，不会影响His束电图，但影响随后的His束，这考虑是由于AV结的慢径参与心动过速，则为AVNRT可能大，而排除JT。相反，房性期前刺激可使His束激动提前，且不终止心动过速，说明快径路不是心动过速的逆传支，则可排除AVNRT（图21.23）。这种心房期前刺激诊断JT的敏感性和特异性均为100%，而诊断AVNRT的敏感性和特异性分别为61%和100%。

另一种鉴别JT和AVNRT的方法是ΔHA是否非负值，ΔHA是用心室基底起搏时的H-A间期（HA_P）减去心动过速时的H-A间期（HA_T），即$HA_P - HA_T$。AVNRT的HA时限取决于心动过速前传和逆传的折返时间，而JT的HA时限代表从His束或致密房室结发生的心动过速逆传至心房的时间。ΔHA≥0对于诊断JT，敏感性和特异性分别为89%和83%。

心房超速起搏也有助于JT的鉴别诊断。一项小样本队列研究以比心动过速稍快的心率进行心房拖带结束后（心动过速未终止），如果呈现AH（起搏相关）-HA（心动过速相关）顺序（AHHA），则为JT；呈现AH（起搏相关）-A（心动过速相关）顺序（AHA），则诊断AVNRT，其敏感性和特异性均为100%。

笔者实验室中，若心房激动可与His束激动分离，则诊断JT。可通过自发的（图21.26）或心房起搏，观察心房电位与His束电位分离来协助JT的诊断。

鉴于正常和病变的房室结的复杂生理学作用，所有诊断方法的局限性都能被认识和理解。AVNRT发作时，房性期前刺激能通过快径路，在不终止心动过速，并使His束电位提前且改变激动的顺序［从慢-快型到慢-慢型AVNRT（前传的房室结双重反应）］，或即刻终止并立即再次诱发心动过速，这种反应易误诊为JT。房室结双重反应在AVNRT拖带时能产生AHHA反应；心房超速起搏能通过慢径路传导并引起慢-快型回波，从而在JT拖带后产生AHA反应。正如其他电生理情况，任何检查等都不可以替代临床判断、电图和对起搏反应的仔细观察。如果心动过速能够被多次复制，且反复的心房和（或）心室起搏刺激多次证实房室结参与心动过速，则心动过速倾向于AVNRT，若心动过速独立于房室结且His束电位领先于P波起始部位（如果P波可见），则心动过速倾向于JT。

消融

慢-快型AVNRT

消除慢径路1:1传导是所有类型AVNRT消融的靶点。一旦确诊AVNRT，将消融导管置于三尖瓣环、冠状窦口前方（图21.27）。右前斜位是放置导管非常有用

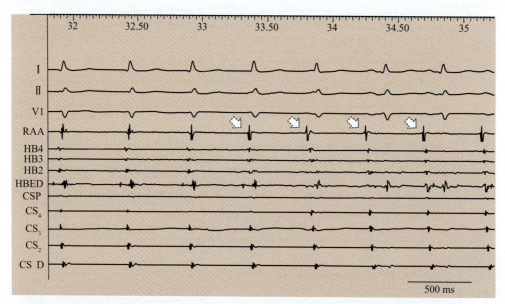

图21.26　交界区心动过速自发转变为窦性心动过速。箭头指向的窦性节律逐渐抑制交界区节律。CS.冠状窦；D.远端；HB.His束；HBE.His束电图；P.近端；RAA.右心耳

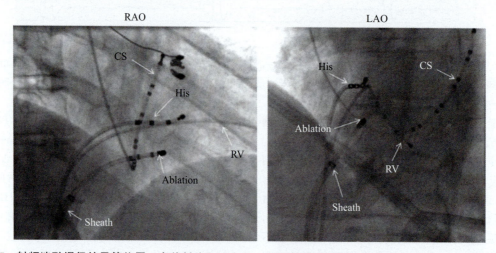

图21.27　射频消融慢径的导管位置。右前斜（RAO）位，消融导管头端位于冠状窦口（CS os）和三尖瓣之间。在左前斜（LAO）位，消融导管头端位于CS os水平His导管后（间隔）。注意支撑消融导管的鞘管。RV.右心室

的位置，因为其呈现了Koch三角的正面。左前斜位角度需根据His束导管位置而进行调整，使得His束导管垂直于透视平面。慢径消融的初始靶点是位于三尖瓣环和冠状窦口之间的峡部，这一区域对应的是房室结的右下延伸，慢径路消融的靶点见表21.5。

表21.5 慢径路消融靶点

解剖学引导
　在CS窦口水平，CS窦口和三尖瓣环之间的组织（右下传入部位）
　CS近端肌组织（经LA-CS连接、与左下传入部位连接的组织）
　AV阻滞风险升高：Koch三角区域、CS窦口上方A/V值＝1:10～1:3

电图引导
　慢径电位
　逆传最早心房激动位于冠状窦口附近（仅适用于慢-慢型和快-慢型AVNRT）

注：A/V.心房比心室；AV.房室；AVNRT.房室结折返性心动过速；CS.冠状窦；LA.左心房

1. **解剖学方法**　解剖方法把位于窦口外的低位间隔旁区或冠状窦近端区作为消融靶目标，这些位置包含了房室结中左右心房延伸的心肌组织。最好在窦性心律时放置导管，此时易识别心房心室电图。最好采用4mm、2.0～3.0in（D-F弯）消融导管。部分患者应用长鞘通常能增加导管可及范围和稳定性。使用长鞘时，重要的是需要保持鞘的弧度和导管同轴。导管前向进入右心室，调整至下中位置，使其位于冠状窦口前方，随后向三尖瓣环的方向缓慢后撤，直到远端电极记录到小的心房电位和大的心室电位（图21.28），顺钟向旋转使鞘和导管贴向间隔。成功靶点的心房电图呈现多重组分（图21.28），从远端电极记录到的A/V值范围为1:10～1:3。

有效慢径消融的最常见位置是冠状窦口的正前方或其边缘。约95%的AVNRT患者在这个位置消融可阻断慢径。在一些患者中，需要在冠状窦近端方可阻断慢径传导。需要注意的是，冠状窦顶端的消融会增加房室传导阻滞的风险。

一些患者中，尽管在右下延伸部分消融，AVNRT仍能被诱发，这可能是慢径路转变为通过左下延伸传导所致。这在慢-慢型AVNRT中相对常见，在三尖瓣环和冠状窦之间消融后表现为慢-快型或快-慢型AVNRT。此时需入冠状窦内20mm进行消融（以与左下延伸连接处为靶点）。如果术者认为需要到接近致密房室结的更高位点进行消融，可考虑应用冷冻消融，因为冷冻消融引起房室传导阻滞的概率较低。房室传导阻滞的风险很大程度与在Koch三角上方发放射频能量有关，对于高危患者，射频电流不应该用在冠状窦口上缘。

2. **电标测方法**　Haïssaguerre团队和Jackman团队提出了两种电生理学方法。这两种方法虽然根据不同的电图来确定靶点，但都通过识别折返环的关键组分来减少射频放电的次数。Jackman在窦性心律下寻找在冠状窦口附近低振幅心房电位后的尖锐晚电位，这种晚电位代表心房和房室结慢径路的联系。根据这一理念，房室结慢径路逆传时，激动顺序相反，尖锐的晚电位领先于心房电位，此电位常常在冠状窦前方或里面被记录（图21.28）。Haïssaguerre标测到的慢电位位置通常在Jackman观察到晚电位位置的稍上方，与房室结特征一致，快频率刺激下该电位会被延迟，且呈现低振幅。这两种电位可记录位置常重叠。慢径路消融的靶点如表21.5所示。这些电位代表移形细胞的激动传导至房室结或房室结的右下侧延伸。此外，无AVNRT患者也可出现这些电位。在一项电图指导和解剖学指导的随机对照AVNRT消融试验中，两种方法的总操作时间[（121±57）min vs.（110±57）min]、透视时间[（6±3）min vs.（7±3）min]、射频放电次数[（4±3）vs.（4±3）]、即刻成功率（均为100%）、复发率（均为1.4%）均无显著差异。

3. **射频电流的使用**　射频电流一端是标测消融导管远端，一端是置于后胸的电极板。由于房室结组织位置表浅，不需要大的消融导管（如8mm）或灌注盐水导管。消融时严密监视阻抗，当阻抗突然下降或升高或出现房室、室房阻滞时，需及时终止放电。通过透视或实时三维导管定位系统连续监测消融导管位置。建议初始消融使用低功率（20～30 W），以判断放电是否安全。15 s之后，功率可以逐步增加至50W，目标温度设为55～60℃，持续30～60s，部分患者可持续90～120s。在冠状窦近端消融，能量限制在20～30 W。射频电流发放期间连续监测阻抗，因为阻抗下降能够更好地表明组织温度而不是消融导管头端温度。较小损伤即可导致AVNRT不能被诱发。导管消融房室结慢径过程中可出现交界性节律（图21.29A），虽然交界性节律不是根治AVNRT的特征，但更易出现在成功靶点。射频放电过程中，需严格监测窦性心律时的AH间期，以及交界性搏动逆向传导关系，当交界性搏动无法通过房室结快径路逆向传导至心房时，需及时终止放电（图21.29B），因为这提示致密房室结受损。消融过程中出现连续的快频率交界性搏动（周长小于350ms）需及时停止放电，继续消融会增加房室传导阻滞的风险。少数情况下，房室结慢径成功消融可在放电期间无交界性搏动的情况下实现，但更常见的是，消融过程中出现逐渐减弱的交界性节律，强烈预示消融成功。每一次放电后，进行程序性心房刺激和（或）快速心房起搏确定是否还存在慢径传导及诱发AVNRT。在一个387例AVNRT（385例成功消融，共692次放电）的研究中，交界性节律作为消融成功标志的敏感性和特异性分别是99.5%和79.1%，阳性预测值为

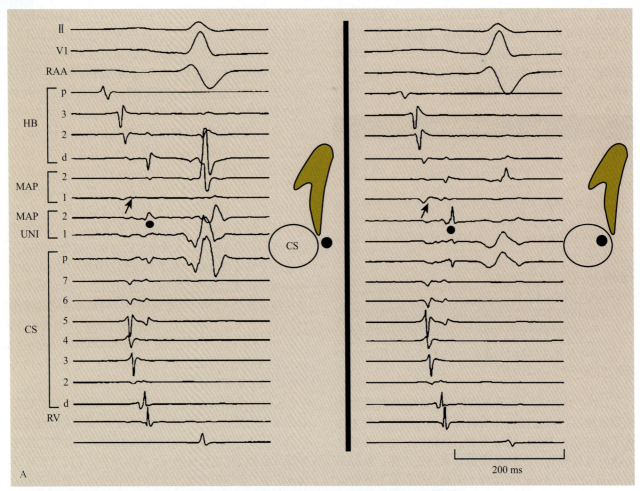

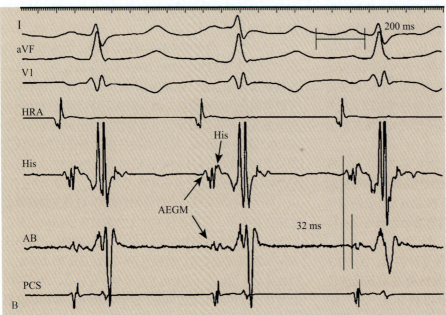

图21.28 A.冠状窦口和房室结向右后(下)方延伸部分附近记录的电图。消融房室结慢径之前标测导管(MAP)记录到的双极和单极(UNI)电图。延迟电位(实心圆)代表慢径电位,冠状窦口前缘前面(CS,左图)和冠状窦里面(右图)记录到局部心电位(箭头)。B.通过解剖学方法成功消融慢径的靶点腔内电图。消融导管(AB)上的心房电图(AEGM)呈多重组分,与心室电图相比,振幅比为1∶8。His电极上心房电位到消融导管上心房电位的间期(垂直线之间)为32 ms。d.远端;HB.His束;HRA.高位右心房;p.近端;PCS.冠状窦近端;RAA.右心耳;RV.右心室(A.经许可改编自Anderson et al.Heart Rhythm Society on line publication.)

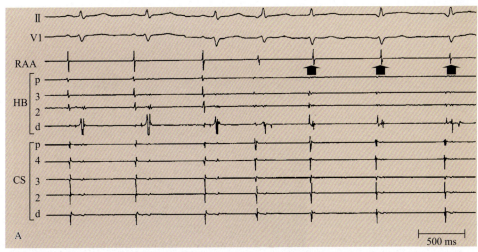

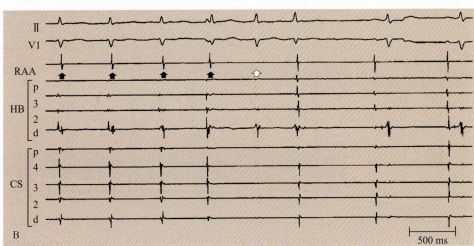

图21.29 A.在三尖瓣环和冠状窦（CS）口之间进行射频消融过程中出现交界性节律，交界性心律经房室结快径1∶1逆向传导（箭头）提示射频能量发放期间正常房室结功能未受损；B.射频消融过程中出现房室结快径逆向传导阻滞。射频消融时经房室结快径1∶1逆向传导（实心箭头）后发生突然的逆传阻滞，表现为无心房波（空心箭头）。及时终止放电使房室结的传导功能得以保留。d.远端；HB.His束；p.近端；RAA.右心耳

55.5%。另一项研究中，交界区异位激动在成功消融中较非成功消融更频繁出现（100% vs. 65%），且持续时间更长 [（7.1±7.1）s vs.（5.0±7.0）s]。

由于射频消融过程中无交界区异位激动对应无效消融靶点，如果在达到目标功率之后10～15 s未观察到加速交界性节律，则应终止消融重新更换消融位置。

虽然交界性节律的逆传阻滞常被视为房室结损伤的潜在标志，但无房室结损伤也可出现逆传阻滞，逆传阻滞也可出现在无快径路逆传的慢-慢型AVNRT消融过程中。此外，快速交界性节律（周长短于快径路1∶1传导的周长）可表现为功能性逆传阻滞。很多病例中，慢径路消融后快径路的有效不应期实际上缩短了。

冷冻消融

冷冻消融可用于减少AVNRT导管消融期间房室传导阻滞风险。头端为6 mm的导管证实比头端为4 mm的导管更有效（表21.6）。少数情况下需要使用头端为8 mm的消融导管以产生更大或更深的损伤来减少复发率。冷冻消融慢径导管放置的位置和射频消融整体类似，成功冷冻消融的位置通常较射频消融位置略高

表21.6 比较4mm和6 mm大头冷冻消融导管进行AVNRT消融的研究							
研究	例数	随访时间（月）	APS 4mm（%）	Rec 4mm（%）	APS 6mm（%）	Rec 6mm（%）	P（Rec）
Khairy等，2007	185	7.5	92	15	95	3	NS
Rivard等，2008	289	5.1	91	16	90	8	0.03
Sandilands等，2008	160	18	92	17	94	7	0.01
Chanani等，2008	154	2.5	93	18	98	9	NS

注：P值是指和射频消融术相比，复发率的统计学差异

APS.手术即刻成功率；AVNRT.房室结折返性心动过速；NS.无统计学意义；Rec.复发

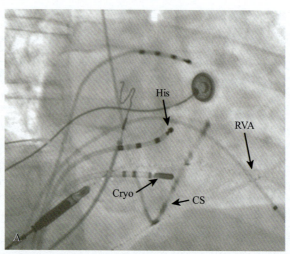

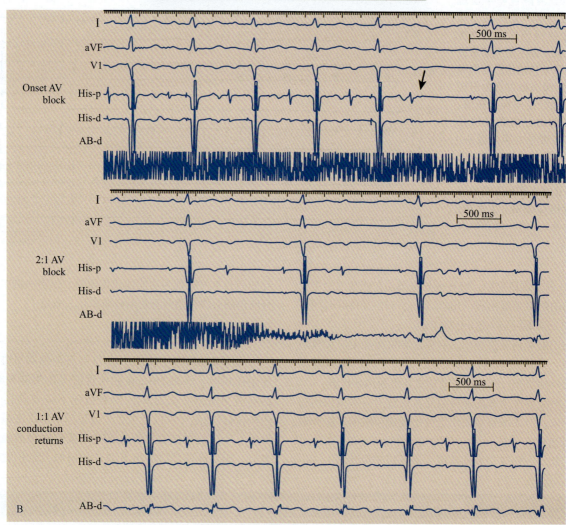

图21.30 A.冷冻消融（Cryo）慢径路右前斜位影像图。导管头端大致在冠状窦口（CS os）和His束的中间。更低位置发放能量无法阻断慢-快型房室结折返。虽然此位置被认为使用射频能量有发生房室传导阻滞的高风险，但在这个位置冷冻消融可降低房室传导阻滞风险。B.慢径消融期间发生一过性房室传导阻滞。上图，冷冻消融终止了心动过速，但在消融期间，心房-His束间期稍延长后出现房室传导阻滞（箭头）。中间图，冷冻消融立即中断，消融终止时出现2∶1房室传导阻滞。下图，冷冻消融后1min，恢复了1∶1房室传导。d.远端；p.近端；RVA.右心室心尖

（图21.30）。通常冷冻消融的导管需放置在冠状窦和His束导管的中间，这个位置射频消融存在高房室传导阻滞风险。重要的是，冷冻消融期间无交界性节律出现，且导管的稳定性好（冰与组织发生黏附），这为消融过程中的监测提供多种可以应用的方法。窦性心律或心房起搏下，导管到位后进行冷冻消融，随着导管上冰晶形成致使导管迅速与组织黏附，腔内电图可见噪声干扰而使电图不可见，此时，可通过心房起搏或期前刺激来验证慢径路是否还存在传导，如果慢径传导在20～30 s阻断，则需在-60℃或更低温度，维持4min。

此外，冷冻标测可初始通过将导管温度降低至-30℃来监测慢径阻滞情况，可减少永久性房室传导阻滞，但这也增加了假阴性：初标失败的靶点可能应用较低温度冷却获得成功。由于导管黏附在组织上，在AVNRT期间进行冷冻标测或冷冻消融，导管位置移动的概率很小。一旦组织黏附，不需要通过透视来检查导管的位置，显著减少了透视时间。

冷冻消融过程中，需进行心房刺激持续检查房室结快径路和慢径路传导特性，由于冷冻消融损伤比冷冻标测或消融前期阶段大，对AH间期的连续监测显得更为重要。建议冷冻消融过程中使用比文氏周长长10～20ms的周长来进行心房起搏。有些学者提倡完整消除所有慢径的功能以减少冷冻消融后复发的可能性。如果发生高度阻滞、文氏周长显著延长（约100ms），或文氏阻滞发生的周长超过500ms，需要立即终止消融。组织冷却期间AVNRT终止、房室结慢径路1:1房室传导的消失，以及无法诱发AVNRT是冷冻消融成功的标志。在最后一次冷冻消融损伤后的30～45min，应重新评估慢径路功能的状态和AVNRT的可诱发性，因为冷冻导致的急性恢复比射频消融更为常见。

选择冷冻消融或射频消融取决于不同个体的情况。曾在房室结快径区域消融，以及房室结距离冠状窦口顶端较近的患者选择冷冻消融可能更有利，因为他们具有较高的房室传导阻滞风险，此外，那些基础状态AH间期延长的患者选择冷冻消融更为合适。一些研究比较了这两种能源的优点和缺点，临床数据也证明了冷冻消融治疗AVNRT的有效性和安全性（85%～99%即刻成功率，且无永久性完全性心脏传导阻滞）。整体来说，冷冻消融的复发率（2.8%～28%）较传统射频消融更高。在一项5671例患者的研究中，比较了AVNRT冷冻消融和射频消融的急性失败率，分别为3.1%和2.2%（差异无统计学意义），复发率分别为9.7%和3.8%（$P=0.003$），冷冻消融后无完全性房室传导阻滞发生，而射频消融后完全性房室传导阻滞的发生率为0.75%。6mm导管证实比传统4mm导管更为有效。表21.7总结了一些研究的结果。

慢-慢型和快-慢型AVNRT

慢-慢型和快-慢型AVNRT消融靶点是房室结逆传慢径，这一通路通常不同于房室结前传慢径路。

消融靶点位于心房逆传最早激动的位置，快-慢型AVNRT常位于三尖瓣环和冠状窦口之间，慢-慢

表21.7 房室结折返性心动过速的临床研究

作者/年	N	F/U（月）	APS Cryo	Rec Cryo	Tip（mm）	APS RF	Rec RF	P
Zrenner, 2004	200	8.1	97%	8%	4	98%	1%	0.03
Friedman, 2004	103	6	91%	6%	4	—	—	—
Kimman, 2004	63	13±7	93%	10%	4	91%	9%	NS
Collins, 2006	117	12	98%	8%	4	100%	2%	NS
Jensen-Urstad, 2006	75	12.7	99%	5%	6			
Papez, 2006	53	8.1±7.0	96%	12%	4	96%	6%	NS
Gaita, 2006	87	27±13	96%	10%	4			N/A
Gupta, 2006	71	2.2±0.4	85%	20%	4	97%	6%	0.01
De Sisti, 2007	69	18±9	87%	28%	4			
Avari, 2008	80	10.7	97%	3%	6	95%	2%	NS
Bastani, 2009	312	22.4±12.7	99%	5.8%	6			
Chan, 2009	80	13.6	98%	9%	6	95%	1%	NS
Deisenhofer, 2010	509	6	97%	9%	6	98%	4%	0.029
Schwagten, 2011	274	51.6±30	97%	11%	4	96%	5%	NS
Rodriguez-Entem, 2013	119	8.3±1.4	98%	15%	6	100%	3.4%	0.027

注：APS.Acute procedural success，即刻成功率；Rec.Recurrence rate，复发率；F/U.随访；Cryo.冷冻消融；N/A.不适用；NS.无统计学意义；RF.射频

型AVNRT则在冠状窦近端前缘（图21.31）。慢-慢型AVNRT中常建议同时阻断慢径传导的前传和逆传功能来预防快-慢型和慢-快型AVNRT复发。慢-慢型或快-慢型AVNRT患者，标测和消融可在心动过速发作时或心室起搏时，以判断是否阻断慢径路的1∶1逆传。由于快径逆传在慢-慢型AVNRT中传导较弱，心室起搏时心房逆传最早激动点为消融靶点，此部位常位于冠状窦近端的前缘。三维标测系统的引导下，激动标测有助于确定慢径逆传的心房最早激动位置（图21.32），并可减少透视曝光时间。

最先，在Koch三角较低位置进行标测，即冠状窦口和三尖瓣环之间，随后在冠状窦近端进行标测，逆传的心房最早激动处是消融的靶点。如果在冠状窦近端消融，起始应使用低能量（20 W），随后能量输出逐步增加，并严密监测阻抗，成功的消融标准为阻断房室结慢径的逆向传导（图21.31）。

慢-慢型或快-慢型AVNRT患者常无房室结快径路逆传，因此，射频消融过程中，交界性搏动不会逆传

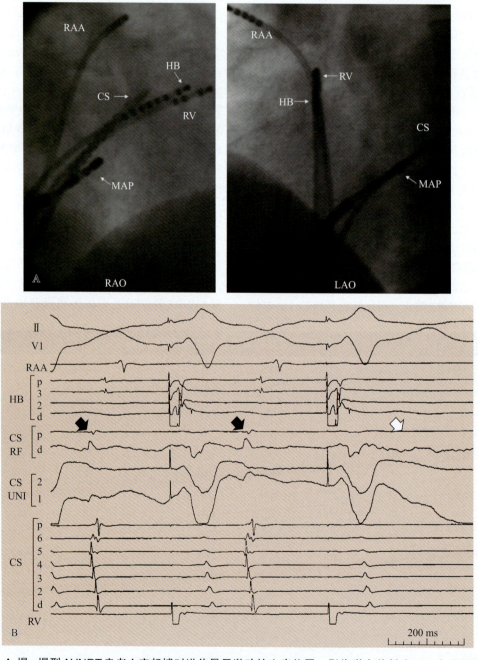

图21.31　A.慢-慢型AVNRT患者心室起搏时逆传最早激动的心房位置。影像学右前斜（RAO）位和左前斜（LAO）位呈现了冠状窦近端标测导管（MAP）的位置，距离窦口约1.5cm。多种标测导管位于冠状窦（CS）、右心耳（RAA）、His束（HB）和右心室（RV）。B.射频消融时房室结慢径逆传阻滞。在冠状窦近端进行导管射频消融（CS RF）时，前两个心室起搏波群后出现房室结慢径逆传（实心箭头），在第三个心室起搏波群后房室结慢径逆传阻滞（空心箭头）。d.远端；p.近端；UNI.单极

至心房，影响了放电期间房室结功能的评估。这些患者中，可采用间断性放电，间断性评估房室结功能的方法，此外，放电期间，持续心房超速起搏也以连续监测房室结前传情况。

左侧AVNRT

较少情况下，右心房和冠状窦的广泛消融无法阻断慢径。这些患者中，房室结左下延伸部分可能是房室结的慢径路，二尖瓣环间隔侧下方是消融靶点（图21.33），心动过速通常可被该位置的左房期前刺激重整，说明靶点靠近折返环。左侧消融靶点消融过程中可记录到交界性节律，类似传统的慢-快型AVNRT的慢径消融。成功消融靶点可位于二尖瓣环间隔侧下缘，也可位于左房的中间隔，可通过穿过房间隔或主动脉逆行途径到位。一篇报道中，这些成功消融位点的A/V值为1:10~1:2，左侧平均放电次数为（9.9±2.0）。

使用外灌注盐水导管进行慢径消融

在低血流灌注区域使用传统的消融导管进行射频消融，会出现高阻抗，导致温度升高和最大功率的降低。随着外灌注盐水导管的出现，使在冠状窦里进行射频消融阻断房室结左下延伸（可能是左侧房室结慢径路）成为现实（图21.34）。冠状窦里面消融的能量应限制在10~20W，且应严密监测阻抗以防并发症的发生。

如果阻抗降低大于10Ω，则应停止放电。6年前笔者实验室中，常规使用外灌注盐水导管消融AVNRT，无须至左房侧进行消融，也无并发症的发生，偶尔需在冠状窦内进行扩大消融。

消融终点

消融前确立消融成功的终点是有必要的，心动过速不能诱发，以及慢径路1:1传导的阻断是明确终点。如果心动过速无法诱发（即便应用异丙肾上腺素），且房室结慢径路1:1传导也被阻断则认为消融成功（表21.8）。如果消融前心动过速不能被诱发，则阻断慢径可作为替代终点。常见的是，成功消融后仍可存AH间期跳跃和慢-快型房室结回波，这些回波可能源自另一条房室结慢径路（非维持AVNRT的慢径路）。因此，若消融未诱发出心动过速，仍存AH跳跃伴或不伴回波是可接受的一个消融终点。消融后观察能否在使用异丙肾上腺素的情况下诱发心动过速非常必要，即使在消融前无须此药即可诱发心动过速。在能诱发出心动过速的患者中，仅85%的患者心房程序刺激能揭示明显的房室结双径路特征（AH跳跃，AH曲线不连续平滑），尽管如此，仍需详细记录基线心房程序刺激的AH曲线，即使部分患者AH曲线缺乏跳跃，这类患者对比消融前后程序刺激结果，消融后最大AH间期缩短，1:1传导周长延长，表明慢径改良成功。

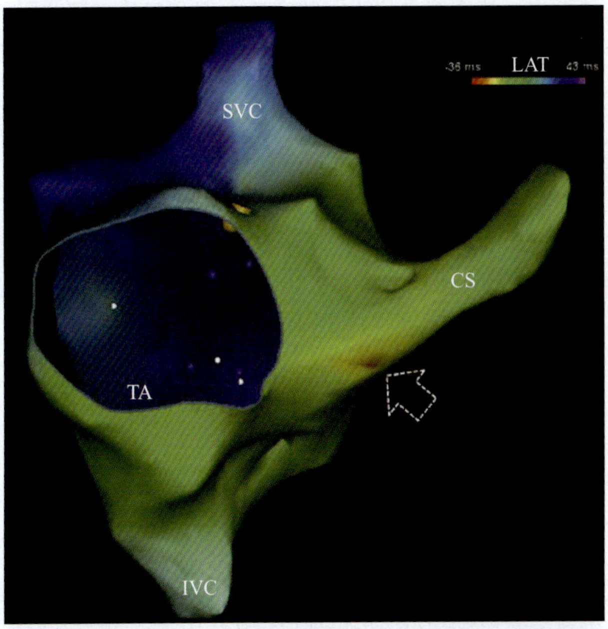

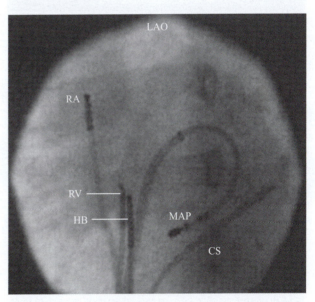

图21.32 使用呼吸门控的快速电解剖标测（Caro-3，Biosense Webster，Diamond Bar，CA）对右心房和冠状窦进行三维重建。慢-慢型AVNRT发作时间进行激动标测，在冠状窦（箭头）里距冠状窦口约1cm的位置记录到最早的逆传心房激动。在此处进行射频消融阻断了经房室结慢径的1:1逆传，且无法再诱发出心动过速。CS.冠状窦；IVC.下腔静脉；SVC.上腔静脉；TA.三尖瓣环

图21.33 左侧慢-快型AVNRT患者成功消融靶点影像图。腔内电图和诊断性刺激试验与慢-快型房室结折返相符，但从右心房和冠状窦近端进行慢径消融均不成功。左前斜（LAO）位，标测导管穿房间隔后经鞘管进入左心房，导管位置与二尖瓣环平行，头端位于下间隔区域。在此消融位点消融，出现交界性节律，慢径功能被消除，术后未诱发出心动过速。CS.冠状窦导管；HB.His束导管；MAP.标测/消融导管；RA.右心房导管；RV.右心室导管

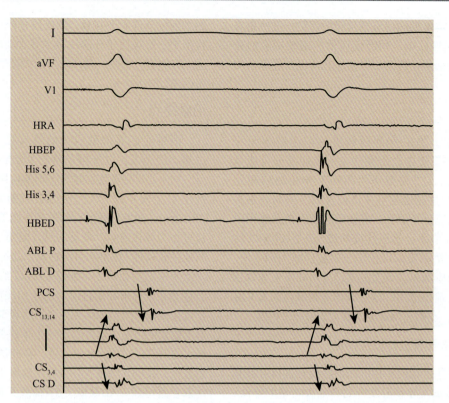

图21.34 在三尖瓣环和冠状窦（CS）口之间和CS近端（PCS）进行射频消融后AVNRT仍无休止地发作。CS的激动顺序表明CS电极5、6之间存在传导阻滞（箭头）。标测导管远端电极对（ABL D）记录到逆传的最早心房激动。D.远端；HBE.His束电图；HRA.高位右心房；P.近端

表21.8 射频消融终点
使用和不使用异丙肾上腺素的情况下均无法诱发心动过速
消除或改良慢径：
● 消除心房-His束（AH）间期跳跃
● 消除经房室结慢径1:1的逆向传导
● AV结慢径心室逆向传导阻滞（快-慢型和慢-慢型AVNRT）
AH间期跳跃伴有单次回波（既往可诱发心动过速）
损伤快径
PR间期延长（持续性）
射频消融术后一过性AV前传阻滞（进一步消融需慎重）
注：AH.心房-His束；AV.房室

有研究显示，如果消融前不使用异丙肾上腺素而AVNRT易诱发，消融后亦无须应用此药物来验证消融是否成功（消融后不能诱发AVNRT即可）。然而，由于镇静或者麻醉药物会改变自主神经系统，消融前和消融后的患者状态可能不同，因此，我们推荐消融后仍应给予异丙肾上腺素后再进行心房和心室程序刺激。

预防房室传导阻滞

慢径消融术后发生房室传导阻滞是因为消融直接损伤了致密房室结或快径路，尤其当其解剖位置下移时。此外，慢径消融前未能识别房室结动脉病变或已经发生快径功能受损（固有病变或既往消融损伤所致）也是原因之一。笔者所在实验室500例中出现1例（0.2%）此并发症，消融靶点位于冠状窦口中部和三尖瓣环之间，患者为74岁男性，消融过程中出现快速交界性心律，同时出现室房传导逆传阻滞，尽管即使终止了放电，该患者仍发展成为永久性房室传导阻滞，置入了起搏装置。部分患者术中发生一过性房室传导阻滞，虽然在手术结束时恢复了房室传导，但延迟的房室传导阻滞仍可发生，延迟的房室传导阻滞通常仅出现在消融过程中有一过性房室传导阻滞的患者中。

有几种方法可降低消融引起的房室传导阻滞风险（表21.9），最重要的方法是密切观察放电期间的逆行传导，出现任何室房传导阻滞立即终止消融。放电期间以比交界性心律更快的频率进行心房起搏，可持续评估房室结前传功能。放电过程中出现快速交界性节律（周期长度短于350ms）预示即将发生房室传导阻滞。房室传导阻滞不可能发生在冠状窦口中间水平或更低的位置，房室传导阻滞的风险随消融位置升高而增加。若放电位置离致密房室结很远仍出现，可能因为放电损伤了房室结动脉。

His束电极记录到的心房电图和消融导管的心房电图之间的时间间隔小于20 ms的位置，消融发生房室传导阻滞的风险较高。此外，起搏标测Koch三角以确定前传快径路的位置亦有助于降低房室传导阻滞的风险，起搏信号到His束电位之间最短位置代表快径路插入的

表21.9 预防房室传导阻滞

方法	描述	备注
消融Koch三角下方	CS顶部下方	标准操作
监测交界性心律的逆传	1:1逆传消失,立即终止RF	标准操作
监测快速交界性节律	交界性节律<350 ms,终止RF	未经前瞻性证实
Δ间期($A_{His束}$与$A_{消融导管}$的时间差)	$AEGM_{His束}$和$AEGM_{消融靶点}$的时间差>20 ms	未经前瞻性证实
Koch三角起搏标测	识别刺激信号至His束最短间期的间隔区域,避免消融这些位点	未经前瞻性证实
心房超速起搏	以快于交界性心律的频率起搏心房,以监测房室结前传	未经前瞻性证实
缓慢滴定功率	起始功率5W,之后以每5秒提高5W,直至出现交界性节律,随后再提高10W进行完全消融,持续120s	未经前瞻性证实
冷冻消融	6mm或4mm大头	极低的房室传导阻滞发生率

位置,需要在低、中、高间隔位置均进行起搏。10%的患者最短间期位置定位于中或低位间隔,消融需离中间隔尽可能远,在这篇文献中,没有在最短间期的低位间隔处进行消融。慢径消融前若无前快径传导,则消融后会导致房室传导阻滞的发生,因此,消融前需对快径路传导的状态进行评估,尤其在基础PR间期较长的患者中(见后文讨论)。消融期间AH间期的延长是前传快径路损伤的一个标志,建议从低能量水平开始逐步进行能量滴定。在撰写本文时还未有文献报道冷冻消融导致持续性房室传导阻滞。

房室结改良

一些大规模研究中,AVNRT慢径路消融的即刻成功率为97%~100%(表21.10)。随机试验揭示了使用解剖学方法和电标测引导方法具有相同的结果,尽管电标测引导的方法残存慢径发生率较低,消融复发率为0.7%~5.2%。一些研究报道指出,残存慢径是AVNRT复发的一个预测因子,然而,研究结果不尽相同。现广泛认为,激进消融以消除所有慢径功能,增加成功率的获益可被高风险的房室传导阻滞抵消。慢-慢型AVNRT消融具有较高的复发率,射频消融过程中无交界性节律,以及年轻患者具有更高的复发率。

快径路消融

消融逆传快径路的指征仅限于在消融前本身缺乏前传快径传导或前传快径严重受损的慢-快型AVNRT患

表21.10 射频消融慢径的结果

研究	例数	方法	即刻成功率(%)	复发率(%)	房室传导阻滞(%)	并发症发生率(%)	备注
Gonzalez(本章)	500	联合解剖学和电学指导	100	1.5	0.2	房室传导阻滞:0.2;肺栓塞:0.4	
Topilski,2006	901	解剖学指导	97	2.8	一过性房室传导阻滞:3.4;永久性房室传导阻滞:0.8	房室传导阻滞:4(2例心包积液)	65%使用了两种方法
Kihel,2006	76	联合解剖学和电学指导	99.6	0.7	0	心包积液和肺栓塞:1.8	年龄<75岁和>75岁结果相同
Rostock,2005	578	解剖学指导	100	2.5	全为PPM:0.7	只报道了房室传导阻滞	年龄<75岁和>75岁结果相同
McElderry和Kay,2006	2333	解剖学指导	99	1.7	0.2	房室传导阻滞:0.5(3例发生心脏压塞)	最后2283例患者发生3例房室传导阻滞
Estner,2005	506	电解剖指导	98.8	5.2	3,PPM:1.4	只有房室传导阻滞	年轻患者仅有复发风险
Efremidis,2009	228	随机至解剖学或电学指导	均为100	均1.7	均0.9	只有房室传导阻滞	前瞻性随机试验

注:PPM.永久性心脏起搏器

者。在大多数消融前PR间期延长的患者中，慢径路改良很有效，且心脏传导阻滞风险很低。但是，对于前传快径路功能完全缺失的患者，消融慢径路可引起完全性传导阻滞，在这种情况下可尝试消融逆传快径路（图21.35）。消融导管首先记录较大His束电图，随后将导管撤回至心房，记录到较大的心房电图、较小的心室电图和最小的His束偏转电图（<0.1 mV），以此来确定快径路靶点。逆传快径只能通过标测AVNRT或心室起搏时心房逆传最早激动点的位置来定位。射频初始能量发放应处于低能量水平（5～10 W），PR间期延长或不能诱发房室结折返后终止放电。

房室传导功能受损患者的消融

约3%行AVNRT消融的患者存在基线PR间期延长，房室传导延迟或房室结快径不应期延长的患者行房室结慢径消融后房室传导阻滞风险增加。当然，亦有报道部分术前有房室传导异常的患者，导管消融并不增加风险（表21.11），这可能与下列几种原因有关：一种原因是右侧传入部位受损，左心房（二尖瓣环）传入部位仍保留了房室结传导功能；另一种可能的解释是，在消融前，由于快径的隐匿性逆向传导，通过后侧传入部位（房室结慢径）的传导使前侧传入部位（房室结快径）

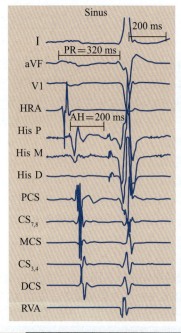
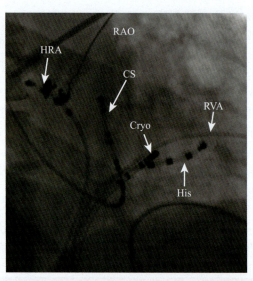
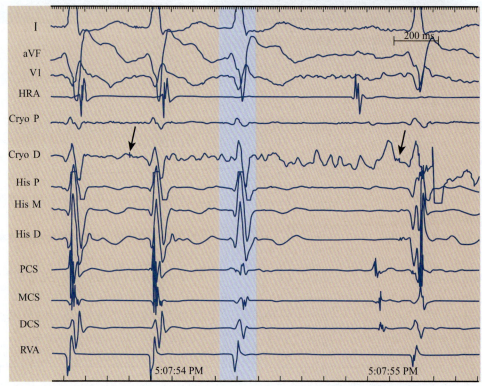

图21.35 慢-快型房室结折返伴基础PR间期延长的老年患者进行冷冻消融逆传快径。A.体表和腔内电图（左图）。PR间期320ms和心房-His束（AH）间期200ms提示慢径路传导，未发现AV结双径路前传特征表现。右图，右前斜（RAO）位，头端为4 mm的冷冻消融导管（Cryo）位于快径路区域。B.冷冻消融期间图A导管位置对应的腔内图。慢-快型房室结折返时，第3个心动周期快径路无法逆传，心动过速终止（蓝色高亮）。下一个为窦性心搏，箭头为His电位。术后房室结折返无法诱发，房室前向传导未受损。Cryo.冷冻消融；CS.冠状窦；D.远端；His.His束导管；HRA.高位右心房；M.中间；P.近端；RVA.右心室心尖部

表21.11 射频消融基础PR间期延长的AVNRT						
研究	例数	消融径路	基线PR间期（ms）	急性AVB（%）	延迟AVB（%）	备注
Reithmann, 2006	43	消融逆向FP，无DANP（n=10）；消融SP，DANP组（n=33）	（289±66）和（239±31）	10和3	0 [（61±39）个月]	3例SP消融后晚期猝死
Sra, 1994	7	SP	210～290	0	0 [（20±6）个月]	PR和WBCL不变
Natale, 1997	7	SP	230～300	0	（3个月）	需前部消融靶点
Pasquie, 2006	10	SP	（222±15）	20，一过性AVB（<5min）	0 [（39±21）个月]	有1例PR间期从220ms延长至320ms
Basta, 1997	18	SP	FP ERP>500ms	22，一过性AVB（<5min）	0 [（18±11）个月]	消融前仅有2例FP有功能
Li, 2001	18	SP	（235±28）	0	33	SP完全消融后晚期心脏阻滞更常见
Reithmann, 1998	5	逆向FP	53	0	0	PR间期延长至（276±48）ms

注：AVB.房室传导阻滞；DANP.房室结双径路生理结构；ERP.有效不应期；FP.快径；SP.慢径；WBCL.文氏周长

的不应期延长，即所谓的蝉联现象。但是，此类患者，高达33%术前基线无房室结双径路证据者发生急性房室阻滞，12%术前PR间期延长者发生迟发性房室传导阻滞。建议仅有慢径路前传的患者尝试逆传快径路消融（见前文讨论），此方法在10例患者中有1例术中发生持续性房室传导阻滞，但是没有迟发性的房室传导阻滞的发生；相反，对于此类患者，行慢径路消融术急性房室传导阻滞的发生率为3%，迟发性房室传导阻滞的发生率却高达36%。值得注意的是，所有迟发性房室传导阻滞的患者慢径完全阻断。消融前PR间期延长发生急性或迟发性房室传导阻滞的风险较高，在临床上应事先解释和告知患者这种风险。

并发症

AVNRT消融的并发症相对罕见（表21.10）。心脏阻滞风险最高，据报道发生率0%～3.4%（表21.10），1%的患者需置入永久性起搏器。快径路前传缺失、在冠状窦口上方消融、放电次数多，以及消融过程中出现交界性节律伴逆传阻滞者发生急性房室传导阻滞的风险较高，而迟发性传导阻滞则主要发生在术中出现一过性房室传导阻滞，以及基础PR间期延长且消融阻断慢径的患者中。血管损伤和心脏压塞则较少发生。

疑难问题处理

正如前文提及，确诊AVNRT的诊断后方可进行消融治疗，AVNRT的诊断需要排除顺向折返性心动过速和1∶1房室传导的房性心动过速。大多数AVNRT病例可通过在三尖瓣环和冠状窦口之间进行射频消融来成功阻断慢径。保证导管贴靠良好对房室结慢径改良极其重要，如一些位点不能成功消融，需考虑在其他位置消融。当在三尖瓣环和冠状窦口之间常见的位置射频消融后不出现加速交界性节律，可在冠状窦近端进行消融。只有当这些位置消融后均无法阻断慢径传导，方可考虑至左房侧或Koch三角上方进行消融。在冠状窦口上缘的上方进行消融发生房室传导阻滞的风险较高（表21.12）。房室结折返受自主神经张力影响，减少镇静药剂量、过度通气、使用异丙肾上腺素和阿托品可增加房室结折返的诱发率。长鞘支撑可增加导管的稳定性，大的欧氏嵴有时会阻碍消融导管更好的贴靠，在这种情况下，将鞘转向前方并将导管指向后方能让导管绕过障碍（鞘管逆时针转，导管顺时针转，译者注）。在三尖瓣环和冠状窦口之间进行射频消融，如果无明显的交界性节律出现，调整导管至冠状窦近端并标测慢径电位，常可获得成功。正如前文强调的，无或前传快径功能较弱的患者在慢径路消融后有心脏传导阻滞的风险，在消融前应记录前传快径路的状态，如果快径路功能较弱且决定进行消融，消融过程中应密切监测房室结功能。对于这些患者，冷冻消融可能比射频消融更安全。关于AVNRT消融期间常见问题及可能的解决方法的总结见表21.12。

表21.12 疑难问题的处理

问 题	原 因	解决方法
较难诱发AVNRT	由于导管操作导致房室结快径逆传阻滞 使用镇静药导致迷走神经张力升高 快径路和慢径路的不应期较接近	避免导管与房室结快径路区域接触 使用异丙肾上腺素和（或）阿托品 心房快速起搏，心房和心室程序刺激，使用异丙肾上腺素、阿托品
导管稳定性差	欧氏嵴较突出	使用长鞘，顺时针旋转
消融前AH间期延长	快径传导消失或延长	消融逆传快径（慢-快型AVNRT）冷冻消融慢径 告知患者房室传导阻滞风险
消融期间无交界性节律	导管接触性差	非常规慢径位置 使用长/可调节/弯鞘或长柄导管 评估慢径功能（可能消融时无交界性节律） 消融CS下方、CS近端、CS之上（有房室传导阻滞风险）或左心房
转换为其他类型的AVNRT	存在多条慢径路	消融逆传的慢径路功能，消融右下和左下延伸部分
交界性节律期间房室传导阻滞	消融房室结附近、房室结动脉或异常的快径位置 慢-慢型AVNRT（无快径路逆传功能）	在下方低位消融，以非常低的能量开始或冷冻消融 评估$AEGM_{His束}$和$AEGM_{消融靶点}$的时间差 确定类型，在心房起搏时进行消融
非特异性终点	心动过速很难诱发 缺乏房室结双径路特征	评估改良的慢径路功能、交界性节律后房室结传导曲线 监测交界性节律及心动过速的诱发情况，评估房室和室房传导的变化

注：AEGM.心房电图；AH.心房-His束；AVNRT.房室结折返性心动过速；CS.冠状窦

交界性心动过速的消融

交界性心动过速尽量不进行消融治疗，较少情况下需要进行消融干预。当交界性心动过速不终止且对抗心律失常药物无反应时，可考虑进行消融，且须在离房室结尽可能远的部位进行低能量消融。文献中关于交界性心动过速消融的内容主要由病例报道和小规模的研究组成。已发布的关于JT消融的研究人群主要由儿童组成，成人很少在研究范围内。Gillette等首次报道JT消融，3月龄和6月龄的2例儿童使用直流电消融His束记录电极的区域，均导致了房室结阻滞，随后植入起搏器，其中1例3d后恢复房室传导。Hamdan等报道了9年中11例JT射频消融的情况，年龄为1～66岁，其中5例患者年龄超过18岁，9例消融靶点位于心动过速时心房最早逆传激动处，无逆传心房激动时（2例），则经验性地在后间隔进行消融，如果心动过速仍持续，则随后往前移动。该研究中有9例患者（82%）消融获得成功且保持良好的房室传导，但有1例患者发展为完全性传导阻滞。

关于JT的冷冻消融亦有报道。一篇报道中，6例JT患者（7～36岁）进行了电生理学检查，且JT发作时在Koch三角区域使用三维标测系统（NavX, Endocardial solutions or LocaLisa, Medtronic）的引导下进行冷冻标测（-30℃），冷冻标测导致1例患者发生一过性房室传导阻滞，未进行冷冻消融，另外5例在冷冻标测时成功抑制JT的位置进行冷冻消融，继而消除了心动过速，其中4例患者成功消融靶点在His束的正后方，而另外1例在冠状窦口。Collins等发表了99例JT患者（0.05～38岁）的报告，其中17例进行了射频消融，27例使用了冷冻消融，两者成功率几乎相同，分别为82%和85%，复发率分别为13%和14%，有3例发展为完全性传导阻滞，均为射频消融患者。

房室交界区消融加起搏是有症状的JT患者使用了药物或导管消融治疗后仍无效的一种选择，但笔者认为，这种方法应尽量地避免使用，因为长期右心室起搏可能会带来不良后果。

（复旦大学附属静安区中心医院 孙育民
辽宁省人民医院 杨桂棠 译）

第22章

心房颤动的心室率控制：房室结消融

Lian-Yu Lin, Ting-Tse Lin, Jien-Jiun Chen, Jiunn-Lee Lin, Shoei K. Stephen Huang

关键点

- 联合解剖和心电图进行标测。
- 右侧消融方式的靶点是紧邻或低于His束电极位置，或者邻近His束位置。左侧消融方式的靶点是主动脉瓣下，在间隔部记录到His束的位置。如果His束电位在间隔上部记录不到，可以在无冠窦内记录到。
- 消融的困难是不能记录His束电位和右侧消融失败。
- 合并心房颤动及左室功能下降的心脏再同步化治疗患者，成功消融房室结后可达到100%双心室起搏。
- 由于获益有限且危险性较高，不推荐房室结改良术。

心房颤动（房颤，AF）已经成为世界范围的健康问题，不但是临床上最常见的心律失常，其发病率和死亡率均较高，并发脑卒中、痴呆、心力衰竭（HF）和总死亡风险率高。心率控制和节律控制广泛应用于AF的治疗；然而，对所有AF患者，维持窦性心律是非常困难的。AF患者的心率控制和节律控制远期结果相似。传统的控制心室率方法是使用房室结阻断药物，包括β受体阻滞剂、非二氢吡啶类钙离子拮抗剂、洋地黄类药物和胺碘酮。美国心脏学院/美国心脏协会/心律协会（AHA/ACC/HRS）指南推荐的心室率控制策略：收缩功能正常的患者，如果有症状静息状态下心率＜80次/分，如果无症状＜110次/分。某些症状明显而药物治疗无效或因副作用而不能继续使用药物治疗的患者中，房室结消融联合永久起搏器置入是一个有效控制心室率的方法。本章将介绍用射频消融的方法来控制AF患者的心室率。关于节律控制策略，请参考第14～20章。

完全房室结消融

AF患者中，降低心室率有助于心室充盈，避免心率加快相关缺血，改善AF患者的血流动力学。完全房室结消融能有效控制AF患者的心室率。某些经选择的患者中，完全房室结消融联合永久起搏器置入能非常有效地控制心室率、改善患者症状，如快慢综合征，药物治疗无效的房性心动过速及进行心脏再同步化治疗（cardiac resynchronization therapy，CRT）的永久性AF患者。这个技术称为"消融与起搏"。1982年以来，对于其他治疗无效的房性心律失常，房室结消融是一个可选择的治疗方法，早期消融是通过直流电完成的。而目前的房室结消融术过程中，射频能量可完全代替直流电。冷冻消融房室结也有报道，但没有证据表明冷冻消融在临床结果方面优于射频消融。

房室结消融可以在安装永久起搏器之前或之后进行。常用的方法是置入永久起搏器后立即经股静脉进行房室结消融，但有些术者更喜欢先消融后置入起搏器，因为消融过程可能会损坏或导致起搏导线移位。这种方法需要两次静脉穿刺和导管放置：一个进行消融，另一个临时起搏右心室。一项纳入70名患者的研究表明，射频消融房室结前置入器械是安全可行的。另一个方案是首先安装永久起搏器，6～8周后行房室结消融术。这种方法在预防急性导线脱位方面是最安全的，且允许在左侧消融术式或术中需要直流电复律时给予适当的抗凝治疗。最近，有学者提出通过上腔静脉进行房室结消融。在永久起搏器置入过程中使用相同的锁骨下静脉或腋下静脉通路可安全成功地完成消融手术，并且显著减少手术时间和导管室使用时间。

进行房室结消融之前，必须确保在右心室心尖部的临时电极或永久起搏器能进行心室备用起搏。对于消融术前置入永久起搏器的患者来说，术中应注意观察有无有效起搏，因为射频能量有可能干扰起搏器工作。消融前，皮肤电极贴片要远离脉冲发生器部位，起搏器设为VOO模式，频率40～50次/分，以避免过感知或不恰当的起搏抑制。如果设置为VVI模式，当发生不恰当的起搏抑制时，可立即把一块圆形磁铁放在脉冲发生器上，使起搏器迅速调整为VOO模式。当射频能量破坏房室结，抑制永久起搏器时，患者会出现心室停搏或极度缓慢心律失常。停止消融可重启起搏器。消融结束后，应程控起搏器以评估起搏模式、起搏器频率或感知阈值是否改变。房室结消融术后，起搏器通常要设定一个高的起搏频率（80～90次/分）以降低房室结消融后猝死风险（后面讨论）。

标测和消融

消融手术时，通常首先尝试右侧消融法。房室结和传导系统解剖在第5章和第21章中介绍。最常见的手术方式是经股静脉的右侧消融法。

手术在X线透视和腔内心电图指导下完成。在X线指导下将消融导管放置在致密房室结区，位于中位房间隔，His束导管的近端靠下位置。左前斜位下顺时针旋转导管确保贴靠在三尖瓣环的间隔面（图22.1）。左前斜位下当导管头端刚过三尖瓣环1点钟位时，清晰的His束信号出现在心房和心室信号之间。房室结位于Koch三角的顶端，没有特征性心电表现，其电位与His的大小不同，与心房心室电位有关（图22.2）。越靠近房室传导系统进行消融，逸搏节律出现的机会越多。如果记录到最大His电位部位进行消融，常仅造成右束支传导阻滞。因此，应该将导管撤至记录到心房心室电位比为1:1或1:2，中间有振幅＜0.15mV的His电位。心房侧记录到心房心室电位比为1:5～1:2有利于His束消融。心房电位小或者记录不到说明导管太靠近心室，记录的是右束支电位而不是His束电位。同时，导管头端可能需要略朝下偏转以更好地贴住房室传导系统。有文章介绍通过使用消融导管的近端和远端电极上的双极电图来寻找房室结。该研究发现，当在远端电极双极电图上有His和心房波，而在近端双极电图上没有心室波时，能够提高房室结消融的准确性，避免损伤右束支。有些术者主张采用单极消融电图识别最近His电位。靶点图中His电位表现为完全负向的QS形，说明整个His电位的激动方向远离电极。AF时，标测结果可能会因心房波振幅多变而复杂化，并且His电图可能与持续心房电活动混淆（图22.3）。如果可行的话，转复为窦性心律能很好地记录到His电位。使用标准4mm尖端消融电极，射频功率为50～60W，温度为55～65℃，时间为60s。研究表明，要实现永久性房室传导阻滞，温度需要达到（60±7）℃，而在较低温度下，常会出现加速性交界区心律。射频开始5s内出现加速性交界区心律，30s内出现房室传导阻滞，都代表消融成功（图22.4）。手术过程中，应该仔细标测，确保导管稳定，避免无效消融。多次消融无效可能导致组织水肿，组织水肿会掩盖His电位和增加消融导管到靶组织之间的距离。通常有效的房室消融的靶点标志是：加速性逸搏心律，伴随心室反应减慢和心室起搏节律的出现。术中必须观察至少30min，确保永久房室分离。

当右侧消融方法不理想或不成功时（约有5%的患者），可以选择经股动脉左侧逆行法消融。His束左侧部分正好位于主动脉瓣下的室间隔（图22.5）。His束右侧电极可以作为X线透视参考。消融靶点上应同时存在心房和心室电位，且His电位最大。当消融导管通过主动脉瓣后打弯，保持弯度，旋转至间隔方向，回撤至主动脉瓣下。或者，消融导管可以伸直朝向偏下的心尖部间隔侧，然后向His束回撤，直到在主动脉无冠窦下方记

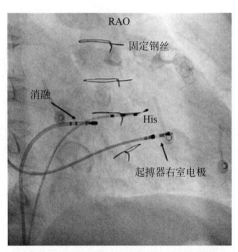

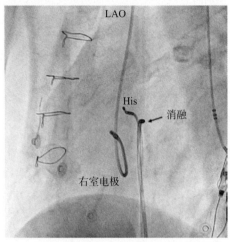

图22.1 从右侧股静脉入路的房室交界区射频消融。右前斜（RAO）位和左前斜（LAO）位透视下可见消融导管和近端His导管沿着间隔部平行

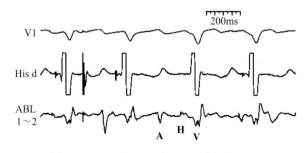

图22.2 体表心电图、HIS电极远端图（His d）和消融导管远端图（ABL1～2）示：心房电位（A）和心室电位（V）的比值为1:1.5，同时可见小的His电位（H）

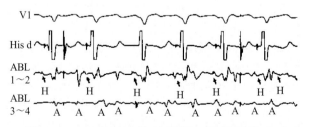

图22.3 AF时His电位的标测。不规则的心房电位（A）可能干扰His电位（H）的记录。并且，心房电位（A）振幅的变化可能使得心房电位/心室电位值的计算复杂化。消融导管近端电极（ABL3～4）只见A波。ABL1～2消融导管远端；His d.His电极远端

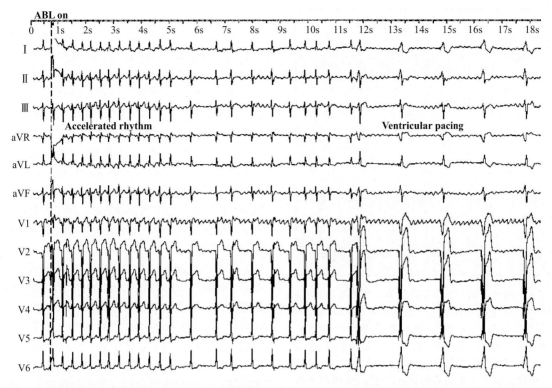

图22.4 消融成功的特点是在射频开始后出现加速性交界性心律，15s内出现完全房室传导阻滞。注意阻滞后可见心室起搏。ABL on.消融开始

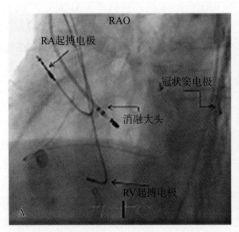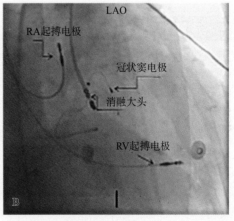

图22.5 CRT置入患者房室结的左侧消融。左前斜（LAO）位（A）和右前斜（RAO）位（B）透视显示消融过程中的导管位置。消融导管（ABL）正好位于主动脉瓣下方。该患者已经提前植入双心室辅助装置，消融过程中，只需要消融导管即可。消融导管可以很好地记录心房-His-心室电位。CRT.心脏再同步装置；RA.右心房；RV.右心室

录到His电位。消融部位应该能记录到His电位。His电位必须与左束支电位鉴别。合并主动脉疾病或外周动脉疾病的老年患者，可以经右心房穿刺房间隔到达房室结区域。消融导管直接进入左心室并放置于主动脉瓣下。左侧His激动基本上应与右侧His同时发生。左束支电位通常位于理想His束记录点下方1～1.5cm处。左束支电位的特征为其电位至心室电图时限≤20ms，A/V值≤1∶10。左侧传导系统的心电图记录和导管位置将在第29章讨论。还有一些少见的情况，如左侧和右侧方法均不成功时，也可在记录到His电位的主动脉无冠窦或右冠窦处消融，以产生完全房室传导阻滞。

既往存在完全性束支传导阻滞的患者，消融对侧束支会造成完全性房室传导阻滞。束支的标测和消融将在第31章介绍。同时消融房室结的快径路和慢径路也能产生完全性房室传导阻滞（图22.6）。消融靶点见表22.1。

CRT置入患者的房室结消融

近年来，CRT成为心力衰竭的有效治疗手段，适用于症状性心力衰竭患者伴完全性左束支传导阻滞，QRS波宽度大于150ms，且左室射血分数≤35%。永久性AF

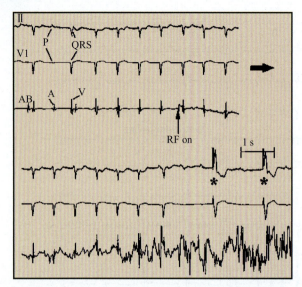

图22.6 通过消融房室结快径路和慢径路导致完全房室传导阻滞。该连续记录示心电图Ⅱ导联和V1导联及消融导管电位图（AB）。该患者无法记录到清晰的His电位。图中记录的是在解剖定位引导下，对His束近端部位进行消融，只消融了快径路导致P-R间期延长至600ms。记录开始时，窦性心律下可见阻滞的P波，可见PR间期很长。随着对慢径路进行消融（RF on），逐渐导致完全房室传导阻滞和心室起搏心律（*）。A.心房波；P.P波；QRS.QRS间期；V.心室波

表22.1	消融靶点
房室结远端-His束近端交界处（右侧入路）	
	小His电位（≤0.15mV）
	A/V值1:1或≥1:2
	单极His电位记录为QS形
左侧His束	
	HV间期>30～40ms
	A/V值为1:10～1:5
	室间隔主动脉瓣下小于1～1.5cm的位置
致密房室结	
	位置毗邻且稍低于Koch三角内的His导管
	房室间隔中部和后部（房室结改良术）和靠前位置（永久性房室传导阻滞）
	A/V值1:1或≥1:2
束支	
右束支	
	心房电位缺失或极小
	BB-V间期<30～35ms
左束支	
	A/V值≤1:10
	BB-V间期≤20ms
	室间隔主动脉瓣下1～1.5cm的位置

注：A/V值.心房电位/心室电位；BB.束支；BB-V比.束支/心室比；HV.His电位/心室电位

是心力衰竭患者最常见的心律失常，CRT在心力衰竭合并AF患者中有显著获益。最近的一项研究发现，接受CRT治疗的36 935例心力衰竭患者中，双心室起搏超过总心搏98%的患者死亡率下降幅度最大。双心室起搏比例<98%的患者中，起搏失败的最常见原因是房室间期不恰当延长，其次是房性心动过速和室性期前收缩。纳入7495例患者的一项Meta分析的病例中22.5%合并AF，结果显示AF患者的死亡率明显高于窦性心律患者，且AF患者CRT无应答率也较高。此外，随访期间发现CRT失败与新发AF相关。最近的一项系统综述显示，与不联合房室结消融相比，CRT联合房室结消融明显降低患者全因死亡率和改善NYHA心功能分级。另一项Meta分析显示，接受CRT置入的永久性AF患者中，房室结消融术仅在双心室起搏比例小于90%的患者中才有降低死亡率和改善临床反应的趋势。而且房室结消融与心功能进一步改善无关，包括在NYHA心功能分级、运动能力和生活质量的改善。最近的一项小规模随机研究中，对于症状性永久性AF患者，CRT联合房室结消融在减少心力衰竭的临床表现方面优于右室心尖起搏，无论是否符合CRT置入指南要求。临床上医师应充分权衡房室结消融的潜在益处和起搏器依赖，以及房室结消融的并发症等风险。因此美国心脏病学会（ACC）、美国心脏协会（AHA）、美国心律协会（HRS）和欧洲心脏病学会（ESC）指南推荐，房室结消融对于LVEF≤35%、已经置入CRT的AF患者可以达到几乎100%心室起搏（ⅡA类推荐，证据等级B）。到目前为止，还没有前瞻性随机试验研究证实，对于LVEF>35%的长程AF患者，完全消融房室结后植入CRT是否获益。目前临床上对于射血分数保留的持续性AF患者，采取的主要治疗措施是完全性房室结消融和置入VVIR起搏器。一项小型的观察性研究表明，心力衰竭（LVEF保留或减少）及窄QRS波房颤患者中，采用房室结消融，然后用单一RV导联进行永久His束起搏，可能会显著改善这些患者超声心动图指标和NYHA心功能分级。还需要进一步研究证实这种起搏方法的临床获益。

房室结消融联合起搏治疗与导管消融在药物难治性AF患者中的比较

近年来，导管消融作为AF的常用治疗方法，得到迅速发展，世界各大医院均已开展此项技术。第14～20章已详细介绍AF的导管消融。对有症状、药物难治性AF患者，选择进行导管消融或房室结消融+起搏治疗还不确定。一项多中心试验入选了81例AF患者，随机分为导管消融组或房室结消融+起搏置入组，比较两组间的疗效差异。研究结果表明，导管消融组患者的左室射血分数、运动耐量、生活质量都有明显改善。另一项纳入1000例AF患者的研究，随访7年发现，与房室结消融相比，肺静脉隔离显著提高患者的生存率。

最近一项纳入了7个随机对照试验和425名患者的系统回顾显示，即使在持续性AF和心力衰竭的患者中，导管消融组也能明显改善患者的射血分数、运动能力和心力衰竭症状。然而，阵发性AF导管消融术后2年内成功率为70%～80%，并且受随访时间长短、术者的经验、AF的潜在基质及心房大小等的影响。此外，AF可能需要多次导管消融以提高成功率，但是每次手术都会面临并发症的风险。因此，AF患者治疗策略的选择，应充分考虑多种因素，包括房颤的严重程度、心房的大小和患者的合并症等。

结果

最近的报道中，房室结消融的即刻成功率几乎达到100%。房室传导恢复大约发生在5%的患者中。Chatterjee等通过系统文献回顾发现，与单纯药物治疗相比，房室结消融可以明显改善药物难治性AF患者的症状和生活质量。当RR间期规整时，心排血量、心功能及运动能力都得到改善。一项Meta分析收录了关于房室结消融＋起搏治疗的21项研究，共入选AF患者1181例，结果表明，房室结消融＋起搏治疗能够改善患者的生活质量、射血分数和运动时间。

与消融手术直接相关的并发症是罕见的，尤其是选择右侧穿刺时。在这些并发症中，一直受到关注的是房室结消融联合起搏器置入可能会增加心源性猝死的风险。这种风险常在术后数天至数周最高，主要发生于起搏心律＜70次/分、左心室功能不全、症状性心力衰竭和有室性心律失常病史的患者。猝死的机制是心动过缓依赖性QT间期延长。QT间期延长随时间而减弱，也可以通过以下方法预防：消融后1～2个月将心室起搏频率设置为80～90次/分，然后再按照习惯调整为60～70次/分。并且，在射频消融期间起搏器的功能常发生变化，包括抑制、非同步起搏和起搏器介导性心动过速。单极起搏系统的干扰会更多。射频消融术后起搏器出现问题并不常见，包括起搏器功能的重新设置、起搏与感知阈值升高以及直接损害起搏器导线。基于以上原因，射频消融前后应仔细评估永久起搏器功能。

困难病例的解决方法

房室结消融是一种简单易行的手术操作。手术中最常见的问题是无法清楚地记录到His电位，原因可能为His束嵌入心肌内或既往手术瘢痕和纤维化导致His束定位不清楚。这种情况下，可以使用多级导管标测定位His束。术中应仔细搜索标测间隔下部和上部到心室可能的范围内，往往可以找到His束位置。消融电极远端以较高的电压起搏，激动传导系统，使QRS变窄，这就证实夺获His束。如果在AF时不能区分His束电位与心房电信号，可以电复律转复为窦性心律后重新标测。心脏电复律后，即使持续时间短暂，也会使His束信号变得非常清晰。然而，电复律前一定要采用适当的抗凝治疗和行经食管超声心动图排除左心耳血栓。此外，多次无效消融的靶区无法记录His是一个常见的问题。因为消融产生的水肿和组织肿胀可能在物理上使消融导管与目标组织产生距离。这个问题可以通过术中仔细标测，保证标测导管位置的稳定性，以及只在最佳靶点位置消融等手段解决。另一种确定His束消融靶点位置的有效方法是利用单极电图，当记录到QS波形则为His束位置。

如果采取了上述方法仍然不能记录到His电位，那么在试图进行左侧消融前，应尝试从心脏右侧进行解剖消融。在这种情况下，可以使用灌注导管或大头消融导管。在间隔部进行垂直于His束走行的线性消融可能是有效的（图22.7）。

即使清楚地记录到His电位，射频消融也可能无法导致完全性阻滞。这通常是由于导管位置不稳定或接触不良所致。使用带一定角度的长鞘导管在这种情况下是有帮助的，尤其适用于心腔扩大的患者。灌注消融导管或大头消融导管有时需要与高输出能量发生器联合使用。如果从右心室不能实现完全性传导阻滞，可以尝试从左室途径。如果仍不能靠近致密房室结，可以尝试消融单个束支或房室结传入通道。表22.2列出了房室结消融的常见问题及解决办法。

房室结改良术

射频导管消融改良房室结术不引起完全性房室传导阻滞，在临床实践中很少应用。文献报道，选择性消融房室结慢径路可延长房室结传导不应期，从而降低心室率。临床实践中，该操作与用于治疗房室结折返性心动过速的操作技术类似。AF时在右房后间隔区下方的慢径路开始消融。消融位置的A/V值为1∶10～1∶4。进行消融时，应同步监测心室反应，越靠近间隔区，消融损伤越明显。消融终点是心室率＜100次/分，理想消融终点是心室率60～80次/分。这时，可以给予异丙肾上腺素或阿托品，并继续消融至在药物负荷作用下心率＜120次/分。房室结改良术可使25%～85%的患者达到满意的心室率控制。但是采取这种治疗措施时，患者的心室节律仍然不规则，心室率的突然下降可能又导致其他心律失常。由于术后数天内房室传导阻滞和多形性室性心律失常的发生率较高，这项技术已经基本被淘汰。只有避免这些问题的发生，才能保证房室结改良术的初步获益，这些问题已经随着永久起搏器的出现而解决。一项临床研究证明，房室结消融联合心脏起搏器置入与单纯房室结改良术相比，能明显提高患者的运动耐力、生活质量和左室射血分数。并且，大量文献一致报道了房室结消融联合起搏器治疗的益处，目前仍没有关于房室结改良术优于房室结消融联合起搏器治疗的报道。

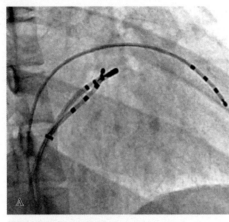
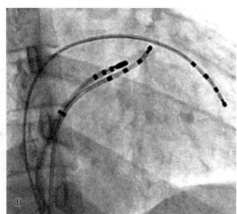
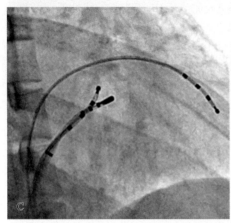
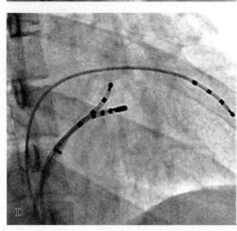

图22.7 右前斜位显示：当不能记录到His束时，消融导管可以沿垂直于His束的可能走行方向进行线性消融，以His导管为参考，消融导管从上方移动到下方，当移动到D位置时，实现完全心脏阻滞

表22.2 困难病例的解决办法

问题	原因	解决办法
不能记录到His电位	His束嵌入心肌内或瘢痕和纤维化导致His束定位不清楚	多极导管标测 起搏消融导管夺获His束（QRS变窄） 垂直于His束行线性消融 从左心消融（左室上部间隔或主动脉无冠窦） 消融靶点为致密房室结或房室结的传入通道
	无效消融损伤造成的急性组织水肿	开始时仔细标测，保证导管的稳定性以减少无效消融
	AF时心房电信号干扰His电位	如果可行，复律AF
射频消融无效	组织接触不良	使用长鞘；改变导管的到达范围，弯度和硬度 超速心室起搏减少心脏移动 从左心室进行消融
	His束嵌入心肌内，不能造成有效的损伤	联合使用灌注消融导管或大头消融导管与高输出发生器 从左室进行消融 分别消融右束支和左束支
消融过程中起搏失败	电磁干扰抑制起搏器 起搏器重置模式 临时起搏器导线移位	换成VOO模式或者非同步起搏 射频消融前检查电池状态 操作时小心谨慎，临时起搏器的导线使用螺旋电极，消融导管进入右室进行临时起搏

注：AF.房颤

（西安交通大学第一附属医院　强　华
天津医科大学第二医院　刘　彤 译）

第六部分

房室旁道的导管消融

第23章

游离壁旁道消融

Richard K. Shepard, Santosh K. Padala

> **关键点**
>
> - 房室环标测出心房或心室旁道（AP）插入点或旁道本身。
> - 消融靶点包括经旁道传导心房或心室的最早激动点，旁道电位和电图极性反转的位点（左侧游离壁房室旁道）。
> - 特殊装置包括预成形的鞘管（适用于穿间隔路径），多极Halo标测导管及可调弯鞘（尤其适合右侧游离壁）。导管定位导航系统非常有用，电解剖标测可以减少射线的应用。
> - 可能的困难：心房向心性传导的房室结折返性心动过速或房性心动过速误诊为顺向型房室折返性心动过速，导管稳定性（尤其在右侧游离壁房室旁道），远离瓣环的旁道插入点和心外膜旁道。

游离壁是临床上房室旁道（AP）最常见的位置。右侧游离壁和左侧游离壁在所有旁道中分别占10%～20%和50%～60%，这些旁道的位置给电生理学家带来了不同的挑战。左侧游离壁旁道消融成功率高，复发率低。但左心位置比较难操作，不易到位，需经动脉或穿间隔路径。相反，通过简单的静脉途径可到达右侧游离壁旁道，但其成功率低，复发率高。

解剖结构

三尖瓣环的解剖结构不同于二尖瓣环。二尖瓣房室环是围绕瓣环的有序的、清晰的索状纤维组织（图23.1A），位于心房和心室肌之间。在瓣环的心室侧，心室肌底部的索状纤维像帘子一样从二尖瓣连接处下降并进入心室壁的小梁中。这些条索状纤维限制了左侧游离壁旁道消融时导管在二尖瓣下方的活动性。在有限的关于左侧游离壁旁道的组织学描述中，心房连接通常是不连续的，且靠近瓣环。旁道在其心外膜面绕过瓣环，且在不同深度穿过心外膜脂肪垫（图23.1B）。旁道插入心室的部分常常发出多个分支，朝向心尖与并不靠近瓣环的心室肌连接。旁道的组织学长度通常为5～10 mm，最大直径为0.1～7mm。左侧心外膜房室沟较浅，但包含了瓣环附近的左回旋支和离瓣环略远的冠状静脉窦（CS）。虽然CS有助于快速标测二尖瓣区域，但与真正瓣环的心房侧平均距离为10～14mm，与瓣环的这种分离在CS近端20mm处更明显。因此在进行导管标测时，需结合CS标测电极的位置和电图来全面评估瓣环上旁道的定位。左侧游离壁的解剖学前界为主动脉-二尖瓣连接，罕有旁道组织，透视下很难识别这一连接区的准确位置。左侧游离壁的解剖后缘与后间隔区域连接，且能够在透视下准确识别。

与二尖瓣环不同，三尖瓣环的纤维组织排列不整齐，常不连续。当右心房和右心室插入三尖瓣环时，心肌易重叠在一起或向其中一边折叠（图23.1B）。右侧游离壁房室旁道可能会穿过不明显的纤维环的不连续区域，或与左侧游离壁房室旁道一样，绕过瓣环的心外膜面。三尖瓣环组织的排列无序及三尖瓣瓣叶朝心室的突兀角度使导管沿右侧游离壁的位置贴靠时不稳定。由于缺乏明显的"路标"，右侧游离壁在透视下难以定位。

因为三尖瓣下移畸形（Ehstein畸形）常合并右侧旁道，应注意一下这种情况的解剖结构。Ehstein畸形中，三尖瓣瓣叶与心室壁相连，与瓣环的距离不同，导致导管在三尖瓣环标测过程中不稳定。虽然不是解剖学移位，但真正的三尖瓣环发育并不良好，纤维组织结构紊乱、广泛存在不连续现象。这种紊乱无序的组织结构可能会使Ebstein畸形中瓣环标测电极记录到的电图呈低振幅、碎裂样，增加了标测三尖瓣环的难度。Ebstein畸形通常出现多条房室旁道，且可能会绕开瓣环的心外膜部分或在心内膜下通过纤维瓣环之间的空隙。

对于游离壁的房室旁道完整的描述应包括从心室到CS肌组织、Marshall韧带和心耳的连接。Mahaim纤维将在第26章中描述。心房肌袖围绕CS的血管壁，一直延伸到CS窦口内25～51mm，这部分心肌与右心房心肌相接但通常与左心房被脂肪组织分离，但这种分离可通过横纹肌连接起来，在CS肌组织和左心房之间产生连续的电活动（图23.2），这种连接很常见，据报道可出现在高达80%的尸检心脏中。CS肌组织到心室的直接电连接较少见，CS肌组织通过心中静脉、心后静脉或左旋支远端的分支与心肌连接，尸检结果显示，这样的连接发生率为3%～6%。Sun等研究发现，房室折返性心动过速患者中（多数既往有消融失败史），36%的患者左后或左后间隔的房室连接通过CS肌组织相接。

Marshall韧带是心包膜上退化而来的残遗物，

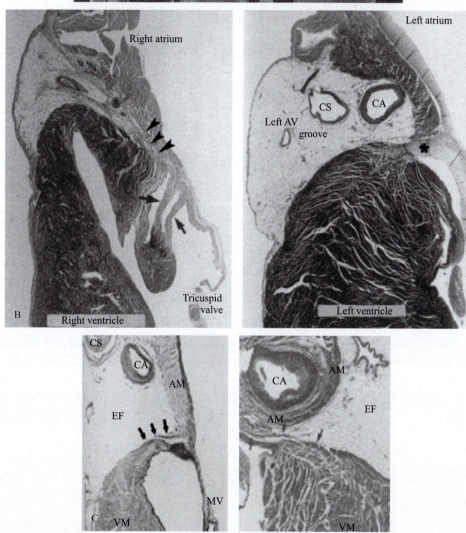

图 23.1 A.沿游离壁房室瓣横断面的组织切片。注意三尖瓣（TO）较二尖瓣（MO）更靠近心尖部。B.跨越游离壁三尖瓣环（左）和二尖瓣环（右）的组织切片。沿三尖瓣环，心房肌和心室肌互相折叠，由界线模糊的纤维结构分开（箭头尖端）。箭头指向支撑瓣叶基底部的两条韧带。右图，二尖瓣环明显的纤维结构形成了排列整齐的分界线（*）以区分心房肌和心室肌的界线。注意左回旋支冠状动脉（CA）和冠状窦（CS）与二尖瓣环的关系。C.左后侧旁道（左）和左侧游离壁旁道（右）患者二尖瓣环的组织切片。每张切片中，旁道（箭头）横跨纤维心外膜切面的心外膜脂肪垫（EF）。注意CS距旁道（左）较远的位置。右图，心房肌（AM）环绕回旋支CA。AVS.房室隔；IAS.房间隔；IVS.室间隔；LA.左心房；Limb.组织边缘；LV.左心室；MV.二尖瓣；RA.右心房；RV.右心室；VM.心室肌；VOF.卵圆孔（A.经许可引自 Classification and terminology of cardiovascular abnormalities.In: Emmanouilides GC, Riemenschneider TA, Allen HD, eds.Moss and Adams' Heart Disease in Infants, Children, and Adolescents: Including the Fetus and Young Adult.Baltimore: Williams & Williams; 1995: 115; B.经许可引自 Ho SY, Anderson RH.Anatomy of accessory pathways.In: Farre J, Moro C, eds.Ten Years of Radiofrequency Catheter Ablation.Armonk, NY: Futura; 1998: 149-163. With permission; C.From Becker A, Anderson R, Durrer D, et al.The anatomic substrates of Wolff-Parkinson-White syndrome: a clinicopathologic correlation in seven patients.Circulation.1978; 57: 870-879. ）

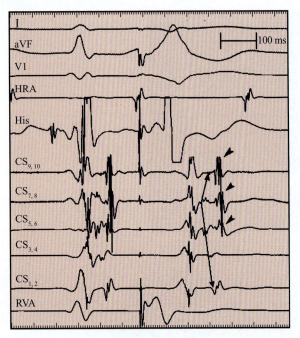

图23.2 左侧旁道标测时的冠状窦（CS）电位。第一个波代表顺向性房室折返性心动过速伴最早心房激动位于CS 7，8电极。第二个波是室性期前刺激提前激动心室，使心房心室电位分开，但未改变心房激动顺序。在CS上的心室电图后方可见低振幅、低频的远场心房电位（长箭头）。在CS 9，10到CS 5，6电极上的心房电位后方出现由近及远的高振幅、高频CS肌组织电位（短箭头）。这可解释为，心室期前刺激通过旁道激动CS近端的心房，心房激动再传至近端的与CS肌组织相连的连接点。CS肌组织随后沿CS走行由近端向远端传导。CS 1，2.远端CS；CS 9，10.近端CS；HRA.高位右心房；RVA.右心室心尖

Marshall韧带包含Marshall静脉，其起源于CS远端的分支，终止于左上肺静脉附近，Marshall韧带还包含了与CS连接的肌纤维束，这些纤维终端可能是盲端或在下方心房之间插入到左心房肌组织中。Marshall韧带通过CS肌组织和心室之间连接的近端，为房室折返性心动过速提供解剖学支持。

房室连接的另一种少见形式是在心耳和心室之间直接存在心外膜肌肉连接。几篇个案报道了右心耳和心室之间的肌连接，而左侧连接的报道少见，这些连接的发生机制尚不明确。由于心外膜肌连接的心室插入端超过瓣环1cm以上，心房插入端为心耳，因此传统中在心内膜瓣环处标测旁道的方法可能无效。对于左侧的肌连接，心前静脉标测可现实最早心室激动。至于右侧肌连接，一般在心外膜脂肪垫下存在一条宽的肌束，连接右心耳基底部和右心室基底部，有报道可在右心耳的上述连接处消融成功。

病理生理机制

诊断

正如其他位置的旁道，游离壁旁道可能参与折返性心动过速或在心动过速期间作为旁观旁道。游离壁旁道具有一定的特征性电生理特点，与间隔和左侧游离壁旁道相比，右侧游离壁旁道发生逆向传导、参与折返性心动过速和诱发房颤的可能性较小，且更易发生递减性前传。与右侧游离壁旁道相比，左侧游离壁旁道被证实更易发生递减性逆传，且逆传的不应期更长。右侧旁道因提前激动右心室和引起功能性左束支传导阻滞有可能使心功能恶化。

体表心电图（ECG）对显性游离壁旁道的定位并不十分理想，如果出现小的预激波（QRS＜120 ms）则会更不准确。相比其他位置的旁道，ECG对于左侧游离壁旁道的定位诊断最准确，敏感性至少90%，特异性则接近100%。无论使用何种定位方法，一定要考虑到整个QRS波群的形态和极性，而不是仅考虑Δ波的前20～60ms。由于存在显性预激，所有左侧游离壁旁道在ECG上表现为：V1导联正向的Δ波，V1或V2导联R波＞S波（图23.3）。Ⅰ、aVL和V6导联负向的Δ波是左侧旁道的特征性心电图表现。随着旁道的位置从后壁向侧壁再向前壁移动，下壁导联的Δ波的极性，尤其

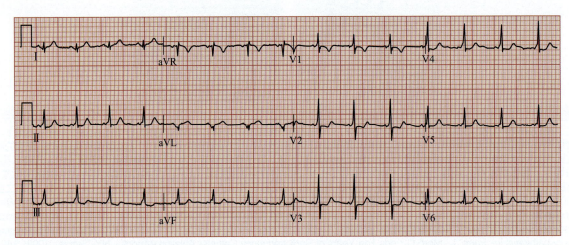

图23.3 显性左侧旁道患者窦性心律时12导联心电图。V1导联正向Δ波、R＞S表明旁道位于左侧游离壁。Ⅰ和aVL导联负向Δ波是左侧游离壁旁道的特异性表现。Ⅱ、Ⅲ和aVF导联正向Δ波提示旁道位于瓣环的前侧壁

是aVF和Ⅲ导联，从负向到等电位再到正向电位改变。Ⅱ、Ⅲ导联的主波峰比值可用于预测左侧游离壁旁道位于前侧壁或后侧壁。如果Ⅱ/Ⅲ＞1，则旁道位于前壁的可能性较大，如果Ⅱ/Ⅲ＜1，后壁的可能性较大。

与左侧游离壁旁道不同，右侧游离壁旁道的ECG在所有诊断方法中的准确性和一致性最低，敏感性和特异性分别为80%～90%和90%～100%。右侧旁道时V1导联有时出现正向Δ波（常提示左侧旁道）（图23.4）。V1导联出现正向Δ波时，只有当R＞S才诊断为左侧游离壁旁道；如果V1导联R＜S则提示为右侧游离壁旁道或左侧游离壁旁道的预激程度小；V1导联负向的Δ波提示间隔房室旁道。因此，V1导联的起始Δ波正向、R＞S出现在V3或往后的胸前导联、Ⅰ或aVL导联Δ波正向可诊断右侧游离壁旁道。随着旁道的位置从右上游离壁向右中再向右下游离壁移动，下壁导联aVF和Ⅲ的Δ波极性从正向到等电位再到负向电位改变。图23.5展示了通过Δ波起始的20 ms的旁道定位方法。

有研究对比了几种旁道定位方法的准确性，Wren等研究了7种常用的预测儿童旁道位置方法的准确性。年龄为3.8～17岁（平均年龄为11.7岁）的100名儿童中，精确定位的准确率为30%～49%，邻近位置定位的准确率为61%～68%。对于中间隔或右前间隔旁道的预测则最不准确。根据ECG导联位置、预激大小、患者体型、心脏转位和非预激时QRS波群异常的不同，各种方法预测的准确性也会不同。

旁道的位置也可以根据顺向折返性心动过速（ORT）发作期间ECG逆P波方向判断。Ⅰ导联负向P波高度提示左侧游离壁旁道，阳性预测值为95%，V1导联负向P波高度提示右侧旁道。Ⅰ导联正向逆行P波提示右侧游离壁旁道，阳性预测值为90%。对于右侧或左侧游离壁旁道而言，所有下壁三个导联P波逆向提示旁道靠下，P波正向则提示旁道靠上。下壁任一导联出现等电位或双相P波提示旁道位于中间游离壁。

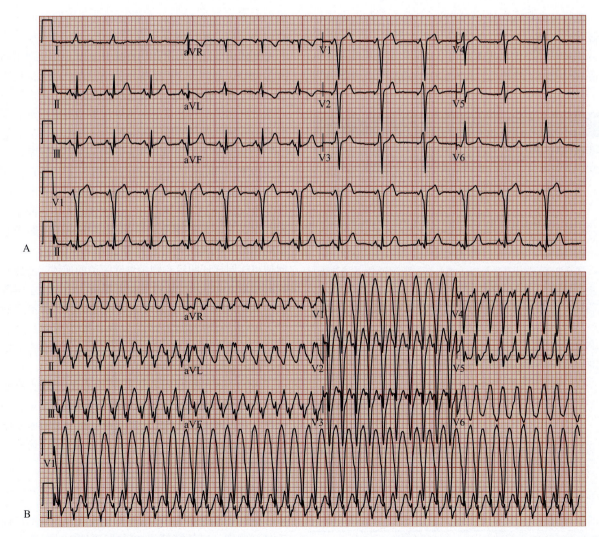

图23.4　A.显性右侧旁道患者窦律时12导联心电图（ECG）。V1导联Δ波是正向的，但V5导联之前的胸前导联未发生R＞S的移行，表明旁道位于右侧游离壁。Ⅱ、Ⅲ和aVF导联负向Δ波提示旁道位于右室游离壁下方。B.同一患者经右侧游离壁旁道传导发生逆向型房室折返性心动过速的ECG，QRS波群完全预激

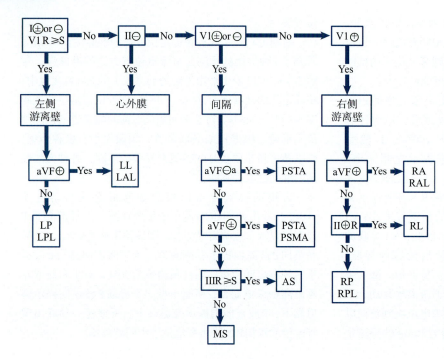

图23.5 通过体表ECG定位旁道的流程。这一流程以Δ波前20 ms的极性为基础。I导联等电位、或负向Δ波、或V1导联R＞S倾向于左侧游离壁旁道。注意当旁道位于右侧游离壁时，V1导联Δ波起始部是正向的，但R＜S。延迟的R＞S移行发生在V3或往后的导联，可将旁道定位于右侧游离壁。AS.前间隔；LAL.左前侧壁；LL.左侧壁；LP.左后壁；LPL.左后侧壁；MS.中间隔；PSMA.二尖瓣环后间隔；PSTA.三尖瓣环后间隔；RA.右前壁；RAL.右前侧壁；RL.右侧壁；RP.右后壁；RPL.右后侧壁（经许可引自Arruda MS，McClelland J，Wang X，et al.Development and validation of an ECG algorithm for identifying accessory pathway ablation site in Wolff-Parkinson-White syndrome.J Cardiovasc Electrophysiol.1998；9：2-12.）

进行电生理检查时，ORT的特征是必须存在维持心动过速的1∶1心房和心室激动传导（表23.1）。经游离壁旁道传导ORT的心房激动顺序表现为沿右侧或左侧心房游离壁的偏心性特点，此外，QRS到逆传心房激动的最短时间不低于60ms；不管心动过速周期长度如何变化，心室到心房的时间均保持不变；以及His束不应期心室期前刺激后使心房激动提前和重整心动过速均高度提示ORT。最后一个标准提示旁道存在，但无法证明参与心动过速。左侧旁道预激系数大于70ms。预激系数是心动过速周长与右心室心尖部期前刺激提前激动心房最长偶联间期之间的差值。折返性心动过速QRS波到心房（或者His束到心房）的时间（及心动过速的周长）延长至少35～40ms，且出现束支传导阻滞，则可诊断束支传导阻滞这一侧的游离壁旁道，左侧游离壁旁道的患者发生左前分支传导阻滞时，QRS到心房的时间也会延长。出现偏心性心房激动顺序时，His束不应期内心室期前刺激可反复终止心动过速也可证明ORT，His束旁起搏也能同样证明经右侧游离壁旁道的逆传。左侧游离壁旁道对His束旁起搏的反应更复杂，约25%左侧游离壁旁道的病例中，His束旁起搏只能证明经房室结的逆传，His束夺获可能会引起心室到心房时间的反常缩短，这是因为左侧旁道可经His束-浦肯野纤维系统更快激活左侧游离壁而不是单纯夺获室间隔。

表23.1列出逆向型房室折返性心动过速的诊断特征。预激性房室折返性心动过速可将房室结或第二条旁道作为逆传路径。逆向型心动过速没有明显的体表ECG特征，其诊断除了存在1∶1房室传导的关系，还应通过其他方法来鉴别。

鉴别诊断

游离壁旁道介导的ORT应与房室瓣环附近的房性心动过速鉴别，以及罕见的CS起源房性心动过速。房性心动过速与ORT最好通过获得心室不参与心动过速的证据来鉴别。心动过速时，心室起搏拖带心房后的VAAV

表23.1 诊断标准
顺向性心动过速
最早心房激动位于房室瓣环的游离壁且为1∶1房室传导关系
最短的室房间期≥60 ms
即使TCL变化，室房间期固定
His不应期内室性期前刺激提前后续心房激动（证明存在旁道但不参与发生心动过速）
预激指数＞70 ms（左侧壁AP）
同侧束支传导阻滞延长His（或心室）到心房间期（通常还包括TCL）≥35 ms*
His不应期内室性期前刺激未传导至心房，但终止了心动过速†
逆向型心动过速
最早心室激动位于房室瓣环游离壁且为1∶1房室传导关系
心动过速时QRS波群形态与最大的预激波一致
在旁道插入位置附近的心房起搏诱发出和心动过速发作时一样的QRS波形态
心动过速传导环路符合TCL
插入点附近的心房期前刺激提前激动心室，且使随后的His和心房激动提前†
V-His间期的变化在TCL变化之前
排除室性心动过速和旁观旁道，以及房室结折返（心动过速时His-心房周期≤70 ms）

注：AP.旁道；His.His束；TCL.心动过速周长
*证明为游离壁AP介导的心动过速
†证明为AP介导的心动过速

反应排除ORT且确诊了房性心动过速。心室起搏容易诱发心动过速，诱发心动过速存在关键房室或室房间期，以及His束不应期时心室期前刺激提前激动心房且心房激动顺序和心动过速一致，提示ORT可能性大。

约6%房室折返性心动过速的心房激动呈偏心性，心房激动最早可出现在CS后侧或远端部位，甚至最短室房间期超过60ms（图23.6）。这种激动模式在电生理检查和体表ECG上很容易与经左侧隐匿性旁道传导的ORT混淆，因为房室结折返性心动过速时逆P波在I和aVL导联呈负向，V1导联呈正向。偏心性心房激动顺序通常也能被心室起搏发现。诊断房室结折返性心动过速伴偏心性心房激动的要点如下：①存在房室结双径路生理现象的证据；②患者多数能诱发出经典的房室结折返性心动过速（逆传心房激动呈向心性），或者偏心性心房激动顺序存在变化；③未使用异丙肾上腺素情况下缺乏发生室房逆向传导；④His束不应期心室期前刺激不能提前激动心房（可能需要左心室起搏）；⑤室房递减性逆向传导；⑥心动过速时心房和心室不参与心动的证据。右心房后间隔标准部位的慢径消融能够消除这些患者的心动过速。

逆向型房室折返性心动过速的鉴别诊断包括室性心动过速和室上性心动过速伴旁观旁道。室房分离是诊断室性心动过速的证据，此外，心动过速周长不变的情况下，His束到心房的时间关系可变，也提示室性心动过速。逆向型房室折返性心动过速必须是1:1的心房心室传导关系，预测的旁道插入位置进行心房起搏后可复制心动过速的QRS波形态，在旁道位置进行心房期前刺激后提前激动心室，以及随后心房激动（表23.1）。

旁道传导如果与心动过速分离，则能说明此旁道为旁观者。His束到心房的传导时间不长于70 ms提示旁道作为"旁观者"参与房室结折返而不是逆向型折返性心动过速。

标测

标测游离壁旁道最常使用的方法是确定前向旁道传导的最早心室激动和ORT期间的逆传的心房最早激动处（表23.2）。但是在一些情况下，可基于电图的形态而不是激动时间进行标测。单极和双极记录均非常有用，电极尖端的单极记录通过电图的时相和形态提供了局部激动的信息；远端电极对双极的记录反映了时相且更清晰地显示电图的组成部分和旁道电位。三维电解剖标测系统可标测旁道和标记最佳位置，尤其在导管稳定性差时优势更明显。

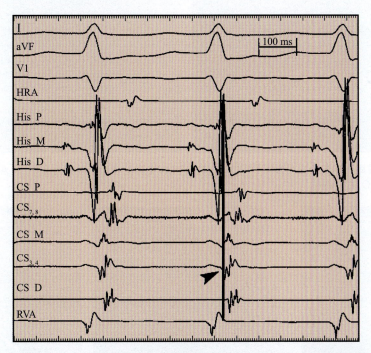

图23.6 房室结折返性心动过速发作时偏心性逆传心房激动。垂直线标出心室到心房（V-A）的激动间期。逆传最早心房激动位于冠状窦（CS）电极较远端（短箭头，$CS_{3,4}$）。慢径路消融后无法再诱发出心动过速。此例中，心动过速时V-A间期较短，伴房室结折返呈偏心性激动。D.远端；HRA.高位右心房；M.中间；P.近端；RVA.右心室心尖部

表 23.2　标测靶点
左侧游离壁
疑似 AP 电位
Δ-VEGM ≤ 0 ms（前向传导）
VEGM-AEGM ≤ 40 ms（逆向传导）
AEGM-VEGM ≤ 40 ms（前向传导）
AEGM 振幅 > 0.4 mV
QRS-AEGM 间期 ≤ 70 ms（逆向传导）
VEGM-AEGM 之间的等电位间期 ≤ 5 ms（逆向传导）
AEGM 极性反转（心动过速时）
右侧游离壁
疑似 AP 电位
Δ-VEGM ≤ -10 ms
AEGM 振幅 > 1 mV
AEGM-VEGM ≤ 40 ms（前向传导）
QRS-AEGM 间期 ≤ 70 ms（逆向传导）
VEGM-AEGM 之间的等电位间期 ≤ 5 ms（逆向传导）

注：AEGM.心房电图；AP.旁道；Δ.Δ 波起始部位；QRS.QRS 波起始部位；VEGM.心室电图

左侧游离壁旁道

左侧游离壁旁道的标测是通过 CS 导管的多电极记录完成的，但由于其真正的二尖瓣环解剖上存在一定距离，从而降低了其标测和确定消融靶点的准确性（图 23.7）。左侧游离壁旁道可在不使用 CS 导管的情况下进行消融，即单导管技术，但 CS 导管联合右心房、His 束和右心室标测导管是标准方法。经主动脉逆行方法或穿房间隔方法是标测和消融左侧游离壁旁道的两大途径。经主动脉逆行途径主要针对二尖瓣环下方的位点，因此将旁道心室插入位置作为靶点，导管常跨过主动脉瓣在上方打弯进入左心室以避免瓣叶穿孔或误入冠状动脉。右前斜位下 D 弯导管打弯（朝前）跨过主动脉瓣，进入左心室腔后，导管头端维持原有的弧度，逆钟向转位使导管头端位于瓣环后方（图 23.8），随后轻微松弯，导管头端至二尖瓣环下，或后撤跨过瓣环进入左心房。在导管调整至瓣环下准备放电前，导管头端可在瓣环下方步进式调整移动或沿着二尖瓣环滑动进行标测

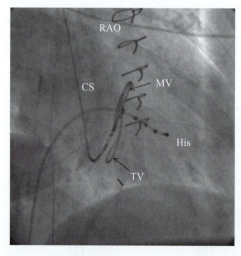
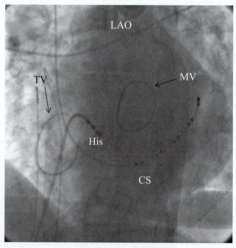

图 23.7　透视下瓣膜成形环定位三尖瓣（TV）和二尖瓣（MV）环的位置。注意左前斜（LAO）位二尖瓣环与冠状窦导管（CS）的分离。RAO.右前斜位

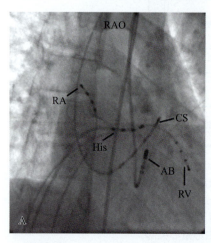
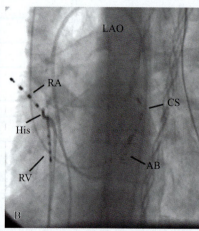
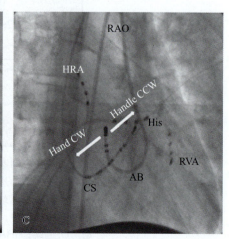

图 23.8　经主动脉逆行途径消融左侧游离壁旁道导管位置，右前斜（RAO）位（A）和前斜（LAO）位（B）。C.导管把手转动时，导管头端则作相应移动。AB.消融导管；CCW.逆钟向；CS.冠状窦导管；CW.顺钟向；His.希氏束导管；RA.右心房导管；RV.右心室导管

(图23.8)。导管经主动脉途径在二尖瓣环远侧壁和前壁较难稳定贴靠。

穿房间隔方法主要用于标测二尖瓣环的心房面或二尖瓣环本身,与经主动脉途径瓣下消融(导管相对垂直于瓣环)不同,穿房间隔方法主要在瓣环或瓣环上方的位置进行标测消融,其导管一般与瓣环平行(图23.9)。穿过房间隔后,导管头端打大弯朝向二尖瓣环侧壁,导管头端背向房间隔。在支撑鞘的辅助下,推送和后撤导管,头端则沿着瓣环滑行(图23.9),穿房间隔途径很容易到达二尖瓣前方的位点(图23.10)。虽然穿房间隔方法导管的活动性更好,但导管的稳定性比经主动脉途径差。

考虑使用经主动脉或穿房间隔途径应基于临床医师技术的熟练程度和患者的个体情况。因两种方法互补,临床医师应熟练掌握这两种技术。外周血管疾病、主动脉瓣病变或人工瓣膜或心室腔较小时,应优先考虑穿房间隔方法。体重低于30kg的儿童经主动脉途径易导致瓣膜损伤。穿房间隔途径可以更好地到达二尖瓣环远侧壁和前侧壁旁道的位置,但在异常的心脏解剖疾病情况下穿房间隔途径是存在禁忌的,如先天性心脏疾病、肺切除术、脊柱后侧凸畸形,以及主动脉或右心房严重扩张。

关于左侧游离壁旁道成功消融位点的腔内电图特征研究颇多,其特点多数来自经主动脉途径消融的早期经验,且无法在穿房间隔途径上获得重复。以下五个电图特征被认为有助于预测经主动脉逆行途径标测前传旁道的成功消融靶点:①Δ波到心室的间期;②心房电图振幅;③电图稳定性;④局部房室间期;⑤是否存在旁道电位。Δ波到心室的间期测量应从Δ起始到双极标测电图的峰值或内本位曲折。对于单极电图,最大负值dV/dt反映了心室局部的激动。单极电图非QS型提示该位点消融的成功率低于10%。对于左侧游离壁旁道,成功消融靶点记录到的Δ波到心室的间期短于或等于0 ms,平均仅有-10～-2 ms(图23.11)。

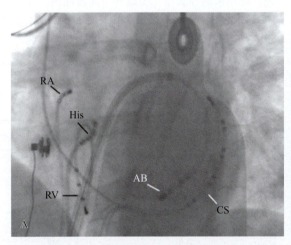
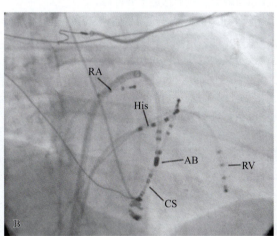

图23.9　穿房间隔途径消融左侧游离壁旁道导管位置。A.左前斜位,穿房间隔鞘管(SL2)通过卵圆孔,用于支撑消融导管(AB)定位于二尖瓣环近端。消融导管可以轻易地前向送入,导管贴靠瓣环近端和后撤导管贴靠瓣环远端。B.导管位置的右前斜位,消融导管已被移至瓣环稍远处。注意消融导管的头端稍微在冠状窦导管(CS)的心室侧。His.His束导管;RA.右心房导管;RV.右心室心尖导管

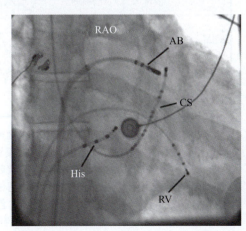
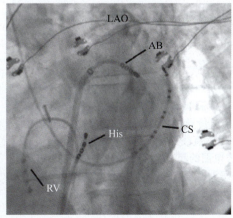

图23.10　穿房间隔途径消融左前壁旁道。将鞘管和导管逆钟向转动可将头端送入左心室,通过往前递送鞘管,可到达瓣环的上方,随后消融导管稍许松弯并后撤标测瓣环。AB.消融导管;CS.冠状窦导管;His.His束导管;LAO.左前斜位;RAO.右前斜位;RV.右心室心尖部导管

经主动脉逆行途径成功消融靶点的心房电位振幅应大于0.4～1 mV或A/V大于0.1。心房电位振幅较低提示导管位于瓣环下方，而缺乏心房电位则提示导管位于瓣环较远的位置。对于穿房间隔途径标测，二尖瓣环标测的A/V值一般为1。A/V值越高或越低表明导管分别向心房或心室的移位。5～10个心动周期以上心房和心室电图的幅度或A/V值的变化小于10%则说明标测电图稳定。

经主动脉途径导管通常很稳定，因为导管楔入二尖瓣下方。对于穿房间隔方法，导管的稳定性可通过电图振幅的一致性，与CS标测电极相对运动的协调性及当导管位于瓣环的心房面，单极电图上PR段的抬高的一致性来评估，其中最后一点也提示导管与心房肌充分接触。成功消融靶点的局部房室间期应等于或低于40 ms，平均为25～50ms（图23.11）。左侧游离壁旁道的房室间期比其他旁道位置长，且成功和未成功消融靶点的间期存在重叠。因此，单纯地通过局部房室间期来确定左侧旁道成功消融靶点并不总是十分可靠。

如能记录到疑似旁道电位，则为理想的消融靶点。记录旁道电位可能会受标测瓣环导管径路的影响。疑似旁道电位被定义为与房室电位不相连、高频、发生在心房和心室电位之间的电位，且在Δ波的起始之前至少10 ms（图23.11）。旁道电位的振幅为0.5～1 mV。为确认某个电位是否为真正旁道电位费时费力，而且在临床中不实用，这可能是因为在35%～94%的成功消融靶点和高达72%不成功的消融靶点均可记录到旁道电位。如果冠状静脉窦记录到的旁道电位振幅比二尖瓣环记录到的高，则高度提示心外膜旁道的存在。

ORT或心室起搏期间标测旁道逆传时，成功靶点的电图特征需结合导管的稳定性、疑似旁道电位、连续性电活动及局部室房间期考虑。研究数据大部分来源于经主动脉逆行途径消融的文献资料。导管稳定性的定义与标测前传相同。标测旁道逆传时，只有37%～67%成功消融的靶点可记录到疑似旁道电位，这可能是因为旁道电位与经主动脉途径较大的心室电图混杂在一起。从QRS波群的起始到心房电图（QRS-A）的间期在无左心室传导延迟时常约为70 ms（图23.12），成功消融靶点的局部室房传导间期通常为25～50 ms。在非常短的室房间期中，心房电位位于心室电位的终末部分。连续电活动（心室和心房电位之间小于5 ms的等电位间期）及心房电位假性消失在心室电位中是室房间期极其短的表现。使用消融导管在二尖瓣环下起搏标测，并测量刺激信号到CS导管记录到的心房电位间期来指导消融，最短的刺激信号到心房间期的位点考虑为旁道的心室插入点，成功消融靶点的刺激信号到心房的间期平均值为（46±15）ms。

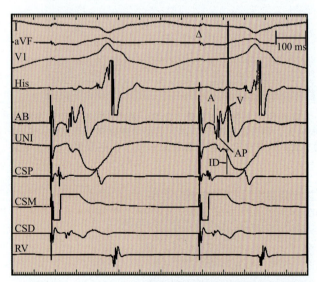

图23.11 起搏冠状窦中部（CSM）标测左侧游离壁旁道（AP）的前向传导。Δ波起始在体表心电图导联上（最上面三行）用垂直线标出。远端双极消融导管（AB）标记了局灶心房电图的起始（A）和局灶心室电图的起始（V）。局灶的心房到心室（A-V）间期是25 ms，局灶双极心室电图峰值与Δ波起始部一致（Δ-V = 0）。单极电图（UNI）的内本位曲折（ID）较Δ波提前约5 ms。心室单极电图是完全负向（QS型）的且与心房电图融合，与心房和心室电位分开的高频电位代表疑似AP电位。CSD.冠状窦远端；CSP.冠状窦近端；RV.右心室

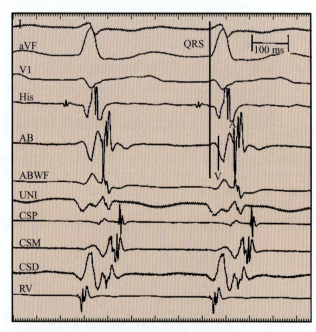

图23.12 顺向型房室折返性心动过速时标测逆行旁道（AP），其成功消融的靶点电图。冠状窦远端记录到最早逆传心房激动。消融导管记录到QRS波起始到心房电图的间期是68 ms（垂直线）。心室到心房的间期在消融电极的记录是40 ms。注意大带宽滤波设置的消融电图（ABWF）上心房成分的等电位形态，代表着AP的心房插入位置（见文中讨论部分）。AB.消融导管；CSD.冠状窦远端；CSM.冠状窦中部；CSP.冠状窦近端；His.His束导管；RV.右心室；UNI.单极电图

任何一种用于确定成功消融靶点电图特征的预测准确率很少超过30%。电图需满足3~4个标准以达到60%~80%的预测准确性。表23.3为成功消融靶点的多变量预测因子。

标测逆传心房激动时间的一个难点在于区分电图上心房和心室电位。解决这一困难可通过几种方式，一种方法是记录同时起搏心房和心室消融导管记录的电图，并与单纯进行心室起搏时记录的电图相比较（图23.13）。

另一种区分前传和逆传电图不同组成部分的方法是利用跨过房室瓣环旁道传导呈斜形的特点。对于左侧游离壁旁道，心室插入位置通常较心房插入位置离CS更近。当旁道沿着心室侧插入点激动方向与起搏波阵传导的方向一致时，标测电极记录的室房间期比较短，也有

表23.3	经主动脉途径左侧游离壁成功消融靶点的多变量预测因素						
研究	AP电位	EGM稳定性	Δ-V间期（ms）	A振幅	AV间期（ms）	VA间期（ms）	阳性预测值（%）
Hindrick, 1995	+	-	无特定值	-	-	-	70
Bashi, 1993	+	-	10	-	-	-	20~25
Chen, 1992	+	EGM振幅变化<10%	0	A>1mV	-	-	62
Cappato, 1994	+	-	≤0	A/V≥0.1	≤40	-	87
Xie, 1996	+	-	0	-	30	≤30	67
Villacastin, 1996	+	-	-	-	-	假消失	59

注：A.心房电图；AP.旁道；AV.心房到心室；Δ.Δ波起始；EGM.电图；V.心室电图；VA.心室到心房；-.无报道

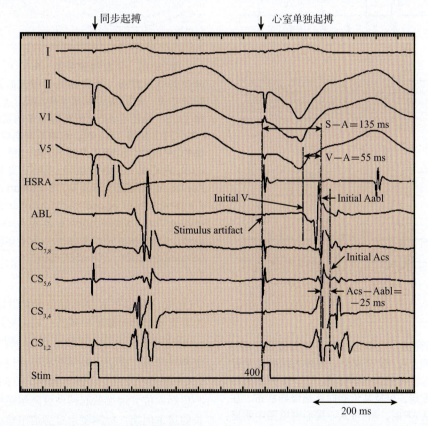

图23.13 心房和心室同步起搏区分左侧旁道电图的不同成分。第一个心搏系心房和心室同步起搏，心房电位提前于心室电位，心室激动后无电活动。第二个心搏为单纯心室起搏，此时心室电位后可见经旁道逆传的心房激动。通过对比两次心搏的电图，电图中心房和心室的成分更易区分。Aabl.消融导管上逆传心房电位的起始部；ABL.消融；Acs.冠状窦电极上局灶心房电位的起始部；$CS_{1,2}$.冠状窦远端；$CS_{7,8}$.冠状窦近端；HSRA.右心房高位间隔；S-A.刺激信号（Stim）到心房电图的间期；V-A.心室到心房电图的间期（经许可引自Nakao K, Seto S, Iliev Ⅱ, et al.Simultaneous atrial and ventricular pacing to facilitate mapping of concealed left-sided accessory pathways.Pacing Clin Electrophysiol.2002; 25: 922-928.）

可能重叠（图23.14，图23.15）。如果旁道心室侧插入点激动后，旁道传导方向和起搏波阵方向相反，则局部的室房间期可能发生延长。同理，不同部位起搏改变旁道心房侧插入点后旁道传导的激动方向，也有可能区分前传电图上的不同组分。对于左侧旁道，右室基底后间隔起搏使心室插入位置逆钟向激动（左前斜位水平），而在肺动脉瓣附近高位右室流出道的起搏使心室插入位置顺钟向激动。由于心室旁道插入位置较心房插入位置离

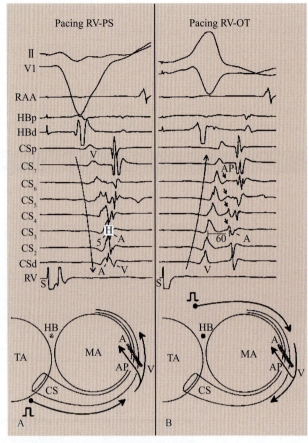

图23.15 从左侧壁旁道（AP）心室插入端不同方向激动旁道示意图。简图描述了旁道的方向和不同方向波阵的扩布。右心室后间隔（RV-PS）起搏（A）时，冠状窦（CS）电图和AP电图有相当多的重叠。右心室流出道（RV-OT）起搏（B）时，可将不同电位组分分开，可见明确的AP电位。d.远端；HB.His束；MA.二尖瓣环；p.近端；RAA.右心耳；S.刺激信号；TA.三尖瓣环（经许可引自Kenichiro O，Gonzalez M，Beckman K，et al.Reversing the direction of paced ventricular and atrial wavefronts reveals an oblique course in accessory AV pathways and improves localization for catheter ablation. Circulation.2001；104：550-556.）

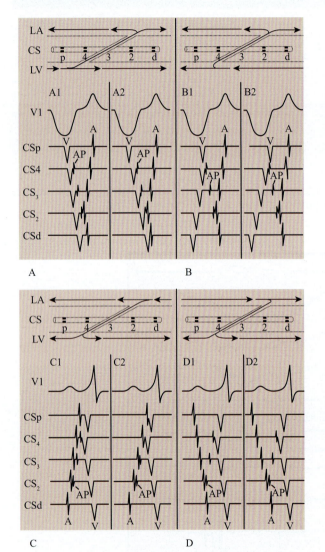

图23.14 斜形旁道。经斜形左侧游离壁旁道（AP）前传和逆传激动简图。A，B.分别为心室插入端激动从近端向远端，以及从远端向近端传导扩布。C，D.分别为心房插入端从远端向近端，以及从近端向远端传导扩布。在相反方向的激动激活AP时，AP可从心房心室电图中明显区分开。A.心房电位；CS.冠状窦；d.远端；LA.左心房；LV.左心室；p.近端；V.心室电位（经许可引自Kenichiro O，Gonzalez M，Beckman K，et al.Reversing the direction of paced ventricular and atrial wave fronts reveals an oblique course in accessory AV pathways and improves localization for catheter ablation. Circulation.2001；104：550-556.）

CS更近，室房间期常因右心室流出道起搏使心室插入位置发生顺钟向激动而延长。局部室房间期发生大于15ms的改变被认为是波阵激动方向的明显改变。对于左侧游离壁旁道，在逆传最早激动心房位置的近端和远端进行CS起搏可改变左房波阵激动的方向，对于前传标测，心房插入位置远端的起搏使波阵呈逆钟向激动且出现最长的房室间期。标测靶点是旁道电位或通过局部电图间期的改变来辨别旁道中间位置的心房或心室最早激动点。注意这一技术不能将具有最短房室或室房间期的位置作为消融靶点。

穿房间隔途径消融左侧游离壁旁道的一种技巧是在标测瓣环时标测心房电位极性逆转的位置。这种向量标测技术无须再测量室房间期。穿房间隔途径的消融导管

与瓣环平行，宽带滤波设定为0.5～500Hz，ORT发作期间，消融导管头端平行于瓣环，由远至近地移动，标记瓣环上心房双极电图的极性。随着头端电图极性变负和近端电极电图变正，在心房插入位置近端记录的电图主要为负向（图23.16），在心房插入位置远端的位置，心房激动波阵的方向与双极标测电极相反（波阵与电极相对），心房电图的极性主要为正向。心房电图变成等电位的部位则为心房插入点和理想的消融靶点。通过电图极性的变化来识别成功的消融靶点，其阳性预测值为75%。为保证正确性，需保持双极标测电极与瓣环上的心房激动轴平行。

右侧游离壁旁道

由于缺乏与三尖瓣环平行的静脉结构，以及导管贴靠的不稳定，右侧游离壁旁道的标测和消融较左侧游离壁旁道困难。在围绕三尖瓣环置入环形多极Halo标测导管有助于快速定位右侧游离壁旁道（图23.17）。使用Halo导管或位于右冠状动脉的2F标测导管等于在右侧通过冠状窦标测。经锁骨下或右侧颈内静脉途径的导管标测有时较股静脉途径更有效。与穿房间隔途径一样，使用预弯鞘管支撑消融导管至三尖瓣瓣环特定部位是非常有用的，与左侧旁道穿房间隔途径一样，鞘管可以协助标测导管平行于瓣环进行标测（图23.17）。

由于右侧游离壁旁道相对少见，尚无关于预测成功的消融靶点电图特征的多变量分析。大体上，可通过导管贴靠的稳定性和左侧旁道的旁道标测标准来预测。沿三尖瓣环消融，通常可选择1:1 A/V值，亦可采用逆传的室房间期小于或等于40ms作为放电的标准。Δ波起始前局灶性心室激动通常较左侧旁道更早（图23.18）。Haïssaguerre等研究发现，对于成功消融的靶点，右侧旁道局部心室激动较Δ波的起始提前（18±10）ms，而左侧旁道提前（2±6）ms。右侧旁道平均的局部房室传导时间为（28±7）ms，在5例儿童患者中，则为11～26ms，心室局部激动的间期领先Δ波28～52ms。正如前文描述，改变波阵激动的方向有助于区分局部电图的不同组分。对于右侧游离壁旁道，在三尖瓣环附近、旁道逆传或前传最早激动处的前方和后方起搏可产生相反方向的心室波阵，在假定心房

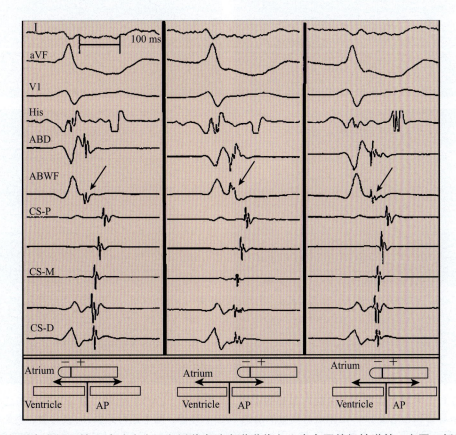

图23.16 顺向型房室折返性心动过速（经左侧游离壁旁道逆传）心房电图的极性逆转。左图，折返性心动过速期间，双极消融导管远端标准带宽滤波（ABD）设置为30～500 Hz，大带宽滤波（ABWF）设置为0.5～500 Hz，此时电极与瓣环平行且位于旁道（AP）心房端的近侧，ABWF电图的心房成分（箭头）是负向的。中间图，ABWF电图正向的心房成分代表电极对远端已被移至AP心房插入端的远侧。右图，当电极对位于AP心房插入位置的正上方，因波阵沿电极对两个相反方向传播，ABWF电图的心房成分呈等电位。底部的简图阐述了电极和心房插入位置的关系。CS.冠状窦；D.远端；M.中间；P.近端

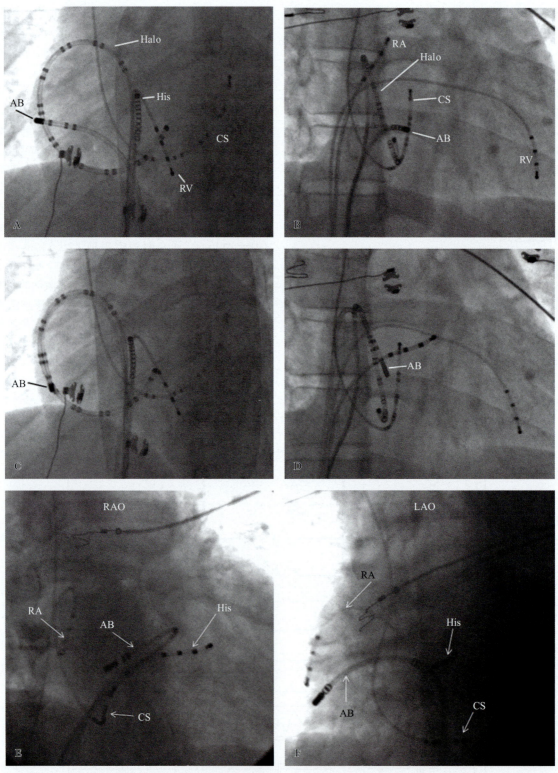

图23.17 右侧游离壁旁道消融时导管的位置。A.左前斜（LAO）位40°展示了平行于三尖瓣环的20极Halo导管和在电极11，12附近游离壁的消融（AB）导管。图中还可见到His束导管、右心室心尖部（RV）导管和冠状窦（CS）导管。B.与A图相同导管位置的右前斜（RAO）位30°图像，但右心房（RA）导管取代了His束导管。注意消融导管头端指向Halo导管的心室面。C.LAO 40°，与三尖瓣环平行放置的消融导管。D.C图导管位置的RAO 30°图像。E和F.位于三尖瓣环下方消融右侧游离壁旁道，使用的是SR3鞘管支撑用消融导管进入心室和瓣环下方。此例，消融导管在瓣环心房面贴靠不稳定，消融不成功，而在心室侧位点，成功消融了旁道。如果使用常规导管消融，由于温度过高，而使放电能量受限，可选择灌注消融导管

插入位置任一侧起搏则产生相反方向的心房激动。

三尖瓣环标测和消融不成功的右侧游离壁旁道中，约有10%的旁道心房插入位置远离三尖瓣环。Chen等研究了11例右侧旁道射频消融失败的患者，顺向性室上性心动过速或心室起搏期间对右心房进行电解剖标测，结果发现代表旁道插入位置的心房最早激动点与三尖瓣环平均相距（14.3±3.9）mm，且局部激动点领先于三尖瓣环上的最早激动点（27.8±17.0）ms，在最早激动处使用盐水灌注导管进行射频消融均获得成功（图23.19）。

新的标测策略

对于右侧和左侧游离壁旁道，三维电学标测电活动是非必需的，因为电活动兴趣位点通常相对局限。为了减少透视时间，三维电解剖标测系统目前业已广泛应用，尤其在儿童患者，可将透视曝光量降低到接近零的水平。在一个儿童左侧旁道患者消融的研究中，应用了新的图像工具，即CARTO UNIVU系统（Biosense Webster，Diamond Bar，CA），其将透视图像融合在三维电解剖标测系统中。应用该系统，报道可显著降低曝

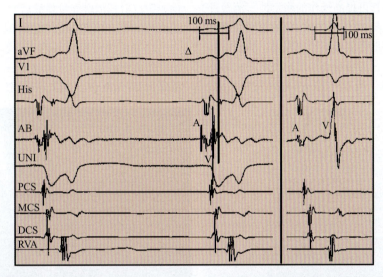

图23.18 右侧游离壁旁道成功消融靶点的电图。左图，消融导管头端双极电图（AB）记录到连续电活动，局灶心室电图（V）在Δ波起始之前25 ms。局灶心房（A）到心室（V）电图间期是38 ms，单极电图（UNI）呈QS型。右图，消融后电图，可见房室间期延长，但局灶心房电图的形态无明显变化。DCS.冠状窦远端；MCS.冠状窦中间；PCS.冠状窦近端；RVA.右心室心尖部

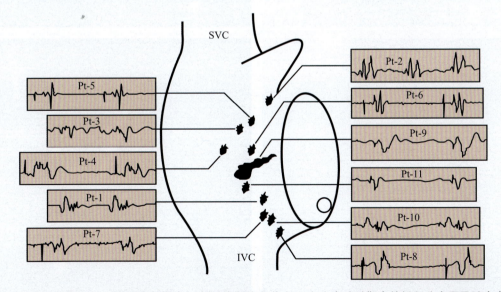

图23.19 远离三尖瓣环的心房侧消融靶点。右侧游离壁旁道（AP）患者消融靶点的解剖分布图及腔内电图（纸速=100 mm/s）。9名患者消融靶点电图上心室电位和心房电位之间存在孤立的波折，提示可能为AP电位，另2名患者出现心室心房波融合在一起（第5、6例患者）。所有靶点位置的平均房室比率约为1.5。第9例患者AP电位在右心房侧较宽。IVC.下腔静脉；SVC.上腔静脉（经许可引自Chen M，Yang B，Ju W，et al.Rightsided free wall accessory pathway refractory to conventional catheter ablation：lessons from 3-dimensional electroanatomic mapping.J Cardiovasc Electrophysiol.2010；21：1317-1324.）

光时间（0.1min vs. 8.4min, $P<0.05$）、曝光剂量（0.5mGy vs. 132mGy, $P<0.05$）和导管数量（2 vs. 3, $P<0.05$），更重要的是，无并发症发生，平均随访9.6个月，成功率97%。计算机系统的导管导航能力有助于操作者精确地回到之前的感兴趣位点（图23.20），三维标测对远离瓣环的右侧游离壁旁道也非常有用。

消融

释放消融能量前，要尽可能使导管稳定贴靠，消融导管可一过性损伤抑制房室旁道传导功能。采用鞘管支撑和使用合适弯度的导管可提高操作的稳定性。消融过程中，停用异丙肾上腺素、以≥120次/分的速率快速心室起搏，可以最大程度地降低心脏运动幅度。消融前起搏终止心动过速，以防止消融时心动过速突然终止而使消融导管弹出靶点区域。患者可能因疼痛而发生移动，因此进行射频消融前应给予足够的镇静药。如果导管移位，采用计算机导航系统或荧光透视标记导管位点可引导导管返回，成功消融靶点（图23.20）。标准4mm头端的射频消融导管对于游离壁旁道消融通常足够。

右侧和左侧游离壁旁道的消融目标温度通常为60～65℃，好的消融靶点温度高于50～55℃亦可接受。对于阻抗，消融时阻抗降低5～10Ω通常意味着组织正在被加热。为达到目标温度而释放出充足的能量，可能需调整消融导管的位置。在二尖瓣环或三尖瓣环下方低灌注位置相对需要较少能量，因为对流冷却效应较小。理想靶点射频消融能量释放后1～6s旁道功能丧失，达到成功消融的时间越长，复发率越高。

冷冻消融可稳定黏附于内膜组织上，从而可有效治疗游离壁旁道。冷冻消融另一个优势是，头端组织温度降低到-60～-30℃评估组织损伤的反应性，及时

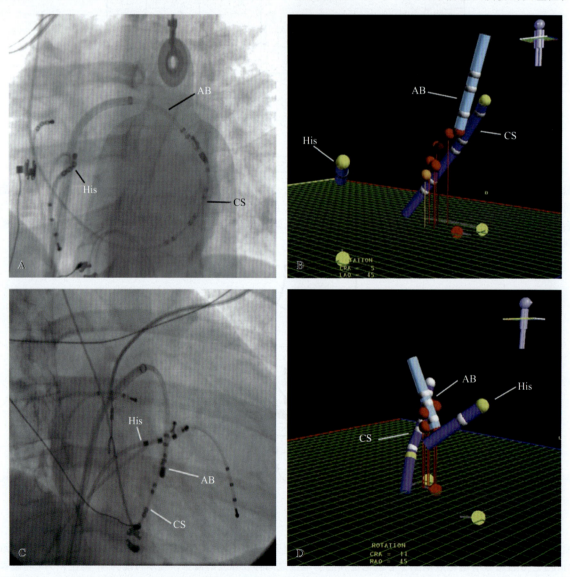

图23.20　使用导航系统非透视引导下消融左侧游离壁旁道。A.左前斜（LAO）位透视下，消融导管（AB）位于冠状窦（CS）电极3, 4附近。B.LAO位导航系统非透视引导下的消融导管、His束导管和远端6个CS电极的位置。红色球代表射频能量发放的位点，深红色球代表消融成功靶点。C.右前斜（RAO）位透视下图A和D的导管位置。D.导航系统非透视引导下图C导管位置。图C和图D中，消融导管可见稍位于冠状窦导管的心室侧

停止冷冻组织损伤可以恢复。头端较大（6mm 或 8mm）的冷冻消融导管可减少旁道复发的可能性。如果冷冻在 10～30s 旁道阻断，则持续冷冻 240～360s，目标温度为 -80～-70℃。额外冷冻可增加损伤效果（冷冻-复温-冷冻）。有研究记录冷冻反应时间（TTE，冷冻开始到 -30℃ 的时间，以及冷冻开始至旁道阻断的时间），结果显示，平均随访 20 个月，到达 -30℃ 的 TTE 小于 10s 旁道复发率为 6%，而 10s 以上者复发率高达 38.5%。

在 21 世纪早期，冷冻消融常用于传统射频消融失败的病例。盐水灌注导管的应用提高了消融能量的输出，盐水导管可设置到 50W 和 50℃，应用于传统消融失败病例成功率高达 94%。

近期，使用盐水灌注导管已经成为消融旁道的优选导管，一个包括 41 例儿童患者的研究显示，应用开放盐水灌注导管一次消融的过程成功率达到 95%，且无并发症发生，随访 12 个月亦无复发。对于右侧旁道，能量可滴定到 30W，左侧旁道可滴定到 40W，冠状窦内 20W 较为合适。推荐消融时阻抗下降 5～10Ω 为宜。新的压力感应导管通过实时提供组织贴靠信息，可进一步提高消融的安全性和成功率。

成功阻断旁道后，需进行详细的电生理检查以排除其他类型的心动过速。8%～12% 的病例中，腺苷可揭示被主要旁道掩盖的另一条旁道。推注腺苷后旁道显现，提示临床旁道复发风险较高，因此必须进行额外的消融而完全阻断旁道的传导。

心外膜左侧游离壁旁道需要在 CS 内进行消融（表 23.4）。心外膜旁道占所有左侧游离壁旁道的 4%，占所有消融失败的旁道中的 10%。CS 消融前，需对 CS 进行造影，了解解剖情况，排除憩室，评估消融可能对 CS 造成的损伤。此外，冠状动脉造影可用于确定消融部位与左回旋支的邻近程度。一些发表的研究包括了在较小的患者群体中的非温控消融（表 23.4），有一项研究报道了 CS 中的附壁血栓，在 CS 中进行温控消融的目标温度为 60℃，能量控制在 20～30 W 范围内。对于顽固性心外膜旁道，在 CS 中进行灌注消融可能有效，灌注消融的目标温度为 50℃，最大功率为 20～30 W，有效的靶点持续放电 60s。在小样本人群中，尚无并发症报道，灌注消融可能是 CS 内首选的射频消融手段。在 CS 内已能有效进行冷冻消融，且左旋支损伤风险较射频消融低。经皮心包途径进行直接的心外膜标测及消融右侧和左侧心外膜旁道（图 23.21）。

使用磁导航机器消融游离壁旁道理论上可以提高导管稳定性（图 23.22）和可操作性，但其是否优于人工消融尚未被证实。

临床结果

左侧游离壁旁道

左侧游离壁旁道消融的成功率在所有旁道消融中最高，通常高于 90%（表 23.5）。在一项最大的单中心研究中，左侧游离壁旁道经穿房间隔途径进行消融的 388 例患者中，96% 消融成功。所有旁道中，左侧游离壁旁道复发率最低，在 2%～5%。隐匿性旁道、放电一过性有效或需消融超过 5 个部位来获得即刻成功的患者较易复发。研究显示，经主动脉途径和穿房间隔途径消融的成功率接近（表 23.6），这些研究报道了两种途径相似的总操作时间、荧光透视时间以及换用另一种途径的发生率。总之，这两种方法具有相似的并发症发生率，但一些研究发现经主动脉途径有更高的并发症发生率。在比较两种方法的研究中，尚未找到用于预测其中任一种方法成功率的特征。因两种方法互补，临床医师应熟练掌握这两种技术，可以在一种方法失败后换用另一种方法。由于经主动脉逆向途径需通过动脉进入，因此这种方法的血管并发症更常见。经主动脉途径进行隐匿性左侧旁道消融的成功率在一些报道中较低，可能因为使用这种方法记录到的心房电图较小。

右侧游离壁旁道

在所有旁道中，右侧游离壁旁道消融的成功率最低，为 66%～100%，平均值约为 90%（表 23.7）。在 92 例右侧游离壁旁道患者的研究中，成功率为 90%。总体来说，

表 23.4 冠状窦内导管消融左侧游离壁旁道

研究	能量	例数	最大功率	目标温度	持续时间（s）	成功率	并发症
Wang, 1992	RF	5	—	功控	—	100%（5/5）	—
Haïssaguerre, 1992	RF	7	30 W	功控	60	85%（6/7）	CS 附壁血栓（2 例）
Giorgberidze, 1995	RF	5	—	功控	—	60%（3/5）	无
Langberg, 1993	RF	2	（28±9）W	功控	—	100%（2/2）	无
Cappato, 1994	RF	6	—	功控	—	100%（6/6）	无
Yamane, 2000	灌注 RF	7	30 W	50℃	60	100%（7/7）	心脏静脉狭窄（2 例）
Gaita, 2002	冷冻	1	NA	-70℃	240	100%（1/1）	无

注：CS. 冠状窦；NA. 无应用；RF. 射频；—. 无报道；功控. 功率控制

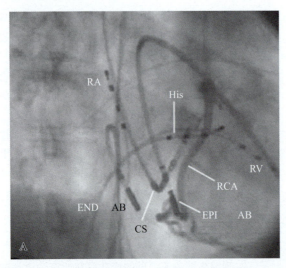
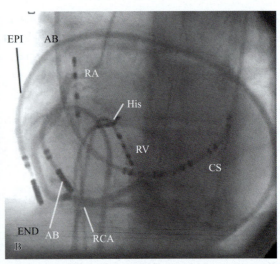

图23.21 经皮心外膜导管途径消融心外膜右下游离壁旁道。A.右前斜位，心外膜消融导管（EPI AB）从剑突下进入心包腔内，且从后至前环绕心脏到达成功消融的靶点。本例经心内膜消融导管（END AB）途径消融失败。右冠状动脉（RCA）非常靠近心外膜消融导管。B.导管位置对应的左前斜位。CS.冠状窦；His.His束导管；RA.右心房导管；RV.右心室导管（Courtesy Dr.K.Shivkumar.）

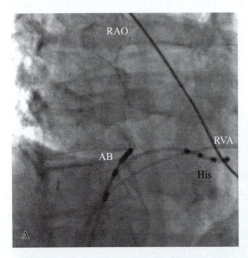
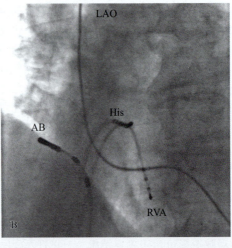

图23.22 磁导航消融导管（AB）消融右侧游离壁旁道。虽然无鞘管支撑，但在三尖瓣环游离壁中部的导管非常稳定。His.His束导管；LAO.左前斜位；RAO.右前斜位；RVA.右心室心尖部

表23.5 穿房间隔途径消融左侧游离壁旁道的结果

研究	例数	成功率（%）	并发症（%）	复发率（%）	转换率（%）*	透视时间（min）	操作时间（h）	备注
De Ponti, 1998	388	96	1.2	1.2	2	—	—	并发症包括房性心动过速消融
Swartz, 1993	76	97	2	2	0	（63±47）	（4.9±2.2）	并发症包括其他旁道位置
Fisher and Swartz, 1992	26	100	0	0	0	（25±10.5）	（2.8±0.9）	矢量3D标测
Yip, 1997	49	92	4	4	4	（22.5±15.2）	（1.7±0.05）	使用穿房间隔鞘管支撑
Manolis, 1995	31	100	0	3	0	（76±48）	（5.4±1.9）	W征用于标测

注：3D.三维
*转换为经主动脉途径

较低的成功率归因于在右侧游离壁位置消融导管贴靠不稳定，或旁道插入点不在瓣环，而在心房体部。右侧游离壁旁道的复发率较其他旁道高，为9%～16.7%（表23.7）。有研究显示，右侧游离壁本身就是消融复发的预测因子。Ebstein畸形患者消融成功率更低，在100例Ebstein畸形的患者中，52例合并右侧游离壁旁道，在这些右侧游离壁旁道的患者中，首次消融成功率为79%，复发率为32%。在另一项21例Ebstein畸形的研究中，只有76%的患者消除了所有的右侧旁道，这些患者中，使用体表面积≤1.7m²、轻度三尖瓣反流、轻度Ebstein畸形对即刻成功率进行预测，但只有体表面积可用于预测消融的长期成功率。

表23.6 经主动脉途径和穿房间隔途径消融术的对比

研究	途径	例数	成功率（%）	复发率（%）	并发症（%）	转换率（%）*	手术时间	透视时间（min）	备注
Deshpande，1994	TA	42	95	—	4.7	4.7	244±82min	（51±22）	—
	TS	58	75	—	3.4	24	268±88min	（53±22）	
Lesh，1993	TA	89	85	—	6.7	12	220±13min	（44±4）	
	TS	33	85	—	6.1	12	205±13min	（45±5）	
Natale，1992	TA	49	88	4	4	6	—	（42±29）	
	TS	31	100	0	0	0	—	（34±18）	
Saul，1993	TA	50	40	—	—	14	3.3（2～9.5）h*	52（18～259）	儿童
	TS	13	100	—	—	0	4.3（2～6）h*	58（14～197）	
Manolis，1994	TA	50	87	11	8	10	（7.1±2.4）h*	（121±81）*	
	TS	23	96	4	0	17	（5.5±2.1）h*	（81±57）	
Vora，1997	TA	13	100	16	8	0	—	（38±30）*	非随机儿童
	TS	36	100	0	3	0	—	（61±45）	
Montenero，1996	TA	10	100	—	—	—	—	（45±10）	儿童
	TS	18	100	—	—	—	—	（23±1）	
Luria，2001	TA	23	87	4	0	13	（156±58）min†	（37±25）†	经两种途径
	TS	21	90	5	0	5	（119±39）min†	（22±21）	

注：TA.经主动脉途径；TS.穿房间隔途径；—.无报道；*转换为另一种途径；†P＜0.05经主动脉途径 vs.穿房间隔途径

表23.7 右侧游离壁旁道的消融成功率*

研究	例数	即刻成功率（%）	复发率（%）	备注
Calkins，1999	92	90	14	功率控制型消融
Swartz，1993	12	67	16.7	功率控制型消融
Jackman，1991	14	100	9	功率控制型消融
Lesh，1992	21†	80	11.8	功率控制型消融
Haïssaguerre，1994	32	93.7	11	—
Drago，2002	21	95	0	儿童患者电解剖标测

注：*无Ebstein畸形病例；†旁道数量

并发症

左侧旁道经主动脉途径消融的并发症发生率为0%～8%，通常低于4%，因导管从动脉进入，其中50%的并发症为血管相关，包括血肿、夹层、假性动脉瘤和动静脉瘘。主动脉或二尖瓣损伤是经主动脉途径特有的，30%进行逆行途径消融的患儿发生主动脉瓣损伤。此外，也有并发主动脉瓣瓣叶穿孔和导管嵌顿的报道，后者发生后需要经食管超声引导将导管抽出或进行外科手术，通过移除CS导管，二尖瓣环得到松解，有利于导管的抽出。导管损伤或动脉内释放射频能量可导致左主干夹层或血栓形成。虽然使用了抗凝剂但因导管血栓或动脉内膜撕脱导致血栓栓塞事件的风险仍有2%。任何部位进行消融术引起的心脏压塞、脑卒中、心包积液、心脏穿孔的风险为1.5%，65岁以上的人群中发生这些并发症的风险更高。

成人穿房间隔途径消融的并发症发生率为0%～6%，儿童为0%～25%。穿房间隔途径消融在很大程度上减少了血管相关并发症，但带来了房间隔穿刺的潜在风险。在导管室进行的穿房间隔途径的大型研究中，与导管操作相关的主要并发症发生率为1.3%，其中包括心脏压塞（1.2%）、栓塞（0.08%）和死亡（0.08%）。此外，也有可能发生左回旋支热损伤。

关于CS内消融的报道较少。到目前为止，仅有附壁血栓或静脉狭窄的报道，但在CS内消融仍存在穿孔、导管黏附和冠脉损伤的风险。

右侧游离壁旁道消融的并发症较少，且比其他旁道的消融并发症少，心脏穿孔、肺栓塞罕有发生。有1例Ebstein畸形的患儿并发右缘支冠脉狭窄的报道。右冠内标测可能导致动脉损伤或血栓形成。

疑难问题的处理

旁道消融失败最常见的原因：无法到达消融靶点（25%）、导管不稳定（23%）、因旁道呈斜形而标测错误（11%）、心外膜旁道（8%）和反复发生房颤（3%）。表23.8列出了这些问题及可能的解决方法。左侧游离壁旁道心律失常机制的误诊较右侧更常见，对于左侧游离壁旁道，ORT的诊断需和偏心性心房激动的房室结折返性心动过速或来自CS心肌组织或Marshall韧带的房性心动过速相鉴别。这些心律失常可通过单纯的递减性逆传和心室与心动过速分离的证据来进行鉴别。需要注意的是，在无旁道患者发生房室结逆传时，CS远端侧壁到前侧壁常由远及近被激活，这是因为经Bachmann束的快速传导。His束旁起搏可证实右侧游离壁旁道的存在，但左侧游离壁旁道可能被漏诊。

如果同时存在旁道的前传和逆传，则有助于在一个方向标测困难时标测另一个方向的传导（如果前传标测失败，则可标测逆传）。多数旁道是斜形的，且心房和心室插入位置可相距数厘米。左侧游离壁旁道，如果在CS中未发现较早的前向或逆向激动位点，则应直接标测二尖瓣环，因为通常在旁道传导中CS和旁道插入点会存在解剖上的分离。对一些较难处理的病例，可经房间隔途径沿二尖瓣环放置多电极Halo导管。改变旁道前向或逆向激动的方向可使电图的组分更明显，可同时显示旁道电位。这一方法也适用于右侧游离壁旁道。此外，也可以改变标测导管到达靶点的途径。对于左侧旁道，可以由经主动脉途径改变为穿房间隔途径标测，反之亦然。对于右侧旁道，可尝试由股静脉途径改变为锁骨下或颈内静脉途径。如果旁道前传或逆传为缓慢传导，则常用于确定成功消融靶点的时限标准则不适用，此时应寻找最先激动的位点，双极标测电图极性的变化在这种情况下极其有用，因为这种方法不依赖电图的时限。此外，可尝试使用2F多电极导管标测CS或右冠状动脉，但这些导管不容易得到；对于复杂病例，可使用

电解剖标测系统。频发心房颤动会阻碍标测，尤其是仅发生逆传的旁道。此时，使用小剂量递增（从0.1 mg到最大量1～2 mg）的伊布利特可预防房性心律失常而不改变旁道传导。

旁道消融失败最常见的原因是导管稳定性较差。通过使用支撑鞘管、不同弯度和硬度的导管或改变导管到达消融靶点的途径（如从经主动脉途径变为穿房间隔途径）可提高导管稳定性。慢频率起搏或使用冷冻能量可在消融期间稳定导管贴靠，使用磁导航机器系统也可增加导管稳定性（图23.21）。

射频消融也可能因无法释放充足的电流或在消融靶点无法达到满意的温度而失败。如果因为低电流释放，可使用灌注消融导管。如果能量释放充足仍无法达到满意的温度，则有可能是导管接触不良。

经心内膜途径旁道消融失败提示应在心外膜进行消融。进一步尝试在稍微远离瓣环的位置进行心外膜消融，远离瓣环的插入位置的旁道可能成功。左侧游离壁心外膜旁道可标测通过记录CS最早激动时间，或在CS及静脉分支内记录到的较大旁道电位来识别。心室与冠状静脉窦通过肌组织相连，可标测心中静脉或心后静脉的近端，并可在CS或分支静脉内进行消融。在这些方法中，冷冻消融具有最高的安全性，其次是盐水灌注射频消融，最后是非盐水灌注射频消融。经皮心包途径的心外膜标测和消融为心外膜房室连接处提供了另一种途径。

左侧游离壁旁道消融后心房内传导阻滞但旁道传导方向不发生改变的发生率是6.9%。在这种情况下，逆传的心房激动顺序发生突变或与之前完全相反可被误解

	表23.8 疑难问题的处理	
问题	原因	解决方法
误诊	房室结折返伴偏心性心房激动	证明只有递减型逆传，心房和（或）心室与心动过速无关
	房室环附近或源自CS肌组织的房性心动过速	心室与心动过速无关
无激动早或有用的靶点	导管稳定性差	使用鞘管
	CS离二尖瓣环较远	直接标测二尖瓣环
	无法区分电图成分	标测另一方向的AP传导，改变途径（如经主动脉或穿房间隔），反方向刺激激动AP，标测电图的极性反转，同步起搏
	AP传导时间长	标测电图的极性反转或使用电解剖标测系统
	心外膜AP	标测CS及其静脉分支，标测右冠，经心包标测心外膜，标测心耳或心室心尖到房室环
	Marshall韧带连接	标测左上肺静脉前方的左心房
	Ebstein畸形	心房和心室同步起搏或心房或心室期前刺激鉴别碎裂电位组分，标测右冠状动脉，使用三维标测系统
未成功的能量发放	导管稳定性和（或）接触性差	使用鞘管支撑，改变导管弯曲度、位置或导管硬度；改变消融导管途径（如股静脉到锁骨下静脉消融右侧AP）；消融期间快速起搏；使用冷冻消融
	射频消融温度低	改善导管接触性；使用提高输出能量和使用大头端的导管
	射频消融电流低	降低系统阻抗；使用盐水灌注或冷却式射频导管；使用冷冻消融
	心外膜AP	CS或其静脉分支内冷冻消融或冷却式射频消融；经皮心外膜消融
	位置错误	继续标测，标测电图的极性反转，反方向刺激激动AP，标测心外膜AP，考虑罕见AP位置

注：AP.旁道；CS.冠状窦

为新发了另一种心律失常（图23.23），此时，在离消融靶点较远的瓣环仔细标测，可发现仍存在的心房较早激动点。

隐匿性逆传旁道可只有一个心室插入端，而有两个分开的心房插入端。此类患者，AVRT发作时逆传心房激动可在成功消融其中一个心房插入端后发生变化，或者心动过速时逆传心房激动顺序每隔一跳发生变化而心动过速周长不变，消融心室插入端或者两个分开的心房插入端后心动过速不能诱发，可证实此类型旁道。

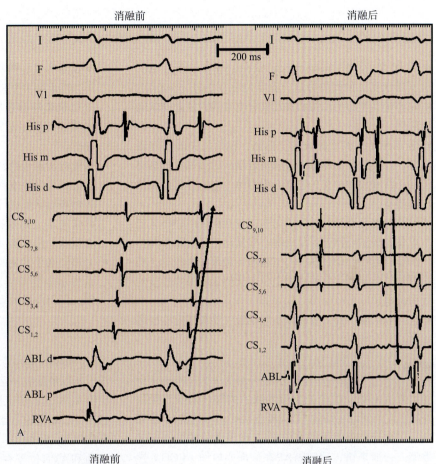

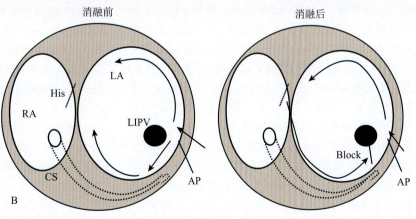

图23.23　射频消融左侧壁旁道（AP）后出现心房内传导阻滞。A.顺向型房室折返性心动过速体表心电图和腔内电图，逆传心房最早激动点位于冠状窦远端（CS 1，2）。消融后，心动过速周期长度为310 ms，未发生改变，但心室到心房（VA）时间延长且His束电图（His p）近端的心房最早激动，冠状窦（CS）激动顺序发生改变。B.消融前和消融后折返传导的示意图。消融前，左心房激动从AP插入位置向近端和远端分别扩布（长箭头）。消融后，由于消融导致心房内传导阻滞，导致左心房激动仅在AP插入位置远端扩布（往近端传导出现阻滞），波阵从左心房顶部扩布至房间隔，随后在CS中由近及远扩布。消融导管向远端移动，在阻滞位点远端记录到VA时间为40 ms，消融此位点终止了心动过速。I，F，V1.体表ECG导联；ABL d.消融远端；ABL p.消融近端；His.His束；LA.左心房；LIPV.左下肺静脉；RA.右心房；RVA.右心室

（复旦大学附属静安区中心医院　孙育民　孙中婵　译）

第24章

后间隔旁道消融

James P. Daubert, Edward Sze

> **关键点**
>
> - 后间隔旁道（posteroseptal accessory pathway，AP）不属于真正的间隔旁道，而是位于右心房、右心室、左心室、左心房、冠状窦及其分支在内的复杂锥状间隙内。
> - 通常需要在多个区域进行标测，包括三尖瓣环间隔部、二尖瓣环间隔部、冠状窦近端，以及冠状静脉窦的正常和异常分支，包括心中静脉、心后静脉及冠状窦憩室。
> - 导管消融靶点与其他旁道类似，包括前传或逆传旁道电位，预激心律下最早局部心室激动，以及在顺向型房室折返性心动过速或心室起搏下最早心房激动，同时也可包括冠状窦肌延伸电位，类似于心外膜连接的旁道电位。
> - 标测和消融可能需要的设备包括沿三尖瓣环定位所需的预弯曲或可调弯鞘，穿间隔所需的心腔内超声心动图，房间隔穿刺针、鞘和导丝、外鞘及可调弯鞘，用于冠状窦静脉造影的球囊导管，4mm射频导管或盐水灌注导管，对冠状动脉邻近区域消融的冷冻消融导管。
> - 可能的困难包括较为复杂的解剖关系，邻近房室传导系统，许多手术在选择消融靶点前需要沿三尖瓣、二尖瓣和冠状窦进行标测，斜向插入AP（如其他区域），异常解剖（如冠状窦憩室），邻近冠状动脉分支（如右冠状动脉或房室结动脉）。
> - 旁道消融手术量的下降，以及手术量及消融效果的关系提示电生理培训期间旁道消融基本功训练的重要性，同时应最大限度地从罕见病例中学习。

解剖

旁道（AP）位于三尖瓣环或二尖瓣环周围，但除外心脏左前间隔主动脉-二尖瓣连接处。后间隔AP是临床上仅次于左侧游离壁AP的第二种最常见的房室连接类型。一般来讲，后间隔AP在额面心电图（ECG）导联中表现出一定程度的负向Δ波，并在心前区（通常在V2导联）上出现早期移行。后间隔AP毗邻沿二尖瓣环（MA）的左后游离壁AP，以及沿三尖瓣环（TA）的真正中间隔AP和右后游离壁AP。虽然后间隔这个术语在电生理词汇中根深蒂固，但长期以来心脏解剖学家认为这些APs并不位于真正的间隔。此外，从人体解剖学角度来看，这个区域位于下部而不是后部。与大多数左侧游离壁AP相反，后者在解剖学上位于心外膜，存在明显的环形纤维化，但是三尖瓣和后间隔AP缺乏明显环形纤维化（图24.1）。与其他AP一样，后间隔AP被认为斜行而不是横向穿过房室环，如图24.1中描述。AP在心房、心室中位于不同的部位（分别为A和C）。图24.2中，后间隔AP与右房心内膜的解剖关系。Koch三角由Todaro肌腱（TT），三尖瓣隔叶和冠状窦（CS）口构成（图24.2A）。His束位于中央纤维体（图24.2中*）附近的顶端，根据其典型位置，房室结（AVN）轮廓用黄色表示，后间隔旁道位于CS顶部下方（称为后部），或CS开口内或近端（约2 cm），或沿着二尖瓣环的后（下）间隔方向。考虑到这些APs位置接近正常传导系统，所以消融有一定困难。此外，这可能会为区分由后间隔AP引起的房室折返性心动过速（AVRT）和房室结折返性心动过速带来困难，因为两者最早A波可定位到非常相似的区域。尤其是先天性解剖异常的患者，Koch三角和AVN位置存在很大差异，图24.2B中用大开口CS和小Koch三角举例说明了这种变化。图24.2C~图24.2E通过间隔区域的断面，显示AVN和AVN动脉的关系。由于三尖瓣环的顶端略高于二尖瓣环。而房间隔向左室间隔，因此必须明确右心房与左心室（LV）在这一区域的解剖学上的关系是并列的（图24.3）。图24.4显示逐渐深入后间隔区域或锥状间隙的解剖。图24.5通过计算机断层扫描显示了此锥状间隙，它并未在真正的间隔区域中，并说明了CS和AVN动脉的解剖关系。

心外膜的房室连接是后间隔AP的一个重要分型，各种心内膜和心外膜途径如图24.6所示。第一种途径（图24.6）是右心房和右心室间的心内膜连接。第二种途径是右心房到左心室，这部分左心室被称为后上突起（posterior superior process）。第三种途径是左心房到左心室的AV连接（图24.6）。第四种途径是一种心外膜途径，描述了心中静脉中LV和CS肌之间的肌性连接，类似途径可发生在CS稍远端的冠状静脉分支，如心后静脉。第五种途径，同样是另一种心外膜途径，描绘

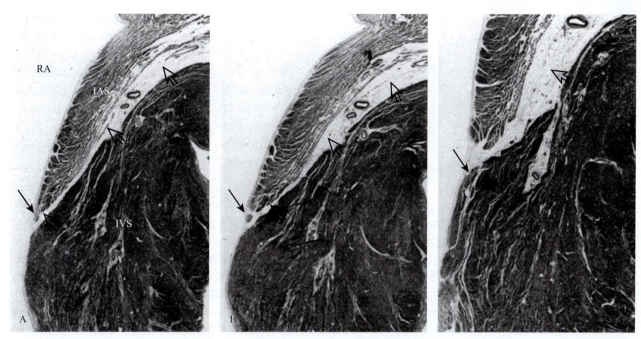

图24.1 组织学切片显示右后间隔旁道。一例Ebstein畸形和预激患者的组织切片与右后间隔旁道一致,位于冠状窦的后方。箭头所指为房间隔心肌(IAS)、心外膜脂肪(开放箭头)、室间隔(IVS)和旁道(实心箭头)。该路径在心房插入处直径约为3 mm(A),穿过心外膜脂肪而未见明显环状纤维化(B),稍向前斜行插入心室组织的心内膜侧(C)。三个分开的切面可以明确旁道的斜行特点(改编自Becker AE, Anderson RH, Durrer D, Wellens HJ.The anatomical substrates of Wolff-Parkinson-White syndrome.A clinicopathologic correlation in seven patients.Circulation.1978;57:870-879.)

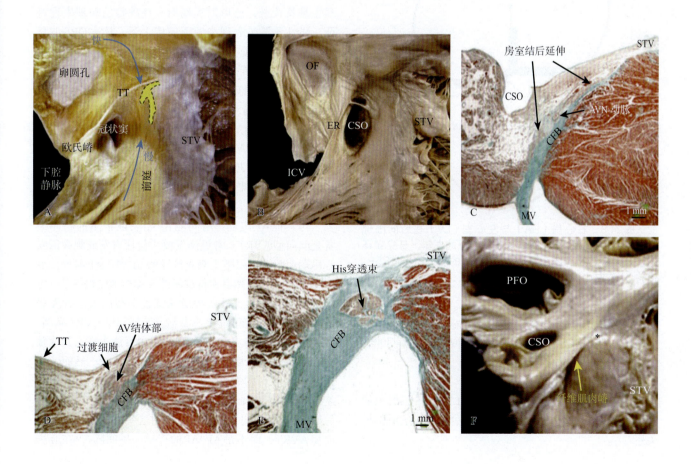

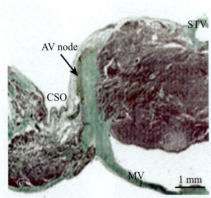
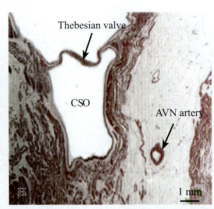

图24.2 Koch三角。A.右前斜视图，显示部分右心房与Koch三角的边界。房室结（AVN）的假定位置、快径和慢径分别以黄色显示。B.另一例患者冠状窦口较大，Koch三角较小。C～E.方向类似于（A）组织切片，通过冠状窦口和房室结的下部延伸，房室结体部和穿过的His束。F，G.Ebstein畸形患者心脏切面。本例中，Koch三角较小和间隔瓣叶异常，房室结位于冠状窦口水平。H.冠状窦口矢状面，显示房室结动脉接近心内膜和Koch三角。Asterisk(*).中央纤维体；AVN动脉.房室结动脉；CSO.冠状窦口；CFB.中央纤维体；ER.欧氏嵴；ICV.下腔静脉；MV.二尖瓣；OF.卵圆窝；PFO.卵圆孔未闭；STV.三尖瓣隔叶；TT.Todaro的肌腱（经许可引自Sanchez-Quintana D, Doblado-Calatrava M, Cabrera JA, Macias Y, Saremi F.Anatomical basis for the cardiac interventional electrophysiologist.Biomed Res Int.2015；2015：547364.）

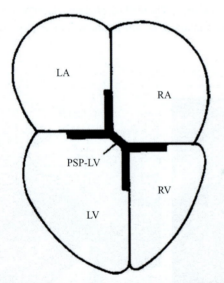

图24.3 右心房（RA）与左心室（LV）在后间隔部位的相互关系。由于房间隔位于室间隔的左侧，三尖瓣环位于二尖瓣环的顶端，因此，RA和LV的后上凸起（PSP）相关。LA.左心房；RV.右心室（经许可引自Jazayeri MR, Dhala A, Deshpande S, Blanck Z, SRA J, Akhtar M.Posteroseptal accessory pathways: an overview of anatomical characteristics, electrocardiographic patterns, electrophysiological features, and ablative therapy.J Interv Cardiol.1995；8：89-101）

了CS憩室（一种解剖异常，电连接LV和CS肌组织的憩室）。图24.7进一步研究了心外膜后间隔AP的解剖学关系。

病理生理学

后间隔区域的AP除了表现出与其他AP相同的病理生理特征外，还可以表现出一些独特的病理生理特征。显性预激（表现为旁道前传）下，体表QRS波显示心室激动和His-浦肯野系统激动融合。顺向型AVN-His阻滞是一种罕见但非常重要的特殊情况，这种罕见情况应该在消融AP前明确。隐匿性后间隔AP（仅逆传）占后间隔AP的10%～13%，占左侧游离壁AP的30%。

类似于其他AP，后间隔AP的患者可能无症状，或迄今为止没有已知或疑似的心律失常。无症状患者中，医师需要考虑将来发生心搏骤停的可能性，并实施危险分层。

与其他AP比较，后间隔AP相关最常见的心律失常是顺向型AVRT。常见诱发模式包括自发或刺激诱发心房期前收缩，阻断（双向传导的AP中）AP前传，沿AVN缓慢传导，然后逆行重新进入AP（图24.8）。

由杜克大学、马斯特里赫特大学和法国学者发表的文献提示，后间隔AP不参与真正逆向型AVRT病例，即AVN作为逆传支病例。后间隔AP可能表现出其他预激心动过速，如使用第二个路径逆传的AP。然而，入选1147名患者的大型多中心儿科系列研究中，逆向型AVRT比成人少见［2.6%vs.（8%～10%）］，有趣的是，后间隔AP表现同其他部位，推测这些可能是真正的逆向型AVRT，而不是AP-AP的折返。后间隔AP在心房

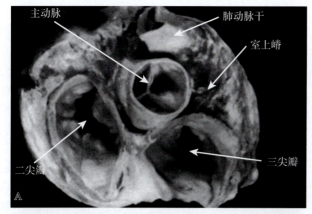
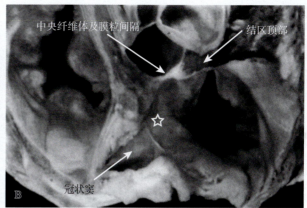
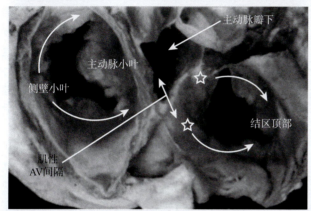

图24.4 锥状间隙。A.主动脉二尖瓣与三尖瓣的关系。B.主动脉瓣的无冠窦部已被切除，显露出中央纤维体和膜部间隔的房室部分，并标记星形。冠状窦的顶部也被移除。可以看出，两者是毗邻关系，而不是肌部间隔的一部分。C.箭头显示肌部房室间隔（AV）。房室结动脉包裹在肌部房室隔后的锥状间隙内（经许可引自 Dean JW, Ho SY, Rowland E, Mann J, Anderson RH.Clinical anatomy of the atrioventricular junctions.J Am Coll Cardiol.1994；24：1725-1731.）

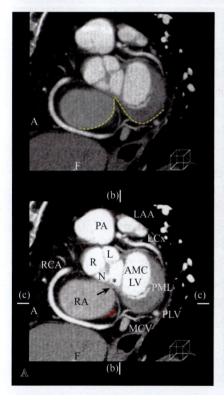
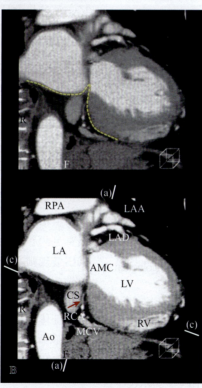
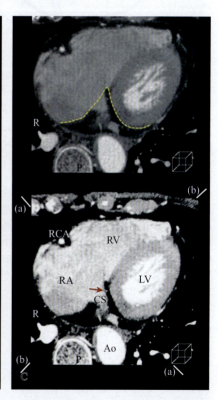

图24.5 计算机断层扫描锥状间隙。黄色虚线勾勒出下金字塔空间（IPS）。下图中的红色箭头显示IPS内房室结动脉向膜部间隔（MS）方向走行。A.MS水平的短轴图像，星号代表左心室流出道。黑色箭头表示MS平面（B）房室部分的垂直长轴图像。C.横向长轴图像。注意到房室结动脉靠近冠状窦（CS）前壁。Ao.降主动脉；AMC.主动脉-二尖瓣连接；L.左冠窦；LA.左房；LAA.左心耳；LAD.左前降支；LCx.左回旋支；LV.左心室；MCV.心中静脉；N.无冠窦；PA.肺动脉；PLV.后外侧静脉；PML.二尖瓣后叶；R.右冠窦；RA.右心房；RCA.右冠状动脉；RPA.右肺动脉；RV.右心室（经许可引自 Mori S, Nishii T, Takaya T, et al.Clinical structural anatomy of the inferior pyramidal space reconstructed from the living heart: three-dimensional visualization using multidetector-row computed tomography.Clin Anat.2015；28：878-887.）

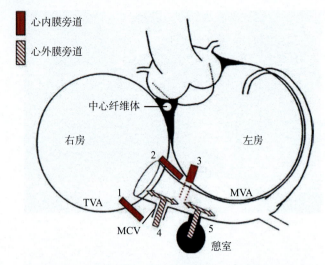

图24.6 示意图显示后间隔区域的复杂解剖和不同解剖亚型的房室连接。显示心脏的短轴切面示意图。显示后间隔旁道的五种解剖学类型。MCV.心中静脉；MVA.二尖瓣环；TVA.三尖瓣环（经许可改编自Kalahasty G，Wood M.Ablation of Cardiac Arrhythmias，3rd ed.Philadelphia，PA：Saunders；2014）

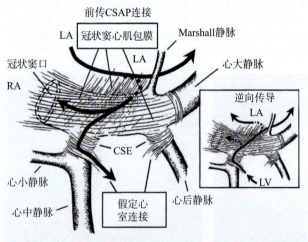

图24.7 心外膜冠状窦旁道。由CS心肌组成的冠状窦-心室旁道（CSAP）的示意图，连接心房和心外膜左心室（LV）。LA.左心房；RA.右心房（经许可引自Sun Y，Arruda M，Otomo K，et al.Coronary sinus-ventricular accessory connections producing posteroseptal and left posterior accessory pathways: incidence and electrophysiological identification.Circulation.2002；106：1362-1367.）

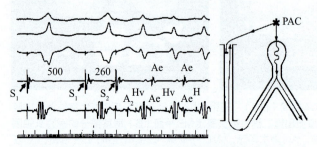

图24.8 旁道、房室结和房性期前收缩（PAC）诱发顺向型房室折返性心动过速示意图（改编自Bhatia A，Sra J，Akhtar M.Preexcitation syndromes.Curr Probl Cardiol.2016；41：99-137.）

颤动患者可有症状或可导致心搏骤停。

大多数（约75%）表现为永久性交界性反复性心动过速（PJRT）的AP位于后间隔区域。永久是指这些心律失常往往是不间断的，并且速度相对较慢。由于逆向传导时间较长，属于"长RP"分类。图24.9显示来自左后间隔、心外膜，仅递减逆传、不间断（长RP）、慢AVRT的AP心电图和动态心电图结果。值得注意的是，该患者确实表现出心动过速导致的轻微心肌病，并进一步通过导管消融得以解决。在一项大系列研究中，近1/4的PJRT患者中观察到心动过速引起的心肌病。值得注意的是，心动过速并不是导致心室功能障碍的唯一机制，后间隔AP和右侧游离壁AP继发于左束支传导阻滞（LBBB）的传导模式引起双室不同步收缩，偶尔也会发展为心室功能障碍，通过导管消融消除预激可以解决这种心肌病。

从人口统计学角度来看，房室结折返性心动过速（AVNRT）在女性患者中更常见；一项研究表明，左后间隔区域AP的患病率明显增加。

值得注意的是，另外两种心电图现象，分别与除极和复极化有关。后间隔AP的预激在下壁导联呈现"伪梗死"形态（负向Δ波）。当去除预激后，心脏复极仍然异常，表现为典型T波倒置，这一过程称为心脏记忆，经过几个月的消退期，后间隔AP的心脏记忆现象还是明显的。

Ebstein畸形与后间隔AP相关。事实上，多达10%的Ebstein畸形患者伴有Wolff-Parkinson-White（WPW）综合征。在Ebstein畸形患者中，后间隔AP仅次于右侧游离壁AP。在一项多中心系列研究中，34例Ebstein患者中19例显示多AP，特别是右侧游离壁和后间隔壁的组合。

心律失常的诊断与鉴别诊断

首先考虑后间隔AP相关心动过速的鉴别诊断，然后考虑预激模式下后间隔与其他AP的关系。如上所述，最常见的心律失常是顺向型ARVT。常见鉴别诊断有窄QRS波规则心动过速，即AVNRT、（顺向型）AVRT和房性心动过速；同时自发交界区心动过速不应被忽略，如果房室分离则排除AVRT。通过心内电图记录，反过来验证体表P波时长的改变，从而检查最早的心房激动点并诊断。例如，CS远端到近端激动的室上性心动过速很有可能通过左侧AP。此外，与同侧束支传导阻滞相关周长或室房间期的变化为游离壁AP参与心动过速提供了一个明确的诊断（表24.1～表24.3）。重要的是，后间隔AP可能表现出中等程度的VA间期延长与LBBB（图24.10）。后间隔AP中，Haïssaguerre等提出，当出现和LBBB相关的室房延长和V1导联正向Δ波时，表示左室插入点。

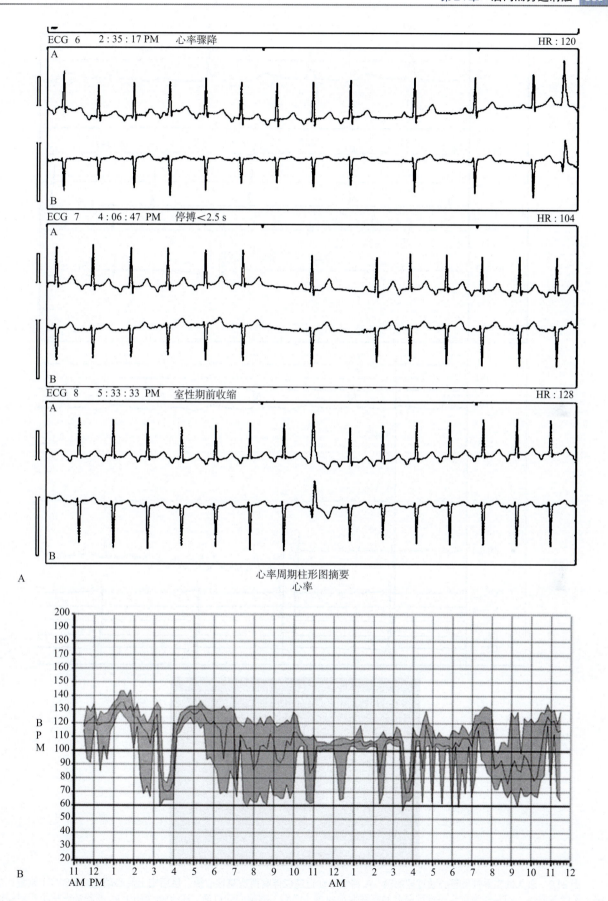

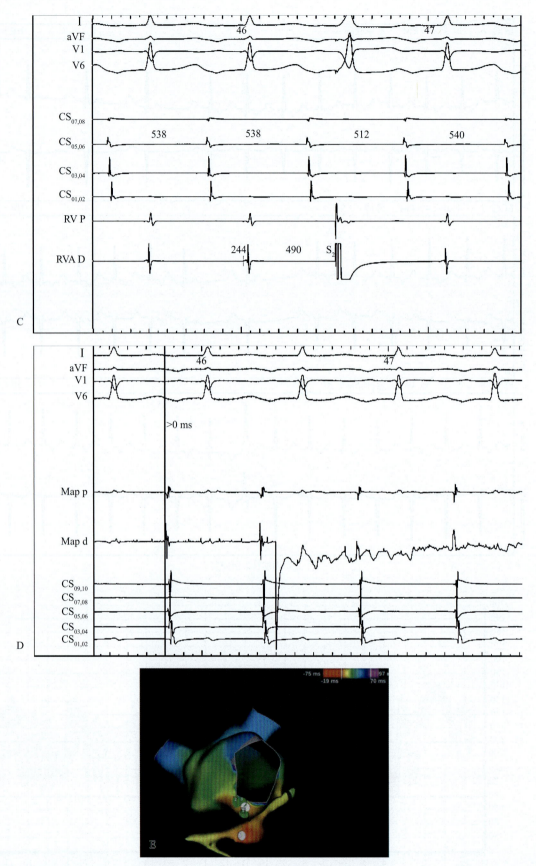

图24.9 永久性交界性反复心动过速病例。A.持续心动过速仅伴有两次窦性心律,然后室上性心动过速(SVT)恢复;注意终止于旁道逆传;相对较晚且几乎肯定融合的室性期前收缩(PVC)提前心动过速。B.Holter得出的心率趋势图提示相对缓慢的SVT高负荷,发生心动过速性心肌病。C.His不应期内PVC提前下一个A波,证实房室折返性心动过速(相对于房室结折返性心动过速或房性心动过速)。D.E.心电图和电解剖图,分别显示最早A波位于冠状静脉窦(CS)较宽的憩室颈部,距窦口2 cm;这是图24.6中的第五种途径;SVT终止;此部位较二尖瓣环既往消融失败部位早约20ms,甚至早于三尖瓣环。RVA.右室心尖

表24.1 要　点

1. 后间隔旁道不是真正的间隔旁道，而是位于复杂的锥状间隙中，包括右心房、右心室、左心房和冠状窦及其分支
2. 经常需要在多个区域进行标测，包括三尖瓣环间隔侧，二尖瓣环间隔侧，冠状窦近端，以及冠状窦的正常和异常分支，包括心中静脉、心后静脉，可能还存在冠状静脉窦憩室
3. 导管消融靶点与其他旁道相似，包括顺行或逆行旁道电位，预激节律期间最早局部心室激动，顺向型房室折返性心动过速或心室起搏下的最早心房激动，但也可能包括冠状窦肌延伸电位，类似于这些心外膜连接的旁道电位
4. 这些标测和消融可能需要的设备包括用于沿三尖瓣环定位的预弯曲或可调弯鞘，可能包括心内超声的房间隔穿刺设备，穿间隔针、鞘和导丝，用于穿间隔的预塑性或可调弯鞘，用于堵塞冠状窦静脉后造影的球囊导管，4 mm头端或盐水灌注射频导管，或用于冠状动脉相邻区域的冷冻消融导管
5. 潜在困难包括非常复杂的解剖关系，邻近房室传导系统，手术过程中选择消融靶点前需要沿三尖瓣、二尖瓣和冠状窦进行标测，其他区域的斜行成角旁道，冠状窦憩室的异常解剖，邻近冠状动脉分支，如右冠状动脉或房室结动脉

表24.2 诊断标准第一部分：鉴别后间隔正向性房室折返性心动过速和房室结折返性心动过速或房室折返性心动过速

触发	顺向性AVRT	AVNRT	AT
发生BBB	心动过速CL延长35ms提示同侧游离壁AP[a]	心动过速CL无明显变化	心动过速CL无明显变化
发生BBB	VA间期延长35ms提示同侧游离壁AP	VA间期无明显变化	VA间期无明显变化
发生LBBB	心动过速VA间期延长5～30ms，与后间隔AP一致	VA间期无明显变化	VA间期无明显变化
发生RBBB	VA间期的最小变化与后间隔AP一致	VA间期无明显变化	VA间期无明显变化
VA分离	否定AVRT	LCP中，HIS下方2:1阻滞并不少见；HIS上方2:1阻滞罕见；VA分离非常罕见	2:1和其他非1:1房室传导常见
心室拖带	V-A-V反应	V-A-V反应	V-A-A-V反应或AV分离

注：a 从理论上讲，延长HV间期可以延长心动过速CL。
b Knight等使用术语A-V和A-A-V来描述最后一个心室刺激的事件，但常用说法是V-A-V和V-A-V。AV.房室；AVNRT.房室结折返性心动过速；AVRT.房室折返性心动过速；AP.旁道；AT.房性心动过速；BBB.束支传导阻滞；LBBB.左束支传导阻滞；LCP.房室结下部共同通道；RBBB.右束支传导阻滞；VA.心室至心房间期（Knight BP, Zivin A, Souza J, et al.A technique for the rapid diagnosis of atrial tachycardia in the electrophysiology laboratory.J Am Coll Cardiol.1999; 33: 775-781.）

表24.3 诊断标准第二部分：鉴别后间隔顺行性房室折返性心动过速和房室结折返性心动过速

方法	后间隔顺行性AVRT	AVNRT
His束旁起搏	S-A间期在失夺获的情况下没有变化；或心房激动顺序发生变化	S-A间期增加并失夺获；相同的心房激动顺序
His不应期内PVC[a]	提前心房激动；延迟心房激动；或终止心动过速而不传导至心房	不提前或延迟心房激动
HA存在Δ	$HA_{pace} - HA_{svt} < -10$ ms（如明显负值）	$HA_{pace} - HA_{svt} > -10$ ms（负值不显著或正值）
预激指数	10～70ms；与右游离壁、前间壁和左游离壁重叠；左侧游离壁不小50ms	通常＞100ms
心室PPI与TCL的差值	＜115ms	＞115ms
校正心室PPI和TCL之间的差异	＜110ms	＞110ms
TCL心室起搏时VA与心动过速时VA的差值	＜85ms	＞85ms
心室基底部起搏VA间期与心尖部起搏VA间期	心室基底部起搏VA间期较短	心尖部起搏VA间期较短
无融合的心室拖带	完全起搏形态的1个心搏内使A加速到PCL	需要完全起搏形态≥2个心搏使A加速到PCL
融合的心室拖带	心房时间改变；或在过渡区内产生固定SA间期（融合，即在完全起搏形态前）	心房时间不变；融合前产生固定SA间期

注：a 室性期前收缩（PVC）不影响心动过速（右列，AVNRT）与房室结折返性心动过速（AVNRT）一致，但不排除房室折返性心动过速（AVRT）；室性期前收缩提前心动过速（左列，AVRT）与房室折返性心动过速（AVRT）一致并证实存在旁道（AP），理论上也可能是AVNRT或房性心动过速（AT）伴旁观者旁道；His不应期PVC干扰心房，并提前下一个His（提前心动过速）证明AP存在并参与心动过速，延迟心房激动同样也可以证明。AVNRT.房室结折返性心动过速；AVRT.房室折返性心动过速；PCL.起搏周期长度；PPI.起搏后间隔；SA.心房刺激；TCL.心动过速周期长度；VA.心室-心房间期

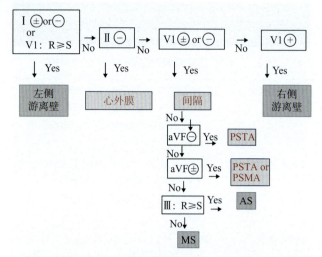

图 24.10 定位预激旁道（AP）位置的心电图（ECG）方法。AS.前间隔；PSMA.后间隔二尖瓣环；PSTA.后间隔三尖瓣环 [改编自 Arruda MS, McClelland JH, Wang X, et al. Development and validation of an ECG algorithm for identifying accessory pathway ablation site in Wolff-Parkinson-White syndrome. J Cardiovasc Electrophysiol. 1998; 9: 2-12. (Details regarding right and left free wall AP delineation are omitted.)]

相反，由于后间隔AP具有顺向型AVRT的向心模式（即中线心房激动），不容易排除逆行AVN激动。尽管AVRT中后间隔AP应在心房CS口最早记录到，但可能与逆向型慢径路激动顺序类似，对于右后间隔AP，His和CS近端心房几乎同时激动。更具有挑战性的是，逆行AVN激动可能由于左侧AVN出口（LA慢径出口或左下延伸）而呈偏心传导。

窄QRS波诊断的后续步骤中，通过1:1心室程序刺激和心室拖带诱发SVT。窦性心律下起搏包括心室鉴别起搏（基础起搏与心尖部起搏）或His束旁起搏，理解不同反应的原则是围绕AVRT中的情况，顺向型AVRT时心室刺激能够潜在地参与逆传AP，然而不会发生在AVNRT或房性心动过速（除了理论上经旁观者逆传AP）。His不应期内室性期前收缩（PVC）逆行激动心房或在拖带过程中与体表QRS波融合（融合指His和心室起搏的正向激动）是同一现象的两种不同表现形式。另一原理涉及心室起搏，当在其插入点附近起搏时，能够更早地侵入房室AP（基底部较常见，但理论上也可以在左心室），这与通过右束支逆行侵入AVN相反，该情况终止于右室心尖部间隔区域（表24.2），由于AVNRT时心室的前传激动与心房逆传几乎同时发生，而AVRT时顺序发生（心室-旁道-心房-房室结），比较SVT和起搏期间，比较VA或His束-心房间期可以鉴别，起搏时心室到心房经AVN或AP是顺序发生的（表24.2）。最后，His旁起搏评估心房激动时间是否依赖于His束激动（表24.2）。

后间隔AP可参与多种宽QRS心动过速。除了窄QRS波形态外，顺向型AVRT还可以表现出束支传导阻滞，如表24.1所述。在4个关于AP和His束-AVN逆传的AVRT的大系列研究中，有3个没有观察到后间隔AP，却在一个儿科系列研究中观察到后间隔AP，应关注使用第二个AP作为逆传路径的旁道-旁道心动过速，这些心动过速表现为宽的、QRS波起始部模糊，且周长规律；一些SVT和室性心动过速ECG标准将其归类为VT，因为其具有心肌激动模式，而是从束支至浦肯野的快速激动模式；但也有其他方法可以更准确地鉴别预激和室性心动过速。其他预激心动过速包括心房扑动、房性心动过速或心房颤动，以及更为罕见的AVN折返与旁观者AP。

有关预激，鉴别后间隔AP与相邻部位AP从解剖学上考虑较为困难。难点包括后间隔AP靠近房室传导系统可能考虑多个部位。电生理检查前预测AP的位置有重要意义，预判房间隔左侧或邻近传导系统的可能旁道，可以调整知情同意并优化导管和鞘的选择。幸运的是，目前已经设计了许多方法，包括使用12导联ECG并通过某些导联检查Δ波的电轴或QRS波极性。

1945年由Rosenbaum等第一次尝试对旁道的心电图定位进行分类，将预激模式分为左室或右室旁道。A型或左室旁道中，所有胸前导联的Δ波都是直立的。B型或右室旁道中，Δ波为负向，右心导联存在明显S波。

1987年Milstein等报道了另一种方法，该方法使用先前描述AP位置的ECG特征，并通过对97例已知单旁道的患者来分析这些特征。该方法根据Δ波极性，部分导联存在等电位期间，或类似LBBB形态（Rosenbaum B）来定位右侧、左侧、前间隔和后间隔四个位置之一的单旁道。Milstein等在141名接受介入AP定位来验证WPW患者的心电图上验证了该方法，准确率为90%～91%。1995年发表的另外两个方法尝试了更为具体的解剖定位，将AP位置划分为八个或九个区域，报告准确率>90%。

图24.11显示了由Oklahoma团队提出的用于AP定位的最常用方法，关注Δ波的最初20～40ms，首先，通过负电位或等电位来识别左侧游离壁旁道，包括Ⅰ导联中的Δ波和（或）V1导联R波主波向上（R>S）。其次，与后间隔间隙相关，Ⅱ导联负向Δ波提示为心外膜AP（心中静脉，CS相关憩室或左后静脉分支）；随后研究数据显示，Ⅱ导联负向Δ波是心外膜旁道特有的，但仅有68%的中度敏感性，即并不排除旁道位于心中静脉区域，如果旁道既不在左游离壁也不在心外膜下，则应考虑间隔或右侧游离壁。下一步应考虑V1导联，如果为正向，则旁道在右侧游离壁，但如果V1导联为负向或等电位线，则旁道位于间隔。值得注意的是，右侧游离壁AP在V1导联中有正向Δ波，但QRS主波朝下，V3导联或更晚时移行。分析间隔旁道（V1导联等电位或负向）应参考aVF导联：Δ波负向考虑AP位于

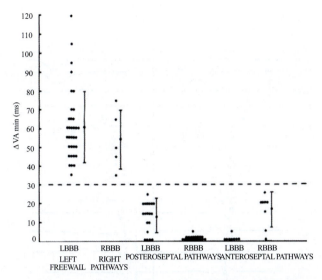

图 24.11 房室折返性心动过速伴束支差传时室房间期（QRS起始至局部A）的变化。LBBB.左束支传导阻滞；RBBB.右束支传导阻滞（引自Kerr CR, Gallagher JJ, German LD.Changes in ventriculoatrial intervals with bundle branch block aberration during reciprocating tachycardia in patients with accessory atrioventricular pathways.Circulation.1982；66：196-201.）

后间隔三尖瓣环，等电位线提示AP位于后间隔三尖瓣环或二尖瓣环，Δ波正向考虑AP位于中间隔或前间隔。心外膜AP最靠下和靠后时，Ⅱ，Ⅲ和aVF导联负向Δ波；其次在后间隔三尖瓣环，aVF导联和Ⅲ导联为负向波（或等电位线），而非Ⅱ导联。中间隔和后间隔二尖瓣环位于中间，最靠前AP前间隔Ⅱ，Ⅲ和aVF导联正向Δ波。

由于目前已经发表多种定位方法，每种方法都强调略微不同的ECG特征，并且有时相互矛盾，因此了解哪种方法最可靠是很重要的。2015年，Maden等回顾分析207例成功消融WPW的患者，并比较了D'Avila，Chiang和Arruda的算法，预测准确率D'Avila为72.4%，Chiang为71.5%，Arruda为71.5%，都明显低于最初发表时的准确性，尽管三个方法都有相似的精度，但仍然有各自的适用情况。Maden等注意到，Arruda方法预测侧壁和间隔AP的准确性较高，如果错误，Arruda方法最有可能预测到与实际旁道相邻的位置，因此，这仍然是大多数人的首选的定位方法。

对于12导联心电图提示窄波规律心动过速患者，定位法侧重逆行P波的极性。1997年Tai等评估406例患者并报告，对于窄QRS波短RP心动过速，V1导联伪R波与下壁导联伪S波结合是AVNRT的病理学特征，此外，V1导联正向P波预测左侧AP。然而在T波中识别逆行P波有一定难度，因此，Rostock等使用计算机模型在窄QRS波心动过速中移除T波，并报告V1导联中的正向P波可预测左侧AP，通过观察Ⅰ、aVR和aVL导联P波极性可进一步细化AP定位方法。对于右或左后间隔AP产生的逆行P波，Ⅰ导联等电位，aVR和aVL导联正向，笔者发现，像其他左侧AP一样，左侧间隔AP在V1导联中具有正向P波，而右侧间隔AP在V1导联为负向P波。

标测

诊断预激（前传AP）或AVRT（计划消融），需要定位AP位置。关于前传AP，以上部分方法可帮助术者无创识别可能的后间隔AP，但通过算法定位需要侵入性检查确认并且在消融前进行实质微调。同样，对于AVRT和仅逆传的AP，注意在CS近端记录的早期心房激动仅仅是开始，一般来说，考虑到解剖的复杂性，除非存在非常确定的理想靶点，否则在消融前尝试所有可能位置的可能性很低。除非高度怀疑存在左侧间隔AP，三尖瓣环通常是起始部位，如果AP存在双向传导，则应在两个方向上进行标测，因为它实际上可能是两条分离的AP。另一重要概念是大多数AP斜行穿过瓣环，因此瓣环上逆行插入和顺行插入的位置有很大不同；AP电位的位置与成功消融的位置关系更密切，当标测三尖瓣环或二尖瓣环时，建议整体标测以发现第二个AP；在"晚"点标测可快速进行，粗略标测，相反，当有新发现时，需要通过较小移动对多个点进行标测。为了标测心房插入点或更准确地标测逆传AP，这更适用于AVRT，因为AVRT时不会将逆行房室结传导和AP传导混淆（因为AVN-His是顺行激动的）。此外，RV起搏下心房可能通过房室结逆传或通过AP逆传或同时通过两者激动。单纯在最早激动的部位消融可有AVN阻滞的风险，同样，术者需要确保在标测顺行心室插入点时存在预激。鉴别起搏，即通过从AP沿瓣环插入的不同方向起搏来反转激动阵面，在时间上分离心房和心室，并使AP电位较AVRT或其他部位起搏更明显（图24.12，图24.13）。如果AVRT无法诱发（基线和异丙肾上腺素均不能诱发），则应考虑鉴别心室起搏或给予腺苷后心室起搏（试图阻断AVN，而不是AP）。

一个实用且普遍的问题是如何区分心房、心室和AP电位。AP附近，这些电位可以融合，但是心房或心室电图的多成分会产生混淆。评估窦性心律的信号与心室（或心房）起搏或AVRT时进行比较可帮助鉴别。进一步记录心房和（或）瓣环侧的心室电位，通常可以解释不同信号成分的特性，图24.14显示最关键也经常被忽略的AP电位验证方法，原理在于通常根据AP电位而改变心房或心室的传导时间或观察AP阻滞的情况。

综上所述，如果AP前传，可在窦性心律或心房起搏（如有必要）下诱导预激时迅速标测，注意可能存在Δ波对应的局部心室激动的时间和AP电位。接下来，根据AP近似位置和预期的路径方向（图24.15），可以在表现为AP位置的任一侧进行心房起搏，以便在时间上分离局部心房和心室信号，并允许识别AP电位（图

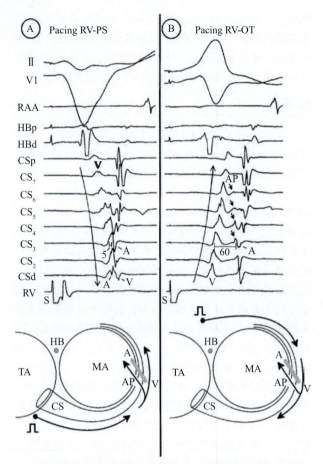

图24.12 心室鉴别起搏。显示心室起搏位置改变对局部V、AP和A波间期的影响,将波峰方向从面板A中沿二尖瓣环逆时针方向转变为图B中的顺时针方向。局部室房传导时间显著延长,从而更容易理解AP电位。该AP为斜行AP,心室插入端更靠后。AP.旁道;CS.冠状窦;HB.His束;MA.二尖瓣环;RAA.右心耳;RV.右心室;RV-OT.右室流出道;TA.三尖瓣环(经许可引自Otomo K, Gonzalez MD, Beckman KJ, et al.Reversing the direction of paced ventricular and atrial wavefronts reveals an oblique course in accessory AV pathways and improves localization for catheter ablation Circulation. 2001; 104: 550-556. With permission.)

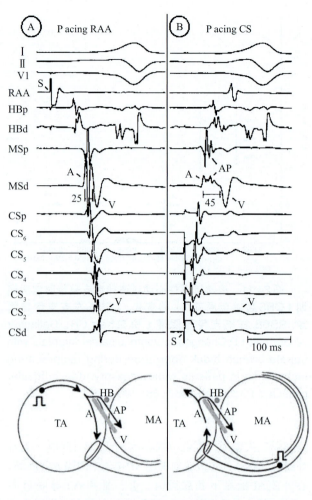

图24.13 心房鉴别起搏。随着心房激动方向从顺时针方向(从RAA起搏)逆转为逆时针方向(从CS起搏),最早心室激动部位的局部房室传导从25ms增加到45ms,提示斜行AP,心房插入端比心室插入更靠前。AP.旁道;CS.冠状窦;HB.His束;MA.二尖瓣环;MS.中隔;RAA.右心耳;TA.三尖瓣环(经许可引自Otomo K, Gonzalez MD, Beckman KJ, et al.Reversing the direction of paced ventricular and atrial wavefronts reveals an oblique course in accessory AV pathways and improves localization for catheter ablation.Circulation.2001; 104: 550-556.)

24.12)。应该认真考虑验证AP电位(图24.14),然后在消融前,应用AVRT和心室鉴别起搏(图24.13)评估心房插入的位置(如果存在)。

考虑斜向插入AP时(图24.15),常见的标测方法可能是不准确的,如Δ波可以定位心房插入点,但不能定位AP穿过瓣环的位置。同样,可以在轻微较早心房激动和相对较晚心室激动部位记录最短的VA间期。

双极电图是最常用的电图,但许多学者认为单极记录对AP的定位价值优于双极。Simmers等分析35例前传AP患者的1230个单极消融导管信号。当认为存在AP电位时,导管稳定并且单极信号特征为局部房室间期不超过30ms时,其消融结果通常是成功的(76%),而都不具有以上两个特征提示只有1%成功率。对于双极

信号,只有AP电位能预测其成功率(48%),在不考虑AP电位的情况下分析相同的信号时,单极信号的最小局部初始正向波为0.1mV或更小,局部房室间期不超过30ms,导管稳定性好的情况下,成功率为63%,缺乏这些特征很少能成功消融(7%)。Barlow等强调AP前传或逆传期间进行标测的QS模式,具体来讲,成功位点QS模式发生率为90%,短暂成功位点QS模式发生率为75%,甚至失败位点QS模式发生率为55%;相反,当没有QS模式时,其成功率更低(8%)。应该承认单极记录中识别逆传心房信号是非常困难的。双极信号的局部激动复杂,并且随电图形态和电极尺寸和间距而变化,但通常应将其视为峰值(特别是对于简单的单向偏转波

比右侧游离壁AP少但比左游离壁AP负向更深。

一些线索提示沿后间隔三尖瓣环、CS或其分支内、左后间隔二尖瓣环上可成功标测（表24.4）。如果在AVRT发作期间，CS口激动提前His激动超过25ms，更偏向于诊断左后间隔AP。从CS记录到的低频、远场LA信号中分离出尖锐信号（局部CS肌肉组织），也可以识别后间隔AP的亚型。心外膜插入AP，由于局部CS肌肉延伸，CS记录AP电位呈尖锐（高转换率）、提前低频、远场LA信号（图24.16）。同样的激动顺序通常发生在右心内膜AP（因为右心房到CS的连接）（表24.4）。

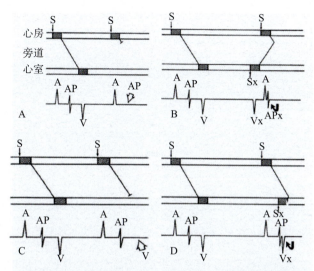

图24.14 旁道（AP）电位的验证。示意图说明确认AP电位的可能方法。A.联律短于AP不应期（S）的刺激导致A和AP间阻滞；请注意，没有AP和V。B.室性期前收缩刺激足够早可使AP电位提前，但不会晚到改变局部A。C.类似于图A，期前收缩刺激或周长短于AP不应期刺激会导致阻滞，这种情况下阻滞位于AP和V之间，V消失，但AP电位没有变化。D.室性期前收缩刺激足够延迟，以至不会改变局部A或AP电位，但会提前V电位（经许可引自Jackman WM, Friday KJ, Yeung-Lai-Wah JA, et al.New catheter technique for recording left free-wall accessory atrioventricular pathway activation.Identification of pathway fiber orientation. Circulation.1988; 78: 598-611.）

表24.4 后间隔旁道消融部位预测因素		
支持右侧心内膜	CS分支可能	支持左侧心内膜
His束VA间期和CS最早VA间期中差值<25ms	His束VA间期和CS最早VA间期中差值<25ms	His束VA间期和CS最早VA间期中差值>25ms
长RP心动过速	ORT中CS近端最早心房逆行激动	ORT中CS中段最早心房逆行激动
V1导联负向Δ波	Ⅱ导联中的负向Δ波	V1导联，R>S
距离CS os最早的VA间期<15 ms	CS或分支中比TA或MA更早的A波	距离CS os最早的VA间期>15 mm
最早逆传部位表现为尖锐/钝CS EGM	最早逆传部位表现为尖锐/钝CS EGM[b]	最早逆传部位表现为尖锐/钝CS EGM
LBBB时VA间期变化值<15 ms[c]	LBBB时VA间期改变不确定	LBBB时VA间期变化值<15 ms，>15~30ms

注：CS os.冠状窦口；EGM.心内电图；LBBB.左束支传导阻滞；MA.二尖瓣环；ORT.顺向型折返性心动过速；TA.三尖瓣环；VA.心室-心房间期

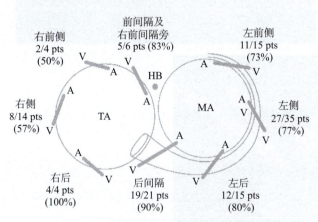

图24.15 不同解剖部位观察到斜行AP方向。约114条AP定位到8个解剖区域。描述心房和心室插入的相对方向。A.心房端；HB.His束；MA.二尖瓣环；TA.三尖瓣环；V.心室端（经许可引自Otomo K, Gonzalez MD, Beckman KJ, et al.Reversing the direction of paced ventricular and atrial wavefronts reveals an oblique course in accessory AV pathways and improves localization for catheter ablation.Circulation.2001; 104: 550-556.）

形）而不是初始值。单极快速偏转交叉参考有助于选择双极激动时间（图24.16）。除了记录AP电位和单极电图形态外，最好根据Δ波起始标测最早激动的局部心室。一个系列研究中，右后间隔传导局部心室至Δ波时间平均为（19±6）ms，左后间隔平均为（12±5）ms，

消融靶点

表24.5总结了消融部位的特征。简而言之，基于可获得的信息，消融部位应该选择为非常有可能成功的位置，并且不太可能造成损伤[主要是AVN和（或）冠状动脉]。第一个可接受的部位消融是次要策略，因为消融可使心电图的解释更具困难。"测量两次才动手"这一道理同时适用于AP消融（表24.5）。

消融

AP消融在有症状的SVT患者中是Ⅰ类适应证，无症状预激患者中是Ⅱa类适应证，前提是AP具有高风险特征或患者从事高风险职业或活动。最佳消融部位的定位和识别在"定位"和"标测"部分中有详细说明。同时，还必须考虑其他因素以确保成功消融AP，包括导

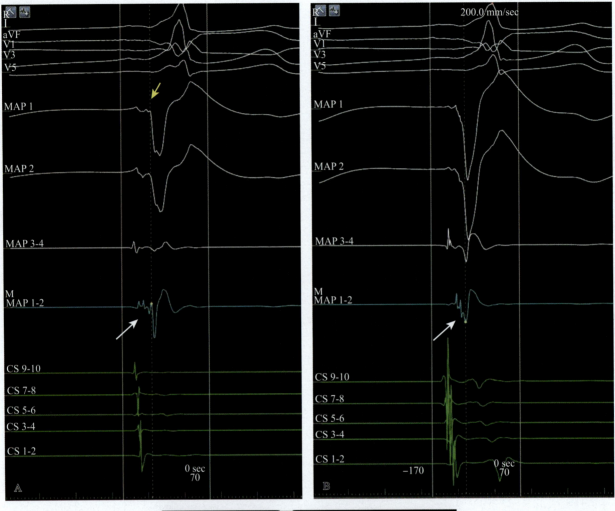
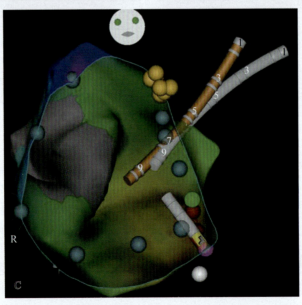

图24.16 心外膜后间隔旁道（AP）的双极和单极心电图。A，B.来自导联（Ⅰ，aVF，V1，V3和V5）的预激窦性心律标测，冠状静脉窦（CS）和心中静脉的消融导管（MCV）。虚线垂直线位于Δ波起始处。MAP1和MAP2是单极电图；MAP1-2和MAP3-4是双极电图。注意B中CS体内较晚心室激动。注意A中所见AP样电位（白色箭头）或CS肌肉伸展，稍晚于B。Map导管位于C中段MCV近端的绿点和B（1～2个分量）中更深的粉红色点处。小A波后可能是AP电位，注意B中的单极1可见陡直向下的负向电位，前面没有正向电位（无R波）。A中负向偏转前可见小R波（黄色箭头）。AP电位位于delta波前15～20ms，单极电图快速QS波位于Δ波前10～15ms

表 24.5 消融靶点	
特征	注意事项和细微差别
通过透视和电解剖图确定导管位置和电图	
接触压力>5~10 g	如果使用压力导管
距离冠状动脉>5mm	MCV 或 CS 憩室，考虑冠状动脉造影
不高于 CS 顶部或 CS 内，向上偏转	尽量减少房室结损伤 - 对于需要在 His 和 CS 之间进行消融的中间隔旁道（不是后间隔），选择心室面；考虑冷冻消融
顺向传导，"心室插入"	
旁道电位	- 考虑使用不同的心房起搏来分离 A、AP 电位、V - 通过程序刺激进行合理验证
局部 V 到 Δ 波	- 右后间隔减 20ms（局部 V 早于 Δ 波） - 左后间隔减 5~15ms - 通过单极快速偏转一致确认局部 V 时程 - Δ 波起始的选择 - 假设正确识别 A，AP，V - 最早 V 可能识别心室插入，但斜行旁道消融可能不成功
单极远端 QS	尖而快速的负向偏转，无正向成分是理想的
逆行传导，"心房插入"	
旁道电位	- 考虑使用不同的心室起搏来分离 V、AP 电位、A - 通过程序刺激进行最佳验证
最早局部 A 波	- 假设正确识别 V，AP，A - 通过最早 A 可能识别心房插入端，但斜形旁道消融可能不成功
V 和 A 融合	非特异性，取决于激动波的方向

注：A. 心房；MCV. 心中静脉；V. 心室

管类型、鞘、能量来源、消融设置、通气和麻醉、心律，以及消融成功和并发症的监测。有限的解剖数据表明，AP 是相对较薄的结构，只有数毫米。因此，4 mm 电极消融导管，能够产生 5~6 mm 深的效应，通常足以完成消融，除非旁道位于 LV 心外膜上或间隔中。组织加热通过电阻或欧姆式，紧邻导管，然后传导到更深的组织。温度指导的消融，可进一步改善电极温度以保证永久地消融 AP 结构（高于 50℃），减少高温导致的焦痂形成。虽然较大的电极头端会产生较大的组织热损伤（提供更高的功率以维持电流密度），但这通常不是必需的，此外，较大电极影响精确标测。盐水灌注导管对于较深的 AP，血流对流冷却作用受限的部位（使用逆行主动脉入路时，瓣膜下，CS 或其分支），或不能产生组织凝固的部位（左心系统）的情况下的消融非常有

利。盐水灌注增加表面对流的冷却，电极温度保持在较低水平，增加电阻加热区的体积，使电极深达数毫米仍保持最高温度，从而产生更深的损伤。应在传导系统或冠状动脉附近谨慎使用。为了避免更换导管，盐水灌注导管是消融后间隔 AP 较为合理的选择，可能需要通过二尖瓣环，CS 或 MCV 途径，并且这些导管用于大多数情况下的消融（心房颤动和大多数 VT）；如果 AP 实际位于中间隔，则不建议使用盐水灌注导管，因为这可能会增加 AVN 损伤的风险。一项小型随机研究发现，标准射频导管与盐水灌注导管并没有区别。压力（和冲洗）导管已成为心房颤动消融的标准导管，良好的接触至关重要，但尚不清楚这些对于 AP 消融是否必要。当在 MCV 或其他静脉分支进行消融时，建议行冠状动脉造影，对于盐水灌注导管或冷冻消融导管（见后文）更应如此。盐水灌注导管在 CS 内操作时，启动功率为 20W，根据阻抗和效果进行逐渐递增，阻抗高限可能需要增加到 150Ω 或 200Ω。此外，增加灌注量高于能量规定的灌注量证明有效。三尖瓣环，二尖瓣环或近端 CS，对于标准或盐水灌注导管消融，合适的启动功率为 30 W。

一项 Meta 分析中，AP 消融（总体）第一次消融总成功率为 90.9%，复发率为 7%，重复消融率为 8%；从 20 世纪 90 年代早期开始的系列研究中显示，消融成功率随着时间的推移而有所提高。一项大型多中心系列研究中，后间隔 AP 成功率在所有 AP 中排在第二位（90% vs. 88%，右侧游离壁和 90% vs. 95% 左侧游离壁），且复发率最高（8% vs. 7% 右侧游离壁和 8% vs. 3% 左侧游离壁）。Jackman 的单中心系列研究中，后间隔 AP 的成功率最低（93%，相比于其他部位的 100%），复发率最高（14%，与右侧游离壁的 13% 相似，远高于左侧游离壁的 5%）。俄克拉何马州最近的系列研究中显示，AP 总体急性成功率为 99%。后间隔 AP（10.1%）和前间隔 AP（14.7%）的复发率相对较高，右侧游离壁 AP（2.8%）和左侧游离壁 AP 的复发率较低（2.2%）。

后间隔 AP 消融的并发症包括所有导管操作消融相关并发症。特别是与解剖位置相关的并发症，包括房室传导阻滞，冠状动脉损伤，心脏穿孔或压塞，冠状静脉损伤，闭塞或穿孔。Jackman 早期系列研究中 43 例后间隔 AP 患者中的 1 例（2.3%，先天性心脏病患者）出现房室传导阻滞，Calkins 牵头的多中心系列研究中 98 例后间隔 AP 患者中的 3 例（3.1%）出现房室传导阻滞。需要注意的是，当在慢径消融期间发生加速交界性心律时出现心房逆行激动可以接受，但是当存在逆传 AP 时可能产生误导。最近的一项管理数据库研究指出，AP 消融量总体呈下降趋势，大多数进行 AP 消融的医院的消融数量很少；令人难以置信的是，每年≥6 次 AP 消融的医院达到最高 1/3。此外，医院消融总量与并发症发生率呈负相关，心脏压塞发生率为 0%~0.72%，需要

置入起搏器的房室传导阻滞发生率为0.3%～0.6%，所有并发症发生率为0.9%～2.8%。无法在此数据库获得AP位置信息。

一项长达14年的对508例患者的连续单中心系列研究中，AP消融并发症发生率平均为3.5%，并且随着时间的推移而下降；后间隔AP术后复发率位于中间（低于右侧游离壁，但高于左侧游离壁）。关于经房间隔入路与逆行入路，早期系列研究发现两者的成功率（85%）和并发症发生率（～6%）相似。冠状动脉夹层和主动脉瓣损伤虽然罕见，但仅发生于逆行导管操作。正如最近的一个系列研究中的建议，由于心房颤动消融的普及，丰富的穿间隔经验提高了这种方法在大多数中心的成功率，并减少了并发症。

冠状动脉热损伤可能发生在沿三尖瓣环或二尖瓣环进行的AP消融过程，但最令人担心的是后间隔部位，特别是CS分支。目前最大样本研究来自俄克拉何马州，共进行了169次连续的心外膜后间隔AP消融。值得注意的是，冠状动脉分支通常在距离消融部位2 mm范围内（59%），16%的患者距离合适（3～5 mm），25%的患者远离冠状动脉（＞5 mm）。当距离冠状动脉小于2 mm时，50%患者存在消融导致的冠状动脉损伤。冷冻消融不太可能损伤冠状动脉，26例患者在冠状动脉分支5 mm范围内行冷冻消融，成功率虽然较低但合理，为65%，同时存在较高的复发率（23% vs. 10%）。另一个小样本研究发现，（右冠状动脉或回旋支）后外侧分支距CS或其分支平均为2 mm。

疑难问题处理

有充分依据的诊断、心电图AP定位和标测方法，很少出现困难消融和（或）初次消融失败。然而，心内电图的正确解读仍有困难，当电生理医师遇到困难时，表24.6中相关解决办法可能会有所帮助。需要再次验证诊断的准确性（SVT类型），确认存在AP的证据。同时，医师应该考虑是否存在多条AP（评估方式：不同部位心房起搏或房颤诱发，以及评估预激），是否可能在去除了一个AP后还存在另一个AP，或残余预激是否由束室AP导致（不需要消融），下一步需要重新诱发心动过速并评估，需要重新标测或多次标测（从多个心房或心室部位起搏，或最好在AVRT期间）。如前所述，对于后间隔AP，需要考虑三尖瓣环，CS，CS分支和可能的CS憩室，以及用于标测和消融的二尖瓣环。1989～2005年一个大规模系统性研究中，Jackman小组评估了904名既往未成功消融的患者，错误标测（60%）是失败的主要原因；第二常见原因是技术或解剖复杂，如接近冠状动脉或静脉分支而使用低功率消融；AP位置异常非常少见。

表24.6 疑难问题处理

问题	原因	解决方案
诊断准确吗？	1）SVT类型 2）旁道位置 3）预激变异 4）解剖变异	1）重新审视AVRT与AVNRT和AT的诊断 2）重新审视ECG诊断方法考虑多个AP（心房鉴别起搏；诱发心房颤动） 3）认为束室AP是预激的原因 4）考虑Ebstein畸形；或者CS异常是否存在
找不到合适的消融部位	1）考虑可能的心外膜旁道 2）信号分析有误	1）冠状静脉窦和分支标测图；行CS静脉造影 2）改变A或V的起搏部位；将起搏从A改变为V或反之；检查窦性心律信号
导管稳定性差	1）过度呼吸运动；间歇性气道阻塞 2）心脏活动过度 3）导管特性不佳	1）经鼻腔或口腔气道中度镇静；转为全身麻醉以控制呼吸或允许使用呼吸暂停 2）标测期间起搏、消融 3）如果为不对称弯度导管，使用其他弯度导管；如果使用预塑形鞘则使用数量可以调整；如果仅能使用短鞘则使用预塑形鞘；使用可调弯鞘；改变导管的到达范围、强度、接触压力和（或）曲率；改变路径（通过穿间隔到逆行主动脉，反之亦然）
尽管有良好的心电图特征，但仍失败	1）导管接触不良 2）斜行旁道 3）温度较低（非灌注） 4）低功率放电 5）距离病灶不够近 6）重新评估心电图	1）改善与鞘、不同导管或入路的接触；使用压力导管；请参阅上文"导管稳定性差"相关内容 2）交替起搏时的MAP 3）改善组织接触，降低阻抗，使用更高输出 4）使用灌注RF（特别是在CS或分支中） 5）对侧腔室或CS分支中标测 6）使用单极信号进行交叉验证
反复心房颤动	最早逆向部位表现为尖锐/钝CS EGM[b]	最早逆向部位表现为尖锐/钝CS EGM[b]

注：A.心房；AP.旁道；AVNRT.房室结折返性心动过速；AVRT.房室折返性心动过速；CS.冠状窦；ECG.心电图；RF.射频消融；SVT.室上性心动过速；V.心室

（新疆医科大学第一附属医院　李耀东
天津医科大学第二医院　刘　彤　译）

第 25 章

上间隔旁旁道（前间隔）及中间隔旁道的导管消融

John M. Miller, Mithilesh K. Das, Rahul Jain, Gopi Dandamudi, Deepak Bhakta

关键点

- 上间隔旁旁道（AP）（前间隔）和中间隔 AP 的诊断根据心电图（如果存在显性预激）及腔内电生理检查存在间隔/前间隔 AP 插入的证据。
- 中间隔 AP 介导的顺向型室上性心动过速须与房室结折返性心动过速和间隔或 His 束旁的房性心动过速鉴别。
- 上间隔旁 AP 的定位可通过标测接近或领先 His 束的心室最早前传激动点，最早的前传心室激动多领先 Δ 波 15 ~ 40 ms，以及 His 束区记录到的最早心房逆传激动来完成。记录到旁道电位非常有用，但并非总能实现，且一定要和 His 束电位进行鉴别。
- 可通过标测冠状窦口与 His 束之间最早的心室前传激动点，其最早的前向心室激动多领先 Δ 波 15 ~ 25ms，标测冠状窦口与 His 束之间的最早心房逆传激动点来标测中间隔 AP。左侧中间隔 AP 较为罕见。
- 消融靶点位于房室环上最早的心室前传或心房逆传激动区域。记录到 AP 电位可验证正确的靶点。AP 通常以斜行方式横穿房室沟，心房插入点位于心室插入点的一侧。
- 使用预塑型血管鞘可能对消融有帮助；导管导航系统常用于标测感兴趣靶点，冷冻消融可能有用。冷盐水灌注射频消融很少使用，有时甚至是禁忌。
- 消融难点：导管贴靠不稳定、靶点靠近心脏正常传导通路时存在传导阻滞风险、导管机械刺激导致 AP 阻滞，以及消融时出现的加速性交界区心律失常（窄 QRS 波）被误认为预激消失。

房室（AV）旁道（AP）纤维较细，通常由典型心肌细胞组成，正常房室结-His 束以外形成的心房心室间电传导通路。AP 的临床表现从仅导致异常心电图（ECG）到形成一个包括心房心室、房室结和 His 束的大折返性心动过速（SVT），还可以作为快速房性心律失常如心房扑动和心房颤动发生时快速下传心室的替代通路。因此症状可能从无症状到偶尔轻度心悸，再到严重心悸伴呼吸困难、胸部不适、头晕，甚至由于心房颤动快速下传导致晕厥或心搏骤停。

自 20 世纪 80 年代末以来，AP 导管消融已经成为多数电生理导管室的常规治疗方法。然而，即使对于经验丰富的术者，由于靠近正常心脏传导系统（房室结和 His 束），所谓的前间隔和中间隔 AP 消融仍然存在困难。正常心脏传导系统的意外损伤需要永久起搏治疗，一旦发生，尤其对于年轻患者而言，将有灾难性后果。幸运的是，消融技术的发展降低了该并发症的可能。本章讨论上间隔旁和中间隔 AP 的相关解剖及如何应用各种技巧取得最佳临床结果。

解剖和命名

传统的间隔 AP 命名方法已经得到修正。对房室结解剖结构的重新认识，提示描述 AP 位置的早期术语在解剖学上是不准确的，有时甚至具有误导性。大多数电生理学员都曾有这样的疑问："为什么我的主治医师告诉我将导管前向移动时其实是向头侧移动？"心脏电生理解剖学中的重新分类不断发展，试图纠正这些过时但仍被广泛采用的术语。此外，对房室间隔解剖更加全面系统了解后，会发现真实的房间隔区域比我们的想象"小"很多：大多数学员认为房间隔是由两个心房压缩在一起的一个相对较大的圆盘结构。事实上，真正的肌性房间隔区域较小，仅由围绕卵圆窝的相对较薄的心房组织边缘构成。这对于如何精确定位穿刺针和导管，安全穿刺房间隔进行左房内操作，以及标测和消融本章提到的 AP 具有一定意义。

既往描述认为，前间隔 AP 位于 Koch 三角的顶点，连接 His 束区的心房和心室间隔。如果根据解剖学进行准确命名，这些旁道被称为上间隔旁 AP 更为合适，因为在记录到 His 束电位的区域前方没有心房间隔存在（心房壁与主动脉根部分开）（图 25.1）。因此，这些连接实际上是位于右侧游离壁的间隔旁 AP。从后面看，冠状窦（CS）口区域的 AP（以前称为后间隔 AP）实际上是后间隔旁 AP，因为根据定义，CS 本身完全位于房间隔后方。位于房间隔两边缘之间的 AP 被称为中间隔或中间间隔 AP，但是，由于该区域是唯一真正的房间隔所在，它们可以被简单地称为间隔 AP。更加复杂的是，房室瓣并非水平，三尖瓣位置略低于二尖瓣，因此右房内侧的一部分与主动脉瓣下左室心肌并列，而不是右室心肌。

下文的论述中，上间隔旁 AP 被认为位于 Koch 三角的顶点处，通常可以记录到一个小的 His 电位。真正的

375

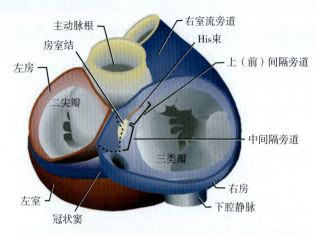

图25.1 房室沟上面观，大部分心房肌被移除；右心房缘呈半透明状，露出下方的结构。注意真正房间隔的所在范围较小（虚线）。真正间隔（中间隔）旁道在房室结所在区域的左侧或右侧有心房插入。His束区域的旁道，以前称为前间隔旁道，实际上是从游离壁而非房间隔插入（因此称上间隔旁旁道）

间隔或中间隔AP位于Koch三角的底部，可记录到His电位的区域和CS窦口前部之间。

诊断与鉴别诊断

上间隔旁AP

多数大型研究结果提示，上间隔旁AP占所有旁道的6%～7%。其中约80%表现为前向传导，20%表现为逆向传导（隐匿性），只有约5%的AP仅有前向传导。由于这些旁道连接右心房和右心室间隔旁游离壁区域，位置相对靠上或偏头部，即在其他心室区域的上面，因此前传AP在下壁导联（Ⅱ、Ⅲ和aVF）和侧壁导联（V3～V6）出现正向Δ波；负向Δ波出现在V1导联（图25.2），且常见于V2导联。Ⅰ和aVL导联有正向Δ波（在aVR中为负）。发生顺向型SVT时，P波通常位于ST段的早期，虽然是逆传P波，但由于大部分心房肌位于旁道插入点下方，因此在下壁导联通常呈现正向（图25.3）。

中间隔APs

大多数研究中，中间隔AP占所有旁道的5%或更少。约85%的中间隔AP表现为前向传导（15%仅存在逆向传导），约4%的AP仅有前向传导。这些AP对心房和心室的连接是在一个相对复杂的区域，所以在不同的患者中可以出现轻微差异的Δ波极性。典型预激主要在导联Ⅰ、Ⅱ、aVL和V2～V6导联出现正向Δ波，Ⅲ和aVF导联通常为负向Δ波，而aVR和V1导联的Δ波位于等电位线上。已有不同于上述心电图变化的AP的报道，特别是在下壁导联和V2导联中。在SVT发作时，由于旁道的心房插入位置更靠后（靠近房室结），下壁导联P波通常倒置。多达25%的中间隔AP患者存在多旁道。

电生理检查

上间隔旁或中间隔AP介导的SVT，其电生理诊断通常相对简单（表25.1）；然而，SVT发作时心房激动顺序可能类似于正常房室结传导（不同于左侧或右侧游离壁AP发生SVT时的心房偏心激动）。某些病例中，这种类似房室结传导的心房激动顺序可能给诊断带来困难。需要使用标准诊断技术（包括SVT时进行His不应期的心室刺激）确定心动过速机制。某些情况下，如心室到心房间期很短或SVT不持续或不能诱发时，则需要使用其他技术来确定AP的存在。包括His束旁起搏、心室不同部位起搏、His束-心房（HA）间期比较、SVT发作时给与单次心室期前收缩刺激和心室超速起搏（拖带），以及观察SVT发作起始和SVT期间给予起搏的多种现象。

从His束附近（His束旁起搏）起搏，可将AP传导与房室结传导区别开来：低输出起搏时，发生心室夺

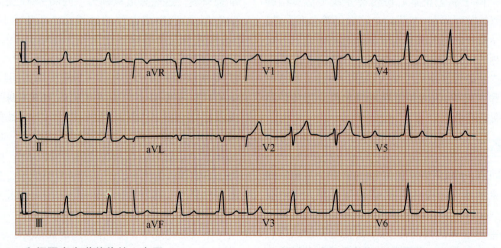

图25.2 上间隔旁旁道前传的心电图，Ⅰ，Ⅱ，Ⅲ，aVF和侧壁胸前导联存在非常短的PR间期和正向Δ波

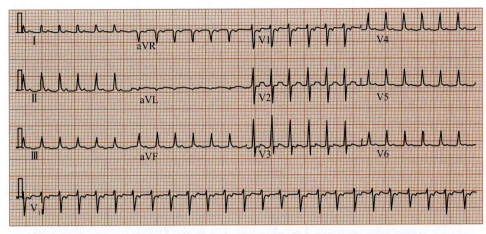

图25.3 室上性心动过速合并上间隔旁旁道逆传的心电图。注意在下壁导联上的正性P波，aVR和V1导联上的负向P波

表25.1 诊断标准	
体表心电图：窦性心律（表现预激）	
上间隔旁AP	-在导联Ⅰ，Ⅱ，Ⅲ，aVL，aVF和V3～V6中，Δ波主要为正向；aVR和V1为负，V2通常也为负向
中间隔AP	-Δ波在Ⅰ，Ⅱ，aVL和V2～V6中主要为正相；Ⅲ和aVF为负向；aVR和V1为负相或等电位
体表心电图：顺向型AVRT	
	-逆传P波在ST段；P波在Ⅰ导联正向，Ⅱ，Ⅲ，aVF为正向（上间隔旁AP）或负向（中间隔AP）
腔内电图和电生理检查	
	-逆传心房激动不依赖His传导
	-His束不应期给予心室期前收缩刺激使心房激动提前或终止心动过速，但不激动心房
	-ΔHA间期（SVT vs.心室起搏）鉴别顺向型AVRT和AVNRT
	-超速心室起搏，当QRS波出现融合时，心房激动提前
	-SVT时心室拖带，PPI－TCL＜125ms，SA－VA＜85ms
	-His旁起搏或心室不同部位起搏有助于确定AP存在，并确定AP是否消融成功
上间隔旁AP	-最早心室刺激点位于或毗邻His束区域
	-最早心房激动点位于His束记录区域或三尖瓣环稍侧壁
	-消融区域存在较小的His束电位
	-易出现导管操作导致的机械损伤
中间隔AP	-最早心室前传激动和最早心房逆传激动点位于His束与冠状窦口之间的区域
	-可能存在递减传导特性（前传或逆传）

获，而在高输出起搏时，则将His束/右束支近端与毗邻心室肌一同夺获，从而使QRS变窄。如果存在间隔AP，无论是否夺获His，刺激-心房的间期都是固定的，因为这些AP的传导通常比房室结快。如果没有AP，刺激-心房间期在单纯心室夺获时要长于His同时被夺获时，因为单纯心室夺获时，刺激在进入His束-浦肯野纤维网之前，需要经过相对缓慢的心室肌细胞-肌细胞之间传导，才能开始逆向激动。His夺获后，脉冲只需要穿过房室结就可以激动心房（图25.4）。此技术可用于评价AP是否消融成功（图25.5）。

利用类似His束旁起搏的原理，比较右心室心尖部与基底部起搏时的刺激-心房间期，也可以证实AP的存在。心尖部虽然比基底部离心房更远，但由于心尖起搏时毗邻右束支远端，因此电传导到心房的时间更短。进入His束-浦肯野纤维快速传导通路后，心尖部起搏较基底部起搏，刺激-心房间期更短。假如基底部起搏，此时从基底部激动开始，在进入His束-浦肯野系统之前，脉冲必须以相对缓慢的速度穿过心室肌的一段距离进行传导，导致其刺激-心房间期的延长。然而，AP存在的情况下，与心尖部刺激相比，基底部起搏可以出现较短的刺激-心房间期，因为AP使基底部电刺激传到心房的距离缩短（图25.6）。当SVT时，还可以采用固定频率起搏或期前收缩刺激来进行诊断。该技术也可用于确认AP是否消融成功。

比较SVT和以心动过速周长进行心室起搏时HA间期变化，可以将房室结折返性SVT与间隔旁道依赖的顺向型SVT进行鉴别。顺向型心动过速时的HA间期应大于同周长心室刺激时的HA间期，因为在SVT期间，His

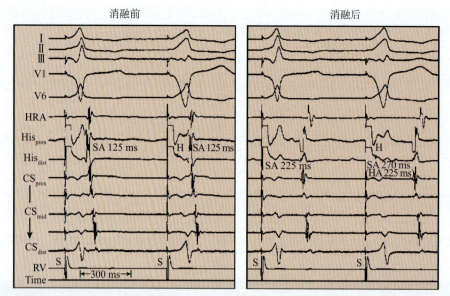

图25.4 His束旁起搏。在本图和随后的图表中，显示体表导联Ⅰ、Ⅱ、Ⅲ、V1、V6和右心房（HRA）、His束近端和远端的心内电图，以及冠状静脉窦（CS），靠近His区域的右心室（RV）电图；S表示刺激伪差，H表示His电位。His束旁起搏显示在消融前（左）和消融后（右）。在每幅图中，第一个波为His和心室均夺获，第二个波仅有心室夺获。在消融前，刺激-心房（SA）间期是相同的，无论His夺获是否发生，因为AP是首选的传导途径。右图中，His-心房间期（HA）比His夺获时的SA间期短，表明心房激动与房室结传导无关。消融成功后，逆行传导需要His激动；SA间期比消融前长，并且在没有夺获的情况下进一步增加（右图），因为单纯的心室起搏需要更长的时间才能传导至His束。一旦His被激动，那么HA时间就和在His夺获期间的SA时间相同

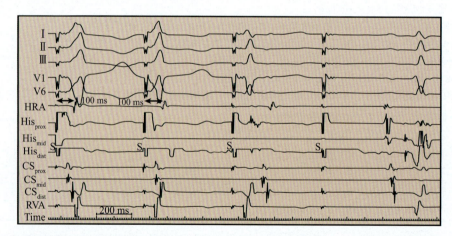

图25.5 His束旁起搏提示旁道的存在。四个来自His所在区域的刺激导致（从左到右）心室夺获，His和心室夺获，纯His夺获，无夺获。左边的两个波群有相同的刺激-心房（SA）间期，表明其心房激动不依赖房室结的传导（即存在旁道）。右侧的窦性波形证实了完全His夺获时的波形，它比前两个QRS波中的任何一个具有更长的SA，证实了旁道的存在。S表示刺激信号。CS.冠状静脉窦；dist.远端；HRA.高右心房；mid.中部；prox.近端；RVA.右室心尖

束和心房依次激动，而在心室起搏时，His束和心房基本同时激动。而房室结折返SVT时，HA间期应该等于或略短于心室起搏时，因为发生SVT时His束和心房基本同时激动，而心室起搏时两者是依次激动的（与顺向型房室折返的情况相反）。

与此类似，通过稍快于SVT的频率进行右室心尖部超速起搏（拖带SVT）可鉴别不典型房室结折返和间隔旁道介导的顺向型AVRT。如果SVT为房室结折返，心室起搏时的刺激-心房间期将比自身心动过速时的QRS-心房间期长85ms以上，起搏后间期（PPI）与SVT周长的差值大于115ms以上。间隔旁道介导的顺向型SVT中，这些差值会小于上述截断值。发生这种差别的原因是，房室结折返性心动过速时心室起搏点远离SVT的折返环路，但在顺向型SVT中靠近或在折返环上。虽然这个标准可用于长RP心动过速的鉴别诊断，但它在典型的间隔旁道鉴别诊断中同样很少出现错误。此外，还应评估最初的几个刺激周期：如果心电图上出现心室融合波时心房激动的时间提前，表明存在一个房室结以外的传导通路（因为融合波提示前向激动经His束前传）。

中间隔AP偶尔会存在一些变异情况。如在某些患者中，这些旁道显示了所谓的递减传导特性（频率依赖的传导间期延长）。特别是在没有明显预激的情况下，上述特性可能会让诊断者认为其仅通过房室结传导而不存在旁道，从而引起诊断混淆。

标测和消融技术

上间隔旁AP

使用消融其他位置AP相同的技术，完全可以成功和安全地消融His区域的AP（表25.2）。预激情况下，通过寻找窦性心律时心室最早激动区域，可以定位旁道心室插入点；由于AP的心室插入点相对靠近窦房结，通常不需要应用心房起搏来达到最充分预激。成功消融靶点的心电图特征：①心室激动领先体表心电图Δ波15～40ms；②消融电极的单极电图呈现明显的QS形；③锐利的旁道电位，有时波形较大（图25.7）；④连续记录到心房-AP-心室电位成分（图25.7）。复杂波形中将心室成分与心房成分进行区分，可以通过发放心房程序刺激或者Burst刺激来完成。通常，领先Δ波的激动时间在右侧AP时要比左侧更长（即更早），特别是上间隔AP。要标测预激时领先Δ波最多（最早）的靶点，例如，即使第一次标测的靶点提前Δ波15ms，不要直接在此处消融，而应对附近多个靶点进行标测比较，除非不能寻找到更为提前的靶点才考虑在此处进行消融。透视下靶点非常接近记录到His束的区域（图25.8）。区分AP电位和His束电位非常重要，重复Brust刺激或期前收缩刺激通常可以达到这个目的（图25.9）。当然，确定体表心电图Δ波的起始也非常重要（所有12导联中最早）。

顺向型SVT时，最早心房激动点（常带有AP电位）为消融靶点。区分心室刺激到心房激动时间最短的部位和心动过速时心房最早激动的部位非常重要；通常两者是在同一区域，但如果不是，则以最早心房激动部位为佳。SVT或心室起搏时，心室和心房电图成分几乎融合；起搏或SVT时发放室性期前收缩刺激可将两种成分分开，使术者能够正确评估心房激动时间，以及电位振幅的大小。此外，SVT时需要评估消融靶点区域记录到的His束电位振幅。当振幅小于0.2mV时，可以安全进行消融AP，但如果振幅更小，则损伤的概率可能更低。

如果贴靠稳定，通常在瓣环的心室侧进行消融。这是因为His束（心室侧）存在绝缘套保护，而心房侧的房室结并没有类似保护机制。瓣环心房侧（心房与心室电位波幅之比>0.4）同样可以消融成功，但损伤正常传导系统的风险相对稍高。不论选择心房还是心室侧进行消融，血管长鞘都有助于稳定导管头端的位置。有些术者更加偏好颈内静脉途径进行消融，放电时或将导管头端置于瓣环心房侧，或将导管稍微跨过三尖瓣环下方，从心室侧消融。

花费更多时间来微调消融靶点，从而确保达到消融时间和最佳靶点波形，以及导管头端稳定贴靠是非常值得的。房室结和His束附近消融时，一个重要的目标就是尽可能减少放电（尽可能减少损伤）。具有标记/追溯激动点或消融点功能的标测系统有助于指导术者选择更精确的靶点或远离不佳的靶点。如果可能，可以在系统中将记录到His束电位的区域标记作为避免放电区。如果最佳消融点非常接近记录到His束电位的区域，偶尔可将His束导管稍微送入心室侧，这样导管的绝缘部分就有可能成为覆盖His束的物理屏障。由于AP多为斜形插入，心房插入点通常位于心室插入点的一侧，因此心房插入点可能比心室插入点距离传导系统更远，这个特点使得消融心房插入点具有一定优势（图25.10）。

一旦选定消融靶点，射频（RF）放电能量应从较低功率（30W）和较低温度（50～60℃）开始，但需要导管稳定贴靠。贴靠不良可能损伤较轻并形成局部水肿，导致心电图改变，以及阻碍随后放电消融时的有效能量传递。如果存在预激，尝试在窦性心律或心房起搏时放电消融。如果放电15s未成功则需要停止放电并重新标测，继续在该处加大能量，消融成功的可能性很低，但可能会对房室结或His束造成损害，而且只要预激持续存在，这种损害可能无法被及时识别。1～2次消融失败后确保房室结传导功能正常非常有必要。加大消融能量或使用更大头端的消融导管可造成更为广泛的损伤，但实际上在这类AP的消融中几乎不起任何作用；

表25.2 消融靶点	
上间隔旁AP	心室插入点（体表心电图为预激时） -心室激动领先体表Δ波15～40ms -消融导管单极电图呈现QS形 -心房和心室电位间存在AP电位，领先体表Δ波 -可连续记录到心房-AP-心室电位成分 -小的（<0.1mV）His束电位 心房插入点（仅表现逆传时） -最早心房电图 -心室和心房电位之间存在尖锐AP电位 -小的（<0.1mV）His束电位
中间隔AP	心室插入点（体表心电图为预激时） -心室激动领先体表Δ波15～40ms -消融导管单极电图呈现QS形 -心房和心室电位间存在AP电位，领先体表Δ波 -可连续记录到心房-AP-心室电位成分 -小的（<0.1mV）His束电位 心房插入点（仅表现逆传时） -最早心房电图 -心室和心房电位之间存在尖锐的AP电位

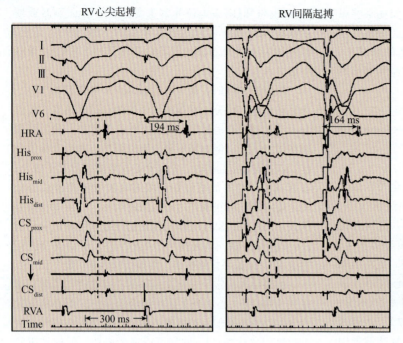

图25.6 鉴别起搏。虚线表示心房激动的开始。左图：右心室心尖部起搏产生194ms的刺激-HRA间期，而右室基底部起搏产生164ms的刺激-HRA间期，表明存在房室结以外的旁道。CS.冠状静脉窦；dist.远端；HRA.高右心房；mid.中；prox.近端；RVA.右心室心尖

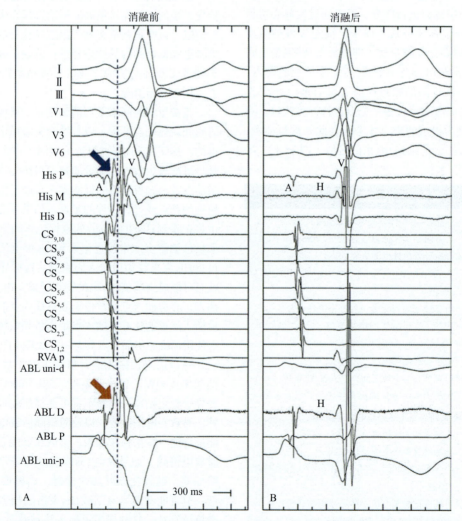

图25.7 上间隔旁旁道消融位置。虚线表示Δ波的开始。注意His电极（蓝色箭头）和消融电极（ABL D，红色箭头）均记录到大的旁道电位。单极电图（箭头）出现明显的负向偏转，并且在消融后可见明显的小A图。注意消融后靶点上记录到的His电位（H）。A.心房电图；ABL.消融导管；CS.冠状窦；mid.中部；prox.近端；RVA.右心室心尖；uni.单极电图

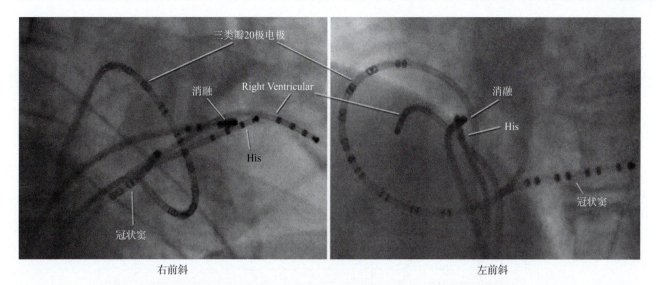

图25.8 上间隔旁旁道消融部位的透视图像。导管和投射角度如图所标;注意消融导管和His记录电极的近端重叠。这个部位可以不损伤His束而成功消融

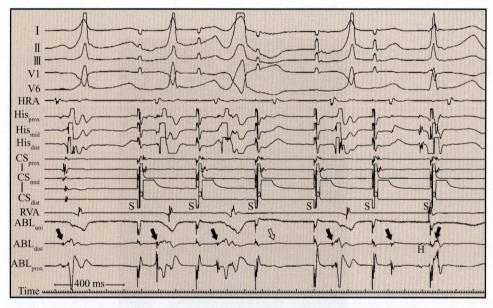

图25.9 旁道(AP)电位记录的证据。实心箭头提示AP电位,空心箭头提示没有AP电位。一个窦性节律后是一段冠状窦起搏,第二个刺激沿AP传导,第三个刺激夺获了心房,但未能沿旁道下传(因此没有AP电位;这证明该电位非心房电位)。第四个刺激与第一个刺激相同,但第五个刺激阻滞在AP远端(因此该电位不来源于心室)。在消融导管上记录到一个小的His电位(H),表明接近正常的传导系统。S表示人为刺激。ABL.消融导管;CS.冠状静脉窦;dist.远端;HRA.高右心房;mid.中间;prox.近端;RVA.右心室尖;uni.单极电图

这类AP消融失败的原因几乎都是定位不准或贴靠不良,而非标准导管消融损伤范围的不足。此外,由于采集信号的区域较大,更大头端(如8mm)消融导管的标测精准度会相对下降。

对于非间隔隐匿性AP,通常在心室起搏时进行消融,以便及时发现AP传导的阻断。然而,使用这种方法消融房室结和His束附近旁道时,可能存在如下问题:即消融轻度损伤正常传导通路时不明显,这些损伤可能仅在停止心室起搏时才能发现(此时可能已经太晚)。此处隐匿性AP的替代消融方法包括窦性心律下消融、SVT时消融和心房拖带SVT时消融。窦性心律时消融的优点是可以监测PR延长或出现加速交界区节律,能够及时发现正常传导系统受损并停止放电。但是只能在停止消融后进行心室刺激时才能判断AP是否消融成功。SVT发作时进行消融可以监测正常传导和消融是否成功(AP阻断时SVT终止于逆传)。然而,成功消融后的心率骤变及心动过速的终止可能导致导管移位和消融不彻底。SVT下心房拖带消融时,心房起搏的频率略快于SVT周长下放电消融。当AP消融成功时SVT终止(心房激动顺序的改变可以提示),但心率不变;因此,导

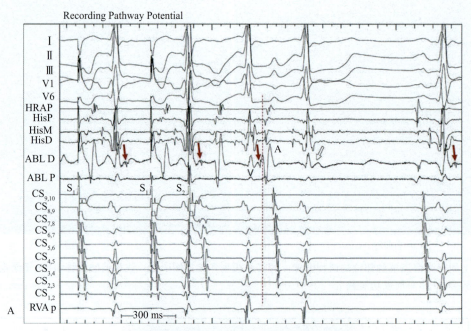

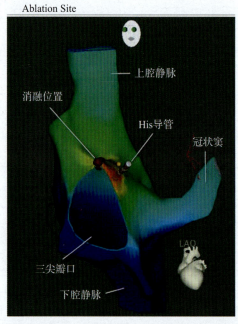

图25.10 隐匿性上间隔旁AP。A.心房S1S2刺激，消融导管在心室电位后可记录到较小电位（红色箭头），其出现在心室电位和最早心房电位之间，为单个顺向型逆传回波。此小电位考虑为AP电位，因为其以逆传回波形式出现，且当无心房波（白色箭头，第四个QRS波）时该小电位也同时消失。此外，该小电位独立于其他心房波形，所以不考虑心房电位，而且在第四个QRS波时消失，也不考虑为心室电位。B.SVT时右房电解剖标测。最早激动点标测与A图符合，位于His区域旁5mm（橙色点）。此处消融可立刻阻断AP同时没有损伤正常房室传导。在前面的消融中已经阻断了AP的前向传导，消融位置更加靠近内侧远离His区域。前传和逆传插入点的差异表明其为斜形旁道。CS.冠状窦；RVA.右室心尖；AP.旁道

管移位的可能性减小，有利于导管继续充分消融。这种方法可以同时监测有效性（AP消融）和安全性（正常的房室传导），并解决导管移位问题，因此应作为消融首选。

为避免房室结和His束的损伤，开始应用冷冻标测与消融技术。冷冻标测时，位于可能靶点的导管头端降温到0℃，如果AP传导消失而未损害正常传导束，则导管头端温度继续降低到-80℃进行冷冻消融。由于预激在窦性心律或右心房起搏时接近最大，所以很难发现冷冻导致的正常通路传导减弱；相反，如果CS起搏导致正常传导的程度更充分（预激成分减少），此时冷冻消融损伤正常传导通路则可导致预激成分增加，那么这些部位应被视为消融禁忌。

疑难问题处理

上间隔旁AP

成功消融上间隔旁AP颇具挑战（表25.3）。从定义上讲，这些AP与His束非常接近，以至于消融部位通常可以记录到小的His束电位（或者有时在成功消融后可记录到）。消融此类AP的最大风险是无意中损伤His束。其他可能的难点包括AP对导管机械损伤较为敏感，以及放电时出现加速交接区心律。

这些AP通常较为表浅（近心内膜面），高达38%的病例中，导管损伤可导致旁道单向或双向传导的短暂阻滞（图25.11）。如果发生这种情况，并且导管已经移位（导管经过时损伤AP），可以等待AP传导恢复，可能需要30min或更长时间。异丙肾上腺素曾被用来促进AP传导恢复；虽然有成功报道的病例，但额外的等待时间可能是AP传导恢复的原因，而不是药物本身，同时在这种情况下缺乏异丙肾上腺素的对照研究。如果导管头端仍然在机械损伤AP的部位，在经过合理的观察等待期（10~15min）后，尽管传导没有恢复，仍可以进行再次消融。应用心脏三维标测系统标记导管位置可能有助于解决上述问题，但前提是导管机械损伤AP前记录到的局部电位符合消融靶点特征。如果发生导管机械损伤导致的AP阻滞，且无法确定导管是否仍然在导

表25.3 疑难病例解决		
问题	原因	可能解决的方法
标测时旁道阻滞	导管机械损伤	轻柔操作导管 如果导管仍在损伤旁道的位置，继续消融 将导管离开损伤的位置 应用异丙肾上腺素 等待旁道恢复，等待时间可至1h 起搏匹配δ波
消融过程的加速交界区心律	房室结的热损伤	立即停止放电 再次放电消融前重新标测靶点 放电时心房超速起搏确认房室传导功能正常
消融中出现右束支传导阻滞	导管位置过深	重新放置导管
SVT时在最早心房激动点消融不成功	导管贴靠不佳 右侧靶点标测不精确 左侧心房或心室插入点	血管长鞘支撑；改变消融入路 继续精细标测 标测左房/左室间隔；LVOT；无冠窦
最佳消融靶点处His束电位过大	真His束旁旁道	消融前冷冻标测验证 前送His导管覆盖His束，从而隔绝部分消融能量

注：SVT.室上性心动过速；LVOT.左室流出道

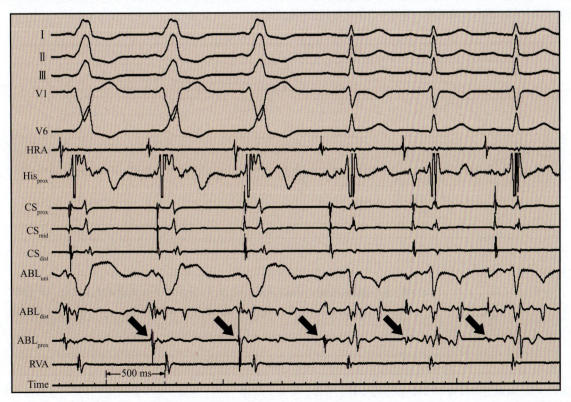

图25.11 由于导管操作，上间隔旁旁道出现机械阻断。前三次心跳显示预激；最后三次心跳由于导管损伤没有出现预激；斜形箭头显示消融过程中心房电图的改变，提示导管位置不稳定。ABL.消融导管；CS.冠状静脉窦；HRA.高右心房；mid.中间；prox.近端；RVA.右心室尖；uni.单极电图

致机械损伤的部位时,宜将导管撤出上述部位(否则可能会引起进行性机械损伤)。这种情况下,使用标测系统对靶点进行标记非常有用。如果导管移开后,传导恢复,标测系统有助于导管回到原靶点。另一个偶尔有用的方法是在瓣环上进行起搏标测,来复制Δ波形态;笔者发现,为了达到最佳匹配,应使用房室环起搏或窦性心律下心室跟踪起搏(根据窦性心律预激下的房室间期设置房室间期)(图25.12)。在一些导管机械损伤AP后15~20min仍未恢复的病例中,笔者成功地运用了该方法。

多达5%的患者在射频消融放电过程中由于His束受热出现加速性交界区节律(图25.13)。加速性交界区节律通常会在心电图上出现窄QRS波群,这种窄QRS波的出现可能会让术者误认为AP已经成功消融,并应该继续巩固放电。事实上,这种做法是错误的,因为His束可能会受到无法逆转的损伤。His束被彻底损伤前术者只有数秒钟时间停止放电。如果放电持续,交界区心率可能会继续加速,和His束消融过程一样。如果还没有发现风险,这种表现可为术者提供重要警示信息。如前所述,幸运的是,His束本身位于一个纤维鞘内,这

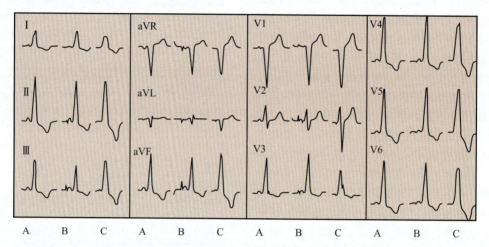

图25.12 旁道损伤后应用起搏标测进行Δ波的匹配。标测过程中,旁道前传及逆传均消失,且20min后未恢复。起搏三尖瓣环以匹配Δ波,然后指导消融。心电图所有12导联显示:A.旁道损伤前;B.使用与预激时相同的房室间期进行房室起搏;C.B的同一部位心室起搏。注意房室起搏时的图形较为接近

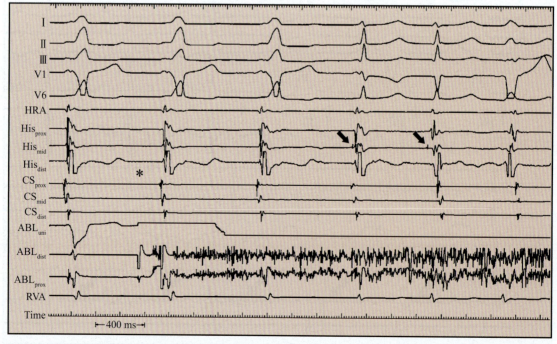

图25.13 消融上间隔旁AP时的加速性交界区节律。星号为射频(RF)开始;接下来的两个预激波跟随两个窄QRS波群,但不是由于AP被消融出现的。相反,这些是His束受热所造成的加速性交界区节律(箭头)。射频在上述记录结束后立即停止。AP最终被消融,保持了正常的房室传导。ABL.消融导管;CS.冠状静脉窦;dist.远端;HRA.高右心房;mid.中;prox;RVA.右心室心尖;uni.单极电图

在某种程度上是对无意识消融的保护。值得注意的是，冷冻消融不会导致加速性交界区节律出现；但在冷冻消融过程中不出现这种节律并非意味着冷冻消融不存在损伤正常传导系统的风险。

His 旁 AP 是与 His 毗邻更近的上间隔旁 AP 的一个亚型（His 电位＞0.1 mV）。尽管距离 His 束很近，这些 AP 仍然可以在不损伤 His 束的情况下被成功消融，这可能是由于包裹在 His 束周围纤维鞘的绝缘效应。一些学者在消融该区域 AP 后观察到不适当的窦性心动过速，这可能是由于消融引起的副交感神经张力的改变，具有自限性，无须治疗。

有报道发现，少数情况下，上间隔旁 AP 仅能在 Koch 三角顶点以外的位置成功消融。这些部位包括左室流出道和无冠窦（图25.14）。如果在预计的右室区域多次尝试消融都不能阻断 AP 传导，或者反复出现加速的交界区心律，就需要标测消融上面提到的一些少见心室插入部位。

使用前文提到的技术，95%以上的上间隔旁 AP 可以成功消融，传导阻滞或其他严重并发症的风险约为1%。高达10%的患者可能发生右束支传导阻滞。与射频消融相比，冷冻消融在长期随访中的成功率较低（院外复发率高达20%）；这与冷冻消融的固有缺陷有关，还是由于术者对该项技术应用的不熟练，尚不清楚。消融成功的评价标准：静息或心房递减刺激时无预激存在，无任何逆向传导，或仅通过房室结逆传，只经房室结传导的周长依赖性传导时间延长，或证实逆传依赖 His（图25.15）。His 束旁起搏和右心室不同部位起搏也可以使用（见前文讨论）。

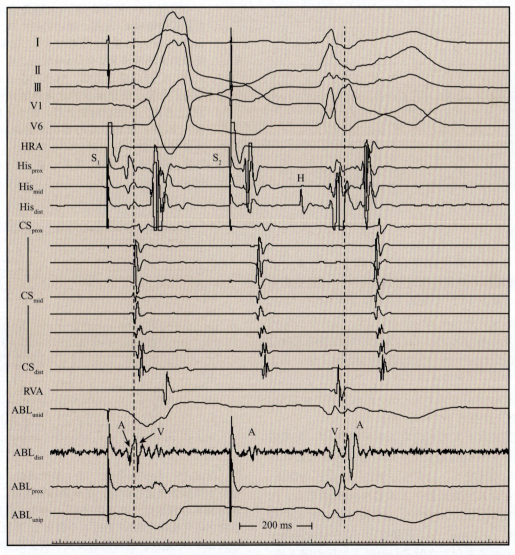

图25.14　主动脉无冠窦标测。两个波群显示，心房起搏（S_1）出现预激 QRS 波［腔内图显示心房（A）和心室（V）成分］，期前收缩刺激（S_2）受阻于旁道，以右束支传导阻滞（RBBB）图形传导，其后是沿旁道逆传的回波（也被标记）。消融导管未记录到"His 电位"（H）。ABL.消融导管；CS.冠状静脉窦；dist.远端；HRA.高右心房；mid.中；prox；RVA.右心室心尖；uni.单极电图

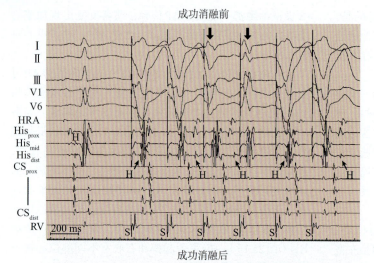

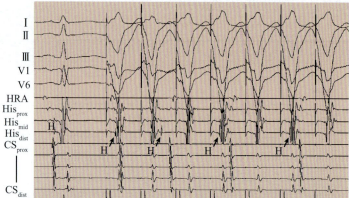

图25.15 利用心室burst刺激来验证心房激动是否依赖His。左图,成功消融之前,心室burst刺激(S)导致逆传His电位(H,细箭头)。心房电极的波出现于第1个His电位后,但是出现在第2、3、5个His电位之前,提示存在一条旁道激动心房。大箭头表示融合的或传导的QRS波(回声波)。右图,在成功消融之后,每个心房波群前都有一个His;并非所有心室刺激都能兴奋His,但是没有His就不会出现任何心房激动。CS.冠状静脉窦;dist.远端;HRA.高右心房;mid.中间;prox.近端

中间隔AP

中间隔AP的消融原则与上间隔旁AP相似(图25.16)。在瓣环心室侧消融需要谨慎小心,以避免房室结的损伤(图25.17)。中间隔AP消融成功率约为98%,尽管短暂房室传导阻滞发生率高达5%,但完全房室传导阻滞的发生率约为1%。高达50%的病例射频消融过程中可出现交界区节律。当出现这种情况时,给予高于交界区心率的心房起搏有助于确定正常房室传导功能的存在。当发现PR延长或P波未能下传时及时终止放电,大多数情况下能保留正常传导功能。

偶尔无法在三尖瓣环成功消融中间隔AP。大多数情况是由于未标测到最佳靶点或未能良好贴靠最佳靶点。还有一些情况下,只有从左侧间隔才能成功消融。当预激存在时未标测到领先Δ波超过10ms的靶点,三尖瓣环所有部位没有AP电位,三尖瓣环上相对长的局部室房间期(>60ms)时,可能提示存在左侧中间旁道。左侧消融可采用主动脉逆行途径或经房间隔入路。体表ECG的预激形态,无法提示需要左侧入路。

使用两个电极导管(一个消融导管和一个右心室导

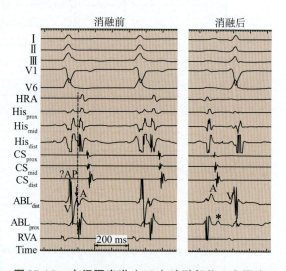

图25.16 中间隔旁道(AP)消融部位。左图为SVT合并中间隔旁道逆行传导,在消融导管远端(ABL$_{dist}$)记录到最早心房激动,其次为His区。ABL$_{dist}$还显示心室和心房之间可能存在的AP电位(小箭头)。消融后,消融导管未显示His电位,但可见到类似于房室结慢径路记录的电位(星号)。CS.冠状静脉窦;dist.远端;HRA.高右心房;mid.中部;prox.近端;RVA.右室心尖

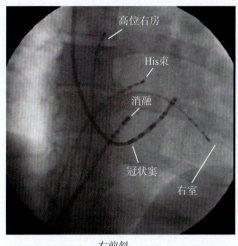 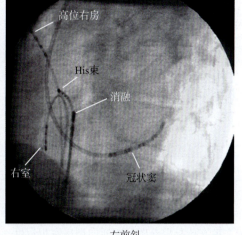

右前斜 　　　　　　　　　　　　　　　左前斜

图25.17　中间隔旁道消融部位的透视图像。导管和投射角度如图所标。消融导管位于冠状窦口和His记录电极之间，位于致密房室结区域。该区域可在不损伤房室结的情况下成功消融

管用于评估逆传功能）可以安全有效地消融上间隔旁和中间隔区域的AP。大多数术者更喜欢使用其他导管作为影像学和电学的参考。

右侧AP消融后，高达15%的患者可以出现传导恢复，包括上间隔旁和中间隔AP。尽管在房室结和His束附近，术者的过于谨慎（由于担心引起心脏传导阻滞而不愿意使用足够能量）可能是消融不彻底的原因，但导管稳定性差仍是最为常见的原因（由于接触不良而导致的消融效果欠佳），消融间隔AP遇到的常见问题及其解决方案见表25.3。

总结

对电生理学家而言，正常传导系统区域AP的消融具有特殊挑战性。尽管AP相关SVT与房性心动过速和房室结折返性心动过速的鉴别有时较为困难，但面临的主要困难仍然是避免房室结和His束损伤导致的永久起搏器植入。值得庆幸的是，通过精细的导管定位和监测正常房室传导功能，通常可以避免上述并发症的发生。

（郑州大学附属洛阳中心医院　谷云飞
空军军医大学第一附属医院　胡淼阳　译）

第26章

房束旁道及其变异型的消融

Mohamed Bassiouny, Mohamed H. Kanj, Patrick J. Tchou

关键点

- 房束旁道是一种递减性传导旁道，通常位于右侧游离壁，连接心房与右束支。
- 房束旁道作为前传通路，房室结或其他旁道作为逆传通路，形成左束支传导阻滞图形的逆向型房室折返性心动过速。
- 房束旁道最有效的消融方法是沿三尖瓣环标测和消融 Mahaim 电位。
- 术中存在的困难是导管贴靠不稳定和标测过程中机械损伤引起较长时间的旁道阻滞。标测心房插入点耗时较多，但是由于心室插入点分布广泛，标测消融更困难。
- 可调弯长鞘有助于导管稳定贴靠于三尖瓣环，同时三维标测系统也可用于指导消融。

房束旁道

1938年，Ivan Mahaim首次描述了连接房室结和心室肌的结室纤维。但仅从解剖学角度提出，并没有提到相关生理特性。20世纪80年代初，参与逆向型房室折返性心动过速，具有类房室结递减传导功能的慢传导房室旁道，并认为是结室旁道。然而，有学者认为部分右侧旁道也具有类似特性，且与房室结无关。尽管如此，Mahaim纤维的概念仍被广泛用于描述所有具有递减传导特性的不典型旁道，而非仅仅只是最初描述的结室纤维。80年代初最主流的理论是，结室旁道（或许就是Mahaim描述的那一类型）是上述逆向型折返性心律失常的主要原因。它们或许参与折返环路，或者在SVT（如房室结折返性心动过速）发作时作为旁观者激动心室。而在80年代末，两组不同作者的文章均对这一概念提出质疑，随后的一些病例报告证实这种类型的逆向型房室折返性心动过速中，主要依赖房室旁道而不是结室旁道进行折返。其他团队的研究也支持该观点，对于大部分（>90%）慢传导特性不典型旁道介导的折返性心动过速，其发生基础实际上为房束旁道或其他少见的具有递减特性的房室旁道。因此，目前不再热衷使用Mahaim旁道这个命名，而包含正确解剖且更加精确描述不典型递减传导旁道的命名更加合适。有趣的是，早在1914年，Stanley Kent就描述了这种位于侧壁的类似房室结结构的房室连接，很可能就是今天描述的房束旁道，但当时他错误地认为这是正常传导系统的一部分。

解剖

房束旁道由绝缘的长纤维组成，具有递减传导特性，连接心房组织及远端His束-浦肯野纤维网。这种直接插入正常His束-浦肯野系统（HPS）的特点将其与其他直接插入心室肌的慢传导旁道区分开来。作为一个并行的传导系统，它在结构和生理上与房室结及His束相似。房束旁道大多数起源于右心房三尖瓣环游离壁，偶尔在此处可记录到与房室结区域类似的慢电位（图26.1）。曾有学者报道过单纯的左侧房束旁道。然而，大多数起源于右房以外的递减性旁道是房室旁道，常起源于左心房，心室插入点可位于左心室二尖瓣环，二尖瓣环-主动脉连接处，或左冠窦附近的心肌。

标测房束旁道时，常可以沿三尖瓣环标测到类似

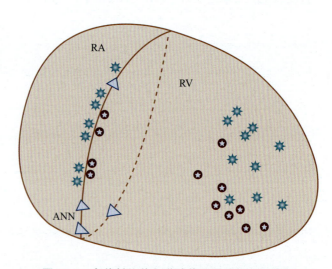

图26.1 右前斜位前向递减传导通路解剖示意图。心房束的起点和插入点用蓝色星号标出，长房室旁道用红圈星号表示，短房室旁道用蓝色三角表示。棕色线代表三尖瓣环。ANN.三尖瓣环；RA.右心房；RV.右心室（引自Haïssaguerre M, Warin JF, Le Metayer P, et al, Characteristics of the ventricular insertion sites of accessory pathways with antegrade decremental conduction properties. Circulation. 1995; 91: 1077-1085.）

His束的结构。在心房组织和类似His束的结构之间通常存在递减性传导。该旁道的远端插入点通常位于距离三尖瓣几厘米的区域，连接右束支（RBB）远端或浦肯野纤维的分支，右室游离壁近心尖的1/3区域（图26.1）。通过浦肯野纤维网树状分布比较常见，这可以通过在心室的广泛区域标记到QS型单极电图或融合尖锐电位的最早心室双极电图得以证实。但也可能是局部浦肯野纤维网的同步激动所致。

病理生理

由于特定的解剖和电生理学特点，房束旁道与一类特殊的快速性心律失常相关。心动过速时房束旁道作为前传支，而房室结、HPS或其他旁道作为逆传支。通常房束旁道没有逆传功能，迄今只有一例病例报道房束旁道同时参与顺向及逆向型房室折返性心动过速。房束旁道的逆传阻滞发生在靠近心房插入点的位置。这使得室性期前收缩容易诱发房室折返性心动过速，即室性期前收缩逆传阻滞于房束旁道，通过房室结-希浦系统逆传后导致折返发生。当与其他旁道共同存在时，房性心动过速可以通过房束旁道预先激动心室，或与顺向型房室折返及房室结折返性心动过速构成"8"字折返。

除少数病例外，房束旁道主要位于右侧，插入右束支或浦肯野纤维的远端，逆向型房室折返性心动过速时呈现左束支传导阻滞（LBBB）样QRS波。然而，窦性心律时识别房束旁道较为困难，因为缓慢的前向递减传导使窦性心律时没有预激或仅有轻微预激出现。类似于房室结和HPS，该旁道对自主神经变化、腺苷敏感，偶尔对维拉帕米也敏感，因此根据旁道参与心室激动的多少，可存在不同程度的预激波变化。除此之外，由于类似房室结，有报道称房束旁道具有双重传导特性，从而可因1:2房室传导导致心动过速，或者在逆向型AVRT时出现逐跳的周长变化。

诊断

12导联心电图

窦性心律时诊断房束旁道颇具挑战，因为房室结传导可能比房束旁道更快，从而未见预激波。然而，大约60%的患者中，还是可以通过Ⅰ、V5、V6导联间隔q波的变小或消失及Ⅲ导联出现rS型，来发现轻微预激（图26.2）。通常可以见到预激程度的日常变化，但并不一定提示旁道的不应期较长。相较于冠状静脉窦起搏，窦性心动过速或快速心房起搏，尤其在旁道心房插入点附近起搏时，由于激动沿房室结传导减慢，以及更多沿旁道下传，就能显现出预激的QRS波形。图26.3是不同程度预激的示意图。

通常无论是心房快速起搏还是逆向型房室折返性心动过速发作，预激充分的QRS波形态都与经典的左束支

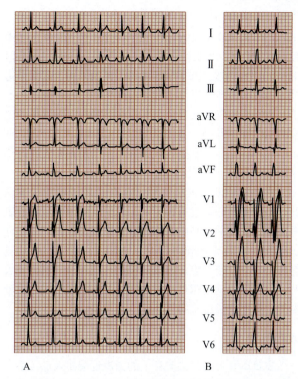

图26.2 A、12导联心电图显示，初始的三个心动周期中，Ⅲ导联rsR形，Ⅰ和V5-V6导联QRS波间隔q波缺失，提示轻微预激。B、静脉注射维拉帕米影响房室结传导后，从递减性旁道下传成分增加，呈现预激图形（引自Sternick EB, Timmermans C, Sosa E, et al. The electrocardiogram during sinus rhythm and tachycardia in patients with antegrade conduction over Mahaim fibers. The importance of an "rS" pattern in lead Ⅲ. J Am Coll Cardiol. 2004; 44: 1626-1635）

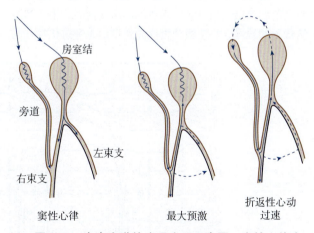

图26.3 房束旁道的病理生理示意图。窦性心律中，房室结与His-浦肯野系统传导速度较快，大部分心室由它们激动。在预激最充分的情况下，房室结递减传导比旁道更加明显，心室通过旁道发生激动。当旁道传导时间足够长时，房室结逆向传导可以恢复，从而构成折返环路形成折返性心动过速（经许可引自Leitch JW, Klein GJ, Yee R. New concepts on nodoventricular accessory pathways. J Cardiovasc Electrophysiol. 1990; 1: 220-230.）

传导阻滞图形相似：V1导联中R波极小甚至没有（rS或QS），胸前导联R波的移行在V4导联之后。因为房束旁道连接HPS，可较快激动心室，因此QRS时限通常短于150 ms。同理，由于QRS波起始向量较快，房束旁道时可能没有经典旁道（心室插入点在三尖瓣环附近的心肌）所出现的典型Δ波，尤其在胸导联中。QRS波的电轴多为左偏。但是，额面电轴在－75°和＋60°之间变化。这种变化与心室插入点的位置，以及右束支逆行传导的特性有关（见后续讨论）。

心电图诊断标准能够提示存在递减传导的房室通路，并与室性心动过速相鉴别，但仍需更进一步的心脏电生理检查评估。心电图不能鉴别房束旁道介导的心动过速和伴左束支传导阻滞的其他SVT，因为它们均具有典型左束支传导阻滞的波形特点。此外，一项研究表明，逆向型心动过速最充分预激时的波形宽度或者电轴不能预测房束旁道的部位。

腔内电图

窦性心律时 三尖瓣环上的旁道近端插入点（心房侧），常常可以标测到包括心房A波，类似His束和浦肯野纤维的Mahaim纤维形成的M电位，和心室V波三种成分组成的电位。M电位是一种类似His的电位，代表房束旁道末端插入到右束支远端或浦肯野纤维分支的除极。窦性心律时，心室激动主要经过房室结和HPS传导，此时心室预激程度最小。靠近旁道起源点附近的心房起搏时，心室是由旁道和His束共同下传形成的融合波，因此可以使预激显现（图26.4）。

房束旁道心室插入在右束支远端或分支，其位于右心室前游离壁。当以频率更快的心房起搏时，由于房室结传导的减慢，心室激动更优先通过房束旁道传导。与房室结类似，房束旁道的递减性传导发生在旁道近端，即心房插入点和M电位之间的区域。

逆向型房室折返性心动过速的诱发

这种心动过速可由心房刺激、心室刺激或两种刺激均能诱发。心房诱发时，可通过burst或期前收缩刺激。心动过速发作需要前传在房室结发生阻滞，激动由房束旁道下传，随后再经房室结逆传，此时旁道不应期短于房室结的不应期。同时需要房室结逆传功能充分恢复才能诱发折返。因此，可能应用异丙肾上腺素后才能诱发心动过速。当心房刺激点离房室结比旁道更近时（如在冠状窦区域），这种诱发方式使房室结有更加充分的时间复极并逆传，因此诱发成功率更高。

许多病例中，当快速心房起搏、心房期前收缩刺激或静脉注射腺苷后，房室结递减传导较房束旁道更显著，A-H间期延长超过A-M。更多心房激动经旁道下传激动心室，预激更加充分，同时H-V间期逐渐缩短，QRS波增宽呈现左束支传导阻滞图形。当His束出现逆向激动（按右束支远端-右束支近端-His束顺序）时，预激程度最大。逆向型房室折返性心动过速通常出现于右束支/His束激动顺序反转时（图26.5）。

由于心房刺激诱发心动过速需要房室结发生阻滞同时旁道可继续前传，因此并非最可靠的诱发方法。某些情况下，心房起搏并不能诱发心动过速。然而，由于这些旁道通常为逆传阻滞，心室刺激几乎均能诱发折返发生。因此，采用心室刺激的方式更容易诱发心动过速。当心室刺激时，只需在HPS到房室结的逆传激动时间足够，使得激动再次沿旁道下传心室就可以诱发心动过速。这种较长的逆传激动时间可以通过房室结传导的减慢（存在足够短的H-H间隔时间）来获

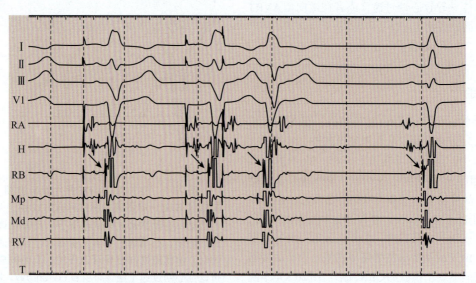

图26.4 心房起搏时，房束旁道预激程度的变化。心房缓慢起搏时，经过房束旁道下传的心室激动和经过房室结、His-浦肯野系统下传的心室激动之间出现融合。期前收缩刺激时出现预激最充分，A-RB（右束支）间期比A-M（Mahaim电位）间期延长更多，导致RB-H的激动顺序反转。值得注意的是，由于长间歇后房室结传导的恢复，以及传导速度的加快，随后窦性心律时的预激波减小。在心房起搏出现心室融合波或最大预激时，以及轻微预激的窦性心律情况下，均可见M电位

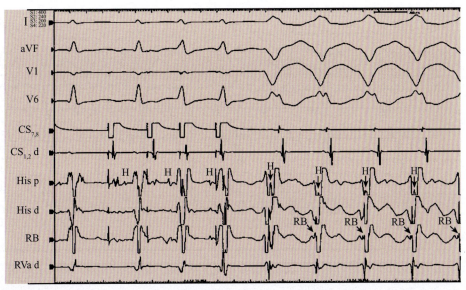

图26.5 心房期前收缩刺激诱发逆向型房室折返性心动过速。三个期前收缩刺激后，诱发的房室折返性心动过速用房束旁道作为前传支，右束支（RB）、His束和房室结做逆传支。AH间期逐渐延长，HV间期缩短，QRS波变宽。第3个期前收缩刺激前传在房室结阻滞而沿旁道进行前传，达到最大程度预激并诱发心动过速。注意，最早的心室激动位于远端RB区域，领先His束激动。CS.冠状窦；d.远端；p.近端

得，或者通过HPS传导的延缓（足够短间期的室性期前收缩刺激影响HPS不应期，导致右束支逆传阻滞）来获得（图26.6，图26.7）。在某些情况下，仅心室刺激能诱发心动过速。Davidson等报道了2例在窦性心律和心房起搏时均无预激的患者，但在心室快速刺激时可以诱发房束旁道相关的AVRT，并于三尖瓣环侧壁成功消融。这种现象被认为是房室结前传较快而房束旁道前传较慢引起。此外，旁道不应期长于房室结不应期也是心房刺激无法诱发心动过速的可能原因。

心动过速的电生理评估

心房和心室都是大折返环路的重要组成部分。除非心动过速以其他旁道作为逆传支，通常最早的心房逆传激动点位于房间隔的房室结快径路区域。逆向型心动过速时，由于房束旁道递减性传导的特点，房室传导间期通常大于150ms。最早心室激动点通常位于右心室前侧游离壁靠近心尖部远端1/3的区域。房束旁道心室端直接插入右束支远端或其分支，导致His束和心室同时快速激动很短的心室-His束（V-H）间期［（16±5）ms］。逆向型心动过速时，V-H间期短于窦性心律时的H-V间期，这是由于His束和心室通过右束支同时（而非依次）被激动。V-H（和V-A）间期在短暂的右束支逆传阻滞（如导管机械损伤或心室期前收缩刺激）时可有延长。这种情况下，心动过速周长延长，因为此时激动必须沿心肌传导并跨过室间隔，向上传导至左束支，到

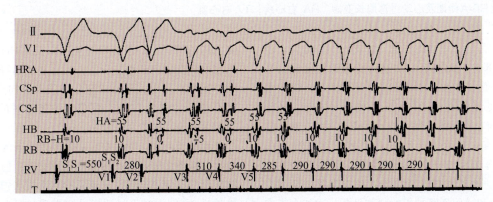

图26.6 心室期前收缩刺激诱发房束旁道介导的逆向型房室折返性心动过速伴逆传右束支传导阻滞。心室期前收缩刺激导致逆传在右束支传导阻滞或延迟。激动沿间隔到达左束支后逆传His束，导致V-H间期延长。心动过速时激动继续沿房室结到达心房后沿旁道下传，再次通过His束-浦肯野纤维逆传。第四个心动周期时，右束支逆传阻滞恢复后，心动过速周长和V-H间期缩短。此时右束支电位领先H，而不再是同时激动。这些心动过速周长的变化表明了束支分支直接参与心动过速，而固定的His束-心房传导时间提示，心室刺激和心动过速发生时，心房的激动通过房室结传导完成（引自Tchou P, Lehmann MH, Jazayeri M, Akhtar M.Atriofascicular connection or a nodoventricular Mahaim fiber? Electrophysiologic elucidation of the pathway and associated reentrant circuit.Circulation.1988; 77: 837-848.）

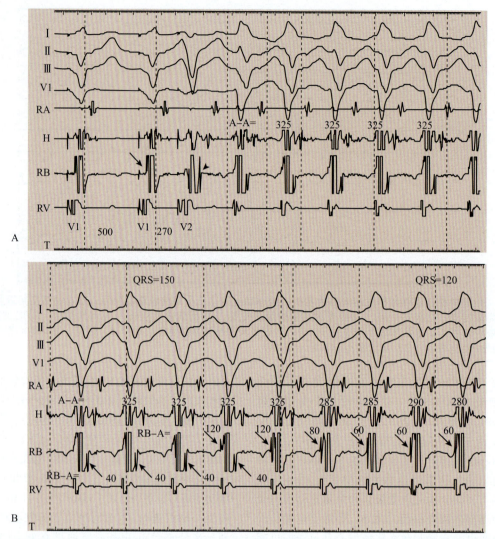

图26.7 心室期前收缩刺激诱发房束旁道介导的逆向型房室折返性心动过速伴逆传右束支传导阻滞。A.心室期前收缩刺激导致右束支逆传阻滞或延迟。激动有充分时间沿房间隔到达左束支后逆传His束和房室结。当心房逆行激动时,旁道的前向传导已经恢复,发作逆向型折返性心动过速。B.逆传RBBB部位的逐渐变化。前三次搏动中,因为激动到达His区域后发生前向激动,因此右束支(RB)近端(向上箭头)局部激动发生较晚,RB-A间隔仅为40ms。随着逆传阻滞的区域逐渐向近端移动,RB的远端(向下箭头)被更早地激动,并且逐渐出现在心室电位之前。当阻滞改善后,RB逆传速度更快,远端RB-A间期及心动过速周长变短。RA.右心房;RV.右心室

达His束,然后是房室结和心房(图26.6,图26.7)。逆传支的最后部分-His束至心房逆行传导通路固定,因此His束至心房(H-A)的传导间期保持恒定。逆向型房室折返性心动过速伴逆向型右束支传导阻滞,通常由右心室期前收缩刺激诱发,传导阻滞于右束支时跨间隔激动左束支,然后传导至His束和房室结(图26.6,图26.7)。由于右束支被前传激动影响,这种隐匿性传导使得随后的激动继续维持逆传右束支阻滞,从而使RBBB的前传和逆传不断被干扰机制打断。逆传右束支的恢复与心动过速周长加速伴随的V-A间期变短相关(图26.6,图26.7)。这种逆传右束支的恢复已通过逆传阻滞部位逐渐上移至His束而得到证实。QRS波群的形态、电轴及时限发生的细微变化可能都与逆传右束支传导阻滞有关(图26.7B,注意QRS时限的变化)。无右束

支阻滞的情况下,逆传快速从右束支至His束,并可能从左前分支前向激动左心室,此心室激动与跨过室间隔的心室激动融合,常形成窄QRS波及方向向下的电轴。伴有或不伴逆传右束支阻滞心动过速时的心室激动,图26.8中均有描述。

预激型心动过速时在右心房侧壁给予晚发的心房期前收缩刺激如能使心室激动提前或推迟,但不影响房室结周围的房间隔激动,可证实存在房束旁道。心动过速重整后心室、HPS及心房激动顺序和时间未发生改变可确认该类型旁道参与心动过速。期前收缩刺激后周长的振荡较为常见,也是递减旁道的特征(图26.9)。His束不应期的心房期前收缩刺激通常会将下一个心室激动提前并重整心动过速;然后有15%的患者反而出现下一次心室激动的延迟。相反,较晚的房性期前收缩刺激不

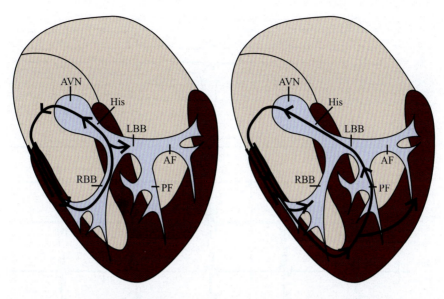

Tachy interval 310 ms   Tachy-interval 360 ms

图26.8 逆向型房室折返性心动过速周长的延长，与短暂的逆传右束支阻滞造成室房传导时间增加有关。左图，通过右束支逆行传导的折返环。需要注意的是，折返周长较右图逆行性右束支传导阻滞时短。此外，在通过右束支逆行传导时，冲动传导至His束水平时，也可以扩布到左束支（LBB）。可传导到左束支进而激活侧壁心肌，这种激活较从右室沿心肌细胞传导速度更快。因此，当折返环路变短时，QRS波群可能更窄，而电轴可能会更加向下（引自Sternick EB，Timmermans C，Rodriguez LM，et al.Effects of RBBB on the antidromic circus movement tachycardia in patients with atriofascicular pathways.J Cardiovasc Electrophysiol.2006；17：256-260.）

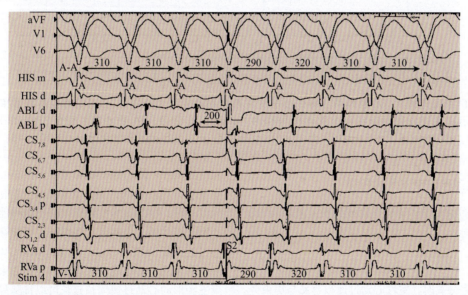

图26.9 证实房束旁道参与了房室折返性心动过速。预激性心动过速时，高位右房的期前收缩刺激对房室结处的心房激动无影响（His导管），使随后的心室、His束和心房激动提前，但维持同样QRS形态、激动顺序和时间。ABL.消融导管；CS.冠状静脉窦；d.远端；m.中部；p.近端

影响心动过速并不能排除房束旁道的存在，因为起搏位置可能距离旁道较远，使期前收缩不能提前进入折返环路。另外，房性期前收缩下传旁道时可出现递减传导，从而掩盖心室激动周长的变化。

房束旁道的房室1∶2传导

除了参与形成逆向型房室折返性心动过速外，极少情况下房束旁道可能出现旁道1∶2下传心室导致的心动过速，类似于报道中的双房室结生理特点（图26.10）。关于其发生的机制有不同解释，包括房束旁道远端纵向分离为具有不同传导时间的两种纤维，以及可能性较小的两条传导时间差异明显的毗邻旁道。

鉴别诊断

房束旁道参与的逆向型房室折返性心动过速一定要与其他左束支形态的宽QRS波心动过速相鉴别。

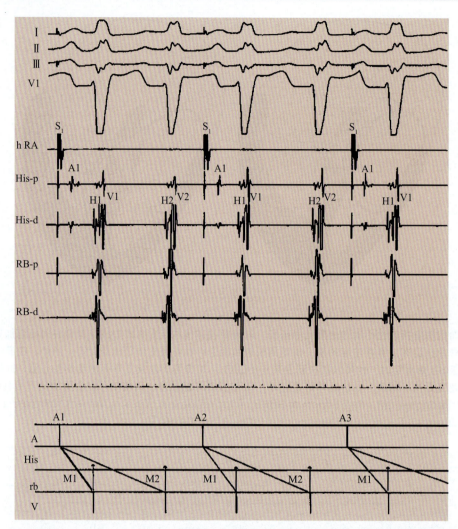

图26.10 房束旁道的1∶2心室传导。每个心房刺激都激动产生两个心室波,VH间期较短且右束支激动顺序为由远至近,提示房束旁道同时存在两个前向传导通路。d.远端;p.近端;RA.右心房(引自 Sternick EB, Sosa EA, Scanavacca MI, Wellens HJ.Dual conduction in a Mahaim fiber.J Cardiovasc Electrophysiol.2004; 15: 1212-1215.)

室上性心动过速伴左束支传导阻滞

此类心动过速的HV间期正常或延长,且前传His激动早于右束支。

室性心动过速(VT)

当发生房室分离时,室性心动过速很容易与房束旁道参与的逆向型房室折返性心动过速鉴别,房室分离可自发产生,也可由发放阻滞室房逆传但未终止VT的心室期前收缩刺激产生。此外,伴有融合的心房起搏及期前收缩刺激可能无法终止VT,然而在逆向型房室折返性心动过速中,相同的心房期前收缩刺激可能提前(或者延后)下一次心动过速心搏的出现,但QRS波群形态保持不变,或者将其终止。虽然理论上融合可能在房束旁道传导明显延长导致心动过速频率极慢时出现,但这种情况笔者从未见过,也未见文献报道。

束支折返性VT通常呈左束支阻滞形态,HV间期与窦性心律时相似或延长。His束和右束支的激动呈现前向传导顺序。因为这些心动过速中往往心率较快,通常有室房分离。然而,当束支折返性VT中室房传导比例呈1∶1时,晚发的房性期前收缩刺激可能无法提前激动心室。较早的心房期前收缩刺激有可能在较慢频率的心动过速时提前激动心室,并保持相似QRS波形态和His束、右束支、心室激动顺序。当逆传右束支阻滞时,左束支图形的心动过速周长延长可以排除局灶性或折返性VT,因为这种现象是右侧旁道相关逆向型折返的特点。

Wolff-Parkinson-White旁道

快传导房室旁道没有明显的递减传导,因此患者窦性心律时常表现为预激,且在右侧旁道时尤为明显。这类旁道有逆传功能,且主要表现为顺向型房室折返性心动过速。逆向型心动过速仅发生在10%的患者,其特点是具有较短的房室传导间期,心室最早激动点位于三尖瓣或二尖瓣环,以及更为宽大的QRS波。由于通过瓣环周围心肌的传导较慢,因此胸前导联QRS波起始往往较为粗钝。

递减房室旁道

大部分递减性房室旁道通过长的绝缘纤维束插入距三尖瓣环数厘米的右室游离壁。然而,有病例报道短递减性房室旁道,插入点直接与三尖瓣环相邻。少见情况下,沿二尖瓣环插入左侧壁的递减旁道,甚至最近有通过左冠窦插入流出道区域的递减旁道。其病理生理学特点也同房束旁道非常相似;然而,右侧房室旁道预激最充分时的QRS波呈现左束支传导阻滞图形,但时限更宽[(165±26)ms vs.(133±10)ms],并且在V2~V4导联有着宽大的起始r波(>40ms)(图26.11)。心室插入点离右束支越远,VH间期越长,因为激动必须要经过一段传导速度较慢的心肌组织。短房室通路的特点就是在发作逆向型房室折返性心动过速时的VH间期[(46±22)ms]比长房室旁道[(37±9)ms]和房束旁道[(16±5)ms]更长。

结室/结束旁道

一些病例报道中,结室旁道逆传已被证实可参与窄QRS波心动过速。然而,是否存在由结室旁道前传造成的折返性心动过速仍存争议。要证明宽QRS波心动过速确实与房室结、结室/结束旁道相关,同时心动过速经房室结逆传需要满足几个标准(见"房束旁道变异型"一节)。

束室旁道

这种旁道不参与折返性心动过速,仅为旁观者。其预激波最小且PR间期正常。快速心房起搏和心房期前收缩刺激可使AH间期延长,但伴有相对固定且较短的HV间期,以及预激波极细微的变化(见下文)。单纯His束起搏或交界区期前收缩/逸搏很容易将房束旁道与束室旁道鉴别出来,刺激可使前者QRS波趋于正常,而不能使后者出现类似改变(表26.1)。

合并房束旁道的房室结折返性心动过速

因为快径和慢径路都被认为是房室结的正常解剖结构,因此房室结双径路合并房束旁道或较长的房室慢旁道也较为普遍。鉴别逆向型房室折返性心动过速(AVRT)与房室结折返性心动过速较为复杂,理论上,两者可以通过快径路做逆传支,组成"8"字折返。心动过速时心室仅部分依靠旁道激动形成预激时,即存在心室融合波,提示心动过速主要依赖房室结折返驱动。然而,当心动过速表现完全预激时,判断哪个路径形成心动过速较为困难。根据房束旁道和房室结双径路的电生理特性,有以下三种可能:

1.逆向型房室折返和预激性房室结折返都可以发生,折返环的长度对于心动过速的周长是足够的(图26.12)。然而,通常认为周长较短的某个折返驱动了心动过速。在这种情况下,消融较快的折返环路(共同通路之外)后可能导致心动过速转换为依赖其他折返路径的心动过速,伴有周长的轻度改变。

2.两个折返都可以维持心动过速,但周长显著不同。这种情况可能出现在房室结折返性心动过速是主导时,消融慢径路后,逆向型房室折返性心动过速可以持续;然而,它的周长会更长。如果两种折返周长差异较大,可出现心室激动的融合波。反之,房室折返性心动

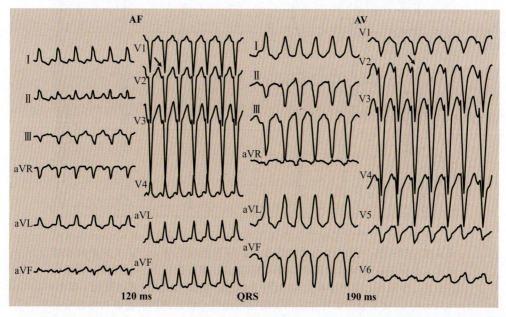

图26.11 房束旁道(AF)患者(左)和房室旁道(AV)患者(右)在最大预激时的12导联心电图。胸前导联中(箭头处),房室旁道的QRS波时限更长和r波时限更宽(引自Haïssaguerre M, Warin JF, Le Metayer P, et al.Characteristics of the ventricular insertion sites of accessory pathways with antegrade decremental conduction properties.Circulation.1995; 91: 1077-1085.)

表26.1 房束旁道的电生理特点

一般特性

只有前向传导

递减传导发生在房束旁道近端，即心房电位与M电位之间

旁道远端为非递减传导，因此M电位和RB及心室的传导间期固定

心房起搏可能延长AH间期较AM间期更为明显，因此会出现HV间期的逐渐缩短

预激时，最早心室激动点位于右心室前壁心尖附近，领先于三尖瓣环局部心肌激动

一般对异丙肾上腺素和腺苷敏感，偶尔对维拉帕米敏感

房束旁道介导的逆向型房室折返性心动过速的特点

心房和心室都是逆向型大折返环路的必要部分，有特定的1∶1关系

预激性心动过速中，长的房室间期＞150 ms

最早心室激动位于右室心尖附近

右束支激动早于His束（除非发生逆传右束支阻滞，在这种情况下，His束领先右束支激动）

His束和心室同时快速激动，VH间期较短（5～25 ms），具有逆传右束支阻滞的患者例外（＞80 ms）

短暂逆传右束支阻滞时，VH和VA间期延长，可能伴随着QRS波形态、时限及电轴的细微变化

对于房室折返性心动过速，当晚发的心房期前收缩刺激可以在房室结不应期提前激动心室，但H、A激动顺序和时间保持不变时，可以确认房束旁道参与该心动过速

对递减旁道参与的折返性心动过速进行拖带时，即使刺激在折返环路上，刺激到QRS波的时间也可能会延迟，但拖带的PPI依然等于心动过速周长

心动过速时的VH间期短于窦性心律下应用相同周长进行心室起搏时的VH间期，这是因为心动过速时V和H为同时激动，而心室刺激时V和H是依次激动

周长相同的心动过速和右室刺激时，HA间期相同

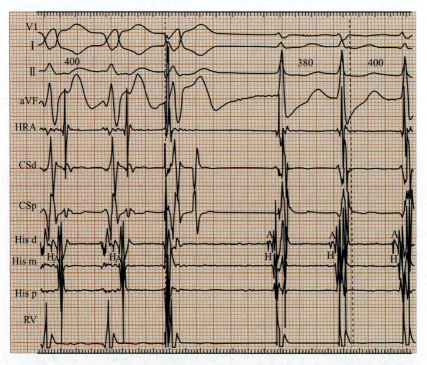

图26.12　心房期前收缩刺激使预激性心动过速转变为窄QRS波房室结折返性心动过速。预激性心动过速期间，来自高位右房（HRA）的期前收缩刺激，在旁道前传时导致阻滞，显现窄QRS波房室结折返心动过速。需要注意的是，预激性心动过速中，HA间期比房室结返折性心动过速时更长（40ms vs. 25ms）。证实该患者并存逆向型房室折返性心动过速和房室结折返性心动过速，且心动过速周长类似（引自Grogin HR, Randall JL, Kwasman M, et al.Radiofrequency catheter ablation of atriofascicular and nodoventricular Mahaim tracts.Circulation.1994; 90: 272-281.）

过速作为主导时，对旁道进行消融之后，将出现周长较长的窄QRS波房室结折返性心动过速。

3.只有房室结折返才能在心动过速周长内维持传导。这种情况下，心动过速时可能间歇出现窄QRS波，这是旁道前传出现文氏传导所致。旁道发生传导阻滞后，窄QRS波的房室结折返性心动过速可能持续维持，这是由于逆向激动影响旁道，导致旁道前向传导持续发生阻滞。对旁道进行消融后，没有预激存在的情况下，窄QRS波的房室结折返心动过速可能继续，并维持相同心动过速周长。

因此，旁道是否为"旁观者"并不是个简单的"是"/"否"式的问题。因此，出于消融的目的，除非旁道明确未参与心动过速（上述第3类），最好的办法就是首先消融旁道，再确认房室结折返性心动过速是否仍能诱发。对于上述第3类情况，应该首先消融慢径路，然后电生理检查明确旁道是否能维持任何形式的心动过速。

标测

房束旁道没有逆传，无法心室起搏下标测心房插入点，同时由于心室插入点分支众多，标测困难，因此房束旁道的标测颇具挑战，目前已有多种策略可以成功标测并消融房束旁道。

沿三尖瓣环标测旁道

识别M（Mahaim）电位 识别房束旁道最有效的方式是沿三尖瓣环定位M（Mahaim）电位。应该在心室预激时（采用侧壁心房起搏可使旁道下传更加充分），或者在逆向型房室折返性心动过速时进行标测。有时，甚至在窦性心律下就能见到预激和M电位。右心房起搏下标测可以作为首选，因为降低了心动过速突然终止时导致导管移位的风险。强烈建议使用预塑形或可控弯鞘管改善导管稳定性和组织贴靠。三维标测系统非常有助于旁道定位，尤其适合心动过速终止时发生了导管移位或导管机械损伤阻滞了旁道的情况（见下文）。

标测通常是沿着右心房前侧的游离壁开始，因为它是房束旁道及其变异型最常见的起源部位。M电位可能在振幅和频率上存在不同变化，因此为了定位，需要在三尖瓣环进行仔细、全面且操作轻柔的标测（避免机械损伤）（图26.13）。成功消融的靶点通常可以同步记录到心房电位（A）、尖锐的Mahaim M电位和心室电位（V）。与标准的房室旁道不同，沿三尖瓣环的局部心室激动可能会延迟，在QRS波和右心室心尖激动之后（图26.13）。某些情况下，沿三尖瓣环可能标测不到M电位。此时可以在右心室最早激动区域和三尖瓣环之间的区域进行标测定位。确定M电位对于成功消融至关重要。

导管机械损伤导致的传导阻滞

房束旁道通常位置表浅，心房插入点附近区域的近端机械创伤，可造成旁道间歇性传导阻滞（图26.14）。通过导管头端沿三尖瓣环不同部位连续压迫，可以在预激波缺失、逆向型心动过速终止的区域定位旁道。然而，笔者认为应该谨慎使用这种方法，因为在传导损伤时识别导管所在位置可能存在延迟，此时导管可能已经移位，从而造成靶点判断失误。此外，机械性损伤造成的传导阻滞可以持续数小时，因此确认旁道消融成功极具挑战也耗时较长。尽管如此，在心室侧旁道偶然机械损伤后，即使预激不再显现，沿三尖瓣环仍可保留更近

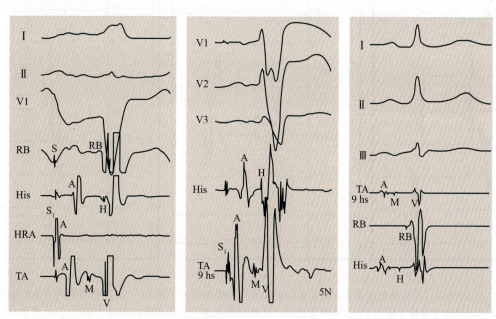

图26.13 三例不同患者中，成功消融靶点旁道电位（M，Mahaim电位）振幅和持续时间的变化。注意，右束支通道上记录到早于三尖瓣环上记录到的心室激动QRS波。HRA.高位右房（引自 Sternick EB.Mahaim fiber tachycardia：Recognition and management.Indian Pacing Electrophysiology J.2003；3：47-59.）

端的M电位（图26.15）。因此在M电位指引下仍可成功完成消融。笔者强烈建议电解剖标测与上述方法结合使用，以便协助及时追踪导管位置，避免旁道阻滞时心动过速终止造成导管意外移位。

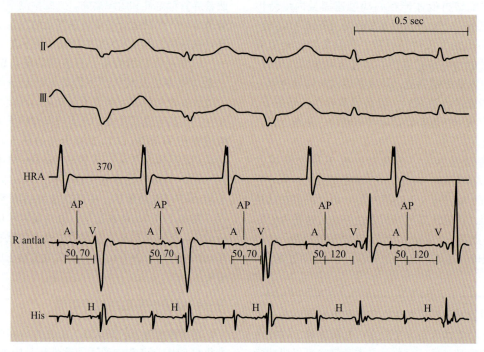

图26.14 右心房起搏时，通过导管机械损伤进行房束旁道的标测。沿三尖瓣下前侧壁标测时，由于标测导管造成的机械损伤，旁道远端与旁道电位之间发生传导阻滞或延迟，导致AP-V传导间期延长，HV间期变为正常，此时心室激动开始通过房室结和HPS下传，造成预激波的消失（后两次心动周期中）。体表心电图记录的是Ⅱ导联和Ⅲ导联。心内的通道来自高位右房（HRA）、右前侧三尖瓣环上的标测导管（R antlat）和His束（引自Cappato R，Schluter M，Weib C，et al.Catheter-induced mechanical conduction block of right-sided accessory fibers with Mahaimtype preexcitation to guide radiofrequency ablation.Circulation.1994；90：282-290.）

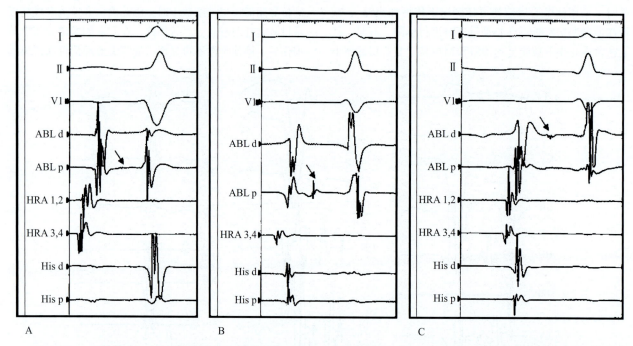

图26.15 A.基线时：三尖瓣侧壁在A和V波中间记录到小的旁道电位（箭头）。B.导管所致的旁道机械损伤后，消融导管近端记录到大的旁道电位（箭头）。C.重新定位后，消融导管远端记录小的旁道电位（箭头）。注意在B和C图中记录到正常QRS波，不同于A图中的左束支传导阻滞形态QRS波（引自Belhassen B，Viskin S.Successful ablation of right atriofascicular pathway guided by pathway potential recording despite catheter-induced mechanical pathway trauma. Pace.2011；34：e118-e121.）

识别心房插入点

1.最短刺激至完全预激时心室电图间期 心房插入位点被认为是在固定心房起搏频率时,刺激至完全预激心室电图间期最短的部位。心房刺激部位越接近旁道,刺激到QRS波的间期越短。右心室的激动部位同样可以用来代替预激化的QRS波。快速起搏时稳定三尖瓣环导管较为困难,特定部位夺获心房的不一致性,以及多个区域记录到相似的刺激到QRS波传导时间,上述问题使得该项技术的使用较为复杂。三维系统的激动标测可帮助我们将刺激到心室激动的间期可视化。起搏应在低振幅时进行,避免大范围夺获心房肌,心腔内超声或压力导管常有助于确认组织贴靠和瓣环位置。

2.逆向型心动过速时的心房期前收缩刺激 逆向型心动过速对心房期前收缩刺激的反应有助于定位旁道心房插入点。沿三尖瓣环标测和定位,最早的房性期前收缩刺激能重整心动过速并前传QRS波、His束,同时不影响房室结周围心房组织激动的区域即为最接近心房插入点的位置。该方法在技术操作上具有难度并且耗时较多,与上文描述的最短刺激至完全预激的方法具有类似局限性。强烈推荐使用三维标测系统,并配合心腔内超声一起使用。

3.识别心室插入点 由于远端心室插入点常延伸到一个大片区域,因此定位较为困难。标测包括寻找单极电图QS区域,或者双极电图最早心室激动电位前融合有尖锐电位区域。起搏标测较少使用,其需要起搏的图形与最大预激QRS波或者逆向型心动过速波形/时限完全匹配。对于插入点不在HPS的递减性旁道,上述标测方法可能更容易识别成功消融的靶点。通常,这些插入位点靠近房室环并且附近分支较少。该技术还有助于心房颤动发作时消融递减传导旁道。

消融

对房束旁道及其变异型进行射频(RF)消融非常有效,成功率为90%～100%。此类旁道通常位于右侧,因此消融常需使用静脉途径。标准方法为股静脉途径,偶尔的一些疑难情况需要用颈内静脉途径。长鞘及可调弯鞘有助于导管更好地贴近三尖瓣环。相对少见的左侧递减性旁道消融可能需要动脉或穿房间隔途径完成(见下文)。左前斜位透视的引导下,利用灌注或无灌注的可调弯导管进行标测和消融。

消融结果取决于使用的标测技术。M电位的识别和消融是金标准,其消融成功率可达100%。消融导管沿三尖瓣环操作,心房起搏或逆向型房室心动过速时标测M电位。根据导管的稳定性,可以从三尖瓣环心房侧或心室侧放电消融。优选心房起搏或窦性心律时消融,可以避免心动过速终止时可能带来的导管移位。消融也可在预激合并心房颤动时进行;然而,由于不规则心房电位的干扰,三尖瓣环水平标测旁道电位可能性较小,通常在瓣下更远的位置,靠近心室插入点区域进行标测(图26.16)。此外,导管机械性损伤时预激波消失可以被用于定位三尖瓣环旁道的位置。如有可能,建议复律后在心房起搏或窦性心律下标测和消融三尖瓣环的M电位。

在最佳消融靶点,射频放电几秒内预激波即消失。如果预激仍然存在,为了避免组织水肿后减弱旁道消融效果,应当暂停放电并进一步标测。M电位所在区域放电时会出现形态与逆向型心动过速或最大预激时相似的自主节律。这种现象与消融房室结慢径路时出现的交界性心律(图26.17)类似,如果使用冷冻消融,不会出现类似表现。这种自主节律时预激波的持续存在不应被误认为定位错误。实际上,这是较好消融靶点的特征,与消融获得成功相关。建议在消融过程中,持续放电直至没有自主节律出现。应用导管机械损伤旁道进行标测时消融复发率较高。一项11名患者的研究中,8例患者应用导管机械损伤旁道的方法定位消融靶点(6例心房起搏,2例心房颤动)。尽管多次放电消融,仍有6例患者12h内就出现复发而需要接受再次消融。另一项研究中,5例房束旁道的患者,4例在旁道机械损伤后1min内恢复传导,并给予继续消融,长期成功率为75%。1例患者机械损伤导致的旁道阻滞时间较长而终止手术,未进一步消融。

当不能标测到M电位时,心房插入位点常常是标测的目标。然而,这种方法往往复杂并且费时。与定位M

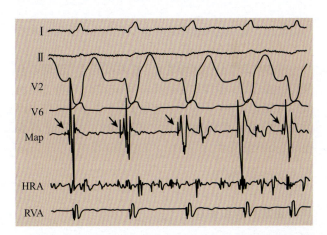

图26.16 预激心房颤动时,标测和消融旁道远端。在成功消融的部位,QRS波之前20ms规律存在一个尖锐电位。由于标测导管在右心室游离壁靠近心室插入点的位置,固定的传导间期可将这个电位与局部心室电位区分开来。HRA.高位右房;Map.标测导管;RVA.右室心尖部(引自Kottkamp H,Hindricks G,Shenasa H,et al.Variants of preexcitation-specialized atriofascicular pathways,nodofascicular pathways,and fasciculoventricular pathways:electrophysiologic findings and target sites for radiofrequency catheter ablation.J Cardiovasc Electrophysiol.1996;7:916-930.)

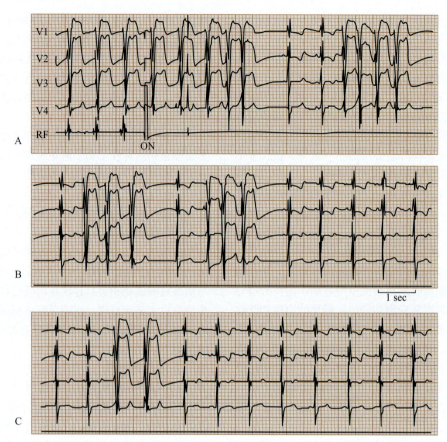

图26.17 射频消融递减传导旁道时的自发性心动过速。射频消融Mahaim（M）电位出现类似预激节律QRS波的自发性心动过速。A.自发性心动过速起始时频率较快；B.随着消融的进行，自发性心动过速频率和速度会逐渐下降。C.旁道成功消融后，自发心动过速停止（引自Sternick EB，Gerken LM，Vrandecic MO，et al.Appraisal of Mahaim automatic tachycardia.J Cardiovasc Electrophysiol.2002；13：244-249.）

电位相比，使用这种技术通常需要更多的消融区域来实现旁道阻断，准确率较低。

尽管插入点分布区域较大，仍有可能成功消融心室侧的旁道远端，但操作复杂且成功率较低。这种方法消融时右束支损伤并不少见，且由于延长了折返环路（因为激动跨过室间隔使用左束支逆行传导），理论上可能导致心律失常发生。

疑难病例的解决

导管稳定和组织贴靠

通过定位M电位来沿三尖瓣环标测并消融房束旁道十分困难。稳定消融导管相对困难，尤其存在逆向型心动过速时，由于瓣环剧烈运动及心动过速终止后存在导管移动风险。股静脉途径入路时，导管到达靶点需要锐角形态，也会影响导管稳定性。使用固定弯形或可调弯长鞘有利于到位。此外，心腔内超声和压力监测导管有助于确保良好的组织贴靠。

当面对复杂病例时，建议在逆向型心动过速时使用三维电解剖标测系统来定位旁道，窦性心律或心房起搏时进行验证和消融，以提高稳定性。右心房和右心室同时起搏可以用来减少消融过程中三尖瓣环侧壁的摆动幅度。其他方法，如使用颈内静脉入路，可以使得导管以较小弯曲到达三尖瓣环，也可以考虑应用。另一种选择是使用冷冻消融，因为温度下降后导管与组织冻结，可以保持良好的组织贴靠。

识别M电位存在的困难

一些病例中，沿三尖瓣环无法发现M电位，心房或心室插入点可能被作为标测目标。如前所述，心房插入点可以依靠连续心房起搏过程中测量刺激到最早心室激动的最短间期，或在逆向型心动过速中观察心房期前收缩刺激后的反应来进行确定。这些方法往往复杂、耗时、且缺乏准确性。使用三维标测系统可以提高精度。另一种方法是标测心室插入点；然而，标测时可能存在较大区域的最早激动点，而且常需要广泛消融来实现旁道阻滞。理论上，插入点处消融不充分可能具有致心律失常作用，因为不充分消融可以引起激动传导到His束的时间延长，导致逆向型心动过速更容易发生。不建议使用沿三尖瓣机械损伤旁道的方法进行标测。该方法精确度差，且失败率较高。通常一过性旁道阻滞的持续时间可达数小时，但在操作终止后预激仍可恢复。

机械损伤导致的旁道阻滞

房束旁道及其变异类型较易发生机械性损伤。尽管导管操作精细,但轻度损伤仍可以造成旁道较长时间的阻滞。如前所述,三维电解剖标测有助于确定旁道机械损伤和预激消失前的导管位置。旁道传导恢复后,可以在这个部位进行消融,但可能需要等待数小时。如果在合理的等待时间内未发生传导恢复,也可以在这个部位进行消融;然而,这种方法的成功率相对较低。如果在旁道传导恢复之前进行消融,术后即刻消融成功率的确认较为困难。

房束旁道的变异

这一组病例包括多种与房束旁道主要电生理特性类似的旁道。除结室/结束旁道外,它们通常具有前向递减性传导,几乎无逆传功能。最佳选择是根据旁道的起源和插入点进行分类,而不是根据传导特性(图26.18),包括房室旁道,结室旁道和束室旁道。通常位于右侧,产生左束支传导阻滞形态的预激。左侧递减性旁道是罕见例外,心动过速发作时呈现右束支传导阻滞形态。尽管这些变异型少见,但对于各种具有递减传导特性的旁道进行鉴别依然重要,因为这些旁道的诊断需要特殊电生理检查,而且并非所有的类型均需要射频消融治疗。

递减性传导的房室旁道

递减性传导的房室旁道分为两类,即短旁道和长旁道。

递减性短房室旁道

短房室旁道最常见于右侧游离壁。心房和心室的插入区域均接近三尖瓣环。远端插入部分通常比长房室旁道和房束旁道的分布更局限,可位于右室基底部,远离右束支和HPS位置。

快速起搏时旁道传导时间延长超过30ms符合递减性传导旁道的特点。与房束旁道相似,递减性短房室旁道通常只有前传功能。有时对利多卡因敏感,对腺苷不敏感。其预激性QRS波为不典型左束支传导阻滞形态,且QRS宽度超过房束旁道和长房室旁道。逆向型房室折返性心动过速或快速心房起搏形成最大预激时,由于右室插入点和右束支存在距离,His束电位通常落于QRS波并且V-H间期较长 [(46±22) ms]。如果存在右束支逆传阻滞时,该间期可以进一步延长。

递减性短房室旁道可以心房起搏时,三尖瓣环附近标测最早心室激动点来进行消融。已有报道,对非递减WPW旁道射频消融时,可造成医源性递减性旁道。递减传导被定义为周长依赖的P-Δ间期延长30ms以上。这些病例对腺苷敏感,常位于冠状窦区域。重复消融可以成功消除旁道。

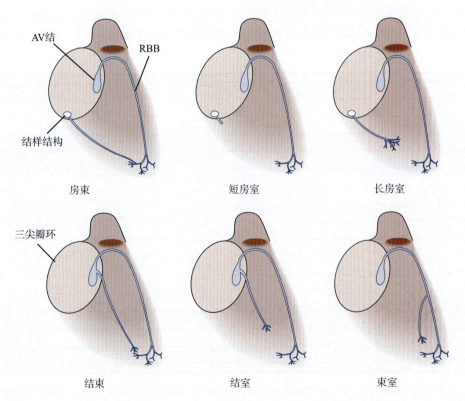

图26.18 房束旁道及其变异型的解剖示意图。AV.房室;RBB.右束支(引自Sternick EB, Wellens HJJ.Historical notes and classification of variants of ventricular preexcitation.In: Variants of Ventricular Preexcitation.Malden, MA: Blackwell Futura; 2006: 1-6.)

递减性长房室旁道

递减性长房室旁道在解剖学和病理生理学上都与房束旁道类似。它们由长的绝缘纤维构成，插入远离三尖瓣环的右心室游离壁中部。唯一不同的是，远端插入部分不是右束支，而是普通心肌。通常在瓣环附近可以标测到类似His束的结构，心室插入区域较为广泛且分散。

与房束旁道相似，12导联心电图在静息时通常无或仅有轻微预激出现，并在心率加快时出现波形增宽。因为此类旁道绝大多数位于右侧，因此最大预激时QRS波通常为左束支传导阻滞形态。长房室旁道和房束旁道之间的主要区别为逆向型房室折返性心动过速或快速心房起搏导致最大程度预激时V-H间期更长〔（37±9）ms vs.（16±5）ms〕。

与房束旁道类似，递减性房室长旁道也是在近三尖瓣环处标测M电位并进行消融。

左侧递减性传导旁道

尽管递减传导旁道主要位于右侧，但偶尔仍可遇到左侧递减性旁道。它们多为房室旁道，可沿二尖瓣环、二尖瓣-主动脉交接处，甚至左冠窦插入。既往仅有1例左侧房束旁道的报道。

左侧与右侧递减性旁道具有相似的电生理特性，与发作逆向型房室折返性心动过速相关，当其插入点为心室侧壁时可呈右束支传导阻滞图形（图26.19～图26.21），而插入点近室间隔或主动脉窦时（图26.22）可呈左束支传导阻滞图形。心房期前收缩刺激诱发心动过速取决于旁道与房室结不应期的显著差异，以及心房刺激时导致的房室结前传阻滞，旁道前传未发生阻滞。旁道的前向传导延迟给房室结逆传功能的恢复足够的时间。极少情况下，一次心房激动可以两次下传心室而产生心动过速，即房室1∶2反应（图26.20）。与右侧旁道一样，心动过速更容易由旁道插入点附近的心室刺激所诱发。近心房插入点的起搏可以观察到起搏后间期（PPI）= TCL的隐匿性拖带（图26.21）。

左侧递减性旁道的消融可以通过标测心房起搏最大预激或逆向型房室折返性心动过速时最早心室激动点来完成。其插入点通常靠近瓣环处并远离HPS。

结室和结束旁道

Mahaim及其团队首次从组织学上对连接房室结和室间隔嵴的心肌纤维进行描述，并对其功能意义进行了推测。生理功能上结室或结束旁道是不典型递减旁道中最不常见的类型。推测其沿室间隔中部连接房室结至三尖瓣环附近心室组织（结室通路），或沿右束支连接房室结和HPS，极少情况下可以从房室结连接至左后分支（结束旁道）。

结室/结束旁道具有前向传导功能，由于起始于房室结，因此存在递减性传导的特性。然而，最初认为大多数逆向型折返性心动过速由此类旁道诱发，很有可能其真正机制是房束旁道。目前，尽管一些病例报告提示结室/结束旁道参与折返性心动过速，但是否参与逆向型折返性心动过速尚存争议。证实一个宽QRS波心动过

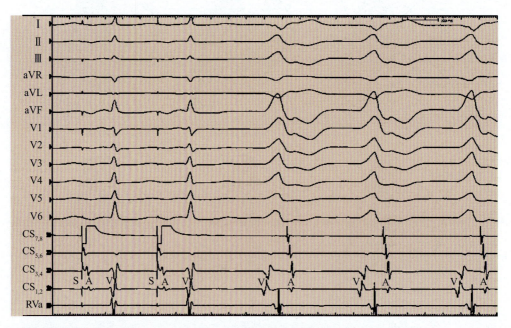

图26.19 冠状静脉窦（CS）周长440ms的burst刺激诱发逆向型房室折返性心动过速。最后一个刺激导致了两次心室激动，窄QRS波群（第二个QRS波）继发于心房刺激经过HPS的冲动传导，宽QRS波群（第三个QRS波）伴右束支传导阻滞的形态，继发于心房刺激经过递减性左前侧慢旁道的传导。旁道前传时间较长，使得HPS传导恢复并完成逆传，进而完成了心动过速的折返环路

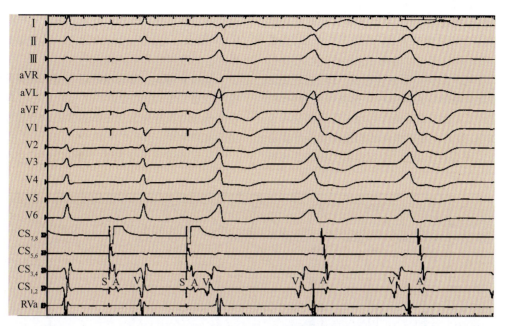

图26.20 冠状静脉窦（CS）burst刺激出现1:2心室反应并诱发逆向型房室折返性心动过速。两次心房起搏均伴有1:2的房室反应。第三个QRS波群是第一个心房刺激通过左前侧旁道递减性慢传导，和第二个心房刺激沿HPS下传激动心室相融合的结果，第二个心房刺激出现的缓慢递减传导诱发逆向型房室折返

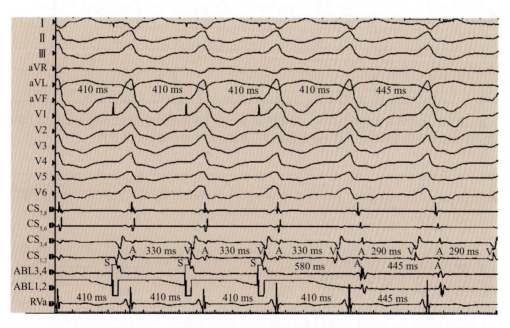

图26.21 左心房近前侧二尖瓣环处brust刺激隐匿拖带逆向型房室折返性心动过速。心动过速周长从445ms随心房刺激加快至410ms。Stim-V间期超过心动过速周长。Brust刺激的QRS形态与心动过速时相似提示隐匿拖带

速确实与房室结、结室/结束旁道及希氏束逆向传导有关，必须满足几个标准。宽QRS波心动过速折返环路不依赖心房激动。因此，确定证实存在室房分离是条件之一。预激性心动过速时，最早心室激动点附近拖带出现融合波及PPI接近TCL，证实折返环路中有心室参与。心动过速时VH间期应该与右室心尖部起搏时VH间期类似或更长。而结束旁道介导心动过速时VH间期应短于右室心尖起搏时的VH间期。通过单个或burst心房刺激，终止心动过速但不使QRS波提前或预先逆传激动

His束，证明了折返环路中存在房室结参与。最后，心动过速时给予心房超速起搏下传QRS和预激性心动过速时类似，可以排除VT，并且证实结室和结束旁道前传参与该心动过速。

相比之下，结室旁道参与的窄QRS的心动过速伴室房分离报道较多。此类旁道介导的折返性心动过速心房并不是必需条件，因为折返的区域位于房室结或房室结以下（图26.23）。

这种情况下，鉴别诊断包括房室结折返或伴心房逆

传阻滞的交界性心动过速。His束不应期的室性期前收缩刺激，如终止心动过速或提前/延迟下一个His束或QRS波，并重整心动过速可以排除房室结折返性心动过速交界区心动过速。如果心室超速起搏，PPI接近TCL或者在右室邻近旁道的位置拖带可以达到持续融合波，则房室结折返和交界性心动过速伴心房逆传阻滞也可被排除（图26.23）。最后，导管引起的同侧束支传导阻滞也有助于诊断。因为对于结束/结室旁道，HPS参与折返心动过速形成，导管引起的同侧束支传导阻滞能造成HA间期及心动过速周长的延长，而在房室折返或交界区心动过速中并非如此。

标测和消融 曾有报道以房室结慢径路区域为靶点成功消融结室/结束旁道。也可以在心房起搏造成最大程度预激时或逆向型房室折返性心动过速发作时消融最早心室激动点。

结室旁道邻近房室结，消融增加完全性房室传导阻

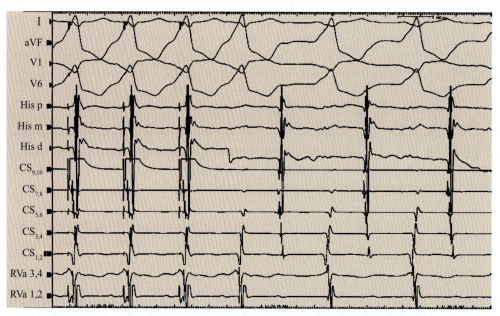

图26.22 插入点在左冠窦的左侧递减性旁道，冠状窦340ms起搏诱发逆向型房室折返性心动过速。最后一个刺激通过旁道前传产生类左束支传导阻滞形态，后通过房室结逆传引发逆向型房室折返性心动过速

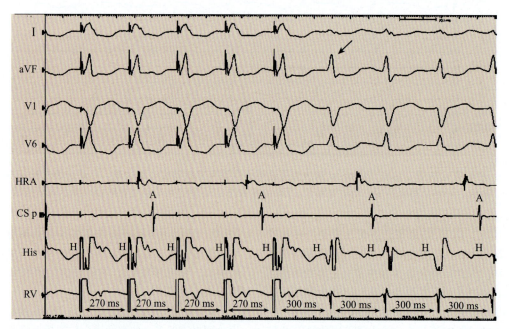

图26.23 窄QRS波心动过速拖带时出现室房分离，证实心动过速与结室旁道相关。右心室起搏显性拖带出现与心动过速类似的QRS波形态（持续性融合）。PPI与心动过速周长相等，并伴有相似的QRS波形态和HV间期。第一个非起搏的QRS波（箭头）在起搏周长中，提示心室激动很大一部分依赖拖带时的前传支激动。这些观察结果证实了心动过速中结室通路的参与，并排除了房室结折返或交界性心动过速

滞的发生，因此与其他不典型旁道比较，结室旁道的消融更具挑战性。多数报道的病例中使用射频能量，但是冷冻消融可能是更加安全的选择。已有一些可用于标测并消融旁道远端的技术出现，特别是对于窄QRS波心动过速的患者。之前有标测间隔中部并对局部旁道电位进行消融的相关报道；但是可能难以与右束支电位区别。识别远端插入点更简洁的方式是，心动过速时以单个固定间期的期前收缩刺激定位提前His束电位最早的区域。另外，通过沿间隔中部不同位置进行心动过速的拖带标测，接近隐匿性拖带的区域具有最短的刺激至His束间期和最短PPI，即心室插入点位置。

束室旁道

束室旁道是一种罕见旁道，尚未证实其参与形成折返性心动过速，可能为良性的"旁观者"，仅造成心电图轻度预激、电轴左偏和时限为90～120ms的QRS波。尽管被称为旁道，但是它们可能只是HPS较早插入室间隔上部心肌的一种分支变异形式。电生理特征包括正常的PR间期、AH间期和较短的HV间期（＜35ms）。心房起搏通常引起AH间期延长，固定程度的预激及短HV间期。如果在旁道起源部位以下HPS发生传导延迟，预激程度加重，而该旁道发生阻滞时会发生HV间期延长及预激程度减轻。His束起搏或者交接区心律时预激程度固定且HV间期缩短（图26.24），这个特点可与束室旁道与房束旁道、房室旁道及其他形式旁道（His束起搏或者交接区心律会导致从HPS下传的心室激动增多，预激消失和HV间期延长）鉴别。由于束室旁道不需要消融或药物治疗，因此鉴别诊断非常重要。

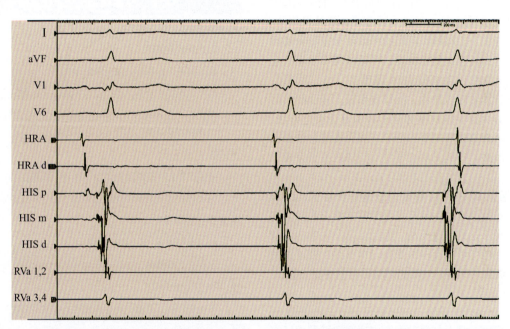

图26.24 一例束室旁道患者的体表心电图和心内电图。第一个心跳为窦性搏动，其PR间期、AH间期正常、HV间期较短。第二和第三个心跳为交界性期前收缩，其下传时短HV间期及预激程度固定不变

（郑州大学附属洛阳中心医院　谷云飞
天津医科大学第二医院　刘　彤　译）

第27章

旁道消融中的特殊问题

Allan C. Skanes, Lorne J. Gula, Jason Roberts, Peter Leong-Sit, Raymond Yee, Basilios Petrellis, George J. Klein

关键点

- 首先，对于疑难房室旁道消融的方法是通过明确心动过速诊断和重新评估心电图来排除是否是真正消融失败。
- 其次，使用系统方法来确定是否存在技术因素，如旁道相关因素（包括旁道位置和非典型解剖结构）和心脏结构异常。
- 最后，选择一个合适的治疗策略，包括对旁道定位进行优化，调整消融方法改善导管稳定性及导管与组织接触，以及改变消融方式（常规消融与冷盐水灌注的射频消融，或冷冻消融）

正常情况下，房室沟由缺乏导电特性的纤维组织构成；心室激动通过His束-浦肯野纤维系统进行传导。心脏发育过程中，心房和心室间的纤维环未完全分离而形成旁道。它们具有电传导特性，可导致较早激动心室并成为房室折返性心动过速的发生基础。

由于导管消融的风险低、治疗效果好，其已经成为有症状和部分无症状性房室旁道患者的首选治疗方法。房室旁道消融最早是通过手术切除，继而发展为经静脉导管直流电消融。首例成功经导管射频消融旁道完成于1984年。

尽管超过95%的旁道通过消融能够获得成功，但是消融成功的概率有时不确定，可能需要延长消融时间或者多次消融来达到消融成功。而且，第一次成功消融后，房室旁道传导可能会再次恢复。本章旨在概述消融过程中可能遇到的问题，并提出切实可行的解决方案。

总述

经导管房室旁道射频消融术的成功率和复发率已有文献报道。不同位置的旁道首次消融具有不同的消融成功率：左侧旁道消融成功率最高（达97%），右侧旁道最低（88%），而间隔旁道为89%。左侧游离壁旁道的复发率（5%），也低于右侧游离壁（17%）和间隔（11%）旁道的复发率。

经导管射频消融失败的原因常为技术困难或误诊（表27.1）。其他因素包括心脏结构异常、非典型房室旁道结构和位于房室结附近或冠状窦内的高危房室旁道。

诊断错误

由于对心房或者心室激动顺序或房室旁道电位的错误判读，导致不能对旁道进行精准定位。由于旁道特殊特征，如电位重叠，可能导致对电生理数据的误读。如图27.1，重叠电图通常出现在多个右侧游离壁的旁道，或既往消融不成功的患者，射频消融部位表现为低振幅变形的电位。

不完整标测会导致旁道定位不准确，尤其是后间隔旁道。如果在右后间隔区域完整标测无法找到成功消融部位，冠状窦和左后间隔区域仔细定位是十分必要的。如果可疑心外膜旁道，冠状窦造影可以发现冠状窦憩室或动脉瘤。

尽管房室旁道、房室结折返性心动过速（AVNRT）和异位心动过速很少同时存在，但是完整的电生理检查十分必要，以排除未识别或预料之外的心动过速机制。此外，房室旁道消融成功可能显露隐匿性房室旁道，导

表27.1 旁道消融失败的原因

- 诊断错误
    - 电生理数据误读
    - 既往消融，低振幅，或电图记录失真
    - 电生理研究不全面，旁道定位不准确，标测不完整
    - 多重心动过速机制（如伴房室结折返性心动过速的旁道或异位心动过速、旁道-旁道心动过速）
- 热量释放不足
    - 导管不稳定，组织接触不良，达到消融靶点入路困难
    - 旁道位置超出射频消融能量范围（如心外膜旁道）
- 心脏结构异常
    - Ebstein综合征（三尖瓣下移畸形）
    - 永存左上腔静脉
- 非典型旁道结构
    - 多旁道；斜行旁道；心外膜旁道；不典型旁道连接
- 高危旁道部位
    - 邻近房室结：中间隔或前间隔旁道（容易导致房室传导阻滞）
    - 心外膜旁道：位于冠状窦内或与憩室相关旁道（冠状动脉狭窄风险-回旋支或右冠状动脉远端分支）

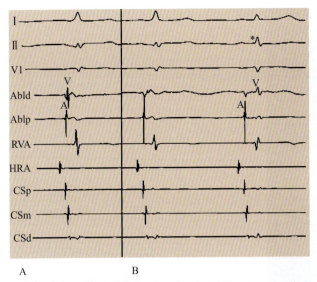

图27.1 电生理数据误读可能导致消融失败。A.窦性心律时右后游离壁旁道的定位。消融导管（ABL）位于三尖瓣环心房面（6点钟位置，左前斜30°）。第一次检查时，只记录心房电位图。仔细检查发现稳定的心房（A）和心室（V）电图证实了导管位于瓣环。消融导管远端（ABLp）记录了较早的心房电位和心室电位。电位融合见于右侧旁道，判断错误可导致无法识别准确的消融部位。B.在此点进行射频，消融去除旁道传导，预激波消失（*），既往融合的心房和心室电位分离。CS.冠状窦；d.远端；HRA.高位右房；m.中间；p.近端；RVA.右室心尖部

致症状复发，需要再次消融。强烈建议旁道消融成功后再次进行电生理检查排除隐匿性旁道。

许多发表的研究已经确定了消融困难或失败和房室旁道传导恢复的相关因素。一项回顾性分析中，Morady等明确了导致消融失败或消融时间延长的6种因素。消融失败组中，右侧游离壁旁道更常见（29% vs.16%），其中右前侧和右后侧旁道最常见。首次消融失败的6种因素中，导管稳定性和旁道定位不准确占多数（分别为48%和26%）。其他影响因素包括心外膜旁道（5%）、反复发作心房颤动干扰标测（3%）、旁道的解剖结构异常（1.5%）及手术相关血管并发症（3%）。其他文献也报道了类似结果，预测复发的因素还包括旁道阻断时间。

2007年Belhassan发表的14年单中心研究也证实了以上结果。不同房室旁道的复发率不同，如右室游离壁复发率24.2%，中间隔16.7%，右前间隔14.3%，后间隔13%，左室游离壁5%。对转诊至三个国际中心进行再次消融的89名患者的研究结果相似。81例（91%）患者再次手术成功；首次消融失败的相关因素与20世纪90年代末明确的因素相似。随着时间的推移，可能由于使用经穿间隔入路导管的稳定性提高，和冷盐水灌注导管的使用，基本未见左侧游离壁旁道消融失败。另外，导管稳定性、旁道定位不准确、心外膜旁道、多旁道及邻近房室结等相关因素，即使对于经验丰富的术者也有一定困难。因此，Morady已经总结了一个房室旁道消融失败因素的框架。

旁道定位不准确

房室旁道定位不准确，导致在不适当位置进行射频消融，主要在两种情况下发生。第一种情况，体表心电图提示右后间隔预激，但在左后间隔消融成功。第二种情况，消融期间观察到房室连接处不同心房和心室插入点，无法识别的斜性旁道，心室起搏或顺向型心动过速期间，心室插入点与最早心房逆传激动部位不一致。同样，预激情况下，最早顺向心室激动不能确定心房插入点。采用适当的起搏操作，或通过消融旁道的中间部分（识别旁道电位），在瓣环相对应部位确定心房或心室插入位点，从而成功消融（图27.2）。

为了更好地处理消融基质问题，研发了将消融电极远端做成分离的、绝缘小的电极导管。在至少一例困难再次消融手术中，使用2.5mm极间距和0.8mm微电极导管成功标测和消融左侧旁道。这类导管为灌注导管，持续冲洗可减少左侧血栓栓塞风险或进行冠状窦内消融。

非透视标测系统已彻底改变心房颤动和室性心动过速消融。将此技术用于房室旁道消融可显著减少患者和术者X线的暴露时间。儿科人群，尤其对X线敏感的患者，非透视标测也改善了消融效果。基线特征差异不大的651例患者的回顾性队列研究显示，与透视法比较，经三维非透视标测消融的患者成功率更高（97% vs. 91%），复发率相似（5% vs. 9%）。多变量分析显示，只有三维标测与消融成功相关（OR 3.1，95% IC，1.44～6.72；$P<0.01$）。同样，三维标测技术也会使成年患者获益。当然，非透视标测无法替代在房室环处详细标测的作用，但它是对复杂复发病例消融的重要补充方法。

能量和热量释放不足

1.导管稳定性　导管不稳定或入路困难等技术问题可能导致导管与心内膜接触不良，从而导致消融靶点能量释放和局部产热不足。由于三尖瓣环的解剖界线不明确，更常见于右侧旁道的射频消融。温控消融过程中，射频发生器功率输出低说明能量释放不足，尖端-组织接触面能够达到消融所需的温度，但无法提供足够的能量，到达深部组织来消除旁道。预塑形的长血管鞘或不同范围、弯度和尖端大小的可弯曲消融导管，可改善导管与组织接触并达到目标消融部位，已经设计成多种构型能够到达三尖瓣或二尖瓣环的所有部位。

如果在顺向型房室折返性心动过速发作过程中进行导管消融，导管稳定性也可能受到影响。如果在室性起搏时逆行融合不能明确隐匿性旁道的位置，那么有时在心动过速时消融是必要的。射频消融终止心动过速时心率突然减慢，常导致导管移位，导致无法在关键靶点完

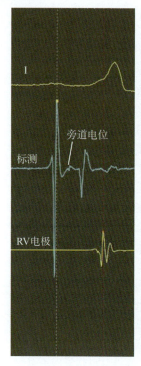
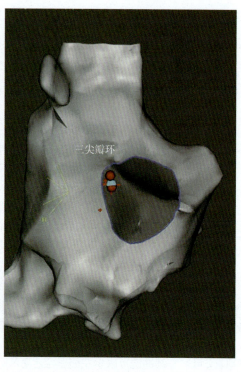

图27.2 使用非透视标测系统显示旁道电位。邻近蓝色标记的右前外侧房室环部位的心电记录。红色标记为消融术中消除旁道传导和扩大消融的部位。复杂情况下,非透视标测系统会对感兴趣点进行标记

成足够时间的消融。消融期间心室起搏拖带心动过速可克服以上问题。维持旁道逆向激动的同时,拖带心动过速可防止心率的突然变化,从而在旁道消融过程中保持导管位置稳定,即使心动过速终止也可继续发放射频消融能量。

目前消融队列中,无法指导消融导管达到心内膜靶点,导管不稳定或导管与组织接触不良,或这些因素同时存在,在消融失败或消融时间延长病例中约占48%。某些情况下,通过改变消融路径可成功消融旁道。具体来说,对于左侧旁道,将逆行主动脉入路改为穿间隔入路;对于右侧旁道,将下腔静脉入路改为上腔静脉入路。其他情况下,可采用以下方法,如使用长引导鞘,多位术者相互配合,或消融导管不同头端形状有利于消融成功。盐水灌注消融在首次消融时会产生不一致的研究结果,但对首次消融失败的患者来说,可提高消融效果,尤其是后间隔或右游离壁旁道。

随着机器人系统的出现,可以使用磁导航导管和机械操作鞘(Amigo;Hansen)进行旁道消融。据报道,尽管这会显著减少术者X线暴露时间,但是消融成功率并没有明显增加,这可能是由于低路径的消融失败率低,或由于经验丰富术者可通过不同导管和入路提高导管稳定性。

最近,压力接触导管能够改善肺静脉隔离治疗心房颤动的效果。然而,目前仅有个案报道将这种压力传感技术用于旁道消融。鉴于传统消融导管的较高成功率,很难证明这种导管能显著提高成功率。尽管在一些消融困难的个案中,压力接触导管会提高能量释放和扩大病变。在医疗保健系统中,由于医疗费用的原因也限制了这种导管的广泛应用。

2.盐水灌注消融 盐水灌注导管的应用使不易加热问题得到解决。盐水灌注减少了表面加热,将最大加热点转移到深部组织而不是局限在组织表面。结果显示,这种方法能产生更深的传导加热和更深的组织损伤,可针对常规消融范围以外的靶点,如心外膜旁道。确定深部病变需要用盐水灌注前,必须优化标测和旁道定位,同时最大化保证导管稳定性。盐水灌注消融可以克服一些与能量释放和加热不足相关问题,但不是所有问题。

常规使用灌注导管进行消融,对于左侧旁道可减少罕见血栓栓塞并发症,这只是来自心房颤动的消融经验,还未被证实。最近一项小规模随机研究表明,灌注导管对后间隔及右侧游离壁的消融有一定优势。今后,灌注导管消融可能成为大多数旁道的一线消融方法。导管技术的发展体现在从消融导管尖端进行接触压力测量,可影响心房颤动的导管消融效果。今后的研究中很可能会在一些非常困难的旁道消融中选择这种新技术。盐水灌注可达到更深病灶的能力不应该取代高质量标测。多次盐水灌注消融失败导致的水肿可增加进一步标测和成功消融的难度。此外,深部消融导致伴随损伤风险增加,常见的是对冠状动脉及其分支的损伤。

特殊困难

冠状窦(CS)和心外膜(静脉)旁道 首先,根据既往组织病理学资料和外科手术经验,从心外膜消融的所有游离壁和后间隔旁道,无论位置如何,解剖学上都位于心外膜。大多数旁道邻近瓣环,且可从心内膜消融。偶尔房室连接远离瓣环组织,位于脂肪垫深处,使

心内膜消融更加困难，更加确定了它们的外膜位置。尤其对于邻近CS及其分支的旁道。

CS开口于右心房，远处延伸至Vieussens瓣膜，接收心大静脉血液。CS其他主要分支包括左钝缘静脉，左室后静脉（后冠状静脉或PCV），心中静脉（MCV）和右冠状静脉，也称为心小静脉（图27.3）。

导管可以通过CS对邻近二尖瓣环的旁道和插入下三角区的后间隔旁道进行标测。此外，CS还为心外膜旁道的消融提供了一种替代途径。

所有个体的CS周围存在心肌包绕。由来自左右心房壁的肌肉束组成，大多数情况下延伸至CS与心大静脉的交界处，偶尔还延伸至更远处。因此，电连接位于心房和心肌肌袖之间。CS分支通常没有心肌被膜。尽管如此，3%心脏的MCV近端部分存在心肌肌袖延伸。2%心脏的PCV近端部分存在心肌肌袖延伸（图27.4）。

CS憩室与后间隔和左后间隔的旁道存在关联，憩室存在心肌纤维常通过CS肌肉组织连接心室。其他解剖学异常，如CS分支梭形或球状扩张，也与这种连接有关。

Sun等在480名后间隔或左后旁道患者中发现，36%存在冠状窦旁道。旁道前向传导过程中，冠状窦旁道（CS AP）确诊依据是在MCV，PCV和CS憩室颈部记录的心室激动较心内膜心室激动更早。同一部位，记录最早的远场心室电位前记录到高频电位。这种高频电位类似于旁道电位，是由CS心肌被膜肌肉延伸产生，该延伸形成了与心室心外膜表面的连接。

CS AP患者的逆行血管造影显示，21%～31%的病例中存在CS憩室，最常见于CS和MCV。9%患者发现梭状或球状静脉扩张，但其余70%患者的CS解剖结构正常，表明大多数CS AP没有憩室或其他静脉异常。

由于它们位置特殊，成功消融这些旁道只能在CS内放电或通过经皮导管直接到达心包腔。目前已经明确，需要以上消融策略的显性旁道的特殊心电图表现。Ⅱ导联负向Δ波可预测CS或MCV的成功消融，敏感性87%，但是特异性较低，只有79%，阳性预测率只有50%。然而，aVR导联正向Δ波和V6导联深S波（R

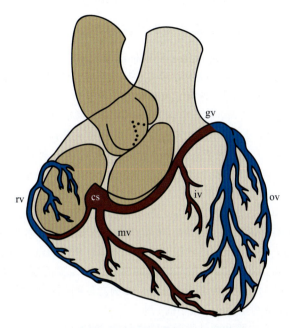

图27.3 冠状静脉系统示意图。cs.冠状窦；gv.心大静脉；iv.左下静脉；mv.心中静脉；ov.左钝缘静脉；rv.右心脏静脉

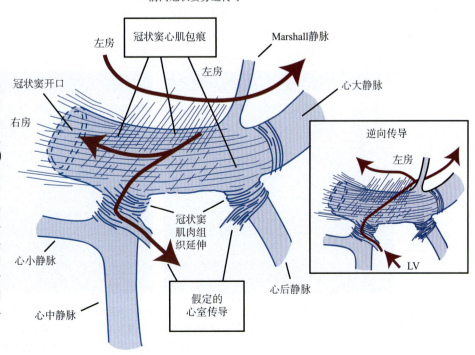

图27.4 冠状窦肌肉组织与左室心肌连接的解剖学基础示意图。冠状窦肌肉组织可在心中静脉、后静脉的近端形成延伸（CSE）。如果冠状窦肌肉组织与左（LA）或右（RA）心房肌也有联系，则形成折返性心动过速的基质（经许可引自Sun Y, Arruda M, Otomo K, et al.Coronary sinus-ventricular accessory connections producing posteroseptal and left posterior accessory pathways: incidence and electrophysiological identification.Circulation.2002; 106: 1362-1367.）

＜S）对CS成功消融的特异性可达99%，阳性预测率91%。这些心电图结果，以及既往消融失败的病例，提示术前明确冠状静脉解剖十分重要，通常采用CT扫描或逆行CS造影，随后进行精细标测有助于明确心外膜消融的成功靶点。无论心电图标准如何，也可能判断错误，实用方法是，有经验术者在感兴趣区域内仔细进行心内膜标测，如果常规心内膜标测无效，可改用其他方案。

冠状静脉系统的射频消融对消除心外膜旁道是成功且安全的（图27.5）。许多系列研究都证明，心内膜消融失败情况下，很可能存在CS心外膜旁道，可能为患者提供最佳治疗策略。导管消融后CS损伤的报道很少，可能是由于缺乏临床后遗症和CS狭窄的症状。然而，静脉内射频放电可导致内膜血栓形成、CS狭窄和急性闭塞、穿孔导致心脏压塞并破坏邻近结构。右冠状动脉及其房室结分支与MCV近端接近，和左前降支和左回旋支与心脏大静脉的交叉点，是消融过程中冠脉痉挛和心肌梗死的潜在部位。动脉损伤风险与消融部位与动脉的距离成反比，距离动脉2mm内损伤率为50%，距离3～5mm内损伤率为7%，距离动脉5mm以上的损伤率为0%。CS内发放射频电流前，应该谨慎进行选择性冠状动脉造影确定即将消融的部位与冠状动脉的关系，消融后也应该重新评估冠状动脉是否通畅。盐水灌注消融可以降低阻抗上升和血凝块形成，但考虑可以导致深度损伤，必须谨慎预防动脉损伤。寻找到合适的心电靶点前应按照高标准全面标测，包括旁道电位，可通过减少射频放电最大程度上减少并发症。传统射频消融无法消除旁道时可以考虑使用冷盐水灌注导管作为常规替代方法。消融失败可能与旁道解剖结构有关，如较宽旁道插入点或心外膜位置。相反，导管不稳定和组织接触不良可能导致放电能量不足。然而，盐水灌注消融不是仅有获益而没有风险，发放较高能量可能使心内膜下组织温度升高到100℃以上。这个温度下可以使血浆达到沸点和组织干燥，增加爆破、血管壁损伤和破裂风险。因此，应谨慎使用盐水灌注导管消融，要求功率限制为30W，温度不超过45℃，以减少爆破和穿孔风险。

对于邻近动脉分支的病例，冷冻消融是一种选择。CS内冷冻消融已成功用于消除心外膜后外侧旁道。与射频损伤相比，冷冻消融的内皮损伤和血栓形成风险更低。此外，外科经验和导管消融动物模型研究已经证明了邻近冠状动脉位置的冷冻消融的安全性。

经心包途径心外膜旁道的定位和消融

经皮心包途径的心外膜标测和消融已被用于一系列心内膜消融失败的心律失常基质消融，包括旁道。最初10个病例中，5例记录到心外膜最早激动，尽管其中3例是右心耳-右心室旁道。心外膜消融成功的病例只有3例。最近的一项病例系列研究入选了既往两次消融失败的21名患者，Scanavacca等同时应用心外膜（经心包剑突下途径）和心内膜途径更完整地标测最早激动点。AP位置分布如下：后间隔12例（57%），左侧游离壁和左后壁4例（19%），右后壁和右侧壁3例（14.2%）和前间隔2例（9.5%）。笔者认为心外膜路径能否消融成功取决于最早心内膜和最早心外膜标测激动点的相对时间。6例心外膜激动较早的病例，心外膜消融成功，包括3例右侧旁道中的2例，12例左后间隔旁道中的3例和4例左侧壁旁道中的1例。

心内膜和心外膜激动同样早的3例患者中，2/3例心外膜标测和消融成功。另外9例患者，心外膜标测后术者又回到心内膜进行更全面地标测，最后5例成功消融，3例心内膜和心外膜标测均不提前的患者消融失败。后两组12例患者中的4例接受了外科手术，体外循环支持下进行冷冻消融，其中1例切除了较大的CS憩室。

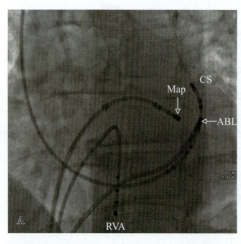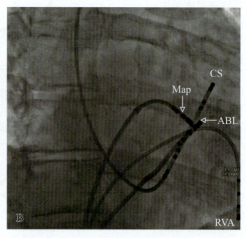

图27.5 冠状窦内射频消融，左前斜位（A）和前后位（B）。邻近二尖瓣环局部心肌电位最佳位置发放心内膜射频电流，未能消除旁道传导。消融导管（ABL）在冠状窦内识别出分离的旁道电位。该部位发放低功率（15W）射频电流后可在几秒钟内永久消除旁道。ABL.冠状动脉窦消融导管；CS.冠状窦；Map.心内膜消融导管；RVA.右室心尖部

间隔旁道

这种旁道部位需要特别考虑采用哪种消融方法减少潜在并发症。间隔旁道定义为心房插入点位于Koch三角。前间隔和中间隔旁道在邻近His束和房室结的间隔走行，与前者解剖关系密切。因此，手术分离或射频导管消融会增加房室传导阻滞风险，发生率可达36%。因此，对于这类旁道，如果没有药物难以控制的临床症状、前传有效不应期短或合并快速心房颤动，可以考虑推迟消融。

尽管存在风险，但多项研究表明，有效射频消融可阻断这些旁道，并且维持房室结传导。使用常规功率滴定式射频消融可成功消融，且房室传导阻滞风险低。放置His束记录导管作为参考，可以估计消融靶点与房室结间的距离。一旦确定合适靶点，且靶点上没有记录到His束，可以从10W功率开始放电。如果10～15s后旁道没有阻断并且房室传导无变化，则功率以10～15s 5W增加，并且持续关注房室结损伤早期指标（心房-His束时间延长或房室传导阻滞），加速结性节律或导管移位。许多笔者建议从低功率开始消融，以达到理想效果，同时尽可能减少损伤。全身麻醉下应用呼吸暂停方法有利于提高导管的稳定性。这种策略的成功，以及经常观察到导管机械损伤导致暂时旁道阻滞，证实这类旁道位于心内膜下表浅位置。

另一种替代方法是冷冻消融，其是否更安全也有一定争议。目前认为，冷冻消融具有损伤可逆，损伤范围较小，冷冻的组织黏附作用，使这种消融方式更有利于房室结附近旁道的消融。导管稳定性可确保准确定位病变，可逆性有助于消融前对靶点进行功能测定，以上两种优点的结合使永久房室结阻滞并发症发生率极低（图27.6）。这种技术在消融间隔旁道上相比传统射频能量存在优势，特别是在儿童和年轻人。

一些前间隔旁道靠近主动脉瓣的无冠窦（NCC），应用主动脉逆行途径NCC内消融可能是这些旁道的一种消融选择。由于右心房侧高位间隔消融存在高风险，因此，对于任何中间隔偏前的旁道，标测NCC的激动时间十分必要。几个病例报告中首先报道了NCC消融方法的安全性和有效性，部分病例是间隔侧消融失败后发现NCC较早心房激动时间，在此部位成功进行消融。Suleiman等最初报道NCC成功冷冻消融，随后病例提示冷冻消融失败后进行射频消融消除旁道传导。Balasundaram等采用这种方法成功标测和消融1例4月龄婴儿的前间隔旁道，并提供了一个极好的图说明NCC与前间隔的关系（图27.7）。His束进入心室后穿行于RCC和NCC之间。NCC位于房间隔上边界与右室流出道后部的交界处，是较高部位旁道消融的替代途径，可能距离旁道较近，而较右房高位间隔途径距离房室结更远。主动脉根部造影显示，右前斜（RAO）位下导管位于主动脉后部，左前斜位下His束左侧。心腔内超声（ICE）证明有助于指导消融导管进入NCC，然后向右和向后旋转接近旁道。Xie等的病例系列研究比较了7例以NCC作为间隔旁道消融首选途径和10例

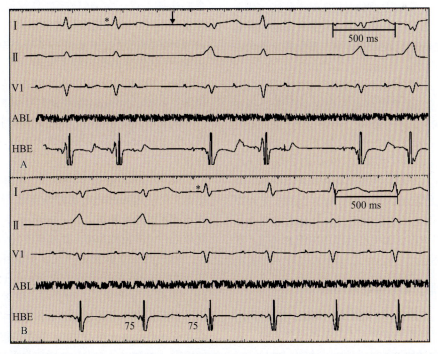

图27.6　前间隔旁道的冷冻消融。A.心房插入点的冷冻标测（−30℃）显示，复温过程中传导恢复的同时，观察到间歇性预激消失（*）和短暂房室传导阻滞（箭头）。B.进一步标测确定了预激消失时无房室传导阻滞（*）的部位，在该部分进行冷冻消融永久消除旁道。注意，预激消失后心房-His束间期（75 ms）保持不变。ABL.消融导管；HBE.His束电图

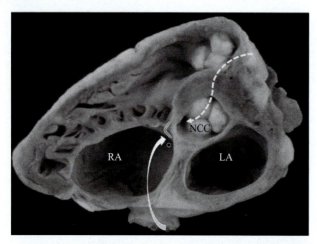

图27.7 横截面解剖样本,说明了NCC至高间隔旁道的关系。前间隔旁道由右心房和右心室流出道间的双线表示。从下腔静脉到右心房间隔上部的常规入路用实心箭头表示。黑点表示房室结的大概位置。虚线箭头表示进入NCC的逆行主动脉途径,对侧是主动脉窦部。NCC策略提供了一条通往旁道的替代路径,与经心房路径一样有效,但距离房室结更远。LA. 左心房;NCC. 无冠窦;RA. 右心房

右房间隔侧消融旁道的传统消融途径。NCC消融成功11例（11/12），间隔消融成功5例（5/12）。3例间隔消融患者发生短暂房室传导阻滞，这些患者随后在NCC消融成功，1例间隔消融患者发生晚期房室传导阻滞。Suleiman评估了3例NCC消融成功的旁道患者的心电图表现，发现这些患者V1导联Δ波存在一个小的正向偏转，而与右游离壁旁道患者的常见等电位线或负Δ波不同。他们还发现，Ⅲ导联Δ波相对位于等电位线，或正向成分小于Ⅱ导联Δ波，可能反映主动脉根部的位置偏右侧，并且提示Ⅱ导联反映向左传导，Ⅲ导联反映向右传导。

消融前间隔旁道的四个可能影响因素是心房、NCC、射频和冷冻，合理策略是首先对心电图进行初步检查，仔细标测间隔附近瓣环。如果心动过速或心室起搏过程中最早心房激动位于中间隔上方，也应标测NCC。如果NCC存在最早逆向心房激动和（或）AP电位，有证据表明在这个部位冷冻消融或射频消融是有效和相对安全的。如果NCC信号没有明显提前，无明显His电位，房间隔部分冷冻消融可避免动脉途径和主动脉根部操作的相对风险。如果房间隔冷冻消融无效，则考虑尝试NCC消融。

纤维三角（主动脉-二尖瓣连接消融）

尽管主动脉-二尖瓣连接和纤维三角具有纤维性质，一些局灶性心动过速和旁道可以在此部位成功消融，表明肌内纤维可能穿过原本被认为是以纤维为主的结构。横穿纤维三角的旁道是罕见的，标测和消融有一定困难。传统标测左右房室环无法找到最早激动点或存在多

个较早部位，与单个插入点不一致时，应考虑存在这种旁道，特别是电生理检查提示左前间隔或右前间隔旁道时。对流出道或Valsalva窦的精细标测常发现心室插入点，而不是传统房室环。左侧，可引导在主动脉二尖瓣连接消融。这些旁道的消融可能存在困难，因为心房插入点靠近房室结，和解剖上少见部位的心室插入点。可从右冠窦、左冠窦或主动脉瓣二尖瓣连接途径达到这些旁道，取决于心室插入部位。Valsalva窦内射频消融或冷冻消融应考虑以上问题（见第28章）。

心耳至心室旁道　大多数报道的心外膜旁道发生在CS憩室、MCV或心大静脉附近。心耳至心室旁道是公认的旁道连接的一种变异，其特征是形成连接心耳和心室基底部的心外膜途径，最常见右侧。心内膜射频消融可能无效，导致消融失败或旁道传导复发。

这种旁道类型的首次组织学发现是在一名WPW综合征儿童猝死后进行尸检后得到的。解剖右房室沟的过程中，发现了一条从右心耳下侧延伸到右心室的带状肌肉结构（图27.8）。这个结构内有一个带有肌肉的小囊袋，穿过心外膜脂肪，最终在距离三尖瓣环插入点约5mm位置进入心室肌。

提示这种旁道变异的特征：①预激提示右前或右前侧旁道；②右心耳逆向心房激动时间早于三尖瓣环；③心动过速时室房传导时间相对较长，提示较长心外膜途径，最早心室激动位于远离三尖瓣环1cm处；④三尖瓣环射频消融失败或一过性阻断旁道传导；⑤心耳内需要高能消融才能永久阻断旁道。

Arruda等报道了3例双向旁道，每例心耳处存在一个心房插入点，在646例接受导管消融的WPW综合征患者中不到0.5%。射频导管消融失败后，2例患者在远离瓣环的部位通过手术将心耳与心室分离，消除旁道传导。1例患者的旁道位于左侧，另1例患者的旁道位于右侧。第3例患者在右心耳尖进行射频电流消除旁道传导。同样，Milstein等在外科手术时观察到1例自右心耳基底部起始穿过右心室基底部脂肪垫，到达三尖瓣环以远至少10mm处的条状肌肉组织。横断组织后消除预激。

Soejima等也报道了射频导管消融成功的这类旁道。然而，当使用4mm电极消融导管时，心耳内发放射频电流导致阻抗频繁升高。通过8mm大头消融导管实现高能量放电并消除阻抗升高。盐水灌注导管也有类似优点。

无射线三维标测也简化了导管消融。笔者导管室对1例既往3次消融失败的患者使用这种方法。患者基线12导联心电图提示右侧旁道（图27.9）。电生理检查中，顺向折返性心动过速和心室起搏提示逆向最早心房激动位于右心耳（图27.10）。首次消融尝试使用4mm消融电极，但最后采用冷盐水灌注导管成功消融旁道。较宽旁道插入和类似多个分离旁道的肌肉束可增加消融的难度。这一特点肯定与既往消融失败有关。三维电解剖

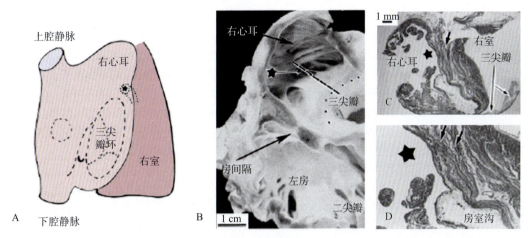

图27.8 A.显示连接右心耳（星号）底部至室上嵴附属连接的位置。B.切面分割心脏，从后部显示四个心腔。虚线表示C和D所示的组织切片水平。注意囊（星号和箭头）和三尖瓣环（点线）的距离。C.通过房室连接切面显示右心室上壁和旁道肌肉组织（箭头）的囊袋（星号）。D.放大这个囊袋，显示从囊壁到心室心肌的肌束（箭头）[经许可引自Heaven DJ, Till JA, Ho SY.Sudden death in a child with an unusual accessory connection.Europace.2000；2（3）：226.]

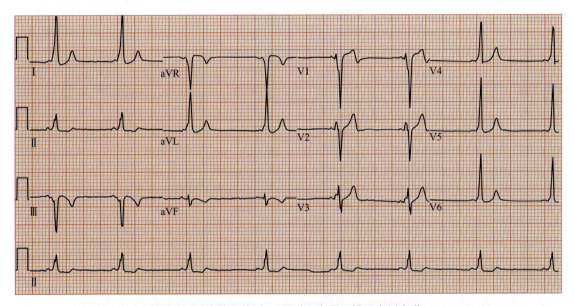

图27.9 窦性心律时12导联心电图，提示右侧旁道

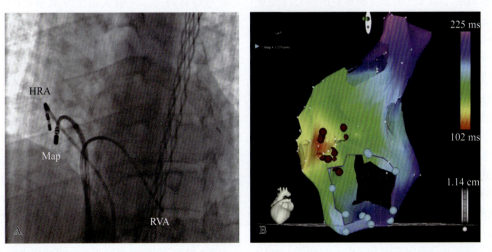

图27.10 A.标测导管在右心耳内识别成功消融旁道的靶点［左前斜（LAO）］。使用盐水灌注导管可发放更大能量，产生更大、更深的损伤，实现消除旁道传导。B.右室起搏时构建的右房电解剖激动标测图（LAO）。最早逆行心房激动位于右心耳（红色区域）。棕色标记提示消融部位。浅蓝色标记标明三尖瓣环。HRA.高位右心房；Map.消融导管；RVA.右室心尖部

标测对既往消融旁道后再次寻找最早心房逆传激动十分重要。

对于多次经心内膜消融失败的患者，有报道采用无射线标测指导下尝试经皮穿刺剑突下入路心外膜途径成功消融心耳-心室旁道。Schwekert等通过心外膜标测10条旁道中，3条是右心耳到心室旁道，均从心外膜途径成功消融。Mah等最近报道了左心耳和两例双心耳连接的3名儿童，均对心内膜消融无效，且旁道不应期均很短。对心内膜消融无效的心耳-心室旁道应考虑心外膜途径。

与心脏结构异常相关的旁道消融

旁道通常与多种结构性心脏病相关，包括Ebstein畸形、永存左上腔静脉（LSVC）、肥厚型心肌病和大血管转位。Ebstein畸形虽然少见，但却是最常见的、与WPW综合征有关的先天性心脏病。

1.Ebstein畸形　Ebstein畸形的特征是三尖瓣向右室心尖部移位，右心室真正三尖瓣环与间隔瓣叶和后瓣叶的异常附着之间出现心房化。心房化的右心室变薄和扩张，其余部分缩小。相关心脏异常包括卵圆孔未闭、房间隔缺损和右室流出道梗阻。

20%~30%的Ebstein畸形患者有房室折返性心动过速病史，且预激伴心房快速性心律失常与心脏性猝死有关。右束支传导阻滞（RBBB）较常见，与后间隔传导延迟有关，如果未见右束支传导阻滞应怀疑存在右侧旁道导致右室提前激动（掩盖RBBB）。

Ebstein畸形相关房室旁道通常位于右侧，位于三尖瓣环发育不良部位，常能记录到异常心内膜电图。X线下很难沿真正房室环定位的旁道，50%患者存在多个房室连接、三尖瓣反流，影响旁道的准确定位，破坏导管稳定性和组织接触。这些因素是导致Ebstein畸形相关房室旁道消融成功率较低的原因。既往外科手术的患者也可以进行导管消融，因为三尖瓣置换术后出现心律失常的患者已经证实可以成功消除旁道。

Cappato等报道了21例症状性房室折返性心动过速和Ebstein畸形患者的射频消融病例。34个旁道均位于右侧，大多数位于后间隔（9个）、后壁（10个）和后侧壁（10个）。10例成功消融所有旁道的患者中，沿着三尖瓣环的所有位置均记录到正常心内膜心电图。剩余11例患者中，后间隔和后侧壁区域沿心房化心室表面记录到连续碎裂电活动，伴多个尖峰，导致仅有1例患者能够进行常规心内膜旁道定位。所有其他患者都尝试通过右冠状动脉进行心外膜标测。进行选择性右冠状动脉造影，以评估血管大小和房室沟解剖。笔者使用一个导丝系统推进一个2F多极导管标测旁道电位，在导管缓慢撤退过程中，标测最早顺向心室和逆向心房激动。然后将心内膜标测导管放置于与心外膜电极对记录的解剖位置和心电图记录最匹配的心内膜部位，发放射频能量。通过这种方法，5例患者消除旁道，剩余患者由于血管走行不良而无法进行标测辅助旁道定位。

总的来说，Cappato等报道76%患者旁道消融成功，与之比较，没有Ebstein畸形情况下，右侧旁道消融成功率为95%。导致成功率下降的因素：①异常的三尖瓣环解剖导致导管稳定性差及组织接触不良；②心房化心室记录到碎裂激动电位，导致无法识别旁道电位和最早顺向心室和逆向心房最早激动。

另一组报道的5例患者中，强调房室环电位定位的重要性，强调应记录平衡的心房、心室电图。最初标测到解剖瓣环向下移位缺少短房室间期或旁道电位的平衡电位。在右冠状动脉导丝引导下重新定位消融导管到真正房室环，寻找成功消除旁道的电图。所有房室连接均位于右侧后壁、后侧壁区域。

Reich等报道了Ebstein畸形患者中进行射频消融的儿科病例，其中包括59例旁道介导的心律失常。33%的患者存在多个旁道，96%患者旁道位于右侧。79%右侧游离壁旁道和89%右侧间隔旁道消融成功。并发症发生率很低，包括1例因完全房室阻滞需要置入永久性起搏器的患者。有报道显示，2例Ebstein畸形患儿接受旁道消融治疗后发生冠状动脉闭塞。必须认识到，很大比例Ebstein畸形患者需要多个基质消融。Roten等在32例Ebstein畸形患者中消融了34个旁道，8个房内折返性心动过速，5个三尖瓣峡部，2个局灶性房性心动过速，和房室折返性心动过速。

电解剖标测技术可帮助传统标测失败后的旁道定位。构建右房电激动图可明确房室电连接，此处心内膜上可记录平衡的心房和心室电图。这种方法类似使用右冠状动脉作为解剖标志，但不需要冠状动脉器械并避免相关风险。

2.永存左上腔静脉　胚胎发育过程中左侧主静脉的退化失败导致永存左上腔静脉（LSVC）。它是最常见的全身静脉畸形，一般人群中发病率为0.5%，先天性心脏病患者中发病率为4%。相关心脏异常有房间隔缺损、法洛四联症、心内膜垫缺损、部分肺静脉异常连接。

单独LSVC在心耳和左肺静脉间进入左心房，提供直接进入左侧心脏的途径。很少伴右上腔静脉完全缺失，仅允许经股静脉进入右心系统。另外，与冠状窦吻合形成左上腔静脉-冠状窦瘘，作为全身静脉回流到右心房途径。这种情况下，由于血流量增加导致CS明显扩张。少数情况下，冠状窦口闭锁导致其无法连接右心房；因此，冠状静脉血液流入左锁骨下静脉。

冠状窦异常与房室旁道同时存在，旁道介导心动过速患者（4.7%）较房室折返性心动过速患者（0.6%）多见。这些异常包括冠状窦垂直成角、发育不全、狭窄和永久LSVC-冠状窦瘘。此外，冠状窦畸形在解剖学上与旁道位置有关，常妨碍放置冠状窦导管。

虽然超声心动图检查可能显示CS扩张，但LSVC-冠状窦瘘通常是电生理检查时进行冠状窦导管置入时发现的。当进入导管时，左锁骨下静脉导管通过左胸部异常下部通路到达心脏后部。或当导管通过股静脉或右颈内静脉进入时，可以发现冠状窦到左锁骨下静脉的通道（图27.11）。无法将导管送入冠状窦应怀疑冠状窦口闭锁。

虽然患者无症状，LSVC-冠状窦瘘可能使左侧旁道导管消融变得复杂。由于冠状窦标测导管的过度运动和电极接触不良，血管的海绵状性质可能影响精确旁道定位。另外，CS可能位于距离二尖瓣环较远位置。需要改良方式进行成功旁道消融。最后，如果冠状窦不能用于指导消融，必须采用单导管技术，仔细标测二尖瓣环。

下腔静脉中断及变异

对于下腔静脉中断的患者，任何部位的导管消融都需要替代通路。常用替代方法是通过超声引导从颈内静脉进入，以提高对颈内静脉通路缺乏经验术者的安全性。可通过无射线标测、可调弯鞘和普通长鞘（可能取决于靶点）增强导管稳定性和导管操作。通过上腔静脉房间隔穿刺（Baylis，SupraCross，Mississauga，Canada）的左室心内膜心脏再同步化治疗（CRT）促进上腔静脉入路的房间隔穿刺。锁骨下静脉长期以来一直被用作诊断导管的通路，可为无法通过上部路径消融的可调弯鞘提供足够直径和可压迫性。

另一种方法是通过肝穿刺途径从下方接近（图27.12）。显然，后者更适合标准导管操作，但更不熟悉血管通路。笔者所在中心介入放射科医师具备提供这种入路的经验和技能。其他诊断导管可通过颈内静脉或锁骨下静脉放置。

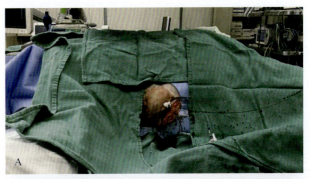

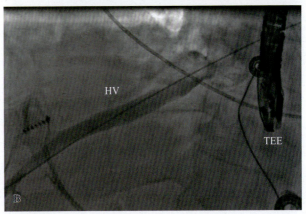

图27.12 下腔静脉中断患者可经肝静脉入路。A.皮肤入路。B.导丝通过肝内静脉（HV）进入右心房。注意经食管超声心动图（TEE）探头指导房间隔穿刺，由于进入右心房（RA）的通道有限，无法进行心内超声检查

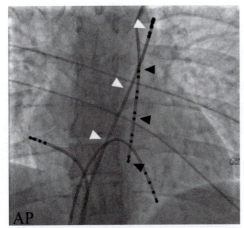

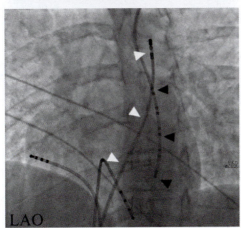

图27.11 永存左上腔静脉及其相关冠状窦瘘的前后（AP）位（A）和左前斜（LAO）位（B）透视图像。从左锁骨下静脉（黑色箭头）进入的10极标测导管提示左胸至心脏后方的异常路径。可调弯导管从下腔静脉（白色箭头）经入口进入冠状窦，证实瘘管连接存在。冠状窦的海绵状特性是提示瓣环与导管存在距离，用白色和黑色箭头表示。导丝无法从右锁骨下静脉进入右房，证实本例伴随右上腔静脉缺如

非典型结构旁道消融

1.多旁道 据报道，结构性心脏病患儿中，多旁道发病率为3%～15%，最高可达10%。根据导管标测时的大概距离，房室连接处旁道距离为1～3cm时被定义为多旁道；然而，很难鉴别多旁道与较宽的心房或心室插入或斜行旁道。多旁道常为单侧，最常见的是两条旁道。多旁道相关临床因素是Ebstein畸形和既往预激性折返性心动过速病史。多篇报道也提示多旁道在右侧游离

壁和后间隔旁道患者中发生率较高，可能与三尖瓣纤维环内存在多处不连续有关。

可以使用电生理参数鉴别多旁道和单旁道。多旁道为复杂折返环提供基础，可能产生多个心房波峰和折返性心动过速时发生心房颤动。此外，旁道有效不应期较短和房颤期间RR间期＜250 ms反映了这些患者异常快速旁道传导。旁道传导加强和频繁发生的心房颤动可能增加恶化为心室颤动和心脏性猝死的风险。

电生理检查中多旁道的定义：①心房起搏或心房颤动中不同预激存在不同Δ波形态和心室激动模式；②右室起搏或顺向型折返性心动过速不同心房激动顺序；③以第二条旁道作为逆传支的预激性心动过速；④比较顺向和逆向折返性心动过速，评估认为旁道心房和心室插入端不匹配（距离＞1 cm）；⑤由顺向型转变为逆向型折返性心动过速，反之亦然。一些旁道在基线电生理检查中无法识别，只有射频消融成功阻断主要旁道后才显露出来。

一些发表的系列文章已经证明多旁道消融安全有效，成功率86%～98%。许多报告显示，成功率与单旁道患者相似，而也有一些研究没有得到以上结果。然而，多旁道消融手术时间、放射暴露时间和消融数量都明显增加。也有报道称多旁道复发率较高，8%～12%不等。

临床实践中，如果不能识别多旁道，可能会导致首次消融失败或心动过速复发。多极冠状窦标测导管除收集二尖瓣环多个位置的心房和心室激动外，还提供有关V-A间期的详细信息。这对消融左侧旁道是至关重要的，多旁道常位于房室瓣环的后壁和外侧壁，是冠状窦导管的可及范围。很容易识别消融过程中细微激动变化（图27.13）。多极导管标测三尖瓣环不方便，但可用放置在三尖瓣环附近的多极Halo导管标测。如果无法识别细微激动改变，如局部V-A间期延长或体表Δ波形态改变，在多旁道情况下进行放电是无效的。

为降低初次消融失败率，强调以下关键点：①最佳电图时间和形态位置放电失败应怀疑多旁道；②在该位点放电前应仔细检查局部VA间期或Δ波形态变化；③应仔细重新标测房室连接部分，如果发现任何较早激动点或存在旁道电位的新部位，提示存在不同旁道。应重复上述步骤，直到消除所有旁道。这种情况下，射频消融时仔细观察十分重要。

尽管采取以上精细标测方法，仍反复发作心动过速。复发性心动过速，虽然最常见原因是旁道传导恢复，但也有可能是其他心动过速机制。一组1280名接受旁道消融的患者中，4.2%患者因旁道传导恢复而出现临床症状复发。0.7%患者因既往未识别的旁道导致症状复发，随后在远离初始靶点的解剖部位消融成功。这些潜在旁道通常是隐匿的，在最初手术没有识别，提示间歇传导。复发心动过速也可能与标测导管机械压力或射频电流导致短暂传导中断有关。这些发现有力地支持使用异丙肾上腺素进行完整诊断性电生理检查的建议，以确认表面消融成功后旁道传导消失。

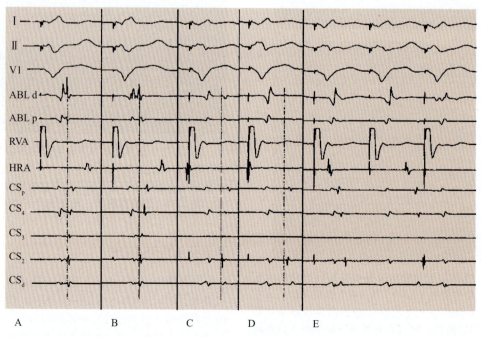

图27.13 对多个隐匿旁道进行射频消融。消融导管位于二尖瓣环附近，右心室起搏时最早记录的逆行心房激动（垂直虚线）位置。A～D图为每次放电前腔内电图。随着旁道的逐渐消失，可观察到局部V-A间期和逆行心房激动顺序的细微变化。沿二尖瓣环后侧壁和侧壁共识别四个分离的插入点。发生VA阻滞预示消融成功（E）。ABL.消融电极；CS.冠状窦；d.远端；HRA.高位右房；p.近端；RVA.右室心尖

2.斜行旁道 通常认为房室旁道沿垂直于房室沟的路径走行,顺向型房室折返性心动过速或心室起搏时,旁道部位产生最短VA间期。这个位置是旁道消融的最佳靶点。然而,多项研究结果表明,旁道常是斜行路径。

Jackman等将多极标测导管送入冠状窦,确定左侧游离壁和后间隔的旁道电位。通过沿冠状窦标测旁道电位,左侧旁道中87%存在斜行路径;心房插入端位于心室插入端近端(靠后)4～30mm处(中位数14mm)。

斜行旁道也可通过改变心室和心房起搏波峰方向导致局部VA间期或AV间期变化来识别。87%的单独左侧或右侧旁道进行导管消融的患者中观察到局部激动改变。右侧游离壁旁道患者中,将多极(20)电极导管放置于CS或三尖瓣环周围记录局部心房和心室激动信号。根据最早记录的逆行心房激动位置,选择两个心室起搏点,分别产生顺时针和逆时针波峰传导到旁道。同样,沿瓣环在最早前向心室激动部位,选择两个心房起搏点改变心房激动方向。

从心室端方向扩布而来的心室波产生较短的局部VA间期,因为沿旁道激动早于心室波峰同时行进的最早心房激动点(图27.14A,CS_2)。因此心室电位常掩盖旁道电位,与心房电图重叠,掩盖最早心房激动。相反,反向传播的波峰产生较长局部VA间期,因为心室波峰到达旁道心室端前必须经过最早心房激动电位(图27.14B,CS_2)。这个反向波峰显露旁道电位和心房激动顺序,从而明确最佳消融靶点。同样,心房端方向的心房起搏可产生短的局部AV间期(图27.14C,CS_4)反向波峰延长AV间期,暴露旁道电位和心室激动顺序(图27.14D,CS_4)。

一项有关隐匿左侧旁道研究中,Yamabe等将心室插入点与相应心房插入点进行比较,CS内记录的最早逆向心房激动为心房插入点。二尖瓣瓣下起搏过程中,测量最短刺激-心房间期(Stim-A)可确定心室插入点。49%患者中,许多观察结果提示为斜行旁道。首先,最短Stim-A部位与最早记录逆行心房激动部位在X线透视下不一致。这些患者中,最短Stim-A部位的Stim-A间期明显短于最早逆行心房激动对应的心室侧。其次,心动过速时,最短Stim-A部位比最早逆行心房激动点的体表QRS波起始到逆行心房电图(QRS-A)间期更长。所有患者最短Stim-A间期对二尖瓣环心室侧射频消融可阻断旁道。

在心房和心室插入点之间的任何部位放电,都可以成功消除旁道,尽管以孤立旁道电位为靶点可得到最高消融成功率(图27.15)。由于心室连接处电图模糊、重叠,以及AV环不同心肌插入点导致识别旁道电位存在困难,使消融斜向旁道存在困难。推测为垂直旁道可能导致选择不恰当或次选的消融位点,提出在准确数据指导下选择消融部位的重要性。具体来说,逆向标测中最

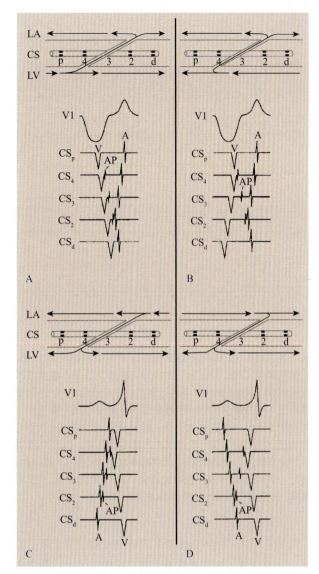

图27.14 斜行旁道激动。从相反方向前向和逆向激动斜行左游离壁旁道示意图。A.B.分别显示从近端到远端方向和从远端到近端方向激动心室插入点。C,D.分别代表从远端到近端和从近端到远端激动心房点。注意当旁道在传导路径上以与传导方向相反方向激动时,电图各组分分离。A.心房电位;CS.冠状窦;d.远端;LA.左心房;LV.左心室;p.近端;V.心室电位(经许可引自Otomo K, Gonzalez MD, Beckman KJ, et al. Reversing the direction of paced ventricular and atrial wavefronts reveals an oblique course in the accessory AV pathways and improves localization for catheter ablation. Circulation. 2001; 104: 550-556.)

早心房激动可很好地识别心房插入点,而在前向标测中对应瓣环的最早心室激动点可很好地识别心室插入点。在这些部分或记录到分离的旁道电位位点进行消融可获成功。

3.不典型旁道 射频导管消融失败的原因可能是旁道走行的复杂性。具有不典型性走行方向的旁道和与希浦系统相关连接认为是旁道变异(表27.2,图27.16)。

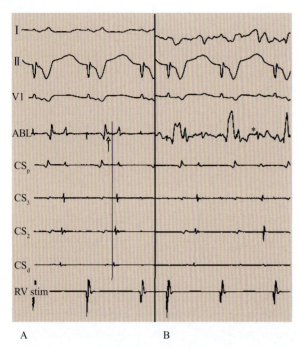

图27.15 左侧斜旁房室旁道标测和消融时心内记录。A.消融导管（ABL）位于二尖瓣环心房侧，记录心室起搏时逆行激动。心室和心房电图（箭头）间记录到一个分离旁道电位。注意最早逆行心房激动位于远端冠状窦（垂直线），明显早于消融导管部位的记录。消融导管记录的心房激动与冠状窦近端激动一致。B.此部位发放射频电流，几秒内旁道传导永久消失，表现为心房激动顺序改变（心房）。消融后，邻近心室电图的分散旁道电位消失。ABL.消融导管；CS.冠状窦；d.远端；p.近端；RV stim.右室刺激

表27.2 旁道变异

旁道与His束连接
　　房束
　　心房-His束
　　结室，结束
　　束室
　　不典型走行旁道
　　心外膜旁道
　　冠状动脉窦
　　心耳到心室
　　通过纤维三角区的旁道
　　其他
旁道与His束的连接
　　房束旁道
　　心房-His束
　　结室，结束旁道
　　束室
不典型走行旁道
　　心外膜旁道
　　CS肌肉组织相关旁道
　　心耳与心室连接
　　穿过纤维三角区旁道（主动脉-二尖瓣连接）
　　其他

如上所述，结外旁道中解剖学明显旁道变异是心耳和心室基底部之间的心外膜连接。这种情况下，旁道通常位于三尖瓣或二尖瓣环以远，从左心耳或右心耳基底部的心房插入端横跨心外膜脂肪到达心室基底部。房室环处自心内膜发放射频电流无效，或仅能一过性阻断旁道传导。心耳内标测到逆传心房激动早于三尖瓣环处，也可能明确旁道电位。传统方法沿瓣环标测由于无法识别心房和心室插入端，导致消融失败。

通过导管消融和外科手术可成功消除左、右心耳至心室旁道。一例儿科病例中，由于考虑邻近这些旁道的冠状动脉的潜在损伤，非灌注导管消融失败后，外科手术优于冷盐水灌注消融。尽管可以到达心外膜的一定范围，经皮心外膜导管消融仍然十分困难，由于旁道常位于心耳基底部，导管常难以到达，尽管也有成功心外膜消融的病例报道。文献报道了多例心内膜灌注消融成功病例，一些病例为心耳基底部的单次消融，而另一些病例则需要从心耳尖部向基底部移动。尽管灌注导管消融克服了非灌注导管在低流量区域出现的阻抗升高，考虑到心耳穿孔的风险，放电时一定十分小心，建议使用压力接触导管。

如前所述，由于心外膜位置不同，后间隔和左后旁

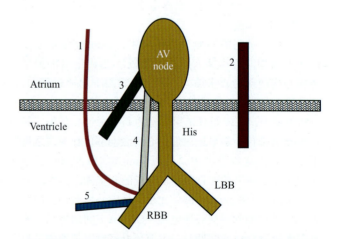

图27.16 变异型心内膜房室连接示意图。1.房束旁道；2.房室旁道；3.结室旁道；4.结束旁道；5.束室旁道。LBB.左束支；RBB.右束支

道可能需要通过CS消融。瓣环心内膜放电失败后应在CS内寻找高频电位，可能对应于旁道电位，已经心房和心室激动是否早于心内膜。谨慎的射频消融或冷冻消融均可能成功地阻断旁道。

不典型旁道的其他类型包括插入右室流出道和左室

流出道附近的不典型旁道。这种类型的变异旁道最初来自笔者所在团队的报道，包括一个右室流出道区域存在心室插入的前间壁旁道。除在传统房室环部位标测困难外，这种类型旁道的预激形态与心室流出道起源室性期前收缩一致，与典型基底部形态不同。对第2条旁道心室插入点的再次标测显示出左束支传导阻滞，电轴向下的预激形态（图27.17），明确最早激动位于右室流出道前间隔，局部激动提前体表Δ波10ms（图27.18）。逆行方向标测，心房插入位点邻近房室结，但远离三尖瓣环（图27.19）。冷冻标测有助于明确心房插入点，射频电流消融阻断旁道传导。

如前所述，随后报道证实旁道可位于左室流出道，包括主动脉-二尖瓣连接（图27.20）和冠状动脉窦。主动脉二尖瓣连接处旁道通常在Ⅰ和aVL导联Δ波正向或等电位线，导联V1负向，下壁导联正向。主动脉二尖瓣连接处AP参与的逆向型折返性心动过速时的逆向P波，Ⅰ和aVL导联为等电位线或负向，下壁导联为正向。经主动脉逆行和穿间隔途径均有成功消融的报道。虽然无冠窦逐渐被认为是一种消融His束旁道的潜在选择，但也有证据表明，罕见情况下，旁道可能包含冠状动脉窦本身，因为既往有两篇报道成功消除左冠状动脉窦旁道。其中一篇报道，逆向型房室折返性心动过速发作时其QRS形态与左冠窦起源室性心动过速一致。

虽然少见，但这些病例说明了仔细的电生理学检查和准确解读所有数据的重要性。如果房室环心内膜标测或消融无效，应考虑不典型性旁道。

新技术

非透视标测系统

过去10年，复杂消融手术如心房颤动和室性心动过速中广泛应用的非透视标测系统已用于消融旁道。虽然本身不是新方法，但使用非透视标测消融旁道是值得考虑的。既往病例报道或小样本研究报道了所有位置的旁道消融，无论是否合并先天性心脏病。非透视标测的优点是可以对所有消融点进行标记，其优点是显而易见的，但很难证明。较大病例系列研究，特别是儿科病例中，明显减少了透视时间，但是对总体成功率无明显影响。这可能反映传统标测和消融技术的成功率已经很高。减少患者、工作人员和操作者的X线暴露是重要目标。

最近，一项对接受WPW消融治疗的651例儿童的大型回顾性多中心研究显示，使用三维非透视标测系统可提高急性成功率（97% vs.91%）。这些病例中，患者的平均年龄为13岁，旁道分布广泛。左侧旁道比例较低（39%），仅有4%患者有既往消融史，其复发率（5% vs.9%）和并发症发生率无差异。多变量分析显示，使用三维标测系统是消融成功的唯一预测因素（OR 3.1，95% CI，1.44～6.72；$P < 0.01$）。其中9%的先天性或结构性心脏病患者中，结果趋向于一致，但却无统计学意义（92% vs.88%，$P = 0.6$）。有趣的是，使用冷冻消融往往成功率更低（OR 0.6，95% CI，0.43～0.85；$P < 0.01$）。既然我们已经证明非透视标测可减少放射线

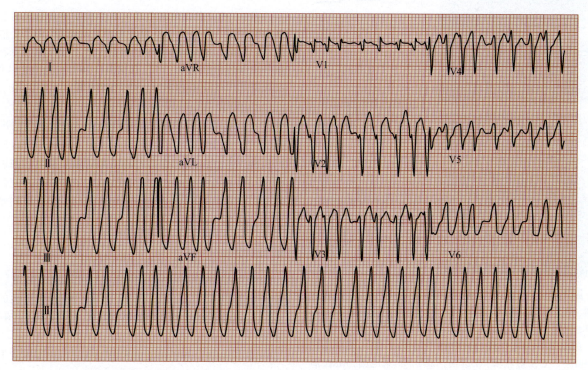

图27.17 12导联电图记录预激性心房颤动。R波移行提示右侧旁道，Ⅰ、aVL导联QS波提示左侧旁道的一种少见预激图形。左束支传导阻滞伴电轴向下的QRS波形态提示右室流出道预激

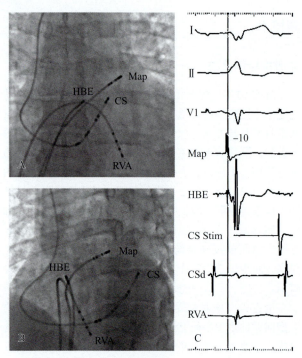

图27.18 冠状窦处起搏过程中通过最早心室激动确定的心室侧旁道插入位置（A.前后位；B.左前斜位）；心内电图显示消融导管处的心室激动比体表 Δ 波提前10ms。CS.冠状窦；d.远端；HBE.His束电图；Map.消融导管；RVA.右室心尖部；Stim.起搏部位

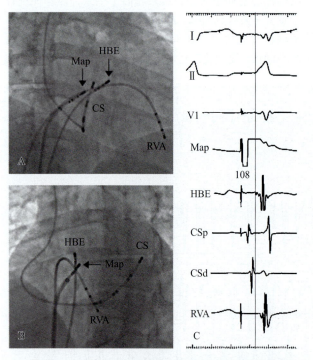

图27.19 刺激-Δ波起搏标测确定心房侧旁道插入位置（A.右前斜位；B.左前斜位）。提示旁道解剖学位置与His束电图记录的位置邻近。冷冻标测和射频消融过程中，成功消除旁道位置心内电图"刺激-Δ波"间期最短（108ms）。CS.冠状窦；d.远端；HBE.His束电图；Map.消融导管；p.近端；RVA.右室心尖部

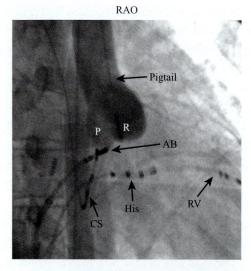

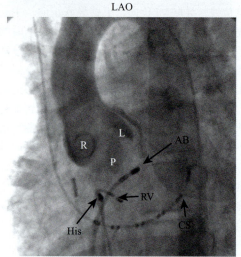

图27.20 成功消融主动脉二尖瓣连接处隐匿旁道时各导管位置。将猪尾导管放置在右主动脉瓣（R）处进行主动脉造影。经穿间隔途径将消融导管（AB）放置在左冠窦和后窦或无冠窦处。CS.冠状窦；His.His束导管；LAO.左前斜位；RAO.右前斜位；RV.右室导管

暴露并提高手术成功率，其应该成为这些人群的标准治疗方式。完全可以将以上数据用于成人旁道消融，但是目前缺乏相关研究。许多中心通常使用非透视标测进行旁道消融，而其他中心将这种技术用于复杂心律失常基质和困难病例，尤其是用于再次手术和先天性解剖异常的困难病例。

接触压力

导管技术的进一步发展使人们可以从消融导管顶端测量接触压力。已被证实会影响心房颤动消融的预后。人们对旁道消融的接触压力技术已经进行了小样本研究。

最近刚刚发表的研究回顾性分析了102例以室上性心动过速为主的小儿患者接受接触压力消融情况。术者选择使用接触压力技术或其他替代消融方法，包括冷冻

消融。其中58例使用接触压力导管，包括标准射频消融在内的44个病例中选择替代消融方法，包括一些逆行主动脉消融左侧旁道的（$n=16$）手术，由于对导管硬度的考虑，使用了标准射频消融导管。另外，消融房室结附近旁道病例中通常选择冷冻消融（$n=13$）。这项研究提供了许多针对室上性心动过速使用接触压力消融的病例。所有病例使用的接触压力（几乎完全<10 gms），远低于TOCCATTA（用于导管消融的Touch＋™）研究中的压力（>20 gms），而成功率更高。通常，导管较高的接触压力，AVNRT消融期间可产生更大消融病灶和更高的旁道消融成功率，在AVNRT消融中交界性心动过速的频率更快。然而，随访结果提示，这种技术没有提高手术成功率。实际上，这项研究检验效能不足，接触压力组（10% vs. 5%，$P=0.4$）的复发率更高，笔者将其归因于术者的学习曲线。因此，压力接触导管能否为室上性心动过速基质消融（包括旁道，甚至是先天性心脏病患者）提供实质性进展尚不清楚。

已经证明，更大接触压力可以产生更深的局部消融灶。再结合功率和时间进行分析，所有其他参数（如导管稳定性）都相等的情况下可以合理预计消融灶的深度。因此，接触压力的优点在位置较深的旁道（如心外膜旁道）病例中得以显现，而不是表浅不需要透壁消融的旁道，如前间隔慢旁道。这项技术的优势仅能在部分病例中显示。

针对再次消融患者的操作建议

首次消融成功后即刻失败或复发的病例可能需要重复消融。患者可能来自其他电生理室，或可能在同一家机构再次治疗。无论如何，要有系统方法来确定其影响因素并制定适当的消融策略，这对于提高手术成功率至关重要（表27.3）。

虽然最主要的即刻消融失败的原因是技术原因，但不可否认一些失败与人们认知不足有关。旁道定位不正确和心动过速误诊是消融失败的另一个最常见原因。因此，彻底回顾所有已知信息，包括临床病史，窦性心律和心动过速时12导联心电图，以及初步电生理检查的结果，都是至关重要的。从推荐医师的来信可以了解相关技术信息，包括难以到达的靶点，导管不稳定性或房室结周围消融。

明确心动过速诊断是处理再次消融患者中最关键的一步。这只能通过完成"完全重复"诊断性电生理检查来实现。与既往结果不一致的新发现可能找到既往消融失败的基础。如果能够验证心动过速机制，可以保证旁道定位和再次消融。值得重视的是，窦性心律时最大预激及难以诱发心动过速应怀疑既往误伤房室结，尤其对于前间隔或中间隔旁道。因此，基线电生理检查明确房室结功能的完整性至关重要，因为顺向旁道可能是心房和心室之间的唯一电连接，消除它会导致完全房室传导阻滞和起搏器依赖。

靶点不稳定或难以到位可以采用以下方法：使用特殊血管长鞘、不同弯型和远端结构的消融导管、一种替代消融方法（如主动脉逆行与穿间隔途径），或由另一

表27.3 理想电图位置消融未成功的建议

重新评估电图

- 快速偏转前，电图上存在远场活动表明需要更准确的旁道定位
- 与双极电图的快速偏转相比，使用单极电图有助于确定理想时程
- 可能对近似A和V电图错误解读
- 评估并比较窦性心律、A或V起搏时局部A和V激动
- 从A到V移动，阐明A和V激动时间（特别是右侧游离壁，A和V可能会重叠在一起）
- 起搏刺激将假定旁道电位与A和V电图分离（分段电描记图时很有用）

不稳定

- 使用长鞘或不同弯型的导管进行重新标测以提高稳定性
- 考虑一种替代途径：AVRT期间比较上腔静脉或下腔静脉入路，逆行主动脉或穿间隔入路。防止射频消融终止心动过速时导管移位
- 冷冻消融

考虑其他途径或可能

- 后间隔旁道
- 可能在左侧或心外膜，可能通过冠状窦入路
- 不典型旁道和非房室环的房室旁道
- 远离房室瓣环的位置进行标测（如心耳，流出道，Valsalva窦）

高风险消融目标

- 消融靶点邻近房室结或冠状窦内
- 考虑冷冻消融

可能被忽略的情况

- 可能有多个旁道
- 如果电图时程或QRS波形态存在细微变化，则上报发放射频能量情况，然后重新标测和重复操作
- 旁道传导的一过性消除
- 消除时间是消融导管接近旁道的优良指标
- 不稳定性：与前面所述相同

多旁道

- 仔细再评估激发前的模式或由多个起搏部位（心房和心室）产生的逆行心房激动
- 深部位置或心外膜位置
- 考虑使用盐水冲洗导管

名术者尝试。盐水灌注导管可以产生更大、更深的消融灶来消除心外膜旁道或密闭空间（如冠状窦）内发放射频消融的热能。此外，冷冻消融可提高危险位置消融的安全性（如在房室结周围或冠状窦内旁道及其分支）。

幸运的是，消融成功后出现极其罕见的依然无法消除旁道传导并复发心动过速的情况是对房室折返性心动过速的治疗干预导致的。在这种情况下，坚持和耐心治疗至关重要。

[昆明医科大学附属延安医院（云南心血管病医院） 李绍龙
西安市第三医院 张 磊 译]

第七部分

室性心动过速的导管消融

第28章

流出道室性心动过速的消融

Jackson J. Liang, Elad Anter, Sanjay Dixit

> **关键点**
> - 流出道室性心动过速包括右心室流出道（RVOT）、左心室流出道（LVOT）、主动脉窦、肺动脉和相应心外膜起源的心动过速。
> - 流出道室性心律失常的机制通常是触发和局灶，因此消融靶点为最早的激动部位。
> - 电解剖标测系统可增强对流出道心动过速的标测。计算机断层扫描（CT），心腔内超声及冠状动脉造影是冠状动脉窦、心外膜室性心动过速标测和消融的重要辅助手段。
> - 为安全、有效消融流出道室性心律失常，有必要全面了解流出道的解剖结构及毗邻。
> - 流出道心动过速消融的挑战包括不能诱发的心动过速的标测和消融，以及由于解剖限制而难以从目标区开始的心动过速消融［包括左心室顶部、希氏束旁和（或）间隔内］。

室性心动过速（VT）通常发生在器质性心脏病的患者中，通过心电图、心脏超声和冠状动脉造影等诊断技术，有近10%患者没有发现心肌损伤的证据。这些心律失常被称为特发性室性心动过速（IVT）。

IVT的分类基于心室起源部位、心律失常的形态学特征（QRS波形态和心电轴）、心动过速的临床类型（反复性、非持续性或持续性）、对儿茶酚胺依赖的证据和对药物的反应。通常情况下根据临床病史，结合心律失常对程序刺激、腺苷、维拉帕米和普萘洛尔的反应有助于鉴别不同类型的IVT。

本章简要论述特发性流出道心动过速共有的发病机制和临床表现，重点探讨这些心律失常的解剖和心电图定位，以及目前的消融策略。

发病机制

IVT最常见的起源部位是流出道。早期的研究表明，流出道心律失常多起源于右心室流出道（RVOT；70%），少数（20%）起源于主动脉窦，但在最近更多报道中提示这一比例呈均等分布。少数患者（约10%）的心律失常起源部位可以在左心室基底部、肺动脉或左心室心外膜。

特发性流出道心动过速通常表现为以下三种临床表型：反复单形性室性期前收缩（PVC，最常见），非持续性单形室性心动过速或运动诱发性持续性室性心动过速（最不常见）。三种临床表型的重叠相当多见，如在运动或输注异丙肾上腺素期间，反复单形性室性期前收缩患者可进展为短阵室性心动过速或持续性室性心动过速。对一种临床表型的心动过速进行消融若能消除其他两种表型的室性心律失常，提示三种表型代表着相同的局灶。

特发性流出道室性心动过速的显著特征是可被腺苷和维拉帕米终止。Lerman及其同事证实，最常见的特发性流出道室性心律失常的机制是儿茶酚胺引起的后除极介导的触发活动。儿茶酚胺刺激β肾上腺素受体导致细胞内环磷酸腺苷（cAMP）和Ica, L的活动增加，使肌质网自发释放Ca^{2+}，激活时内向瞬时电流（I_{ti}）导致后除极。由于激活腺苷酸环化酶和I ca, L对cAMP介导的触发活动至关重要，所以触发的心律失常对多种电-药理的变化敏感，如β受体阻滞剂、钙通道阻滞剂、迷走神经刺激和腺苷等。腺苷对VT的影响机制是特异的，仅可终止由cAMP介导的触发活动引起的室性心律失常。

临床表现

根据梅奥诊所（Mayo clinic）最近进行的一项基于人群的研究，该研究分析了2005～2013年Olmstead县被诊断为IVT的患者。IVT在一般人群中的发病率随着时间的推移而增加。这些心律失常最常见年龄为30～60岁。尽管有症状的PVC在女性中更常见，但持续IVT在男性和女性之间的分布均等。有趣的是，RVOT心律失常在女性患者中更常见，而起源于主动脉窦的心律失常在男性中更常见。在两个系列研究中（其中一个来自作者的机构），70%的RVOT VT患者是女性，而主动脉窦部VT患者中约70%是男性。

特发性流出道心律失常最常见的临床表型是反复单形性室性期前收缩（PVC）。心悸是最常见的症状（48%～80%），患者常感到的孤立、有力的心脏搏动，其通常是由PVC之后正常心跳的心搏量增加所致。在至少为中等负荷的PVC患者中常见乏力和精神萎靡等症状。这可能是由于在PVC期间无效的心室收缩产生的室内压不足以使主动脉瓣开放，从而导致心排血量降低

（基本上通过PVC后正常的每搏输出量的增加来缓解）。在25%～50%的患者中可以观察到头晕的症状，而真正的晕厥是罕见的（10%）。晕厥通常发生在室房逆传的患者中，可能是触发压力感受器反射活动所致。

运动试验诱发的VT中约70%的患者表现为持续性IVT，仅有10%的患者表现为反复单形PVC。前组中大体的反应有两种，分别是：①运动期间发作VT；②在恢复阶段发作VT。通过药物作用获得相似的结果，静脉滴注异丙肾上腺素在大多数患者中容易诱发特发性流出道VT，但在少数患者中室性心律失常却在异丙肾上腺素代谢完后出现，在这些心律失常中凸显出交感神经的精细平衡对触发活动的必要调节作用。

其他心律失常的诱因包括身体或情绪上的压力、焦虑和兴奋剂，如咖啡因。在女性患者中，IVT在经期前、妊娠期及围绝经期发作更加频繁，提示激素对其有一定的影响。

在大多数患者中特发性流出道心动过速是一个良性病程，这表明其潜在的病理生理过程是非进展型的，心动过速不代表隐匿性心肌病的早期表现，在长期随访右心室流出道心动过速患者的过程中已证实这个观点。但是有两个例外：高负荷室性心律失常的患者可能发展为可逆的左心室心肌病。Tanaka等最近在一个猪模型中证实，延长室性期前收缩二联律导致组织弥漫性间质纤维化，电解剖图显示单极电压降低。与此结果一致的是，Bogun及其同事在研究中发现PVC负荷大于24%与PVC导致的心肌病进展有关（特异度和敏感度是80%）。然而，单独将PVC负荷作为引起心肌病的预测因子存在局限性，因为心律失常负荷较低的患者（16%±4%）也会发生心肌病，而一些负荷较高的患者（33%±13%）可以在较长的随访期间保持正常的心功能。因此，流出道心动过速患者心功能不全的发生可能涉及其他因素。然而，在真正早搏或心动过速介导的心肌病患者中，临床心律失常的控制，无论是药物还是消融，都与LV功能的正常化相关。对于无症状性PVC负荷超过5%的患者，如果出现左心室功能障碍，需要每年常规监测动态心电图和超声心动图。另一种常见的临床情况是器质性心脏病患者中OTVT的发展，器质性心脏病也可累及流出道区域，常见的是致心律失常性右心室心肌病。在这些患者中，流出道心律失常的出现可能是该病的第一个表现，这种情况下的心律失常往往提示预后不良。当心律失常明显存在多种形态时，应怀疑有潜在的流出道病理改变。已经有发表的关于特发性流出道心动过速和致心律失常性右心室心肌病心电图算法以鉴别诊断的文章。心脏MRI和电解剖电压图可能有助于诊断RVOT VT患者的ARVC。同时，最近的一项研究中发现电压解剖标测能够区分特发性右心室流出道室性心动过速和右心室流出道室性心动过速，后者为亚临床致心律失常性右心室心肌病，其低电压区和心电图异常表现与心内膜心肌活检显示心肌纤维被脂肪组织替代有关。

基质解剖

大多数特发性流出道室性心动过速患者缺乏严重器质性心脏病的心电图、超声心动图、放射性核素显像及心脏血管造影的证据。然而，在最初被认为是特发性右心室流出道室性心动过速患者中，利用MRI进行的研究显示了其结构异常，包括局灶性室壁变薄、收缩壁运动异常和局灶性脂肪浸润，但是应用传统的影像学检查不易鉴别。大多数情况下，最常见的异常部位是右心室游离壁。但是，在这些研究中的异常基质与心律失常的起源位点并不一致，后续的研究表明，这种情况患病率相当低（约为10%）。RVOT心动过速者的右心室活检显示变异很大，从正常组织到肥大的肌细胞，以及间质和血管周围纤维化。重要的是，在电解剖标测过程中，识别与瘢痕一致的碎裂电位和电压异常的区域可以作为心内膜心肌活检的靶点，可提高疑似ARVC、心肌炎和（或）心脏结节病的OTVT患者的诊断率。

特发性流出道心律失常也可能由其他心脏疾病导致，如冠状动脉疾病。在这些患者中，解剖学上不同于流出道的陈旧下壁梗死意味着两个不相关的过程并存。Ellis等报道在波士顿Beth Israel Deaconess医疗中心消融流出道心动过速的经验，2004～2011年行特发性触发性流出道心动过速消融治疗的患者中，其中43%（42/97）的患者存在不相关的器质性心脏病。在研究中，IVT及非器质性心脏病患者心动过速可能更源于冠状窦或左心室流出道，而无器质性心脏病患者的心律失常最常见起源于右心室流出道。

流出道解剖

全面了解流出道结构之间的解剖关系是成功定位和消融的关键。流出道的解剖复杂且不直观。RVOT位于LVOT的右前方。RVOT的主体走行于LVOT前方，在其上方（紧邻肺动脉瓣下）RVOT向LVOT和主动脉瓣环的左侧延伸（图28.1A）。肺动脉瓣环位于主动脉环的上方，主动脉瓣在水平面上向右倾斜，因此，左冠窦（LCC）通常位于右冠窦（RCC）和无冠窦（NCC）的上方。肺动脉瓣环位于主动脉瓣环上方，这种解剖关系可以解释从RCC有时能够成功消融源自RVOT室间隔上部心动过速的原因，反之亦然。事实上，主动脉瓣前方紧邻的是右心室流出道肌性漏斗的后部（图28.1A和B）。右心室流出道是柱状结构，其最低点和最右部分围绕左心室流出道并连接室间隔与三尖瓣环，这是His束穿过间隔的位置，位于NCC下方。对于流出道和大动脉连接处的经典解释为心室肌突然终止于半月瓣水平处，但已经证实心肌袖可以延伸进入大动脉，且进入的距离是可变的。流出道和大动脉连接处就其发育和组织学类型而言是复杂的，有多种类型组织在此处交汇（动脉平滑肌、心肌、胶原纤维及瓣膜组织）。在肺动脉瓣区，心肌袖可对称地延伸并穿过瓣叶到达肺动脉，其伸入肺动脉的距离可从数毫米到2cm以上不等。主动脉瓣上方的心肌延伸与肺动脉瓣中观察到的心肌延伸明显不同。在RCC底部，左心室心肌紧紧并列于主动脉壁，肌袖平行伸入窦底。相比之下，LCC与LV心肌由一条宽厚的纤维组织带隔开，该组织中散布着心室肌束。

掌握起源于近主动脉及二尖瓣的IVT，对于左心室底部椭圆形开口，即左心室口（LV ostium）的理解是必不可少的（图28.1C）。该结构作为特发性心律失常的起源，其重要性已被越来越多地认识到。左心室口由坚韧的纤维状组织覆盖，主动脉由其前部穿出，二尖瓣位于后部。主动脉与左心室口相接，并与水平面呈约30°夹角，NCC在最下方，LCC在最上方，RCC在最前方，直接与左心室口接触。主动脉瓣膜本身位于心脏底部和左心室口的中心位置，与其他所有瓣膜和心腔相连。RCC紧邻右心室流出道漏斗部后方。在远端，RCC与左心室流出道前部相延续，在瓣膜附着处，该处存在物理的连续性或来自左心室流出道或右心室流出道后部的与心肌组织非常相似的成分。NCC位于后方，RCC的右侧，正因如此，其与心室肌无任何解剖关系。这或许可以解释为什么来源于NCC的室性心律失常极其罕见。然而NCC位于房间隔附近并且与右心房和左心房都有关系。RCC和NCC之间的连接处参与构成膜性室间隔，也是His束穿过的位置。LCC位于上后方，RCC的左侧，LCC与RCC的连接处紧邻右心室流出道远端的后部和尾部（图28.1A和B）。LCC的心肌组织分布与RCC上的有所不同。此外，LCC通常被结缔组织与左心室流出道分隔。

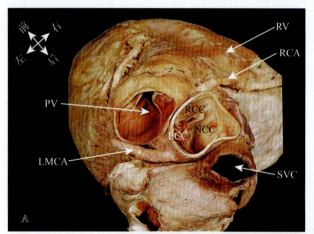
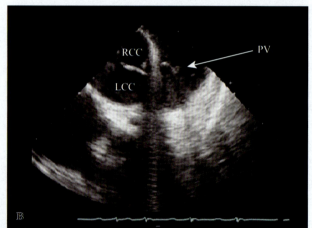
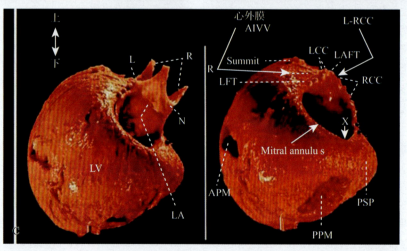

图28.1　A.冠状位下左、右心室流出道区域的解剖关系。右心室流出道（RVOT）是一个柱状结构，位于左心室流出道及主动脉瓣前部。右心室流出道间隔面与左、右冠状动脉窦（RCC和LCC）之间被一薄膜隔开。B.心脏内超声显示右心室流出道和主动脉瓣之间的毗邻关系。右心室流出道相较主动脉瓣处于较高的位置。C.左心室口后面观。左图，主动脉根部及RCC（R），LCC（L）和无冠窦（NCC，N）。右图，主动脉根部被移除，显示左心室椭圆形开口和RCC、LCC及左心室顶点的连接关系。AIVV.前室间静脉；APM.前乳头肌；LA.左心房；LAFT.左纤维三角前部；LFT.左纤维三角；LMCA.冠状动脉左主干；L-RCC.LCC和RCC连接处；PPM.后乳头肌；PSP.左心室后上方突起；PV.肺动脉瓣；RCA.右冠状动脉；RV.右心室；SVC.上腔静脉；X.左心房附着左心室通道的膜部（引自McAlpine WA.Heart and coronary arteries：An anatomical atlas for clinical diagnosis, radiological investigation, and surgical treatment.Berlin；New York：Springer-Verlag；1975.）

左心室顶部（LV summit）是另一个重要的部位，越来越多的研究认为其就是心外膜IVT的起源部位。左心室顶部是左心室向头部延伸至左心室口主动脉部的最顶部，边界是左冠状动脉前降支（LAD）和左冠状动脉回旋支（LCX）。这个三角形的底部由LAD的第一个间隔穿支界定，这个三角形区域被前室间静脉（AIV）平分。如后文所述，因为靠近心外膜冠状动脉，所以靶向定位起源于左心室顶区的IVT变得尤为困难。

特发性流出道室性心律失常并非均匀分布，而是在特定区域内。在一组流出道心动过速中，约80%右心室流出道心动过速定位于右心室流出道前间隔上部，紧邻肺动脉瓣下。

左心室流出道心动过速主要起源于LCC和RCC或者两个窦的交界处，或左心室口[间隔部His束旁，主动脉二尖瓣连接处（AMC）和二尖瓣环上部]及LV summit的心外膜部，因此，在整个流出道区域，90%的特发性心动过速几乎起源于这样一个相对狭窄的解剖区域。该现象引出了一个有趣的问题，为什么这个位置容易产生触发活动。这很有可能与它的胚胎发育起源（神经嵴细胞）有关。这种组织究竟是天然存在于所有个体并体现在少数心律失常患者，还是在后天发生异常仍有待确定。抑或流出道心律失常可能由后天炎症进程所诱发，如亚临床心肌炎导致纤维化使瓣周组织被破坏，从而隔离心肌细胞群，反过来也可能使心肌细胞的静息电位或膜电位阈值发生异常改变，以促进异常冲动形成[触发活动和（或）自律性异常增加]。

诊断

心电图表现和解剖位置

由于流出道心律失常为局灶起源且患者的心脏结构正常，通常可以用标准12导联心电图预测。但考虑到流出道心动过速起源于狭窄解剖区域，再加上解剖变异（尤其是在胸腔内的心脏位置）、相邻位点间心电图存在的重叠等因素，准确的定位需要侵入性标测。除此之外，理解流出道VT的心电图表现对心律失常定位和治疗非常有用。

典型的RVOT心动过速心电图表现是左束支传导阻滞（LBBB）图形，下壁导联Ⅱ、Ⅲ、aVF高R波，aVR、aVL导联呈QS形。图28.2显示了OTVT不同起源部位$V_1 \sim V_3$导联和Ⅰ导联。由于V_1导联是单极右侧导联，心动过速源于右心室流出道前部向后激动并远离V_1，主波为负向或LBBB图形。如果V_1导联上S波前有r波，心电图仍显示LBBB图形，那么通常心动过速起源于右心室流出道更靠后区域（间隔面）。由于右心室流出道后部和左心室流出道前部之间的连续，起源于RCC的心动过速，V_1导联上可见相似的r波（S波前）。RCC后方或向左是主动脉窦-二尖瓣连接处（AMC），起源于此的心动过速，主波为R波，其前是q波。根据作者的经验，V_1导联和下壁导联上的q-R波是源于AMC部位的心动过速的特征。LCC位于AMC的后方或左侧，源于该部位的心动过速通常在V_1导联上显示明显的R波。LCC另一边是二尖瓣环，起源于该区域的心动过速，在V_1导联上显示单向的R波。

其他导联也有助于定位流出道心动过速。aVR和aVL导联上QRS波群的比例可用于预测心律失常的位置起源于流出道区域内相对上部或下部。通常流出道心动过速在aVR和aVL导联定位于各自的肩部时显示明显的负向波群（QS）。但是，源于右心室流出道较低部位（His束区域附近）的心动过速，aVL的综合负向波逐渐变小，甚至呈等电位或正向，但是aVR导联仍呈负向。相反，心动过速源于左侧流出道最上部（如肺动脉瓣上），aVL比aVR导联上的QRS波群更负向。类似的，Ⅱ、Ⅲ导联上R波的比例也有助于区分更上部与下部源于流出道区域内的心动过速。有趣的是，流出道心动过速，Ⅱ、Ⅲ导联上QRS波群通常在aVR和aVL导联上呈镜像改变。

12导联心电图对于确定特发性流出道心动过速的起源部位极其有用，精确的心电图导联位置很重要，因为某些导联位置轻微变化会很大程度改变这些导联QRS波

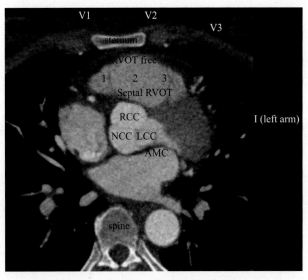

图28.2 流出道解剖与心电图形态之间的关系。右心室流出道游离壁是最前面的结构，位于胸前导联$V_1 \sim V_3$的正下方。因此，起源于RVOT游离壁的心律失常主要是负向的。向脊柱后方移动（从间隔RVOT到RCC，LCC，主动脉-二尖瓣连续性和二尖瓣环上），激活波阵面越来越多地向胸前导联移动，导致V_1更早的胸前移行。RVOT位点1在最左侧，因此在Ⅰ导联中产生正向波，而RVOT位点3是最右侧的并且在Ⅰ导联中产生负向波。LCC.左冠窦；RCC.右冠窦；RVOT.右心室流出道（引自Liang JJ, Han Y, Frankel DS.Ablation of outflow tract ventricular tachycardia.Curr Treat Options Cardio Med 2015；17：363.）

的形态,对于V_1和V_2导联及I导联尤其如此。V_1和V_2导联高于或低于它们的标准肋间位置(第4肋间)的情况并不少见。同样,I导联有时也会被放置在肩膀附近胸部的区域。在运动试验(诱发流出道室性心律失常)或电生理检查(调节胸前除颤片)中,这些导联错位尤其常见。导联位置微小的改变明显改变了QRS波的形态,反过来就会影响利用心电图对心律失常起源部位进行定位的准确性。因为上移V_1和V_2导联可以降低R波振幅和R/S比值,下移这些导联增加R波振幅和R/S比值(图28.3A和B),因此可以想象,起源于窦部的室速,如果上移V_1和V_2导联导致QRS波群R波振幅和R/S比值降低,那么心动过速的起源可能错误地定位在右心室流出道区域。同样,起源于右心室流出道的心动过速,如果下移V_1和V_2导联增加R波振幅和R/S比值,可能会错误定位在窦部。研究还发现,上臂导联位置前移,从肩部到邻近胸壁/躯干可能显著降低R波振幅和(或)甚至翻转肢体I导联QRS波极性(图28.3C)。这种QRS波形态的改变会影响鉴别右心室流出道上部心动过速起源于前部/左侧,还是起源于后部/右侧的精确定位。

1.右心室流出道心律失常 为了描述RVOT心动过速的心电图模式,我们小组先前建立了一个编号系统,将RVOT分成9个不同的解剖部位(图28.4A)。1~3区由后向前,位于肺动脉瓣下方最高的解剖位置。4~6区和7~9区分别在第二行和第三行,从流出道到流入道方向。这些数字从1~9,用于在右心室流出道间隔

部和游离壁的心律失常定位。

如前所述,绝大多数右心室流出道心律失常源于最上部,即肺动脉瓣下。在14个心脏结构正常患者的研究中显示这些解剖位点心电图特征和细节,用4mm标测导管连续放置在右心室流出道最上部的6个位置,间隔部和游离壁都包括1~3区(图28.4B)。图28.5显示所有6个右心室流出道上部的起搏位点图。起搏图形证实间隔部的下壁导联的R波形态相较对应游离壁更高更窄(图28.6A)。同样的,间隔部II导联上R波时限相较对应游离壁II导联R波时限更短(图28.6B)。此外,下壁导联的R波形态有助于区分来源于右心室流出道间隔上部或游离壁。游离壁的R波存在典型的切迹特征,而其在相对应的间隔部很罕见(图28.5)。胸前导联QRS波移行也有助于区分右心室流出道上部的间隔和游离壁。一项研究显示游离壁的胸前导联移行较晚(在V_4或V_5导联之后),伴有下壁导联R波切迹,因此识别源于右心室流出道上部游离壁的心动过速,下壁导联R波切迹和胸前导联较晚的移行是一个敏感且特异的心电图指标。

I导联QRS波形态可用于区别右心室流出道上部VT起源于左前方还是右后方。若起源于后部和右侧(1区),I导联的起搏和心动过速图形表现为正向R波。若起源于右心室流出道上部的左前方(3区),I导联的起搏和心动过速图形波群表现为负向(QS型)。以上判断标准适用于间隔部和游离壁(图28.7)。2区位于右

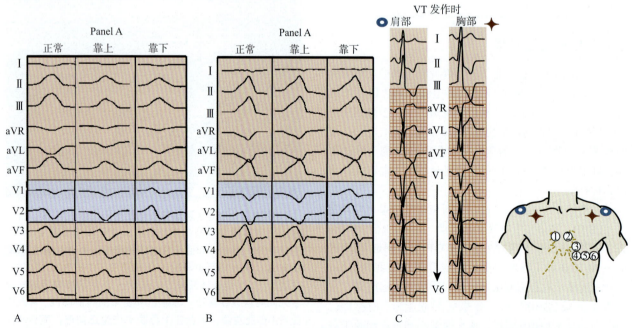

图28.3 V_1和V_2的上下位移对于室性期前收缩(PVC)形态的影响。A.右心室流出道上部的前游离壁PVC。B.左、右冠状窦连接处连续记录第4肋间隙中的V_1和V_2导联(正常)。导线的上移导致R波振幅减小,而导联的下移导致这些导联中R波振幅增高。C.当I导联从肩部向胸壁移位时对于其QRS形态的影响。此病例,当导联被接置于肩膀时,I导联显示R波有切迹,而导联接置于近胸壁时,I导联可见rS复杂的形态变化。有关详细信息,请参见室性心动过速章节

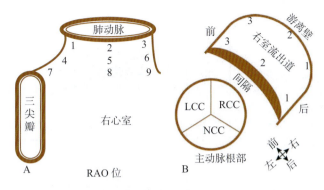

图28.4 右心室流出道示意图。A.右前位（RAO）下沿右心室流出道间隔部的9个标准的标测区域位置。1区和3区代表第一行区域，在肺动脉瓣下由后向前分布。B.冠状面投影右心室流出道，标测1～3区，沿间隔部和右心室流出道上部游离壁。1区在3区的后部和右侧，3区在前部和左侧；2区在两者之间。多个导联的QRS波群形态有助于定位心动过速起源。详见文本。LCC.左冠窦；NCC.无冠窦；RCC.右冠窦

心室流出道前部和后部中间，Ⅰ导联呈典型双向或多向QRS波（图28.7）。

在先前的报道中，4%～6%的右心室流出道心动过速患者，起源的部位可能在肺动脉瓣水平之上。然而，随后的研究表明肺动脉的瓣膜上起源的发生率可能比以前认为的要高，很可能来自心肌组织延伸入肺动脉的区域。值得注意的是，Hasdemir等先前报道在尸检心脏中肺上肌袖的发生率为17%，Gami等随后报道了更高的发病率（73%）。Liu等也证实了约90%的患者心肌袖延伸到肺动脉瓣上方。Liu等使用电解剖标测和心内超声心动图（ICE）发现约在90%的患者中，心肌袖延伸到肺动脉瓣上方。这些呈LBBB的瓣上的心动过速已被证实在中间、右侧或垂直于正面的平面轴和在V_2或V_3之后移行。与起源于肺动脉下右心室流出道心动过速比较，来自肺动脉的心动过速在下壁导联中R波振幅可能更大。另外，支持肺动脉瓣上起源的线索是与Ⅱ导联相比，Ⅲ导联出现更高的R波，其可能由于在右心室流出道，肺动脉瓣上的位置相对肺动脉瓣下的位置更靠左（图28.1）。但是，由于存在相当大的重叠，没有一种心电图特征可以区分肺动脉瓣上、下起源的流出道心动过速。由于右心室流出道远端和肺动脉瓣位于主动脉根部及右冠窦的左侧，所以起源于RCC的心动过速在Ⅰ导联表现出相对较大的R波。肺动脉瓣上起源的心动过速患者消融成功的靶点通常在肺动脉瓣上5～21mm。心动过速在消融成功的靶点可见到低振幅、尖的收缩期前电位（在QRS开始之前28.2ms±2.9ms）。虽然主动脉窦部起源室性期前收缩常表现为孤立的收缩期前电位的早期激动，且单极和双极时间不匹配，但在成功消融的单极和双极记录中，肺动脉窦部室性期前收缩往往同时出现最早的心室激动。在窦律下，消融成功的部位通常表现为小的心房远场信号。在一项研究中，研究人员使用标准的4mm射频导管用于肺动脉流出道消融，消

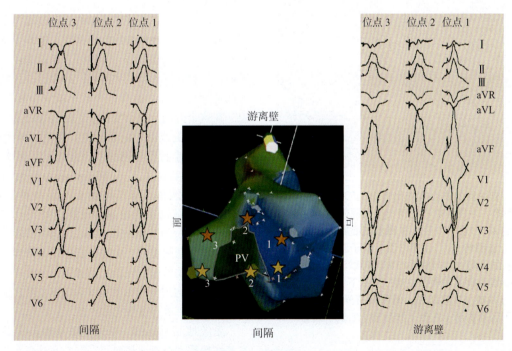

图28.5 分别沿右心室流出道间隔部和上部游离壁，分别起搏位点1～3时12导心电图起搏图形。位点被标记在电解剖壳上（CARTO；Biosense Webster，Diamond Bar，CA），显示冠状位图形的中心。壳左侧位点1～3显示右心室流出道间隔部起搏图形，右侧位点1～3显示右心室流出道游离壁起搏图形，所有位点起搏图形显示左束支传导阻滞图形。与相应的游离壁部位相比，下壁导联（Ⅱ、Ⅲ和aVF）中的R波比间隔部位的起搏图形更高且更窄。此外，游离壁位点的胸前导联QRS波移行与间隔位点相比更晚。从前部到后部位点转化，超过间隔和右心室流出道游离壁，导致Ⅰ导联R波振幅增高

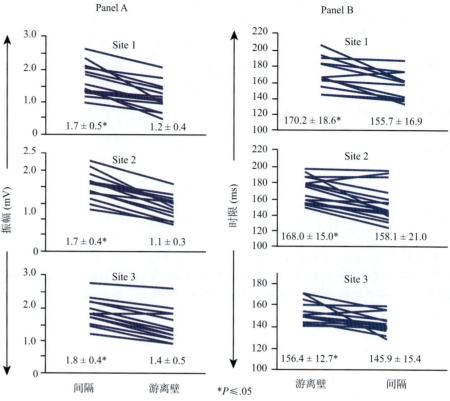

图28.6 比较间隔部和右心室流出道（RVOT）游离壁位点在1、2和3区之间的起搏图形，Ⅱ导联QRS波振幅和宽度。间隔位点起搏图形R波振幅较高（A）。每条线代表在每位患者特定位点的R波振幅（mV），也显示平均R波振幅。与相应游离壁位点比较，右心室流出道间隔部起搏图形R波时限也较短（B）。每条线代表每位患者特定的位点R波时限（ms），也显示平均R波振幅

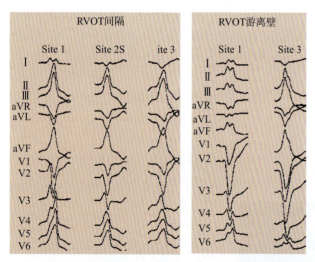

图28.7 成功消融右心室流出道（RVOT）上部心动过速心电图形态。左图示右心室流出道间隔部心动过速12导联心电图特点，1区和3区。右图示右心室流出道游离壁心动过速心电图特点，1区和3区。源于游离壁心动过速在下壁导联显示切迹和较晚的心前区导联移行（≥V_4）。比较源于右心室流出道间隔部心动过速在下级导联出现较早心前区移行并缺少R波切迹。间隔及游离壁心动过速，Ⅰ导联有助于区别前部（左侧）和后部（右侧）位置。详见正文

融60～90s后在55℃时停止。在另一项研究中，采用3.5mm盐水灌注导管，最大输注功率为40W，温度不超过43℃，流速为20ml/min，能量持续时间为60s。

2. 左心室基底部心律失常 以作者经验，流出道心动过速中源于左心室基底的特发性心律失常约占10%。左心室基底包括间隔、下壁、前壁和侧壁二尖瓣边界。主动脉瓣通常与二尖瓣呈30°夹角，并且是左心室口的一部分（如前所述）。

标测起源于左心室基底部的心动过速，有必要在一开始就建立该区域详细的电解剖图。推荐步骤如下：定义好二尖瓣和主动脉瓣。经逆行主动脉途径，穿过主动脉瓣，标测导管置于二尖瓣环，远端的一对电极记录到大的心室电位，之前有一个较小或大小相等的心房电位。在这个方向，获得至少3个较远的沿二尖瓣环（内侧、外侧和上或下）的解剖点。之后，导管回撤到主动脉并向下走行到主动脉瓣，此处标记了患者的窦部（RCC、LCC和NCC）。切面透视和心脏内超声（ICE）可应用于标测该区域（图28.8）。后一种成像技术可借助三维电解剖系统快速生成腔室外壳（CartoSound、Biosense Webster、Diamond Bar、CA）的能力而显著增强，这对主动脉瓣和二尖瓣的定位很有帮助。详细标测二尖瓣和主动脉瓣，包括主动脉窦，导管进一步进入左心室，获取均匀分布的位点（≥100）建立左心室心内膜几何模型，重点在基底部。

系统地起搏标测一系列心脏结构正常患者的左心室基底部解剖位点，从而制定左心室基底部心动过速的心电图诊断标准。这些位点包括间隔部希氏束旁区域、AMC和二尖瓣环侧部、上部、上外侧（图28.9）。来自间隔部希氏束旁区域的起搏图显示QRS波时间相对短（平均134ms±28ms），并且该区域在初始负向（QS或

rS）的V_1中具有特征性。与该部位相比，AMC尽管具有早期心前区移行（QR移行≤V_3），V_1中表现出小q波，随后出现较大的R波（qR）模式，并且作者的经验中的这种模式是起源于此位置的心动过速的病理组织学。此外，从间隔希氏束旁和AMC部位，Ⅰ导联的起搏图形为显著的正向波群（R或Rs）。

相比较而言，来自左心室基底部位点的（上外侧和二尖瓣环外侧）起搏图形显示QRS波平均时限较长（平均182ms±1ms），V_1导联上右束支传导阻滞（单向R波或Rs波群）；也无心前区移行或晚期出现s波（≥V_5；左心室下侧基底位点）。左心室基底部代表性的表现是在Ⅰ导联上显示rS或QS波群（图28.9）。

总之，除了左侧希氏束旁，其始终显示LBBB形态和早期心前区移行，来自左心室基底部中所有位置的起搏图形均表现出RBBB形态。此外，V_1导联中的qR形态与下壁导联一致是AMC起搏图形的特征（图28.9）。

本中心对122例行特发性流出道室速消融术后的患者随访5年，12例心律失常位于左心室基底部，2例位于间隔部希氏束旁区域，4例在AMC，3例在二尖瓣环上外侧。这些心动过速的代表性心电图如图28.10所示。

3.主动脉窦起源心律失常 于冠状动脉窦内成功消融特发性室性心律失常越来越被认可。如前所述，主动脉瓣是流出道的中央结构，其直接与其他所有心腔相连。理解这种关系是成功消融流出道心动过速的关键，而这些心动过速可能是多形性的，提示来源于右心室流

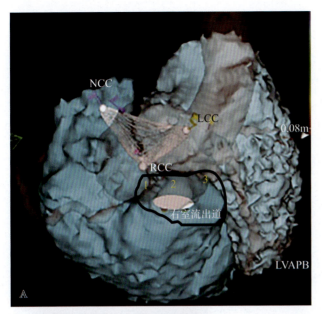

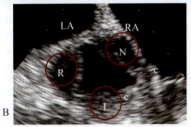

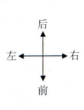

图28.8 冠状位右心室流出道计算机断层成像显示右心心室流出道（RVOT）上部和主动脉窦的关系。后间隔和右心室流出道前间隔（1区和3区）分别紧邻RCC和LCC（A）。心脏内超声增强主动脉窦准确结构位置显影（B）。LA.左心房；L/LCC.左冠窦；N/NCC.无冠窦；RA.右心房；R/RCC.右冠窦

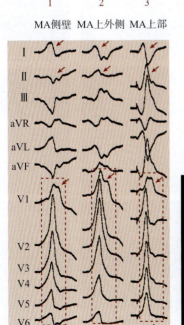

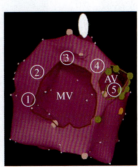

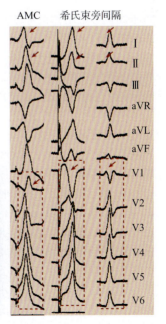

图28.9 不同左心室基底部位点起搏图形。在横向-中间分布，起搏的位点包括二尖瓣环（MA）侧壁、上外侧及上部，主动脉瓣连续（AMC）及间隔部希氏束旁（位点1～5）。中间显示较高的后前位投影左心室基底部电解剖图。Ⅰ、Ⅱ及V_1导联QRS波（箭头）就心前区移行（方框）有助于区别解剖位点。AV.主动脉瓣；MV.二尖瓣。详见正文

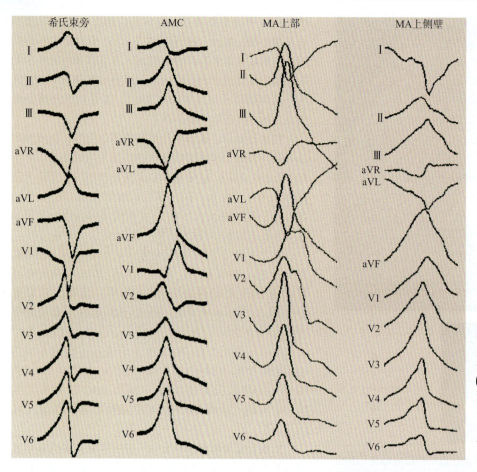

图28.10 特发性左心室基底部心动过速典型的心电图表现,源于希氏旁束间隔区域,主动脉瓣-二尖瓣连接处(AMC),二尖瓣环(MA)上部及上外侧MA部位。根据V_1和Ⅰ导联QRS波形态,并结合Ⅱ、Ⅲ导联QRS波比例,胸前导联移行可区别中间和横向二尖瓣环位置区域。详见正文

出道间隔部、左心室基底部、心大静脉等,仍然可以从窦部区域消融,反之亦然。当标测、消融特定形态流出道心动过速时,这种关系在平衡可行性、有效性和安全性上具有优势。

使用类似于前述右心室流出道和左心室基底部区域的路径,评价临床20例心脏结构正常患者中源于主动脉窦部的心动过速的起搏心电图特征。使用逆行法,将标测导管定位在每个主动脉窦中进行起搏,然后分析每个位置的12导联心电图并识别其独有的特征(表12.1)。在窦部准确的导管定位包括切面透视、ICE和电解剖标测指引(图28.11;图28.1B)。研究发现,V_1导联是区分主动脉窦起源心律失常最有用的心电图导联。RCC起搏图形示V_1导联为一致的负向波,呈QS或rS波;相反,LCC起搏图形为正向波,在V_1导联上多相组分形成M形或W形QRS波群(图28.12)。此外,与RCC起搏相比(164ms,范围为141~241ms),平均QRS时限在LCC起搏较短(142ms;范围为108~180ms)。下壁导联的向量、振幅和比例不能区别RCC与LCC的形态,如前所述,NCC邻近房间隔,与左右心房关联,因此标测NCC主要记录心房信号,伴有一个非常小甚至看不到的心室信号。起搏通常导致夺获心房或希氏束旁。冠状窦室性心动过速的心电图特点见表28.2。

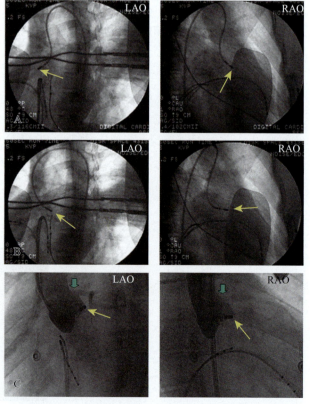

图28.11 典型的左前斜位透视投影和右前斜位透视投影(LAO和RAO)显示右冠窦(A)和左冠窦(B)导管标测(黄箭头)。C.主动脉造影显示在左冠状动脉主干开始处下部(绿色箭头)的左冠窦用导管标测

第28章 流出道室性心动过速的消融

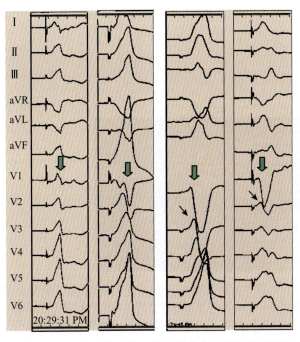

图28.12 左冠窦（左）和右冠窦（右）的起搏形态。于左冠窦起搏，第一个例子（左）显示在V_1导联M型波，相反第二个是W型（箭头）。这两个例子中V_1导联为多向QRS波，在心前区V_2导联移行。这两个右冠窦起搏的例子在V_1导联上显示左束支传导阻滞图形和晚期心前区移行（$\geq V_3$）

表28.2 消融靶点

右心室流出道起源	舒张晚期/收缩期前电位提前QRS起始15～50ms；单极记录尖QS波；完美的起搏-标测匹配激动图
冠状窦	
左冠窦	极小的收缩期前电位提前QRS起始80ms以上（在电位和QRS波间伴有等电位段）；单极记录尖QS波；起搏标测可能不好；延迟的NSR信号在PVC期间逆转
右冠窦	舒张晚期/收缩期前电位提前QRS起始15～50ms（在电位和QRS波间伴有等电位段）；单极记录尖QS波；完美的起搏-标测匹配激动图（可能有多向起搏形态）；延迟的NSR信号在PVC期间逆转
左右联合	舒张晚期/收缩期前电位提前QRS起始15～50ms；单极记录尖QS波；延迟的窦性心律信号在PVC期间反转
其他位点（GCV/AIV，AMC，左心室顶点）	舒张晚期/收缩期前电位提前QRS起始15～50ms；单极记录尖QS波；完美的起搏-标测匹配激动图

注：AIV.前室间静脉；AMC.主动脉-二尖瓣连接；GCV.心大静脉/前室间静脉；NSR.正常窦性节律

表28.1 诊断标准

右心室流出道起源	LBBB图形；R波在V_3导联后移行；Ⅱ、Ⅲ和aVF导联呈高R波
● 间隔部	Ⅱ、Ⅲ和aVF导联R波无切迹；心前区移行<V_4
● 游离壁	Ⅱ、Ⅲ和aVF导联R波出现切迹；心前区移行≥V_4
● 前部	Ⅰ导联负向
● 后部	Ⅰ导联正向
冠状窦	下壁导联、胸前导联移行较正常窦性心律更早
● 左冠窦	V_1导联上M型或W型
● 右冠窦	V_1导联上QS型或rS型
● 左右联合	V_1导联上QS型，伴有下降支切迹
主动脉瓣-二尖瓣连接	RBBB，下部导联轴，V_1导联上qR波
左心室顶部	下壁导联，标2导联上移行延迟，Ⅰ导联呈QS型；R/S在V_2导联上小于1

注：LBBB.左束支传导阻滞图形；RBBB.右束支传导阻滞图形

有趣的是，起源于RCC和LCC之间常见的心动过速显示出其独有的特征。来自作者所在中心的系列研究纳入19例特发性流出道室速患者，成功消融的位点位于RCC和LCC之间区域。在某些病例中该位点可通过ICE实时监测，并通过提前预设的计算机断层血管造影和电解剖壳证实。源于该部位的室速心电图特征为在V_1导联上呈QS型，下降支有切迹。此外，在这个位置消融时，心内电图在VT时有明显的低振幅期前收缩，而在窦性心律时则相反（图28.13）。虽然依据我们的经验，12导联心电图有助于定位窦部起源的心动过速，但仍然受到主动脉根部左心室方向起源室性期前收缩的影响。正如Maeda等报道用心脏MRI来识别这些变化，与年龄相关的变化尤其明显，如主动脉弓的展开可以改变主动脉根部的方向，用LVOT不同位置起搏标测进行关联。在这项研究中，年龄越大，心脏MRI显示主动脉根部角度越大，主动脉与室间隔角度越小。此外，与年轻患者相比，老年患者的LCC与RCC相比更倾向于头侧，反过来更影响了起源于窦部的QRS波形态。特别是，老年患者的LCC（与RCC相比）R波振幅更大，而年轻患者的R波振幅差异并不显著。

4.心外膜特发性流出道室速 在少数的特发性流出道室速患者，心律失常起源的位置可能确实位于心外膜，这些心动过速最常见的位点是左心室顶部。左心室顶部是心外膜左心室流出道的三角形区域，其顶点位于左前降支和回旋支的分岔处，其底部由连接左前降支的

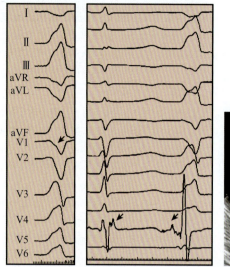
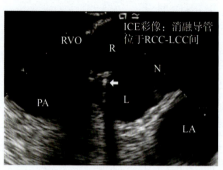

图28.13 源于右冠窦和左冠窦连接处的室性心律失常形态。V₁导联显示独特的QS型波伴有降支切迹（箭头）。典型的在早期激活的位点，在窦性节律（箭头）可见晚电位，其反转呈早期心动过速期前收缩信号（箭头）。右图，心腔内超声图显示标测导管在右冠窦和左冠窦连接处。L.左冠窦；LA.左心房；N.无冠窦；PA.肺动脉；R.右冠窦；RVO.右心室流出道

第一间隔穿支和回旋支的弧线形成。冠状动脉降支伴回旋支。左心室被GCV分为2个区域，一个靠近三角形顶点，一个位于三角形底部。这些解剖学定义基于X线透视、心内超声心动图和术中冠状动脉造影。尽管这些室速和其他流出道心动过速有许多相似的心电图特征，大多数在Ⅰ导联上呈QS型（见于30%）。Ⅱ或V₃导联上QRS波群上达波峰时间延迟，以及早期胸前导联R波移行（70%的患者在V₃或之前）。一项分析源于左心室前基底的心内膜及心外膜面的临床室速心电图特点研究中，前述的2个或更多的心电图特征能够准确区分临床心内膜或心外膜位置的室速，其源于左心室前基底部（图28.14）。此外，Hayashi等最近报道，在邻近AIV沟起源的心律失常，V₂导联与V₁和V₃相比，V₂中R波振幅突然消失（图28.15）。在LV顶部起源的心律失常的患者中，经皮心外膜消融常不成功，因为邻近冠状动脉和有心外膜脂肪的存在。依据笔者经验，心外膜消融LV顶部和外侧的成功率比心尖和间隔侧更成功。我们发现以下心电图特征可预测LV顶部的侧面和（或）基底心律失常部位：①aVL/aVR的Q波比值>1.85；②V₁导联的R/S比值>2；③V₁导联中没有Q波。这些心电图特征包含2个或2个以上更有可能从心外膜成功消融。

5.左心室壁内来源的流出道心律失常 越来越多的人认识到起源于室壁内的左心室流出道心动过速的重要性。在一项单中心研究中，Yamada等报道20%以上因左心室肥厚关联的心律失常而接受消融治疗的患者，其心律失常源于AMC和左心室心外膜顶部之间的区域。在这些研究中，起源于LVOT室壁内心律失常的心电图特征往往更接近于由AMC区心内膜而非左心室顶部心外膜引起的心律失常。尤其是室壁内LVOT心律失常在心前导联有一个最大偏转指数（MDI），它介于心外膜和心内膜LVOT心律失常的MDI值之间。此外，与起源于心外膜左心室顶部的心律失常相比，室壁内起源R波振幅比Ⅱ和Ⅲ导联小，与希氏束区域QRS起始有关的局部心室激活时间较早，与成功消融部位相关的心室激活时间较晚，与成功消融部位相比，室壁内起源的心律失常R波振幅较小，aVL与aVR导联的Q波较小，局部心室激活时间较早，与成功消融部位相关。

6.鉴别右心室流出道和主动脉窦起源 区分心律失常源于窦部还是右心室流出道，是标测和消融流出道心动过速的一个挑战。尽管右心室流出道在主动脉窦的上部及前部，邻近RCC-LCC联合及LCC边界。源于这些位点的心动过速心电图特征有明显重叠。然而，仔细分析12导联心电图仍能提供重要的线索，有助于区分右心室流出道和窦部心动过速。

7.振幅和时限 Ouyang及同事首先研究了如何区分右心室流出道和主动脉窦心动过速的心电图特点。他们发现起源于主动脉窦部室速V₁和V₂导联的R波时限比右心室流出道室速相应导联的R波时限长。他们也报道V₁或V₂导联R波时限是总QRS波宽度的≥50%或R/S振幅比例≥30%强烈提示主动脉窦部心动过速。

8.心前区移行 心前区R波移行是另一个重要的心电图参数，其有助于区分右心室流出道和主动脉窦来源的心动过速。如前所述，当心动过速起源从右心室流出道转向窦部，V₁导联R波振幅增加，并且胸前导联R波较早移行。最近的一项研究报道提示，使用基于临床心律失常与窦性心律的胸前移行波形比较的算法，以区分

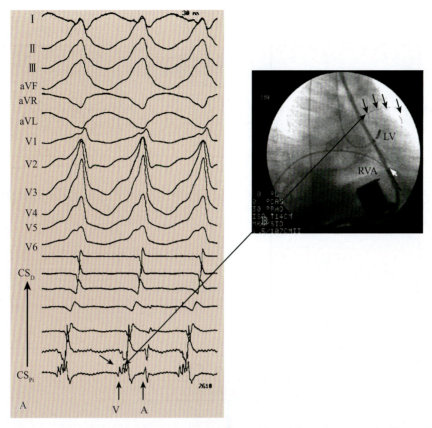

图28.14 左心室（左）室性心动过速的患者12导联心电图和心内心电图。使用2F多电极标测导管通过冠状静脉窦（CS）进入前室间静脉（右，黑色箭头）在心内记录心外膜表面。在心动过速期间最早激动在接近电极的部位被记录，电极位于近前室间动脉处（左，箭头）。该位点也获得极好的起搏图形。左前斜位截取右侧透视图像。导管位于右心室尖部（RVA）及主动脉瓣下左心室（LV）基底部内膜下。A.心房；D.末端；Pi.近端；V.心室（致谢Enrique Rodriguez博士）

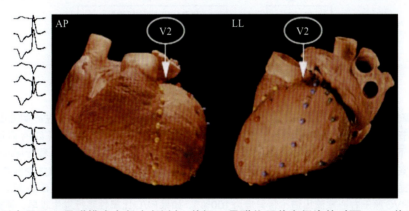

图28.15 QRS形态显示V_2导联模式中断（左侧）。单极V_2导联位于前室间沟的对面。AP.前后图；LL.左侧图（经UCLA心脏心律失常中心许可，Wallace A.McAlpine Collection提供，K Shivkumar, M.D., PhD修改自Outcomes of catheter ablation of idiopathic outflow tract ventricular arrhythmias with an R wave pattern break in lead V2: a distinct clinical entity.J Cardiovasc Electrophysiol.2017；28：504-514.得到Wiley的许可）

源于右心室流出道或源于窦部的PVC。R波和S波的振幅和时限，即测量在窦性心律和心律失常（PVC/非持续性室速）下V_2和V_3导联的QRS波时限，然后计算移行的比率，室速期间R波百分比$R/(R+S)_{VT}$除以窦性心律R波百分比$R/(R+S)_{SR}$（图28.16A）。V_2移行率≥0.6预示左侧起源，敏感度为95%，特异度为100%。该算法的优势是考虑到体型的变异、心脏转位、呼吸变异及心电图导联的位置，计算PVC/VT胸前区移行相对于SR胸前区移行。但是，由于计算V_2移行率可能比较麻烦，一个更实用的临床工具应用于计算PVC/VT时，V_3导联胸前区移行用于评估PVC/VT期间是否比窦性心律时发生较晚，其排除了窦部心动过速，准确率是100%（图28.16B）。

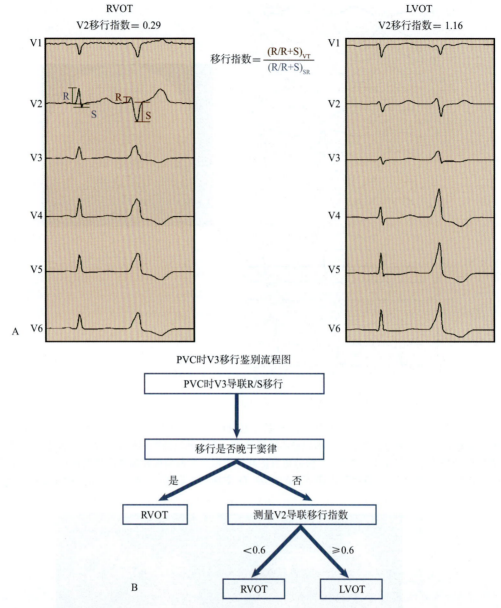

图 28.16 A.计算 V_2 移行率。左侧为一个右心室流出道室速患者的病例。右侧，一个左心室流出道室速患者的病例。每一组中，正常窦性节律之后是室性期前收缩波群（PVC）。测量窦性节律（蓝色）和 PVC（红色）R 波与 S 波振幅（mV）。V_2 导联移行比例通过下面的公式计算：$\{[B/(B+C)_{VT}]/[E/(E+F)_{SR}]\}$（A）。与 V_2 移行比率计算方法一致，与窦性节律比较，左心室室性期前收缩胸前区移行发生较晚；因此，与窦性节律比较，右心室室性期前收缩胸前区移行发生较早的右侧起源位点，提示着左侧起源。V_3 导联移行诊断性计算流出道室性心动过速（VT）(B)。如果 PVC 移行（R/S）比窦性节律发生较晚，PVC 源于右心室流出道（特异度为 100%）。如果 PVC 比窦性移行发生较早，测算 V_2 导联。如果移行率＜0.6，那么可能起源于右心室流出道。如果移行率≥0.6，那么可能起源于左心室流出道（敏感度为 95%，特异度为 100%）。详见正文

流出道室性心律失常治疗方案

药物治疗和（或）消融流出道室性心律失常的决策取决于临床症状的发生频率和严重程度。首选药物是β受体阻滞剂。也可以考虑钙通道阻滞剂，如维拉帕米和地尔硫䓬，其与β受体阻滞剂有协同作用。Ⅰ类和Ⅲ类抗心律失常药物（ⅠA 和ⅠC）也有效，如胺碘酮和索他洛尔。可以采用多种方法紧急终止流出道心动过速。最初可尝试 Valsalva 动作增加迷走神经张力或增加颈动脉窦压力。如果这些无效，可静脉注射腺苷（剂量 6～24mg）或维拉帕米（10mg）。

通常当有症状的患者使用β受体阻滞剂、钙通道阻滞剂、抗心律失常药物治疗无效，不耐受或不接受时，可行导管消融 IVT。此外，PVC 导致的心动过速性心肌病患者，射频消融治疗可作为一线治疗方法，因为这是控制心律失常最有效的方法，同时避免使用抗心律失常药物治疗使高危患者处于风险中。治疗困境是无症状的患者，因其高负荷室性心律失常，有 PVC 引起的心肌病

的风险。经典的方法是随访这些患者，包括前面所讨论的动态心电图监测和超声心动图检测，并积极干预以防止发展为心功能不全。

心室流出道心动过速标测 该手术通常是在患者镇静下进行的。镇静定义为保持患者舒适，而不是抑制心律失常发生的机制。同时识别临床触发因素也是有帮助的，特别是对于那些在消融时不太可能自发或不易诱发的罕见心律失常。我们的一位同事最近治疗了一名症状严重的OTVT患者，该患者仅在饮用红酒后才触发OTVT，在第一次消融中不能诱发VT，因此没有进行消融。随后她在饮用红酒后有心律失常复发，因此尝试二次消融，在手术前一天用红酒进行药物激发诱发VT，在12导联心电图上捕获VT以辅助术前准备。

标测策略的选择从仔细回顾12导联体表心电图开始。对于LBBB图形的PVC/VT患者，标测通常开始于右心室流出道，然而对于表现为RBBB图形的PVC/VT患者，标测通常始于主动脉窦和（或）左心室流出道。如果心电图波形提示起源于左心室顶部心外膜，另外一个导管通常置于GCV-AIV或标测该部位，并尝试导管消融。尽管通过GCV-AIV区域可能具有挑战性，作者的经验是，在邻近CS或CS中放置长鞘能够促进导管进入到该部位，并且小口径（6F或4F）多极导管也可能有助于标测该部位（图28.14）。

4mm非灌注标测/消融导管被主要用于定位右心室流出道心动过速及大多数左心室基部心动过速。但是，在窦部主要使用3.5mm开放式灌注消融导管。类似的，当在GCV-AIV部位定位心动过速，需使用开放式灌注消融导管，因为标准导管不能向该区域传输足够的能量（与心内膜相比，血流较少，凹陷部位迅速加热）。盐水灌注导管能够克服这一限制，在此位置下基线（消融前）遇到非常高的阻抗也并不少见，但可以通过重置消融参数来克服。然而，尽管进行了这些修改，根据笔者的经验，很难在这个位置持续提供超过20W的功率。

手术通常是先在目标心腔创建一个精细的电解剖壳（CARTO; Biosense Webster）。如果患者频发心律失常，这种情况是理想的，因为可以在建立几何模型的同时记录固定参考的每个点的电激动顺序。在创建电解剖图时，识别重要的解剖标志至关重要。当标测右心室流出道时，界定了三尖瓣环、流出道及肺动脉瓣环。当标测左心室流出道，特别是AMC和主动脉窦时，使用ICE可能非常有助于识别这些结构。电解剖图联合超声数据需使用CartoSound（CARTO, Biosense Webster）。需要重点指出的是，窦性心律与心动过速时，同一位点的导管位置可以显著不同。因此，如果在心动过速期间构建电解剖图，则在关键位置（最早的部位、具有最佳起搏图的位置）获取窦性搏动期间的附加点，并且这些点可以作为以"浮动"或"位置点"属性保留在图形上，防止壳变形。这种方法的优点是，如果在标测期间或在首次消融后，心动过速变得不可诱发，那么窦性节律标记的关键点能够作为额外病灶的靶点。而接触标测系统（CARTO）通常被用于特发性流出道室性心动过速的消融，其他研究者也报道了针对这些心律失常应用非接触标测系统的成功率（EnSite 3000; St.Jude Medical, St.Paul, MN）。非接触标测系统的潜在优势是其在非频发心律失常期间标测激动。然而，该系统的主要局限性是网篮扭曲解剖结构和（或）对于网篮而言太大的区域中难以准确定位心动过速。Rhythmia标测系统（Boston Scientific, San Jose, CA）是一种新的标测技术，其在篮状导管上使用64个电极，专为接触所有心腔，包括心外膜设计。该系统允许快速标测并有高保真的双极和单极电描记图。尽管该技术有很大的应用前景，但目前还缺乏其相对于其他更成熟的电解剖标测系统性能的比较数据。压力传感技术可提高不同心律失常导管消融成功率的方式，最明显的是心房颤动。然而，在OTVT患者中，将该技术与非压力导管进行比较的数据很少。

对于自发性心律失常的患者，起源的位置由激动图决定。在最早激活的位置，局部双极电图从电极远端记录，通常先于临床心律失常QRS发病超过15ms，单极电记录图记QS信号。通常情况下，该位置的典型激动图应该与产生的临床心动过速精确匹配（所有12导联心电图）。图28.17显示激动图的例子，其在LCC的成功消融部位完全复制了临床心律失常。在无自发性心律失常的情况下，可以采用多种方法，包括心室burst起搏，输注异丙肾上腺素、氨茶碱、肾上腺素。异丙肾上腺素通常用于增加窦性心律的20%～30%。在一小部分患者中，心律失常负荷增加表现在异丙肾上腺素洗脱期。在一些病例中经过这些操作，仅少数PVC能被诱导。这些病例中，激动图可能有用。但是，在这些情况下，成功的关键是仔细地标测激动图，以确保其与心电图完美匹配，包括微小的特征，如在多个导联QRS波群中可见切迹。为帮助量化这个比较，自动化算法已被纳入不同的记录和标测系统，这些建议是有帮助的。图28.18显示了罕见PVC患者使用激动图自动定量的例子。

消融

因为局灶性的心律失常通常是表浅性的，因此通常可以使用标准的4mm导管，在温度或功率控制模式下进行消融治疗。通常使用温度控制的模式（不超过55℃），功率设定不超过50W。成功位点消融通常导致室速终止（≤15s；往往之前心律失常频率增加，可能是由于接近心律失常位点的射频能量的刺激作用），射频消融时间通常是60s。如果消融没能早期终止室速（<20s），则应停止射频能量的传输，重复上述操作过程标测下一个可能的靶点。使用4mm的非灌注消融导管进行主动脉窦区域消融时，起始能量设置在15～20W，逐渐增加5～10W，达到目标温度50～55℃和阻抗下降约10Ω。

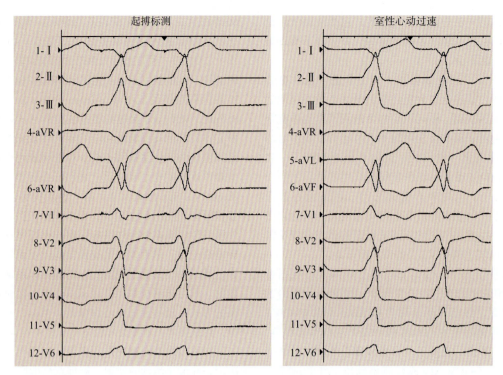

图 28.17 右图，临床源于左冠窦的室性心动过速。左图，舒张期开始起搏标测窦内成功消融的位点，导致可识别的 QRS 波形态（致谢 Enrique Rodriguez 博士）

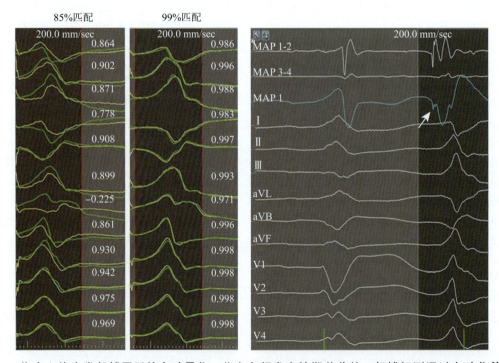

图 28.18 临床心律失常起搏图形的自动量化。此患者频发室性期前收缩，起搏标测通过自动化算法（PaSO；Biosense Webster, Diamond Bar, CA）实施。左图.匹配程度增加，最好的起搏图形与临床发生的室性期前收缩的匹配度可达 99（临床室性期前收缩用绿线所示，起搏图形为黄线所示）。右图.在匹配度为 99% 处位点记录到的临床自发期前收缩的激动顺序。双极电极显示较早的激动时间（−46ms），单极电极通道显示 QS 形态（箭头）。在此位点成功进行消融

该部位射频手术经典放电持续时间是 45s。如前所述，由于窦部结缔组织的厚度不同，可以将窦部和心室肌分离（通常指 LCC，有时也指 RCC），灌注消融导管被认为对该位点成功消融是有效的。然而，灌注消融导管消融主动脉窦应小心谨慎，从较低能量（10～15W）开始慢慢增加，通常不超过 30～35W。当使用＜40W 的灌注时，最大能量输送通常限制在窦部，且病灶部持续时间限制在 45s 以内。此外，主动脉窦部标测和消融

通过使用前述的ICE和CartoSound（CARTO；Biosense Webster）得到极大的补充。该工具提供实时确认导管位置及冠状动脉开口可视化的方法。有时，靶点在LCC或RCC和LCC连接处时，为确定接近左主干开口，有必要行冠状动脉造影。然而，如Hoffmayer等所示，ICE与电解剖标测相结合是替代冠脉造影指导主动脉根部安全消融的合适方法。目前我们正在使用ICE（与CartoSound）技术来识别消融过程中的左主干开口。同时，我们不建议消融冠状动脉5mm以内的组织。

然而，重要的是要了解冠状动脉与OT区域的解剖关系，已经报道了几例因为在该区域的导管消融中造成医源性动脉损伤。LAD常靠近RVOT远端的左后方，并且可能在该区域消融过程中受到损伤。当标测在RVOT上后方靠近肺动脉瓣时，记录心房远场信号可提示接近LAD。当这些信号存在时，可能起源于相邻左心耳的顶部。左心耳和RVOT后部之间的交界处非常接近LAD分叉处，在这种情况下，应在消融之前行冠状动脉造影或ICE直接显示冠状动脉系统。

在某些部位，如前间壁右心室流出道上部和二尖瓣环外侧，导管末端可能深深嵌入心室心肌中，导致血流对流欠佳、温度迅速升高及低功率输出。当心律失常消融靶点位于GCV-AIV区域时也会遇到类似情况。在这些位置，灌注消融导管可能有助于形成足够的消融损伤。

当心律失常病灶位于左心室流出道间基底部或右心室流出道入口时，要小心谨慎，由于这些位置紧邻His束经过部位。如果在理想的消融部位记录到一个显著的His电位，决定消融可造成房室传导阻滞的风险较高。

心外膜IVT消融需要特别谨慎。这些心律失常通常起源于左心室顶部，并且由于该位置接近AMC、LCC和二尖瓣环上部，因此，这些位置可以记录早期的电活动，尽管这些部位的信号显示为远场电位（记录缺乏明显的偏转）。除此，这些部位的激动图与临床心动过速的匹配度很差。这些心律失常的理想消融部位通常是将导管进入GCV-AIV交界处或经皮心外膜入路（图28.14）。标测远端冠状静脉窦系统，使用长鞘是有帮助的。根据笔者的经验，大多数特发性心外膜室速可以在GCV处成功消融。然而，由于这个位置靠近大的心外膜血管，因此，在消融前需要进行冠状动脉造影。起源邻近AIV的特发性心外膜室速消融更具挑战性，原因有两个：①该血管难于标测；②邻近LAD动脉。在一些病例，AIV区域从主动脉瓣下心内膜右心室流出道间隔面前部到达。在左前斜透视下，该位置的导管似乎明显向左。另一种特别适用于沿GCV起源的心动过速，从窦部或左心室基底处心内膜（AMC和二尖瓣环上部）消融。这些替代位置在较低能量输出（0～5mA）下可以获得合理起搏图，表明心律失常起源相对邻近。然而，从这些位置成功的消融通常需要更高的能量传递（高达40～50W），更长的放电时间（2～3min）。作者的经验是，如果特发性心外膜心律失常的靶点不能从GCV-AIV区或替代区域［右心室流出道，窦部和（或）左心室基底部］选择定位，那么经皮穿刺心包通常是不成功的，或是因为靠近左冠状动脉及心外膜脂肪垫的存在，限制了有效的能量传导。由于存在较深的起源而难以消除的VA，可能需要消融更长的时间。根据笔者经验，在某些情况下，可能需要长达3～5min的连续消融才能消除心动过速，并且在长时间的能量传输过程中必须密切监测阻抗。或者，顺序单极、同时单极或双极消融（后两种方法同时使用两个分离的导管）也可以有效地消除壁内心律失常。最近，用伸缩头端的消融导管可消融壁内深部心律失常。对于起源于心外膜LV顶部，可以在外科冷冻消融或内镜机器人可视下进行靠近冠状动脉血管附近的消融。此外，正在研究的替代治疗方式包括体外光束消融、磁定向金属纳米颗粒及电穿孔手段治疗心律失常。

临床预后和并发症

特发性OTVT的导管消融已成为管理这些心律失常的常用方法。由于使用包括心内超声在内的先进标测技术为流出道的复杂解剖提供了便利，通过使用包括心内超声在内的高级标测对复杂的流出道解剖有了越来越多的认识，在绝大多数这些患者中，消融是安全且成功的。一项大型多中心研究报道了84%的即刻成功率，以及是否服用抗心律失常药物抑制心律失常的长期成功率（平均随访时间1.9年）为85%和71%，在少数消融失败的患者中，通常由于心律失常起源的位点靠近His束或主要心外膜冠状血管，限制了能量传导。

近年来，另一个进展是人们认识到特发性流出道性心律失常可能会导致心动过速性心肌病。患者出现心脏功能障碍通常表现为频发单形性室性期前收缩和心律失常负荷，通常是超过24h所有记录的心搏（≥10 000 PVC/24h）的10%或更多。在这些患者中，成功消融临床心动过速能显著改善心脏功能。

大多数患者中，特发性流出道室性心动过速消融可以安全进行。笔者的经验是，流出道心动过速最常见的并发症与腹股沟区血管通路有关。更严重的并发症是束支传导阻滞或房室传导阻滞，这两种情况很少发生，通过仔细的标测和消融可以在很大程度上避免。其他更罕见的严重并发症包括主动脉瓣反流（逆行主动脉途径期间进入窦部或LV基底）、肺动脉反流（在上RVOT或肺动脉近端消融期间）或左冠状动脉及其分支的损伤（如本章前面所述）。此外，最近已经认识到隐匿性脑栓塞事件可能发生在接受左侧消融的患者中，特别是当选择逆行主动脉瓣入路时。尽管在MRI上看到的隐匿性脑栓塞的临床意义尚不清楚，为了将这种情况发生的可能性降到最低，对于有明显动脉粥样硬化的主动脉疾病或主动脉瓣钙化的患者，操作人员应始终在操作消融导管之前通过超声心动图仔细观察升主动脉和主动脉瓣，并优先选择穿间隔入路。此外，在LV和主动脉窦部进行标测与消融时应保持ACT≥300s。

疑难病例消融

标测和消融特发性流出道室速最常见的挑战与可能的解决方案见表28.3。

发作不频繁及难诱发的心律失常，其挑战性在此前标测流出道室性心动过速部分已讨论过。标测右心室流出道间隔部时，常见的困难为标测到大范围较早的激动。这通常意味着心动过速起源较远（通常在窦部或AIV）。因此，仔细标测邻近结构及细致分析心电图，包括单极信号记录及激动图，是成功消融的关键。

当最早激活位点在心外膜或冠状动脉窦时，建议行冠状动脉造影，以更好地界定邻近的主要心外膜血管。虽然左主干开口通过ICE可以很容易地显示出来，但它不能充分地确定开口后血管的走行。因此，建议在消融LCC心动过速和所有靶点在GCV-AIV区或经皮途径的心外膜流出道心律失常时进行左冠状动脉造影（图28.13）。在某些情况下，当病灶接近冠状血管（5~10mm）时，冠状动脉造影术是评估消融术后血管是否通畅的手段。

在邻近His束或束支消融PVC/VT应采用冷冻消融更安全。

如前所述，特发性心外膜流出道心动过速的消融具有挑战性。这些心律失常通常起源于左心室顶部。笔者的经验是，这些室速大部分可以在GCV-AIV区域成功消融。但是，在做决定之前，应在这个区域周围（右心室流出道间隔部、窦部、AMC、二尖瓣环上部和GCV-AIV）仔细标测最早激活/最好的激动图（图28.19）。值得注意的是，如怀疑间隔部起源，并观察到存在AIV的间隔穿支的情况下，在冠状静脉穿隔支内进入0.14in，175cm的标测钢丝（VisionWire），可以单极方式连接该记录线，以获得激活信息并在该血管远端行起搏标测。虽然目标分支血管太小而无法推进消融导管，但可在透视和电解剖图上从相邻的心内膜位置定位。

消融流出道心动过速的另一个难点是可能存在一个以上的出口。尽管该现象可能发生流出道的任何地方，但它在间隔部右心室流出道和冠状动脉窦部更常见。通常，如果局部激活明显提前（约15ms），并且起搏标测也不错，但是消融无效。这些情况下，心律失常起源部位可能在壁内，通过邻近部位优先传导，这时需

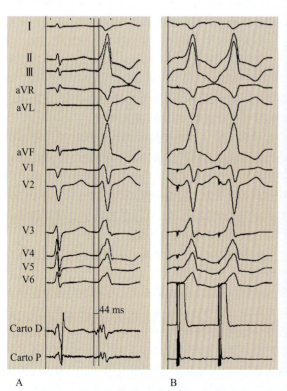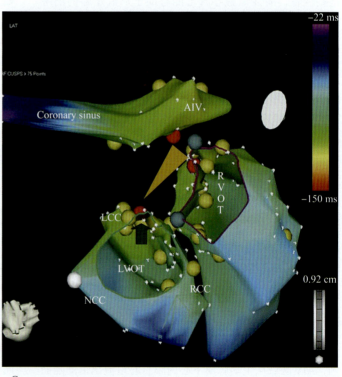

图28.19　A.在临床心律失常期间（频发单形室性期前收缩伴左束支传导阻滞图形，下壁导联轴和V₃导联出现早期胸前区移行），从左冠窦局部激活（LCC；提前44ms出现的QRS波）。B.起搏标测该部位，其与PVC完美匹配。C.右心室流出道（ROVT）、左心室流出道（LVOT）及冠状窦/前室间静脉（AIV）的电解剖图，其在PVC期间要求。相对于ROVT、冠状窦、AIV、右冠窦（RCC）及无冠窦（NCC），LCC显示最早激活（绿色箭头）。源于前间隔上部的ROVT.LCC及冠状窦末端-AIV联合之间（3个红色虚线间的三角形）的心律失常都能证实早期激活/最佳起搏标测，其从一个或多个周围的位置，所以经常成为具有挑战性的准确定位位置

表28.3 疑难病例解答

问题	原因	可能的解决途径
不易诱导的心动过速/PVC	镇静、随机、变异	给予镇静；给予异丙肾上腺素/肾上腺素；氨茶碱计划下一次消融
无法在RVOT发现提前的局部激动	不完全标测右心室流出道 起源在右心室流出道之外	更详细地标测右心室流出道，包括肺动脉 探查其他区域（动脉窦、GCV/AIV）
没有找到提前的局部激动	不完全标测GCV/AIV 左心室顶部位置 壁内位点	使用鞘帮助通过GCV/AIV 心外膜标测；外科冷冻消融
当心冠状动脉损伤	近冠状动脉或开口的理想消融位点	放弃消融；外科冷冻消融

注：AIV.前室间静脉；GCV.心大静脉/前室间静脉；PA.肺动脉；PVC.室性期前收缩；ROVT，右心室流出道

要重新标测其他出口，进行顺序消融，或者加大功率和持续时间，造成更深的透壁损伤（高功率和长持续时间）。

总结

特发性流出道室速是临床上常见的重要的心律失常。它们由触发活动引起，因此起源位点是局灶、集中的。虽然这些心律失常没有生命威胁，但患者通常有明显症状。少数患者可发生心动过速性左心室功能障碍。虽然药物治疗有助于管理这些心律失常，但由于消融的疗效性和安全性，消融治疗往往被作为首选策略。成功消融流出道心动过速的关键是准确定位心律失常部位。这可以通过仔细分析的12导联心电图来实现，它提供了起源位点重要的线索。额外的定位是通过仔细标测激动顺序及起搏标测流出道区域来实现，其使用电解剖图、高级成像和ICE等技术手段。

（新疆医科大学第一附属医院　李耀东
空军军医大学第一附属医院　廉　坤　译）

第29章

特发性左心室、右心室室性心动过速及分支型室性心动过速的消融

Akihiko Nogami, Hiroshi Tada

关键点

- 特发性二尖瓣环及三尖瓣环相关室性心动过速（VT）的机制为非折返性（触发激动或自律性）。
- 二尖瓣环VT呈右束支传导阻滞图形（RBBB）和$V_2 \sim V_6$导联单向R波或Rs波。二尖瓣环VT导管消融的成功率很高。
- 三尖瓣环VT表现为左束支传导支阻滞图形，Ⅰ导联R（r）波，aVL导联存在R（r）波。导管消融可消除约90%起源于三尖瓣环游离壁的VT，但间隔部VT只有57%可成功消融。
- 乳头肌VT多为局灶性（非折返）机制。
- 激动标测可能是消融乳头肌VT最有效的方法。乳头肌VT往往不表现出任何窦律或VT下的舒张期电位。由于乳头肌的收缩导致导管无法稳定贴靠，从而致使乳头肌VT导管消融充满挑战。成功消融往往需要使用盐水灌注消融导管及心腔内超声（ICE）来显示导管与乳头肌的直接贴靠。
- 心脏后十字交叉区域起源的VT较罕见，且多为心外膜局灶起源；该类VT往往由右心室程序刺激或高频刺激诱发，且常需要应用异丙肾上腺素（儿茶酚胺敏感性）药物。消融常需在冠状窦近端或心中静脉近端进行，或经心外膜途径。
- 维拉帕米敏感性特发性左心室分支型VT的机制是折返。
- 诊断基于心电图表现RBBB和电轴向上（典型类型）；RBBB和电轴向下（不典型类型）；或相对窄的QRS波和电轴向下（少见类型），同时合并左心室束支激动依赖及维拉帕米敏感（可终止或延缓心动过速）。在一些病例中，VT折返环可包含乳头肌附近的浦肯野网。
- 消融靶点为束支环路降支的舒张期电位或VT出口处收缩期前融合的浦肯野电位。维拉帕米敏感的特发性左心室VT的消融成功率在90%以上。
- 非折返性分支型VT的机制是浦肯野系统远端异常的自律性。从12导联心电图很难将这种VT和维拉帕米敏感性特发性左心室分支型VT区分开。消融靶点是VT时最早的浦肯野激动点。非折返性分支型VT消融后的复发率远高于维拉帕米敏感性特发性左心室分支型VT。

持续性单形性室性心动过速（VT）常与引起心肌病变的器质性心脏病有关，包括治疗后的心肌梗死和心肌病。但在美国约10%、在日本约20%的持续性单形性VT并没有明显的器质性异常。这类VT被称为特发性VT。特发性VT常发生在特殊部位，且有特殊的QRS波形态，而器质性心脏病相关的VT其QRS波形态往往趋于指向其瘢痕区的定位。特发性VT根据其机制、QRS波形态和起源位点，可分为多种不同亚型。最常见的特发性VT起源于右心室（RV）流出道（参见第28章），其机制多为触发激动。在左心室特发性VT中常存在以下类型：左心室流出道VT，二尖瓣环起源的VT，乳头肌VT，起源于心室后十字交叉的VT，维拉帕米敏感性左心室分支型VT（折返）及非折返性分支型VT（表29.1）。本章主要讨论特发性左心室、右心室VT及左心室分支型VT的评估及非药物治疗。

二尖瓣环VT

二尖瓣环VT占症状性、特发性VT/室性期前收缩（PVC）的5%，发生率无明显性别差异或男性略居多（男性53%～69%）。尽管二尖瓣环VT占所有特发性VT的5%，但此前一项研究发现，二尖瓣环VT可占起源于左心室（LV）的特发性反复单形性VT的49%，其他部位包括冠状动脉窦和后间隔区域。

病理生理学

1. **分类** 二尖瓣环VT可按照解剖学定位来分类。大部分起源于二尖瓣环前侧壁（靠近主动脉瓣二尖瓣连接处，即AMC），少数起源于瓣环侧壁、后壁或后间隔（图29.1）。二尖瓣环前壁及前间隔部分，即AMC，也可能成为VT起源部位。

2. **机制** 该心律失常的机制为非折返性，可以是对腺苷、维拉帕米及起搏刺激有反应的触发激动。曾有学者提出，靠近AMC的房室结传导系统的残余组织，如盲端束（dead-end tract），对这种非折返机制心动过速的形成可能起到重要作用。靠近二尖瓣前侧壁至右心室流出道（RVOT）、左心室流出道（LVOT）及靠近左冠窦的左心室心外膜处等部位的特发性VT，其往往为单一起源、多个出口，或在VT起源与单一出口之间存在多条通路。

第29章 特发性左心室、右心室室性心动过速及分支型室性心动过速的消融

表29.1 左心室、右心室及分支型室速分类

流出道VT（触发激动、折返或自律性）
- 左心室流出道，主动脉法氏窦或心外膜VT
- 右心室流出道或肺动脉VT

二尖瓣环VT（触发激动、折返或自律性）
- 二尖瓣前侧壁、前间隔（主动脉瓣二尖瓣连接处）、侧壁、后壁或后间隔起源

三尖瓣环VT（触发激动、折返或自律性）
- 后壁-后侧壁，前壁-前侧壁，后间隔，前间隔（His束旁）或二尖瓣环中间隔起源

乳头肌VT（触发激动、折返或自律性）
- 左后乳头肌，左前乳头肌或右侧乳头肌起源

心室后十字交叉区域起源VT（触发激动、折返或自律性）
- 心中静脉途径或心外膜途径

左心室分支型VT（折返）
- 左后间隔分支型VT
- 左后乳头肌分支型VT
- 左前间隔分支型VT
- 左前乳头肌分支型VT
- 左上间隔分支型VT

非折返性分支型VT（触发激动或自律性）
- 左侧浦肯野系统起源
- 右侧浦肯野系统起源

注：VT.室性心动过速

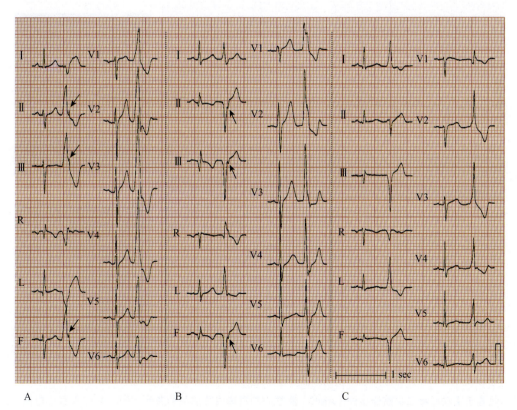

图29.1 二尖瓣环前侧壁（A）、后壁（B）及后间隔（C）起源室性期前收缩的典型12导联心电图。箭头所示为下壁导联QRS波晚期切迹（经许可引自Tada H, Ito S, Naito S, et al.Idiopathic ventricular arrhythmia arising from the mitral annulus: a distinct subgroup of idiopathic ventricular arrhythmias.J Am Coll Cardiol.2005; 45: 877-886）

诊断标准

体表心电图　二尖瓣环VT的心电图（ECG）常表现为右束支传导阻滞（RBBB）图形伴$V_2 \sim V_6$导联单形性R波或Rs波（图29.1）。而且，心电图分析可根据下壁及侧壁导联QRS波的极性精确区分不同亚型。对于前侧壁VT，Ⅰ导联及aVL导联QRS波呈负向，下壁导联为正向。后壁及后间隔起源VT，下壁导联极性负向，而Ⅰ导联及aVL导联极性正向。瓣环游离壁起源的VT，如前侧壁VT或后壁VT，其QRS波时程较长（有时也可见δ波样图形的描述）及下壁导联R波/Q波晚期的切迹。该特点在后间隔、前壁或前中间隔VT中观察不到。下壁导联QRS波晚期切迹及QRS波增宽是由于左心室游离壁向右心室分期激动所形成。后壁VT在V_1导联可见大R波，而后间隔VT在V_1导联则可见负向QRS波成分（qR、qr、rs、rS或QS）。后间隔起源VT的Ⅲ导联/Ⅱ导联Q波振幅比例也高于后壁起源VT。AMC起源的前壁和前中间隔VT可表现为V_6导联S波缺失或左束支传导阻滞（LBBB）伴提早移行，类似主动脉窦起源的VT（图29.2）。图29.3为精确预测二尖瓣环起源VT/PVC的流程。

标测和消融

由于多为局灶性起源，使用射频（RF）能量导管消融治疗二尖瓣环起源VT往往成功率较高（图29.4和图29.5）。12导联心电图可为心动过速起源的定位提供很有用的初始指导。心腔内标测可通过激动标测（VT时领先体表QRS波起始的最早局部心腔内电图）和起搏标测（窦性心律时于心室特定位点起搏，以使12导联图形与自发或诱发的VT相匹配）来选择最佳消融靶点（图29.4和图29.5）。所有成功消融位点的房波和室波电图应满足二尖瓣环起源特征，即房波/室波比例小于1，且房波及室波振幅分别大于0.08mV和0.5mV。有些患者在局部心室电位前还可见到特殊电位。三维电解剖标测系统可提供VT时的激动标测用以确定起源部位，也可轻松显示消融导管的运动轨迹并记录兴趣电位的部位，从而减少射线曝光并提高导管消融的效率。

成功率及复发率　于最早激动点或起搏标测12/12导联最佳匹配位点放电消融，可取得很高的成功率。但一项队列研究发现，仍有8%的复发率。大多数病例都可经心内膜途径成功消融，但有时也需要在冠状静脉窦系统内，尤其是心大静脉内进行消融。比较冠状窦心电

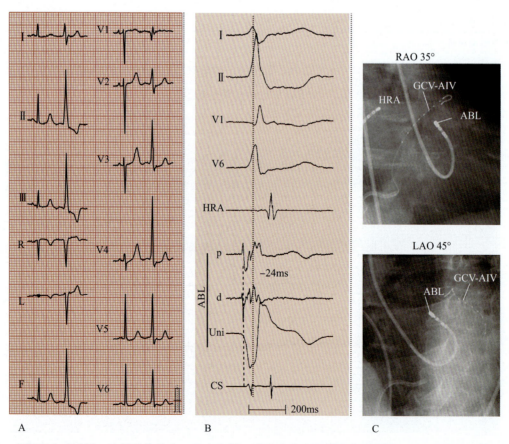

图29.2　起源于主动脉瓣二尖瓣连接处（AMC）室性心动过速成功消融的典型病例。A.12导联心电图。QRS波无明显切迹。B.心腔内记录。室性期前收缩时，消融导管（ABL）可记录到提前体表QRS波24ms的局部激动电位。C.为右前斜位（RAO）35°和左前斜位（LAO）45°下的消融靶点透视位置。消融导管远端电极刚好位于主动脉瓣下方AMC处。AIV.前室间静脉；CS.冠状窦；d.远端；GCV.心大静脉；HRA.高右房；p.近端；Uni.单极电图

第29章 特发性左心室、右心室室性心动过速及分支型室性心动过速的消融

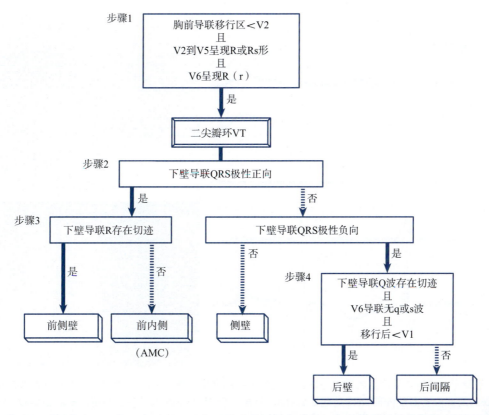

图29.3 基于12导联心电图QRS波特征总结的二尖瓣环起源室性心动过速/室性期前收缩的精确定位流程。VT.室性心动过速（经许可引自Tada H，Ito S，Naito S，et al.Idiopathic ventricular arrhythmia arising from the mitral annulus：a distinct subgroup of idiopathic ventricular arrhythmias.J Am Coll Cardiol.2005；45：877-886.）

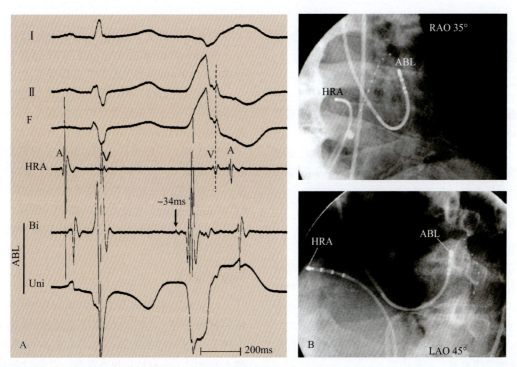

图29.4 起源于二尖瓣环前侧壁的室性心动过速成功消融的典型病例（患者1）。A.心腔内记录。在室性期前收缩时，消融导管（ABL）可记录到一个低振幅的收缩期前电位，提早QRS波起始34ms（箭头）。R波切迹的第二峰时程与高位右心房（HRA）导管所记录到的右心室游离壁激动精确对应（虚线）。B.右前斜位（RAO 35°）和左前斜位（LAO 45°）透视图显示消融位点。消融导管远端电极位于二尖瓣环前侧壁。A.心房激动；Bi.双极电图；Uni.单极电图；V.心室激动（经许可引自Tada H，Ito S，Naito S，et al.Idiopathic ventricular arrhythmia arising from the mitral annulus：a distinct subgroup of idiopathic ventricular arrhythmias.J Am Coll Cardiol.2005；45：877-886.）

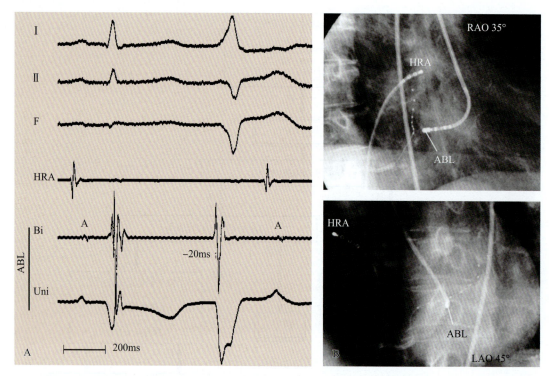

图29.5 起源于二尖瓣环后间隔的室性心动过速成功消融的典型病例。A.心腔内记录。室性期前收缩时,消融导管(ABL)记录到的局部心室激动提前QRS波起始20ms。体表心电图QRS波未见明显切迹。B.右前斜位(RAO 35°)和左前斜位(LAO 45°)透视图显示消融位点。消融导管远端电极位于二尖瓣环后间隔。A.心房激动;Bi.双极电图;HRA.高位右房;Uni.单极电图(经许可引自Tada H,Ito S,Naito S,et al.Idiopathic ventricular arrhythmia arising from the mitral annulus: a distinct subgroup of idiopathic ventricular arrhythmias.J Am Coll Cardiol.2005;45:877-886.)

图与二尖瓣环消融位点心电图的形态,会有助于判断最佳消融部位。

三尖瓣环VT

三尖瓣环VT在所有特发性VT/PVC(包括右侧及左侧VT/PVC)中约占8%,在所有右侧起源VT中约占5%。近期一项研究报道,三尖瓣环起源VT中,游离壁起源者男性较女性更多(男/女比例,1.83),而间隔部起源者则无明显性别分布差异。

病理生理学

1.分类 三尖瓣环VT可从解剖定位进行分类。一项既往研究发现,间隔部位起源(74%)往往较游离壁起源更多见,而另一项研究则发现间隔部位起源相对较少(43%)。而间隔起源部位中,又以前间隔或His束旁占多数(72%)。

2.机制 该心律失常的机制为非折返性,且往往多见于自发病例,很难通过起搏诱发。

诊断标准

体表心电图 所有起源于三尖瓣环的VT/PVC均表现为LBBB图形,且I、V_5和V_6导联QRS波极性正向(图29.6和图29.7)。I导联QRS波几乎无负向成分。

I导联R波常更大,因为三尖瓣环比RVOT更靠右靠下。在95%的患者中可于aVL导联记录到正向成分(r或R),89%的患者aVL导联总体极性正向。

在所有三尖瓣环VT中,V_1～V_3各导联VT/PVC的QRS波时限和Q波振幅在环游离壁都大于间隔部。间隔部VT胸导联移行更早(V_3导联),QRS波更窄,且V_1导联呈Qs型,下壁导联无明显切迹;而游离壁VT胸导联移行更晚(大于V_3导联),QRS波更宽,V_1导联无Q波,下壁导联可见切迹(下壁导联QRS波切迹的第二峰时程与左心室游离壁激动时间精确一致)。心电图特点可以通过起搏标测验证。三尖瓣环起源VT/PVC的精确定位流程见图29.8。

标测和消融

12导联心电图可为心动过速起源的定位提供很有用的初始指导。心腔内标测可通过激动标测(VT时领先体表QRS波起始的最早局部心腔内电图)和起搏标测(窦律时于心室特定位点起搏,以使12导联图形与自发或诱发的VT相匹配)来选择最佳消融靶点(图29.9,图29.7)。所有成功消融位点的房波和室波电图应满足三尖瓣环起源特征,即房波/室波比例小于1,且房波及室波振幅分别不小于0.03mV和不大于0.35mV。与邻近膜间隔的右冠窦(RCC)或无冠窦(NCC)起源

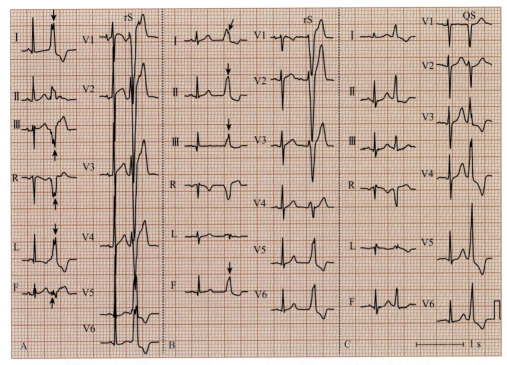

图29.6 三尖瓣环后侧壁（A），前壁（B）及前间隔（C）起源室性期前收缩的典型12导联心电图。箭头所示为肢体导联QRS波切迹的第二峰（经许可引自Tada H，Tadokoro K，Ito S，et al.Idiopathic ventricular arrhythmias originating from the tricuspid annulus: Prevalence, electrocardiographic characteristics, and results of radiofrequency catheter ablation.Heart Rhythm.2007；4：7-16.）

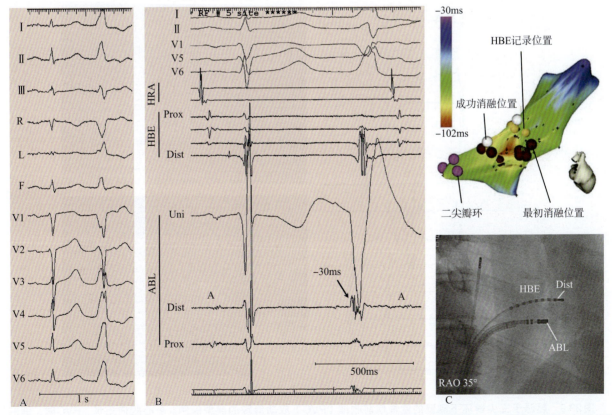

图29.7 起源于三尖瓣环前间隔（His束旁）的室性期前收缩（PVC）成功消融的典型病例。A.12导联心电图。下壁导联QRS波无切迹。B.心腔内记录。在PVC时，消融导管（ABL）可清晰记录到一个提前QRS波30ms的局部激动（箭头）。C.三维标测系统（CARTO,Biosense Webster,Diamond Bar,CA；上图）创建的PVC时的激动标测图和右前斜位（RAO 35°，下图）透视下消融靶点的位置。消融导管远端电极置于三尖瓣环前间隔（His束旁）。为避免房室传导受损的潜在并发症，消融能量自10W开始逐渐滴定。射频（RF）能量最高35W，最高电极-组织界面温度55℃。在消融放电时，需要通过多平面透视及三维标测系统确认消融导管的定位。A.心房激动；Dist.远端；HBE.His束电图；HRA.高位右心房；Prox.近端；Uni.单极电图

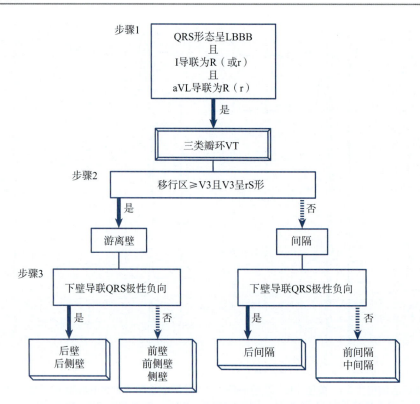

图29.8 基于12导联心电图QRS波特征总结的三尖瓣环起源室性心动过速/室性期前收缩的精确定位流程
LBBB.左束支传导阻滞；VT.室性心动过速

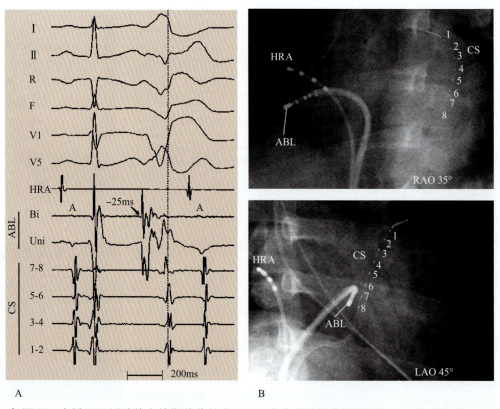

图29.9 起源于三尖瓣环下侧壁的室性期前收缩（PVC）成功消融的典型病例。A.心腔内记录。PVC时，消融导管（ABL）可清晰记录到一个提前QRS波25ms的局部心室电位（箭头）。QRS波切迹的第二峰时程与冠状窦（CS）电极记录到的左心室游离壁激动精确对应（虚线）。B.右前斜位（RAO 35°）和左前斜位（LAO 45°）透视图显示消融位点。消融导管远端电极位于三尖瓣环下侧壁。A.心房激动；Bi.双极电图；HRA.高位右房；Uni.单极电图（经许可引自Tada H, Tadokoro K, Ito S, et al.Idiopathic ventricular arrhythmias originating from the tricuspid annulus: Prevalence, electrocardiographic characteristics, and results of radiofrequency catheter ablation.Heart Rhythm.2007; 4: 7-16.）

的VT相比，起源于His束附近的VT有特殊的心电图特点（图29.7）。因此，在右心室标测时，最早心室激动点位于His束附近，但需同时在RCC和NCC内标测以确认起源位置。三维电解剖标测系统可提供VT时的激动标测用以确定起源部位，也可轻松显示消融导管的运动轨迹并记录兴趣电位的部位，从而减少射线曝光并提高导管消融的有效性。尤其是在消融前间隔或His束旁起源VT时，该系统更为有用（图29.7）。为避免消融时损伤房室传导，确认消融位点与His束的距离非常重要。

1. 成功率和复发率　在一项队列研究中，游离壁位点的导管射频消融成功率（90%）要高于间隔起源（57%）。三尖瓣环间隔部成功率低的原因在于担心射频消融会损伤房室传导。但另一项研究结果刚好相反，其即刻成功率可达100%。

2. 并发症　在行His束附近起源VT导管消融时，应仔细留意导管与房室结和His束区域的距离以避免造成房室传导阻滞。

乳头肌VT

近期有研究报道了乳头肌起源的特发性VT发生率占特发性VT的4%~12%，而且乳头肌起源VT患者似乎年龄更大。晕厥及心搏骤停非常罕见，但已有数例乳头肌室性期前收缩触发心室颤动（VF）的报道。频发乳头肌室性期前收缩也可诱发心肌病，如果成功抑制室性期前收缩也可逆转该类心肌病。

病理生理学

1. 分类　二尖瓣两组瓣叶通过腱索结构分别插入两组乳头肌。前组乳头肌和后组乳头肌分别起源于左心室中部到前部心尖及左心室下壁（图29.10）。后组乳头肌起源VT比前组乳头肌起源更为常见；与分支型室性心动过速相比，乳头肌起源持续性VT更为少见。而这种持续性VT可见于右心室乳头肌或室壁。

2. 机制　乳头肌VT多为局灶起源（非折返机制）。乳头肌VT常可由运动诱发，对儿茶酚胺敏感，故常可用异丙肾上腺素片或肾上腺素诱发。这种VT常无法被拖带，消融靶点也缺少窦律下的晚电位。

诊断标准

体表心电图　左心室乳头肌起源VT表现为RBBB图形（图29.10和图29.11）。与特发性左心室维拉帕米敏感性VT相比，左心室乳头肌起源心律失常的QRS波宽度明显更宽（150ms±15ms vs 127ms±11ms）。乳头肌VT常表现为多种QRS波形态，并可于自发状态或消融时出现轻微改变。这种形态轻微改变被认为与不同出口位置的优势传导或乳头肌内复杂结构产生的多种起源部位有关（图29.10）。

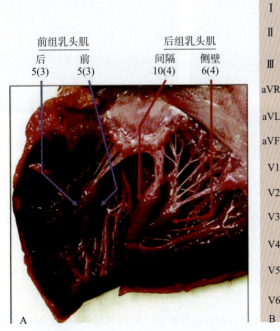
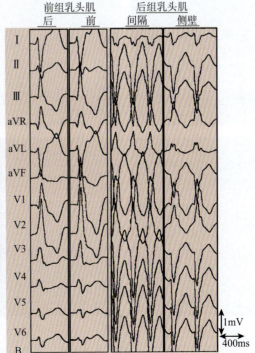

图29.10　人类心脏尸检标本展示左心室乳头肌起源室性心律失常成功消融靶点分布图（A），以及同一名患者前组乳头肌两侧成功消融的室性心律失常典型12导联心电图QRS波形态的差异（B）（经许可引自Yamada T, Doppalapudi H, McElderry HT, et al. Electrocardiographic and electrophysiological characteristics in idiopathic ventricular arrhythmias originating from the papillary muscles in the left ventricle: relevance for catheter ablation. Circ Arrhythm Electrophysiol. 2010; 3: 324-331.）

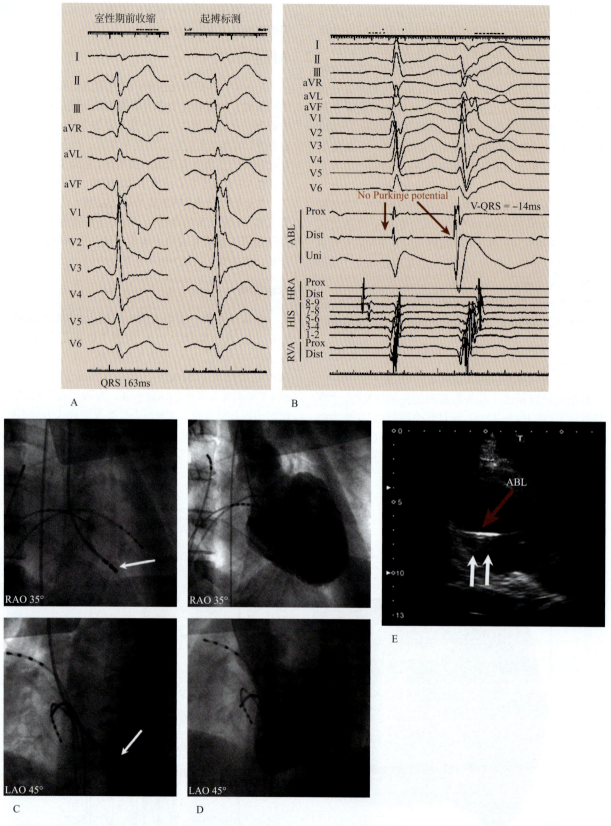

图29.11 起源于后组乳头肌的室性期前收缩（PVC）成功消融的典型病例。A.12导联心电图。临床PVC与后组乳头肌成功消融靶点的起搏标测心电图。B.腔内记录。在PVC时，消融导管（ABL）记录到一个提前QRS波起始14ms的清晰局部电位（箭头）。窦律或PVC时消融靶点均无浦肯野电位。C.右前斜位（RAO 35°）和左前斜位（LAO 45°）透视图显示消融位点。D.RAO 35°和LAO 45°下的左心室造影。E.经胸超声心动图显示消融导管头端（红色箭头）正贴靠于后组乳头肌（白色箭头）。成功消融使用了盐水灌注导管在乳头肌及附近位点。消融能量为30～40W，单次放电时间为50～120s。Dist.远端；HRA.高位右房；Prox.近端；RVA.右室心尖；Uni.单极电图

心电图的细微变化有助于鉴别乳头肌起源VT与分支型VT。乳头肌VT通常QRS波更宽，VT时不含提前于QRS波的浦肯野电位；即便有，窦律下的浦肯野电位也晚于分支型VT的QRS波前电位。后组乳头肌VT的V_1导联典型形态为qR型或R型，而分支型VT的V_1导联则为rsR′型，且I和aVL导联明显无Q波。

标测和消融

激动标测是乳头肌VT消融最有用的方法（图29.11）。无论窦律还是VT时通常都记录不到舒张期电位，这也说明浦肯野网并未参与该心律失常。成功消融通常需要使用盐水灌注导管，也需要心腔内超声（ICE）显示导管与乳头肌的贴靠情况。

由于乳头肌收缩会使导管很难稳定，故导管射频消融很有挑战性。此外，乳头肌基底部心肌相对较厚，由于VT起源与心内膜表面之间有一定距离，因此若想获得长期的治疗效果，形成很深的消融灶是必要的。

成功的导管消融通常需要使用冷盐水灌注导管及ICE来显示与乳头肌的贴靠程度。精细的心室三维重建，将三维图与ICE和（或）多排CT图像整合，使用压力感知消融导管对成功的消融都很有用且很重要。此外，在消融左心室乳头肌室性期前收缩时，穿间隔途径有时可提供很好的导管贴靠。有时由于乳头肌深处的壁内消融灶有多个出口，故需消融乳头肌周围相对较宽的区域（约50%面积）及多次消融。近期一项研究报道称，冷冻消融可用于传统射频消融失败的病例，且由于贴靠稳定性更好而较射频消融更加有效。

1. 成功率和复发率 导管消融前组及后组乳头肌起源VT（如术中消除靶PVC/VT）的即刻成功率通常较好（60%～100%）。但两者复发率分别为71%和50%，这远高于左前分支（LAF，25%）和左后分支（LPF，13%）VT的复发率，这主要还是与导管稳定性差有关。

2. 并发症 逐渐滴定能量，仔细操作导管，细致观察实时ICE影像都是避免并发症的要点。消融后的随访内容应包括超声心动图，以排除继发性二尖瓣反流，但即便是对乳头肌广泛消融，其发生率还是很低的。

心脏后十字交叉区域起源的VT

近期多项研究报道了起源于心脏后十字交叉的VT。近期一项研究在1021例行导管射频消融的特发性VT/PVC病例中发现18例（1.8%）起源于心脏后十字交叉区域的VT。其中15例患者（83%）为持续性VT，3例由于晕厥需要置入ICD。

病理生理学

1. 分类 后十字交叉起源VT可使用透视影像和三维激动标测来定位，就是说，可分为后十字交叉心尖部VT（$n=9$），以及后十字交叉心底部VT（$n=9$）。后十字交叉心底部VT定义为成功消融靶点位于冠状窦（CS）近端或心中静脉（MCV）近端距开口2cm以内。后十字交叉心尖部VT定义为最早激动点或成功消融靶点在MCV中部，距MCV开口2cm以上或心脏后十字交叉的心外膜部位。

2. 解剖 心脏后十字交叉是后间隔区域的锥形间隙，由房室环和室间沟组成，为所有4个心腔及冠状窦近端组成的锥形间隙。后十字交叉心底部区域靠近MCV开口，而后十字交叉心尖部位于后室间动脉附近，与心底部相比，更加靠下及靠近外膜。

3. 机制 该处的VT多为起源于心外膜的局灶性机制，经右心室程序刺激或连续高频起搏可诱发，通常需要异丙肾上腺素（儿茶酚胺敏感）。

诊断标准

体表心电图 心电图QRS波形态表现为II和III导联电轴向上呈QS形，QRS波最大波折指数（maximum deflection index，MDI）往往≥0.55（图29.12）。大部分患者（89%）V_2导联R波>S波，并可见时程超过34ms的假δ波。在后十字交叉心尖部VT中，V_6导联常表现为QS形或rS形，而aVR导联则多见R波>S波。表现为RBBB图形者V_1导联都有明显的R波且V_6导联移行成为rS形或qS形。而表现为LBBB图形者则在V_2导联即较早移行，并且V_6导联延迟移行为rS形或qS形。此外，有44%的后十字交叉心尖部VT的患者QRS波形态会从RBBB自行变为LBBB。另外，后十字交叉心底部VT者V_1导联为负向波或等电位线，V_6导联为正向，移行较早在V_2导联。图29.13为判断起源于后十字交叉VT/PVC的预测流程。

标测和消融

冠状窦或心中静脉内的激动标测和起搏标测可用来确定消融靶点。对于后十字交叉心尖部VT来说，MCV内导管射频消融的成功率较低，VT复发率较高。但在后十字交叉上方的心外膜消融成功率较高。对后十字交叉心底部VT来说，在CS或MCV内导管射频消融的成功率较高，VT复发率低。

并发症 在冠状窦或心中静脉内行导管消融时，可能引起冠状窦穿孔；或经皮心外膜途径消融时，可能引起冠状动脉（后降支）受损。

折返性左心室分支型VT

病理生理学和分类

维拉帕米敏感性分支型VT是最常见的左心室特发性VT。其作为一个独立的心电图表现最早于1979年由Zipes团队所发现。通常其包括以下诊断特征：①由心房起搏诱发；②RBBB图形伴电轴左偏；③多见于无器

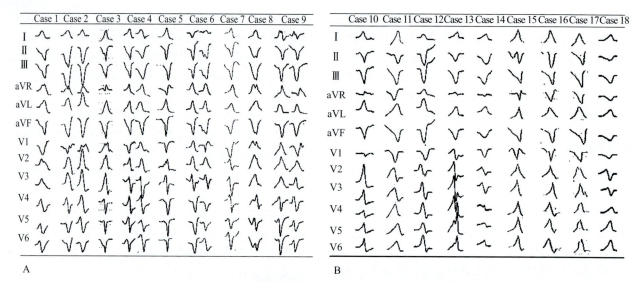

图29.12 起源于心脏后十字交叉区域的18例室性心动过速（VT）的12导联心电图。A.起源于后十字交叉心尖部的VT。B.起源于后十字交叉心底部的VT（经许可引自Kawamura M, Gersten feld EP, Vedantham V, et al.Idiopathic ventricular arrhythmia originating from the cardiac crux or inferior septum: epicardial idiopathic ventricular arrhythmia. Circ Arrhythm Electrophysiol.2014; 7: 1152-1158.）

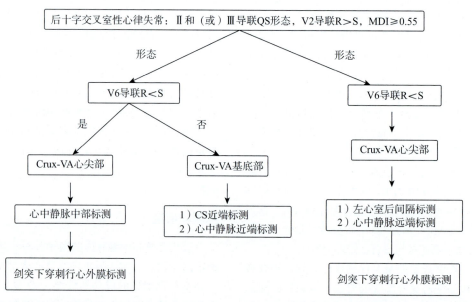

图29.13 精确预测起源于后十字交叉室性心动过速/室性期前收缩的流程。CS.冠状窦；VA.室性心律失常（经许可引自Kawamura M, Gerstenfeld EP, Vedantham V, et al.Idiopathic ventricular arrhythmia originating from the cardiac crux or inferior septum: epicardial idiopathic ventricular arrhythmia.Circ Arrhythm Electrophysiol.2014; 7: 1152-1158.）

质性心脏病的患者。1981年Belhassen和同事最先发现该心动过速对维拉帕米敏感，这也构成了第4条诊断特征。Ohe团队在1988年报道了该心动过速的另一个类型，即RBBB合并电轴右偏，之后该亚型被称为上间隔型。最后笔者团队报道了上间隔分支型室性心动过速的变异。根据QRS波形态，维拉帕米敏感性左心室分支型VT可分为3个亚型，分别是：①左后分支（LPF）VT，QRS波呈RBBB形和电轴向上（图29.14）；②左前分支（LAF）VT，QRS波呈RBBB和右偏电轴（图29.15）；③左上间隔分支（LUS）型VT，心电图呈窄QRS波伴

正常或右偏电轴（图29.16）。其中LPF VT最常见，LAF VT相对少见，LUS VT非常罕见。LUS VT常发生于既往其他分支型VT导管消融后。

维拉帕米敏感性分支型VT的折返环包括围绕乳头肌的浦肯野网。近期，笔者团队报道了维拉帕米敏感性折返性分支型VT的新亚型：乳头肌分支型VT。在现有3种亚型基础上，乳头肌分支型VT是另一类可识别的维拉帕米敏感性分支型VT（图29.17）。乳头肌分支型VT与起源于乳头肌心肌的VT分属性质不同的类别，但两者也有一些重叠。

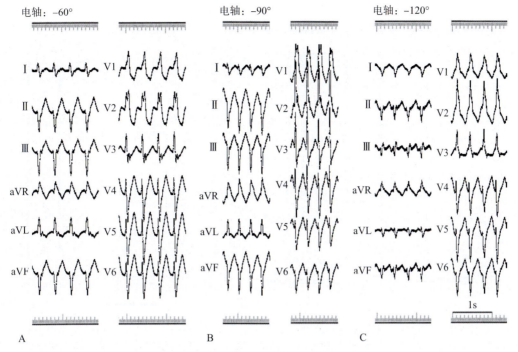

图29.14 维拉帕米敏感性左后分支型室性心动过速（VT）的12导联心电图。图中为3种不同VT。A、B.左后间隔分支型VT，电轴左偏；C.左后乳头肌分支型VT.电轴右上偏（经许可引自Nogami A.Idiopathic left ventricular tachycardia：assessment and treatment.Card Electrophysiol Rev.2002；6：448-457.）

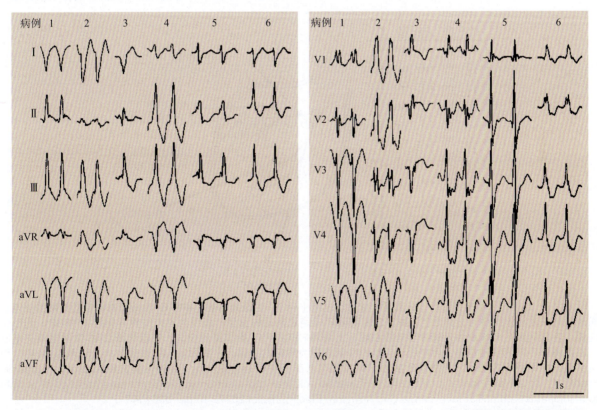

图29.15 6例维拉帕米敏感性左前分支型室性心动过速的12导联心电图。第1～3个病例为前间隔分支型VT，V_5、V_6导联呈Rs形，第4～6个病例为左前乳头肌分支型VT，V_5、V_6导联呈深S形（经许可引自Nogami A，Naito S，Tada H，et al.Verapamil-sensitive left anterior fascicular ventricular tachycardia：results of radiofrequency ablation in six patients.J Cardiovasc Electrophysiol.1998；9：1269-1278.）

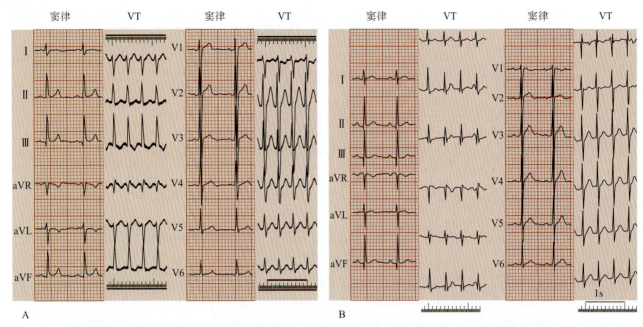

图29.16 维拉帕米敏感性左上间隔室性心动过速（VT）的12导联心电图。A.VT时QRS波形态较窄（100ms），且与窦律时形态相似（除Ⅰ、V_5和V_6导联的S波外）。B.初次左后分支室性心动过速发作后2年出现该VT，心电图为窄QRS波（90ms），电轴正常。除V_1导联rSr′型外，VT时QRS波形态与窦律基本一致（A经许可引自Nogami A.Idiopathic left ventricular tachycardia: assessment and treatment.Card Electrophysiol Rev.2002; 6: 448-457.B. 引自Nishiuchi S, Nogami A, Naito S.A case with occurrence of antidromic tachycardia after ablation of idiopathic left fascicular tachycardia: Mechanism of left upper septal ventricular tachycardia.J Cardiovasc Electrophysiol.2013; 24: 825-827.）

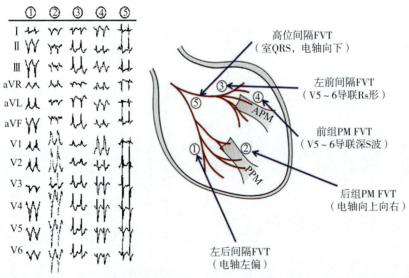

图29.17 维拉帕米敏感性左心室分支型室性心动过速（FVT）的最新分类。根据QRS波形态和成功消融的位点，维拉帕米敏感性左心室FVT可分为5个亚型。左后间隔FVT是最常见的亚型，表现为右束支传导阻滞（RBBB）图形伴电轴左偏。左前间隔FVT表现为RBBB伴电轴右偏。上间隔FVT是FVT最少见的变异，表现为窄QRS波伴电轴正常或右偏。左后间隔FVT为电轴左偏，而左后乳头肌FVT则表现为电轴右上偏。左前间隔FVT表现为V_5、V_6导联Rs形，而左前乳头肌FVT则表现为V_5、V_6导联深S波。APM.前组乳头肌；PPM.后组乳头肌（经许可引自Komatsu Y, Nogami A, Kurosaki K, et al.Non-reentrant fascicular tachycardia: clinical and electrophysiological characteristics of a distinct type of idiopathic ventricular tachycardia.Circ Arrhythm Electrophysiol.2017; 10.pii: e004549.）

基质及解剖

该心律失常的解剖基础值得引起关注。一些研究数据认为，分支型VT可能起源于左心室假腱索或纤维肌束。Suwa团队曾报道1例左心室假腱索起源的特发性VT，外科切断腱索后VT终止。Thakur团队使用经胸及经食管心脏超声发现，15例特发性VT患者均存在从左心室后下部延伸至基底部间隔的假腱索，而对照组仅5%存在假腱索。Maruyama及同事报道了1例从间隔中部延伸至间隔下壁近心尖部假腱索的病例，术中可记录到横跨整个舒张期的舒张期电位。Lin团队在18例特发性VT患者中发现17例存在纤维肌束，但对照组40例中有35例也可见纤维肌束。他们总结认为，该肌束是常见的心脏超声结果，而非VT特有的致心律失常基质，尽管他们还无法排除该肌束致VT的潜在基质作用。心脏超声往往很难发现小的纤维肌束、肌小梁及小的乳头肌。这些结构中的浦肯野网在左心室分支型VT的发病机制中起到很重要的作用。在乳头肌VT中，靠近乳头肌的纤维肌束可成为VT环路的基质所在。一项人类心脏尸检结果表明，前组与后组乳头肌之间存在解剖学连接（图29.18），而两者间可能存在的电学连接也解释了该类VT消融时QRS波形态变化的原因。近期，Haïssaguerre等在其关于VA和希浦系统的综述中提出了3种浦肯野相关折返。分支型VT在其分类中似乎为间隔分支型VT，而浦肯野远端-心肌折返性心动过速似乎为乳头肌分支型VT（图29.19）。

心动过速的机制

左心室维拉帕米敏感性VT的机制为折返，因为其可被诱发、被拖带及被心室或心房程序刺激所终止。为确认其折返环路及机制，笔者及所在团队使用八极高密度导管对20例LPF VT患者进行了左心室间隔部标测（图29.20）。在20例患者中有15例可以在VT时于中间隔记录到2种清晰的电位，分别为P1和P2电位（图29.21）。尽管记录到的舒张中期电位（P1）近端电极比远端电极更早，但融合的收缩期前浦肯野电位（P2）却是远端电极比近端电极更早。窦律时，在同样部位可在His束电位之后、QRS波之前记录到P2电位，提示P2是LFP的电位；但P2的顺序正好与VT时相反。VT从心房（图29.22）和心室均可拖带。心房或心室拖带起搏可顺向夺获P1并重整VT（图29.23和图29.24）。起搏频率增加时，刺激到P1的间期延长。维拉帕米对P1和P2电位的作用见图29.25。静脉注射1.5mg维拉帕米可显著延长VT周长，从305ms延长至350ms。同时P1-P2和P2-P1间期在维拉帕米给药后都成比例地延长。但从P2到QRS波起始的间期却保持不变。这些结果说明，P1电位是维拉帕米敏感性LPF VT折返环路的关键电位，这也意味着存在包括正常浦肯野系统和具有递减传导特性与维拉帕米敏感性的异常浦肯野组织在内的大折返环路。尽管P1电位已被证实为VT折返环的关键电位，左后分支或浦肯野纤维（P2）电位是否为折返环路的逆传支尚不清楚。Morishima及同事曾报道1例左后分支近端不参与VT折返环的病例。左后分支（P2）被窦性复合波选择性夺获并不影响VT的周长，意味着P2是折返环路的旁观者（图29.26A）。而在左心室间隔部拖带的起搏后间期（PPI）与VT周长相等，意味着左心室间隔心肌为逆传支（图29.26B）。Maeda和同事也报道过一位左后分支（P2）是LPF VT环路旁观者的病例。尽管在P1和P2

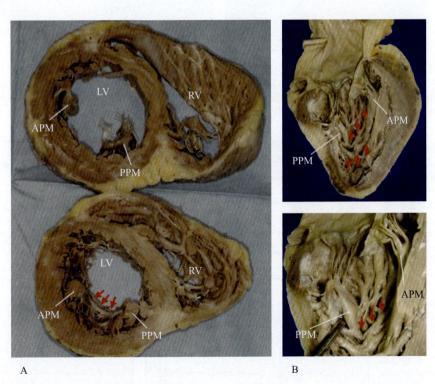

图29.18　人类心脏的尸检标本展示前组乳头肌（APM）与后组乳头肌（PPM）之间的心肌结构。正如该解剖学断面所示，APM与PPM间可能存在解剖学及电学连接（箭头）。LV.左心室；RV.右心室（经许可引自Komatsu Y，Nogami A，Kurosaki K，et al. Non-reentrant fascicular tachycardia: clinical and electrophysiological characteristics of a distinct type of idiopathic ventricular tachycardia. Circ Arrhythm Electrophysiol. 2017; 10.pii: e004549.）

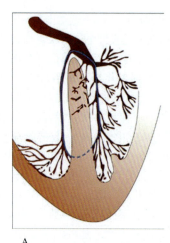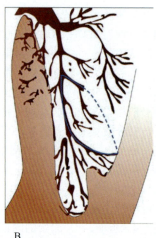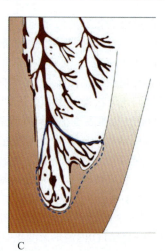

图29.19 浦肯野相关折返的示意图。通路显示了不断缩小的几何范围：A.束支型折返；B.分支型室性心动过速；C.浦肯野远端-心肌折返。线路的延长归因于肌肉成分（相对较慢的导体，虚线）的逐渐减少伴随浦肯野快速传导成分尺寸上的增加（实线）（经许可引自Haissaguerre M, Vigmond E, Stuyvers B, et al.Ventricular arrhythmias and the His-Purkinje system.Nat Rev Cardiol.2016；13：155-166.）

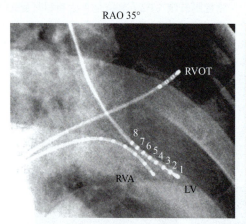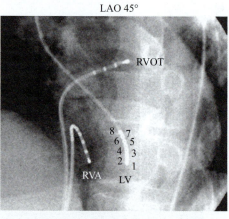

图29.20 八极高密度电极置于左心室间隔标测的右前斜（RAO）位及左前斜（LAO）位透视图。八极电极导管1～8的距离约为25mm。LV.左心室；RVA.右心室心尖；RVOT.右心室流出道（经许可引自Nogami A, Naito S, Tada H, et al.Demonstration of diastolic and presystolic Purkinje potential as critical potentials on a macroreentry circuit of verapamil-sensitive idiopathic left ventricular tachycardia.J Am Coll Cardiol.2000；36：811-823.）

图29.21 八极电极导管的心腔内记录。A.左后分支室性心动过速发作时，可记录到舒张期电位（P1）和收缩期前浦肯野电位（P2）。P1电位在近端电极比远端更早，P2电位远端电极比近端更早。B.窦律时，同样部位可记录到QRS波起始之前的P2电位，最早激动位于近端电极。1～2，远端双极；7～8，近端双极；H.His束；HBE.His束电图；LV.左心室；RVO.右心室流出道（经许可引自Nogami A, Naito S, Tada H, et al.Demonstration of diastolic and presystolic Purkinje potential as critical potentials on a macroreentry circuit of verapamil-sensitive idiopathic left ventricular tachycardia.J Am Coll Cardiol.2000；36：811-823.）

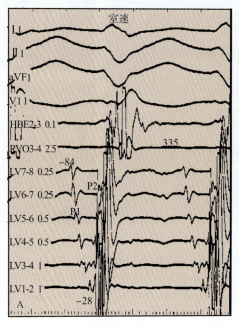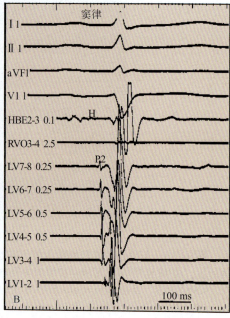

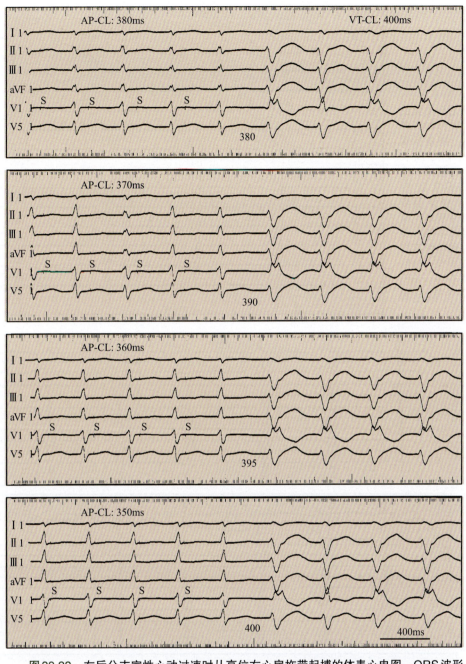

图 29.22　左后分支室性心动过速时从高位右心房拖带起搏的体表心电图。QRS波形态表现为固定融合和渐进性融合。随后VT被重整，因为最后一次拖带的QRS波和VT间的间期小于VT周长。最后夺获的QRS波和VT间的间期随起搏周长缩短而逐渐延长，推测与折返环内存在递减性传导。AP.心房起搏；CL.周长；S.起搏刺激

位置射频放电改变了P2位的激动顺序和体表心电图的QRS波形态，但VT并未终止，P1的激动顺序也未改变（图29.27）。欧阳非凡教授团队认为，特发性左心室VT的折返环可能是一个小的大折返，由一个具有浦肯野电位的前传浦肯野纤维、一个具有逆传浦肯野电位的逆传浦肯野纤维及起桥梁作用的心室肌组成。

左后分支室性心动过速的折返环路示意图

图29.28和图29.29是LPF VT折返环路的假想图。在该环路中，P1代表特殊浦肯野组织远端激动电位，其具有递减特性且对维拉帕米敏感。P2代表左后分支或其附近的浦肯野纤维的激动，VT时它只是一个旁观者。P1代表VT折返环的前传支，而左心室间隔部心肌为逆传支。近期，Liu和同事提出了新的LPF VT示意图（图29.38）。尽管折返环的基本概念与笔者相似，但其示意图可解释为什么VT时不总能记录到P1。在笔者的系列研究中，VT发作时有75%的患者可以记录到P1。他们也报道了患者的P1检出率为64%，并描述有一个缓慢传导区连接了心室肌和P1近端；而在VT时能记录到P1的病例中，P1纤维与LPF平行并靠近，且P1与LPF

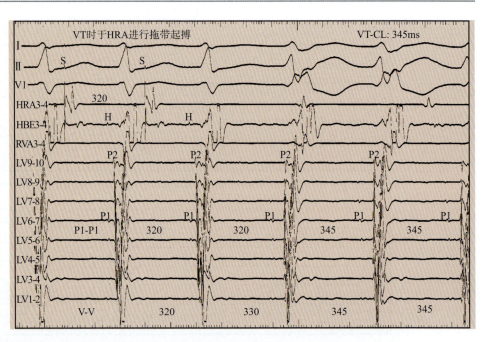

图29.23 左后分支室性心动过速（VT）发作时，高位右心房（HRA）拖带标测的心腔内记录。VT（周长345ms）时右心房起搏（周长320ms）使QRS波变窄且未阻断VT。当舒张期电位（P1）被顺向夺获时，收缩期前浦肯野电位（P2）被逆向夺获。P2的激动顺序与窦律时一致。CL.周长；H.His束；HRA.高位右心房；HBE.His束电图；LV.左心室；S.起搏刺激

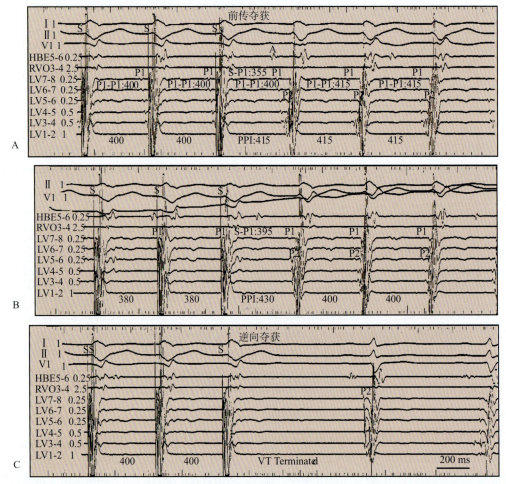

图29.24 于室性心动过速（VT）出口处起搏的隐匿性拖带。在左后分支VT发作时，远端两极可记录到最早的心室电图伴融合的浦肯野电位。A.远端两极以400ms联律间期起搏可顺向夺获P1电位，产生的QRS波形态与VT时相似。起搏后间期（PPI）等于VT周长。B.在VT出口处以380ms周长起搏也可夺获P1电位。左心室（LV）7~8极可同时观察到一个舒张期电位伴起搏伪差。起搏刺激到P1的间期延长。C.在VT出口处以400ms周长起搏，但以300ms的起始偶联间期时可终止VT。起搏时未见舒张期电位，因为该电位可能被逆向夺获并掩盖在心室电位中。HBE.His束电图；P1.舒张期电位；P2.收缩期前浦肯野电位；RVO.右心室流出道；S.起搏刺激（经许可引自Nogami A，Naito S，Tada H，et al.Demonstration of diastolic and presystolic Purkinje potential as critical potentials on a macroreentry circuit of verapamil-sensitive idiopathic left ventricular tachycardia.J Am Coll Cardiol.2000；36：811-823.）

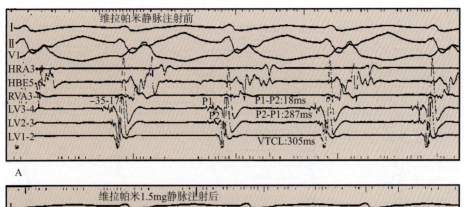

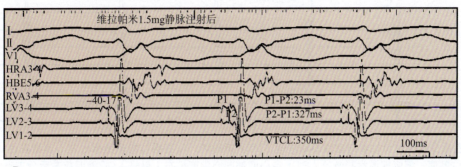

图29.25 维拉帕米对左后分支室性心动过速（VT）折返环路的影响。静脉注射1.5mg维拉帕米可将VT周长从305ms（A）显著延长至350ms（B）。使用维拉帕米后，P1-P2和P2-P1间期也以相应比例延长，从QRS到P1的绝对延长最明显。HBE. His束电图；HRA.高位右心房；LV.左心室；RVA.右心室心尖部；VTCL.室速周长（经许可引自Nogami A，Naito S，Tada H，et al.Demonstration of diastolic and presystolic Purkinje potential as critical potentials on a macroreentry circuit of verapamil-sensitive idiopathic left ventricular tachycardia.J Am Coll Cardiol.2000；36：811-823.）

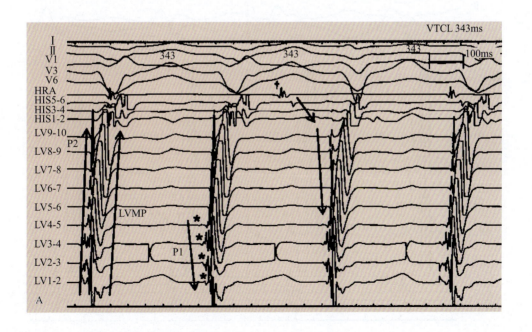

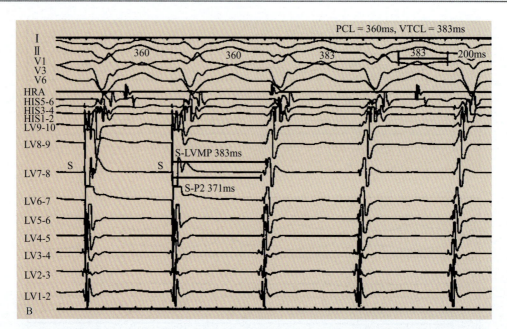

图29.26 左后分支近端负性参与室性心动过速（VT）折返环。A.在维拉帕米敏感性左心室特发性VT时，左后间隔可记录到3种电位顺序：舒张期浦肯野电位（P1）自心底部向心尖部扩布（星号），收缩期前左后分支电位（P2）及收缩期左心室心肌电位（LVMP）则沿相反方向扩布。注意左后分支被一个窦性搏动（短箭头）选择性夺获，但并未影响VT周长。B.LV7-8拖带起搏时，P2和LVMP同时被夺获。尽管LVMP的起搏后间期（PPI）与VTCL相等，但P2电位的PPI短于VTCL。HRA.高位右心房；LVP.左心室心肌电位；PCL.起搏周长；S.起搏刺激（经许可引自Morishima I，Nogami A，Tsuboi H，Sone T.Negative participation of the left posterior fascicle in the reentry circuit of verapamil-sensitive idiopathic left ventricular tachycardia.J Cardiovasc Electrophysiol.2012；23：556-559.）

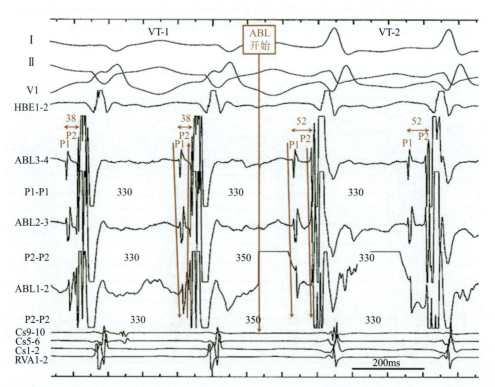

图29.27 左后分支（P2）作为左后分支室性心动过速VT折返环的旁观者。在VT-1时，在中部间隔靠近左后分支（LPF）可记录到舒张期电位（P1）和收缩期前电位（P2）。在该部位放电后即刻，VT-1转变成VT-2。当VT-1转变为VT-2时，QRS波反映了相同心动过速周长更靠心底部的出口位置。当VT-2时，P2点激动顺序有所改变，而P1的激动顺序未变（箭头）。P1-P1间期在VT-1和VT-2时也保持不变。Cs.冠状窦；HBE.His束电位；RVA.右心室心尖部（经许可引自Maeda S，Yokoyama Y，Nogami A，et al.First case of left posterior fascicle in a bystander circuit of idiopathic left ventricular tachycardia.Can J Cardiol.2014；30：e11-13.）

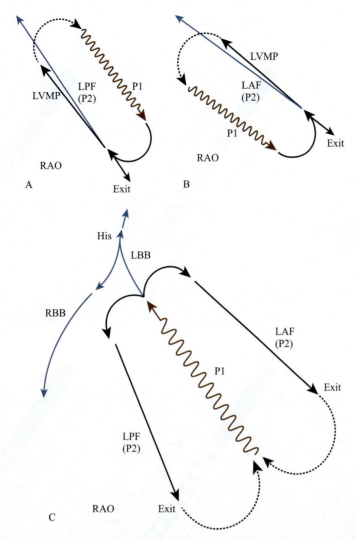

图29.28 维拉帕米敏感性左心室分支型室性心动过速（VT）的折返环示意图。A.左后分支型VT。VT时，P1自心底部向心尖部扩布，而P2和左心室心肌电位（LVMP）向相反方向激动。假想的上端折返区域以虚线表示。波浪线代表缓慢传导区。尽管VT折返环的前传支由P1组成，但逆传支是由LVMP而非P2组成。B.左前分支型VT。VT时，P1为前传支，LVMP为逆传支，到心室肌的出口位于左前分支远端附近。C.左上间隔型VT。P1代表左心室上间隔区域特殊浦肯野组织的激动电位。P2代表左前分支和左后分支的激动。VT时左前分支和左后分支均为折返环的前传支。这也解释了为何VT时可见窄QRS波和向下电轴。LAF.左前分支；LBB.左束支；LPF.左后分支；LVMP.左心室心肌电位；P1.舒张期电位；P2.收缩期前浦肯野电位；RAO.右前斜位；RBB.右束支（经许可引自Talib AK, Nogami A, Nishiuchi S, et al.Verapamilsensitive upper septal idiopathic left ventricular tachycardia: prevalence, mechanism, and electrophysiological characteristics.J Am Coll Cardiol EP.2015; 1: 369-380.）

（P2）间的连接位于LPF远端。另外，在未能记录到P1的病例中，P1纤维可能很短或方向不与LPF平行，或两者皆存在。

窦律时，在融合点激动时从P2传到P1。因此，P1埋在局部心室激动中（图29.29A）。VT时，P1和P2激动方向相反（图29.29B）。这解释了为何P2电位激动顺序窦律时与VT时相反。在VT出口隐匿性拖带时（如以400ms为周长，图29.24A），P1可被顺向激动而逆向波前受阻，推测在P1与左心室间隔心肌间的连接处（图29.29C）。前一跳（n-1）的顺向波前也因遇到当前起搏脉冲（n）的逆向波前所产生的不应期而在P1与左心室间隔心肌间连接处受阻。最后一次起搏脉冲的顺

向波前重整心动过速并持续。在以更短周长拖带起搏时（如以380ms为周长，图29.24B），P1远端部分逆向激动，逆向波前在P1中部缓慢传导区受阻（图29.29D）。最后一次起搏脉冲的顺向波前重整心动过速并持续。但由于缓慢传导区域的频率依赖性传导延迟，从最后一次起搏刺激到顺向激动的P1间期延长。在以更短周长或以更短的起始偶联间期拖带起搏时（如以300ms起始偶联间期，图29.29C），P1逆向激动，逆向波前在缓慢传导区内受阻于P1近端部分（图29.29E）。但前一次起搏的顺向波前也受阻。该阻滞独立于与前一跳逆行波前的碰撞或其产生的不应期。因为同一跳的逆向与顺向波前均受阻，VT被终止。导管射频消融清除P1与左心室间隔心

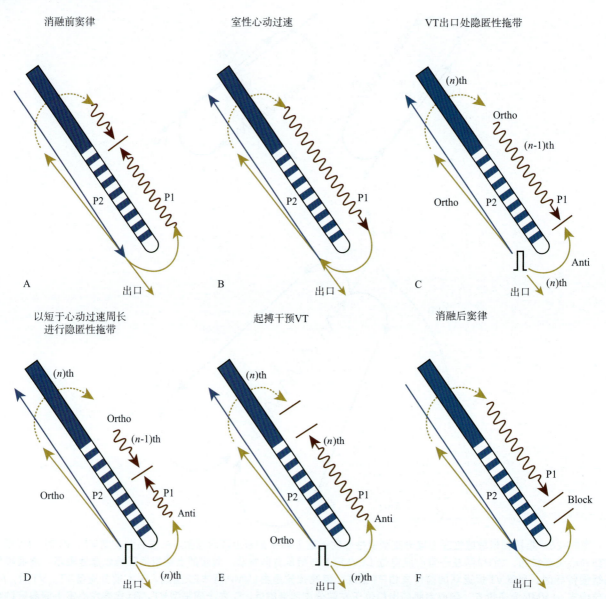

图 29.29 左后分支室速（VT）机制的示意图。详见文中叙述部分。虚线为桥接P1与左心室间隔心肌的心室肌。波浪线代表缓慢传导区。Anti. 逆向波前；Ortho. 顺向波前；P1. 舒张期电位；P2. 收缩期前浦肯野电位

肌间的传导。

诊断标准

1. **体表心电图** 基于QRS波形态，维拉帕米敏感性分支型VT可分为5个亚型。LPF VT的12导联心电图呈RBBB及向上电轴（电轴左偏或电轴右上偏，见图29.14）。左后间隔分支型VT表现为电轴左偏，而左后乳头肌分支型VT表现为电轴右上偏（图29.17）。左后间隔分支型VT是最常见的维拉帕米敏感性分支型VT类型，约占所有病例的90%。相对不常见的类型是LAF VT，其QRS波呈RBBB和电轴向下（图29.15）。左前间隔分支型VT表现为V₅、V₆深S波（图29.17）。最后一个VT类型是上间隔分支型VT，其QRS波相对较窄，电轴正常或右偏（图29.16）。该型VT非常罕见，但有时可发生于既往其他分支型VT导管消融后。在12例上间隔VT中，6例（50%）有1～2次其他分型VT消融病史。但另外6例并无既往导管消融史，该心动过速为初发的心律失常。在大部分上间隔分型VT患者中，窦律下的QRS波表现为Ⅰ导联S波，Ⅲ和aVF导联Q波，提示LPF区域传导延迟。

2. **心腔内电图** 在LPF VT中，心室最早激动点位于间隔近心尖部，在间隔中部可记录到舒张期电位（图29.21）。His束激动在QRS波起始后5～30ms。窦律时，同样部位可记录到His束电位后、QRS波起始之前的浦肯野电位。

在LAF VT中，心室最早激动点位于左心室前侧壁（图29.30），在间隔中部可记录到舒张期电位（图29.31）。数项研究报道了呈RBBB图形、电轴右偏的左心室室速，机制不同。Yeh团队报道了4例RBBB图形合并电轴右偏的室速病例。该VT对腺苷敏感，可于左心室前

底部成功消融。胸导联呈不典型RBBB图形伴宽大R波。Crijns团队报道了1例RBBB图形伴电轴右偏的分支间折返性VT（B型束支折返性心动过速）。该患者的VT折返环以前分支为前传支，后分支为逆传支。分支间VT常可在VT时记录到舒张期His束电位及后分支电位。但有时可能难以区分分支间VT和分支内VT（维拉帕米敏感性左前分支VT）。左心室特发性室性心动过速的诊断标准详见表29.2。

鉴别诊断包括室上速伴双分支差异性阻滞。对于左上间隔分支型VT，在QRS波之前可记录到His束逆传激动（图29.32）。如果心动过速时有室房逆传，会与房室结折返性心动过速或房室折返性心动过速相似。心动过速对维拉帕米的反应及可被心房起搏诱发及拖带的特性也会给诊断带来混淆。为避免误诊，识别His束激动的逆传顺序及心动过速时HV间期（His波到V波）短于窦律都是重要的信息。左心室上间隔处在窦律时可记录到左束支电位的部位，心动过速时可记录到比His束电位更早的电位。静脉注射维拉帕米时VT可减慢或终止；

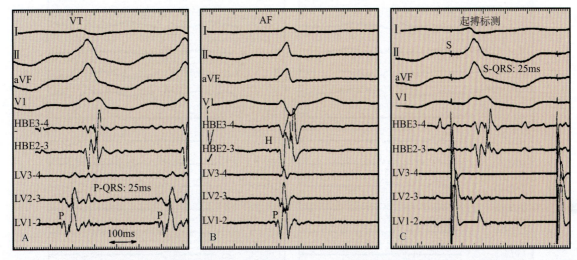

图29.30 左前分支VT时在VT出口处的心腔内记录。A.VT时，浦肯野电位领先QRS波（P-QRS）25ms。B.在基础心律［心房颤动（AF）］时，记录到的浦肯野电位位于His束电位（H）之后，QRS波之前。C.起搏标测时，起搏QRS波与VT时QRS波相似处的起搏刺激到QRS波（S-QRS）间期是25ms，这与VT发作时的P-QRS间期相同。在该处放电可终止VT，但VT仍可诱发。HBE.His束电图；LV.左心室（经许可引自Nogami A, Naito S, Tada H, et al.Verapamil-sensitive left anterior fascicular ventricular tachycardia: results of radiofrequency ablation in six patients.J Cardiovasc Electrophysiol.1998; 9: 1269-1278.）

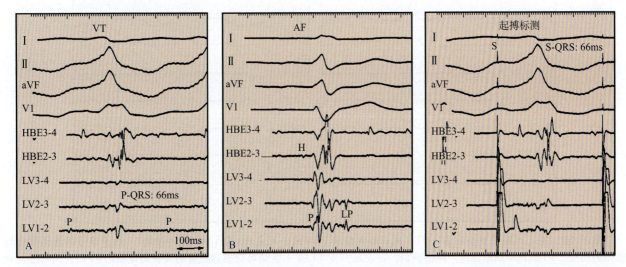

图29.31 左前分支VT发作时缓慢传导区的心腔内电图。A.VT时，浦肯野电位（P）领先QRS波（P-QRS）66ms。B.心房颤动（AF）时，记录到的浦肯野电位位于His束电位（H）之后，QRS波之前，在QRS波之后还可记录到一个晚电位（LP）。C.起搏标测时，起搏QRS波与VT时QRS波相似处的起搏刺激到QRS波（S-QRS）间期是66ms，这与VT发作时的P-QRS间期相同。在该处放电可终止VT，且VT无法再诱发。HBE.His束电图；LV.左心室（经许可引自Nogami A, Naito S, Tada H, et al.Verapamil-sensitive left anterior fascicular ventricular tachycardia: results of radiofrequency ablation in six patients.J Cardiovasc Electrophysiol.1998; 9: 1269-1278.）

但对β受体阻滞剂或Valsalva动作无效。少数病例对腺苷有反应，但只有在心动过速时表现为儿茶酚胺依赖。

在束支折返中，His束激动提前于左束支，因而产生RBBB型QRS波。在左心室特发性VT中，HV间期更短（负值），且跟在左侧分支激动之后。

标测和消融

导管射频消融是特发性VT患者的一线治疗，因为绝大部分患者的VT可以通过消融安全地消除。

1. **左后间隔分支型VT** 使用多电极导管行传统的左心室间隔标测对LPF VT有效。电解剖激动标测并不一定必须，但其可以标记兴趣电位的导管位置，从而对手术会有帮助。VT发作时在间隔中部可记录到2个清晰的电位，P1和P2（图29.21）。由于舒张期电位（P1）已被证实是VT折返环路中的重要电位，因此该电位已成为治愈心动过速的靶点。Nakagawa团队首先报道了浦肯

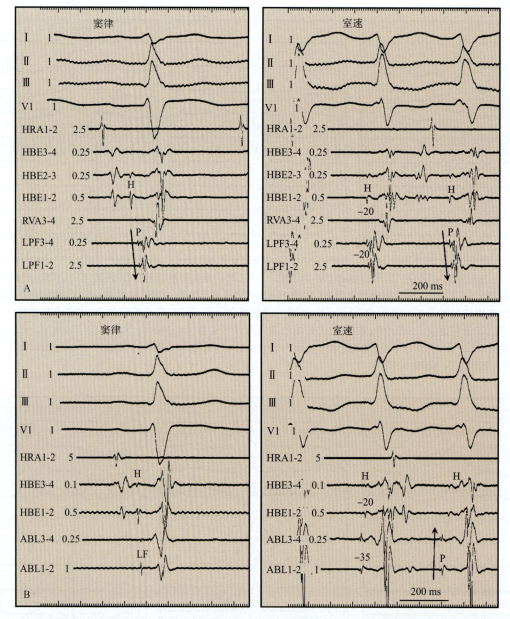

图29.32 左上间隔分支型室速（VT）的心腔内记录。VT时，可见His束（H）逆传激动。His束电位的激动顺序与窦律时相反。VT时H-V间期缩短。A.窦律时，在左后分支（LPF）区域可记录到融合的浦肯野电位。VT时，同样部位也可记录到融合的浦肯野电位，领先QRS波20ms。窦律及VT时的浦肯野电位激动顺序相似。由于可记录到融合的收缩期前心室电位，故考虑左后分支区域是VT的出口之一。其他出口可能在左前分支区域，因为VT时QRS波形态很窄，电轴向下。B.在左心室上间隔处消融可成功终止VT。在该部位窦律下可记录到左束支（LF）电位，在VT时该电位领先QRS波35ms。射频放电可清除VT，而不引起左束支传导阻滞或房室传导阻滞。ABL.消融导管；HBE.His束电图；HRA.高位右房；RVA.右心室心尖部（经许可引自Nogami A.Idiopathic left ventricular tachycardia: assessment and treatment. Card Electrophysiol Rev.2002; 6: 448-457.）

表29.2 左心室特发性分支型室性心动过速的诊断标准

项目	维拉帕米敏感性左心室分支型室性心动过速	非折返性分支型室性心动过速（维拉帕米不敏感）
体表心电图特点	• RBBB伴电轴左偏（左后间隔分支型VT：常见类型） • RBBB伴电轴右上偏（左后乳头肌分支型VT） • RBBB伴电轴向下；V_5、V_6导联呈Rs形（左前间隔分支型VT） • RBBB伴电轴向下；V_5、V_6导联呈rS/QS形（左前乳头肌分支型VT） • 窄QRS波伴电轴向下（有时出现在既往因另一种分支型VT行RFCA者）	• RBBB伴电轴左偏或右偏 • VT越快QRS越宽
电生理结果	• 心动过速依赖左心室分支折返 • 浦肯野电位（P1）和舒张期电位（P2）领先于心室激动 • 浦肯野电位及舒张期电位的改变领先于心动过速频率的改变，且变化相似 • His束激动在QRS波起始之后（有些类型可见短正的HV间期） • 心室和（或）心房起搏可诱发及拖带心动过速	• 心动过速机制与异常自律性相一致 • 运动或儿茶酚胺诱发 • 心室刺激无法诱发或拖带 • 腺苷及超速起搏或更快的室上性心律可一过性抑制
药物反应	• 维拉帕米可减慢传导或阻滞分支系统的传导，从而终止或减慢心动过速 • 乳头肌分支型VT也对维拉帕米敏感，但敏感性略逊	• 对利多卡因、β受体阻滞剂及Ia类药物敏感 • 对维拉帕米不敏感

注：HV.His束到心室；RFCA.导管射频消融；RBBB.右束支传导阻滞；VT.室性心动过速

野电位在特发性VT消融中的重要性，Tsuchiya团队报道了舒张晚期电位的重要性，并强调了舒张晚期和收缩期前电位在VT折返环中的作用。但这两项研究所确定的成功消融部位却不同。Nakagawa的消融部位位于左心室间隔下部近心尖处，而Tsuchiya的消融部位则位于间隔基底部靠近左束支主干处。这些结果都提示，VT时任何P1都可以作为导管消融的靶点。间隔近心尖部1/3处是目前的常规靶点，可避免LBBB或房室传导阻滞（图29.33）。

使用主动脉逆行途径，在右前斜位（RAO）透视下，消融导管从小弯向右侧可跨过主动脉瓣。一旦进入左心室，旋转导管朝向间隔，打弯，使导管头端贴靠于间隔下部指向心尖。一项既往研究中，20例患者在VT时有15例（75%）可记录到P1。在该部位放电15例均能消融成功。放电时，P1-QRS间期会逐渐延长，当P1和QRS波间出现阻滞时，VT终止（图29.34）。在终止心动过速后，窦律下P1落后于QRS波，而P2仍在QRS波之前。图29.35展示了成功消融前后窦律时的电位变

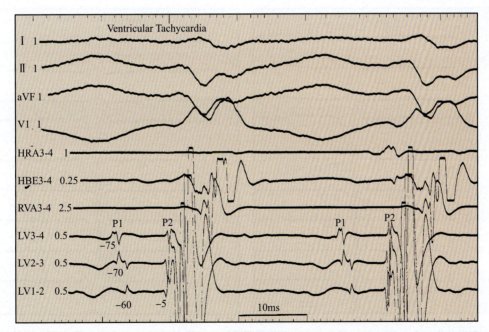

图29.33 左后分支室速（VT）成功消融记录。在间隔中部可记录到舒张期电位（P1）和收缩期前浦肯野电位（P2）。近端两极记录到的舒张期电位（P1）领先远端电极对15ms。HBE.His束电图；HRA.高位右心房；LV.左心室；RVA.右心室心尖（经许可引自Nogami A, Naito S, Tada H, et al. Demonstration of diastolic and presystolic Purkinje potential as critical potentials on a macroreentry circuit of verapamil-sensitive idiopathic left ventricular tachycardia. J Am Coll Cardiol. 2000；36：811-823.）

化。成功消融后，P1落在QRS波之后，其激动顺序与VT时相同。图29.29F解释了为何消融后舒张中期仍可见P1，且激动顺序与VT时相同。当P1远端部分被消融后，窦律下P1激动沿环路顺向推进，继而在近端向远端方向受阻。消融后心房或心室起搏或同时起搏时，P1表现出递减传导特性（图29.36），静脉注射维拉帕米可显著延长窦律下的His-P1间期（图29.37）。成功消融的部位通常起搏标测都不好，因为选择性起搏P1很难，且P1近端电位还有逆向激动。但成功消融后由于P1逆向激动被阻滞，故有时起搏标测会比消融前更好。

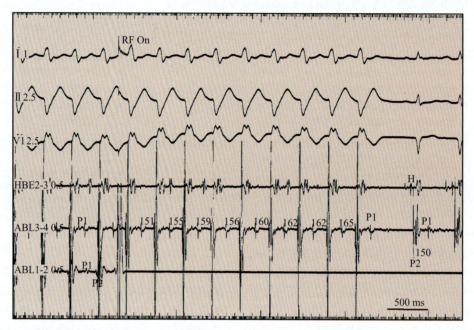

图29.34 左后分支室性心动过速（VT）放电消融。在放电时，P1-QRS间期逐渐延长，随后P1到QRS阻滞，VT终止。消融后窦律时，P1落于QRS波之后。ABL.消融导管；H.His束记录；HBE.His束电图（经许可引自Nogami A，Naito S，Tada H，et al.Demonstration of diastolic and presystolic Purkinje potential as critical potentials on a macroreentry circuit of verapamil-sensitive idiopathic left ventricular tachycardia.J Am Coll Cardiol.2000；36：811-823.）

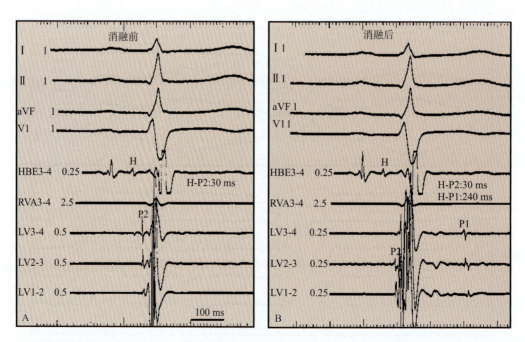

图29.35 左后分支室性心动过速（VT）成功消融前后窦律时的心腔内记录。A.消融前，窦律下未记录到舒张期电位。B.消融后，P1电位落于QRS波之后。P1激动顺序与VT时观察到的顺序相同（图29.33）。HBE.His束电图；LV.左心室；RVA.右心室心尖（经许可引自Nogami A，Naito S，Tada H，et al.Demonstration of diastolic and presystolic Purkinje potential as critical potentials on a macroreentry circuit of verapamil-sensitive idiopathic left ventricular tachycardia.J Am Coll Cardiol.2000；36：811-823.）

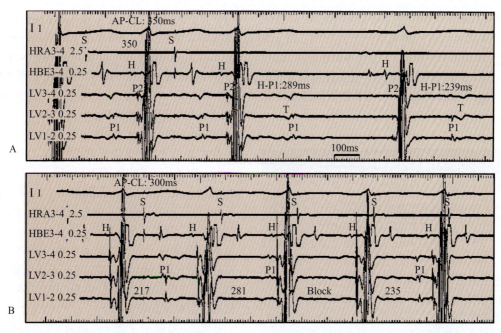

图 29.36　发生于QRS波之后的P1的递减传导特性。左后分支室性心动过速（VT）成功消融后，右心房起搏时的心腔内记录。A.当以350ms周长起搏右心房时，His束到P1（H-P1）间期较窦律时延长。B.当起搏周长变为300ms时，P1出现文氏阻滞。AP.心房起搏；CL.周长；HBE.His束电图；HRA.高位右心房；LV.左心室；T.T波复极伪差（经许可引自Tada H, Nogami A, Naito S, et al.Retrograde Purkinje potential activation during sinus rhythm following catheter ablation of idiopathic left ventricular tachycardia.J Cardiovasc Electrophysiol.1998; 9: 1218-1224.）

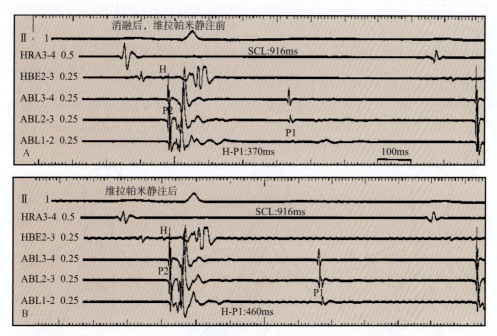

图 29.37　发生在QRS波之后的P1的维拉帕米敏感性。A.窦律时His束到P1（H-P1）间期为370ms。B.静脉注射10mg维拉帕米后，H-P1间期显著延长。ABL.消融导管；HBE.His束电图；HRA.高位右心房；SCL.窦律周长（经许可引自Tada H, Nogami A, Naito S, et al.Retrograde Purkinje potential activation during sinus rhythm following catheter ablation of idiopathic left ventricular tachycardia.J Cardiovasc Electrophysiol.1998; 9: 1218-1224.）

20例中的其余5例患者都无法记录到舒张期电位（P1），仅在VT出口处可记录到单一融合的P2。这5例在该部位都可成功消融。根据Liu及同事所画的示意图，这种病例中的P1纤维可能长度较短，或走行与LPF不平行，或两者兼而有之（图29.38）。导管消融的靶点详见表29.3。

表29.3 消融靶点

维拉帕米敏感性分支型室性心动过速
- VT折返环（中间隔）前传支的舒张期电位（P1）：无须最早的舒张期电位（P1）；通常以中下1/3处的P1电位为靶点，以避免造成LBBB或房室传导阻滞（P1-QRS为28～130ms）。如果记录不到舒张期电位（P1），可以VT出口处（间隔心尖部）融合的收缩期前浦肯野电位（P2）为靶点
- 在乳头肌分支型VT发作时，可在后组或前组乳头肌处记录到舒张期浦肯野电位（P1）。消融这些电位对抑制VT非常有效。但对于乳头肌分支型VT患者而言，在左后或左前分支区域消融常会改变QRS波形态及周长的变化
- 起搏标测（起搏标测时不需要QRS波完美匹配）
- 解剖学线性消融以切断相关左侧分支束的中远段

非折返性分支型室性心动过速（维拉帕米不敏感）
- VT时最早的浦肯野电位
- QRS波完美匹配的部位

注：LBBB.左束支传导阻滞；VT.室性心动过速

2.左后乳头肌室性心动过速 VT时可在乳头肌处记录到舒张期浦肯野电位（P1）。以该舒张期电位为靶点进行消融可有效抑制VT。图29.39为左后乳头肌VT的导管射频消融。VT呈RBBB图形伴电轴右上偏，LPF区域和后组乳头肌为初次手术的消融区域。该患者VT复发时为RBBB伴水平电轴。再次手术成功消融部位，可于VT时同时记录到舒张期及收缩期前浦肯野电位（P1和P2）。成功消融靶点位于后组乳头肌处，可通过实时心腔内超声影像确认。

3.左前间隔分支型VT 图29.15展示了维拉帕米敏感性左前分支VT的12导联心电图。VT的平均周长为390ms±62ms，平均电轴为120°±16°。第4～6号患者为前间隔分支型VT，表现为V_5、V_6导联Rs型，而第1～3号患者为左前乳头肌分支型VT，表现为V_5、V_6导联深S波。第4～6号患者（左前间隔分支型VT）在心室最早激动点行导管消融不成功。这些患者中，VT时在左心室间隔中部靠前可记录到舒张期浦肯野电位（图29.40）。VT时浦肯野电位领先QRS波56～66ms，在此处导管消融可获得成功。

图29.30展示了第4号患者VT出口处的心腔内记录（前侧壁）。VT时浦肯野电位领先QRS波（P-QRS）25ms，该部位起搏标测时QRS波形与临床VT类似，起搏刺激到QRS波间期（S-QRS）为25ms，与VT时的P-QRS间期相等。该部位射频放电可终止VT，但VT仍可被诱发。图29.31展示了第4号患者VT时在缓慢传导区的心腔内记录。消融导管置于中间隔可以记录到舒张期浦肯野电位的区域。VT时可记录到浦肯野电位。该部位起搏标测QRS波形与临床VT一致，S-QRS间期66ms，与VT时的P-QRS间期相等。该部位射频放电可终止VT并不再诱发。

另1例LAF VT的患者同时合并典型LPF VT。Kottkamp团队也报道过1例有两种VT形态同时合并电

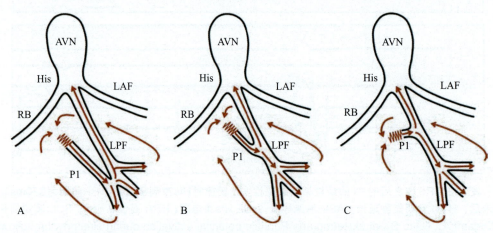

图29.38 左后分支型VT（LPF-VT）折返环的示意图。LPF-VT的折返环包括心室肌，LPF的一部分，一个P1纤维和连接心室肌与近端P1的缓慢传导区。A.在LPF-VT时记录到P1病例中，P1纤维与LPF邻近并平行，而P1与LPF（P2）的连接位于LPF的远端。B.P1纤维与LPF邻近并平行，但很短，P1和LPF（P2）间的连接位于LPF的中部或近端。C.在记录不到P1的病例中，P1纤维可能长度过短，或与LPF不平行，或兼而有之。AVN.房室结；LAF.左前分支；LPF.左后分支；RB.右束支（经许可引自Liu Q，Shehata M，Jiang R，et al.Macroreentrant loop in ventricular tachycardia from the left posterior fascicle: new implications for mapping and ablation.Circ Arrhyth Electrophysiol.2016；9：e004272.）

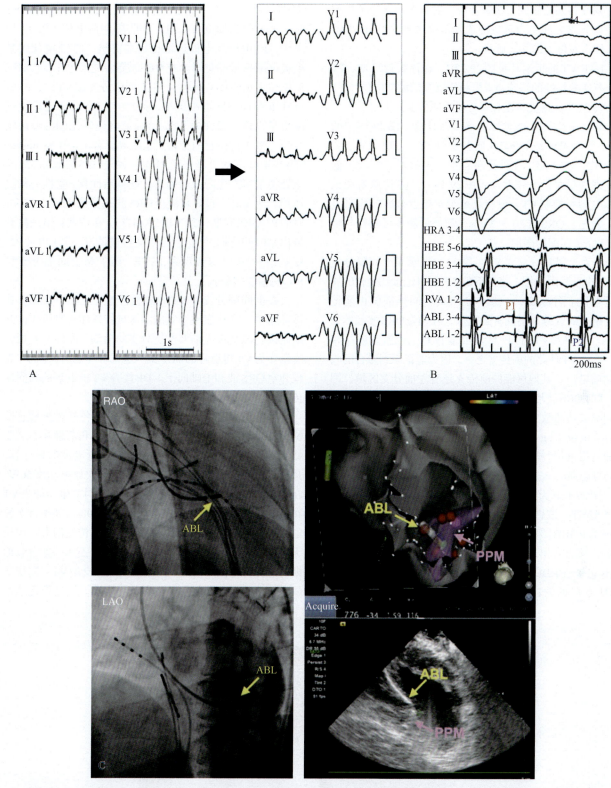

图29.39 后乳头肌分支型室性心动过速（VT）的导管消融。A.VT表现为右束支传导阻滞（RBBB）伴右上电轴，初次手术时消融了左后分支区域和后乳头肌。该患者复发的VT表现为RBBB伴水平电轴。B.再次手术中，在成功消融靶点处可于VT下顺序记录到舒张期和收缩期前浦肯野电位（P1和P2）。C.成功消融靶点位于后组乳头肌（PPM），通过实时心腔内超声影像证实。ABL.消融导管；LAO.左前斜位；RAO.右前斜位（经许可引自Komatsu Y，Nogami A，Kurosaki K，et al.Non-Reentrant fascicular tachycardia：clinical and electrophysiological characteristics of a distinct type of idiopathic ventricular tachycardia.Circ Arrhythm Electrophysiol.2017；10.pii：e004549.）

轴左偏及右偏的病例。该患者中，射频消融导管于左前与左后分支之间单点消融即成功消除两种VT。这提示该部位为前传支的共同通路。

LAF VT的折返环见图29.28B。在该折返环中，P1代表有递减特性的特殊浦肯野组织近端的激动电位。VT时，以P1为前传支，左心室心肌为逆传支。

4. 左前乳头肌分支型室性心动过速　图29.15中的第1～3号患者是左前乳头肌分支型VT，表现为V_5、V_6导联深S波。LAF VT时的左心室心内膜可于左心室前侧壁发现最早的心室激动（图29.40）。这3位患者在该处放电均可抑制VT。该位点可记录到融合的浦肯野电位，领先于QRS波20～35ms，起搏标测也可获得与临床VT完美匹配的图形。

5. 左上间隔分支型VT　图29.32展示了上间隔分支型VT的心腔内电图。窦律下LPF区域可记录到融合的浦肯野电位（图29.32A）。此外在VT时，同样部位也能记录到融合的收缩期前浦肯野电位，其领先QRS波起始处20ms。窦律及VT时LPF区域的浦肯野电位激动顺序相似。这是VT环路的前传支之一，因为能记录到融合的收缩期前电位。其他可能的前传支还有左前分支区域，因为VT时QRS波形态很窄且电轴向下。该VT可于左心室中间隔成功消融（图29.32B）。在该部位窦律时可记录到左分支电位（LF），而在VT时可记录到领先QRS波35ms的浦肯野电位。消融可成功消除VT而不引起LBBB或房室传导阻滞。

图29.16B为后间隔分支型VT消融后出现的上间隔分支型VT。该患者形成了左后间隔分支型VT，心电图表现为RBBB图形伴电轴左偏。在LPF VT 2次消融数年后，该患者出现了上间隔分支型VT。VT心电图表现为不完全性RBBB，且与窦律的QRS波图形一致。图29.41为常见的LPF VT时（图29.41A）和上间隔分支型VT（图29.41B）的心腔内记录。在常见的LPF VT时，可见舒张期电位（P1）和收缩期前电位（P2）。记录中，P1电位在电极近端比远端更早，而P2电位则是电极远端比近端更早。在QRS波起始之后可记录到His束电位（负向H-V间期）。在上间隔分支型VT时，P1电位在电极远端比近端更早，而P2电位在电极近端比远端更早，这与窦律时相似。His束电位领先QRS波起始32ms，短于窦律时的结果。消融导管置于上中室间隔处（图29.41C），该处舒张期P1电位领先QRS波起始52ms。该处拖带可产生隐匿性拖带，起搏后间期-室性心动过速周长为5ms，起搏刺激至QRS波起始为52ms，与VT时的P1-QRS间期一致（图29.41D）。在该处放电消融数秒内VT即减慢并终止，且不能再被诱发。而LPF（P2）则是LPF VT时的旁观者，LPF（P2）是上间隔分支型VT环路的一部分。

左上间隔分支型VT的假想折返环见图29.28C。在该环路中，P1代表左心室间隔区域特殊浦肯野组织的激动电位。P2代表左前及左后分支的激动。左前及左后分支均作为VT折返环的前传支。这就解释了为何该VT表现为窄QRS波和电轴向下。DP代表VT折返环的共同逆传支，也是消融靶点。

6. 射频能量释放和消融终点　对于维拉帕米敏感性特发性左心室室性心动过速来说，标测和消融并不需要特别的系统。通常，只需要四极可调弯电极消融导管，是否有盐水灌注均可以。射频能量最大放电功率50W。在左后分支或左前分支VT的心动过速时放电。如果VT在15s内终止或减慢，可继续消融60～90s。如果首次放电无效，可往稍近端有更早的舒张期电位处消融。如果无法标到舒张中期电位，可在VT出口处有单一融合收缩期前浦肯野电位处消融。对于上间隔分支型VT，窦律下放电30～60s，以免发生房室传导阻滞。该处导管消融

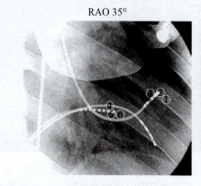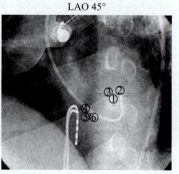

图29.40　左前分支室性心动过速（VT）的成功消融位点。第1～3号患者为左前乳头肌分支型VT，第4～6号患者为左前间隔分支型VT。左前乳头肌分支型VT可在左心室前侧壁心室最早激动点成功消融（第1～3号患者）。而对于左前间隔分支型VT（第4～6号患者），VT出口并不能成功消融，而在左心室前间隔中部可成功消融。LAO. 左前斜；RAO. 右前斜（经许可引自Nogami A, Naito S, Tada H, et al. Verapamil-sensitive left anterior fascicular ventricular tachycardia: results of radiofrequency ablation in six patients. J Cardiovasc Electrophysiol. 1998; 9: 1269-1278.）

宜使用低功率输出（如10W），在监测交界性心律或房室传导阻滞的情况下可逐步小心增加功率。

消融后，应反复进行程序刺激。除了VT不能诱发外，对于LPF VT还有一些电生理结果可作为消融终点。在消融P1和心室肌之间的远端附属结构中，P1应落于QRS波之后（图29.29F和图29.35）。但仅以该现象作为终点还不够，因为这只提示从左心室间隔部心肌到P1方向的传导阻滞。而这种单向阻滞也可见于窦律基线状态或消融不充分后。图29.42展示了自P1到心室肌的残余传导。在第一次射频放电后，VT不再复发，窦律下P1落于QRS波之后。但1h后可观察到QRS波形态与临床VT相同的室性期前收缩（PVC）。PVC前的P2激动顺序与窦律不同，但与VT时一致。这意味着从P1到间隔心室肌还存在残余单向传导。静脉注射异丙肾上腺素时，可反复诱发非持续性VT，在该部位再次消融可成功。为确认P1与心室肌间的双向阻滞，消融后以各种周长行心房起搏是必要的（图29.43）。如果仍有P1到心室肌的残余传导，可观察到QRS波形态与临床VT相同的PVC（如心室回波）反复出现。

7. 成功率和复发率　截至成稿时笔者已完成170例LPF VT、45例LAF VT及12例左上间隔分支型VT消融。三者成功率分别为97%、90%和100%；复发率分别为4%、11%和2.5%。乳头肌分支型VT消融后的复发率最高。8例中有3例（38%）后组乳头肌分支型VT和5例中有1例（20%）前组乳头肌分支型VT因复发而需要接受二次手术。

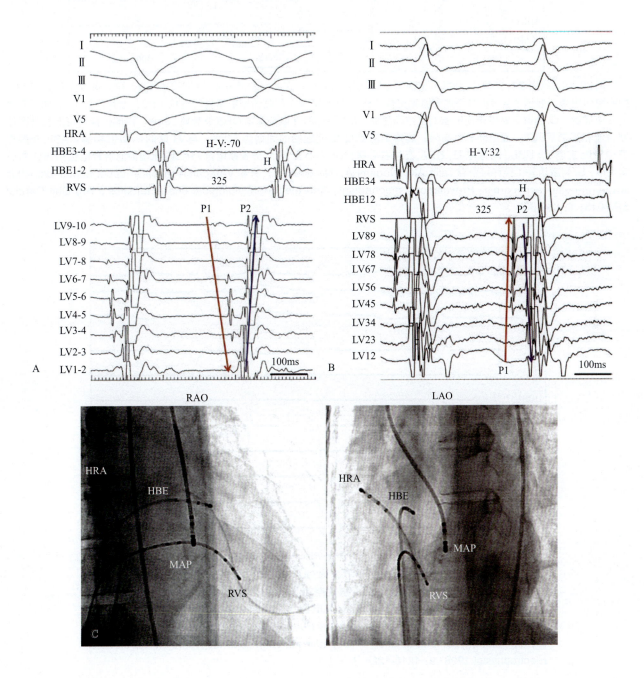

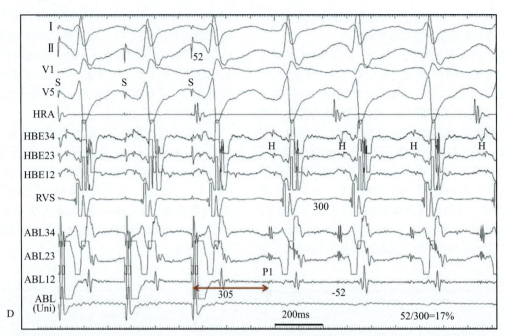

图29.41 后间隔分支型VT消融后出现的上间隔分支型VT。在共同左后分支（LPF）VT（A）和上间隔分支型VT（B）的心腔内记录，展示了各自心律下的舒张期电位（P1，红色箭头）和收缩期前浦肯野电位（P2，蓝色箭头）。具体细节请见文中详述。C.消融导管置于左心室的上中间隔处。D.舒张期P1电位提前QRS波起始52ms。该部位拖带可产生隐匿性融合波和起搏后间期-室速周长为5ms，起搏刺激到QRS波起始的间期为52ms，与VT时的P-QRS相等。ABL.消融导管；H.His束电位；HBE.His束电图；HRA.高位右心房；LV.左心室；P1.舒张期电位；P2.收缩期前浦肯野电位；RVS.右心室间隔；S.刺激伪差（经许可引自Talib AK，Nogami A，Nishiuchi S，et al.Verapamil-sensitive upper septal idiopathic left ventricular tachycardia: Prevalence, mechanism, and electrophysiological characteristics.J Am Coll Cardiol EP.2015；1：369-380.）

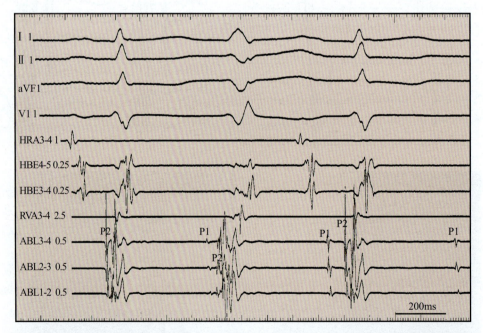

图29.42 首次放电1h后窦律下原消融位点的心腔内记录。可观察到与原临床室速QRS波形态相似的室性期前收缩。室性期前收缩前P2的激动顺序与窦律下不同，但与VT时一致。ABL.消融导管；HBE.His束电图；HRA.高位右心房（经许可引自Tada H，Nogami A，Naito S，et al.Retrograde Purkinje potential activation during sinus rhythm following catheter ablation of idiopathic left ventricular tachycardia.J Cardiovasc Electrophysiol.1998；9：1218-1224.）

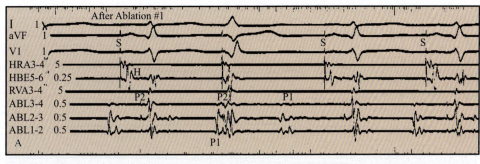
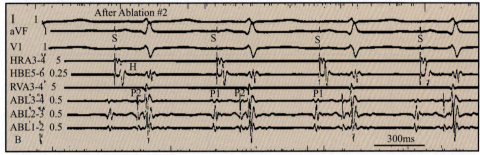

图29.43　确认P1与左心室间隔心肌间消融部位的双向阻滞。A.心房起搏（S）时，可重复观察到与VT时QRS波形态相似的室性期前收缩。室性期前收缩前P2的激动顺序与窦律时不同。B.再次消融后该室性回波消失。ABL.消融导管；HBE.His束电图；HRA.高位右心房；RVA.右心室心尖

8.并发症　除了任何左心室电生理手术可能造成的并发症以外（如血栓栓塞、股动脉损伤、心室穿孔等），左心室特发性VT导管消融相关的唯一并发症就是LBBB和房室传导阻滞。Tsuchiya团队报道在其16例的队列中，2例（12.5%）消融后发生一过性LBBB。他们的靶点为左侧基底部间隔，LBBB 10min内均消融且无VT复发。在笔者的经验中，198例手术中仅1例（0.5%）出现一过性房室传导阻滞。该患者为LPF VT，消融靶点为中间隔的舒张期电位（P1）。消融前，患者出现导管引起的RBBB。房室传导阻滞在停放电后立即消失。

9.疑难病例问题解答　左心室VT消融会遇到的常见问题及解决方案见表29.4。无法稳定诱发VT是成功消融最糟糕的障碍。如基线时不能诱发持续性VT者，异丙肾上腺素有助于60%～70%的患者诱发持续性VT。在部分患者中，给予小剂量Ia类药物会增强特殊浦肯野组织的缓慢传导，从而促使稳定持续性VT的诱发。如果VT无法诱发，应永远记住非折返性分支型VT的可能性。导管标测有时会机械性阻断VT折返环路的传导（"碰停"现象）。对于这种病例，窦律时的单个心室回波或心房起搏会有帮助（图29.42和图29.43）。如果有与VT时QRS波形态相同的PVC反复出现，也可以进行激动标测。如果无法诱发心室回波，经验性解剖消融可作为治疗LPF VT的有效策略。首先，窦律下通过起搏标测寻找VT出口，并在该部位放电消融。其次，在中部间隔垂直于左心室长轴，距VT出口处近端10～15mm处行线性消融。解剖学线性消融时，如果消融部位位于VT折返环降支，P1会突然出现在QRS波之后（图29.44）。这种解剖学消融方法也适用于VT时无法记录到舒张期浦肯野电位的患者。图29.45展示了VT时的激动标测。尽管最早心肌激动点在间隔下壁近心尖部，但却无法记录到舒张期电位。该处射频放电无效。在VT出口近端约10mm处行线性消融也无效。最后在更近端行线性消融，成功阻断VT。

如果在间隔面未发现很好电位，一个很可能的原因就是导管与间隔贴靠不良。图29.46展示了导管于中间隔的不良及良好贴靠。左前斜位透视有助于指导导管在间隔的贴靠，而右前斜位则有助于判断导管在间隔面近心尖部1/3的前后位置关系。

如果VT时由于心脏运动幅度过大导致消融导管稳定性差，可于窦律下放电。但即便是窦律下，消融放电时仍常可诱发频发室性期前收缩（QRS波形态与VT一致）及VT。在这种情况下，超速起搏或静脉注射维拉帕米可有效抑制放电过程中的PVC或VT。但给药后，不能诱发VT将无法作为的有效消融终点。在特定人群中，冷冻消融LPF VT也有报道。如折返环较为浅表，则冷冻消融也可有效治疗，且有导管异常稳定、消融过程中不会诱发PVC等优势。心腔内超声对乳头肌分支型VT消融很有用。

非折返性分支型VT

临床和电生理特征

起源于浦肯野系统的非折返性心动过速是另一类浦肯野相关性VT（表29.4）。这种VT可归入普萘洛尔敏感性自律性VT。尽管这种VT常见于缺血性心脏病患者，其也可见于非器质性心脏病患者。起源于左心室的

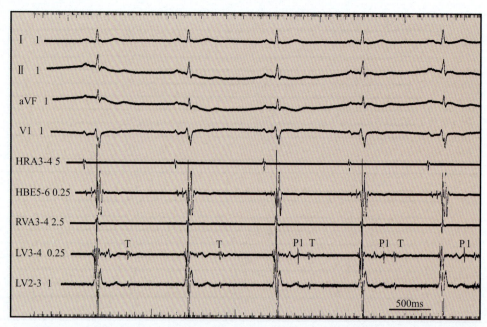

图29.44 窦律下LPF VT的解剖学线性消融。在左心室中间隔起搏标测QRS波最佳匹配部位近端10～15mm处，垂直于左心室长轴，行线性消融。解剖学线性消融时，如消融部位在VT折返环降支，则P1会突然出现在QRS波之后。HBE.His束电图；HRA.高位右心房；LV.左心室；P1.舒张期电位；RVA.右心室心尖；T.T波复极伪差

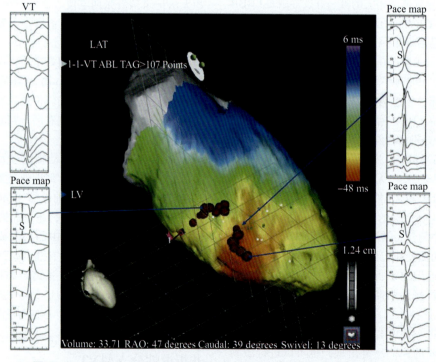

图29.45 VT发作记录不到舒张期浦肯野电位时的解剖学消融。最早心肌激动点位于间隔下壁近心尖部，但却无法记录到舒张期电位。首先在出口处放电消融无效。其次在VT出口近端约10mm处行线性消融也无效。最后在更近端行线性消融，成功阻断VT。LAT.侧位；LV.左心室；RAO.右前斜位

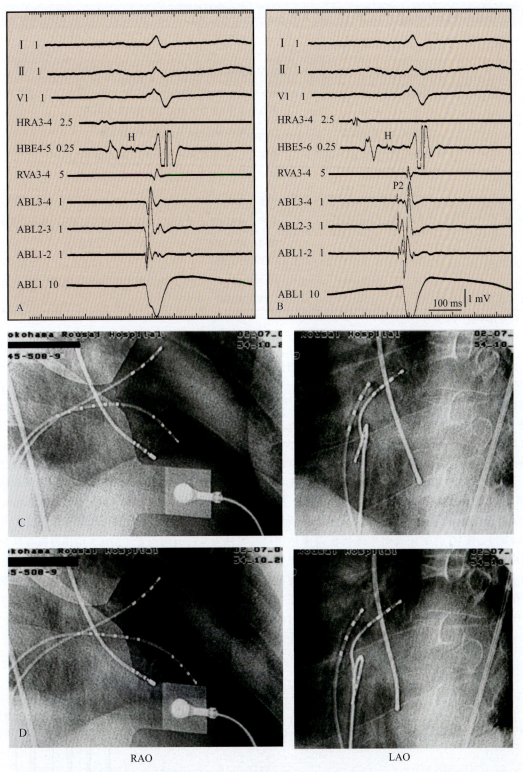

图29.46 导管在中间隔贴靠不良（A）和贴靠良好（B）的典型实例。C、D.左前斜位（LAO）常用来指导导管朝向间隔。当导管与间隔贴靠良好时，在His束电位（H）之后、QRS波之前可记录到明显的浦肯野电位（P2）。右前斜位（RAO）用来指导导管向后及向前到达间隔面近心尖1/3处。HBE.His束电图；HRA.高位右心房；RVA.右心室心尖

表29.4 维拉帕米敏感性分支型室速疑难病例解决方案

问题	原因	解决方案
不能诱发VT	肾上腺素依赖	使用异丙肾上腺素
	缓慢传导不充分	给予小剂量Ⅰa类药物
		寻找与临床VT QRS波形态相似的心室回波
	标测时导管碰停现象	使用起搏标测和经验性解剖学线性消融
	非折返性分支型VT（误诊）	标测与VT时观察到的QRS波形态类似的PVC
未能找到满意电位	导管贴靠不良	换用导管或方法加强贴靠，使用压力感应导管
VT时无法发现舒张期电位	VT折返环有短而垂直的P1边支	消融起搏标测好且最早的P2电位
导管稳定性差	VT时心脏运动幅度过大	窦律下或超速起搏下消融，改变导管到位及硬度，使用冷冻消融
	乳头肌分支型VT	使用心腔内超声
		使用冷冻消融
	消融时诱发频发室早	静注维拉帕米（VT不可诱发将不再作为有效消融终点），使用冷冻消融或超速起搏

注：PVC.室性早搏；VT.室性心动过速

非折返性分支型VT其12导联心电图可表现为RBBB图形伴电轴左偏或右偏，视具体起源而定（图29.47）。有时很难从心电图上将其与分支折返性VT相区别。该VT常可由运动或儿茶酚胺诱发（如异丙肾上腺素或苯肾上腺素）；但心室程序刺激却很难诱发或终止。尽管该VT对利多卡因和β受体阻滞剂也有反应，但通常对维拉帕米无反应。这也可以与维拉帕米敏感性分支型VT相鉴别。该VT可被腺苷或超速起搏一过性抑制。较慢的非折返性分支型VT也可被更快的室上性节律所抑制（图29.47C）。该VT的临床及电生理特征尚未被很好地总结定义。Gonzalez团队曾报道8例浦肯野相关性VT患者的电生理谱，其中机制与自律性异常或触发性活动一致的有5例。这些患者VT时的12导联心电图呈RBBB伴电轴左偏。VT时可记录到明显短于窦律时的HV间期。从心电图多变的形态及其对导管消融较差的反应，笔者推测该VT起源于分支局灶，其VT起源点距心肌有一定距离。近期，笔者及其团队报道了无器质性心脏病的特发性VT共530例，其中11例（2.8%）为特发性非折返性分支型VT。所有患者均为单形性VT（周长337ms±88ms），QRS波相对较窄（123ms±12ms），对维拉帕米无反应。VT时11例（73%）表现为RBBB伴电轴向上；3例（20%）表现为RBBB伴电轴向下，而LBBB伴电轴向上者仅1例（7%）。3例（20%）临床VT自发，5例（33%）静脉注射异丙肾上腺素或高频刺激可诱发VT。4例患者（27%）可诱发孤立性PVC，形态与临床VT一致。剩下的3例患者（20%），前面所述的方案均无法诱发VT/PVC，因此在起搏标测指导下进行消融。对持续性单形性VT患者，在右心室进行了超速起搏，但VT无法拖带（图29.48）。这也证明了该VT是非折返性心动过速。

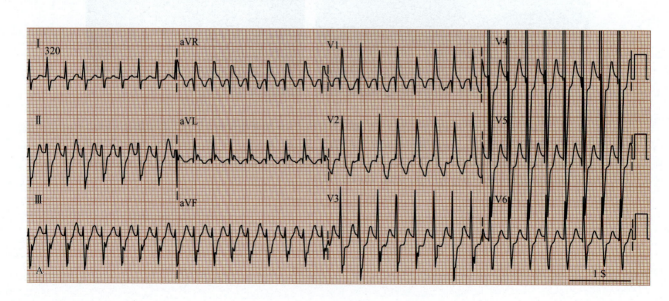

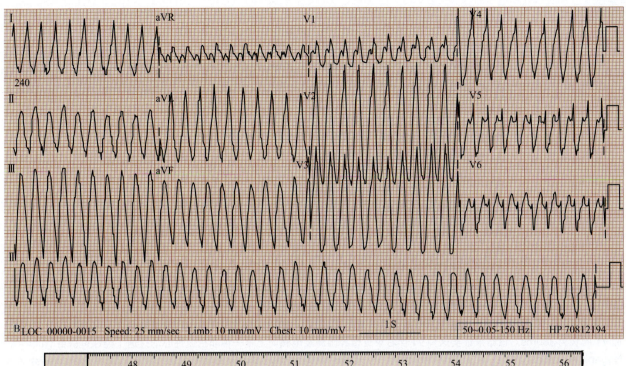

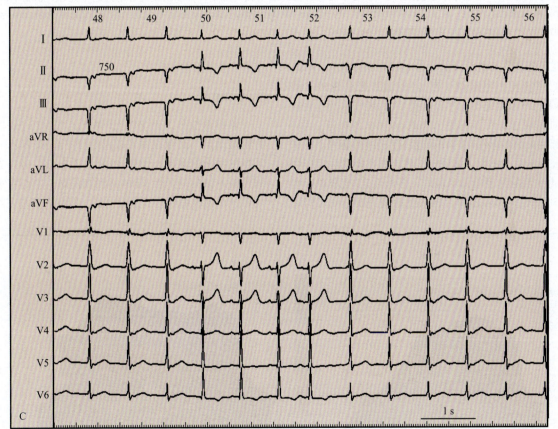

图 29.47　左后分支起源的非折返性分支型 VT 的 12 导联心电图。A. 该 VT 表现为 RBBB 伴电轴左偏。但从 12 导联心电图很难区分非折返性分支型 VT 和维拉帕米敏感性 LPF VT。B. 该 VT 也表现为 RBBB 伴电轴左偏，但 VT 周长更短，QRS 波更宽。C. 慢 VT 呈 RBBB 伴电轴左偏，QRS 波很窄，且可被快频率窦律一过性抑制

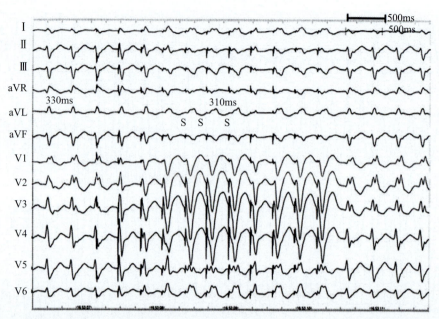

图29.48　部分12导联心电图显示非折返性分支型VT在右心室超速起搏时并未出现持续融合波。起搏周长为310ms，而VT周长为330ms。该结果证实这种VT伴右束支传导阻滞及电轴向上是一种非折返性心动过速（经许可引自Talib AK，Nogami A，Morishima I，et al.Non-reentrant fascicular tachycardia：clinical and electrophysiological characteristics of a distinct type of idiopathic ventricular tachycardia.Circ Arrhythm Electrophysiol.2016；9.pii：e004177.）

在无器质性心脏病及缺血性心脏病的患者中，单形性PVC可诱发心室颤动（VF）。但浦肯野系统PVC触发的VF与单形性非折返性分支型VT两者临床及电生理特征的区别目前尚不清楚。Tsuchiya团队曾报道1例从浦肯野相关性多形性VT向单形性VT过渡的病例。静脉注射吡西卡尼（Ic类）可诱发无休止的非持续性多形性VT，再次静脉注射吡西卡尼后，多形性VT变成单形性VT。对左心室间隔部浦肯野系统射频消融可同时消除多形性及单形性VT。

标测和消融

非折返性分支型VT的消融靶点是VT时最早的浦肯野激动点，而维拉帕米敏感性分支型VT却不一定是最早的浦肯野激动。图29.49展示了来自左后分支远端浦肯野系统的局灶性VT的标测和消融。左心室多部位均可记录到收缩期前浦肯野电位，但在下壁基底部可记

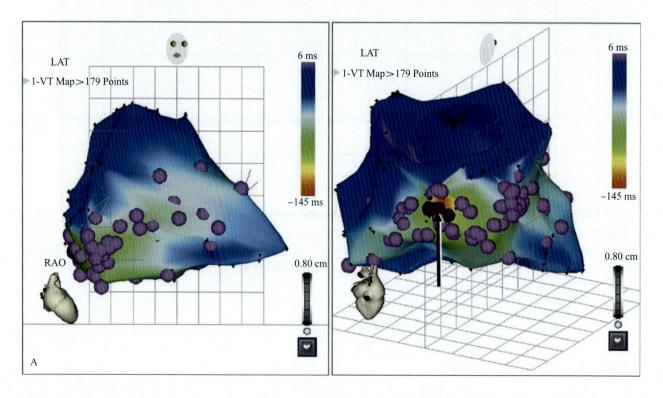

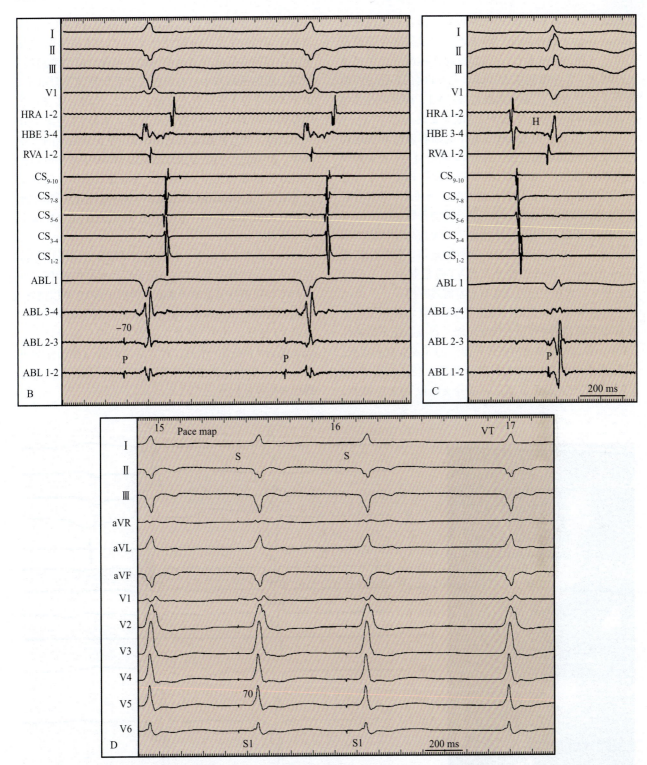

图29.49 伴右束支传导阻滞及电轴左偏的非折返性分支型VT的消融。A.VT时的电解剖标测。标记为VT时记录到收缩期前浦肯野电位的部位。在下壁基底部可记录到最早的浦肯野电位,该处射频放电可终止VT(箭头)。B.VT时浦肯野电位领先QRS波70ms。C.窦律时同样部位可记录到融合的浦肯野电位。D.该部位起搏标测可产生形态一致的QRS波,S-QRS间期70ms。ABL.消融导管;CS.冠状窦;HBE.His束电图;HRA.高位右心房;LAT.局部激动时间;RAO.右前斜位;RVA.右心室心尖

录到最早的浦肯野电位（图29.49A）。浦肯野电位领先QRS波70ms，窦律时同一部位还可记录到融合的浦肯野电位（图29.49B和C）。该部位起搏标测可产生一致的QRS波，S-QRS间期为70ms，与VT时的P-QRS间期相等（图29.49D）。射频消融可终止VT，而此前在其他有收缩期前浦肯野电位的部位消融则无效。

图29.50表现为RBBB图形伴电轴右偏的非折返性分支型VT成功消融位点。由于VT无法通过心室刺激及儿茶酚胺诱发，QRS波形相似的自发性PVC可作为靶点。PVC时左心室心内膜面前侧壁标测到最早的浦肯野激动。窦律时该处也可记录到融合的浦肯野电位。

在笔者报道的非折返性分支型VT队列中，VT和（或）PVC时可记录到高频的浦肯野电位，领先QRS波25ms±16ms。非折返性分支型VT通常起源于左后分支，很少出现在左前分支及右心室浦肯野网。

1.并发症　非折返性分支型VT导管消融相关的并发症主要是LBBB和房室传导阻滞。在维拉帕米敏感性VT中，造成LBBB或房室传导阻滞的并发症概率很低，因为消融靶点为VT时的异常舒张期电位（P1），抑制VT并不需要消融正常浦肯野或分支电位（P2）。相反，在非折返性分支型VT中恰恰需要消除浦肯野网才能抑制VT。图29.51为非折返性分支型VT伴RBBB图形及电轴左偏的病例成功消融前后的心电图。成功消融后，局部心肌的振幅减小，心肌电位之后出现浦肯野电位。由于该部位位于左后分支远端，因此，消融后体表心电图QRS波形态或HV间期并未改变。如果VT起源于分支更近端，会有消融造成LBBB或房室传导阻滞的潜在风险。Rodriguez团队曾报道表现为RBBB图形伴电轴右偏的非折返性分支型VT病例，在消融后发生左前分支传导阻滞。Lopera团队曾报道2例非折返性分支型VT伴缺血性心脏病的病例，成功消融VT后发生完全性房室传导阻滞。

2.成功率及复发率　截至成稿时笔者已完成15例特发性非折返性分支型VT的消融治疗。所有患者中，VT及PVC均可被导管消融所消除；但由于该VT难以诱发，故真实的即刻成功率不得而知。观察发现有4例（27%）患者VT复发，其中3例首次消融在起搏标测指导下完成。随访（88±8）个月，再次手术时通过激动标测可消除VT。激动标测指导导管消融显然更加有效，而起搏标测则疗效较差。

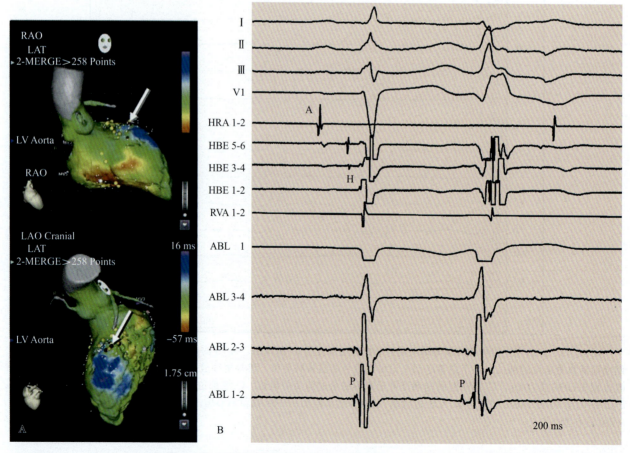

图29.50　伴右束支传导阻滞及电轴右偏的非折返性分支型VT的消融。A.窦律时的电解剖标测。标记为CartoMerge影像（Biosense Webster，Diamond Bar，CA）所示的窦律下融合的浦肯野电位点，箭头所示为成功消融部位。B.窦律和与临床VT同形室性期前收缩时，于成功消融部位都能记录到收缩期前浦肯野电位。ABL.消融导管；HBE.His束电图；HRA.高位右心房；LAO.左前斜位；LAT.侧位；LV.左心室；RAO.右前斜位；RVA.右心室心尖

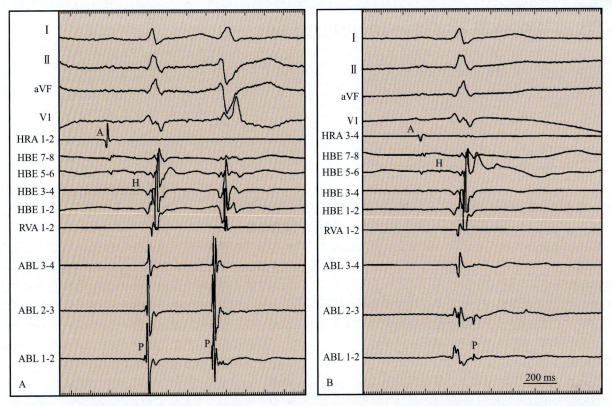

图29.51 LPF远端起源的非折返性分支型VT成功消融前后的心电图。A.窦律和与临床VT同形室性期前收缩时均可记录到收缩期前浦肯野电位。B.成功消融后，心室肌电位消失后，浦肯野电位出现。消融后，体表心电图形态或HV间期未发生改变。ABL.消融导管；HBE.His束电图；HRA.高位右心房；RVA.右心室心尖（经许可引自Talib AK, Nogami A, Morishima I, et al.Non-reentrant fascicular tachycardia: clinical and electrophysiological characteristics of a distinct type of idiopathic ventricular tachycardia.Circ Arrhythm Electrophysiol.2016; 9.pii: e004177.）

（宁波市第一医院 杜先锋 译）

第30章

冠状动脉疾病患者室性心动过速的消融

Haris M. Haqqani, David J. Callans

关键点

机制
- 心肌梗死（myocardial infarction，MI）后单形性室性心动过速（ventricular tachycardia，VT）发生机制常因梗死瘢痕区域内存活的心肌束发生折返性激动所致。

诊断与标测
- 明确VT诊断需排除室上性心动过速和预激所致的宽QRS波心动过速。定位VT折返环路的关键区域可通过激动标测、拖带标测和基质标测技术确定。

消融靶点
- 梗死后VT的关键消融靶点为窄的舒张期峡部，其常被梗死瘢痕区及功能性屏障所围绕。VT时于峡部可记录到收缩前期和舒张中期心电图，其是否参与VT可通过拖带标测明确。对于无法标测的VT，窦性心律（窦律）时峡部的明确需通过心电图分析和起搏标测进行，这一过程称为基质标测，可明确梗死瘢痕区与边缘区、具有良好起搏标测的缓慢传导位点及晚期孤立电位位点。

专用设备
- 需使用电解剖标测系统进行基质标测、标记关键靶点位置、记录消融损伤部位。术前的瘢痕成像并与标测系统整合可能是有用的。双极间距小的多极导管和超高密度标测导管有助于识别VT折返环路及其潜在基质。第二代开放式灌注消融导管和压力感应技术改善了消融损伤效应的生物物理学特性，可能有助于更安全地形成更大损伤范围，并降低血栓栓塞风险。

难点
- 对于血流动力学不稳定和VT无法标测的严重器质性心脏病患者，实施上述策略极具挑战性。另外，同一患者诱发多种形态的VT也非常普遍。此外，目前可采用的消融能源在致密瘢痕区内产生有效的消融损伤尚有一定难度。

引言

持续性单形性VT是陈旧性MI患者最重要的晚期并发症之一。即使不考虑VT发作对血流动力学的影响，陈旧性MI合并严重左心室（left ventricular，LV）收缩功能障碍患者的存活率显著降低，置入型心脏复律除颤器（implantable cardioverter-defibrillator，ICD）能够显著改善预后，即便在发生临床VT以前。ICD虽然降低了上述患者心脏性猝死的风险，但并不能消除VT。VT频繁发作使ICD反复放电可增加死亡率，同时抗心动过速起搏刺激的反复发放也可能会产生不良后果。现代药物治疗在预防/减少ICD放电上作用有限，且可能伴发严重副反应，胺碘酮还具有心脏以外毒副作用。近年来抗心律失常药物缺乏有意义的突破，改变当前的困境迫在眉睫。

在此情况下，针对缺血性心肌病（ischemic cardiomyopathy，ICM）伴VT患者实施导管消融可能具有重要作用。尽管有研究提示导管消融能改善患者预后，且预防ICD放电具有继发性预后获益作用，但目前导管消融治疗的主要目的是通过预防VT复发、减少ICD放电及避免抗心律失常药物的副作用来改善患者的生活质量。

解剖

多个心腔内标测研究已证实，绝大多数陈旧性MI相关的单形性VT的电生理机制为折返。正如早期具有深远影响的外科研究发现并由随后拖带标测结果所证实那样，梗死后VT折返环路的关键区域位于瘢痕区域内，通常是一个大的融合区域（图30.1）。此类瘢痕常与晚期左心室重构、矛盾运动和动脉瘤形成区域及左心室收缩功能障碍相关。梗死瘢痕的形成与重构并不是一个均匀一致的过程；相反，瘢痕区域内广泛分布着异质化结构和超微结构（图30.2）。侧支循环的形成、腔内灌注、急性再灌注治疗和持续的胶原转型都促进了存活的肌束（主要是心内膜下的心肌束）形成，在致密的梗死核心区内错落交织成网络状结构。直径不一的存活肌束被绝缘的胶原纤维片层所分隔，改变瘢痕区波阵面扩布，促进折返性心动过速的形成。心室瘢痕和左心室收缩功能障碍的程度是ICM患者室性心律失常风险的主要决定因素。梗死瘢痕面积大的患者更易出现持续性单形性VT。

一级预防药物治疗和早期、更有效的经皮急性MI再灌注介入治疗改变了MI后瘢痕的生物学特点。梗死瘢痕区常出现散在的纤维化，而室壁瘤形成少见。这改

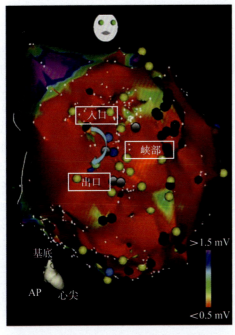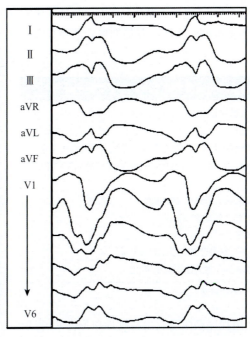

图 30.1 MI瘢痕与VT折返环路的关系。左图为68岁男性严重ICM患者的左心室内膜三维电解剖标测基质图，该患者共发生过3次MI。图中显示为红色区域的是大片的前间隔梗死区，其双极电压低于0.5mV。图中单形性VT的折返环路各组成部分通过拖带标测确定，显示其在致密的梗死核心区

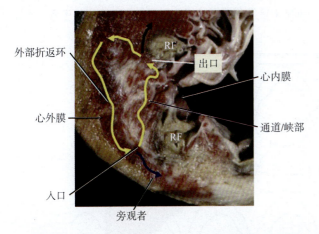

图 30.2 大体病理标本展示了MI后肉眼可见的典型异质性瘢痕，在致密的梗死核心区内可见孤岛状存活的心肌组织。瘢痕从心内膜不断延伸，没有波及心外膜。除2个射频消融损伤外，另标注假定的VT折返环路各成分（图片源自Dr.W.Stevenson）

变了MI后慢性期VT的频率和特性，此类患者常出现更快频率的VT。梗死瘢痕变小可降低VT的发生率，而MI后远期存活率改善使VT发生风险有所增加，两者的效应是否会互相抵消尚不清楚。

需切记的是，并非所有冠状动脉疾病合并折返性VT患者都存在心肌梗死相关的心室瘢痕，部分患者可能合并存在非缺血性扩张型心肌病。此类患者VT往往会起源于基底部，具有特征性的心外膜和肌壁内VT出口，与之相反，MI后ICM患者的病变心肌和VT折返环路常位于心内膜下心肌层。

病理生理

通常情况下，心律失常发生的电生理基础是复极异常或传导异常（或两者兼有），但MI后以传导异常占主导地位。MI后发生的心肌坏死和以胶原为基础的纤维组织取代心肌细胞，导致瘢痕中存活细胞间的缝隙连接数量减少、密度降低。因此，即便能够产生可记录的动作电位，这些心肌细胞与相邻细胞间的电耦联较差。这不仅导致瘢痕区激动波阵传导的速度减慢，且易导致传导组织形成单向传导阻滞。此外，由于肌束间的胶原层会导致电传导各向异性增大，显著影响沿肌纤维长轴横向正交方向的电传导。缓慢而不连续的波阵传导易于瘢痕区内折返性激动的形成，舒张期峡部常位于瘢痕核内。VT波阵传导从此峡部传出，出口位于梗死瘢痕的边缘部位，对应体表心电图QRS波的初始处。波阵在再次进入瘢痕区的保护性峡部之前通过环绕瘢痕的心室肌扩布，常呈"8"字形（双环）。某些患者的舒张期通道位于致密梗死瘢痕区与解剖屏障（如瓣环或外科切口）之间。功能性屏障对于形成完整的VT折返环路的作用被低估，但既往的重整研究和最近的超高密度激动标测研究证实了它们的重要性，尤其在舒张期通道的入口和出口。约40%的VT与第二种VT共用峡部。表30.1总结了支持MI后VT的主要机制为折返的证据，图30.3为部分例证。

MI后患者的解剖学基质可以通过体表心电图的Q波推断，也能通过瘢痕成像技术证实，如延迟钆增强磁共振成像（MRI-LGE）技术，甚至可于外科心内膜下

切除术中直视。然而，电生理基质只能在电生理学研究（electrophysiology study，EPS）时借助侵入性导管电极标测确定。

表30.1　支持折返为梗死后VT主要机制的证据
心室程控刺激可诱发和终止
诱发位置的特异性
额外刺激的偶联间期和VT发作的第一个心搏之间的直接关系
靠近缓慢传导区的电极在VT开始和持续期间记录到VT相关的连续电活动
记录到与VT相关的心脏舒张中期电位
额外刺激介导的VT的重整和融合
超速起搏拖带VT
电解剖激动标测心室覆盖90%以上的VT周长
VT可被未全部夺获心室的额外刺激终止

注：VT.室性心动过速

EPS中使用程序刺激诱发出持续性单形性VT提示存在发生VT电生理基质，但并不能明确患者存在自发性临床VT，因为后者需要特定的触发因素，如心室异位节律、心力衰竭或自主神经张力改变。此外，EPS时MI区内标测电极可显示反映心室瘢痕内功能性心肌细胞缺失和缓慢且不连续的波阵传导的特征性异常表现。

正常的心室肌双极电图是尖锐的两相或三相信号，峰值的振幅之和超过1.5mV，间期≤70ms，和（或）振幅/间期比值超过0.046（图30.4）。MI区心肌细胞数量减少导致双极电图振幅降低，致密瘢痕区的双极电压低于0.5mV，而双极电压在0.5～1.5mV的区域通常位于瘢痕边缘处。MI瘢痕区内的慢传导会引起局部双极心电图激动时间延长，形成多个低振幅波折（deflections）（图30.5）。此类心电图被称为碎裂电位，通常定义其双极电压低于0.5mV、间期超过133ms和（或）振幅/间期比值小于0.005（图30.4）。碎裂电位的多个波折与梗死区内被致密胶原片层分隔的存活心肌细胞岛的延迟激动对应。如孤立的存活心肌细胞束激动足够延迟，在较大的远场（far-field）心室EGM及一段等电位期后可记录到一个低振幅的孤立晚电位（isolated late potential, ILP）（图30.4和图30.5）。此类肌束可能会在瘢痕区形成解剖学上的传导通道，可成为潜在的VT折返环路的保护性舒张期峡部（图30.5）。

冠状动脉疾病者发生多形性VT提示可能存在急性心肌缺血，可能存在多种机制，包括自律性增高，或是浦肯野纤维介导的折返活动，亦或是已受损但仍存活的细胞发生舒张期钙超载而产生的触发活动。多形性VT可见于首发急性冠脉综合征而无心室瘢痕的患者，不需

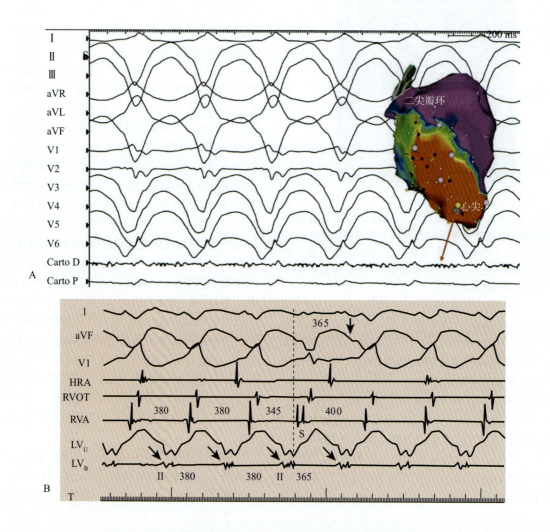

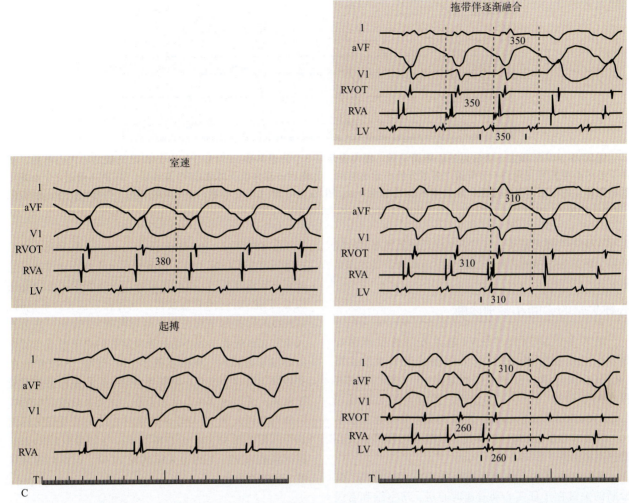

图30.3 MI后发生VT，支持VT发生机制为折返活动。A.持续的电活动：VT时下壁梗死区域的双极电图记录（插入的电解剖基质标测图中黄色标记点所示）。VT时，标测导管远端双极电极可记录到持续电活动，于环路中的单个位点可记录到整个VT心动周期，符合折返机制。B.重整并融合：VT时体表ECG和腔内电图记录。在起源点处的左心室心内电图的终末和体表心电图QRS波起点后从右心室心尖发放单个额外刺激可见体表心电图QRS波的融合，心动过速被重整。例如，折返回来的心搏比没有期前收缩刺激情况下出现得更早[（345＋400）ms＜（380＋380）ms]，这与局灶机制不符，提示存在一个不同入口和出口的折返环路。C.进行性融合的拖带：VT、右心室心尖起搏和3种不同周长拖带时的体表ECG和心内心电图。采用较快周期的拖带改变体表ECG融合，变为更像起搏的QRS波形态。RVA.右心室心尖；RVOT.右心室流出道（A引自Josephson ME: Circulation, 57: 659, 1978. B引自Almendral JM: J Am Coll Cardiol, 8: 294, 1986. C引自Almendral JM: Circulation, 77: 569, 1986.）

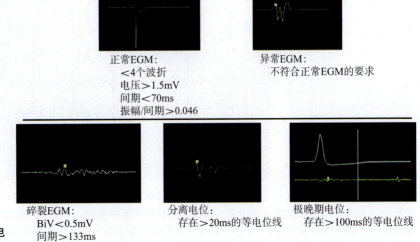

图30.4 正常和瘢痕相关的心室电图。详见正文

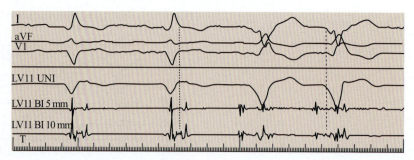

图30.5 VT环路上一个位点的心电图记录。图中显示了3个体表导联ECG和3个位于MI区记录的心内心电图。窦律下心内心电图可记录到一个碎裂、多成分的心室电激动,其最后一部分位于体表QRS波形后。VT时(最后2个心搏),观察到孤立的心脏舒张期电位,领先体表QRS波90ms。BI.双极电图;LV.左心室;UNI.单极电图(引自Josephson ME. Clinical cardiac electrophysiology: techniques and interpretations, 2002.)

要存在陈旧性梗死基质,可发生在梗死修复和重塑的极早期,坏死区边缘浦肯野纤维的触发活动对于其发作是重要的(图30.6)。

心律失常的诊断和鉴别诊断

绝大多数MI后持续性VT患者可以通过床旁12导联ECG记录明确诊断。陈旧性MI患者如果发生宽QRS波心动过速,几乎可以肯定是VT,多个鉴别流程有助于排除一些少见的诊断,如室上性心动过速(supraventricular tachycardia,SVT)伴差异传导(包括1:1传导的心房扑动)、预激性心动过速、起搏相关心动过速和伪差(图30.7)。

表30.2中列出了MI后瘢痕相关VT的诊断标准,其诊断的关键在于证实心动过速时心房、房室结和希氏束-浦肯野纤维(His-Purkinje)与心动过速无关(这可排除所有类型的室上性、预激性和分支性心动过速,包括束支折返性VT)。这些证据可以通过床旁体表12导联ECG或EPS时起搏刺激获得。当存在双腔ICD系统时,如ICD询问提示室房分离,则可明确VT诊断。如为置入单腔ICD患者,如心动过速时储存的电图形态与窦律传导的形态不同,则高度提示VT。然而,SVT伴右束支传导阻滞时会改变心电向量,导致右心室的感知双极被激动,进而改变ICD电图形态。此类ICD腔内电图可协助判断诱发的VT与临床发作时心律失常及起搏标测是否匹配(图30.8)。少数情况下,当12导联ECG未能捕捉到临床VT,EPS也未能诱发VT时,起搏标测则是唯一的标测方法。

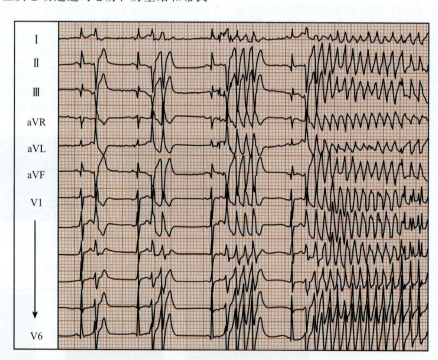

图30.6 一例多形性VT患者。患者41岁,男性,严重三支血管病变,左心室射血分数为33%,因下壁心肌梗死就诊不及时实施了冠状动脉旁道移植术。起初的恢复期间无并发症,第8天开始出现反复的PVT并蜕化为心室颤动(VF),需要进行电复律和心肺复苏。PVT/VF的每一次发作都是由相同的室性期前收缩引起,室性期前收缩表现为右束支传导阻滞形态和左上电轴,提示后乳头肌起源

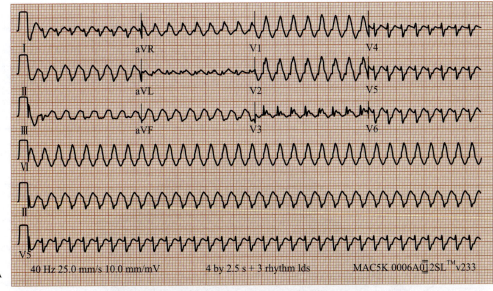

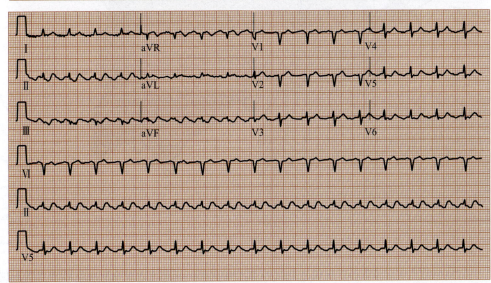

图30.7 心房扑动（房扑）伴1∶1传导。第一份ECG为一例无结构性心脏病的老年女性患者，因胸痛急诊就医，该患者曾有心房颤动病史，使用普罗帕酮治疗，其宽QRS波心动过速具有与VT一致的QRS波形态和电轴。第二份ECG显示为窄QRS波的房扑，其心动周期与宽QRS波心动过速相同。患者接受导管消融术治疗房扑后继续服用普罗帕酮

表30.2　梗死后VT的诊断标准
宽QRS波心动过速，心室房分离
体表QRS波形态与SVT或者预激心动过速不一致（如胸前导联负向一致性，V_6导联QS形）
窦律时HV间期大于心动过速时（除外束支折返）
希氏束-浦肯野纤维的激动与VT分离（除外束支或分支间折返）
VV间期周长变化提前于HH间期变化
心房超速起搏改变或使QRS波变窄，和（或）若心动过速在起搏终止后仍持续，呈AVVA反应

注：SVT.室上性心动过速；VT.室性心动过速

围手术期注意事项

目前，导管消融治疗MI后VT通常只视为辅助手段，仅用于抗心律失常药物（包括大剂量的碘胺酮）无效，且ICD反复程序刺激无效而发生ICD反复放电的患者。随着标测和消融方法的改进，越来越多证据推荐早期使用导管消融治疗MI后VT，可增加消融的成功率。两项大型随机临床试验则表明，在二级预防置入ICD之前或之后行预防性导管消融可减少心律失常事件的发生率。最近ICM患者合并抗心律失常药物治疗无效室速的室速消融与抗心律失常药物升级的比较研究（VANISH）结果显示，导管消融在复合一级研究终点（死亡、VT电风暴和恰当ICD放电）上显著优于抗心律失常药物升级。然而，病情较重的ICM患者进行导管消融可能会面临极大的挑战及风险，据报道其主要并发症的发生率可高达8%。因此，患者的合理评估和周密的围手术期风险管理对于改善治疗的安全性与有效性极其重要。

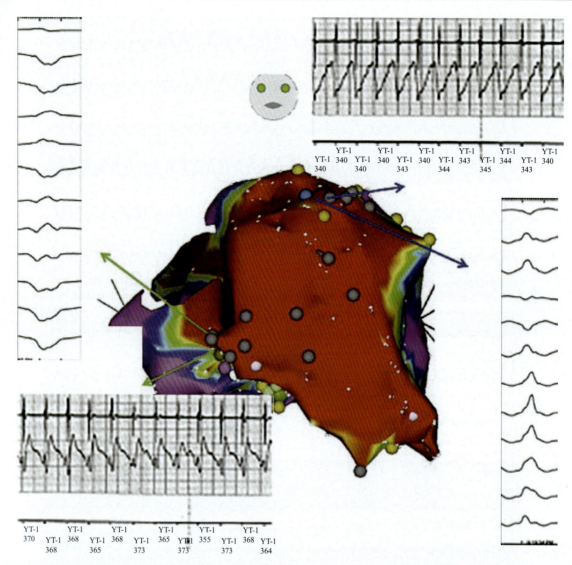

图30.8 ICD放电治疗中记录的心内电图与不同VT形态的关系。彩图为大面积前间隔MI患者前后位的电解剖电压图，红色表示双极电压较低的点（＜0.5mV），对应致密瘢痕区；紫色代表正常心肌（双极电压＞1.5mV）。图中记录到两种临床VT形态及对应ICD电图。顶部绿色框内是一个不典型左束支传导阻滞形态VT的体表12导联ECG，该VT的出口在瘢痕的中下间隔处。与它对应的ICD电描记图显示在下面的绿框内，头端局部双极电描记图在顶部通道，底部通道显示远场右心室线圈到ICD脉冲发生器的EGM，这与蓝色框中的右束支传导阻滞型VT图（出口在瘢痕的另一边）完全不同

围手术期计划的制订首先需要对所有临床心律失常资料进行回顾分析，包括12导联ECG、自动遥测记录信息及ICD存储的EGM。确定VT的数量及可能的出口。此外，还需评估患者状态，考虑其能否承受持续较久的手术过程、多重VT的诱发及明显增加的血管内液体负荷。在开始导管消融前，应尽可能地改善心力衰竭失代偿和心肌缺血。如需经逆行主动脉血管通路及可能需要血流动力学支持方案，如主动脉内球囊反搏泵（intraaortic balloon pump，IABP），则外周动脉疾病是一个重要的合并症。明确冠状动脉旁道移植血管和支架的数量与状态，完成心肌血管重建术。如存在既往心脏外科手术史，则通常不考虑经皮心包导管消融入路（因为存在广泛粘连或旁道），但考虑到MI后VT患者心律失常基质的心内膜下分布，这种入路是必需的。既往瓣膜手术病史的一个重要的注意事项，主动脉和二尖瓣机械瓣置入术后将不能经逆行途径和穿间隔途径进入左心室。少见情况下，2个机械瓣置入后需经心尖途径和室间隔途径进入所谓的"无入路心室"。

瘢痕性VT消融前常仔细评估逆转口服抗凝药物治疗，因为即便计划仅行穿间隔途径，也可能需增加逆行主动脉途径或心外膜途径和（或）放置IABP。

术前应行心脏超声检查以明确左心室大小和收缩功能并排除心脏内血栓形成。需要强调的是，后者并不是心内膜途径消融的绝对禁忌证，尤其是机化慢性血栓者，尽管这可能妨碍导管到达致心律失常心内膜区域。

清醒镇静麻醉较全身麻醉是更好的选择，因为患者VT和窦律下血流动力学更佳，也更容易诱发VT。然而，对于时间长的复杂手术，患者的耐受能力是一个重

要的考虑。麻醉专科医师实施清醒镇静麻醉有利于严密监测患者、精确调整镇静深度及需要时尽早诱导全身麻醉。由于术中患者需要接受灌注导管的大量液体输入，因此术前导尿对于监测液体平衡极为重要，同时导尿也有助于提前发现外周和内脏灌注降低及心源性休克。对于心室严重扩张、收缩性较差的患者，应考虑前期置入IABP或置入经皮的左心室辅助设备（LV assist device, LVAD）给予血流动力学支持。

解剖基质的详细评估对于正确规划手术和预估风险非常重要。窦律和VT时记录的12导联ECG可提供梗死位置相关信息。不论是否借助声学造影剂或斑点追踪显像技术，超声心动图确定局部室壁运动可确定梗死瘢痕的位置。目前对于瘢痕成像的金标准是MRI-LGE成像，通过该成像模式能够获得极佳的软组织对比度和分辨率，可对瘢痕结构进行详细的评估，并且可融合电解剖标测系统进行图像，有助于鉴别VT可能的峡部位置，提高手术成功率。ICD置入者在具有较为完备的安全预防措施的有经验的中心可接受MRI扫描。脉冲发生器和导线产生的磁敏感性伪影（Susceptibility artifact）仍然是一个问题，尽管新的MRI技术如宽谱LGE可能减少这一现象。对于无法进行MRI检查的患者可以通过正电子发射断层扫描（positron emission tomography, PET）进行瘢痕成像和（或）利用X线计算机断层成像（CT）获取高分辨率的瘢痕代谢图，这些资料均可进行影像融合。

术中成像是VT导管消融的重点环节，术中确定基质、标记消融靶点、追踪损伤位置及监控并发症均需要术中成像。X线透视和电解剖标测具有广泛使用和简易可行的特点，但心内超声（intracardiac echocardiography, ICE）被越来越多的应用于VT导管消融。ICE可观察实时的瘢痕图像、导管贴靠接触和损伤形成，必要时ICE还可协助经皮心包介入操作。ICE的另一个优点是能够监测气爆（steam pop）、血栓形成及心脏穿孔等并发症，如VT消融术中常出现低血压，ICE能够快速排查心脏压塞的原因。此外，ICE的实时显像模式能够使心腔内结构（如乳头肌）可视化，指引导管进行准确消融，如下壁MI患者。未来VT消融的术中影像很可能介入MRI技术，它可实时进行基质标测，还可通过热成像技术对损伤形成进行金标准评估。

标测策略

从根本上讲，VT（或任何心律失常）标测的目的是明确其机制并定位其导致心律失常的关键部位，从而指导导管消融术。局灶性VT的致心律失常的关键部位即起源点，可经激动标测或起搏标测进行精确定位。激动标测的目的是定位提前QRS波起始部的最早激动部位；起搏标测基于心动过速起源部位，起搏理论上可完美呈现VT的QRS形态的原则。这两种技术均适用于标测局灶性VT的起源点。大多数局灶性VT患者无结构性心脏病。然而，对于心肌梗死后患者，绝大多数VT都是MI瘢痕区的大折返所致，不论对于何种折返环路，标测诸如"起源点"和"激动最早处"毫无意义。标测折返VT的目的是为了确定折返环路最狭窄的部分（舒张期峡部，即中央峡部），此处易被消融阻断。激动标测可用来界定折返环路的边界和激动方向，标测信号在受保护的舒张期通道近端逐步提前。三维电解剖标测系统可使激动标测可视化。但是，诸多技术条件的限制可影响瘢痕相关折返性VT进行常规性的激动标测，MI后VT标测多数情况下仍需借助于对超速起搏的反应（拖带）。

建立血管通路后将标测导管放置腔内，通过程序性刺激诱发VT或构建电解剖图时操控导管诱发VT，而后分析诱发出的VT周长和（或）形态是否与VT发作时相匹配，评估是否可以进行激动标测和拖带标测。除血流动力学方面的耐受性，标测VT所需的其他条件在表30.3已列出。ICM患者诱发出的VT中少数是可标测的，尽管多数患者至少会有一种可标测的VT形态。对于可标测VT，于心动过速时确定折返环成分和关键消融靶点。这可评估VT对射频能量输出的反应，在RF能量输出过程中VT即刻或早期终止是令人鼓舞的成功消融VT表现。

表30.3　VT可标测的要求

VT可反复被诱发
VT是持续性的
VT是单形性的
VT周期是规律的（变化≤20ms）
VT在血流动力学上可耐受
VT不转变成其他形态
VT在超速起搏时不终止或改变形态/频率

注：VT.室性心动过速

无法标测的VT通常指无法进行拖带标测的VT，通常但并非唯一因血流动力学不稳定所致。对于不能耐受VT进行标测的策略，有使用正性肌力药物，利用IABP或经皮介入左心室辅助支持装置（LVAD）进行机械辅助循环支持。基质标测和非接触型标测方法可应用于这类VT，在下一个部分的内容中会详述。一般来说，大多数瘢痕相关VT的消融需要进行多种标测方法。

激动标测

采用点对点标测法，de Chillou等对21例患者33种可耐受VT进行接触性三维激动标测，所有的VT均证实存在单环或者双环的大折返环路，受保护的峡部位于平行的传导屏障（如心肌瘢痕或瓣环）之间。在这些区域，使用3.5mm标测导管可记录到多种碎裂和舒张中期电位。峡部长18～41mm，宽6～36mm，于峡部行线性消融能够有效治疗VT，术后随访（16±8）个月显示出10%的低复发率。尽管这项重要研究有助于心肌梗死后VT的机制认识，对整个VT环路进行常规点对点激动标测在临床实践中不太可行、耗时且并无必要，仅借助激动标测也无法精确定位受保护峡部最狭窄部位。分析长程、多重成分的碎裂和双电位尤其困难，且舒张中期电位也并不一定为关键峡部，可能为被动激动的盲端或者外部环路。

然而，超高分辨率电解剖标测系统的出现革命性地提高了激动标测的能力，通过64极小网篮状导管上间距极小的双极电极快速获取并自动分析数以万计的心电图。临床病例及心肌梗死后大动物VT模型上应用这一系统开展的详细研究已经引起对大量的VT环路的生理学进行再评估。尤其是中央舒张期传导峡部之前被认为代表折返的缓慢传导区，但现在很多病例上证实具有正常的传导速率。因功能性屏障的波前曲率，必需的传导延迟看起来发生在这些峡部的入口和出口（图30.9）。

拖带标测

除确定心律失常机制为折返外，拖带标测可以快速、准确地明确折返性VT环路的组成。无论约束折返波波峰的传导屏障为解剖性或功能性或两者均有，拖带标测均可应用。拖带标测的原理最早由Waldo等在典型的三尖瓣峡部依赖性心房扑动上描述。此后，他们在折返性VT中得到类似发现。这些概念被其他多个研究者扩展，最终确定了拖带标测确定VT环路成分的标准。

根本上讲，拖带标测可回答以下两个基本问题。第一，一个特殊部位是否存在于VT折返环路中？第二，这一特殊位置是否位于保护的中央峡部？该部位最容易被消融阻断，通过分析每个位点的心室超速起搏反应，可解答上述问题（图30.10）。

可标测的VT诱发后，首先观察体表12导联ECG的QRS波形态，初步判断折返波峰从瘢痕区传出的出口位置。Miller等最早通过外科术中标测分析心肌梗死后VT的QRS波形态，并总结定位VT的体表ECG参数的各种组合（表30.4）。通过提示的出口区域，将标测导管放置在瘢痕内，系统标测记录舒张中期电位，该电位可见于中央峡部及邻近的旁观位点（此处消融无效）。拖带标测力图明确这些电位如何与VT折返环有关。舒张中期电位的相对激动时间比局灶性VT起源点的收缩期前电位更为提早。需要注意的是，舒张中期电位可能会出现在前一QRS波群之中，尤其QRS波宽度超过VT周长的50%时，通常记录到舒张中期电位的同时会记录到一个较大的远场心室电位。

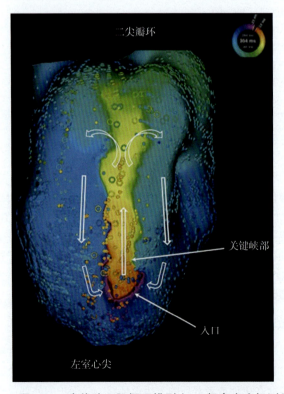

图30.9 猪前壁心肌梗死模型上VT超高密度标测显示"8"字形折返。至少一部分导致中央峡部的屏障是功能性的。因波前曲率导致的传导减慢可通过中央峡部入口内的等时图理解。峡部内的传导速率是正常的

表30.4 12导联QRS波形态提示的VT出口区域

ECG特点	VT出口位置
束支形态	
左	左心室间隔或右心室
右	左心室游离壁
额面电轴	
上	LV下壁或下间隔/侧壁
下	LV前壁或前间隔/侧壁
右	LV侧壁或心尖
心前区移行（R＞S）	
早	左心室基底部
晚	左心室心尖部
阳性一致	二尖瓣环
阴性一致	心尖部
QRS波上升部	
粗钝的假delta波	心外膜
心前区移行中断	心外膜

注：ECG.心电图；LV.左心室；VT.室性心动过速

随后，采用比VT周长短20ms的起搏周长进行超速起搏，一般要以能稳定夺获电位的最小输出参数进行起搏，但是在致密瘢痕区，常需要高输出参数（10mA，2ms）。然后停止起搏，VT仍能够继续按此前的周长持续，并且波形不发生改变（图30.11）。如果起搏终止VT，则需明确VT是否终止于未能夺获心室刺激上，该位点常为成功的消融靶点。起搏需要持续足够长的时间

才能建立成功拖带。拖带成功表现为整个心腔（包括所有的VT成分）被加速至起搏周长且出现固定融合，当以更短的周长起搏时出现进行性融合。在受保护的峡部外进行起搏时，则呈现显性的融合波，因为起搏波向后逆传，与前一个心动过速的折返波相碰撞。同时，起搏波顺向传导通过原VT的正常出口继续维持VT发作状态，此时VT的周长为起搏周长。如果波的碰撞发生在瘢痕受保护的峡部内，碰撞的结果将不会改变体表ECG形态，这种融合为隐匿性（concealed）融合、隐匿性拖带（concealed entrainment）和隐匿性融合拖带（entrainment with concealed fusion，ECF）均可用于描述这一现象。因此，确认起搏一过性加速心动过速并在超速起搏停止后，需详细检查体表ECG确定起搏QRS与VT的QRS波形是否切迹完美匹配（图30.11）。两者间一个"好"（不重叠）的起搏标测匹配是不够的，提示显性融合，意味着该起搏位置不位于受保护的峡部通道内（图30.10）。

确认隐匿性拖带后需检查标测导管远端双极电极记录的腔内电图，测量起搏后间期（post pacing interval，PPI），即最后一个起搏刺激到起搏夺获的舒张中期电位的间期。如果起搏位置记录的舒张中期电位位于折返环路当中，则最后一个起搏波峰通过折返环路顺向传播并最终回到起搏位置的时间应恰好等于一个VT周长。因此，对于VT折返环路中的位点，PPI应该与心动

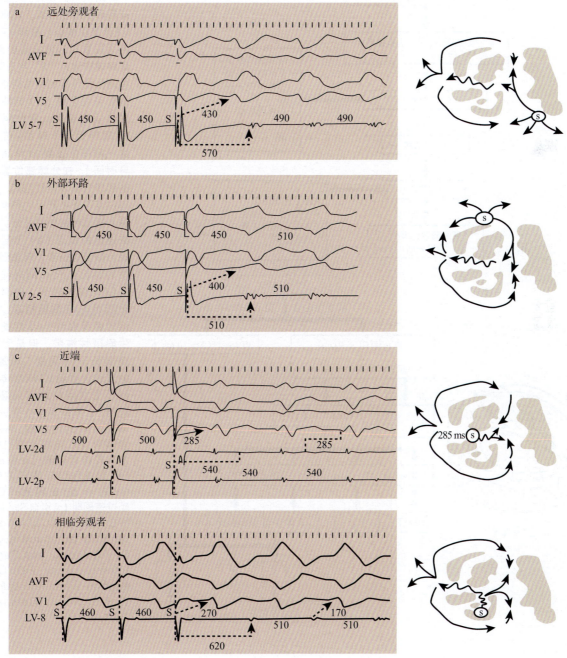

A

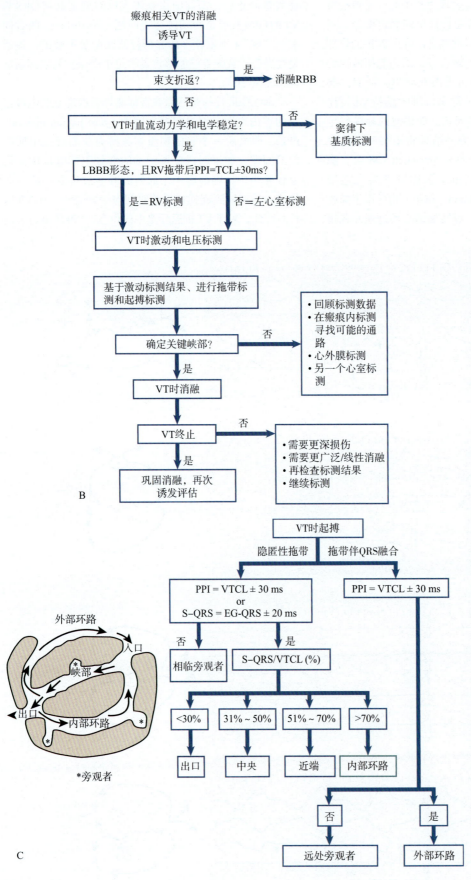

图30.10 A.无兴奋性梗死瘢痕(灰色区域,右侧)内VT计算机模型,显示VT环路不同位置对起搏拖带的反应。环路被描述为"8"字形激动,中间为慢传导的共同通路。在远处旁观区域(a)起搏显示融合程度更大,回归周期比VT周期更长(增加2倍的从这一起搏位置到VT环路的传导时间)。在外环路位置(b)的起搏表现为显性拖带,因起搏位点不受梗死区的限制,可进入折返环路外的区域。在中央通道的位点(c)上起搏表现为隐匿性拖带,刺激到心电图的时长等于VT时局部电位到QRS波的时长。此时,回归周期与VT周期相等。从邻近的旁观位点(d)起搏也产生隐匿性拖带,但是回归周期要长于VT周期(增加2倍的从该位置到VT环路传导时间)。B.瘢痕相关VT消融的流程图。C.判断导管位置与折返环路关系的流程图。AVF.房室颤动;EG.电描记图;LBBB.左束支传导阻滞;LV.左心室;PPI.起搏后间期;RBB.右束支;RV.右心室;S.刺激;TCL.心动过速周期(A引自Stevenson WG: Catheter ablation of ventricular tachycardia.In: Zipes DP, Jalife J, eds.Cardiac Electrophysiology: From Cell to Bedside.3rd ed.Philadelphia: W.B.Saunders Company; 2004: 1091.)

过速的周长（tachycardia cycle length，TCL）相等。考虑到较快起搏频率可能会出现递减传导，因此，PPT-TCL的差值在30ms之内均可视为在折返环路内的起搏位点，起搏位置的PPI-TCL差值越小，则距离环路越近（图30.11）。

如果观察到隐匿性拖带和较小的PPI-TCL差值，则高度提示该起搏位点不仅处于折返环路内，而且很可能位于狭窄的受保护的舒张期峡部，消融能够成功阻断折返环路。拖带时，所有顺向夺获的成分应当与VT发生有相同的关系。因此，需要测量刺激到QRS波的时间（S-QRS），并与舒张中期电位到QRS波的时限（EGM-QRS）进行比较。对于舒张期峡部位点这种差异应当接近零，但是对于连接中央峡部的毗邻旁观位点，则呈现较大差异（图30.11）。随后，比较S-QRS时间和TCL以判断起搏点在峡部内的位置，如S-QRS小于TCL的30%，则起搏点靠近峡部出口；S-QRS时长在TCL的51%~70%，则起搏点位置靠近峡部入口；中央峡部位置的S-QRS时间则介于两者之间（图30.10C）。

通过拖带标测明确射频消融VT的终止位点在Stevenson等的重要研究中被全面测试。他们发现，仅有隐匿性拖带尚不足以预测VT消融成功，因为一些与中央峡部相连的位点，包括内环路和盲端在内，也可以表现出隐匿性拖带。通过观察PPI和S-QRS，隐匿性拖带的位置有25%为旁观位点，并不参与折返环路。舒张中期电位结合隐匿性拖带和最佳的PPI与S-QRS间期，预测VT终止的成功率为35%，而在仅有舒张中期电位时，VT终止的成功率仅为4%。Bogun等证实以隐匿性拖带为消融靶点终止VT的阳性预测值可达54%，加入PPI和S-QRS标准可使阳性预测值更高，尤其结合与VT有关的舒张中期电位进行分析时。该研究团队后来还发现，在这些标准中隐匿性拖带结合EGM-QRS匹配S-QRS预测消融成功的价值最大。

消融完美但拖带标测位点可能不能终止VT有多种原因。首先，拖带标测可能并不完美，可能存在着细微的显性QRS波融合而未被发现，或者是PPI-TCL或S-QRS间期测量不准确。El-Shalakany等除了采纳隐匿性拖带指标之外，还采用更严格的PPI-TCL（<10ms）和S-QRS（与EGM-QRS差值10ms之内）标准，结果发现靶点只要同时满足上述3个标准，单次射频消融便可以终止VT。其次，因多种因素，如导管接触不良和致密瘢痕区电热耦合差，射频能量可能未形成有效的消融损伤。再次，中央峡部的宽度可能比消融损伤的范围更宽。最后，肌内或外膜峡部的深度超过了射频消融损伤的最大深度。

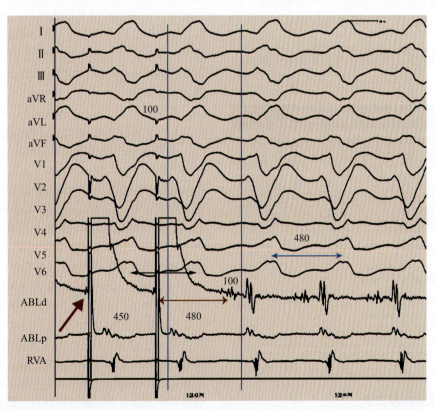

图30.11 VT消融的完美标测图特点。最佳的VT消融位置有如下特点：①该处拖带12导联ECG所有波形与自发性VT QRS波型完全相同；②回归周期（从起搏刺激到第一个非起搏心搏的时长，在起搏位置测量）与VT周期相同（在该例中都是480ms）；③刺激到QRS波与局部电位到QRS波的时长相同（这里都是100ms）。对于多成分的碎裂信号，很难确切地知道哪个成分被起搏捕获，因此很难测量回归周期。在这个病例中，箭头表示未被顺向夺获的碎裂电位，因而水平的红色卡尺测量回归周长就需要量到第二个成分。RVA. 右心室心尖

拖带标测是标测VT环路最有效的技术，尽管精确且有用，但也存在许多不足。首先，VT本身能够被稳定标测（表30.3），而其他技术常被用于无法稳定标测的VT。超速起搏能够终止、加速或者转变VT为另一种心动过速，尤其是刺激的不良感知可致使第一个起搏刺激不适当地提前插入。拖带位置局部的EGM（通常是舒张中期电位）必须能够被起搏夺获，同时必须具有足够的振幅能被识别，从而能够测量PPI和S-QRS。测量PPI和S-QRS时电图的局部和远场成分必须清晰可辨，以最大程度减少误差。总的来说，起搏时在标测导管的末端双极电极上能记录的EGM成分不是紧接着的局部信号（图30.11）。即便局部信号振幅合理，起搏停止后，舒张中期电位在起搏通道的伪差干扰下也会消失，这会给PPI的测定增加难度。当记录通道由于放大器饱和而出现伪差，将会影响远端双极准确测量PPI，此时PPI的测量可通过起搏停止后的2个心动周期与2个TCL相减而得出，或者使用Soejima等提出的$N+1$差值法，其S-QRS一直测量到起搏停止后紧接的第二个心搏上。亦或通过导管近端上的双极信号来测量PPI，也能得到一近似值。最后，在致密瘢痕区高输出起搏可形成一个很大的虚拟电极，可能夺获远场组织，影响拖带后数据的测定或导致虚假的较短起搏后回归周长。这一问题理论上在使用双极电极阳极刺激（高输出）时更加严重，尽管目前普遍使用小而间距短的双极电极基本不存在此问题。

可标测的瘢痕相关的折返性VT的候选消融靶点特征见表30.5。

表30.5 拖带和激动标测消融靶点

潜在的消融靶点位于致密梗死区内（双极电压＜0.5mV）或是瘢痕边缘区（双极电压，0.5～1.5mV），QRS波起点之前的舒张中期电位时间低于周长的70%

靶点位置的超速起搏会产生以下结果：
- VT加速至起搏周长
- 起搏终止后VT仍可持续
- 隐匿性体表QRS波融合（24点位起搏图）
- PPI ＝ VT周长（±30ms）
- S-QRS ＝ EGM-QRS（±20ms）

阈下起搏未传播也没有全部夺获心脏，但终止VT的部位

标测导管上记录到连续电活动的部位

记录到不能与VT分离的舒张中期电位的部位

注：EGM.腔内电图；PPI.起搏后间期；VT.室性心动过速

无法标测VT的基质标测方法

通过拖带标测技术能够标测出稳定VT的折返环路，射频消融将其阻断终止，这是瘢痕相关性VT最为理想的消融结果，但这种情况只见于少数病例。即使患者VT发作时血流动力学较为稳定可标测，通常也存在多种不可标测的VT形态。平均来说，近1/3的患者仅有可标测VT，约1/5的患者只有不可标测VT。此时需借助在窦律下寻找到VT环路的部位，即基质标测（表30.6）。

表30.6 基质标测靶点

潜在消融靶点位于致密梗死核心区（双极电压＜0.5mV）或是瘢痕边缘区（双极电压，0.5～1.5mV）

起搏标测中S-QRS延长（＞40ms）的位置

完美起搏位点，尤其伴长S-QRS的位置

完美起搏位点，起搏停止后引起心动过速

起搏中产生了多个出口的位置

位于非常致密或没有电活动的瘢痕之间的高电压通道

致密瘢痕区内假定的VT组织核心隔离

窦律、心室起搏或期前刺激时的孤立晚发电位

瘢痕通道的入口（通过逐步延迟的相连的孤立晚电位确定）

无法标测VT的有效手术处理策略的出现，概念上借鉴基质消融最明确的一种形式，即心内膜下心肌切除术（SER）。术后存活的患者中超过90%不再发作VT。这一发现确立了折返环路与梗死瘢痕和瘢痕周围的边缘区域之间的必然联系。手术中即使无法诱发或无法标测VT，外科医生也可直视下明确梗死区的性质和程度，一并切除致密梗死及周围边缘区。与电生理学原理相符，即将固定的传导屏障（如瓣环等）连到切除离断区可进一步提高手术成功率。但是，利用经皮导管的方法意图达到外科心内膜下切除术的疗效，电生理医生面临着巨大挑战。

宾夕法尼亚大学Josephson及其同事于30年前首次使用心内导管技术对MI后患者的心室瘢痕进行了界定。Cassidy观察到心肌纤维化对双极心电图的振幅和持续时间的影响。这为Marchlinsk等通过基质标测研究对致密瘢痕和瘢痕边缘区进行更详细界定奠定了基础。通过使用窄间距双极电极（4mm头端电极、2mm环形电极和1mm的电极间距）和电解剖标测系统标测出梗死瘢痕的几何图形，其分辨率足以保障对无法稳定标测的VT实施基质消融。他们对MI后患者和对照患者的心内膜记录的数据进行统计分析而界定电压标准（双极正负双峰振幅之和＞1.5mV定义为正常心室心肌，≤0.5mV则定义为致密梗死瘢痕），并且由放射学资料和动物研究结果证实（图30.12）。Callans等利用前壁MI的猪为动物模型，发现采用双极电压≤2.0mV的标准时，电解剖电压标测法所界定的梗死几何图形与腔内超声观察到的局部室壁运动异常区域十分吻合，病理学上定义为梗死瘢痕区的双极电压仅为1.0mV或更低。人类和动物MI后双极低电压区域与正常心室心肌存在鲜明界线。重要的是，电压标测需电极与心肌组织接触良好，以获取可靠的心电图。Mizuno等发现，电解剖标测中有高达1/4

的采样点接触不良,这会导致人为的双极和单极信号衰减,与接触良好的点相比,会错失高达50%的晚电位(ILP)。

虽然目前尚无系统性的人类病理学证据,但部分尸检结果提示双极电压低于1.5mV的区域与梗死瘢痕区相关。增强CT和PET扫描的放射学研究结果也支持这些电压标准,尤其使用融合的PET/CT影像获取瘢痕的解剖和可视化代谢图像时(与双极电压≤0.9mV的相关性最佳)。然而,对心室瘢痕成像分辨率最高是LGE-MRI技术,双极电极电压<1.54mV与LGE-MRI界定的MI瘢痕区最吻合(图30.13)。将MRI技术界定的基质与电解剖标测系统相结合,有可能提高基质标测效率,甚至是ICD置入患者。Perez等通过信号增强标测改善LGE-MRI成像能力,可识别梗死瘢痕区内的异质性。他们发现这些异质化区域与电生理学上定义为瘢痕区传导通道的区域吻合,相比于无临床心律失常ICM患者(33%,$P<0.001$),这些异质化区域在自发性VT患者中更多见(88%)。早期研究发现,理论上通过更高的心电图电压,可检测由存活心肌细胞束形成的传导通道。但Mountantonakis等研究表明这种电压标准界定的通道在预测拖带验证的VT峡部位置时特异度仅为30%。

基质标测中电压信号能够明确心室瘢痕区的范围与异质性,但其他电图参数也同样重要(图30.12)。MI因胶原沉积破坏心肌组织的整体性,整个瘢痕区常可以记录到碎裂且时程延长的腔内心电图,但对VT折返环路的形成并无特异性。相反,如果腔内心电图在一段等电位线之后(通常但不一定位于体表QRS波之后)出现独立的或者晚发的电位,则该电位提示被致密的纤维层所分隔的存活肌纤维束的延迟激动。这些肌纤维束可在瘢痕区内形成传导通道,有可能为VT发作的关键峡部。Miller等首次认识到这种ILP的重要性,临床研究证实SER成功后ILP消失。Arenal等首先发现ILP依赖于激动瘢痕区的波峰向量,右心室起搏的患者较正常传导的节律者可标测较多的ILP。同样的,心室期前刺激可通过瘢痕内间期依赖性传导延迟而展示这些电位。拖带明确的VT峡部位置通常会在窦律中展示这些电位。Haqqani等发现,存在自发性VT的ICM患者较无自发性VT的ICM患者心肌瘢痕区内ILP的单位数量和密度更大。这些ILP可能呈网络状分布,越深入瘢痕核内,激动越延迟。它们在窦律下形成传导通道,可能与VT时舒张期峡部相一致。在许多病例中,通过消融近端共同ILP可能消除与之相关联的远端ILP,从而阻断假定的通道。

多极导管有助于高密度标测,提高信号分辨率,记录大量ILP。需要认识到,并不是通过简单地增加点的数量而增加标测的分辨率,而是记录双极心电图的电极对而具有更小的物理尺寸和间距。最近,Bordeaux等使用多极电极导管对70例患者高密度标测心内膜和心外膜,67例存在晚电位。他们称这些电位为心室局部异常电活动,代表了与ILP相同的电生理现象,即致密瘢痕

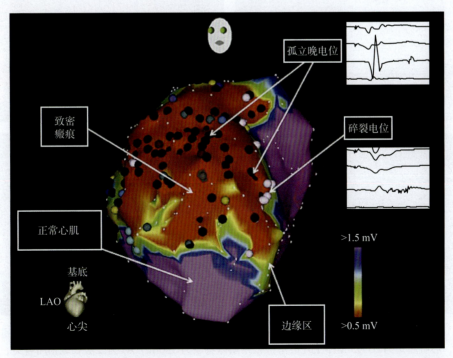

图30.12 一例MI后心室肌电解剖基质标测图。患者男性,63岁,大面积陈旧性前间隔MI,且伴动脉瘤形成,射血分数20%。彩图为左前斜位(LAO),窦律下标测左心室心内膜,明确梗死瘢痕区。红色区域对应致密梗死区(双极电压<0.5mV),紫色对应正常组织(双极电压>1.5mV),彩虹色对应边缘区。孤立晚电位(ILP)和碎裂电位分别用黑色和粉色圆点进行标记

内存活肌细胞束的延迟激动。64极小篮状标测阵列可能可以用于超高密度和分辨率基质标测,尽管该导管瘢痕电图还没有被系统验证。

除分析窦律时腔内电图外,基质标测基于正确分析瘢痕区内起搏的反应。瘢痕区起搏最常见反应是在高输起搏时也未能夺获心肌。Soejima等使用10mA的刺激(脉宽2ms)确定电刺激无反应瘢痕(electrically unexcitable scar, EUS)的区域。传导通道和潜在的VT峡部常位于EUS之间。如果将失夺获的起搏输出标准放宽至20mA/10ms,则标测关键折返位点数量增加1/3。可能由于功能性屏障对形成完整的VT折返环路的作用不恒定,完美的24点起搏标测在瘢痕相关VT中较特发性局灶性VT少见。然而,一个完美的起搏标测能合理提示一个VT出口的大概位置,尽管必须意识到这种技术的分辨率有限,可能在较长的梗死边缘均可见完美的起搏标测。在存在ILP位点起搏也可能明确横越瘢痕区的缓慢传导通道,形成VT峡部。在这些位点起搏可见较长的刺激到QRS波时程的延迟(图30.14)。此外,对起搏标测的特殊生理反应,如多个出口的波形和起搏标测中诱发VT,可能预示该起搏点为VT折返环路中的关键位点。

确定瘢痕跨壁区域性分布是基质标测的重要内容。MI患者绝大多数的VT基质位于心内膜。这是由前面所述的心肌梗死瘢痕形成的病理过程导致的。然而,在一部分患者中,VT基质重要成分和关键的折返环路区域位于心肌壁层内或者在心外膜面(图30.15)。对于间隔MI患者,需考虑可能存在右心室间隔基质。重要的是,由于存在融合的梗死瘢痕,用于预测特发性和非ICM VT的心外膜出口ECG间期和形态标准不适用于梗死后患者。Sarkozy发表的大样本研究中,13%患者进行了心外膜标测(尤其是这些患者既往心内膜消融失败),但这些患者中仅2/3进行了心外膜消融,且严重并发症发生率为14%。这些结果提示对梗死后VT行彻底的心内膜消融的重要性,即使后续可能需行心外膜消融。最后,在心内膜、肌壁内和心外膜基质明确后,对于下后壁MI的患者,还需要排除乳头肌基质。

一旦利用这些技术详尽地明确基质特征后,即可制订基质消融策略。消融策略包括基于起搏-标测指导的致密瘢痕内放射状线性消融、瘢痕边缘的线性消融、EUS连接区的线性消融、电压和起搏标测界定的传导通道的消融,包含梗死核心区的VT组织电隔离,瘢痕去通道化,消除ILP的瘢痕均质化消融(图30.16)。瘢

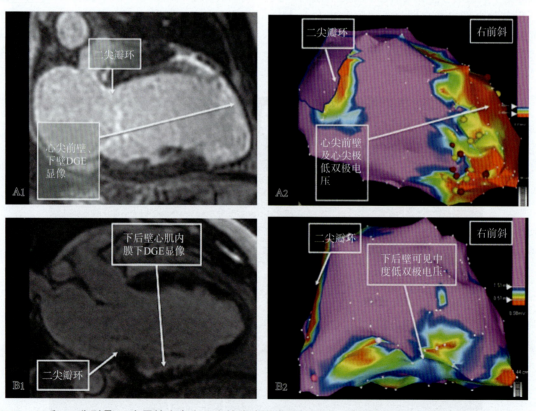

图30.13 A1和A2分别是48岁男性患者左心室的瘢痕影像和标测图。该患者有ICM和陈旧的前间隔MI。MRI测定射血分数为17%,心脏超声为20%,MRI上左心室舒张末期体容积为330ml。A1为二腔长轴MRI视野,可见心尖前部大面积的延迟钆增强(DGE)伴完全的透壁损伤。相应的电压图见A2,右前斜位下对应的心尖前部区域有相对应的低电压区(峰-峰电图振幅<0.5mV)。B1和B2为一例44岁ICM和陈旧的下后壁MI的男性患者的MRI影像和电压图。MRI估测射血分数为26%,B1的三腔长轴视野可见心内膜下的DGE从下后区域延伸到心尖,B2为下后区相应的双极电压处于中间值(0.5~1.5mV),其中分布有不均匀的低电压区

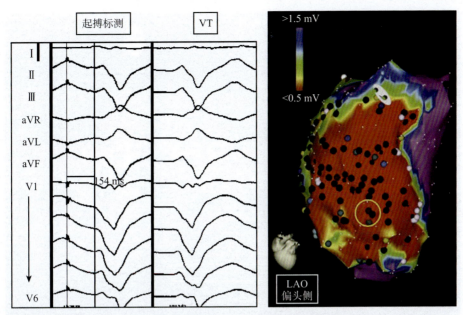

图30.14 基质标测中的起搏反应。图中显示了窦律下刺激到QRS波时程为154ms，双极以10mA（2ms）起搏，起搏的QRS波形态与诱发的VT近乎完美匹配

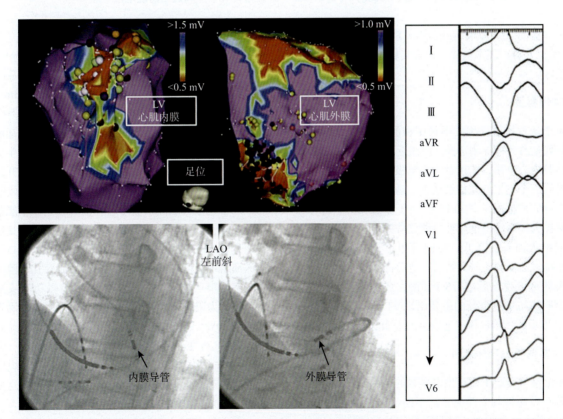

图30.15 一例69岁陈旧性下壁MI患者伴VT。左上图显示广泛心内膜标测界定梗死瘢痕，但拖带标测只显示外环位点。心外膜标测确定中心峡部位点与最佳的心内膜位置相对应，在该部位消融终止VT，且无法再诱发

痕均质化消融的局限性在于，在窦律下记录到的大部分ILP很可能仅仅为VT的旁观者（或其他非关键性折返环路成分）。因此，瘢痕均质化时消融损伤点的大部分并不能真正消除VT折返环路。此外，背景电噪声或欠佳的瘢痕激动向量都可能会掩盖需要消融的关键性ILP。通常情况下，要联合运用上述基质消融策略。如果在

更多中心得到证实，新基质标测技术如Ripple标测和entropy标测将很有前景，可能进一步推进这一领域。

目前，基质消融的消融终点主要是VT无法诱发，尽管多个研究表明其他消融终点如消融ILP可能也同样有效。如在术后通过非侵入性的程控刺激（通过ICD）始终无法诱发出VT，往往预示消融远期预后较好。因

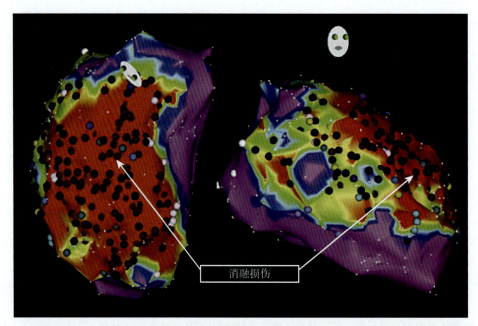

图30.16 基质消融显示广泛的瘢痕均质化，消融损伤用红点标记。消融靶点包括良好的起搏标测位置、推测的VT折返环路中的缓慢传导位点和孤立的晚电位位点

可能消除患者梗死瘢痕所致所有VT，完全基质消融术（试图模拟外科内膜下切除）被证实较仅消融可标测VT效果更好。

非接触性标测

对于诱发血流动力学不稳定型的VT，非接触性多电极阵列是另一种标测选择。应用近3000个心内单极非接触性腔内电图，非接触性多电极阵列系统可将激动图投射到一个虚拟的几何结构上。理论上，仅需要一个心搏即可完成标测（图30.17）。由于多数ICM患者存在左心室扩大，系统的准确性可能受阵列电极与心内膜表面距离增大而有所降低。Segal等报道了40例MI后VT患者非接触性标测的研究结果。他们将标测的140个VT的中央峡部可视化后进行VT消融，成功率达83%。然而，中期随访中近58%的患者出现VT复发或心室颤动（VF），提示该技术较传统基质标测未能取得更好结果。

梗死后多形性VT的标测

多形性VT或VF而产生电风暴的情况比较罕见，但却是潜在致命性的心律失常。不同于单形性VT，多形性VT的形成并不需要成熟且已稳定的MI瘢痕，因此，在梗死后早期阶段就会出现。尽管传统的激动标测并不适用多形性VT的标测，但是多形性VT常被典型的心内浦肯野纤维触发的心搏所诱发，而后者通常位于瘢痕边缘区，可被标测并消融。心内膜标测时通常表现为室性期前收缩，前面有浦肯野纤维样电位（Purkinjelike potentials，PLP）（图30.18）。对于标测时异位心律不足的患者，消融瘢痕边缘区的PLP可能是消除这类心律失常的有效方法。

消融

考虑到有效性和安全性，开放式灌注消融已经成为射频能量释放和损伤形成的金标准。尽管8mm头端电极比标准4mm电极产生更大的损伤范围，但电极增大可导致标测分辨率降低。开放式灌注能够冷却电极与组织的接触面，从而能够输出更高的能量及产生更深的阻抗热，即使在瘢痕部位亦如此。同时，使用开放灌注电极会降低血凝块和碳化（潜在的栓子）的风险。然而，由于电极被灌注水流冷却，消融时电极不能被组织均一加热。因此，温度反馈机制丧失，射频能量的实施需通过其他方式滴定。一般温度的上限设为43℃，防止深部组织过度加热，减少气爆和心肌穿孔风险（尽管左心室瘢痕区内消融时风险较低）。消融功率从30W开始，目标为阻抗降低10Ω，必要时可以缓慢地滴定增加功率至50W。接触压力感应导管（contact-force-sensing catheters）可更加精准地滴定消融时的功率。尽管压力-时间-功率积分的概念已经在消融心房组织中得到验证，但对于正常或梗死的心室内心肌消融，这些指标的最佳值尚未明确。

多个针对单次射频消融能量释放的终点被广泛应用。其中最重要的终点是在完美拖带标测的位点上实施射频消融终止VT。尽管这是在VT折返环路的关键部位形成有效的消融损伤的一个标志，但这并不意味着折返环路已被彻底阻断，需进一步完全隔断中央峡部使VT无法诱发。当然，尽管产生了心肌损伤，但标测结果不理想、峡部较宽和深部的（肌内或心外膜）致心律失常组织可能导致无法消除VT，故需要其他消融损伤参数。

基于此目的，心电图衰减常被应用，单极电极头

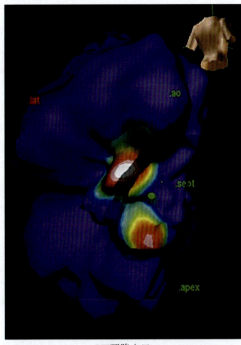 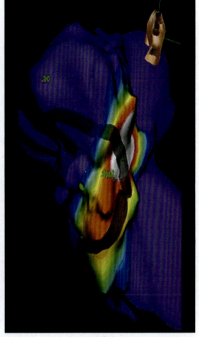

VT环路入口　　　　　　　　　　　　VT环路出口

图30.17　非接触性标测显示VT环路中的峡部通道。左心室投射用色带来显示，表明这是等电位标测。静止休息状态的组织用紫色表示；激动的位点产生负向的单极电压以蓝色到白色的颜色（取决于电压）来分别表示。下壁基底段MI患者VT时记录2个等电位标测图片段（用黑色粗线画出其轮廓），传导似乎在梗死区中的特殊区域从左边进、右边出，出口总是在体表QRS波开始处，通常会出现相当长的延迟，可能是梗死区内小心肌团与外周健康组织间的阻抗不匹配所致

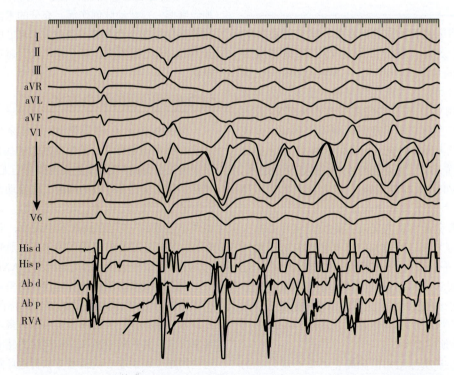

图30.18　浦肯野纤维触发的多形性VT的标测和消融。此图来自一例频繁出现多形性VT的患者，VT均于呈右束支传导阻滞的（RBBB）室性期前收缩（PVC）后发生，电生理检查中可见成串RBBB的PVC。标测导管（标记为Ab d和Ab p）上记录的浦肯野电位（箭头）见于PVC心搏和窦律时。浦肯野纤维-心室间期和PVC的形态均随心搏而不断改变，对浦肯野系统触发灶进行消融终止多形性VT。d.远端；p.近端；RVA.右心室心尖

端记录的电图变化更为可靠，因为当环状电极对双极电图形成起作用时，双极信号衰减可能看不到。由于心室肌较厚，尽管有效消融损伤已经形成，这个终点通常观察不到。类似的，局部电图上延迟的孤立电位消失也是一个令人鼓舞的表现。起搏失夺获或者夺获阈值显著上升可见于致密瘢痕处，而射频消融后的边缘区损伤释放后周围心肌仍可夺获，较少观察到这一表现。ICE可直观判定消融损伤，但这是一个相对不敏感技术，消融损伤引起水肿毫无疑问会影响导管头端处回声密度，它们通常在几分钟后再次成像时消失。考虑到上述技术的不足，临床上射频消融中阻抗降低（有条件时联合接触力监测）是反映损伤形成的最常用指标，尽管其敏感性和特异性仍不理想。

不能诱发仍然是大多数VT消融的终点，尤其适用于开始时VT易被诱发患者。然而，程控刺激在消融结束时VT的诱发并不非常可靠，损伤性水肿和麻醉可能会使VT短暂不可诱发。Frankel等发现术后通过ICD进行非侵入性程控刺激，VT无法诱发患者的中期随访结果更好。基质消融的终点还需要其他一些指标，潜在指标包括高密度瘢痕再标测时无孤立电位、线性消融后起搏标测形态的变化、下壁心肌梗死VT患者二尖瓣峡部阻滞、电隔离包含梗死核的VT组织和之前明确的传导通道去通道化。

预后

多项随机临床试验和前瞻性多中心研究已证实MI后VT消融的有效性。对于可耐受VT，以拖带标测指导导管消融的中期成功率（2～3年随访时间）为67%～91%。然而，这些既往研究纳入患者均为可反复诱发的可标测VT，而真实世界中这一类型VT仅占少数。最近，多个中心使用现代标测系统和开放式灌注消融导管进行大样本研究，包含可标测VT与不能标测VT的病情严重患者，接受额外或单纯的基质消融术。Tokuda等发现VT消融即刻失败（VT在消融术后可诱发）仅占10%。尽管大多数患者原有的VT被消融后不再出现，复发患者最常见为出现其他类型室性心律失常。Yokokawa等发现，98例MI后VT患者成功消融所有临床VT后在平均35个月的随访期中有33例（34%）复发VT。这些患者中，79%患者出现一种新的VT形态，电解剖标测通常存在较大瘢痕区域。最近的研究提示再次消融后可取得类似的VT消融效果，只有后期VT不再复发，患者总体预后相当。

窦律下通过基质标测和消融终止心室心动过速的随机试验中，128例置入ICD二级预防的ICM患者接受预防性VT基质消融，与常规药物治疗组相比，平均23个月的随访后消融组患者ICD放电治疗率从33%降至12%，且消融组患者的死亡率有明显降低趋势。冠心病患者VT消融随机试验通过对110例患者在ICD置入前进行预防性导管消融，术后2年内可以降低13%的VT/VF复发绝对风险。最近，VANISH研究显示，对于复发性VT且已使用抗心律失常药物的ICM患者，与增加胺碘酮剂量或增加美西律进行比较，导管消融降低一级终点（死亡，VT电风暴和恰当ICD放电）事件风险的28%。

大多数MI后VT患者有ICM和晚期的结构性心脏病。毫不意外，即使导管消融可有效控制心律失常，其长期死亡率仍然较高，6年死亡率高达52%，尽管大部分患者死亡系心力衰竭恶化所致，但部分患者仍为猝死，因此即使VT消融成功者，ICD治疗仍是明确的适应证。

并发症

潜在心脏疾病本身和严重性，以及MI后人群常伴有合并疾病（尤其是周围性血管疾病、脑血管疾病和肾功能损害），使得瘢痕相关性VT消融较其他经介入手术风险更高，严重并发症为6%～8%。已知并发症包括死亡、MI、脑卒中、主动脉或二尖瓣损伤、伴有压塞的心脏穿孔、心脏传导阻滞、冠状动脉损伤、心源性休克和血管入路位置的并发症。早期死亡率可高达5%。如行心外膜标测和（或）消融，则并发症风险更高（达14%），主要是心包出血、右心室撕裂、腹腔出血、膈神经麻痹、冠状动脉创伤等。充分的术前准备和严密的监测是保证安全的关键。通过实时ICE成像可及早发现并发症，如心脏穿孔，可早期干预，避免发生终末脏器损伤。

疑难病例问题的解决方案

MI后瘢痕相关VT导管消融是复杂且极具挑战性的工作，困难预期可见，甚至理想的病例中（表30.7）。对于无法标测的VT，其主要挑战在于无法诱发和耐受，通常引起安全性和疗效的问题。血流动力学支持和基质消融的广泛使用已改善疗效与安全性。多形性、不稳定型及不连续的VT可在消融术中发生，通常见于电风暴患者，反复的心脏电复律可能诱发心肌顿抑。在难治性病例中还需要用到抗心律失常药物（AAD）。

在开放式灌注消融导管时代，功率输出不足已经极少成为梗死后VT消融失败的原因，标测不佳或者接触不良才是导致消融失败的主要原因。多电极导管的高分辨率标测、替代的手术入路和接触力感应都可用于克服这些困难。识别非心内膜基质和折返环路的各组成成分是成功进行消融的关键，在具有挑战性的病例中，还需注意心外膜、RV和乳头肌等部位。

表 30.7　疑难病例的解决方法

问题	原因	解决方法
VT中血流动力学不稳定	晚期的结构性心脏病和心室功能障碍	使用正性肌力药物、IABP、LVAD或ECMO支持血流动力学稳定 使用超高密度标测或非接触性标测并很快终止VT 在窦律中优先使用基质消融
VT不可诱发	抗心律失常药物 全身麻醉或镇静 自主神经导的 综合因素	尽早停用抗心律失常药物 尽早安排消融治疗而不是增加抗心律失常药物 最小量的镇静剂，如果可以耐受，在患者清醒状态下再次手术 在异丙肾上腺素/多巴胺或肾上腺素基础上进行积极的程控刺激 接受不可诱发性，实施基质消融策略和替代消融终点
尽管拖带标测完美，但消融失败	拖带标测欠佳 导管接触不良 峡部较宽 功率输出低	回顾标测数据，确定合适的超速起搏周长、隐匿性融合、正确的PPI和EGM-QRS间期测量 换用不同导管或方法（逆行 vs.穿间隔）改善接触，使用鞘、ICE和（或）接触力感应 全身麻醉使呼吸暂停或使用喷射通气 线性消融阻断峡部 使用新一代开放式灌注式消融导管 使用ICE来确定小梁/憩室等的解剖 使用新一代开放式灌注式消融导管
心内膜导管消融失败	心内膜VT环路或基质标测不全 瘢痕内存活的传导通道消融不充分 关键的VT环路成分位于心外膜、肌壁内或心腔内	使用传统的，多极或超高密度标测导管来获得更详细的VT和（或）基质标测数据 使用新一代开放式灌注导管，利用大功率消融来获得更完全的心内膜基质改变 尽早通过ECG线索、散在的早期心内膜激动或缺乏舒张中期活动怀疑之前判断 经皮或外科心包入路来进行心外膜标测和消融 用新一代开放式灌注导管的高功率消融，更深的消融损伤肌壁内靶点 使用ICE来确定乳头肌解剖，术前CT/MRI以确定瘢痕是否也波及乳头肌

注：CT.计算机断层扫描；ECG.心电图；ECMO.体外膜肺；EGM.电描记图；IABP.主动脉内球囊泵；ICE.心脏内超声；LVAD.左心室辅助设备；MRI.磁共振成像；PPI.起搏后间期；VT.室性心动过速

结论

对于发生持续性VT和（或）ICD治疗的患者，导管消融梗死后VT已成为一个明确有效的治疗方法。这类患者常因患有晚期结构性心脏病而病情严重，出现电风暴及反复ICD放电，患病率和死亡率显著升高。这种情况下药物选择较少，导管消融VT常具有良好的早中期临床预后。消融治疗技术在过去几十年飞速发展，对VT机制的新认知及新技术的涌现进一步改善了安全性和有效性。消融术后的VT复发主要是因为新发折返环路，提示梗死后心室基质的动态变化，以及ICD治疗降低猝死风险的必要性。

（武汉大学人民医院　刘　育　译）

第31章

非缺血性心肌病相关室性心动过速的消融

Frank Bogun, Konstantinos Siontis

关键点

标测
- 拖带标测重点关注可进行隐匿性拖带的位置；起搏标测；电学标测重点关注碎裂电位和孤立电位。

消融靶点
- 瘢痕组织内的心肌纤维。

特殊设备
- 术前使用磁共振成像评估是否有瘢痕组织及其位置。
- 心内超声检查心内结构，如乳头肌、瘢痕、动脉瘤等。

难点
- 确认致心律失常基质在心内膜或心外膜的具体位置。

疾病谱

非缺血性心肌病（NICM）包含一系列特殊的疾病，包括扩张型心肌病、心脏结节病和其他形式的心肌炎及恰加斯（Chagas）病、肥厚型心肌病、淀粉样变性、心脏瓣膜病和致心律失常性右心室心肌病/不典型增生（ARVC/D）。这些疾病大多会导致心肌瘢痕的形成，为随后室性心律失常的发展创造了基础。室性心动过速是NICM患者的多种临床表现之一，本章将重点介绍特发性扩张型心肌病、心肌炎、心肌结节病、ARVC/D、肥厚型心肌病和恰加斯病患者室性心动过速（VT）的消融治疗。

致心律失常基质的原因和特征

我们需要使用多种诊断模式综合评估NICM患者致心律失常基质的原因和特征（表31.1）。通常情况下，如果无法确定具体的潜在疾病过程，则有可能存在特发性扩张型心肌病，而这通常是心肌炎的后遗症。延迟增强的心脏磁共振成像（DE-MRI）是一种可以提供有关NICM病因及致心律失常基质的关键信息的重要技术。DE-MRI中的瘢痕分布可以提示特定疾病模式下的瘢痕形成，这可能有助于指导后续检查以阐明心肌病的潜在病因。但是，必须指出的是，由于目前没有能够明确排除心脏结节病的检测方法，心脏结节病的诊断可能会是一个挑战。结节病的检查需要活检（椎间盘或非心脏组织），以评估非干酪样肉芽肿疾病的特定组织学。DE-MRI上的瘢痕模式若为右心室（RV）多灶性延迟增强，伴有基底隔膜受累，则可以提示，但不能证明心脏结节病的存在。

我们需要记住的一点是，频发的室性期前收缩往往会导致可逆性的NICM。对于病因不明的心肌病患者及PVC占比超过10%～20%的患者，导管消融是一种比较合适的治疗手段，可以帮助改善甚至逆转心肌病。而在大多数情况下，DE-MRI上如果没有延迟增强，则表明没有其他的肌病过程的存在。

NICM患者中的大多数VT是由瘢痕组织内的折返引起的。DE-MRI延迟增强被用作瘢痕组织成像的金标准（图31.1）。对于NICM患者来说，瘢痕的精确定位十分重要。在患有缺血性心肌病的患者中，心内膜下瘢痕可引起心内膜面的VT。与此相反，在NICM中，室壁内VT及心外膜VT更为常见，如果单独使用针对心内膜VT的治疗方案，则可能导致手术失败。

在T_1加权MR图像上，由于延迟增强和钆造影剂缩短了纵向弛豫时间（T_1），我们可以将瘢痕组织与正常心肌进行区分。这是因为钆造影剂（钆螯合物）不能穿过完整的细胞膜，正常的心肌组织体积主要为胞内体积。静脉注射钆螯合物数分钟后，可以通过心肌增强成像观察到对比物质在细胞外空间的不断累积。在肌细胞坏死或炎症的情况下，肌细胞膜的破坏会导致钆的分布空间增大。而在慢性瘢痕形成的条件下，胶原瘢痕组织取代了坏死的心肌组织，间质组织的增多增加了造影剂的分布体积，从而引起超增强。

疾病特异性心律失常基质

MRI可以帮助识别致心律失常的基质，辅助临床医

表31.1	心律失常综合征诊断标准
特发性扩张型心肌病	可诊断检查，但病因尚不明确
心肌炎	心肌的病毒性感染，会导致急性或慢性心肌炎，治愈后可能伴随或不伴随后遗症（瘢痕）
肉状瘤心脏病	结节病累及心肌，可能是全身组织病变的一部分，也可能局限于心脏
致心律失常性右心室心肌病/发育不良	主要是右心室扩张和功能障碍；有工作中的诊断标准
肥厚型心肌病	与肥厚有关的心肌病，无明显原因
恰加斯病	由克氏锥虫感染引起的心肌病

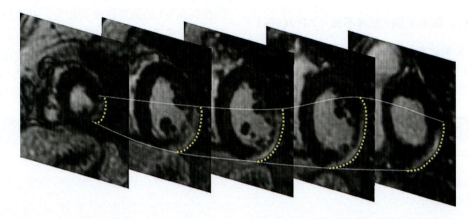

图31.1 非缺血性心肌病患者从基底（右）到心尖（左）的延迟增强磁共振图像的短轴视图叠加。心外膜对钆的摄取情况表明，基底侧左心室有瘢痕组织（黄色虚线）

师制订有效的消融策略。

特发性扩张型心肌病

关于扩张型心肌病患者组织学发现的报道及这些患者的传导研究表明，相较于心肌纤维化数量，扩张型结构对电传导速度的影响更为明显。而不连续传导可能最终会导致单向传导阻滞，这在长丝状纤维化和致密纤维化中尤为明显。DE-MRI所发现的瘢痕通常与室性心动过速的自发发生、室性心动过速的诱导及NICM患者的预后相关。特发性扩张型心肌病的一个特征是心肌中壁延迟增强的存在。Neilan和他的同事的一项研究表明，52%的特发性扩张型心肌病患者存在心内膜面的瘢痕；26%的患者可见明显的心外膜瘢痕，20%的患者可见累及右心室的局灶性瘢痕；瓣膜周围瘢痕占据主导地位，但患者的前间隔和左心室下外侧也参与了心律失常的发生。

心肌炎

急性心肌炎通常可以被完全治愈，但可能会导致瘢痕的形成和心肌病的发生。心律失常在急性心肌炎中并不常见，在长期随访中则有可能由于心肌瘢痕的形成而引起心律失常。心肌内膜活检及正电子发射断层扫描（PET）成像证明，在慢性心肌炎中，存在着壁内或心外膜瘢痕。在大多数室性心律失常患者中，瘢痕位于壁内，而约有1/4的患者存在心外膜瘢痕，且瘢痕模式类似于心肌炎后室速患者。应该注意的是，由于瘢痕形成方式可能相似，主要是壁内和心外膜分布，因此可能无法区分特发性扩张型心肌病和已治愈的心肌炎。

心脏结节病

结节病可能心脏扩大，伴随着急性或慢性炎症及继发瘢痕的形式影响心肌组织。日本卫生和福利部的相关标准已成为心脏介入的标准。最近，心脏节律学会发表了共识声明，其中包括更新的诊断结节病的标准（表31.2）。对于非结节性肉芽肿，阳性活检是结节病诊断的关键；在结节病心肌活检非阳性的情况下，如果已经证实存在来自心外膜的非干酪性肉芽肿，则可以使用特定标准来诊断心脏受累情况。因此，孤立性心脏结节病的诊断比较困难，需要对心脏进行活检。同时，显而易见，孤立性心脏结节病的患病率可能被低估了，值得我们加强关注。肉芽肿起于心肌内，并通过初始炎症的扩展到达心内膜或心外膜。在心脏结节病中，基底隔呈斑片状、多灶性受累，以及包括左前心室、心外膜或右心室的受累，均已有文献报道。急性炎症性心律失常和慢性炎症性心律失常均可由炎症性组织进展为瘢痕组织引起，且瘢痕的位置决定了室性心律失常的起源。延迟增强的出现及程度是心脏性结节病患者不良预后的一个已知的预测因素。同样，心脏结节病患者若在PET成像中存在 ^{18}F-FDG 的摄取则具有较高VT或死亡风险。在结节病活检非阳性的情况下，局部增加的 ^{18}F-FDG 摄取已有文献报道，"心律失常"一词也是由此而来。

表31.2 心脏节律学会心脏结节病诊断标准
组织学诊断
心脏结节可以通过非干酪样肉芽肿的出现进行诊断
临床诊断
有以下情况可能诊断为心脏结节病
有心外结节
以及
满足一项或多项以下标准
类固醇±免疫抑制剂反应性心肌病或心脏传导阻滞
不明原因的EF＜40%
不明原因的VT（持续或被诱导）
严重AV阻滞
心脏PET上的斑片状摄取（以与心脏结节病一致的形式）
MRI上钆的延迟增强（以与心脏结节病一致的形式）
阳性镓的吸收（以与心脏结节病一致的形式）
以及
已排除导致症状的其他可能因素

注：AV.房室；EF.射血分数；MRI.磁共振成像；PET.正电子发射断层扫描；VT.室性心动过速。"可能"意为没有足够多的证据确诊为心脏结节病

致心律失常性右心室心肌病/发育不良（ARVC/D）

ARVC/D 工作组诊断标准（表 31.3）于 2010 年进行了更新。该疾病过程始于右心室外膜，脂肪组织代替了心肌组织，而 DE-MRI 也提示了右心室的瘢痕组织，它的存在与 VT 的诱发性密切相关。有趣的是，MRI 在确定 ARVC 患者心律失常基质上的应用有限。可能的原因是右心室壁较薄，成像困难，以及基于左心室校零时右心室最佳对比度的差异。在一项对 23 例 ARVC/D 患者同时进行 DE-MRI 和心内膜电压标测的研究中，DE-MRI

表 31.3 修订后 ARVC/D 的工作组诊断标准

右心室功能紊乱及结构改变

主要：局部 RV 运动丧失、运动障碍或动脉瘤（回声、MRI、右心室造影）
以及一个或多个标准：
以下途径可提示 RV 功能紊乱/扩张
超声心动图
PLAX RVOT ≥ 32mm［修正体型（PLAX/BSA）≥ 19mm/m²］——PSAX RVOT ≥ 36mm［修正体型（PSAX/BSA）≥ 21mm/m²］
——或部分区域变化 ≤ 33%
MRI
RV 舒张末期容积与 BSA 比 ≥ 110ml/m²（男性）或 ≥ 100ml/m²（女性）
—或者右心室射血分数 ≤ 40%

次要：局部 RV 运动丧失、运动障碍或动脉瘤
以及一个或多个标准：
以下途径可提示 RV 功能紊乱/扩张
超声心动图
—PLAX RVOT（29～32）mm［根据身材大小调整（PLAX/BSA 16～19）mm/m²］
—PSAX RVOT（32～36）mm［根据身材大小调整（PSAX/BSA 18～21）mm/m²］
—或部分区域变化（33～40）%
MRI
—RV 舒张末期与 BSA 比（100～110）ml/m²（男性），（90～100）ml/m²
—RV 或者 RV 射血分数（40～45）%

组织特点

主要：通过形态测定分析，残余心肌细胞数量 < 60%（如果估计，则为 < 50%），在 ≥ 1 个样本中纤维侵袭 RV 游离壁心肌，在心内膜心肌活检中有或没有脂肪组织

次要：通过形态测定分析，残余心肌细胞数量为 60%～75%（如果估计，则为 50%～65%），在 ≥ 1 个样本中纤维侵袭 RV 游离壁心肌，在心内膜心肌活检中有或没有脂肪组织

复极异常

主要：年龄 > 14 岁，V_1、V_2 和 V_3 导联 T 波倒置（没有完全的右束支传导阻滞 QRS ≥ 120ms）

次要：年龄 > 14 岁，V_1 和 V_2 导联 T 波倒置（没有完全的右束支传导阻滞 QRS ≥ 120ms）
年龄 > 14 岁，V_1、V_2、V_3 和 V_4 导联 T 波倒置伴有完全的右束支传导阻滞

去极/传导异常

主要：右心前区导联（V_1～V_3）可见 Epsilon 波（QRS 复合波的末端到 T 波之间的可再现的低振幅信号）

次要：当 QRS 波 < 110ms 时，SAECG 的晚期电位参数 ≥ 1/3
过滤的 QRS 波时长 ≥ 114ms
终末 QRS < 40μV ≥ 38ms
终末均方根 40ms ≤ 20μV
终末激活持续时长 ≥ 55ms（V_1、V_2 或 V_3 中，S 波最低点到 QRS 波结束）

心律失常

主要：持续或不持续的伴前轴 LBBB 型室速

次要：非持续性或持续性室性心动过速，左束支传导阻滞形态伴电轴下移（下壁导联 QRS 波阳性，aVL 导联 QRS 波阴性）或未知电轴
24h 有 500 次以上室性期前收缩

家族史

主要：一级亲属中罹患 ARVC/D（会议工作组标准）
在一级亲属的尸检中或手术中病理证实 ARVC/D
基因测试中病理性突变的鉴定

次要：一级亲属中无法评估 ARVC/D 的工作组标准
一级亲属因可能的 ARVC/D 而心脏性猝死
通过工作组标准或病理性确认二级亲属的 ARVC/D

注：ARVC/D. 致心律失常性右心室心肌病/发育异常；BSA. 身体表面积；PLAX. 胸骨旁长轴视图；PSAX. 胸骨旁短轴视图；SAECG. 信号平均心电图；RV. 右心室；RVOT. 右心室流出道

未能在约50%的心内膜低电压区域检测到瘢痕，特别是在右心室前基底区域。虽然大家都知道ARVC/D会累及左心室，但值得注意的是，这部分患者比例可能高达3/4。利用多探测器计算机断层扫描成像测量左心室心肌内脂肪是近年来最灵敏的影像学检查，但与低电压的相关性仍然较差。

肥厚型心肌病

据报道，在肥厚型心肌病患者中，延迟增强的存在与室性心律失常的发生相关，部分肥厚型心肌病患者进行了VT的标测和消融。然而，MRI确定的瘢痕组织位置与室性心律失常起源的相关性仍有待确定。尽管没有系统性使用MRI来标测肥厚型心肌病患者VT的报道，但MRI可以帮助提示少数患者的致心律失常基质；此外，也有发现表明，大量VT在左右心室交界处的室间隔区域中存在关键位置，对应于之前MRI的报道数据，提示这些区域通常是肥厚型心肌病患者的纤维化区域。

恰加斯病

恰加斯病（Chagas disease）的致心律失常基质通常涉及左心室下侧，目前人们尚未系统地分析该情况下利用瘢痕成像来识别心律失常基质的价值。DE-MRI的有限使用数据表明，超过2/3的患者会出现可检测到的心肌纤维化。一系列的病例表明，大多数情况下（53%），瘢痕位于心内膜，且与梗死后瘢痕难以区分。只有12%的患者瘢痕仅限于心外膜，还有35%的患者是壁内瘢痕。然而，在同时进行心内膜和心外膜电学标测时，与心内膜相比，心外膜似乎有更多的低压区。

消融前检查和策略规划

作为这些VT患者的初始治疗，不同的标测策略均是可行的。如果心内膜标测不能找到有效的消融靶点，则可以在恰当的时间（逐步方法）进行经皮软骨下穿刺，进入心包。另外一种选择则是在所有NICM患者第一次消融过程中、肝素给药前穿刺进入心包。还有一种以基底为导向的方法，通过成像和心律失常基质也就是瘢痕组织的位置来指导穿刺和消融。在这些患者中，瘢痕组织的位置通常对应于VT折返回路的关键区域。后一种方法的优点是，如果心律失常的心肌基质涉及心外膜或壁内游离壁，则患者只会增加心包穿刺和心外膜定位的围术期风险。值得注意的是，心外膜消融不太可能消融到位于室间隔中的靶点，在这些患者中，室间隔的左右两个面可能都需要进行标测和消融。不幸的一点是，绝大多数VT患者都置入了心率转复除颤器（ICD）。尽管有证据表明，如果采取了足够的预防措施，这些患者也可以安全地进行MRI，但是在过去，MRI对于有心脏置入的患者是禁忌的（在许多机构中这一规定仍在执行）。同时，尽管ICD会产生伪影，但是如果通过术前DE-MRI确认有瘢痕的存在，医生还是会对有置入设备的患者进行标测和消融。除了DE-MRI外，多层心脏计算机断层扫描（MDCT）还可以通过识别心肌壁变薄来帮助描述心律失常的基质。最近已有文献证明了将DE-MRI和（或）MDCT影像数据整合到电解剖图的可行性，它们有可能对瘢痕相关VT的疾病管理和预后产生影响。

在手术前回顾所有可用的12导联心电图（ECG）和ICD储存的VT心电图会对术中有所帮助，它们可以作为消融过程中诱发VT的参考。同时12导联心电图还具有的重要意义是，在没有DE-MRI的情况下，它可以帮助判断心律失常是否可能具有心外膜起源。同时，我们还需要经胸超声心动图或心脏CT来排除左心室血栓。

消融靶点的选择

折返是VT最常见的机制，因此可以采用与心肌梗死后VT类似的消融策略（图31.2）。然而，只有在辅助设备提供血流动力学支持的条件下才能对血流动力学耐受的VT进行拖带标测。约有1/3的患者可耐受VT发作并可以进行拖带标测。标测过程中，一般将多极导管分别放置于高右心房、希氏束及右心室心尖。为了评估是否存在束支间折返，需要摆放希氏束导管到位。而右心室导管则需要摆放在心尖位置，此位置的后间隔也有助于诊断束支折返型心动过速，特别是当希氏束翻转难以识别时。

消融：工具和方法

➢ 导管特点：3.5mm开放型灌注头端，必要情况可进行双极消融。

➢ 特别消融系统：冷冻消融。

➢ 射频输出：20～50W，60～120s。

➢ 成功的标志和能量传递的终点：不能诱发。

通常采用右心室程序刺激来诱发VT，并利用三维标测系统及开放型灌注头端的消融导管来进行导航、标测和消融。而使用心内超声来识别乳头肌，室壁瘤或心外膜瘢痕则可以帮助指引导管正确到位。

如果VT发作时血流动力学可耐受的患者（表31.4），可以进行VT的诱发和拖带标测（图31.2）。对于血流动力学不能耐受的VT，则可在相同位置进行起搏标测和电压标测。包含心肌舒张期的VT处理起来可能尤为棘手，因为此时拖带标测和起搏标测可能仅有助于接近心外膜或心内膜靶点部位。在血流动力学受损的情况下，经皮辅助装置可以保持血流动力学稳定一段时间，这段时间可以帮助医生更精确地识别靶点的位置。然而，由于应用血流动力学支持装置需要动脉通路，因此可能增加围术期并发症的发生，同时也不能改善手术的结果。在搜集了每个点的电压后，需要在低电压区（双极电压<1.5mV）、孤立电位或碎裂电位处行起搏标测。对心肌梗死后患者来说，孤立电位可以指导射

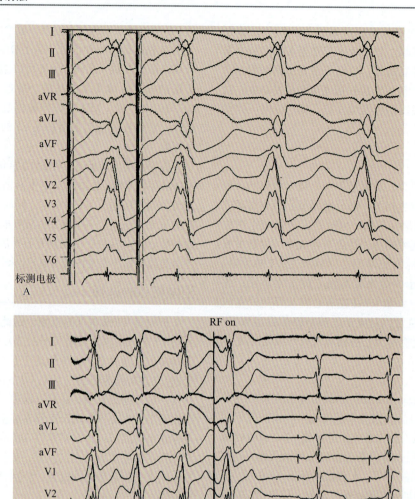

图31.2 A.非缺血性心肌病患者的有效消融部位：导管位于左心室外侧心外膜，VT发作时可进行隐匿性拖带，存在舒张期电位；心电图的QRS间期与S-QRS间期匹配（均为230ms），室速周长650ms，起搏间期500ms；B.此位置行射频消融时，A所示VT立即终止

频消融（图31.3），而尽管NICM患者中孤立电位出现的较少。对于这部分患者来说，孤立电位对于他们射频消融的帮助却更多。在孤立电位处良好的起搏标测图（在起搏VT图与目标VT图中选取12导联中的10个进行匹配评分）对于识别折返环的关键峡部具有重要意义（图31.3），然而非孤立电位处良好的起搏标测图对于指导关键峡部的消融意义并不大。起搏标测图匹配并且行射频消融部位附近的组织学分析则表明，致心律失常基质的区域中存在着弥漫性的纤维化。

孤立电位反映了固化的瘢痕组织（图31.4）。在行VT标测和消融的NICM患者中，约有50%的患者可以明确识别这些孤立电位。那么可能的一种情况是，NICM患者中，固化的瘢痕组织在VT中起的作用较小，而在孤立电位无法识别的患者中，阻滞的功能区域更为常见。该假设可能有重要的意义，在这些患者中，局灶消融治疗不太能够消除VT的发生。再者，未发现明确的孤立电位的患者，消融预后往往较差。同时，心内膜上虽然

表31.4 消融靶点	
窦性心律中	以下位置： 孤立晚电位 起搏匹配图（≥10/12导联）
VT中	以下位置： 隐匿性拖带 孤立舒张期电位 碎裂电位

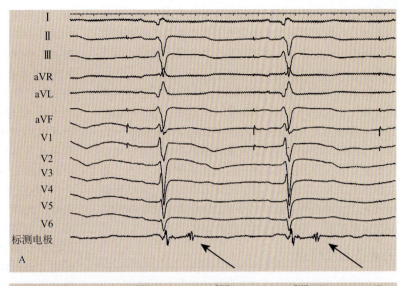

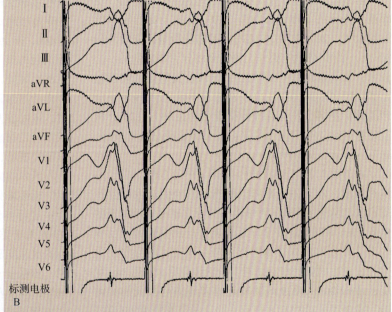

图31.3 A.在图31.2所示的相同部位,心房起搏下存在孤立的电位(箭头);B.基础心律下在此处(图31.3A)起搏,QRS波形与患者的室性心动过速相同,且具有长S-QRS间期

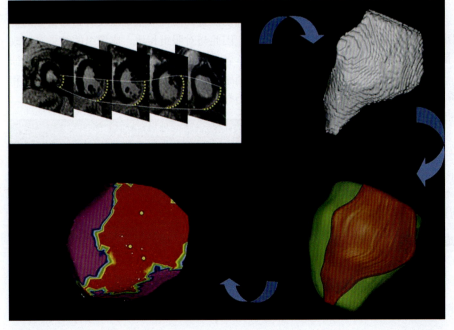

图31.4 左上,患有非缺血性心肌病的患者的一叠心脏MRI短轴视图,左侧心室有明显的心外膜瘢痕(黄色虚线);右上,提取后三维显示下的瘢痕组织;右下,心外膜表面(绿色)和心外膜瘢痕(红色)的三维重建;左下,相同区域心外膜电压标测图,低压组织(双极电压<1.5mV)呈红色,正常电压组织呈紫色。共确定了3个关键部位,均位于心外膜(黄色标签)。(引自Bogun FM, Desjardins B, Good E, et al.Delayed-enhanced magnetic resonance imaging in nonischemic cardiomyopathy: utility for identifying the ventricular arrhythmia substrate. J Am Coll Cardiol. 2009; 53: 1138-1145.)

没有发现孤立电位，但心外膜标测可能有所发现。有些患者在心内膜或心外膜均没有发现孤立电位，或者检测不到瘢痕组织的存在。对于这些患者来说，瘢痕通常弥漫或存在于壁内的位置。

最近对93例扩张型非缺血性心肌病患者进行的非随机研究比较了两种选择消融靶点的方法：以详细的基质、起搏和激动/拖带标测为指导的标准消融靶点，以及以"瘢痕均质化"为消融目标的瘢痕中所有异常电位为靶点。后一种方法可改善急性和长期预后，但与先前在梗死相关性VT患者中观察到的结果相比，其结果总体较差。这种差异可能归因于NICM患者中更复杂的致心律失常基质，尤其是壁内位置的瘢痕。

消融技术及终点

射频能量通过开放式灌注导管传递至心内膜面。功率设置为阻抗下降10Ω左右，30～35W，必要时可增加到50W。如果在VT中应用射频消融能量，持续消融30s后，如果VT没有终止，则需要将导管移动到另一个位置；若消融过程中VT终止，则该位置需要继续消融至累计时间达到60～120s。在患者不耐受的VT中，应用起搏标测后，符合标准的靶点可消融60～120s，然后将导管移动到另一个位置；如果怀疑靶点位置较深，则可以消融更长的时间。

心外膜标测使用同样的导管。在确定靶点后、实施消融前，需要进行冠状动脉造影，确保消融位置距离冠状动脉至少1cm；对于较小的分支来说，距离消融位置5mm可以保证安全。射频能量以20W的初始功率输出，并且实现10Ω的阻抗下降，持续时间与先前描述的针对心内膜的消融相同。消融结束后，通过2ms宽度、10～20mA强度的脉冲起搏来评估消融损伤的影响。高强度的脉冲起搏则用来验证是否有膈神经存在。消融后，需要重复冠状动脉造影，以评估冠状动脉的通畅性。

如果在冠状静脉系统中进行消融，则使用初始功率为15W的灌注头端导管，释放能量以实现10Ω的阻抗下降。

该消融策略的终点是，不可诱发所有已明确靶点位置的VT。Piers等的研究表明，在NICM患者中，消除所有可诱导的VT带来的获益多于仅仅针对临床VT的消融。不过，该研究中仅有38%的患者实现了所有VT的不可诱导性。在最近的一项研究中，61%的患者实现了VT完全不可被诱发，与那些在手术结束时VT仍可被诱发的患者相比，这部分患者的长期预后明显好得多。

针对不同疾病的特殊消融考虑

特发性扩张型心肌病

特发性扩张型心肌病的致心律失常基质可位于心内膜、心外膜或心肌中部（壁内）。有学者已经发现，利用成像引导（图31.4）可以帮助确定是否需要进行心内膜或心外膜手术，同时，也可以利用心电图标准来判断VT是否来自心外膜（表31.5）。由于从隔膜两侧的内切角消融可能不足以到达壁内，因此壁内间隔的瘢痕（图31.5A）处理起来较为棘手。在该情况下，心外膜的消融手术通常难以获得成功。在没有心脏MRI的情况下，单极电压标测（图31.5B）和延长的经壁间隔传导时间可能有助于识别壁内瘢痕。壁内致心律失常基质的另一个指标则是在将冷盐水注入心脏大静脉时，可抑制心律失常。此外，还有文献报道，对于壁内的致心律失常基质，在心肌两侧对应的出口位置同时起搏得到的复合QRS波，通常比单侧起搏得到的QRS波更接近临床的形态。而针对壁内间隔瘢痕的消融，射频能量可在心内膜相应部位进行传递，可能需要从隔膜任一侧进行连续的单极消融，如果导管垂直贴靠于心内膜且消融时间大于60s，则会达到较深的消融损伤；如果射频能量以双极消融的模式在2根消融导管头端同时传递，损伤将会更深。另外，已有报道表明，从心大静脉的穿支静脉可以成功消融室性心律失常，如果消融导管能够到达该位置，可以提升手术成功率；同时，穿支动脉栓塞或经冠状动脉乙醇消融，也可以治疗壁内瘢痕相关的VT。还有研究表明，使用带有可伸展针头的开放式灌注导管进行心肌内的标测和消融，也可治疗起源于壁内的室速。

近年来很多的研究表明，在特发性扩张型NICM患者中进行导管消融的急性成功率（在手术结束时任何VT的无法诱发）为38%～82%，在这些研究中，中长期的室速复发率为14%～53%。而最近的另一项研究表明，消融前利用心脏磁共振成像（DE-MRI）评估心脏基质，可改善特发性扩张型NICM患者VT的消融结果。在成像组中，射频消融能量被输送到有壁内瘢痕的区域，这些瘢痕正是VT的起源，而对照组患者并不知道壁内瘢痕的确切位置，而且消融是在没有图像指导的情况下进行的，因此与对照组相比，成像组的结果有所改善。目前，学者正在研究的其他可能有意义的底物特征化、标测和消融的新方法，对于能否改善消融的急性和长期结果，仍有待证实。

表31.5 心外膜起源VT的心电图标准	
类别	心外膜起源标准
假性Δ波	≥34ms
V2导联的内在偏转	≥85ms
RS时长	≥121ms
下导联中Q波缺失	
Ⅰ导联中Q波出现	
最大的偏转指数	≥0.55

第31章 非缺血性心肌病相关室性心动过速的消融 509

极心内膜和心外膜电压标测，结果显示大多数患者有心外膜低压瘢痕（14/19），而心内膜瘢痕并不常见（仅有1例患者）。DE-MRI数据与此一致，主要表现为心外膜和壁内瘢痕。消融策略以消融晚期电位为主，15例患者进行了心外膜消融，中位随访23个月，3/4的患者无复发VT。

心脏结节病

在心脏结节病患者中，导管消融术只适用于免疫抑制治疗无效的患者，而无论其是否使用抗心律失常药物。

通常情况下，经免疫抑制治疗无效的心脏结节病患者会接受导管消融治疗，或合并抗心律失常治疗，除非炎症过程较轻较缓。Jefic等阐述了在心脏结节病患者中，导管射频消融对于免疫抑制无法控制的VT有效。同时，这些患者大多都有发生过VT风暴（在24h内有3次或以上的单独VT发作）或者不间断的发作VT，有数据表明，患者在消融手术前3个月平均发作了270次VT。大多数心脏结节病患者存在右心室受累，而由于诊断标准重叠，区分心脏结节病与致心律失常性右心室发育不良十分重要。折返环最常见的位点在三尖瓣区域，在那些主要是右心室受累的患者中，尽管没有明确标测出整个折返环路，右心室心尖部位也被证明参与了折返。与NICM中的其他疾病类似，瘢痕的位置有助于预测VT的起源，因此，根据DE-MRI检测到的瘢痕主要位置来规划消融策略，可以帮助控制这些患者的VT。在心内膜存在瘢痕的情况下，心内膜消融的策略一般可以终止目标VT；而如果瘢痕主要存在于心外膜，则需采取心外膜消融的相关治疗措施（图31.4）；如果瘢痕位于心室壁内，消融治疗VT的效果是最不理想的。不过，在心脏结节病中，延迟增强区域通常是多灶性的且同时涉及右心室和左心室，因此，基于MRI可能难以预测具体是哪个区域导致了心律失常的发生。

Jefic等的研究结果表明，经导管射频消融可以减少VT的再发生或者降低VT的危害。Muser等的最新研究表明，在31例心脏结节病患者中，行VT消融术的患者取得了相似的良好结果。相比之下，Kumar等则报道了大量VT复发的患者。造成该差异的可能原因是，在VT消融中，Kumar等研究中患者的平均射血分数更差，患者有更广泛的致心律失常发生物和更晚期的心脏病。再者，早期消融干预对于保护心脏，特别是保护左心室功能可能是有益的。

致心律失常性右心室心肌病/发育不良

在有心肌病或发育不良的右心室中，心肌被纤维组织（通常被脂肪组织）所取代。这一过程通常始于心外膜，并且会累及左心室，一般需要利用心外膜的治疗方法来控制VT的发生。然而有趣的是，早期的研究表明，

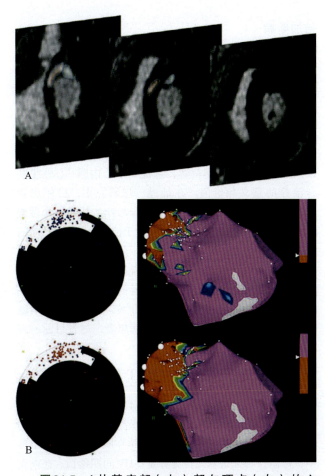

图31.5 A从基底部（左）朝向顶点（右）的心脏MRI延迟增强的堆叠短轴视图，提示壁内间隔存在瘢痕（红色区域），在2次心内膜射频消融尝试失败后，存在延迟增强的心内膜区域（绿色）代表射频病变；B.左上角，延迟增强区域的单极坐标图，蓝色点表示正常电压组织，双极性电压≥1.55mV，红色点表示低电压组织（<1.55mV）；右上角，左心室的相应电解剖图，低电压区域反映了在先前治疗中消融损伤的区域；左下角，相同的单极坐标图，单极电压≥6.8mV的点表示为蓝色，单极电压低<6.8mV的点表示为红色；右下角，相应的单极电压图，区分值为6.8mV，反映了壁内瘢痕的位置（引自Desjardins B, Yokokawa M, Good E, et al.Characteristics of intramural scar in patients with nonischemic cardiomyopathy and relation to intramural ventricular arrhythmias. Circ Arrhythm Electrophysiol. 2013; 6: 891-897.）

心肌炎

最近已有研究证明了心肌炎患者行射频消融的安全性和有效性。在Dello Russo和其同事的一项研究中，20名患有慢性心肌炎患者中的6名（30%）由于心内膜消融无效而需要心外膜方法来治疗室性心动过速。虽然该研究未提供有关MRI的相关数据，但影像学研究报道表明，近40%的慢性心肌炎患者有心外膜受累，这与Dello Russo等的标测和消融数据相符。在更近的一项研究中，研究者对23例发生心肌炎后VT的患者进行了双

如果仅在右心室心内膜进行消融，急性成功率可以超过80%，但长期随访的复发率却接近50%，如果对包括心外膜基质在内的所有可能的折返通路都进行干预，复发率则可能会更低。不过，有记载的评估VT消融有效性和消融后复发率的数据表明，尽管采用心外膜的消融策略，室速的5年复发率仍超过50%。如果心内膜无法标测到室速的关键位置，则应考虑进行相同室速的心外膜标测，并采用单极标测方法对心外膜瘢痕形成情况进行评估。有证据表明，心外膜瘢痕的面积通常会大于心内膜（图31.6），且心外膜的孤立电位比心内膜更为常见，这可能是因为电激动向心外膜的透壁传导会由于瘢痕的存在而发生延迟，并导致心律失常基质与心外膜分离。一些中心在患有致心律失常性右心室心肌病/发育不良的患者中，会首先进行心外膜的治疗，最好的结果是所有VT都能够得到控制，不过随着时间的推移，增加的瘢痕组织对术后VT复发的影响可能较小。

肥厚型心肌病

在一些系列研究报道中，超过50%的肥厚型心肌病患者需要心外膜消融来控制目标VT，并且有证据表明，更多情况下肥厚型心肌病患者的瘢痕存在于心外膜。而最常见的VT关键部位则位于左心室心尖和左右室间隔处。

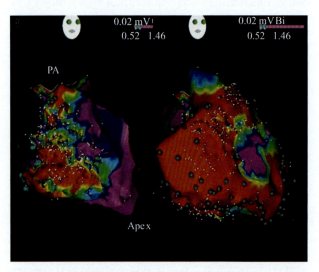

图31.6　致心律失常性右心室心肌病患者的右心室游离壁、肺动脉（PA）和右心室心尖（Apex）的心内膜电压图，与心内膜电压图相比，心外膜电压图提示较大的低电压区域，从该患者的心内膜和心外膜成功消融控制了若干种VT

恰加斯病

该病的病变过程常累及左心室下外侧，并导致室壁瘤的形成。Sosa和同事的报道表明，大多数恰加斯病引起的VT都由心外膜起源，而心外膜消融却并不能有效控制VT。事实上，该疾病可能确实存在心外膜的优势折返回路，需要联合心内膜-心外膜进行治疗。研究指出，约50%的VT可以通过心外膜治疗，50%的VT可以从心内膜到达关键位置，这证明了心内膜-心外膜联合治疗的意义和价值。在最近一项研究中，17例患者同时接受了心内膜和心外膜的联合治疗，结果更为理想（83.3%的急性成功率）。不过，对于恰加斯病患者VT的侵入性治疗数据源于小样本研究，且能否获得持续长期的结果仍是一个挑战。也有研究者提出用替代能量，如激光来改善预后。此外，还有学者提出，可将双侧心脏交感神经去神经化作为一种治疗方案，应用于那些消融失败或不适合消融的恰加斯心肌病患者，尽管目前该方案还在探索阶段。

束支折返型心动过速（BBRT）

多达1/3的患有不同形式NICM的患者，会伴有束支折返型心动过速（图31.7A）。尽管各种类型的心肌病均有可能发生BBRT，不过其最常发生在肌强直性营养不良中，标志性特征是基线传导异常，HV间期延长。在束支折返型心动过速发作期间，HH间期的变化会导致下传的VV间期的相应变化（图31.7B）。并且，左右束支是构成折返环路的关键部位，右束支消融通常可以控制BBRT。

疑难案例的问题解决

NICM相关VT的治疗难点在于，在心内膜标测不能确定致心律失常基质的情况下，如何确定下一步最佳的标测策略。表31.6阐述了根据基底膜的不同，接受心外膜标测和剑突下通路心外膜消融患者的百分比。通过术前MRI可以在一定程度上预测瘢痕的位置，在存在MRI禁忌的情况下，如晚期肾衰竭或病态肥胖的体质，单极电压标测也可以帮助识别壁内或心外膜瘢痕；确定瘢痕的位置后，通过有效贴靠至瘢痕位置（如通过心包进入心外膜的瘢痕），可以识别出VT发生的关键位点。在存在壁内瘢痕的情况下，可能需要标测出VT的出口位置。壁内瘢痕可通过瘢痕的两个对应面分别进行单极消融，而如果在两个导管头端行双极射频消融时，可以产生更深的消融损伤（表31.7）。

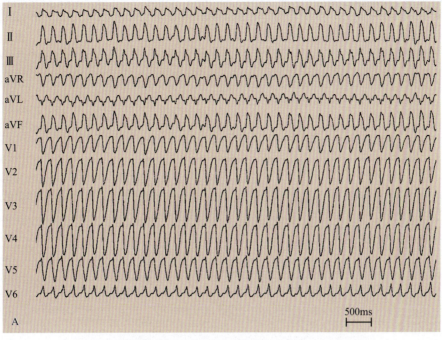

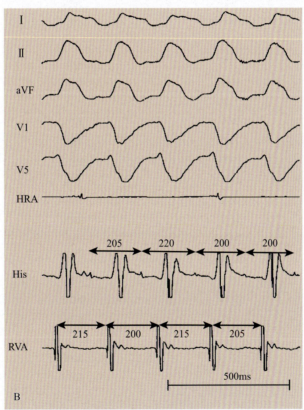

图31.7 A.心肌病患者的临床室性心动过速（VT）的12导联心电图，周长为220ms，呈左束支传导阻滞形态；B.体表心电图的Ⅰ，Ⅱ，aVF，V₁和V₅，以及高右心房、希氏束和右心室心尖腔内图，在希氏束图上测量HH间期，在右心室图上测量RR间期，虽然变化值不同，但HH间期的变化先于RR间期的变化，右束支消融前VT可诱发，消融后不可诱发，患者术后2年随访无复发VT

表31.6 非缺血性心肌病患者VT消融结果

基础心脏基质研究及年份	患者数/心外膜介入数	消融成功率	复发率/随访时间
DCM			
Hsia 2003	19/0	74%	56%/22个月
Soejima 2004	22/7	61%	36%/11个月
Nakahara 2010	16/12	44%	50%/15个月
Cano 2009	22/22	64%	32%/18个月
Piers 2013	45/30	38%	53%/24个月
Schmidt 2010	16/15	38%	47%/12个月
Vergara 2012	14/11	79%	14%/13个月
Muser 2016	282/90	82%[a]	21%/48个月
心肌炎			
Dello Russo 2012	20/6	100%	15%/28个月
Maccabelli 2014	26/23	38%	23%/23个月
心脏结节病			
Koplan 2006	8/2	25%	75%/?
Jefic 2009	9/2	56%	44%/20个月
Dechering 2012	8/1	63%	13%/6个月
Naruse 2014	14/0	n/a	43%/33个月
Kumar 2015	21/8	43%	86%/58个月
Muser 2016	31/11	71%[a]	45%/24个月[b]
ARVC/D			
Verma 2005	22/0	82%	47%/37个月
Satomi 2006	15/0	88%	24%/26个月
Garcia 2009	13/13	85%	23%/18个月
Philips 2012	87/23	47%	55%/60个月
Dalal 2007	24/0	46%	64%/12个月
Bai 2011	49/26	100%	31%/40个月
Müssigbrodt 2015	28/6	75%[a]	46%/19个月
Santangeli 2015	62/39	77%[a]	29%/56个月
Souissi 2016	49/9	71%	63%/12个月
Kirubakaran 2016	29/29	90%[a]	27%/22个月
Wei 2017	48/?	81%[a]	44%/71个月
HCM			
Santangeli 2010	22/13	86%	27%/20个月
Dukkipati 2011	10/7	90%	30%/37个月
恰加斯心肌病			
Sosa 1998	10/10	60%	40%/不适用
Henz 2009	17/17	83%	21%/11个月
NICM（混合人群）			
Kuehne 2010	35/4	46%	40%/18个月
Tokuda 2012	226/55	55%	不适用
Dinov 2015	102/33	61%	56%/24个月
Kumar 2016	239/71	56%[a]	62%/72个月

注：ARVC/D.致心律失常性右心室发育不良/心肌病；DCM.扩张型心肌病；HCM.肥厚型心肌病；NICM.非缺血性心肌病
a 多次消融；b 多次消融

表 31.7 疑难病例问题的解决

问题	原因	解决方法
不能鉴别VT心内膜的起源	心外膜瘢痕	心外膜标测
不能鉴别VT心内膜或心外膜起源	壁内瘢痕	壁内消融 来自以下位置的消融 游离壁瘢痕——心内膜/心外膜表面 中隔瘢痕——LV/RV心内膜
不能排除BBRVT	不正确的导管位置	希氏束位置的标测导管 从RV尖端的拖带标测来评估PPI
不能排除尖端VT	未标测主动脉瓣尖	在所有3个大动脉尖端进行起搏标测

注：BBRVT.束支折返型心动过速；LV.左心室；PPI.起搏后间期；RV.右心室；VT.室性心动过速

（江苏省人民医院　杨　刚
空军军医大学第一附属医院　沈　敏　译）

第32章

不稳定室性心动过速和心室颤动的消融

Srinivas R. Dukkipati, William Whang, Marc A. Miller, Jacob S. Koruth, Vivek Y. Reddy

> **关键点**
> - 基质标测显示在不稳定室性心动过速（VT）中存在瘢痕心肌组织。
> - 对于心室颤动（VF），标测主要识别局灶起源的触发灶。
> - 基质消融的靶点包括起搏标测鉴定的VT的出口位置，通过简单的重整和拖带标测鉴定的位置，晚电位和碎裂电位，具有异常心室电活动的位置和致密（无电激动）瘢痕区间通道。对于瘢痕的均质化消融是一种可行的方法。
> - 局灶性VF的靶点定位于带有浦肯野电位的PVC触发灶，或源于流出道或是乳头肌的PVC触发灶。
> - CT或磁共振之类的术前影像可以帮助指导消融策略。专用设备包括电生理标测系统，对于构建心室解剖结构和瘢痕位置的三维标测图很有必要；冷盐水灌注射频消融导管是标测和消融的最佳选择；心腔内超声辅助房间隔穿刺进行经二尖瓣口左心室（LV）标测，同时可以监测并发症发生，如心脏压塞；经皮左心室辅助装置可用来稳定血流动力学。
> - 难点是心外膜VT和心肌内的VT折返，对于VF消融的难点在于PVC触发灶较难被诱导。

引言

对于室性心动过速（VT）的导管消融治疗，最简洁的方式就是在心动过速发生时进行激动标测和拖带标测，以确定VT关键峡部，最小化消融损伤。然而血流动力学不稳定的VT却难以使用这种方法。在电生理检查中，近33%的诱发VT的血流动力学是稳定的，然而绝大多数（～66%）VT患者至少可以诱发出一种血流动力学不稳定的VT，不能耐受拖带或激动标测。即使那些稳定可标测的VT患者，也可以诱发出不能标测的不稳定VT来。因此，致心律失常的基质并不是简单的一个折返环，其中存活的心肌纤维在瘢痕组织中广泛分布，瘢痕组织中存在多个潜在的入口和出口，导致心动过速可以是多种路径的（图32.1）。从手术的角度来看，广泛瘢痕组织中多个路径存在基质，许多甚至是全部被消融才能彻底消灭VT。对于其他情况，如VF，其本身

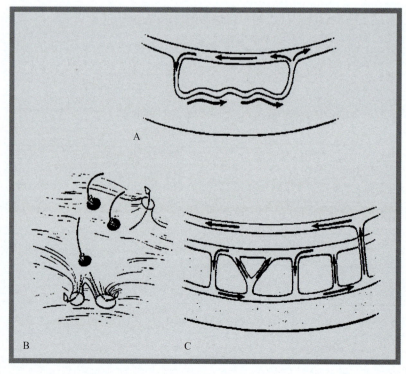

图32.1 心肌梗死后VT基质。不同于单股心肌肌束形成折返环路（A），外科手术标测研究显示心肌梗死后VT有多股存活心肌肌束连接至心内膜下通过多入口和出口点（B和C）。这就解释了同一块梗死心肌在不同时间可以产生多个潜在在折返环路［引自Downar E, Kimber S, Harris L, et al. Endocardial mapping of ventricular tachycardia in the intact human heart. Ⅱ. Evidence for multiuse reentry in a functional sheet of surviving myocardium. J Am Coll Cardiol. 1992; 20 (4): 869-878.］

就是不稳定的。在本章中，我们仅讨论可以采用导管消融治疗的不稳定VT和VF。

瘢痕相关室速的病理生理学

VT消融方法依据的原则是从对心肌梗死后（post-MI）VT的基质特征方面的研究发展而来。大部分有器质性心脏病的患者，其VT的发病机制是瘢痕心肌区域内的折返。VT常见于陈旧性心肌梗死患者，同时也可能出现在导致心肌瘢痕的任何疾病中。此前在扩张型心肌病（DCM）患者、致心律失常的右心室心肌病（ARVC）/发育不良、肥厚型心肌病、结节性心肌病和心脏外科手术如法洛四联症矫正术后，有过对瘢痕相关的折返性VT的描述。用于瘢痕相关VT的导管消融技术是基于心肌梗死后VT的理解及既往对于此类患者的手术经验。

心肌梗死后VT的解剖基质

心肌梗死后心肌组织大致能够分为3个区域，即致密瘢痕区、周围存活心肌组织区和介于中间的边界区。需要重点注意的是，边界区在病理生理上并不仅局限于瘢痕外围，而是在正常组织和致密瘢痕之间接壤的任何部位。在边界区，具有电活动的心肌纤维散在分布于梗死的纤维化区域。这些纤维的异常电生理特性包括缓慢传导速度和细胞间的电耦合性降低（如细胞缝隙连接蛋白concexin-43活性改变）。由于折返环路同时位于心脏的其他区域，VT的启动取决于单向阻滞的发生，以及足够缓慢的传导以保证初始阻滞区域的兴奋性恢复，以此来维持折返环路。目前对于瘢痕依赖性VT的启动子尚未明确。目前推测可能由心室内多个拥有异常自律性的触发灶发出适时或连续的期前收缩，形成具有单向阻滞和传导缓慢的环路，从而导致折返性VT的发生。

一旦被触发，为了维持折返环路，心动过速折返的波长必须足够短，或者心肌折返的路径足够长，因此波阵面才会不断与可兴奋组织相遇。这种情况的发生可能有两个原因：①组织解剖学上折返环路路径长度恰当；②一部分解剖屏障结合功能性屏障。例如，功能性屏障是由局部缺血或者由于抗心律失常药物、电解质紊乱和pH改变导致的电生理改变（图32.2）。这种解剖上的分隔同时合并细胞间的电偶联变化，是VT的微折返（或大折返）环路的基础，并可能蜕变为VF。

心肌梗死后VT的外科手术经验

自从20世纪70年代晚期，外科治疗心肌梗死后VT的经验不断积累，消融治疗不稳定VT的术式直接从外科的经验发展而来。由于折返环路通常位于正常和瘢痕心肌交界处的心内膜下，而单纯的室壁瘤切除（并没有在环路区域）的手术结果的确让人失望。但是，由此而产生出两种有效的策略：①心内膜下切除术，将边缘区包含心律失常基质的心内膜下层通过手术移除；②环形心内膜心室切除术，通过沿边缘区进行环形封闭切口，切断可能的VT环路。由于其明显的不足在于损伤心肌细胞而没有损伤纤维基质，冷冻消融术被引入，或单独作为一种独立术式，或辅助用于心内膜下切除术。环形冷冻消融术合并冷冻消融术与环形心内膜心室切除术的概念，继而成为一个有效的治疗。在有经验的中心，该疗法能够使免于恶性VT/VF的比例超过90%（图32.3）。

在早期的手术经验中，术中标测可以指导外科手术切除。在体外循环支持下打开左心室后，使用多电极片精确地确定VT的起源。心内膜区在术中切除或用手术刀横切。VT外科手术不断发展，相似的结果可以通过直视下瘢痕切除、通过冷冻消融或沿着边界进行激光消融来获得。这些经验性的损伤可以消除环路的关键部分，从而使VT无法诱发（图32.4）。

一项18例患者的研究证实了心律失常外科手术的疗效，所有患者成功进行了心内膜下切除术。这些患者均有前壁心肌梗死史，并且有多种药物治疗无效的单形性VT发作。术中使用20极的长方形电极阵列贴片，获

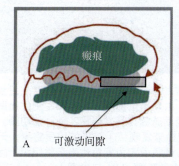
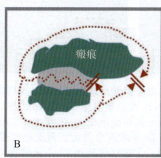
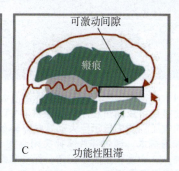

图32.2　维持VT折返环路的可激动间隙的重要性。A.波阵穿过瘢痕组织内沿着存活心肌组织传导。这条路径上的传导速度很慢是由于一些潜在原因，包括心肌纤维的排列（边对边而不是末端对末端）、心肌纤维间隙连接的改变、曲折复杂的路径和某些区域的慢传导速度（如波阵折返）。环路波长足够短以至于波峰前沿不断遇见可激动的心肌组织。这个可激动间隙能够使VT持续。B.心动过速环路的波长比它必须跟随的组织路径要长。当波峰遇到不应期的组织，折返即终止，VT也不再持续。C.功能性阻滞在某些情况下会随即发生，如局部缺血、心率增加、药物改变传导速度或心室复极化、电解质改变、酸碱不平衡等。在这种情况下，功能性阻滞与之前存在的解剖屏障的结合会创造可激动间隙，形成持续的VT

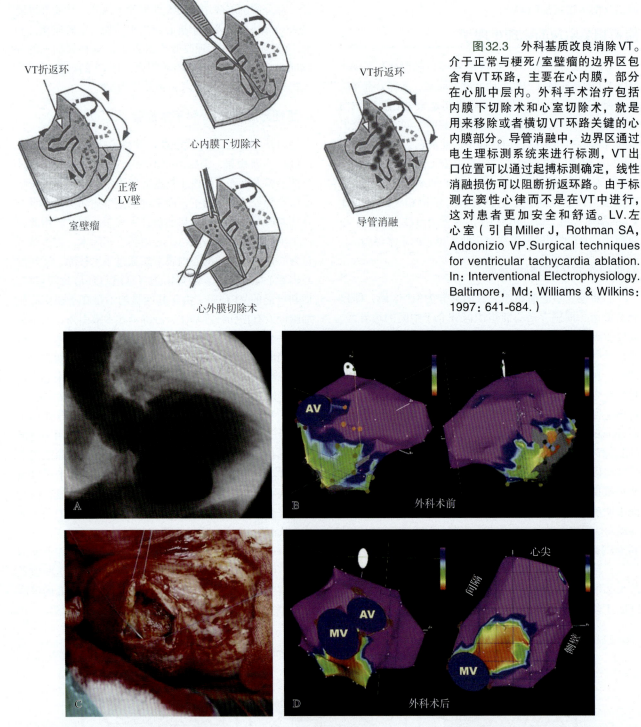

图32.3 外科基质改良消除VT。介于正常与梗死/室壁瘤的边界区包含有VT环路,主要在心内膜,部分在心肌中层内。外科手术治疗包括内膜下切除术和心室切除术,就是用来移除或者横切VT环路关键的心内膜部分。导管消融中,边界区通过电生理标测系统来进行标测,VT出口位置可以通过起搏标测确定,线性消融损伤可以阻断折返环路。由于标测在窦性心律而不是在VT中进行,这对患者更加安全和舒适。LV.左心室(引自Miller J,Rothman SA,Addonizio VP.Surgical techniques for ventricular tachycardia ablation. In: Interventional Electrophysiology. Baltimore, Md: Williams & Wilkins; 1997: 641-684.)

图32.4 心律失常手术的电生理标测。A.左心室造影显示了严重3支病变的冠心病患者巨大的下壁基底段室壁瘤。在术前电生理检查可以通过程序性刺激诱发VT。B.左心室窦律下电压标测图,右前斜位加尾(左)和左侧位加尾(右)投照体位中的电压标测图显示巨大动脉瘤(碎裂电位和晚电位)。C.手术中,经动脉瘤打开左心室,动脉瘤切除,对瘢痕边缘使用冷冻消融术,通过补片修补关闭心室。D.手术几个月后,再次电生理检查发现:①较小的均质瘢痕,无明显的碎裂和晚电位;②心室模型趋于正常,无动脉瘤;③程序性刺激VT不能诱发。颜色设定为紫色代表正常组织(>1.5mV),红色代表最严重病变组织(<0.1mV),灰色代表无电活动的致密瘢痕。AV.主动脉瓣;MV.二尖瓣

取VT心尖间隔面及窦律下内膜下切除术前后的心电数据(图32.5)。360个电极中的298个(83%)电极图可以进行对比。在切除之前,碎裂电图出现在130个(44%)电极中,晚电位在81个(27%)电极中记录。而在切除术后,碎裂电位及晚电位完全消失。电图的平均时长从(112±38)ms减少到(65±27)ms,这主要是因为碎裂电位和晚电位的消失。组织学研究显示,术中切除的心内膜下组织包含有被致密结缔组织隔离的存活心肌纤

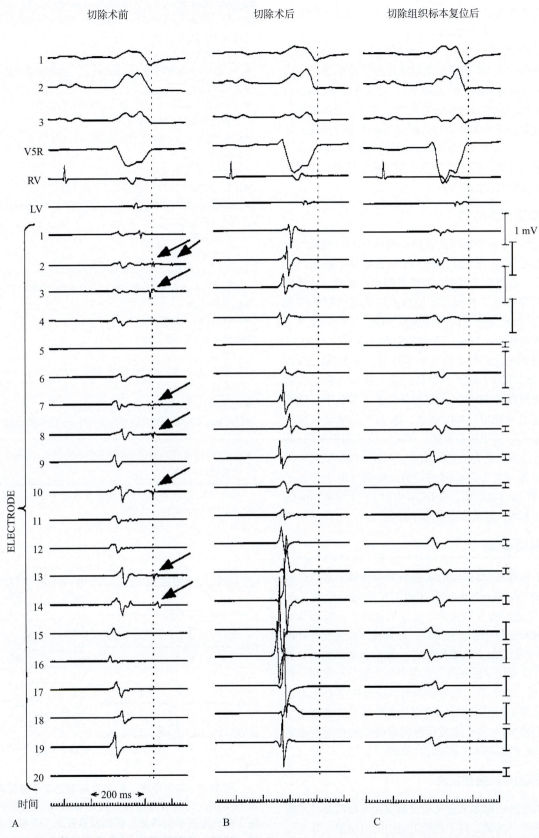

图32.5 心内膜下切除术的电生理影响。图中是切除术前（A）、术后（B）及切除组织标本复位后（C）使用20双极板阵列的记录。点状线在A中表示QRS波群的末端。切除术前分裂和晚电描计图成分（箭头）在切除术后记录上缺失。此外，多数通道显示剩余早期电描记图成分的振幅增加了，它维持了和术前相同的整体形态。标本复位后，这些早期的电描记图似乎与术后获得的相似，但是却没有分裂和晚诱发的电描记图（通道5和20没有适当记录）。LV. 左心室；RV. 右心室［引自 Miller JM, Tyson GS, Hargrove WC, et al. Effect of subendocardial resection on sinus rhythm endocardial electrogram abnormalities. Circulation. 1995; 91（9）: 2385-2891.］

维束。这些数据表明，心内膜下切除术可以直接消除含有这些异常电位成分的组织。

手术经验为我们提供了一些与现代导管消融术相关的重要经验：①VT环路的关键部分位于在瘢痕的心内膜表面（允许通过经皮介入治疗）；②大多数VT的出口在瘢痕心肌的边界；③在正常窦性心律下，瘢痕的解剖学可通过某些有特征性的心内膜电位标准进行描述，如低电压振幅、电位时长延长和晚电位的出现；④包含边界区异常的碎裂或晚电位是致心律失常的基质，经验性消除这些基质可以治疗VT。

其他瘢痕区相关的VT

折返性VT也会出现在其他心肌病理为瘢痕的疾病如扩张型心肌病（DCM）中。DCM患者的心肌组织学研究显示，心肌中存在多个间质和替代纤维的斑片状区域和肌纤维紊乱，并伴有不同程度的肌细胞肥大和萎缩。原发性DCM患者的尸检研究表明，尽管肉眼可见的瘢痕相对较少（14%），但透壁的瘢痕（69%～85%）和心肌纤维化（57%）的发生率很高。对于MI后VT，与DCM相关的VT机制多数是折返，且与瘢痕基质相关。不像MI后的瘢痕，病变的部位并不常见于心内膜位置。延迟对比增强MRI显示，DCM中的瘢痕也可能在心外膜和心肌中层被发现。因此，成功消融VT有必要结合心外膜和心内膜的消融术。此外，根据笔者和其他研究者通过电生理标测的经验，瘢痕可能主要位于LV基底部和心室间隔。在DCM中对VT标测和消融的临床研究表明，基质改良也同样有效。

VT的基质标测

为了将这些VT模型的实验数据和外科手术的经验应用于临床，Marchlinski及其同事在药物治疗无效的VT患者中进行电生理标测。在这项研究中，根据双极电压标测确定梗死心肌组织后，导管线性消融能有效控制所有9个患者的心肌梗死后VT。此后，更多的研究表明，①可以利用基质标测方法来定位大部分心肌梗死后VT的基质；②导管消融能够有效安全地改良心律失常基质，从而VT无法诱导，即使是多种形态的血流动力学不稳定的VT。基于基质标测消融研究的共同点都是根据局部电图将梗死区域描记出来的。

电解剖标测中的瘢痕定义

利用电解剖标测来定义心室瘢痕和瘢痕内及其周围的致心律失常区域，对于理解消融中的可能靶点是至关重要的（表32.1）。基于对心肌梗死后VT患者的外科标测，窦律下的一些电图特点可以帮助我们区分出异常心肌组织，这些特点包括低电压振幅，延长的电图时程，碎裂电位、晚电位（图32.6）。如今多数的电解剖标测用峰-峰双极电图振幅（peak-to-peak bipolar EGM amplitude）

表32.1 基于基质的VT消融

程序刺激：明确VT特征
- 从自发性或诱发性VT中获得12导联ECG
- 2个RV位置或RV和LV位置起搏；2个周期；快速起搏
- 瘢痕内起搏
- 束支形态、电轴、心前区移行和所有VT周期

电生理标测：描绘瘢痕基质
- 电压范围0.5～1.5mV（致密瘢痕＜0.5mV，异常0.5～1.5mV，正常＞1.5mV）
- 瘢痕内填充密度阈值至少10mm
- 心腔内收集＞150点（瘢痕区更大的点密度）
- 碎裂电位、晚/孤立电位、LAVA和拖带标测中长刺激-QRS时间的位置标注

定位和消融
确定消融位置
- VT出口位置鉴定：用瘢痕边缘的起搏标测，与VT的形态匹配≥12/14；VT诱导后激动标测的最早激动部位
- VT拖带标测
- 刺激-QRS波时间为40～70ms（潜伏期）
- 碎裂电位、晚/孤立电位、LAVA

消融
- 灌注导管：10～15Ω阻抗降低，功率25～50W，时长60～120s
- VT出口位置的消融
- 沿着瘢痕边缘的平行消融和在出口处垂直于瘢痕消融（延伸至瘢痕内）
- 瘢痕内传导通道：通过简单的拖带标测界定；潜伏期；晚/孤立电位；LAVA

注：ECG.心电图；LAVA.局部异常心室活动；LV.左心室；RV.右心室；VT.室性心动过速

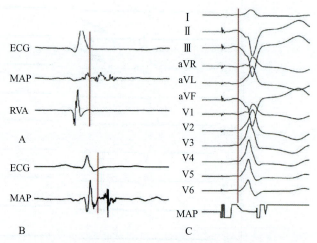

图32.6 异常电图。A.正常电图记录于导管置于右心室心尖部；它具有高振幅、短时长和QRS波群末端（红线）后无电活动的特点。在标测导管上，电图显示为低振幅、碎裂，并有持续到QRS波末的晚电位成分。B.标测导管上显示有晚电位。在QRS波终末（红线）有尖锐的成分。C.当在晚电位位置进行起搏时，在刺激到QRS（红线）开始之间有延迟。这现象代表了波峰从梗死内存活的心肌组织传导至正常心肌需要的时间。ECG.心电图；RVA.右心室心尖部

1.5mV作为临界值（cut-off值）描述异常心室组织（图32.7）。这主要是基于Marchlinski等的研究，研究中对无器质性心脏病的6例患者（平均年龄37岁，其中5例男性），双极测量其左右心室的电压。双极心电图信号是通过一个头端4mm的导管来测量的，结果发现95%电压大于1.55mV。随后的一项研究同样用头端4mm的导管标测了7例心脏结构正常患者的LV心电图，结果证实了以上这些发现。

低于0.5mV的双极电压代表典型的致密瘢痕，介于0.5~1.5mV代表异常组织，主要分布在瘢痕边界区域（表32.2）。异常组织常包含存活的心肌纤维细胞，在窦律下可以记录到晚电位、碎裂电位或VT发作时记录到舒张中期电位。通过增强CT、PET MRI等技术已经有大量的数据验证了影像学和电压之间的关系。然而需要注意的是，异常双极心电图电压的常用标准是源于经验的，在某些患者中，其并不是反映组织瘢痕的必要条件。众多因素会影响一例患者的心电图特点，如波阵面与导管的角度，电极的尺寸，电极间的距离及滤波设置。患者自身相关的影响因素，如心室肥厚，可能会需要异常心电图的截断值上调。长期起搏也会影响双极心电图的电压，有研究者标测了11例心肌梗死后患者，在心房或心室起搏下标测，有8%的位置其双极电压从异常（≤1.5mV）变为正常（＞1.5mV），或相反，由正常变为异常。尽管基质标测一般采用双极心电图电压的标准定义来大概代表梗死区域的形态，根据病例的特点灵活使用瘢痕的定义是很重要的。

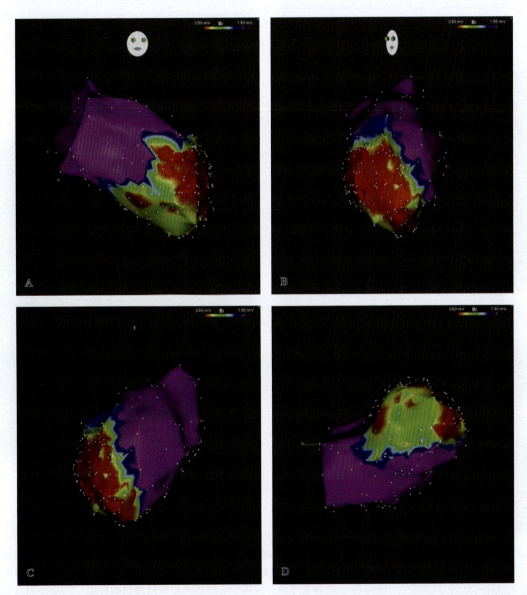

图32.7 左心室心内膜的基质标测。这例患者的LV电生理标测显示了基于双极电压振幅的大的前部和顶部心肌梗死。A.右前斜面投影；B.左前斜面；C.左侧面；D.下面视野。电压图的双极电压为0.5~1.5mV，紫色和红色分别代表正常和严重疾病的组织

表32.2 基质消融中窦性心律的电图特点

特征	定义
致密瘢痕	双极电压振幅＜0.5mV
低电压区	双极电压振幅≥0.5mV和≤1.5mV
正常组织	双极电压振幅＞1.5mV
碎裂电位	低振幅（＜0.5mV），长时程（≥133ms），振幅与时长比≤0.005，多成分且无等电位线
晚电位或自发电位	出现在体表QRS波群终结后，通过＞20ms等电位线与心室波分离
局部异常心室活动	异常电图包括晚/自发电位和碎裂电位，也包括局部和远场电信号与QRS波融合。局部电图的分叉和延迟常可以通过起搏发现，可能代表VT峡部

自心内膜和心外膜的双极心电压图可能会低估瘢痕的数量，或者偶尔会展示出完全的正常电压。在这些情况下，单极心电图的电压在识别壁内或心外膜基质上是有用的。心内膜的单极电图，电压在左心室低于8.3mV或在右心室低于5.5mV时，表明壁内或心外膜可能存在瘢痕（图32.8）。心内膜单极电压图可以代替双极电压图，用来确定瘢痕，和起搏标测一同使用时可以界定VT出口位置，以此来指导消融（图32.9）。

基于双极电图时长的标测（使用三维标测系统的双标记功能）可以展示瘢痕心肌（分别在猪和人的心室时长为＞50ms或＞100ms）。因为这种方法必须通过手动注释来描记电位时长图，所以其实用性因此受到限制。但是，某些点低电压振幅是因导管贴靠不佳，显示出正常的EGM时长。尽管电图时程图并未常规采用，但其获得的信息常可以用来确定双极电压值是否可靠。需要重点注意的是，任何振幅大于1.5mV（或者电图时程，

对于一些患者，瘢痕可能主要位于心肌中层，来

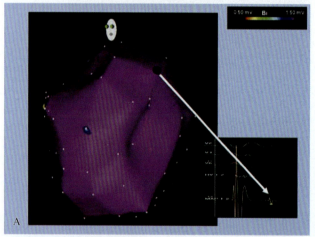

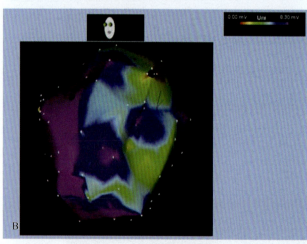

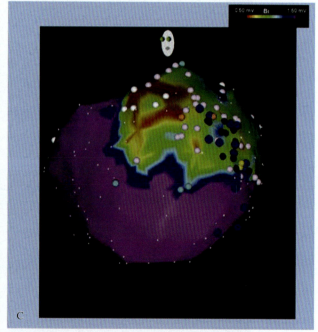

图32.8 非缺血性心肌病患者的异常单极电压图。A.非缺血性心肌病反复VT的一例患者，左心室的心内膜双极电压图（LV；左前斜面视野）显示了正常电压。但是，正常双极电压位置（黑点）和一个晚电位（箭头）。B.单极电压图（左前斜面视野）显示了超过LV侧壁、小于8.3mV的异常电压，这提示心肌内和心外膜瘢痕的出现。C.心外膜双极电压显示了大的前壁和侧壁瘢痕。基于基质的消融在心外膜进行。由于膈神经（蓝点）快速穿过瘢痕区域，置放气囊导管于心外膜用以将消融导管从消融中的膈神经分离出来。电压颜色图中的电压从0.5～1.5mV；紫色和红色代表正常和严重疾病的组织。电压颜色图中单极电位为0～0.83mV时，紫色代表正常组织。黑点是晚诱发电位；粉色点是分级电位；绿点是起搏标测位置；红点是消融位置；蓝点是起搏夺获的膈神经

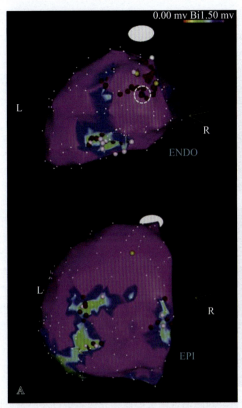
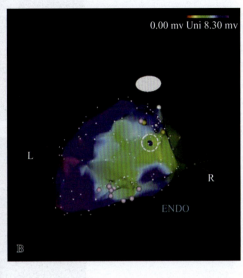

图32.9 单极电压图指导消融。A.起搏标测识别出一个区域（蓝点，白圈），该区域与临床VT有较好的起搏匹配，其心内膜和心外膜双极电压是正常的（LL）。但是，射频消融（红点）由于好的起搏匹配和该区域的异常单极电压，在心内膜进行。B.心内膜单极标测图（LL）显示该区域为异常，由于电压小于8.3mV。假设，心肌瘢痕在心肌内而不是心内膜或心外膜。电压颜色图中双极电压为0.5～1.5mV；紫色和红色分别代表正常和严重疾病的组织。颜色图中单极电压为0～8.3mV时，紫色代表正常组织。黑点是晚电位；粉点是分级电位；绿点是起搏标测位置；红点是消融位置

猪的心室＜50ms或人的心室＜100ms）的电压的值并不一定代表正常。虽然有电图正常的标准，但正常与异常组织更加需要大量标测点把瘢痕组织和边界组织区分开来。

VT出口位置的起搏标测

按照定义，折返性节律是指总是某一部分心肌细胞反复去极化。因为被保护在瘢痕区内心肌通路其很小的除极对于体表QRS波的作用可以被忽略。当激动从瘢痕边界出来时，VT的QRS波开始行程。所以，只要确定心肌存在瘢痕，根据目标VT的体表QRS波形态可大概确定VT出口在瘢痕的边界区域。大多数结构性心脏病中的VT都源自左心室。V_1导联显示左束支传导阻滞形态，提示VT从左心室间隔出来，或者很罕见的是从右心室出来。左心室其他区域出来的VT在导联V_1中呈右束支传导阻滞形态。然而右束支形态VT仍可能有室间隔部位出口，在这种情况下，额面电轴是向左偏的（在Ⅰ、aVL导联为正向）。

心电图的额面电轴有助于区分前面和下面的出口；前者以QRS电轴向下（Ⅱ、Ⅲ、aVF正向），后者电轴向上（Ⅱ、Ⅲ、aVF负向）。心尖部出口表现为胸前导联QRS负向波群，而基底部出口表现为QRS正向波群。尽管有这些原则，但一些因素会影响患者的QRS电轴，包括心肌瘢痕的大小和位置、心脏是否转位（水平vs.垂直），以及影响心室除极的传导系统疾病。

基于VT的形态，起搏标测是在窦性心律下起搏瘢痕边界区，以确定出口的位置。与VT发作过程不同，窦性心律的起搏后激动全方向传播，即使是在真正出口部位起搏产生的QRS波形态与VT形态也略有差异。最佳的起搏位点QRS波形态也不尽相同（图32.10）。原因是当在瘢痕边界进行起搏时，传入瘢痕的激动慢，对整个心室激动贡献不大，而顺向的波峰会快速从相反方向传入正常组织中产生QRS。自然的，沿着较小瘢痕的边界起搏与沿着较大瘢痕起搏相比，前者起搏形态不匹配的更多。

起搏标测也会受到起搏频率、刺激强度和电极极性的影响。以更快的频率起搏进入瘢痕刺激的逆向波峰对QRS形态影响比慢频率起搏时要小。此外，快速起搏时心室的复极波会融合进来而改变QRS波的形态。为了避免这些变量的影响，较理想的起搏是以与临床VT相近的频率起搏。刺激强度越强，远场心肌组织被夺获的可能性越大，影响QRS波形态。通常，起搏从低输出，逐渐增加直到QRS群被连续夺获。输出变化过程中多种QRS形态代表了心肌组织内受保护区域（或通

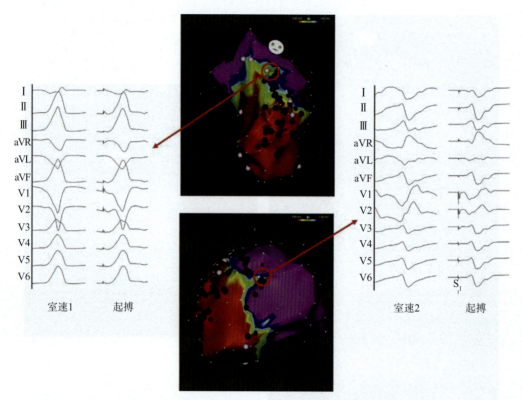

图 32.10 沿着瘢痕边界的起搏标测用来确定VT的出口位置。对陈旧性前壁心肌梗死患者进行左心室心内膜电生理标测。双极电压图显示了一个广泛前壁、间隔及心尖部的瘢痕（中上，左上前斜位；中下，左侧位）。沿着瘢痕边界起搏标测确定了2个VT出口位置（VT$_1$和VT$_2$）。瘢痕上前间隔起搏确认了与VT$_1$（中上-红圈和绿点）的完美起搏匹配。瘢痕侧面靠基底的起搏产生了与VT$_2$（中下-红圈和绿点）的良好起搏匹配。这些位点代表了VT的出口位置被消融。电压图的双极电压为0.5～1.5mV，紫色和红色分别代表正常和严重病变的组织。黑点是晚电位，粉色点是碎裂电位，红点是消融位置

路）。在低输出时，起搏只能夺获这个区域，然而高输出时可以夺获一些远场组织。理想状态下，进行单极起搏时，只有远端电极可以刺激心肌，能够避免近端电极刺激夺获。但是，单极起搏通常会造成较大干扰，这影响对QRS波的形态判断。从实际的角度出发，具有明显不同形态的双极和单极起搏是不常见的，可能因为消融导管与组织表面常不平行，就使得近端电极很难与组织贴靠。

室速基质的影像学特点

当利用心脏成像来确定具有结构特点以提示VT起源的部位时，心肌瘢痕的分布和大小往往是需要获得的最有用的信息。由于具有空间性、时间性及对比度，心脏磁共振（CMR）是用于证实瘢痕的合适方法。在缺血性或是非缺血性心肌病中，在磁共振延迟增强下严重的室壁薄弱及大面积瘢痕与电解剖标测下的低电压区域一致，并且VT消融中关键峡部的位置与MRI定义的瘢痕相一致。MRI对于确定位于心肌中层或心外膜的VT基质可能会非常有帮助。在一项纳入77例瘢痕相关VT患者的研究中，MRI在非缺血性心肌病和缺血性心肌病的患者中分别证实了43%及6%的间隔或心外膜瘢痕。根据增强下显示的心外膜下瘢痕，11例患者全部在心外膜部位进行了成功消融。MRI的主要优势在于没有辐射。

然而，MRI的应用在置入有心脏除颤器的患者中受限，同时这些患者又构成了VT消融的一大类人群。通过对比强化体现的信号强度多少和瘢痕相关的室壁薄弱的关系是取决于研究过程中的参数设置，因此，瘢痕的大小在不同患者之间是没有可比性的。

多排CT（MDCT）具有很好的空间分辨率，为0.5～0.625mm，在消融前可以用来描述如冠状动脉、膈神经等重要的解剖结构。这种方法也用于VT消融时确定VT的基质，尤其是针对那些因置入过装置而不能做MRI的患者。尤其在心内膜面，对比-增强MDCT下室壁厚度小于5mm的区域，与电解剖标测下电压低于1.5mV的区域相一致。小于2mm更加严重的室壁薄弱的区域，对于透壁性的VT基质有很好的敏感性和特异性，以至于在心肌炎症后心肌病患者的心内膜面及缺血性心肌病患者的心外膜面出现晚电位及碎裂电位。PET/CT的杂交成像已经用于加强瘢痕的定位，同时延迟增强能够显著增加MDCT检出电解剖标测中瘢痕的敏感性。

心腔内超声（ICE）的独特优势在于，在VT消融手术的过程中，通过放置于右心房或右心室的8F或10F超声导管，可以实时监测。ICE应用于识别心肌瘢痕相关透壁损伤的部位和程度。一项纳入17例瘢痕相关VT患者的研究发现，ICE中室壁运动异常的区域与电解剖下

的瘢痕区域高度一致。ICE成像中增强超声强度也可以用于识别瘢痕，甚至区分出LV侧壁的心外膜瘢痕。

基于基质标测的消融策略

一旦致心律失常的基质被确定，可以采取一系列不同的消融策略。尽管研究中一般只着重于单一的方式，但这些方法并不是相互独立的。因此，在这里我们分别进行描述。

线性损伤

线性损伤这种方式首先由Marchlinski及其同事描述，包括通过标准的起搏标测确定VT的出口位置，一旦确定，可以选择以下方式进行线性消融：①从致密瘢痕（定义为＜0.5mV）延伸到解剖屏障或者正常心肌；②沿着瘢痕边界延伸穿过最佳起搏位置的中心（图32.11）；③交叉线性消融，一边从出口位置延伸至瘢痕区，另一条沿着瘢痕边界。消融有效的标准一般需要达到以下标准之一：①阻抗降低10～15Ω；②电压振幅减低至少75%；③消融后起搏夺获阈值加倍。这项技术最初的临床研究中，报道了16例难以标测的VT患者，他们之中75%在平均随访8个月时无VT发作。Soejima等也报道了他们对40例心肌梗死相关单形性VT的线性消融经验。在50%的患者中达到了VT不再诱发，拖带标测证实的瘢痕峡部的线性消融与起搏标测证实的相关部位的消融相比，前者与VT不再诱发有更好的相关性。窦律下基质标测来终止VT的随机性研究（SMASH-VT）将128例缺血性心脏病并且因自发性VT置入除颤器的患者随机分为导管消融组及非研究治疗组。消融方式为线性消融平分损伤区域，也就是一条线沿着起搏标测确定的出口位置延伸至基质的中心部位，另一条线沿着瘢痕的边缘与之前的一条线垂直。经过2年的随访，消融组12%及对照组33%的患者接受了至少一段时间恰当的ICD治疗，包括电击或抗心律失常起搏治疗（ATP）（HR，0.35；95% CI，0.15～0.78；$P = 0.007$）。

晚电位消融/去通道

记录延迟激动的电图及时程长的心电图，这些心电图通常与VT折返环路有强关联。这个标准要求记录低振幅高频的多种成分的心电图或落后于体表QRS波被等电位线分隔的一个成分（晚电位），或者时程长（碎裂电位），与共同峡部、内环或邻近旁观通道记录的心电图相似。碎裂电位的电压振幅小于0.5mV，时长大于或等于133ms，振幅与时长比率小于或等于0.005，然而晚电位具有低振幅信号，且与V波有近20ms的等电位段（图32.12）。晚电位同样可以被认为是孤立电位（表32.2）。尤其有趣的是，这些晚电位/孤立电位很可能代表VT折返环路的关键部分（峡部），并且是消融的最佳目标。近期Vergara等报道了一项关于这种消融方式的研究，这项研究纳入50例缺血性或特发性DCM的患者，这些患者的电解剖标测均记录到晚电位，其中在42例晚电位完全消除的患者中VT复发率为9.5%，在8例晚电位未完全消除的患者中复发率为75%。特别的是，这项研究的初始队列中包括了64例患者，其中14例在标测过程中未记录到晚电位。

心肌瘢痕内的传导通道可以通过相较于周围组织较高的电压鉴别出来。致密瘢痕的双极电压到0.5mV以下可以显示，作为VT峡部的传导通道可以在瘢痕中显出轮廓。虽然，单独预测VT峡部的传导通道的特异性很低，但当通道包含晚电位时，其特异性会明显增加。因此，任何包含晚电位的传导通道都是消融的绝佳目标。

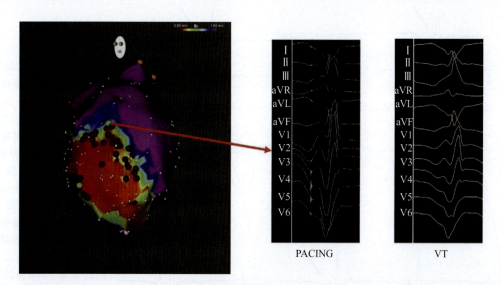

图32.11 沿着瘢痕边界、VT出口位置、通过起搏标测确定出口的消融。左图展示了左前斜位中左心室的窦性心律双极电压图。患者有从中前壁延伸到心尖和间隔的巨大瘢痕。血流动力学不稳定的VT在起搏终止后反复被诱导（右）。沿着瘢痕边界进行起搏标测来鉴定VT出口位置。瘢痕的前部和上部的起搏鉴定出了与VT（中）完美匹配的位置（绿点）。沿着瘢痕边界的消融（红点）使VT无法被诱导。电压图的范围在0.5～1.5mV，紫色和红色分别代表正常和严重病变组织

基于早期晚电位在传导通路的入口进行消融，被证实可以消除远场的晚电位，同时在连续101例瘢痕相关VT患者中，瘢痕"去通道"技术被证明可以达到VT的不再诱发。

然而，碎裂电位和晚电位在窦性心律中并不容易分辨。一个可能原因是，电图的重叠或特定方向阻滞可能会影响窦性心律中多重成分的现象。导管标测中鉴定这些成分的敏感性可以通过使用RV起搏或LV起搏以改变传播波峰来实现。从实际操作而言，起搏有助于晚电位检出而非确定性的。

局部异常心室活动的消融

最近，Jaïs及其同事描述了新的基于具有LAVA心电图基质消融法。心电图显示LAVA是尖而高频的电位，有时是晚电位/孤立电位，但有些局部电活动出现在远场心室活动并被记录在QRS波群中。但是，通过不同输出下心室程序刺激或心室起搏，局部心电图可以被延迟并且与远场成分分离，这与到这一区域延迟的传导一致（图32.13）。这些区域可以用作VT折返回路的潜在传导通道。LAVA在包含70例结构性心脏病和VT（80%为缺血性）患者的研究中作为消融靶点。经过平均22个月

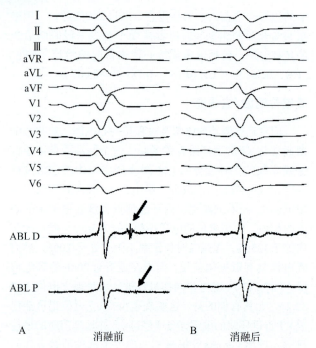

图32.12 窦性心律中晚电位的消融。A.持续单形性VT患者中，窦性心律中的瘢痕区域内的标测鉴定了消融导管末端（ABL D）和近端电极（ABL P）上的晚电位（箭头）。ABL D上可清晰看见晚电位，但是在ABL P上看着非常小。B.该位置的消融消除了2个通道的晚电位

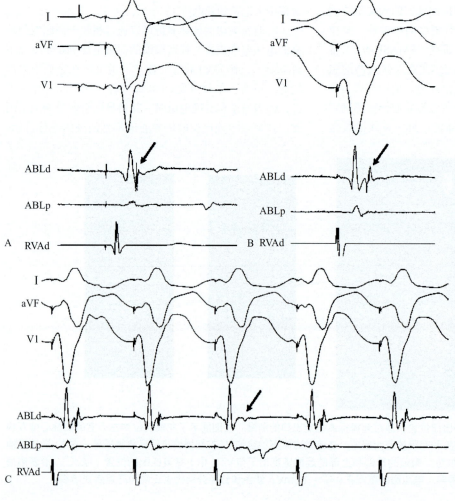

图32.13 局部异常心室活动（LAVA）。A.瘢痕区域双腔起搏标测，LAVA在消融导管末端电极（ABL d）上记录到。箭头指向尖锐的近场电描记图，该图与较大的远场成分融合在一起。B.通过始于右心室（RV）的起搏，尖锐的近场电描计图被延迟并于远场成分分离。C.RV尖端的较快频率的起搏显示了该位置的入口阻滞，并伴随近场成分间歇的消失（箭头）。展示LAVA的位置是VT环路的潜在传导通道，也是消融的目标。ABLd.消融导管末端电极；ABLp.消融导管近端电极；RVAd.RA导管远端电极

的随访，70%的患者达到LAVA的完全消除，其与更低的死亡率及VT复发率相关（45%）。而相比之下LAVA部分消除中VT的复发率为80%。

基质/核心的隔离

有趣的是，这是一项以导管的方式达到与外科环形心内膜切除术相同目的的方法。这项理论由Tilz等在一个12例缺血性心肌病患者的队列中证实，队列中包含10例前壁瘢痕的患者和2例下壁瘢痕的患者。利用灌注消融导管，根据部位的不同采用30～50W的能量沿着低电压区（<1.5mV）边界进行线性消融，每个部位30～110s。隔离成功的标准是基质内的分离电位或损伤区域内高输出起搏的失夺获。在6例患者中达到了电隔离，其中的5例（83%）在随后平均479d的随访中无VT的复发。

核心的隔离是基于相关的概念，最初定义为在瘢痕内部具有晚电位、良好的起搏标测特征和（或）是拖带标测中的峡部位置。接着通过连续的在特定区域的消融损伤达到隔离，直到在损伤区域内部多个点（≥3）以20mA，2ms脉宽起搏，达到向心室其余部分的传出阻滞。Tzou等在44例患者（73%为缺血性心肌病）中研究了这种方法，其中37例患者（85%）达到了核心隔离。其余未达到核心隔离的7例患者中，6例患有缺血性心肌病（这其中5例为前壁基质，1例为下壁基质）。经过17.5个月的随访，核心隔离的完成与更低的VT复发率相关（HR为0.17，$P = 0.03$）。特别的是，这个队列中仅5例患者进行了心外膜消融。这种方式潜在的缺陷包括需要定义一个独立的交汇区；同时需要避免损伤传导系统，间隔部区域更加难于隔离。

均质化

瘢痕均质化是另一项可以定位心肌瘢痕中所有可能产生折返的潜在通道的方法。Di Biase描述了一种基质消融的方式，以任何异常的电图为靶点，包括多于3个转折点，电压低于1.5mV，时程长于70ms进行消融。消融的目标是消除异常的心电图，或者高输出起搏（20mA，10ms）下的失夺获。关于瘢痕均质化最初的描述是在两个连续队列的比较中进行的，这部分患者患有缺血性心肌病，且在24h内接受3次以上的除颤治疗。在结合了心内膜与心外膜途径以达到均质化后，与局限性的基质消融相比，前者具有更低的VT复发率。随后，一项临床VT消融与附加基质消融在VT消融的远期成功率的研究中，随机分配118例缺血性心肌病的VT患者，进行瘢痕均质化消融策略或进入对照组（通过拖带标测，线性消融临床VT峡部）。经过1年的随访，均质化消融（15%）与对照组（48%）相比具有更低VT的复发率。值得注意的是，尽管均质化消融组的消融时间是对照组的将近2倍，但总体的手术时间无显著差异。

不稳定VT的整合标测与消融策略

指导识别与定位瘢痕中的致心律失常位点的方法有许多，其相关的有效性仍不明确，只能依赖于比较性的研究。在这里主要介绍笔者中心是如何开展VT消融的，尤其是不稳定VT的消融。对于任何一种VT的消融，我们会试图通过心脏MRI或者CT去收集术前影像，来评估瘢痕是否存在及其位置。在开始消融时，我们会进行心室程序刺激来诱发VT，目的是评估需要治疗的VT的数目，评估VT的耐受性，通过ECG了解大致的起源点，并且评估不再诱发是否可以作为可能的手术终点之一。于电解剖标测下进行仔细的心室高密度标测，并且找到潜在的消融靶点，包括晚电位及LAVA。根据不同患者心律失常基质的不同，记录到的VT的ECG形态，以及心外膜途径的可行性，可以进行心外膜标测。

在一些血流动力学不稳定的患者中，我们会用到以下方法识别并定位瘢痕组织内假定的心肌通道，包括①必要情况时血流动力学支持下的重置/拖带标测；②确定起搏后显示出延迟且QRS波形态与VT相同的部位；③晚电位和局部异常心室活动（LAVA）区域；④瘢痕内电压相对较高位置；⑤致密瘢痕组织内起搏确定潜在的通道。最直接且可靠的方式是在VT发作过程中使用拖带或重整。对于血流动力不稳定的VT，先在瘢痕边界的起搏标测来推测出口位置，之后立刻快速诱发VT。在左心室射血分数严重下降，存在充血性心力衰竭或电风暴的高危患者中，常需要经皮左心室辅助装置（pLVAD）。从笔者的经验来看，这会将刺激中不良的血流动力学影响降到最低，并减少围手术期心力衰竭和心源性休克的出现。此外，血流动力不稳定的VT会通过静脉升压药和pLVAD支持，转换为更加稳定VT，也可能允许心动过速发作过程中的标测（图32.14）。VT消融的队列研究表明，患者在pLAVAD支持下能够允许VT时更长时间的标测并有更多的VT被消融终止。然而，目前的研究未表明使用pLVAD对于VT复发率方面的获益。

理想情况下，诱发出来的VT全部消除且不能再被诱发。因为基质消融的过程在理论上产生新的心律失常通道，所以须排除这种可能。手术最终的不可诱发应该起码包括一个RV和一个LV位置的起搏。除此之外，如果非持续的单形性VT被诱发，可以考虑使用交感兴奋剂（如异丙肾上腺素）来判定VT是否是持续的。如果完全不可诱发，尤其是那些有严重心室功能减退的患者，强刺激都可以诱发出正弦波形VT（如一种无等电位段的形态模糊的VT）。这种情况下，在所有晚电位被消除之后，结束手术。

心室颤动

尽管VF本身就是一种临床上不稳定的心律，但是通过确定触发灶进行VF的消融是有希望的。Haïssaguerre及

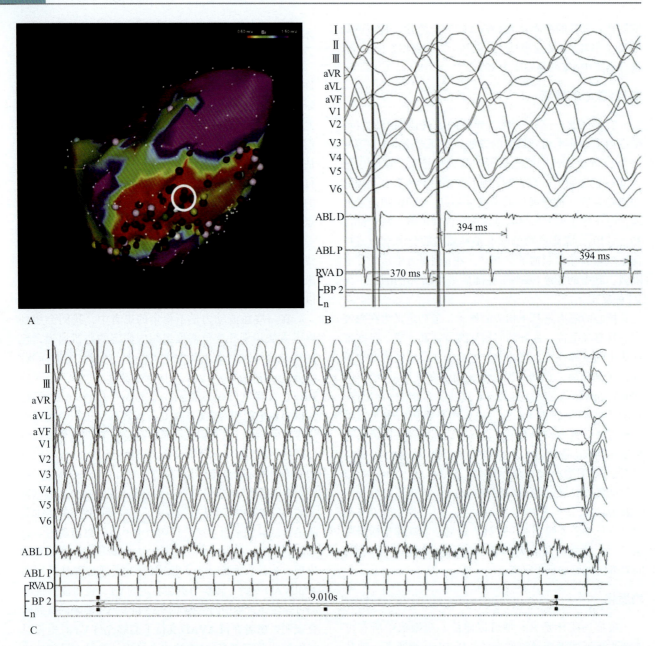

图32.14 在经皮左心室辅助装置支持下对血流动力不稳定VT的拖带标测。患者缺血性心肌病、左心室射血分数20%，反复发作室速并且有ICD除颤。电生理检查中心室刺激诱导出了多种形态VT，所有这些VT的血流动力都不稳定。插入经皮左心室辅助装置（pLVAD）支持血流动力。A.心内膜电压图（下）验证了大片下壁瘢痕，该瘢痕中大量碎裂电位和晚电位。在晚电位（白圈、黑点）位置进行拖带标测。B.消融导管在这一位置的拖带（ABL D）。在VT时有舒张电位，隐匿性融合的拖带，起搏后间期与心动过速周长相等。VT中血压（BP 2）将近85mmHg，由于PLVAD工作时无脉搏。C.此位置消融在9s内终止了VT。电压图中双极电压在0.5～1.5mV；紫色和红色分别代表正常和严重病变的组织。黑点是晚电位；粉点是碎裂电位；绿点是起搏标测位置；红色是消融位置。ABL D.消融导管远端电极；ABL P.消融导管近端电极；BP 2.动脉血压；RVA D.RV导管远端电极

其同事首次报道，在某些患者中，VF能被孤立的室性期前收缩诱发，并且消融这些触发灶可以治疗VF。纳入从复发（10±12阵）的室颤中复苏的无已知结构性心脏病的27例患者，进行电生理检查。这组患者进行电生理检查的原因是因为VF由相同形态的孤立的室性期前收缩诱发，期前收缩伴有与短联律间期（297ms±41ms）（图32.15）。心内膜标测显示，这些触发灶23/27（85%）患者源自RV或LV浦肯野系统，在4/27（15%）患者中源自右心室流出道（图32.16）。期前收缩时浦肯野电位到QRS起始的时间为10～150ms。窦性心律时，在这些相同的位置浦肯野电位提前QRS波（11±5）ms。在多数这些患者中，导管消融这些部位可以消除室性期前收缩（PVC）和由此而引发的VF。消融病变的平均数量是9个。对38位PVC触发VF的患者的导管消融术进

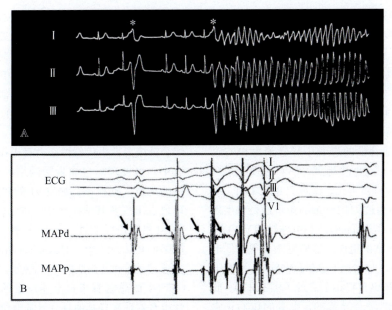

图 32.15 局灶型心室颤动的导管消融。A.图中显示了心脏结构正常的反复心室颤动（VF）患者中，PVC 诱发了 VF（PVC；星号）的例子。B.另一个心脏结构正常的 VF 患者，导管标测记录到浦肯野电位（箭头）显示了病灶位置，该电位先于非连续性多形性 VT 的初始 PVC。相同部位窦性心律中的浦肯野电位领先时间较短。d.远端；ECG.心电图；p.近端（Courtesy M.Haïssaguerre.）

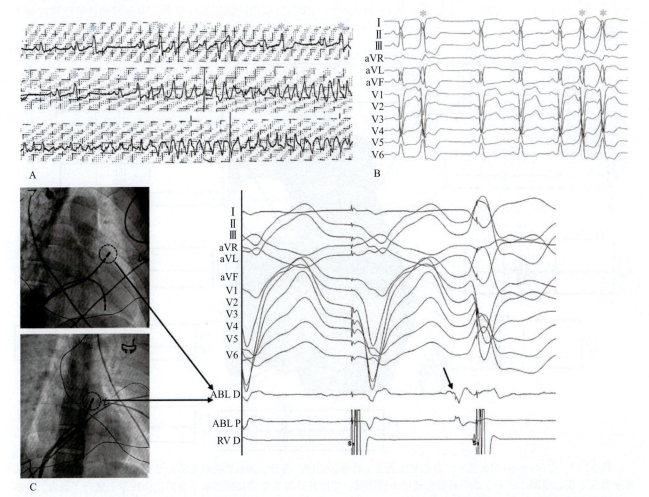

图 32.16 源于右心室流出道室性期前收缩（PVC）的心室颤动。A.一位晕厥的年轻患者，远程监测证明 VF 源自单病灶 PVC。B.在电生理检查中，单病灶 PVC 呈左束支传导阻滞和电轴向下。心室起搏可诱发。C.右前斜面（左上）和左前斜面（左下）影像显示了 PVC 来自右心室流出道前间隔（虚线圈）。在该位置，有一个领先体表 QRS 波 27ms 的电位（箭头）。该位置消融消除了 PVC。消融 2 年后患者 VF 没有复发。D.远端；P.近端

行了长期的随访。在63个月的中位数随访期中，7例患者（18%）出现了VF复发，其中5例患者进行再次消融的治疗，成功地消除了PVC触发的VF。在4/5患者中有多个形态的PVC，其余患者仅有一种形态即室性期前收缩。

局灶PVC触发VF已经在心脏结构正常的离子通道病患者和缺血性心脏病患者的治疗中进行了报道。在具有长QT或Brugada综合征的患者中导管消融PVC触发灶是有效的。对于特发性VF患者，PVC触发灶来自两种类型：①前面有浦肯野电位；②源自RVOT的。近来，Nademanee和同事通过9例Brugada患者进行电生理检查，所有患者均有Ⅰ型Brugada波和可诱导的VT/VF，在RVOT心外膜存在异常的电图。这些电图表现为低电压（0.94mV±0.79mV），时程长（132ms±48ms）和晚电位延伸至QRS波群（96ms±47ms）之外（图32.17）。此外，这些异常电位的消融会导致89%患者的ECG正常化，并使所有这些患者的VT/VT不可诱导。在（20±6）个月的随访中，所有患者的VT/VF都不再复发。

与MI后出现的瘢痕相关的折返VT不同，最近发现某些靠药物难以治疗的MI后VF患者（如VF前无单形VT）也是由PVC触发。这些MI后患者可以分为近期MI患者（<1周，图32.18和图32.19）和晚期MI患者（>1个月，图32.20）。PVC触发与浦肯野电位相关，成为导管消融成功的靶点。除了VF，浦肯野系统在相对狭窄（QRS波群≤145ms）和类似束支性MI后折返VT中也扮演着重要的角色。VT中的标测通过记录出口位置的浦肯野电位证明了折返机制。甚至在急性冠状动脉综合征或急性失代偿性心力衰竭相关的VF或VT风暴患者中，也发现源自浦肯野网络的PVC可以作为成功消融的靶点。据报道，触发VF的PVC带有浦肯野电位的现象也出现在其他疾病中，如心肌炎、主动脉瓣疾病、DCM和淀粉样变性。最近，除了来自RVOT和浦肯野网络的PVC触发灶，Herendael和同事证实了VF可以被来自LVOT和乳头肌的PVC触发。在他的研究中，17/30（57%）的患者有来自上述位置的PVC触发。PVC触发灶也有发现来自其他具有异常电位的或者电压的位置。

能够消融的VF常都有PVC触发灶（表32.3）。当PVC在术中可被诱导时，即刻消融的成功率接近100%；出院后，慢性成功率为82%～100%。尽管有令人印象深刻的成功的临床治疗效果，但是发现这些患者的却不

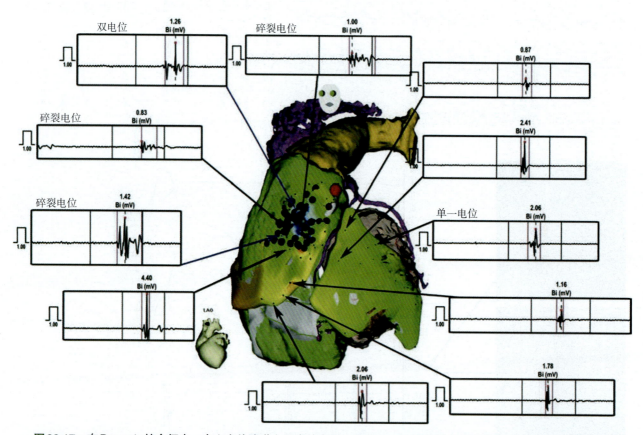

图32.17 在Brugada综合征中，右心室外流道上异常的电图。在Brugada综合征患者中进行心外膜的电生理标测，该患者具有Ⅰ型心电图（ECG）表现并曾出现过心脏停搏。该图与计算机断层扫描图像（左前斜面投影）进行了融合。在右心室流出道区域中，发现了低电压、时程长的晚电位和碎裂电位图。消融这些异常电位可以使体表ECG上Brugada波消失。心外膜表面上其他区域的电图是正常的。Bi. 双极图；LAO. 左前斜面 [引自Nademanee K, Veerakul G, Chandanamattha P, et al.Prevention of ventricular fibrillation episodes in Brugada syndrome by catheter ablation over the anterior right ventricular outflow tract epicardium.Circulation.2011; 123（12）: 1270-1279.]

容易。这些患者是高度选择之后的研究人群,从而使VF消融变得罕见。另一个不足是频发的PVC需要标测和消融。如果频繁的PVC消失,医生仅靠起搏标测技术来确定靶点位置时会受到限制(假设临床PVC的12导联ECG可用)——这种技术不如PVC激动标测。

总结与未来的方向

血流动力学不稳定的室性心动过速(VT)可以通过导管消融进行治疗。目前,不论是瘢痕相关VT和某些初发VF患者可以被导管消融有效治疗。对于瘢痕相关VT,除了尝试确定VT的激动路径,还需要鉴定瘢痕区心肌,制订基质消融策略以消除潜在心律失常组织。因为这个基于基质的消融策略可以在窦性心律下进行,不受其血流动力学的影响,潜在的任何VT都可以成为导管消融的目标。不管藏在心肌瘢痕组织中的心脏病理是什么,均可以使用基质改良的VT消融法。导管消融可以消除某些患者VF的验证,这给这种有时棘手的临床情况提供了令人振奋的治疗策略。对特发性VF中导管消融、浦肯野网络、心室流出道的作用也被理解得越来越精确。

向前展望,电极间距更小并且尺寸更小的多极导管有希望提高基质标测所需要的精度和速度,并且仍需关于验证异常组织电压阈值方面的研究。用来确定VF转子区域的非侵入性标测技术,可能也为靶向触发灶之外的消融方式提供了很好的思路。

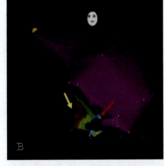

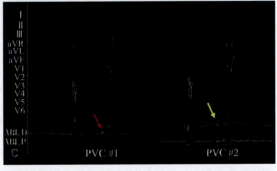

图32.18 心肌梗死后由室性期前收缩引发的多形VT和VF。一位33岁患者胸痛和急性下壁心肌梗死,并进行了经皮冠状动脉介入和右冠状动脉支架置放的治疗。入院第2天,患者发生为多次多形性VT和VF,该VT和VF由PVC引发,且很难被β受体阻滞药、利多卡因和碘胺酮控制。A.电生理检查,自发PVC#1(星号)激发、需要除颤的多形性VT和VF。B.进行了左心室(LV)心内膜的电生理标测和PVC#1在LV间隔远端被标测(红色箭头)。C.PVC#1最早的激动位置(左)有先于QRS 42ms的浦肯野电位(红色箭头)。窦性心律波群上可见浦肯野电位。消融后,形态变为PVC#2(右)。刺激标测显示了PVC最早激动移动到LV间隔上部(C,黄色箭头)。还是在这个位置,浦肯野电位可见于窦性心律并先于PVC(黄色箭头)。此时,浦肯野电位先于PVC#2 88ms。该位置消融使PVC和多形性VT/VF不可被诱导。颜色变化设定中,紫色代表晚诱发;红色是最早诱发。D.远端;P.近端

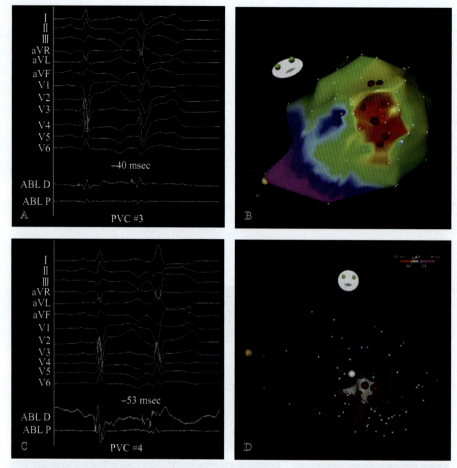

图32.19 心肌梗死后早期PVC诱发的多形性VT/VF。与图32.18中的患者相同，在消融术后2d，该患者开始有单病灶PVC合并与PVC具有相似形态的持续的单形性VT。患者接受了电生理检查。A.患者有与第一次治疗中相似形态的频发PVC（#3）（图32.18，PVC#1）。PVC#3的激动标测提示最早激动点在左心室（LV）间隔远端。浦肯野电位又可见于窦性心律中，并先于PVC#3 40ms。B.LV心内膜的电生理激动图（在右前斜面投影）显示了最早激动的范围比较广泛。在这个位置进行了消融，PVC形态改变为PVC#4。C.PVC#4激动的最早位置有浦肯野电位，先于PVC 53ms。D.PVC最早激动不在LV心内膜壁（网格），而在后内侧乳头肌（灰色结构）。在乳头肌上进行消融，使所有PVC和VT/VF不可被诱导。这位患者之后进行了可置入心脏复律和除颤器置入，并且在3年的随访中没有再出现VT/VF。颜色范围设置中，紫色代表晚刺激，红色是最早的刺激。D.远端；P.近端

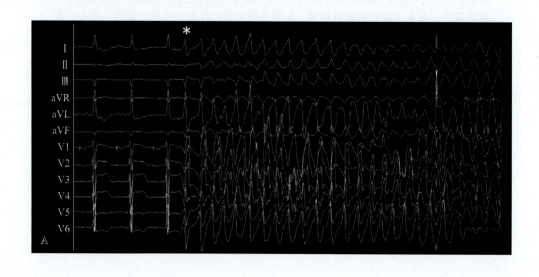

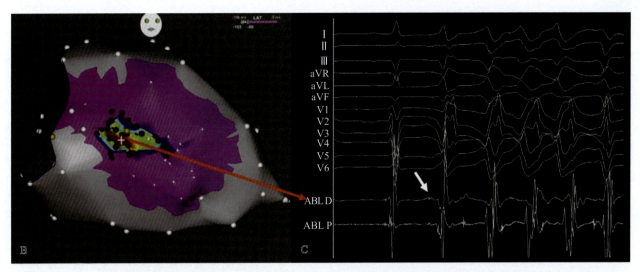

图 32.20 心肌梗死后期 PVC 诱发的多形性 VT/VF。心肌梗死后猝死生还的冠状动脉旁道移植患者。患者有 VF 并经过除颤。由单病灶 PVC 触发的 VF。冠状动脉造影后，对患者进行了电生理检查。A. 治疗初始，患者有自发的多形性 VT，然后出现需要除颤的 VF。这是由单病灶 PVC（星号）触发的。患者频发相同形态的 PVC。B. LV 心内膜的电生理标测（右前斜面投影）验证了最早激动的位置在 LV 中高位间隔（红色）。C. 在这个位置上，浦肯野电位可见于窦性心律中，先于 PVC（箭头）。消融在该位置进行，患者没有任何的 PVC 或 VT/VF。在 1 年后的随访中，患者的 VT/VF 没有复发。颜色范围设置中，紫色代表晚刺激，红色是最早的刺激。D. 远端；P. 近端

表 32.3 触发室颤的病灶导管消融

研究	心脏病理	患者数目	Foci 分配	随访（mo）	临床成功率（%）
Haïssaguerre 等	正常	27	Purkinje = 23	24±28	89
			RVOT = 4		
Knecht 等	正常	38	Purkinje = 33	63	82
			RVOT = 4		
			Myocardium = 1		
Haïssaguerre 等	LQTS, Brugada	7	Purkinje = 4	17±17	100
			RVOT = 3		
Bansch 等	CAD 和 MI	4	Purkinje = 4	15±13	100
Marrouche 等	CAD 和 MI	8	Purkinje = 8	10±6	88
Szumowski 等	CAD 和 MI	5	Purkinje = 5	16±5	100
Enjoji 等	CAD 和 MI	2	Purkinje = 2	≥12	100
Bode 等	CAD 和 MI, 心肌炎, 瓣膜病	7	Purkinje = 7	10	100
Hayashi 等	CAD, MI	5	Purkinje = 5	33±22	100
Sinha a 等	DCM	4	Purkinje = 4	12±5	100
Mlcochova 等	淀粉样变性	2	Purkinje = 2	<1～8	100
Herendael 等	正常, MI, DCM	30	Purkinje = 9	16	83
			LVOT = 9		
			Papillary = 8		

续表

研究	心脏病理	患者数目	Foci分配	随访（mo）	临床成功率（%）
Syed 和同事	二尖瓣脱垂	14	Myocardial＝4 Purkinje＝11 Papillary or Fascicular＝13	16	86
Santoro 和同事	正常和DCM	6	Papillary＝6	58±11	100
Sadek 和同事	正常	7	调节束＝7	22±12	100

注：CAD.冠状动脉疾病；DCM.扩张型心肌病；LQTS.长QT综合征；LVOT.左心室外流道；MI.心肌梗死；RVOT.右心室外流道

（江苏省人民医院　杨　刚
郑州大学第一附属医院　陶海龙
空军军医大学第一附属医院　沈　敏　译）

第33章

室性心动过速的基质消融

Wendy S. Tzou, William H. Sauer

关键点

标测
- 结构性心脏病室性心动过速（VT）的致心律失常基质通常是瘢痕内可促进折返的存活病变心肌。该基质通常可在窦性心律下识别并靶向消融。相关基质特点与传导异常一致，包括①低振幅、高频、双极信号，包括窦性心律下晚电位或起搏所致局部异常心室激动；②起搏标测表现为峡部出口或中央峡部特点的部位；③起源于左心室或右心室内膜的低振幅双极信号。可通过手术前影像或围手术期心腔内超声心动图（ICE）直接使基质可视化。

消融靶点
- 如上所述，需靶向标测识别区域消融使基质无电活动。消融后无法诱发VT是最常用的终点，其他终点包括传入阻滞（消融后靶点区域无法传入）和传出阻滞（也称为"中心隔离"，或消融前可夺获区域的消融后起搏夺获消失）。

特殊器械
- 电解剖标测系统在基质的有效识别及可视化中极为关键。ICE并非关键技术，但在识别基质、确认导管位置及保障安全方面十分有用。多极导管能够获得更高分辨率及更高密度标测。灌注消融导管对施行有效射频必不可少。

主要难点
- 存在中层心肌基质、VT基质靠近其他关键解剖部位（包括冠状动脉及近端希浦系统）均对有效控制VT增加了困难。但在有经验中心大部分患者均可有效控制VT。

引言

数十年前，人们已经在既往心肌梗死（MI）合并VT患者中发现纤维组织位于存活心肌并具有促进心律失常基质的能力。这一概念通过早期心脏外科侵入性VT管理经验得到验证，随后为目前的导管基质改良策略提供支持。当时考虑接受治疗的患者是透壁性MI后出现左心室（LV）收缩功能障碍和室壁瘤者。最初外科治疗方法仅包括切除致密瘢痕室壁瘤，有时同时行冠状动脉旁道移植术；然而，这种方法的VT复发率高的令人失望，某些研究中接近80%。MI后VT的外科治疗时代收集的电生理（EP）资料提供了以下重要信息：①大多数情况下的发病机制为折返机制；②最为关键的VT折返基础位于心内膜下（1～2mm厚），那些区域存在被周围瘢痕或其他电惰性解剖屏障所保护的存活且存在病变的心肌通道（图33.1和图33.2）。如图33.3中数据所示，在平均2年以上的随访时间内，心内膜下切除可有效控制外科手术存活患者中超过90%的心律失常，进一步验证了电生理检查及其特征。

非缺血性结构性心脏病（SHD）患者中瘢痕及相关折返在单形性VT的作用目前已得到认可。因而，此类患者VT的介入治疗类似MI后VT采用的治疗方法，即重点在致心律失常基质改良。

20世纪80年代出现了以射频（RF）能量作为消融源的导管消融，随着电解剖标测（EAM）工具快速发展，出现了有效管理VT患者的几个重要里程碑事件。首先是目前有可能"看到"潜在致心律失常基质而无须心脏直视手术及伴随的手术风险。其次，也是最为重要的，许多VT特征可以在窦性心律下被识别并消融，而无须反复和持续VT诱发及拖带或激动标测。由于只有不足1/3的VT患者存在能够重复拖带标测的血流动力学稳定性VT，基质消融已成为SHD患者中大多数VT消融操作的一种常规手段。这一技术有助于增加可有效治疗的VT患者比例并在预防VT复发及置入性心脏转复除颤器（ICD）治疗中进一步获益。鉴于实施VT消融的相对安全性及使用基于基质策略实现无VT生存的相对有效性，VT消融不再是SHD患者最后的治疗手段。

本章主要目的是阐述在缺血性和非缺血性心肌病中，针对折返机制为主的VT临床发作患者实施基质VT消融的不同策略。

解剖和病理生理学

VT环路的解剖基础由位于电惰性纤维瘢痕组织内的存活心肌组织构成。虽然在SHD患者中瘢痕通常为VT病因，但瘢痕组织自身并不具有电兴奋性，也并非真正的消融靶点；这也可能是仅行致密瘢痕外科切除控制VT效果较差的原因。这类患者真正需要关注的区域是位于纤维区域内部或边界的存活心肌（图33.1）。这些心肌细胞缝隙连接遭到破坏且数量减少，进而导致传导不均一、传导速度减慢及不应期改变。异常传导组织相互连接，从而提供了折返发生并维持的基础。这些特性包括可能形成单向阻滞及缓慢传导区，而且一旦触发折返便可持续传播。这种基质一个重要的特征（特别是在理解基质改良如何有效时）是这些存在于异常纤维化基质中的传导组织通道数量众多，且传导速度或传导向量并不固定。换言之，根据触发折返的部位和方法不同，同一组织内沿不同方向均可发生单向阻滞；利用不同的传导通路，不同出口或VT环路中在同样异常基质内差异传播的其他组分可以产生QRS形态及周长不同的多种VT（图33.3）。识别包含潜在传导通道的区域并使其通过消融达到电静止，使现有瘢痕组织电传导功能更为均一，这是目前大多数基质改良方式的最终目标。

判断纤维化心肌最常用的方法是在窦性心律时用移动导管识别电图（EGM）电压下降或消失的区域。使用EAM系统记录位置和EGM电压构建的三维模型是所有基质改良策略的关键。值得注意的是，识别低振幅双极信号区域只是识别相关基质的第一步。参与折返的异常心肌内信号通常表现出与其他异常传导一致的特征，包括高频、多成分碎裂电位；持续时间延长（>80ms）；或在整体心室激动发生后激动持续存在或再次发生，出现在体表心电图QRS波后（图33.1～图33.4），又称为晚电位（LP），常出现在折返性VT环路的关键部位，包括89%的峡部、57%的入口及20%的出口处。识别具有低电压及异常特征的EGM是导管消融基质改良的基础。

非缺血性、缺血性室速基质

截至目前所讨论的大多数研究都是在缺血性心脏病背景下进行的工作。虽然这些概念也被证明有用，且适用于非缺血性心脏病VT消融，但应该强调缺血性相较非缺血性基质仍然存在几点重要的不同。

与缺血性心脏病和VT患者中可预测的瘢痕分布不

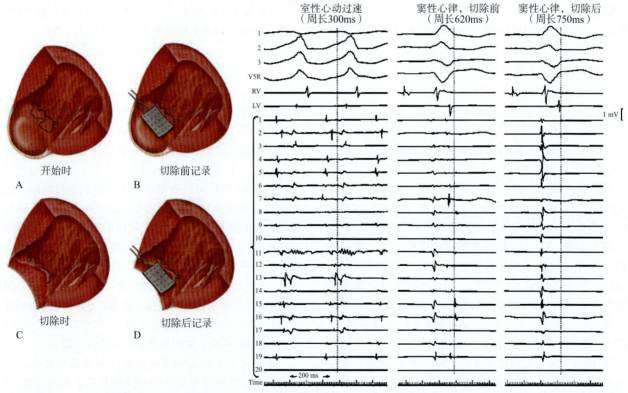

图33.1　左：A.基线时心内膜下切除术前电生理检查在瘢痕区和边缘区组织放置多极标测贴片图示（B和C所示，B为切除前记录，C为切除时）。D为切除后记录，切除后电生理检查以相同方向再次放置多极记录贴片。右：心内膜下切除术前（A），可诱发室性心动过速（VT），心内膜局部记录显示在瘢痕和边缘区内存在舒张中期电位；B.类似信号在窦性心律下为晚电位。切除后（C），晚电位消失。大多数这种手术后，急性期无法诱发VT且无VT复发（引自Miller JM, Tyson GS, Hargrove WC, Vassallo JA, Rosenthal ME, Josephson ME.Effect of subendocardial resection on sinus rhythm endocardial electrogram abnormalities.Circulation.1995；91：2385-2391.）

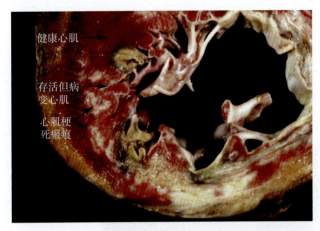

图33.2 这张既往"透壁"心肌梗死患者的左心室横断面图中,大部分心肌梗死区域中瘢痕组织与存活心肌混杂存在(经许可Tzou W and Marchlinski F.Electrophysiological evaluation of recurrent ventricular tachycardia.In Saksena S and Camm AJ, et al. [eds]: Electrophysiological Disorders of the Heart, 2nd ed.Philadelphia: Elsevier; 2012: 336.)

同,非缺血性心肌病(NICM)患者的瘢痕特征及分布更具异质性,即相对而言更加三维化(图33.5)。已证明瓣环周围的基质部位相对常见,特发性扩张型左心室心肌病患者的基质位于二尖瓣环周围,而致心律失常性右心室心肌病(ARVC)患者的基质位于三尖瓣环周围。然而其他表现却存在很大差异,尤其是考虑到包括既往心肌炎、心脏结节病或其他浸润性心肌病等SHD病因时。值得注意的是,NICM的基质更常累及心外膜和中层心肌。在一些病例中,基质完全位于中层心肌或间隔内(图33.6)。人们逐渐认识到NICM的VT基质可以出现在既往冠状动脉疾病甚至心肌梗死的患者中,其比例可能超过既往报道的1.2%。因为在NICM的VT消融中会遇到更大困难,消融准备过程中认识到以上可能性是十分重要的。

以上情况影响了我们常规使用当前标测技术识别基质的能力。例如,标准双极电压标测可以提供导管电极与组织直接接触的详细信息,但关于导管头端与组织交界更深层组织,其所提供的信息有限。当使用目前电极间距较小的多极导管时,识别此类基质时的局限性可能更明显,因为与较大极间距导管相比,这种导管只能

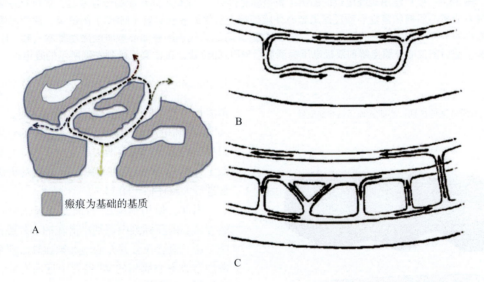

图33.3 A.包括同样基质和中心传导环路(黑色虚线)的折返的不同出口(彩色虚线箭头)图例。需要注意,通过环路的传导矢量可以出现在多个方向。B和C.这些瘢痕心肌的横断面图中说明了同样概念,三维层面上,相同基质内经过折返环路成分可能出现多个激动波阵面和出口(黑色箭头)(C图引自Downar E, Kimber S, Harris L, et al.Endocardial mapping for ventricular tachycardia in the intact human heart, ii.Evidence for multiuse reentry in a functional sheet of surviving myocardium.J Am Coll Cardiol.1992; 20: 869-878.)

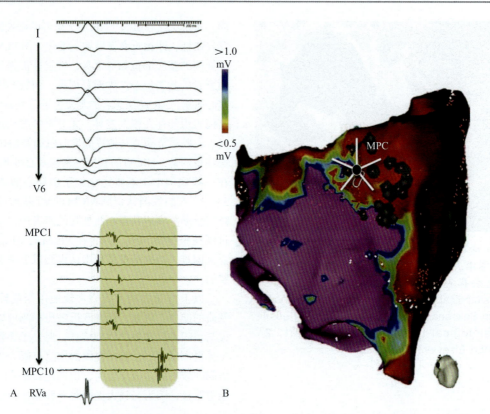

图33.4 A.广泛出现晚电位的图例（黄色标亮部分），伴有不同程度的传导延迟，来自致心律失常性右心室心肌病和室性心动过速患者心外膜瘢痕上放置的多极导管（MPC）的记录。注意导管位于右心室心尖（RVa）时的正常激动，与以体表QRS波为代表的整体心室肌的激动基本一致。B.右心室下壁后前位心外膜电解剖双极电压标测显示MPC的位置，该位置记录到左侧所示的晚电位

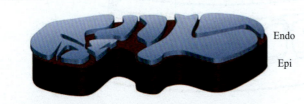

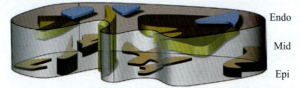

图33.5 缺血性和非缺血性心脏病室性心动过速心室肌基质特征和分布差异图解。心肌梗死后瘢痕（蓝色，上）常位于心内膜（Endo），而非缺血性基质瘢痕（下）则更具异质性和立体性，通常累及心内膜、中层心肌（Mid，黄色）和（或）心外膜（Epi，橙色）

覆盖相对较小的范围。使用单极标测时，记录远端电极（阴极）和电绝缘的远处位置（如Wilson中心电端）的阳极间的信号，从而增加了记录范围。这种标测方法降低了评估EGM细节的能力，但可以对更深层的基质异常进行大致评估（图33.7）。

因此，使用单极EGM而非双极信号进行评估，依然可从心内膜标测中识别出潜在的心外膜或心肌中层基质。这一概念在合并左心室非缺血性心肌病和致心律失常性右心室心肌病的VT患者中证明有效，这些患者接受了详细心内膜和心外膜标测检出较少且无法识别的心内膜基质，心内膜单极电压截断值需要双极心外膜信号分析进行验证。由于目前仅应用电生理标测工具识别基质存在的困难，使用辅助影像技术，如术前心脏磁共振（cMRI）成像或术中ICE，对NICM和VT患者的诊断有重要价值（图33.8）。

然而，即便可以识别基质，使用标准消融技术有效穿透感兴趣区仍然存在困难。而且观察性研究和临床试验已经反复证明此类患者有效控制VT有一定困难。尽管存在困难，已证明心肌内瘢痕可产生区域化效应，即延迟跨壁传导时间并常干扰室壁内激动模式（图33.9）。这种区域化效应有时产生有利作用；假设消融损伤可穿透至瘢痕，阻碍跨壁传导的瘢痕组织有时可作为消融损

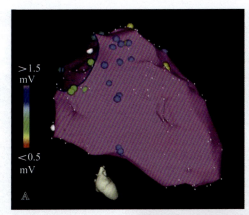
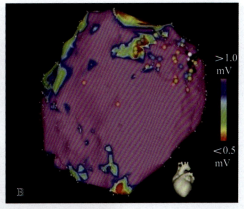
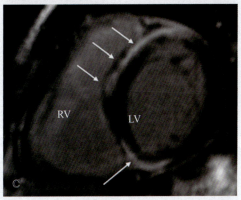

图 33.6　基质完全位于非缺血性心肌病和室性心动过速患者中层心肌内的图例。A.右前斜位左心室心内膜双极电压标测和（B）左前斜位心外膜双极电压标测，均未显示明显基质。心外膜的低电压区与冠状动脉或脂肪分布相关，并不真正表示基质异常。然而，C.心脏磁共振成像显示大片延迟钆增强区，其与室间隔和左心室下壁内的瘢痕一致（白色箭头）

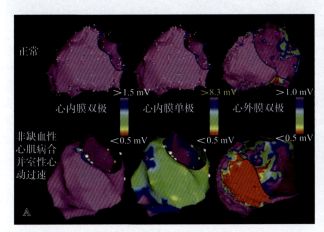
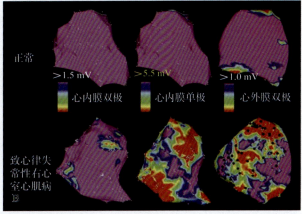

图 33.7　A.一例心脏结构正常患者（上图）和一例非缺血性心肌病合并室性心动过速患者（NICM＋VT，下图）的左心室后侧位电解剖电压标测图，仅有中层心肌基质和心外膜基质。正常患者心内膜双极、单极和心外膜电压标测图均正常。NICM＋VT 患者虽然心内膜双极电压标测图（下图左侧）没有显示明显异常，但以≤8.3mV（下图中间）为截点的心内膜单极信号评估表明在二尖瓣周围存在大量异常区域。心外膜异常由在心外膜标测图上相同分布的双极电压异常证实（下图右侧）。B.一例心脏结构正常患者（上图）和一例致心律失常性右心室心肌病和 VT 患者（ARVC，下图）的右心室右前斜位电解剖电压标测图，主要是中层心肌基质和心外膜基质。与（A）中示例一样，心内膜双极、单极和心外膜电压标测图在无结构性心脏病患者中都是正常的。ARVC 患者心脏内的双极电压标测图（左下）异常最小，而以≤5.5mV（底行中间）为截点的心内膜单极电压标测图表明在右心室游离壁存在大量异常区域，这也被心外膜双极电压标测所证实（下图右侧），可识别出晚电位（黑点）（A 图引自 Hutchinson et al.Circ Arrhythm Electrophysiol.2011；4：49-55.B，Polin et al.Heart Rhythm.2011；8：76-83.）

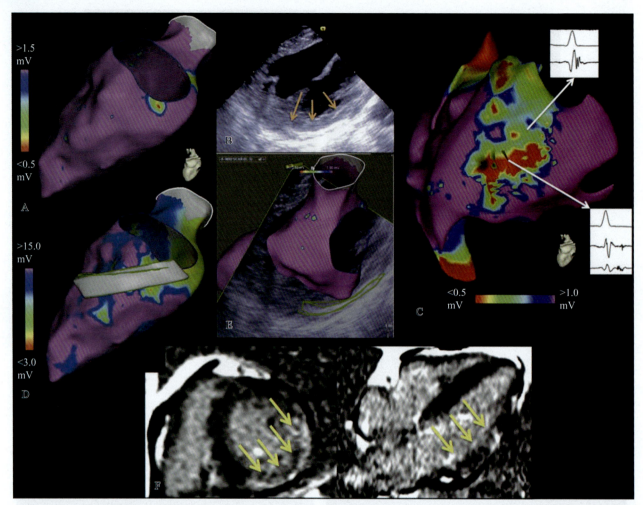

图 33.8 一例心脏结节病导致非缺血性心肌病和室速患者的电解剖标测图（A、C 和 D）、心腔内超声心动图（ICE）及心脏磁共振成像（MRI），并将 ICE 图像整合入电解剖标测系统（B，E）。左心室心内膜后侧位双极电压标测（A）未显示明显心内膜异常。然而，实时 ICE 成像（B）清晰显示位于与纤维化基质一致的中层心肌和心外膜内的高回声区域（橙色箭头）；CARTO 系统采集感兴趣区的二维等值线并将其整合到三维电解剖标测图中（D，使用在不同左心室角度采集的 ICE 等值线重建三维瘢痕位置）。值得注意的是，ICE 看到的瘢痕位置与下外侧、二尖瓣周围中层心肌至心外膜的单极电压异常区域相关（D）。在这种情况下，异常单极电压阈值升高从而揭示了更深处基质。F. 心脏 MRI 在术中标测所观察到的相同区域显示出钆增强延迟（黄色箭头）。当进行心外膜入路标测时（C），双极电压标测图也证实了前面标测的发现。此外，图中还有标测异常心外膜基质得到的异常电图和晚电位示例

伤的强化锚。通常情况下，取得成功消融必须反复消融或使用辅助消融技术（本章后面将讨论），其效果可与既往 MI 相关 VT 患者的消融效果相媲美。

标测室性心动过速基质

目前已经开发了几种用于识别消融相关基质及有效控制室性心律失常的标测方法，其中许多方法相互重叠并指导后续的消融策略。以下内容及表 33.1 和表 33.2 将重点阐述形成目前 VT 管理基质改良的方法。

标测工具

VT 基质标测和消融所必需的工具包括 EAM 系统及相关标测导管，导管可由用于点对点标测的单一双极电极（主要是消融导管）或多极电极组成。使用消融导管标测的优势是能够同时标测和消融；使用多极导管是为了使消融与标测相一致，可通过多种途径到达标测心腔（如在左心室心内膜标测时可经主动脉逆行脉或穿间隔途径）或更换导管。此外，多极标测导管具有电极及电极间距更小的优势，这可使标测更为精准、详细、快速。

相控阵 ICE 对标测和消融并非必需但通常是有帮助的。ICE 可以提供实时成像以确认导管位置和接触情况；评估可能影响导管移动或改变消融方法的乳头肌等解剖变异和结构；评估心脏穿孔、心包积液或收缩功能恶化等急性并发症，以及减少 X 线透视使用。心外膜或心肌中层基质时 ICE 尤为有用。瘢痕通常在 ICE 上表现为回声反射增强区域，甚至可以在任何 EP 标测前即可通过开始放置导管和图像采集时快速识别。心肌中层或心外膜内的强回声区通常与单极电压异常相关

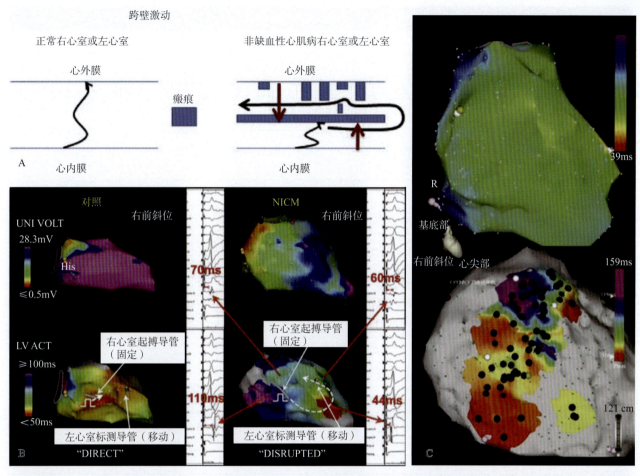

图33.9 A.左图为正常右心室（RV）或左心室（LV）的跨壁电激动模式（黑箭头路径），最早激动的部位一般是与心内膜激动部位相对应是心外膜。相反，瘢痕（右图）的存在可改变和延迟电传导，导致最早心外膜激动部位往往与心内膜激动部位相距较远或不一致。后者中的跨壁瘢痕导致传导的相对区域化，并可作为消融灶的固定锚，只需要穿透瘢痕边界而无须透壁可有效降低折返性VT发生可能性。B.一例无结构性心脏病患者（左图）和一例非缺血性心肌病患者（NICM，右图）的右前斜位（RAO）LV电解剖标测图。窦律下对照组患者（左上）的单极电压标测图未见中间隔瘢痕，而且左心室最早激动部位正对右心室间隔起搏部位（左下）。然而，NICM患者中，单极电压标测图（右上）显示出明显的间隔瘢痕（经心脏磁共振成像证实）及最早LV激动部位相比RV间隔起搏更靠近心尖，且跨壁传导时间明显延迟。C.一例RV游离壁心外膜存在广泛瘢痕［可由广泛存在的晚电位证明（黑点）］的ARVC患者中，获取RV心内膜（上）和心外膜（下）窦律激动标测图。与从心尖前间隔到基底的平滑波阵面传播86ms比较，同一患者的心外膜激动表现为从RV中下部向心外膜漏斗部逐渐延迟激动。这比相应心内膜激动要晚得多，且不一致的向量提示心外膜的独立激动，而不是从心内膜的多部位跨壁传导突破（A图引自Tzou WS, Frankel DS, Hegeman T, et al.Core isolation of critical arrhythmia elements for treatment of multiple scar-based ventricular tachycardias.Circ Arrhythm Electrophysiol.2015；8：353-361. With permission.B图引自Betensky BP, Kapa S, Dejardins B, et al.Characterization of trans-septal activation during septal pacing：criteria for identification of intramural ventricular tachycardia substrate in nonischemic cardiomyopathy. Circ Arrhythm Electrophysiol.2013；6：1123-1130.C图引自Haqqani HM, Tschabrunn CM, Betensky BP, et al.Layered activation of epicardial scar in arrhythmogenic right ventricular dysplasia：possible substrate for confined epicardial circuits.Circ Arrhythm Electrophysiol.2012；5：796-803.）

表33.1 消融的潜在基质部位

窦性心律或起搏节律下识别

电压标测图上的低振幅电描记图（EGM）
双极信号：
- 心内膜：≤1.5mV
- 心外膜：≤1.0mV
- 致密瘢痕：≤0.5mV

心内膜单极信号（提示心肌中层或心外膜基质）：
- 右心室：≤5.5mV
- 左心室：≤8.3mV

局部异常传导部位
- EGM具有多个（＞3）高频成分或间期＞80ms（通常但并不一定是低电压）
  - 基础心律时出现或
  - 心室起搏（如果基线时为起搏心律，可选择其他部位）或期外刺激标测［称为异常局部心室活动（LAVA）］诱发
- 晚电位：体表QRS波结束后明显双极EGM，被等电位间隔从初始局部心室EGM分开
- 致密瘢痕内传导"通道"：致密瘢痕内所记录的EGM
  - 通过减小电解剖标测图中的颜色范围，极低电压区周围较大电压狭窄通道实现可视化
  - 常通过在相邻电极中心之间以间距小于3.5mm的多极导管标测

具有起搏标测特征的部位
下列一种或多种：
- 起搏QRS与室性心动过速QRS波的束支传导阻滞、额面电轴和胸前移行区形态相匹配
- 较长（＞40ms）刺激-QRS开始时间
- 一个部位起搏产生多种起搏QRS形态

如果可以耐受，在VT时标测识别
- 早的、舒张中期激动部位
- 具有峡部成分特征的部位

表33.2 目前根据消融策略的基质消融终点和结局

消融策略	除无法诱发VT外的消融终点	已发表研究的结局
在所有感兴趣区直接消融		
异常局部心室活动（LAVA）消融	消除所有LAVA，包括但不局限于晚电位	完全LAVA消除（70%） 平均随访22个月 完全vs.不完全LAVA消除： • VT复发率32% vs.75% • 死亡率19% vs.20% • VT复发或死亡校正的HR 0.49；95%CI 0.26～0.95；$P=0.035$
消除晚电位	消除所有晚电位	完全消除晚电位（84%） 平均随访13.4个月 完全vs.不完全消除晚电位： • 急性无法诱发VT（消融前可诱发VT者）：65.7% vs.5.7%；$P=0.005$ • VT复发率9.5% vs.75%；$P<0.001$
瘢痕均质化	双极EGM振幅≤1.5mV区域消除所有局部异常传导（晚电位）	缺血性心肌病： 平均随访22个月 瘢痕均质化vs."标准"消融（靶向假定峡部线性消融）： • VT复发率19% vs.47%，$P=0.006$ 非缺血性心肌病： 平均随访14个月 瘢痕均质化vs."标准"消融 • 消融后急性VT不可诱发：69.4% vs.42.1%，$P=0.01$ • VT复发率36% vs.61..4%，$P=0.031$ • VT复发校正HR 0.48；95%CI 0.27～0.96；$P=0.027$

续表

消融策略	除无法诱发VT外的消融终点	已发表研究的结局
选择性消融		
瘢痕去通道化：瘢痕内假定的传导通道入口进行消融，特征包括全部心室激动后最短延迟晚电位及双电极信号电压≤1.5mV	入口点靶向消融所有进入瘢痕的传导通道	平均随访21个月 完全瘢痕去通道化（84.2%） 再次消融（起搏标测+/−标测）：45.5% 不完全瘢痕去通道化（26.1%） 急性VT不可诱发： ● 仅瘢痕去通道化后为54.5% ● 瘢痕去通道化+再次消融后为78.2% 总体VT复发率26.7% 不完全 vs.完全瘢痕去通道化： ● 复发性VT或心脏性猝死校正HR 2.54；95% CI 1.06～6.10；$P=0.037$ 瘢痕去通道化 vs.瘢痕去通道化+再次消融 ● VT复发率20% vs.38%，$P=0.013$ ● 存活率95% vs.89%，$P=0.013$
核心区隔离：包括VT环路峡部的瘢痕周围消融，特征为双极信号振幅≤1.5mV（也可能≤1.0mV）、晚电位、异常EGM或含传导通道的致密瘢痕区域、起搏夺获、VT时通过有限激动或拖带所确认的峡部	消除异常局部传导 起搏输出为20mA，脉宽为2ms，从多个（≥3个）先前已证实有夺获的不同部位（出口阻滞）起搏而无法从消融病灶内部夺获心室	平均随访17.5个月 核心区隔离（84%） 再次消融（起搏标测±）：27% 急性VT不可诱发： ● 仅核心区隔离后为73% ● 核心区隔离+再次消融后为82% 总体VT复发率为14% 实现核心区隔离 vs.未实现： ● VT复发HR 0.17；95% CI 0.03～0.84；$P=0.03$ 基于终点的无VT复发生存率： ● 无法诱发VT+核心区隔离：90% ● 无法诱发VT+无核心区隔离：67% ● 无法诱发VT+核心区隔离：83% ● 无法诱发VT+无核心区隔离：0%

注：CI.置信区间；EGM.电描记图；HR.风险比；VT.室性心动过速；急性VT不可诱发指消融后的评估

（图33.8B），并提示需要对已经标测区域对面进行再次标测（消融）［如心外膜或右心室（左心室）间隔侧］。ICE可与任何商用EAM系统联合使用。然而，目前只有CARTO系统（Biosense Webster，Diamond Bar，CA）可以使用Sound导管（图33.8E）将ICE成像整合至EAM。基于从不同角度采集的二维ICE图像相融合，这一特点有助于对感兴趣心腔进行快速三维解剖重建。它还可以将乳头肌或其他解剖变异直接整合至图像中并将可视化基质参照叠加到图像上，均有助于标测及消融。

室速诱发

即便对于基质消融病例，通常也需要对一个病例在多个节点进行VT诱发。病例开始阶段，基质标测前后进行VT诱发的原因如下：①总体了解可能需要靶向消融的单形性VT数量，特别是在没有自发（临床）VT的12导联心电图（ECG）时；②根据诱发VT的12导联形态评估可能的出口位置（以及可能标测和消融的位置）并获取用于后续标测的12导联模板；③确认基质折返性VT能够解释患者临床心动过速，因而证明基质改良的必要性。后续消融期间也常需要VT诱发以确认消融终点（稍后详细讨论）。

程序电刺激（PES）方法多种多样，其中一种广泛使用的方案是使用600ms和400ms的固定起搏周长起搏8次，随后进行1～3次额外刺激直至VT诱发或达到心室有效不应期。在RV或LV流出道等多个心室部位行PES对于RV心尖部无法诱发VT的一些患者也是有用的。随着引入3次以内额外刺激，持续性单形性VT诱发率逐渐增加。超过3个额外刺激后，诱发单形性VT的概率仅轻微增加，但诱发多形性VT或心室颤动（VF）的可能显著增加。

电压标测

使用CARTO EAM系统标测6例无SHD患者的左右心室，以界定"正常"双极电压参考值。所有心室双极EGM信号振幅是从左右心室心内膜测量得到，其中获取EGM信号的标测导管包括一个4mm电极和2mm的环状电极，电极间距为1mm。正常右心室，EGM振幅平均值±标准差为（3.7±1.7）mV；虽然正常值范围从0.4mV至11.5mV不等，但95%或更多的信号振幅超过1.44mV。正常左心室心内膜，平均EGM振幅为（4.8±3.1）mV，从0.6mV至20.5mV不等，95%或更多的信号振幅超过1.55mV。为方便应用，定义平均正常电压＞1.5mV，以上参考值一直作为鉴别正常双极心内膜心室EGM振幅或电压的标准。在8例具有正常心脏结构的患者中使用类似方法，注意排除主要冠状动脉分布及相关心外膜脂肪区域（这些区域1cm以内，由于和心肌接触不良，两者可能导致人为低振幅信号而不能反映真实的组织异常）后，标测电压参考值＞1.0mV即认为与正常心外膜EGM振幅一致。术中VT标测数据显示与"致密瘢痕"相关的异常心内膜双极信号振幅为＜0.5mV。切记仅仅应用电压进行信号分析识别相关基质是不够的——导管接触不良可能导致与感兴趣基质无关的低电压。还需要其他提示异常传导的特征，如在解剖和病理生理学部分描述的，包括碎裂、延迟或延长的激动时间。

可以根据电压振幅对标测部位进行彩色编码并呈现在EAM上，导管取样的每个部位通过EGM信息对兴趣心腔进行三维重建，视觉上突出相关基质并在其内部进行更为详细的标测和消融。虽然使用磁场依赖的CARTO系统获得这些参考值并加以验证，但其他使用阻抗依赖方法感知心腔内导管位置并实现可视化的标测系统同样也被开发用于临床，包括EnSite（Abbott, Minneapolis, MN）和Rythmia（Boston Scientifc, Minneapolis, MN）。这些系统的定位、激动和瘢痕识别的准确性也通过体内、影像学或组织病理学的相关研究得到验证。

使用类似用于确定正常双极心内膜信号振幅的方法，无SHD患者中通过评估电压特征确定正常左心室和右心室心内膜单极电压（6例LV心内膜单极验证研究患者和8例右心室心内膜单极验证研究患者）。95%以上源于正常左心室的单极心内膜EGM振幅高于8.27mV［平均为（19.6±6.9）mV］，95%以上源于正常右心室的单极心内膜EGM振幅高于5.5mV（图33.7）。使用这些参考值，LV心内膜单极电压＜8.3mV能够准确识别出82%由双极心外膜标测证实心外膜瘢痕的患者。在4例心内膜单极和心外膜双极异常范围存在不同的患者中，cMRI发现2例患者存在与心内膜单极异常相关的中层心肌基质，因而表明在识别中层心肌基质时单极信号分析较双极标测可能更有效。我们还发现，为进一步确定中层心肌或心外膜异常，有时在单极电压评估中增加异常阈值可能是必要的（图33.8）。致心律失常性右心室心肌病和右心室室速患者中，前瞻性验证表明RV心内膜单极电压参考值＜5.5mV与心外膜双极电压区域在大小和位置上显著相关（$r=0.81$，$P=0.008$）。

因此，窦性心律（或非快速心律）时进行电压标测能够以最小的血流动力学损害提供基质存在的初始信息，基质位于心室心内膜表面（双极电压＜1.5mV为瘢痕，＜0.5mV为致密瘢痕），位于心外膜表面（双极信号振幅＜1.0mV），或可能位于中层心肌内（LV或RV单极信号振幅分别＜8.3mV或＜5.5mV）。

起搏标测识别室性心动过速环路成分

VT出口部位（从这个部位开始激动心室其余部分，从而形成VT发作期间所观察到的12导联ECG形态）。通常可以根据心电图特征合理、快速地定位（表33.1）。起搏标测过程包括：①如前所述，根据自发或诱发室速的12导联ECG大致判断异常基质区域内的出口部位；②在此部位起搏获得QRS波形，起搏波形与VT时QRS波形类似或具有其他中心峡部的特征。好的起搏标测部位，提示该部位起搏能够产生类似于VT QRS波形，定义为≥10个导联上起搏QRS波与VT QRS波形态相符。然而，考虑到这种标测的局限性，一个更为宽泛的定义（后面详述）是起搏QRS波与VT QRS波在束支传导阻滞形态、额面电轴和胸前导联移行区相符合（即定性而非完全一致）。即便使用更为宽泛的定义，观测所得的满意的起搏标测匹配也低于拖带标测证明为中心峡部的30%。

或许更重要的是起搏刺激时间，即发生局部心肌夺获到诱发QRS波的开始时间，代表了基质之外整体心室肌的激动；当心肌被周围瘢痕组织相对隔离时，这个时间差异是潜在关键峡部内一个相对位置的标志（图33.10）。例如，VT出口部位起搏应该能更迅速地激动正常心肌并产生与VT形态非常相似的QRS波形，同时刺激-QRS时间相对较短（＜40ms）。在受保护峡部内更近距离的起搏应逐渐产生更长的刺激-QRS时间。然而，VT峡部内进行越近距离的起搏，尤其在峡部或入口部位，起搏QRS波与VT的QRS波的匹配程度越低，事实上更可能产生多个潜在出口的起搏形态。产生这一现象的原因是当缺乏VT发作的功能性单向阻滞（相比VT波阵面在同一区域内持续单向传导）时，窦性心律下起搏标测能够产生多向波阵面传导，从而产生不同的心室激动和QRS波形态。此外，如果应用高输出进行起搏夺获，即便在VT环路内的关键部位进行起搏，由于更大的虚拟电极大小或阳极夺获，心室激动模式会改变并产生不同的QRS波形态。然而，尽管存在诸多局限性，起搏标测可以大致评估VT环路的出口部位并指导术者到达与出口相邻更为关键的中心峡部。

局部异常心室活动和心肌基质内晚电位及病变传导通道的识别

某些情况下，通常在缺乏致密瘢痕组织时，病变传导区域可能被与之相邻的心肌更高的电压振幅所掩盖。这些区域具有局部异常心室活动（LAVA），有时可

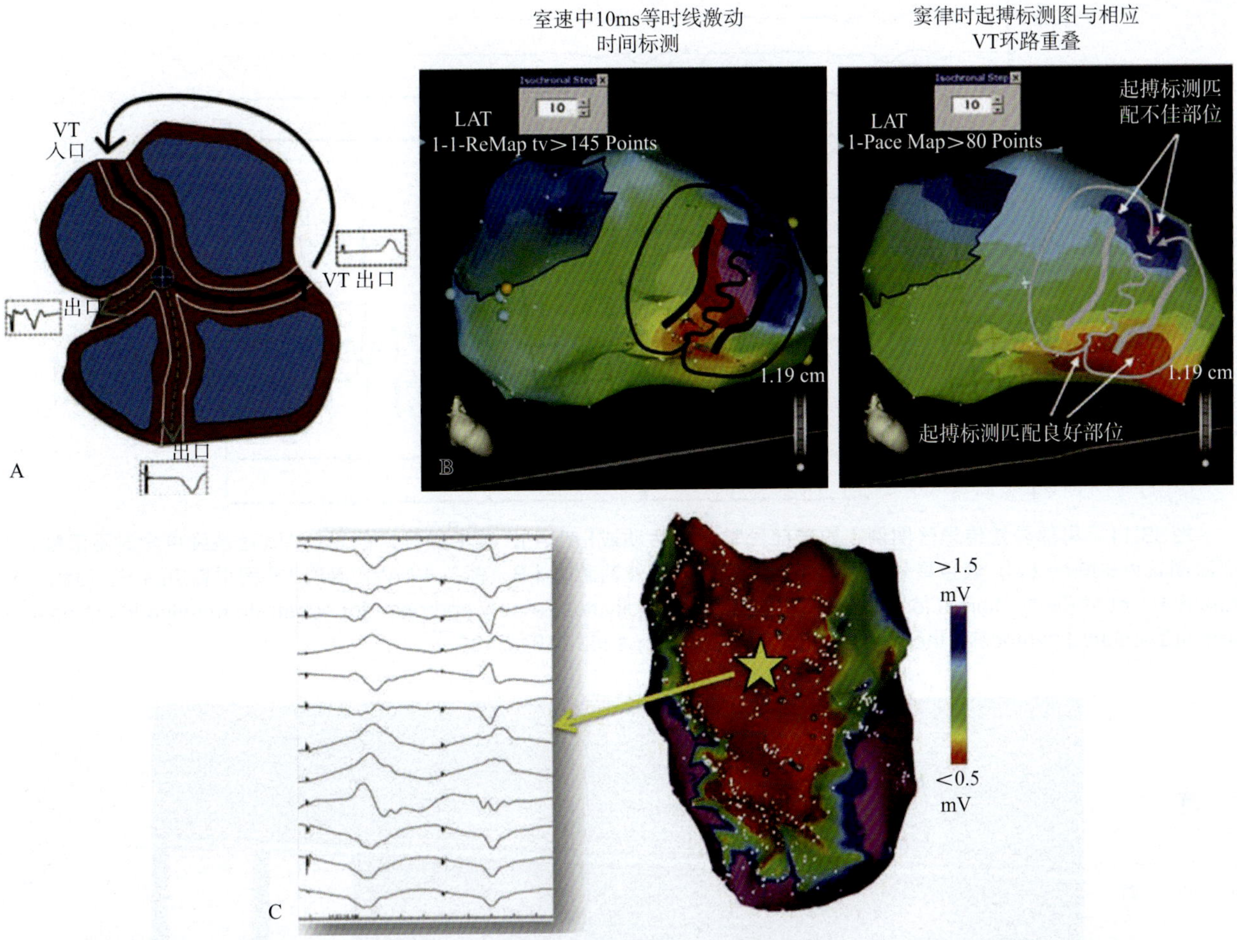

室速中10ms等时线激动　　　　　窦律时起搏标测图与相应
时间标测　　　　　　　　　　　VT环路重叠

图33.10　起搏标测优于QRS波形态匹配的特征。A.下述概念示意图：①基于差异波阵面传播和出口，来自瘢痕（蓝色）内的一个部位起搏如何形成多个QRS波形态；②由于病变但有存活组织内潜在的传导延迟，刺激-QRS时间如何延长（＞40ms）及可能基于起搏和出口部位的相对距离而变化。B.图示为LV右前斜位电解剖标测图，突出显示室性心动过速（VT）时的激动时间和中心峡部通路（左），以及与之对应的前壁心肌梗死患者的起搏标测图（右）。注意，仅仅基于12导联QRS形态匹配程度（右），起搏标测匹配最佳的部位最接近VT环路出口；如果VT环路内起搏部位更近（如从出口到入口），则起搏标测匹配度更差。详见正文。C.从致密瘢痕内同一部位起搏形成的多种QRS形态的病例，每一个都有较长的刺激-QRS时间（A图引自Tung R, Mathuria N, Michowitz Y, et al.Functional pace-mapping responses for identification of targets for catheter ablation of scar-mediated ventricular tachycardia.Circ Arrhythm Electrophysiol.2012; 5: 264-272.B图引自de Chillou C, Groben L, Magnin-Poull I, et al.Localizing the critical isthmus of postinfarct ventricular tachycardia: the value of pace-mapping during sinus rhythm.Heart Rhythm.2014; 11: 175-181.）

以通过改变该区域的激动波阵面加以显现，如通过能够诱发传导性质差异的心室额外刺激，与固定周长刺激相比，能够诱发传导差异并产生更为明显的激动时间差异（图33.11）。与之相反，有时候在致密瘢痕或梗死心肌区，参与折返存活心肌小通道可能被掩盖，尤其是在使用标准的双极电压截断值确定正常和异常时。这种情况下，可以通过减低颜色范围来识别可能传导心肌通道，从而使振幅信号较大的组织相比周围较大范围的极低电压区域更明显。这些区域随后即可作为起搏标测和消融的靶点（图33.12）。此外，更小电极间距的多极导管以更高的分辨率和更快的采集时间能更好地识别相对异质性区域。

类似LAVA标测但更为直接的是，正常窦性或起搏节律下所识别的晚电位（LP）区域可以在EAM上标记，有助于突出VT环路中可能的重要成分。LP定义为体表QRS波结束后的双极EGM记录，通过等电位线与主要初始局部心室EGM中分离出来。一种策略将整个基质标测可以表现为激动标测。不同于心动过速时寻找最早激动部位的激动标测，LP标测着重于窦性（或非心动过速）节律时最晚激动区域。QRS波中一个可信且可重复

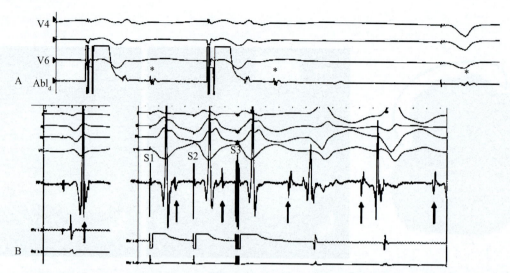

图33.11 局部异常传导区图例（如局部异常心室活动或LAVA），其中最异常的是LAVA在基线传导时不清晰，然而以周长为600ms（A，红色星号）心室起搏或伴心室期外刺激时（B，箭头）LAVA显现（B图引自Jaïs P, Maury P, Khairy P, et al.Elimination of local abnormal ventricular activities: a new end point for substrate modifcation in patients with scar-related ventricular tachycardia.Circulation.2012; 125: 2184-2196.）

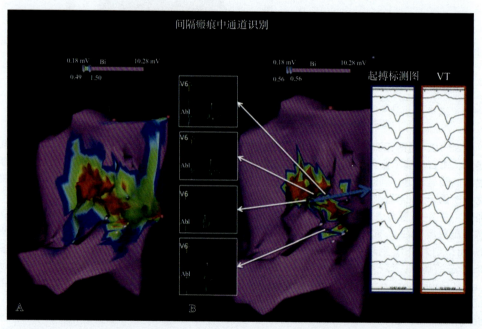

图33.12 使用标准双极电压振幅截点显示右心室心内膜电解剖电压标测图间隔投影（A）。和降低异常色阶阈值以突出显示致密瘢痕内的可能传导通道区域（B）。通道内残余传导证据包括存在晚电位［消融导管（Abl）记录到相关双极电图；白色箭头］和在这些位置起搏夺获心肌的能力。蓝色箭头指示部位起搏所产生与临床室速几乎相同的12导联QRS波群

识别的成分作为时间基准，并使用典型颜色标尺（红色代表"早期"，紫色代表"晚期"），窦性心律下局部传导最慢区域在EAM上呈紫色。相反，那些没有显著传导延迟的区域显示为红色，而那些以相对中等速度缓慢激活的区域则根据可见光谱中的颜色分布进行颜色编码（图33.13和图33.14）。突出显示LP区域的另一种方法是建立杂交EAM，如将LP标识为标准电压标测上的标记，分别用不同的颜色编码表示体表QRS激动后的相对时间（图33.15）。

基质标测策略的局限性

虽然通常认为包含LP的区域是重要的，但仅对窦性心律下表现为最延迟传导的部位进行消融并不一定能够成功抑制VT复发，并且可能导致不必要的消融。33例伴有47个由多种病因所致的瘢痕相关VT患者中，Irie及其同事证明了等时延迟激动标测（ILAM）在识别潜

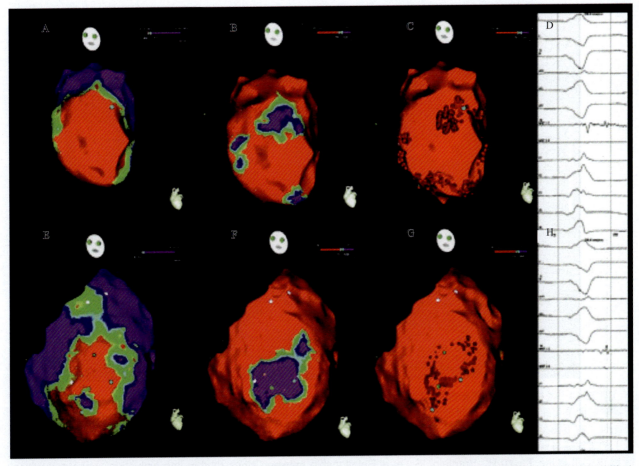

图33.13 图示为前后位电解剖电压（A和E）和晚电位激动（B、C、F、G）标测图，这些图来自一例存在既往前壁心肌梗死合并VT的患者左心室心内膜（上一行）和心外膜（下一行）。对B、C、F和G的颜色刻度进行调整，使最早（红色）的激动对应体表QRS波起始部（D和H），而最晚（红色）的激动对应QRS波后的晚电位偏移。靶向消融晚电位（B和F）后，再次标测未见任何明显延迟传导区域（C和G）（引自Vergara P, Trevisi N, Ricco A, et al.Late potentials abolition as an additional technique for reduction of arrhythmia recurrence in scar related ventricular tachycardia ablation.J Cardiovasc Electrophysiol.2012; 23: 621-627.）

在消融成功率最高部位的有效性，并在另外10例患者中对该方法进行了前瞻性评估。回顾性离线分析发现，以体表QRS波作为参考，使用激动类别将LP标测结果明确划分为QRS波后8条激动等时线（图33.14）。将ILAM与被认为是折返的关键部位相关联时，根据消融过程中非异常终止VT的舒张中期电活动、与峡部一致的拖带标测反应或如前所述的起搏标测标准，只有11%的关键部位位于最近的激动等时线。多数（64%）定位于第二和第三近等时线；这些部位通常也是表现为等时线拥挤的部位，定义为在1cm半径内包含两个以上等时线的区域，并且与窦律下相对固定传导区域一致。使电压标测更为复杂的是局部EGM信号振幅会被激动波阵面影响；表现为固定瘢痕区域的电压图根据在窦律下或在室性激动时进行的标测而各不相同，如RV或LV起搏（图33.16）。

虽然存在局限性，但在窦律下用于标测和消融基质的基本方法在SHD患者的总体VT管理中是有效的（随后详述）。

心室基质消融消除室性心动过速

目前VT射频消融通常使用3.5～4mm的冷盐水导管。虽然开放和封闭灌注导管均已使用，我们通常使用开放式冷盐水灌注导管。相较标准导管，灌注导管所产生的消融灶更大、心律失常控制效率更佳、临床结局更好。虽然关于压力感应灌注导管应用于VT消融改善临床结局的数据有限，但包括SmartTouch Termocool（Biosense Webster, Diamond Bar, CA）和TactiCath（Abbott, Minneapolis, MN）在内的压力感应灌注导管均改善了消融时导管接触能力，提高了消融效能，但是其应用在VT消融对临床结局的改善作用尚不清楚。

开放式灌注导管通常使用温控单极RF消融，温度限制于40～45℃，功率输出可达50W。RF时间从30s到数分钟不等，且常使用以下一个或多个参数评估急性期效果：①阻抗从基线下降≥10Ω；②消融过程中EGM振幅下降或LP消失；③VT发作时进行消融，VT终止与消融相关室性期前收缩无关；④使用ICE提示消

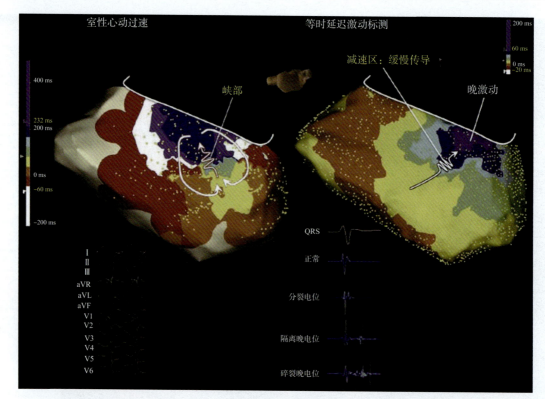

图33.14 既往下壁心肌梗死合并VT患者。左图是VT时激动标测图,识别峡部,同时代表性折返环提示8字激动折返。右图是窦律时创建一个等时延迟激动标测(ILAM),其中根据八条均匀分布的心室激动等时线来显示各种类型的晚电位。右下图是为获得局部电图偏移如何标识延迟电位时机的图例。注意,包含最晚的晚电位激动(蓝色和紫色区域)的等时线与解剖学上识别的VT峡部并不相关;事实上,峡部位于仅仅识别出中间延迟晚电位且观察到等时拥挤的区域内(引自Irie T, Yu R, Bradfeld JS, et al.Relationship between sinus rhythm late activation zones and critical sites for scar-related ventricular tachycardia: systematic analysis of isochronal late activation mapping.Circ Arrhythm Electrophysiol.2015; 8: 390-399.Figure provided courtesy of Dr.Roderick Tung.)

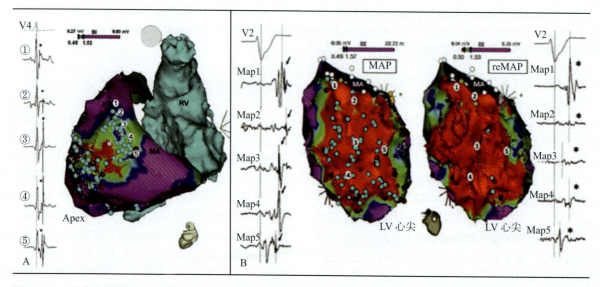

图33.15 瘢痕去通道化方法图例。A.非缺血性心肌病患者心外膜双极电压电解剖标测的后前位图。根据窦律时延迟成分的延迟程度,将包括延迟成分的电图分为入口(黑点,1和5)或内部(蓝点,2,3,4)传导通道点。二尖瓣下传导通道内的电图见1~5,只有电图1和5被靶向消融(红点)。B.窦律下,一例心肌梗死瘢痕愈合患者在瘢痕去通道化术前(MAP)及术后(reMAP)双极电压电解剖标测图的下视图。再次用黑点标记记录为传导通道入口的电图,用蓝点标记内部点电图。左图为入口(1和5)和内部点(2~4)的双极电图图例。瘢痕去通道化前局部电图的延迟成分用箭头突出显示(左)。瘢痕去通道化后同一部位局部电图延迟成分(星号)消失。LV.左心室;MA.二尖瓣环(引自Berruezo A, Fernández-Armenta J, Andreu D, et al.Scar dechanneling: new method for scar-related left ventricular tachycardia substrate ablation.Circ Arrhythm Electrophysiol.2015; 8: 326-336.)

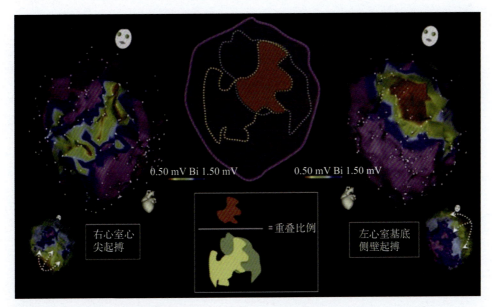

图 33.16　根据双极电压图判断基质分布和激动波阵面起源的差异图例（引自 Tung R，Josephson ME，Bradfeld J，Shivkumar K.Directional influences of ventricular activation on myocardial scar characterization: voltage mapping with multiple wavefronts during ventricular tachycardia ablation.Circ Arrhythm Electrophysiol.2016；9：e004155.）

融部位心肌回声增强。这些因素还必须权衡组织过度加热的风险，过度加热可能导致心肌内蒸汽形成、汽化及局部心肌破裂，这种现象成为"汽化爆破"（SP）。以笔者的经验，SP 更常发生于阻抗下降率更快时（$1.4\Omega/s$ vs $0.38\Omega/s$，$P=0.032$，未发表资料）；这些通常与 ICE 所观察到的组织回声快速增强有关（图 33.17）。从消融后起搏的反应中可以获得支持消融有效的其他线索，包括：①消融后以 10mA 起搏无法夺获消融部位；②一系列连续放电后，观察到起搏 QRS 形态较消融前在同一部位起搏发生变化，这表明激动沿着既往传导区域发生阻滞且随后改变出口（图 33.18）。

传统室性心动过速基质消融：起搏标测靶向识别关键峡部

过去，基质改良首先在低电压区域内通过起搏标测进行。需要意识到出口部位可能在空间上相互毗邻，更关键 VT 环路成分且关键峡部更可能（>80%）位于致密瘢痕或边缘区深部，以线性分布在瘢痕边缘区起搏标测匹配部位进行消融放电并在与假定出口部位相邻的低电压瘢痕持续消融；消融灶长度一般大于 4cm。

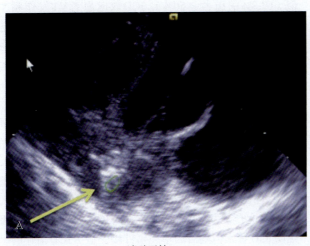 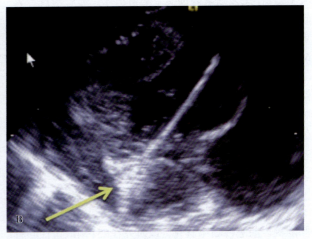

消融开始　　　　　　　　　　　　　　　　　　　　消融后 5s

图 33.17　射频消融术期间，心腔内超声心动图发现即将发生的汽化爆破。注意在消融导管尖端-组织交界面迅速增加的左心室回声反射，以及在心腔内超声心动图上血池内气泡形成增加；从开放式灌注射频消融开始（A）到 50W 功率放电 5s 后（B）

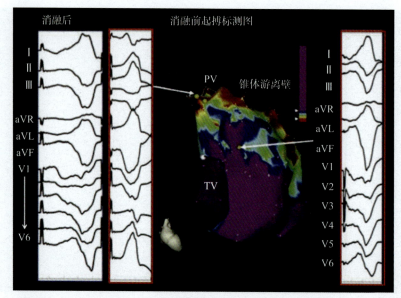

图33.18 右心室电解剖电压标测图（右）显示从肺动脉瓣（PV）延伸至圆锥游离壁的大面积瘢痕。射频消融前肺动脉瓣下和三尖瓣附近圆锥游离壁的起搏图（红色部分）。消融后在肺动脉瓣下同一部位起搏形成与基线不同的起搏图形，类似从更下部位起搏点得到的起搏图形且刺激-QRS时间更长，表明消融区域已被阻断（引自Bala R，Dhruvakumar D，Latif SA，Marchlinski FE.New endpoint for ablation of ventricular tachycardia：change in QRS morphology with pacing at protected isthmus as index of isthmus block.J Cardiovasc Electrophysiol.2010；21：320-324.）

这样做的目的是截断或破坏其他关键环路成分，这不仅与"临床"VT相关，也可以抑制其他折返性VT基质（图33.19）。使用上述方法的最初报道共包括16例缺血性（$n=9$）或非缺血性（$n=7$）心肌病患者，其中消融前平均VT发作21次/月（6～55次）。消融后，75%患者在超过15个月的随访中实现了无VT生存。重要的是，大多数VT复发患者只存在单次复发，只有1例患者VT发作更为频繁并接受了起搏治疗。随后来自三级转诊中心的大样本观察性研究表明，缺血性或NICM患者使用该方法平均超过1个月的随访患者无VT生存率为67%，超过4年的随访无VT生存率为71%。

起搏标测指导的线性消融策略是第一种成功消融无法标测VT的非手术基质改良策略。它不仅是VT消融临床实践的主要方法，而且在临床试验中也占有主导地位，过去近20年中也为其他基质消融方法的发展提供了基础。表33.3总结了以基质改良作为VT管理的消融方法的主要前瞻性临床试验结果。其中一些研究的细节将随后进一步讨论。

多中心Thermocool室速消融试验（表33.3）是一项非随机、前瞻性临床研究，该研究在231例缺血性心脏病［左心室射血分数中位数（LVEF）25%］和无法标测VT（69%）患者中使用外灌注RF消融导管联合CARTO EAM评价了这种消融策略。超过6个月的随访中，53%患者达到主要终点，即无任何VT复发或持续性VT；重要的是，VT发作频率从消融前6个月内平均11.5次显著下降至消融后6个月内0次；其中67%的复发患者VT频率降低75%或更多。随后，一项上市后研究使用同样开放式灌注消融导管、EAM系统及消融方法对其长期安全性及有效性进行评估，入选249例主要为心肌梗死后基质（4.6%为NICM）的患者，6个月时无VT复发率与上市前研究相似（62%），总体VT下降发作频率相似（63.8%的患者≥50%），ICD放电患者VT发作频率显著下降（81.2%～26.8%）。通过评估焦虑和抑郁量表，这些结果转化为生活质量改善，患者消融前和消融后的焦虑水平显著改善，且与ICD放电负荷下降的相关性最强。

一些随机临床试验已经将这一策略作为预防MI后VT病史患者ICD治疗的策略。多中心、随机预防除颤器治疗的导管消融试验（SMASH-VT）入选了128例患者，比较ICD＋导管消融和ICD置入及常规药物治疗，入选标准如下：①入组前MI病史超过1个月；②入组6个月内因VF、血流动力学不稳定VT或晕厥伴有介入电生理检查诱发VT二级预防置入ICD；③曾接受一级预防ICD置入但随后因单一事件接受适当ICD治疗的患者。重要的是，参与该研究的患者既往也没有接受Ⅰ类或Ⅲ类抗心律失常药物（AAD）治疗。因此，VT管理的介入干预治疗是那些接受随机消融治疗患者的首选策略，这一特征与通常接受VT消融治疗的SHD患者及

表33.3 导管消融治疗器质性心脏病患者室性心动过速的前瞻性临床研究总结

研究名称（年）	例数	结构性心脏病类型（S）	LVEF（%）	既往胺碘酮治疗	治疗	平均随访（月）	无复发性VT	ICD放电差异	生存率
多种治疗失败后VT复发的导管消融									
冷却消融系统试验（2000）	146	ICM + NICM（18%）	31	40%	消融（非随机）	8	44%（1年K-M评估）		75%（1年K-M评估）
多中心Thermocool室速消融试验（2008）	231	ICM	25	70%	消融（非随机）	6	53%	平均11.5 vs.0（消融前后6个月）	82%（12个月）
批准后Thermocool试验（2016）	249	ICM + NICM（4.6%）	30.1	68.3%	消融（非随机）	6	62%	平均13% vs.0（消融前后6个月）	86.6%（1年）；81.2%（2年）；74.6%（3年）
VANISH（2016）	259	ICM	31.1～31.2	65%（其中7%剂量≥300mg qd）	消融 vs. 强化药物治疗	27.9	75.8% vs.66.9%（VT风暴），$P=0.08$；62.1% vs. 57.5%（消融后30d适当的ICD放电），$P=0.19$	见前列	72.7% vs. 72.4%，$P=0.86$
HELP-VT（2014）	227	ICM + NICM	32.7	37%	消融 ICM vs. NICM（非随机）	平均20～27	43% vs. 23%，$P=0.01$		91.9% vs. 87.3%，$P=0.307$
VISTA（2015）	118	ICM	32.0～32.6	0%（16%使用索他洛尔或美西律）	瘢痕均质化 vs.传统局限消融	12	84.5% vs. 51.7%，$P<0.001$		8.6% vs. 15%，$P=0.21$
Gokoglan等（2016）	93	NICM	29～32	61%	瘢痕均质化 vs.传统局限消融	14	64% vs. 38.6%，$P=0.031$		
既往ICD置入后导管消融									
SMASH-VT	128	ICM	30.7～32.9	0	消融 + ICD vs. ICD	22.5	88% vs. 67%，$P=0.007$	9% vs.31%，$P=0.003$	91% vs. 83%，$P=0.29$
V-TACH	107	ICM	34.0±9.2	35%	消融 + ICD vs. ICD	22.5	47% vs. 29%，$P=0.045$	平均0.6 vs. 3.4每人每年	91.5% vs. 91.4%，$P=0.677$

注：ICD.置入式心脏复律除颤器；ICM.缺血性心肌病；LVEF.左心室射血分数；NICM.非缺血性心肌病；VT.室性心动过速

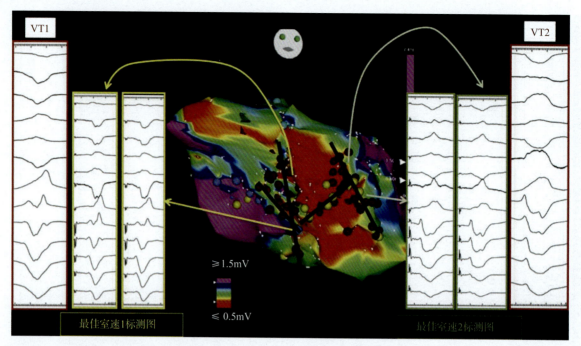

图33.19 一例既往在低振幅和异常局部电描记图区域内应用起搏标测指导前壁心肌消融的患者应用典型的线性射频消融（红圈）截断左心室心内膜致心律失常基质。起搏标测图与临床室速（VT_1和VT_2）12导联ECG形态相匹配的区域内放电截断致密瘢痕

大多数其他涉及VT消融试验的患者有所不同。由于存在这些影响因素，2年以上随访过程中，总体室性心律失常复发率下降（接受消融治疗的患者为12%，未接受消融治疗的患者为33%），导管消融可降低室性心动过速复发风险65%，包括抗心动过速起搏（ATP）和ICD放电（$P=0.007$），降低ICD放电风险73%（图33.20）。该研究并没有评估死亡率差异，但是消融患者的死亡率有下降趋势（9% vs.17%，$P=0.29$），这至少支持消融的较好的安全性，即使对于血流动力学不稳定的VT或VF患者。

一项设计相似的欧洲试验中，冠心病患者置入除颤器前稳定型室速导管消融（V-TACH）试验随机入选107例既往MI，LVEF下降（≤50%）的VT患者分为ICD＋消融组（如前所述的线性基质消融）或仅用ICD治疗组。该试验与SMASH-VT的重要区别在于仅入选血流动力学耐受的VT患者，而排除标准中不包括使用Ⅲ类AAD患者；实际上超过1/3的入组患者随机时接受胺碘酮治疗。类似于SMASH-VT结果，随机到消融组的复发性VT或VF显著下降（HR 0.61；95% CI 0.37～0.99；$P=0.045$，图33.20）。尽管入选病例来自不同患者人群及在心律失常病史和治疗时间方面存在差异，但两组VT复发的绝对比例均高于SMASH-VT试验各组（2年多随访中消融组有53%复发，非消融组71%

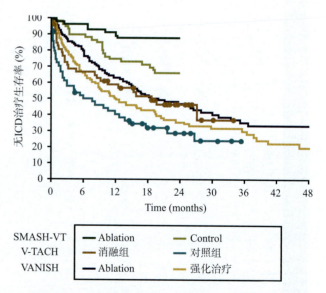

图33.20 主要随机临床试验Kaplan-Meier生存分析汇总图，比较心肌梗死后VT患者的导管消融与常规或强化药物治疗的差异。预防性导管消融预防ICD治疗试验（SMASH-VT）终点为无任何ICD治疗的生存率；冠心病患者稳定型VT置入除颤器前导管消融试验（VTACH）终点为无VT复发或室颤生存率；缺血性心脏病室速消融vs.强化抗心律失常药物治疗试验（VANISH）终点为无复合终点生存率（治疗30d后在随机后任何时间死亡或VT风暴或适当ICD放电的复合终点）

复发）。同样重要的是，对心律失常复发的显著影响往往不能完全用Kaplan-Meier生存分析反映。尽管任何VT或VF，包括ATP治疗成功且无症状的单次事件或导致ICD风暴的多次事件，在入选患者中都作为事件同等对待，但是每个事件的临床意义存在很大差异。例如，虽然在V-TACH试验中VT复发有一定程度的改善，但消融可减少每例患者每年近6倍ICD放电（0.6 vs.3.4，P=0.018）。

多中心室性心动过速消融vs.缺血性心脏病强化抗心律失常药物治疗（VANISH）试验是研究VT消融比较常规治疗在VT复发和死亡率方面效能的第3项随机对照试验。与既往随机试验相比，VANISH将导管消融与强化抗心律失常药物（AAD）治疗进行比较，研究纳入259例既往经Ⅰ、Ⅲ类AAD治疗无效的缺血性心肌病合并复发VT患者，其中近2/3患者入组时接受胺碘酮治疗。随机分配至强化抗心律失常药物治疗组的患者基线时接受如下胺碘酮治疗：①未服用胺碘酮的患者分别给予400mg，2次/天×2周，400mg/d×4周，维持剂量为200mg/d；②每日服用胺碘酮不足300mg者，分别为400mg，2次/天×2周和400mg/d×1周，维持剂量为300mg/d；③每日服用300mg或更高剂量胺碘酮的患者维持相同剂量，给药方案中加用美西律200mg，3次。随机分配至消融组的大多数患者（88.6%）接受了如前所述的基质消融方案；其余患者在拖带及激动标测引导下完成了更多的消融。超过4年的随访中，消融组的主要终点事件（治疗后30d内发生死亡或VT风暴或适当ICD放电）发生率低于强化AAD治疗组（59.1% vs.68.5%；消融组HR 0.72；95% CI 0.53～0.98，P=0.04，图33.20）；这种差异与ICD放电和VT风暴事件减少有关。另一个重要次要终点差异是当持续性VT低于程序性ICD检出下限时，随机分配至强化治疗组的患者与接受消融治疗的患者相比，前者VT复发风险增加73%（P=0.02）。最后，对于发生VT复发时已经服用胺碘酮的患者，随后的消融治疗显著改善了主要终点事件的发生率（HR 0.55；95% CI 0.38～0.80，P=0.001）。因此，重要临床证据表明，无论在AAD失败时或作为VT管理的首选方法，这种消融方法在降低VT复发、减少ICD放电及改善生活质量方面是有效的。然而，尽管有这些重要相对获益，消融后VT复发患者的绝对数量（ICM患者高达46%，NICM患者高达80%）提醒我们仍然需要努力改善传统消融终点，进而改善VT远期复发率。

无法诱发室性心动过速作为消融终点

确定消融终点最规范的方法是尝试用电生理检查再次诱发VT。相同或更激进的刺激（消融前可诱发VT）无法诱发VT通常被认为是急性成功终点，这也通常可降低VT复发率。然而，其预测价值远远不够完美，而且仅仅依靠这一终点存在几个局限性。首先，无法诱发VT存在不同定义，并且根据所用定义，对急性成功的判断有所不同。使用最严格的定义可能是最直接的方法，但其阳性预测价值有限；通过激进刺激诱发非常快的VT（周长<200ms）或多形性VT或VF并不能可靠地预测具有临床意义单形性VT的复发。其次，将无法诱发VT定义为不能诱发临床VT同样也存在局限性，因为定义"临床"也可以有不同的解释。临床上无法获得许多自发VT的12导联ECG，而且关于临床事件唯一可用的细节可能来源于ICD腔内电图，而就VT周长和ICD腔内电图形态而言，也只能获得有限信息。最后，即使能够得到自发VT的12导联ECG，诱发其他形态的VT并不意味着后者"非临床"或可能临床意义不明显；电生理导管室中，VT诱发的部位和方法可能产生单向阻滞及通过产生自发VT基质同样的折返，但由于其波阵面传播和出口与自身发生时不同。尽管这些VT在12导联ECG形态上可能存在差异，但依然应该认为具有潜在临床重要性。目前常见的观点是，基质消融后未能诱发具有类似既往VT的12导联ECG形态或周长差距20ms以内的VT，被认为是一个可接受的急性终点。

除了无法诱发VT的定义外，这个急性消融终点还存在其他限制其预测价值的问题。第一，消融前无法诱发影响了消融后无法诱发的解读。第二，诱发VT时缺乏可重复性，尤其同时使用抗心律失常药物治疗的情况。第三，自主神经张力变化和全身麻醉可能影响VT的诱发。第四，消融病灶可能由于微循环的破坏而增大，伴有心肌细胞丢失，或由于愈合和水肿消退而缩小。第五，患者可能因为血流动力学不稳定而无法耐受消融后的VT诱发。

从最初的线性消融横断策略，在过去数十年间已经出现了其他基质消融方法。如前所述，每一种方法都有特定的标测方法指导以识别被认为最为重要的致心律失常心肌。每一种方法都旨在改进无法诱发VT的标准操作终点的确定，以改善远期临床结局。虽然在不同的标测策略在具体方法和关注点上可能各有不同，但在消融的总体原则上也有许多类似之处。所有方法的共同目标是：①在靶向基质内实现入口阻滞或可兴奋心肌显性传导的消失；②消融后VT无法诱发。

以下章节总结了无法诱发VT外包括其他标测方法、消融终点及相关结果的消融策略（表33.2）。

心室局部异常激动和晚电位消除

一旦使用如前所述的标测方法确定了包含LAVA和LP的区域，随后则在异常传导部位应用进行消融产生相对连续的消融病灶，消除来自从心内膜到心外膜的靶点信号为目标，持续消融直至消除这些靶点信号，消融后由重复标测加以确认（图33.13和图33.21）。ICM、

NICM和VT人群中使用这些技术已经得到了有利结果。最初描述心内膜或心外膜LAVA消除的70例患者（20% NICM）中，与未实现LAVA消融患者相比较，完全消除LAVA（达到70%）可以明显改善生存率并减少VT复发（2年无事件率：55% vs.20%）。多因素分析中包括无法诱发VT和潜在SHD基质，消除LAVA是唯一与无事件生存独立相关的因素（HR 0.49；95%CI 0.26～0.95；$P=0.035$）。

完全消除LPs的患者中，90.5%的患者（28%的NICM）无VT复发，与无法诱发VT比较，完全消除LP在预测VT复发时的敏感度（60.0% vs.50.0%）和特异度（95.0% vs.87.5%）更高。

瘢痕去通道化和室性心动过速核心区隔离

已知大多数关键VT环路成分位于具有异常电压的纤维组织内，靶向这些异常区域内的传导通道并实现电隔离可能更好地控制目前记录的"临床"VT及随后可能起源于相同基质的VT。通过识别可能通道和瘢痕内的存活心肌，集中靶向这些环路中可能的关键成分是瘢痕去通道化及VT核心区隔离策略的基础。

在瘢痕去通道化方法中，Berruezo及其同事识别LP区域，特别关注于识别并集中靶向最早LP部位，推测这些部位代表传导进入瘢痕入口并可以局部靶向治疗以防止瘢痕内再次折返。完成标准电压标测之后，根据局

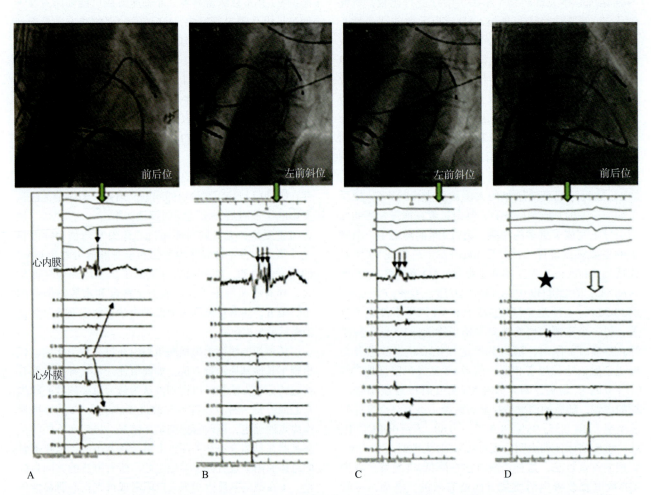

图33.21 一例缺血性心肌病和瘢痕相关室性心动过速（VT）的心内膜（Endo）和心外膜（Epi）局部异常心室活动（LAVA）的记录。上图前后位（AP）和左前斜位（LAO）透视显示，经间隔LV入路在不同部位行心内膜消融，并在心外膜下放置一根朝向心内膜导管的PentaRay导管以监测消融对心外膜LAVA的影响。A.心内膜部位记录的LAVA晚于心外膜部位最近的LAVA。因为早于心外膜LAVA的心内膜LAVA是消融点，因此未在该部位消融。B.移动消融导管到另一位置，该位置可见远场心室电位结束后立即在心内膜记录连续LAVA（箭头）。早于心外膜记录的此类心内膜LAVA部位认为适合进行心内膜消融。C.B图所示部位消融与心外膜LAVA改变相关。D.继续在心内膜消融以最终完全消除LAVA。消融导致PentaRay™标测的大多数通道上LAVA消失。一些通道可以观察到分离的LAVA。充分达到终点（引自Jaïs P, Maury P, Khairy P, et al.Elimination of local abnormal ventricular activities: a new end point for substrate modification in patients with scar-related ventricular tachycardia.Circulation.2012；125：2184-2196.）

部激动的延迟程度，用彩色编码点或标识将特定部位标记为传导通道入口和内部点。特别地，将最小延迟的LP位点标记为传导通道入口，延迟较晚的标记为传导通道内部点（图33.17）。随着对位于瘢痕周围的传导通道入口部位进行局部消融，可以证明重新标测的瘢痕区域内的延迟激动（即消融前存在LP的部位的所有LP活动被消除），而且没有直接消融所有已识别的LP，因而提供了"去通道化"和均质化的证据。101例患者中有84.2%达到了这一终点，虽然也需要使用既往所述的其他消融方法以达到普遍接受的终点（即无法诱发VT，共78.2%）。

一种相关但又不同的基质改良方法是"核心区"隔离。使用这种消融方法在心内膜或心外膜表面使用如前所述的标测方法所识别的关键VT环路成分总结于表33.2中。可行情况下，应用有效的激动和拖带技术确认窦律下标测部位的相对重要性。这些重要部位在电解剖图上加以标注（图33.22和图33.23）。基线时异常区域内组织的电兴奋性通过起搏和夺获以标准输出得以确认。同时也标注基线时缺乏电兴奋性的部位（定义为极低电压和高输出时无法起搏夺获）。一旦识别出关键环路成分，则沿着所有成分周围进行射频消融，通常但并不总是存在低电压和异常EGM特征瘢痕周围。在这种技术最初报道中，44例患者（27% NICM，平均LVEF 31%）表现为多种临床VT且48%患者伴有VT风暴，不足50%的基质（定义为EGM振幅＜1.5mV）接受了靶向隔离消融，表明某些低电压区域存在潜在缺失。除了隔离区内的入口阻滞和VT无法诱发外，该技术还引入了隔离区内出口阻滞的另一操作终点。出口阻滞及成功的核心区隔离定义为病灶内使用20mA起搏输出且从多个（≥3个）脉宽为2ms的不同部位起搏无法夺获心室。当出现不完全核心区隔离或诱发持续性VT时，在标测和VT形态的指导下对心内膜或心外膜进行进一步消融。通过这种方法，我们证明了当实现核心区隔离和VT无法诱发时（90%无VT复发），以及只有核心区隔离时（83%无VT复发），VT复发率下降。平均超过（17.5±9.0）个月的随访中，86%患者实现了无VT发作，而且结局显著优于不能实现核心区隔离的患者（$P = 0.013$）。

瘢痕均质化

最直接和最广泛的VT消融策略描述可能是直接消融和消除瘢痕内所有电兴奋组织。在既往没有冠状动

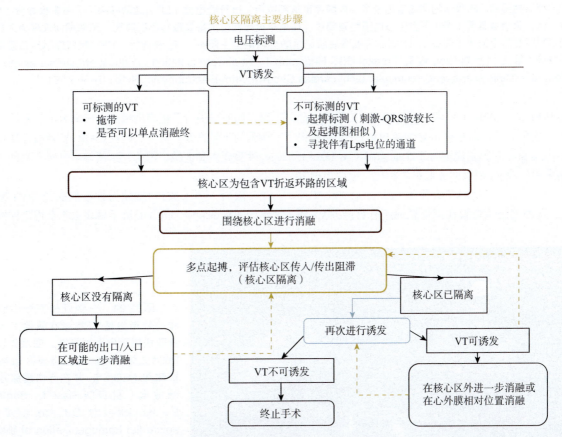

图33.22 核心区隔离一般方法的详细流程图。VT.室性心动过速（引自Tzou WS, Frankel DS, Hegeman T, et al. Core isolation of critical arrhythmia elements for treatment of multiple scar-based ventricular tachycardias. Circ Arrhythm Electrophysiol. 2015; 8: 353-361.）

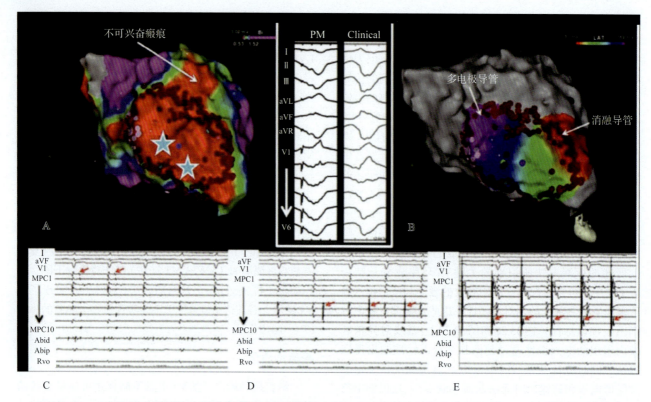

图33.23 一例室性心动过速（VT）风暴和大面积前壁心肌梗死患者核心区隔离（CI）图例。A.前后位心内膜电压标测图。良好起搏标测（PM）部位（星号）定义为VT环路核心区，如文中所述在致密瘢痕和边界区或基线时无起搏夺获区域进行连续消融隔离。B.确认的隔离区内单个心内膜突破该部位后，进行晚电位（LP）激动标测。C.将多极导管（MPC）置于核心区，将消融导管（ABL）置于心内膜突破部位。在最早突破部位消融导致核心区隔离，消融期间表现为入口阻滞的近场LP从MPC中消失（箭头）。D.核心区隔离后所记录的分离电位（箭头）。E.隔离后，MPC起搏显示出口阻滞的局部心肌夺获（箭头）（引自Tzou WS, Frankel DS, Hegeman T, et al.Core isolation of critical arrhythmia elements for treatment of multiple scar-based ventricular tachycardias.Circ Arrhythm Electrophysiol.2015；8：353-361.）

脉旁道移植术（CABG）手术史的ICM和VT患者中最先描述了这种方法。对主要由异常双极EGM振幅所识别的心内膜和心外膜基质进行了全面消融（图33.24），与早期采用传统VT消融的类似患者相比，这种消融方法显著改善此类患者无VT生存率（81% vs.53%，$P=0.006$）。这种消融策略旨在不仅靶向所有可能的VT环路，同时也进行了更多消融放电以减少由于不持久损伤所致的传导恢复。然而，既往CABG患者通常禁止经皮心外膜介入和消融，因此，这项技术对所有MI后VT患者的应用有限。

随后一项入选118例缺血性心肌病合并VT患者的临床随机试验中，既往心脏手术病史不是排除标准（临

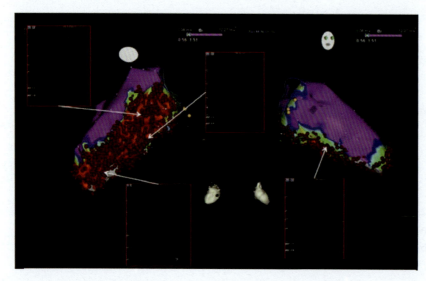

图33.24 一例既往下壁心肌梗死和药物难治性VT患者在窦律下行左心室双极电压电解剖标测。图示为以双极EGM振幅≥0.5mV在瘢痕区域得到电标测图（EGM），并在心内膜瘢痕行消融放电（引自Di Biase L, Santangeli P, Burkhardt DJ, et al.Endo-epicardial homogenization of the scar versus limited substrate ablation for the treatment of electrical storms in patients with ischemic cardiomyopathy. J Am Coll Cardiol.2012；60：132-141.）

床VT消融vs.联合基质消融对VT消融长期成功率的影响（VISTA），与传统VT消融（表33.3）比较了左心室心内膜（必要且可行时心外膜）瘢痕均质化。与更广泛的消融和瘢痕均质化相关的结果是令人鼓舞的，12个月的随访中，无VT生存率在统计和临床意义上均得到改善（84.5% vs.51.7%，$P<0.01$，图33.25），且围手术期并发症（$P=0.61$）或死亡率（瘢痕均质化组8.6% vs.传统消融组15%，$P=0.21$）无明显差异。

然而，尽管这种方法在既往MI的VT患者中是直接有效的，但在非缺血性心肌病基质（由非缺血性心肌病基质复杂性增加所致的VT消融和管理难度增加）中使用这种方法相比其他基质消融策略却没有改善临床结局（表33.3）。

无论使用何种基质标测和消融方法，来自国际室性心动过速中心协作组的12家国际性三级转诊VT消融中心的累积经验表明在大多数患者（70%）中可以实现有效VT控制。事实上，这个截至目前最大的接受VT消融的SHD患者队列（$n=2061$，43%的NICM）中，人们发现无VT复发与无VT及无移植生存率的增加相关（图33.26），而与潜在缺血性或非缺血性基质VT消融或心力衰竭的严重程度无关。因此，尽管实现有效VT控制存在困难，但即使在病情最严重的SHD患者中，基质标测和消融技术的持续进展与相关安全性使导管消融成为更可行的治疗选择。

并发症

VT基质消融相关的操作并发症常高于非VT消融，这通常由SHD合并症增加所致。大型单中心或多中心研究所报道的VT基质消融总体并发症从4%～10%，其中死亡率可高达3%。较为常见的并发症包括血管入路并发症（血肿、动静脉瘘、假性动脉瘤），发生率为1.6%～4.7%；心包积液及心脏压塞占1.3%～4%，通常需要经皮穿刺引流治疗，但极少数情况下需要开放外科修补（0.1%～0.7%）；心力衰竭、心源性休克或其他血流动力学不稳定导致终止手术的比例为0.3%～3.2%；卒中或短暂性脑缺血发作占0.5%～0.8%；完全心脏阻滞占0.8%～0.9%，通常发生在靶向室间隔基底基质时；静脉血栓栓塞占0.3%～0.6%；冠状动脉损伤占0.2%；持续性VT占0.4%；心包炎占0.4%。

并发症的发生率因许多因素而异，包括操作者经验、医院消融手术量、患者基线合并症。预期操作的复杂性包括需要心外膜途径及消融或反复消融，也可能增加并发症风险。

解决疑难病例

室性心动过速基质消融操作中可能出现几个增加

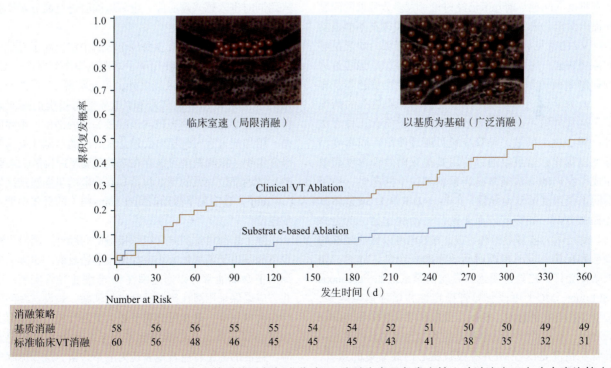

图33.25 缺血性心肌病和VT患者行基质消融与标准临床VT消融患者无复发室性心动过速（VT）生存率比较（$P<0.001$）。两者中位复发时间分别为7.0个月（四分位区间：6.3～7.8个月）和2.5个月（四分位区间：1.2～8.6个月）（未校正HR 0.26；95% CI 0.11～0.61）（引自Di Biase L, Burkhardt JD, Lakkireddy D, et al.Ablation of stable vts versus substrate ablation in ischemic cardiomyopathy: the vista randomized multicenter trial.J Am Coll Cardiol.2015；66：2872-2882.）

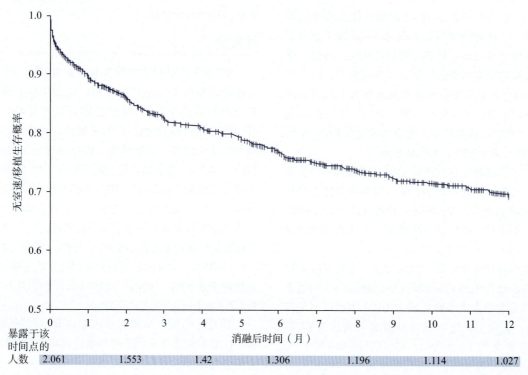

图 33.26 国际室性心动过速中心协作研究中，2061例结构性心脏病患者导管消融后无室性心动过速复发的Kaplan-Meier生存评估（引自Tung R，Vaseghi M，Frankel DS，et al.Freedom from recurrent ventricular tachycardia after catheter ablation is associated with improved survival in patients with structural heart disease: an international vt ablation center collaborative group study.Heart Rhythm.2015；12：1997-2007.）

病例难度的问题。前几节已经讨论了大多数常见的问题并提出对策，表33.4也进行了总结。基质改良不能成功治疗VT的常见原因是在感兴趣心腔或区域内缺乏足够的标测数据。这可能是标测点采集不足或缺乏最接近进行标测表面的基质所致。前者通常与导管接触不良有关、人为导致"低电压"区、比实际基质更大的情况下，这常导致不必要且无效的消融。目前有几种方法可以解决这个问题。导管接触可通过使用不同弯度型号加以优化；这可以通过使用其他双向导管弯度简单完成（我们的方法通常是当预料到这个问题时，使用不同半径弯度的双向导管，如F-J、D-F等），或整体改变操作方向，如穿间隔而非逆行主动脉途径，反之亦然。使用压力监测导管和（或）ICE也可以保证足够的接触和标测，同时提高时间效率和安全性。最后，如果条件允许，已经证明远程导航消融系统如Stereotaxis（St.Louis，MO）可改善导管稳定性并增强消融效果，特别是在再次消融时。相反，通常在使用消融导管进行标测时，有时并不能获得感兴趣基质足够的分辨率——最常见情况是既往MI并有极致密心内膜瘢痕的患者，瘢痕中存在狭窄而变化的通道，但当使用具有更大接触面积导管标测时病变心肌可能被掩盖或忽略。如标测部分所述，使用电极间距更近的多极导管进行标测有时可以帮助显示这些重要区域。一旦消融开始，就不需要连续使用多极标测导管替换消融导管，这时可以通过2个入路同时进入感兴趣心腔，也可以同时进行高分辨率标测和消融。

最大的困难是基质主要位于心肌中层。除了对单极EGM进行仔细分析或使用围手术期或操作前影像（ICE或MRI）来识别这些区域之外，可能需要VT发作期有限的标测来识别单极信号和ICE异常所指引的感兴趣区，用最小的附加损害靶向消融最关键的部位。重要的是，附加损害有时包括对大量正常心肌的消融才能达到异常组织（推测其中可能存在至关重要VT环路）。与最感兴趣的部位一致的特征包括具有分散的早期激动区域（>2cm^2，其中最早激动时间在10ms内）的舒张中期远场电位。

除了先前讨论的导管组织接触的问题外，消融失败也可能是由于消融灶大小或深度不够造成的。更大、更深的消融灶通常可以通过灌注vs.非灌注导管实现；因此，应确保采用灌注头端导管进行消融。假设这些问题已经得到解决，最常见的需要较大消融灶的情况是存在中层心肌基质。当心肌细胞暴露于非致死剂量的热量时，存活的细胞将短暂地表现为电不兴奋。这一休眠期可以持续数分钟到数周。最终结果是在既往消融区域电传导性恢复。缺乏损伤持久性是消融失败的常见原因，且经常发生在较深水平的心肌靶向消融中；这也是解释中层心肌基质消融后VT复发增加的可能机制。这些情况下，应用特殊辅助消融技术，如双极RF放电、使用

表33.4 解决疑难病例

问题	原因	解决方法
无明显心内膜基质（定义为双极信号低振幅或局部异常传导特征，如碎裂、LAVA、晚电位）	标测导管分辨率不足 中层心肌或心外膜基质	改用多极导管采集更快且更高密度标测点 评估获取标测点的单极而非双极信号振幅 使用心脏内超声（ICE）识别中层心肌或心外膜的回声增强区域 经皮心外膜入路标测或可疑间隔中部基质时标测间隔对侧部位
无明显心内膜或心外膜基质	中层心肌基质	评估已经完成标测点的单极而非双极信号振幅 应用心脏内超声（ICE）识别中层心肌回声增强区域 VT发作期间在单极电压或ICE异常的指导下，尝试快速标测识别消融最关键区域
发放射频能量无效	导管接触不足 消融病灶大小或深度不足 标测不足	改变导管接触范围，如不同半径弯度、双向导管或入路方向（经间隔入路而非主动脉逆行入路，反之亦然）；使用压力监测导管和（或）ICE；考虑使用远程导航系统 灌注消融（如果最初使用非灌注消融） 考虑使用辅助技术来增大射频病灶（如半盐水灌注、双极消融） 使用更高功率、灌注射频能量或更低功率、长时间消融（可多达数分钟） 继续标测：考虑识别基质或感兴趣心腔入路的替代方法，或标测邻近感兴趣部位的另一心腔
感兴趣基质靠近关键解剖结构	心外膜表面冠状动脉或主动脉根部 心外膜膈神经 希浦系统近端	使用ICE实现主动脉根部左主冠状动脉窦口可视化并在任何心外膜消融前进行冠状动脉造影；避免在主要冠状动脉以内5mm使用RF能量消融 考虑低功率射频能量（＜30W）或冷冻能量 使用更长、更高功率RF＋/－使用辅助技术消融感兴趣区对应的心外膜部位 心外膜消融前通过起搏及膈肌刺激标注膈神经走行 通过在腔隙内注入盐水或使用周围血管成形球囊机械性隔离或使心外膜表面膈肌移位 避免该区域消融，除非在术前与患者就完全心传导阻滞风险和可能的设备升级坦诚交流谈话

注：LAVA.异常局部心室活动；VT.室性心动过速

半生理盐水（HNS）灌注导管、针状射频消融及经冠状动脉或静脉注射乙醇等可能有帮助。鉴于这些技术中有许多在临床实践中并不常用，如果觉得有用，建议向有使用经验的操作者寻求帮助。

双极消融涉及使用两个消融导管来发放射频能量，不同于标准单极消融将射频电流从导管头端传递至不同部位。高功率双极消融在消除既往消融失败后的室间隔VT是有效的。部分情况下冠状动脉或静脉中使用乙醇是有效的，特别对涉及室间隔中部或左心室顶部区域的VT。然而，这些方法的成功率有限且明显依赖于特殊解剖情况，即冠状动脉或静脉分支的存在，通过这些分支，具有心肌细胞毒性的乙醇可以选择性到达致心律失常区域。为实现更大、更深的消融灶，使用HNS也被证明是有用的。HNS的阻抗高于生理盐水；当RF通过电极周围具有更高阻抗的液体传递至心肌时，能够形成更强RF放电及更大消融灶（图33.27）。心内膜和心外膜消融都是如此。作为后一种概念的延伸，Aryana等指出，心包内积聚的生理盐水越多则消融灶越小。笔者已经观察到，将HNS灌注入心包腔可提高心外膜射频消融的效能。

最后，可能存在阻止有效射频或冷冻能量发放的解剖屏障。例如，靠近正常的希浦传导系统和冠状动脉可能限制关键区域内使用更高功率能量；当在间隔基底部或心外膜进行VT消融时需要考虑这些解剖屏障的存在。脂肪也可以保护感兴趣区域或影响心外膜消融效果。主动脉根部消融前，ICE可以帮助识别并避免冠状动脉左主干穿孔（图33.28）。当接近冠状动脉的心内膜和心外膜消融存在困难时，应该行冠状动脉造影检查。一般笔者避免在冠状动脉5mm内使用射频能量进行消融。当消融部位邻近重要冠状动脉的情况下，可以考虑使用低功率射频能量（＜30W）或冷冻能量。另一种方法是使用更长、更高功率的RF能量联合辅助技术在与心外膜相对部位的心内膜进行消融。

此外，虽然通常可以避免膈神经损伤，但在进行心

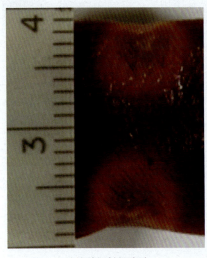 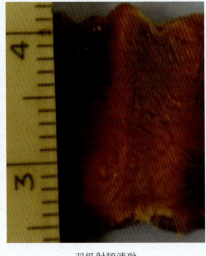 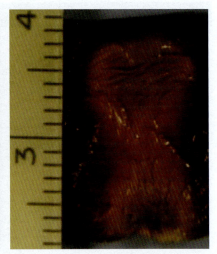

连续单极射频消融　　　　　　　　双极射频消融　　　　　　　　同时单极射频消融

图33.27　体外实验应用于活牛心肌的射频消融术（RFA）灶横切面。值得注意的是，使用相同射频能量（50W）、导管尖端方向和RFA持续时间（60s）的双极消融术比连续使用单极射频消融或同时使用单极射频消融能够产生更为致密的跨壁损伤灶［引自Nguyen DT, Zipse MM, Tzou WS, et al.Simultaneous Unipolar Radiofrequency Ablation Lesions Have Similar Volume with Different Geometry Compared to Bipolar Ablation.C-PO04-137.Heart Rhythm 2017；14（5）：S382.］

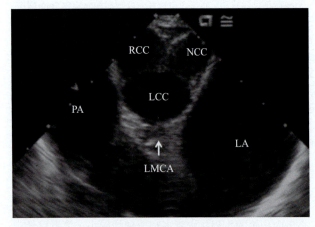

图33.28　心腔内超声心动图成像实现主动脉窦及左主冠状动脉（LMCA）窦口可视化。LA.左心房；LCC.左冠窦；NCC.无冠窦；PA.肺动脉；RCC.右冠窦

外膜消融时不应忘记这一解剖结构。左膈神经通常沿左心室外侧走行，可以很容易通过起搏和膈肌刺激加以识别（假设未使用肌松药）。它不附着于心外膜表面，因此可能被移出消融范围。可以通过包括液体（如前所述，HNS可能更理想）或空气灌注在内的技术安全实现这一目标，以避免医源性心脏压塞或在腔隙内扩张外周血管成形球囊。

随着在提高SHD的消融疗效方面取得的进展，人们绝对不能忽视可能的附加损害，并时刻警惕减小这种风险。考虑对这些区域进行消融之前必须坦诚讨论显著的附加损害风险，同时也要权衡与高风险消融相关的相对风险和获益。

结论

无论是由于缺血还是非缺血原因，结构性心脏病中最常见的VT潜在机制是瘢痕依赖的折返。由于大多数室性心律失常血流动力学不稳定，目前已经形成了在起搏或窦性节律下通过基质消融改良瘢痕的策略。这些基质消融策略可以通过电解剖标测得以实现，包括起搏标测下的经验性线性消融、靶向瘢痕内晚电位、瘢痕去通道化、核心区隔离及瘢痕均质化。无论采用何种消融策略，由于结构性心脏病的病因，无VT生存率这一临床结局均存在差异，其中由于心外膜和心肌中层的瘢痕分布差异，非缺血性心肌病患者的复发率显著高于缺血性心肌病患者。此外，心内膜、心外膜和心肌中层组织实现安全消融仍存在困难。然而，尽管VT消融仍存在困难，基质消融策略仍能有效控制药物难治性VT。目前正在开发克服这些困难的新技术，并有望提高VT基质消融的安全性和疗效。

（天津医科大学第二医院　刘　彤　陈子良　译）

第34章

经皮心外膜导管消融室性心动过速

Roderick Tung

关键点

- 经皮心包腔途径可以提高我们认识和缓解致心律失常的心外膜瘢痕基质。
- 清楚认识心包解剖和相关的周围结构对于减少和认知相关并发症非常重要。
- 虽然心外膜标测和消融只是可选途径之一，但是心外膜多发瘢痕及心内膜消融失败的患者极有可能从这种辅助方法中获益。
- 理解X线下前入路和下入路的影像特点，可以优化经皮穿刺心包的安全性和有效性。
- 既往有心脏手术或心包粘连史的患者，经外科手术入路的射频消融术可在无菌的电生理室内安全进行，剑突下开窗可以标测并消融下壁基质，前壁胸廓部开窗可进行前部、心尖、侧部基质的标测和消融。
- 由于心包内给予类固醇类药物可以缓解心包炎的发生，故大多数患者可以耐受反复经心包腔入路的手术。
- 射频消融前，仔细注意膈神经和冠状动脉的解剖对于减少并发症是非常重要的。
- 心外膜脂肪的存在可能干扰低电压区域的瘢痕识别，也会削弱射频能量有效地作用于心肌。
- 经心外膜途径入路最常见的并发症是心包出血，其原因可能为误穿刺右心室，亦可能是由于机械鞘、导管操作或消融所造成的创伤。
- 心外膜与心内膜相结合的消融策略可以为复杂三维瘢痕基质提供更全面的双向视角修正。观察性的队列研究已经证实，相比于单独的心内膜消融，联合消融可以减少室性心动过速的复发。

引言

既往心包腔的临床意义仅限于通过穿刺以减轻大量积液所致的影响血流动力学的心脏压塞和获取有诊断意义的液体标本。在1996年，Sosa描述了一种类似于心包积液下心包穿刺的方法，可以经皮穿刺到无心包积液的（干性）心包腔。这一创新的，看似高风险的方法开辟了心律失常复杂消融的新领域，这种方法可以避免开胸在心脏的心外膜表面进行标测和消融。

心外膜折返环路的存在可能是瘢痕介导的室性心动过速（VT）经心内膜消融成功率相对较低（50%）的一个重要原因。瘢痕通常是透壁且合并复杂的空间结构，而心外膜消融则允许更广泛的心律失常基质治疗。经皮穿刺心包腔后电解剖的标测提高了我们对于跨壁的多种瘢痕基质透壁范围和解剖的理解与认识。鉴于这种方法的并发症通常与穿刺和消融过程中的损伤有关，因此，解剖知识的掌握对于增加安全性和有效性是非常关键的。

心包解剖

心包膜是一连续的封闭囊性结构，它包括浆膜性心外膜、浆膜性心包壁层和纤维层。在胚胎学上，浆膜性心包包括脏层（心外膜）和壁层，其与外层的纤维层相连。在脏层和壁层之间的心包腔内可容纳生理性的浆液（20～60ml），使心包壁层上心外膜的运动得到润滑，心包厚度的正常范围为1～3.5mm。

心包膜可以避免心脏遭受创伤、粘连和感染。更重要的是，它使心脏悬挂且固定在胸腔的固定位置。在心脏上方几厘米，心包膜也固定了主动脉、周围动脉和肺动脉。在下方，心包壁层连接并固定于隔膜的中央腱膜上。在前面，心包胸骨韧带连接了纤维心包层和胸骨柄及剑突（图34.1）。

与心脏电生理相关的2个主要的窦是横窦和斜窦。心包横窦位于左心房的上方和升主动脉的后方（图34.2）。横窦的顶部是右肺动脉穿过主动脉弓的标记点（图34.3）。横窦使心脏左侧和右侧连通起来，故而通过大血管前方的经皮穿刺使从心脏左侧面经横窦至右侧面的操作成为可能。斜窦位于左心房的正后方和食管及降主动脉的前方。它由下腔静脉和4个肺静脉构成边界（图34.3）。因此，在斜窦内的操作是非常困难的，但幸好无须在此部位消融VT。心包外走行有膈神经，膈神经在纤维心包的表面，沿前面和侧面走行。心包壁层的神经纤维对疼痛很敏感，心包炎所致的胸痛就是心包壁层受到炎症刺激所引起的。

心外膜标测的临床适应证

当高度怀疑VT为心外膜瘢痕起源时，临床推荐可以应用经心包腔心外膜标测方法。目前，心外膜标测消融的适应证取决于瘢痕基质、既往消融情况和VT的心电图特征。最新的欧洲心律协会和欧洲心律学会共同发

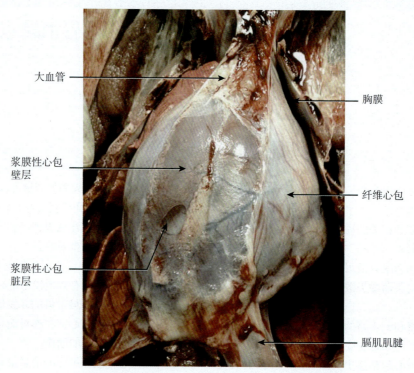

图34.1 前方的经皮心外膜入路时，猪的心脏体位。通过穿刺部位可以看到浆膜性心包脏层（心外膜）。胸骨去除后，随着纤维外层的剥离可以显示出心包壁层。再下层即是广泛的横膈膜附属组织。图的下方可见较宽的隔膜附着物（大血管、浆膜性心包壁层、胸膜、纤维性心包膜、膈肌肌腱、浆膜性心包脏层）（心外膜）

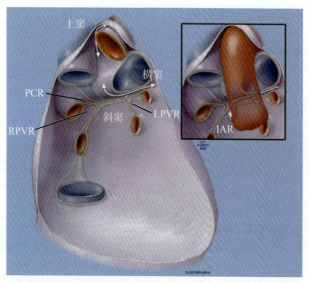

图34.2 在心脏后方有心包隐窝和窦。斜窦位于左心房后方。横窦位于升主动脉后方。IAR.心房下隐窝；LPVR.左后静脉隐窝；PCR.后腔静脉隐窝；RPVR.右后静脉隐窝（引自Lachman N, Syed FF, Habib A, et al.Correlative anatomy for the electrophysiologist, Part I: the pericardial space, oblique sinus, transverse sinus.J Cardiovasc Electrophysiol.2010; 21: 1421-1426.）

表声明指出，基于三级转诊中心的调查显示临床实践模式发生了重要变化，17%的VT消融案例通过心外膜途径。随着经验累积，提高了该操作的安全性和有效性，心外膜标测消融技术得到了更广泛的应用实施。

非缺血性心肌病（NICM）、致心律失常性右心室心肌病（ARVC）、肥厚型心肌病（HCM）、Chagasic心肌病等具有不同的心肌基质特点，经过MRI和电解剖标测证明显示，相对于心内膜瘢痕，存在着更广泛的心外膜瘢痕（图34.4）。

相反，既往研究指出缺血性心肌病（ICM）的瘢痕是楔形的，其形成主要是起始于心内膜下坏死并根据冠脉闭塞时间长短而向心外膜延展变化的损伤面积。这与Reimer和Jennings所提出的波前坏死理论相一致。早期的外科手术研究证实了在梗死后瘢痕相对缺乏晚电位，这种梗死后瘢痕主要是由于前壁心肌梗死导致的室壁瘤。与非再灌注梗死相比，再灌注梗死具有结构和功能均不相同的瘢痕特征，呈片状且心外膜保留程度是不固定的。然而，在不伴有室壁瘤的ICM患者中，心外膜瘢痕较心内膜瘢痕更广泛出现，并且在24%的病例中可看到心外膜的VT终止（图34.5）。

心外膜标测和消融的实施是有很多变化的，更多的患者在有丰富经验的中心进行。在并发症发生风险较低的中心更广泛地应用心外膜消融是合理的。心外膜消融早先仅作为联合消融策略的一部分用于心内膜消融失败以后，其目前被认为适用于多种术式，但尚缺乏前瞻性随机研究。在图34.6中显示了评估患者是否采取心外膜途径策略的一些建议。

心电图可以提示心外膜VT的出口部位。心外膜出

第34章 经皮心外膜导管消融室性心动过速 561

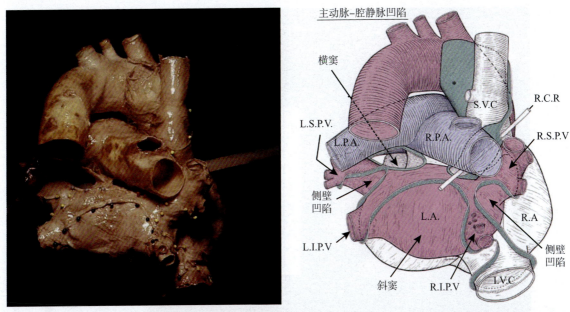

图34.3 左心房后方和完整大血管的组织学解剖。斜窦由黑色大头针标记。木制标尺穿过心包横窦。I.V.C.下腔静脉；L.A.左心房；L.I.P.V.左下肺静脉；L.P.A.左肺动脉；L.S.P.V.左上肺静脉；R.A.右心房；R.C.R.下腔静脉后凹陷；R.I.P.V.右下肺静脉；R.P.A.右肺动脉；R.S.P.V.右上肺静脉；S.V.C.上腔静脉（引自McAlpine, UCLA Cardiac Arrhythmia Center Library, courtesy Dr.Kalyanam Shivkumar.）

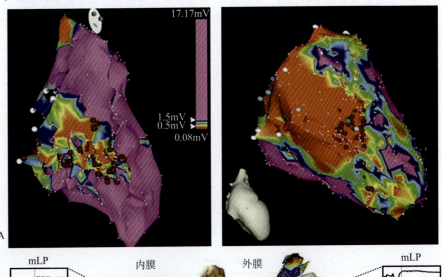

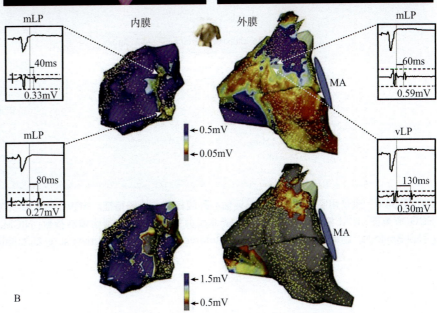

图34.4 A.在致心律失常性右心室（RV）心肌病患者中，心外膜和心内膜联合的标测显示更广泛的心外膜瘢痕（右前斜位视图）。红色圆圈表示消融损伤，绿色圆圈表示VT的终止。B.非缺血性心肌病（NICM）患者的基质标测显示与心内膜瘢痕相关的广泛心外膜瘢痕。在低电压区域内可看到多个晚电位。mLP.中等晚电位；vLP.极晚电位（引自 Nakahara S, Tung R, Ramirez RJ, et al.Characterization of the arrhythmogenic substrate in ischemic and nonischemic cardiomyopathy implications for catheter ablation of hemodynamically unstable ventricular tachycardia.J Am Coll Cardiol.2010；55：2355-2365.）

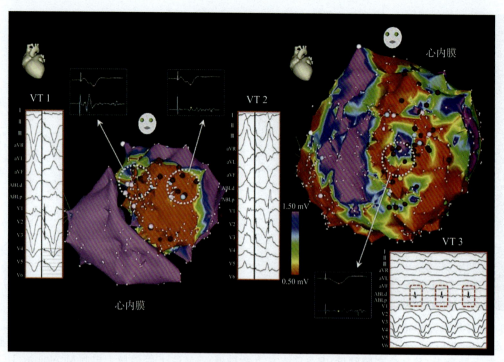

图34.5 对前壁梗死的患者进行心外膜和心内膜心室联合标测。心外膜异质性瘢痕比心内膜瘢痕更广泛。两种VT通过起搏标测定位于心内膜，第三种VT消融终止在标测到舒张中期电位处的心外膜点。（引自Tung R，Michowitz Y，Yu R，et al.Epicardial ablation of ventricular tachycardia：an institutional experience of safety and efficacy.Heart Rhythm.2013；10：490-498.）

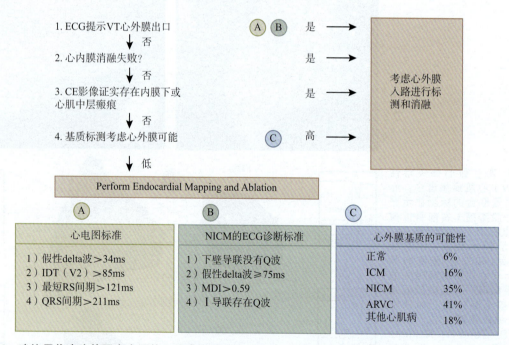

图34.6 建议用临床决策图表来评估心外膜标测和消融指征。ARVC.致心律失常性右心室心肌病；CE.对比度增强；ECG.心电图；ICM.缺血性心肌病；IDT.类本位曲折时间；MDI.最大偏转指数；NICM.非缺血性心肌病；VT.室性心动过速［引自Boyle N，Shivkumar，K.Epicardial interventions in electrophysiology.Circulation.2012；126（14）：1752-1769.］

口处延迟的心肌传导在到达心内膜下传导系统之前减慢，呈现由外到内的激动模式。Berruezo等提出了几种倾向于心外膜出口VT的心电形态学上的标准：①伪delta波时程超过34ms；②QRS波时程超过200ms；③类本位曲折时程超过85ms；④RS波时程超过121ms。在NICM，Ⅰ导联或下壁导联的QS波形态可以预示在侧壁和下壁心肌中缺乏由内到外的激动。然而，严重心肌病和由抗心律失常药物导致的传导延迟会干扰所有这些标准的特异性。Martinek等指出所有这些针对NICM的推荐标准都不能可靠地预测心肌梗死后患者VT的心外膜关键消融靶点。

几项关于心内膜标测的研究对心外膜来源的VT特点有所提示。单一最早激动位点（舒张期或收缩前期）的缺失或弥散的广泛区域几乎同步激动，提示病灶或折返环并不局限于心内膜下。此外，心内膜下起搏标测找不到与自身VT形态匹配的位点及心内膜下标测消融不能终止的VT，都提示是肌间或心外膜的VT。心内膜单极电压标测（RV＜5.5mV，LV＜8.27mV）显示低电压范围很有限的NICM和ARVC患者，提示病灶深在而需要更多途径去标测消融。

经皮剑突下穿刺技术

Sosa等首先提出了经皮剑突下穿刺通路，其采用与心包穿刺相同的技术。因为在无心包积液的状况下进行心脏穿刺，故需要执行更多的安全步骤。重要的是，X线下使用造影剂和弯头穿刺针可以提高干穿心包腔的安全性和成功率。

在拟开展心外膜途径介入治疗的消融中心，当出现某些并发症时，外科后备是非常重要的，而且应预留好血型血样。抗凝剂、抗栓剂和抗血小板药物应该在穿刺前停用，以减少出血风险。总的来说，噻吩吡啶类药物出血风险最高。因为心内膜的操作需要全身肝素化，为了更加安全，心外膜入路应在心内膜标测和消融前完成。在心内膜标测前，常先进行一次心外膜标测，以减少整个操作过程的抗凝时间。

在手术前，镇静和麻醉的选择也是非常重要的，全身麻醉可以减少患者的活动并稳定患者的呼吸幅度。笔者认为全身麻醉下进行经心外膜操作可以使患者更安全、舒适，并利于手术成功，但全身麻醉却不利于VT诱发并可能延长操作时间。这与室性心律失常自发性或触发性的发生机制有关。如果选择清醒下镇静，可以在操作过程中加深镇静，在心包穿刺成功后减轻镇静。

该操作首先在剑突下区域进行无菌消毒，然后应用1%利多卡因进行局部麻醉。在笔者所在的医疗机构，应用抗生素以减少细菌性心包炎。解剖位置的定位误差可能增加操作的风险，因此需要仔细地去触诊确认剑突下的操作区域。最初设计用于硬膜外麻醉以减少对脊髓损伤的A17-G弯形尖端针可通过有角度的导丝指引，

避免刺穿心肌和心包壁层。在笔者所在的医疗机构，有两种长度的Tuohy硬膜外穿刺针可供选择，分别是17G×3.5in（90mm；BD Medical，Franklin Lakes，NJ）和17G×6in（152mm；Hakko，Cincinnati，OH），可以根据体型进行选择（图34.7）。

在笔者的医疗中心，穿刺点选在剑突下左侧一横指处，由此通过胸肋三角区，此处没有血管分布。开始穿刺时，针尖朝向左肩部可以减少穿刺肝脏的风险，进入几厘米后可逐渐加大角度到45°，在右上区用手动压迫也能减少误穿肝脏的风险。

双向X线透视法可以确定针的两个方向，即前向和后向（下方）。由于在穿刺区域附近标测，导管的急转U形弯操作会带来很大的技术挑战，故远离欲标测区域进行穿刺是心外膜途径一个很有用的方法。如果需要前向穿刺，进针的轨道需要持续沿浅层通路行进（＜30°），大角度侧位X线投照有助于判断针沿着胸骨后方走行以接近RV前壁（图34.8）。而后路进针，需要增加针的角度（＞45°）以指向心脏的基底部，该部位以冠状静脉窦电极为标记。右前斜投影可用于确定基底与心尖的连接角。左前斜投射（LAD）用于确定形成右心边界的右心室游离壁。在LAO可以更接近心脏下侧边界，以减少RV穿孔，但太靠近隔部的穿刺会增加后降支动脉损伤的风险（图34.9）。后路方法可能有更高的膈肌穿孔风险，但笔者的病例中尚没有这类不良事件发生。在穿刺过程中，膈肌及其附件常会被误认为心包壁层而被划破。

一旦针进入心脏下缘边界，会感到心脏搏动，通过

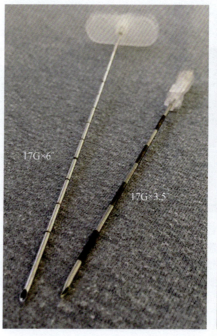
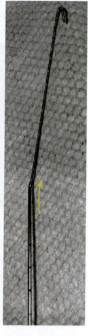

图34.7　目前可应用于经皮穿刺入路的硬膜外针有2个长度的型号可选取。导丝通过并露出弯曲尖端的内腔，其走向可以轻微与心外膜相切

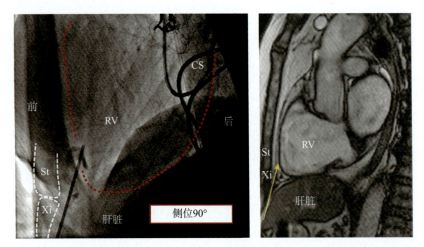

图 34.8 通过MRI和X线检查的对比视图证实经心外膜穿刺的前向途径，其路径低于胸骨而高于肝脏。CS.冠状静脉窦；Xi.剑突途径；RV.右心室；St.胸骨

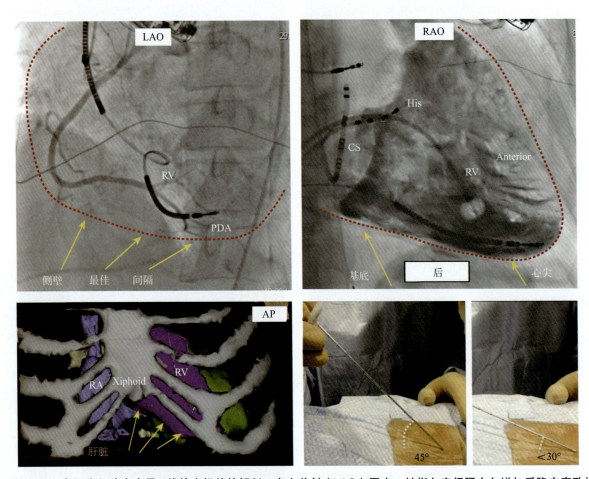

图 34.9 在经皮入路中应用X线检查相关的解剖。在左前斜（LAO）图中，针指向室间隔方向增加后降支穿孔的风险。因为针指向侧面方向时入路角度与心脏的下表面更加垂直，则增加右心室（RV）穿刺的风险。在右前斜（RAO）图中，允许术者通过调整进入角度来调节从心尖到基底部的穿刺深度。基于三维计算机断层扫描（CT）重建的前后视图展示右心室相对于剑突的解剖位置。AP.正位；CS.冠状静脉窦；PDA.后降支；RA.右心房

接线夹就能检测出损伤电流，心室异位搏动也会提示穿刺针穿透心包壁层接触到了心外膜。基于上述因素，针进入之前会做一皮肤切口，以改善术者的手感。心脏搏动最敏感的时期是吸气相，心脏下移会增加与针的接触机会。穿刺针连接压力感受器对提高穿刺安全性是有帮助的。对于清醒的患者，当针与心包壁层接触，会通过纤维层传出疼痛信号。注入大剂量的造影剂会模糊X线下的视野，而小剂量的造影剂会显示出心包纤维层的帐

篷征（图 34.10）。一旦心包与针相接触就可以给予恒定压力或迅速的穿刺，当穿刺时能感到一种突破感或是出现心包外表面造影剂帐篷征消失则提示进入心包腔内。一旦突破感出现或穿刺针帐篷征消失，针应轻微回撤，以减少由于针频繁刷蹭 RV 解剖平面所导致 RV 穿孔的风险。快速注射造影剂，心包腔分层后，在左前斜位下确认导丝沿心脏侧缘走行。目前新型穿刺工具正进行临床测试，包括设计各种穿刺针和带压力感受的针尖以提高穿刺的安全性和有效性。"针内针"的方法即先用细针试穿，粗针跟随进入的方法也可提高安全性。

在插入鞘管前，必须在左前斜位确认导丝到达心脏左缘，排除 RV 穿孔及导丝进入 RV 流出道的可能性（图 34.11）。最好导丝可横贯几个腔室并到达心脏最外缘部分（图 34.12）。然后用小号的软头扩张器穿过导丝以再次确认。首先通过扩张器抽吸心包腔液体以评估是否为血液，然后注入 10～20ml 造影剂。

心包造影对证实是否有心包穿孔和粘连有很大帮助，在标测和消融过程中需要操作鞘管与导管，如果有心包穿孔和粘连，就会限制导管走行并增加心包出血的可能性（图 34.13）。完成以上步骤后，放置长导丝穿过横窦或大血管前部腔隙，在左前斜位下沿导丝送入长鞘。

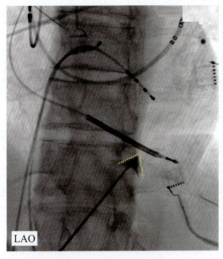
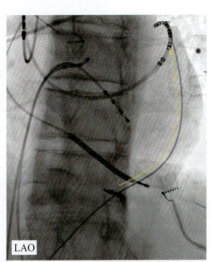

图 34.10　在左前斜位可以看到心包膜随穿刺针的凹陷或帐篷征。随着进一步穿刺和导丝向心脏侧面缘行进，可见到造影剂显示的帐篷征消失。LAO. 左前斜位

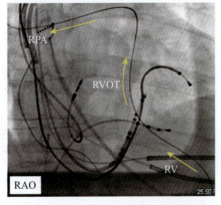
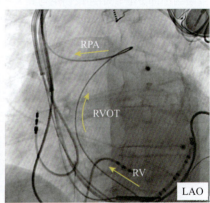

图 34.11　误穿刺右心室（RV），X 线下导丝的走行。在左前斜位，因为送入导丝时会通过右心室流出道（RVOT）到右肺动脉，故导丝不能通过间隔到心脏外侧边缘。RAO. 右前斜位；RPA. 右肺动脉；LAO. 左前斜位

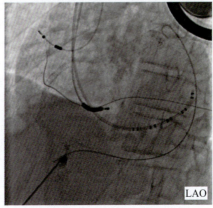
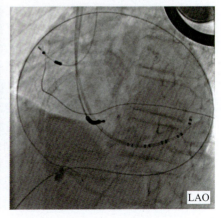

图 34.12　理想的心包腔内导丝走行为 X 线下左前斜位（LAO）经过多个腔室沿心脏最外侧缘走行［引自 Boyle N, Shivkumar, K.Epicardial interventions in electrophysiology. Circulation.2012；126（14）：1752-1769.］

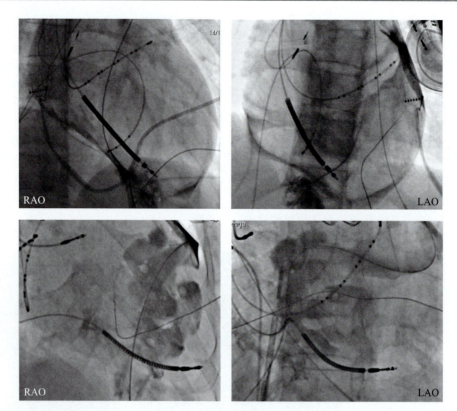

图34.13 无粘连的心包腔内造影剂（上图）显示，在右前斜位（RAO），是从基底部到心尖部的均匀分布。在左前斜位（LAO），是从左心缘到右心缘的均匀分布。既往有心包炎、心外膜入路途径不成功的患者，其心包腔内造影剂是沿导丝走行的局部分布（下图）

长鞘可以使术者远离X线机头并减少脱出的风险，当遇到小部分心包粘连或固定弯鞘管不能到达的标测区域时，可选用可调弯鞘管处理。在标测过程中，当可能出现鞘管意外回撤的情况时，可应用双导丝技术，即保持一个导丝始终在心包通路中，应尽量减少导管不在鞘管里的时间，因为一个单独暴露的鞘可能在心脏正常活动状况下造成冠状动脉损伤。在标测或消融过程中，如果不能保持消融导管持续在心外膜鞘管中时，可以用造影导管代替进入鞘管填充。

外科手术路径

在有心外科手术史的病例中，可能会遇到心包腔有致密粘连的情况，这使得经皮介入的方法并不理想。粘连会使术者不能准确地判断穿刺是否在心包腔内，会限制对心外膜区域的操作，如果不能在可视操作下分离粘连，则会增加出血风险。Sosa等报道在有心外科手术史的病例中，进行心包腔内心脏下壁操作时存在受限的情况。最近，Tschabrunn等证实在非冠状动脉旁道移植术后患者中，尽管很可能遇到致密粘连，标测区域也受限，但经皮介入方式是可行的。一般情况下，有外科手术史的患者是不推荐使用经皮介入心外膜穿刺途径的，因为这可能会使操作受限并增加并发症发生风险。亦有穿刺导致心外膜下撕裂血肿而急诊开胸的报道，突显严重粘连情况下心包穿刺的潜在心肌撕裂损伤风险。

Soejima等首先报道应用心外膜入路途径，这是受经剑突下切口心包腔置管术的启发创造的。前文已经表明前胸廓小切口可以在电生理实验室中完成，相对于剑突下切口，这可以更有效地到达心脏的前面、侧面和左心室心尖部，对存在心脏下壁瘢痕的情况更为适用（图34.14和图34.15）。

混合消融的规则与经皮路径消融的规则相似，但下列情况除外：①更高的无菌要求；②标测和消融工具的选择需要特别注意；③由于空气的存在，开胸手术可能增加除颤阈值，因此必须准备内置除颤装置。

标测和消融工具

心包腔入路完成后，导管可以顺畅活动，鞘管可以前进和旋转，能帮助到达导管不能涉及的区域。VT的心外膜标测与心内膜标测规则一样，晚电位的识别、起搏标测和拖带被用于定位关键峡部（图34.16）。

有两种最初应用于心内膜标测，目前正在应用于临床的电解剖标测系统，可以用来进行心外膜标测和消融。以电场为特点（NavX）和以磁场为特点（CARTO）的两种系统各有优缺点。因为从心包腔到血池的阻抗不同，电场系统可能在心外膜的几何结构上更少呈现球形。另外，同时显示心外膜外壳和心内膜图之间的关系时，电场系统可能不如磁场系统一致，进行CT或MRI可改善此局限性。但当对比组织病理学瘢痕时，这两个标

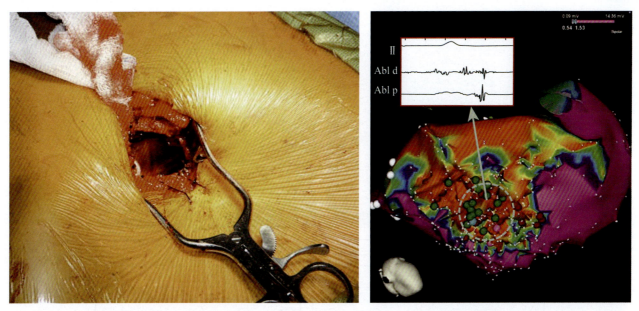

图34.14 通过剑突下开窗可以检测下壁梗死后瘢痕，包含大量碎裂电位和晚电位（绿圆圈）。红色圆圈显示消融损伤。d.远端；p.近端

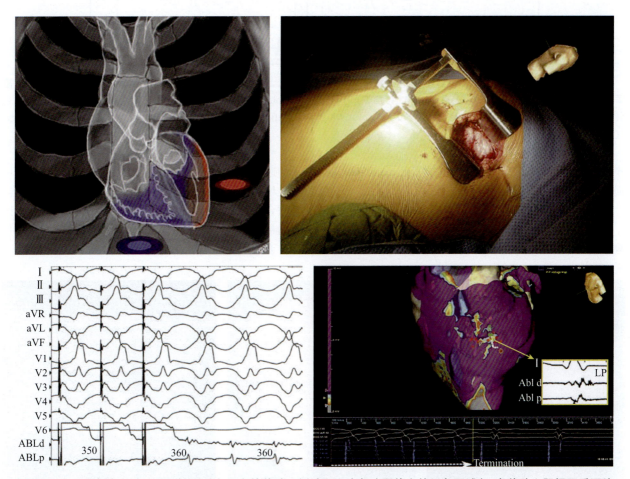

图34.15 胸廓前小切口可以标测到左心室的前壁、侧壁和心尖部（图片上的红色区域）。在前壁心肌梗死后不均一的心外膜瘢痕区域上，可见到碎裂电位和晚电位，并可进行VT的拖带和终止

测系统之间的相关性是优异的（图34.17）。多极标测导管的使用可以在更短周期内增加晚电位识别采样的密度和数量。

d'Avila等已经证实，因为缺少血流的对流冷却，与非灌注导管相比灌注导管的射频会导致更大的心外膜损伤（3.7mm±1.3mm vs. 6.7mm±1.7mm）。此外，在消融的心外

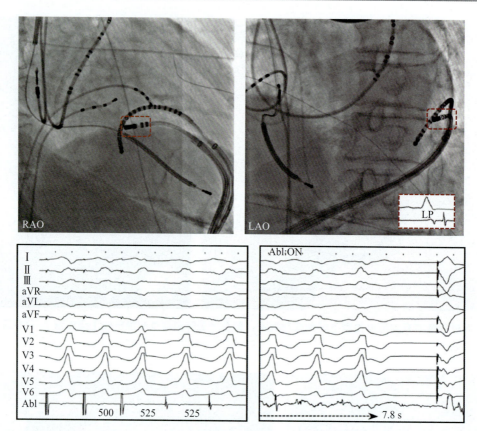

图 34.16　在缺血性心肌病患者中，中下侧壁晚电位的识别。消融终止VT前，在舒张中期晚电位处可极佳地隐匿拖带VT。LAO.左前斜；RAO.右前斜（引自Tung R, Michowitz Y, Yu R, Mathuria N, Vaseghi M, Buch E, et al.Epicardial ablation of ventricular tachycardia: an institutional experience of safety and efficacy.Heart Rhythm.2013; 10: 490-498.）

膜脂肪区域（＞3mm），相比于灌注导管4.1mm±2mm的损伤，非灌注导管的射频没有造成损伤（图34.18）。

但是应用开放式灌注导管，必须持续心包引流以防止压塞。因此，封闭式的灌注导管系统（Chilli）具有优势。动物数据显示闭环系统内灌注导管的炭化和血栓形成的速率有增加的可能，但在血管外的心包腔，这一风险地增加无太大意义，导管需要与电场标测系统兼容。在联合外科手术开放的案例中，封闭系统对减少手术区域的冲洗相当有价值。当应用基于磁场的标测系统时，外科手术工具（拉钩）的存在也可能会产生电磁干扰。

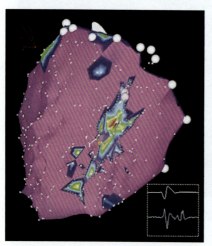 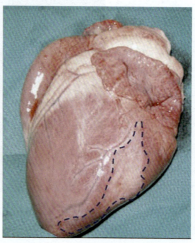 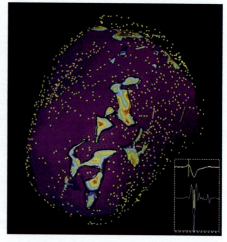

图 34.17　应用磁场（左）标测系统和电场（右）标测系统检测晚电位对比显示猪回旋支闭塞-再灌注模型心外膜不均一瘢痕的情况（引自Tung R, Nakahara S, Ramirez R, et al.Accuracy of combined endocardial and epicardial electroanatomic mapping of a reperfused porcine infarct model: a comparison of electrofield and magnetic systems with histopathologic correlation.Heart Rhythm.2011; 8: 439-447.）

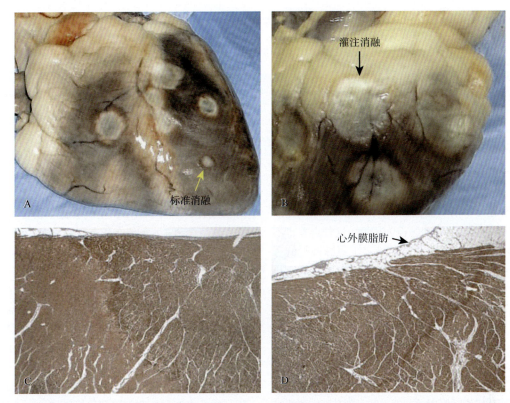

图34.18 标准消融导管（A）和冷盐水灌注导管（B）在猪模型上的应用比较。灌溉导管在心外膜可产生更大直径的损伤灶。在脂肪覆盖的心外膜区域，相对于标准消融导管，灌注消融导管损伤深度削弱得更少（引自d'Avila A, Houghtaling C, Gutierrez P, Vragovic O, Ruskin JN, Josephson ME, Reddy VY.Catheter ablation of ventricular epicardial tissue: a comparison of standard and cooled-tip radiofrequency energy.Circulation.2004; 109: 2363-2369.）

无论选择何种导管，相比于心内膜消融，心外膜消融的实际功率设置更趋于宽松，但是最佳的功率设置并没有被最终明确。10~30ml/min的流速，50W功率，45~50℃温度的滴定射频消融已用于心外膜消融。由于消融在心外膜区域的影响较小，也减弱对焦痂形成和气爆的忧虑。此外，导管走向始终是相贴于心外膜表面，与垂直的心内膜导管相比接触点更不容易变化。d'Avila等已经在动物模型上完成冷冻消融的评估，结果显示其造成的损伤与冷盐水灌注的射频消融相仿（6.0mm±1.2mm瘢痕区和7.0mm±0.7mm边界区组织）。

心包类固醇和重复操作

仪器操作后心包炎（30%发病率）的预防有以下两个目的：①减少症状性术后应激炎症；②通过减少粘连形成，优化二次心包腔操作的能力。d'Avila等在猪模型上首先证实缓慢滴注曲安奈德（2mg/kg）可以有效防止心包炎，该研究对人类是否有效仍未可知。

在心包内仪器操作后再次进入心包腔，进入成功率良好。Roberts-Thomson等报道指出87%（13/15）的患者成功进行重复入路操作，其中只有4位患者在初始步骤中接受了心包内类固醇激素处理。在另一项研究中，二次手术过程中88%的患者可以成功地进行重复入路操作，在11例患者中，有4例接受预先的心包内类固醇（250mg甲泼尼龙）处理。Schmidt等报道了一组56例患者因心内膜消融失败后行心外膜标测消融，随后接受非甾体抗炎药（NSAID）预处理，12例患者需再次进行心外膜入路操作，但25%（3/12）的患者操作是失败的。Tschabrunn等研究显示一组30例患者中，全部成功实施再次入路操作，其中仅有6例患者在初始操作中接受了类固醇处理。尽管有23%的患者有粘连，但是除了2例患者，其余所有患者都成功地通过鞘管的钝性分离完成全部标测。虽然以上队列研究显示心包腔内类固醇的应用对于再次进行心包腔入路操作不是必需的，但它似乎也无风险。

冠状动脉

心外膜表面消融之前，必须评估在目标区域内的局部解剖，以减少额外损伤的风险。d'Avila等证明在动物模型中，急性和慢性冠状动脉损伤与射频能量传递到组织和邻近血管有关。冠状动脉血管损伤可以是痉挛、急性血栓形成、中膜细胞外基质的增殖和后期内膜增生（图34.19）。损伤的易感性与血管大小成反比，脂肪组织和冠状静脉对冠状动脉损伤有防护作用。值得注意的是，以上研究消融后随访70d，超过70%的患者没有出现冠状动脉狭窄。

专家共识推荐：在远离冠状动脉5mm的区域进行全

心动周期的消融是安全的，某些中心把该安全距离设定在1cm。当冠状动脉血管与目标区域非常接近时，进行冠状动脉造影是更精确的评估方法，在笔者的机构，在射频前冠状动脉造影是常规操作。如果冠状动脉所供应的心肌已经布满瘢痕，那么需要非常谨慎地权衡消融治疗风险和消融临床心律失常后的收益。急性冠状动脉损伤可导致缺血性心室颤动。Thyer等证实在动物模型中，消融过程中冠脉内注入冷盐水可以导致更低的冠状动脉内温度，进而避免血管壁损伤。

心内膜标测后，在电解剖标测时进行实时冠状动脉解剖CT成像是可行的。然而CT有平均2.8mm±1.3mm的误差，如果靶点与冠状动脉极为接近，这种误差也不能忽视。另外，CT并不能清楚地显示主冠脉血管的一些小分支血管。由于以上原因，影像学评估并不能排除冠状动脉造影的需要，但一旦相对的X线检查位置确定，它仍是一种有用的辅助方法。

膈神经

当在左心室外膜的侧壁进行消融时，应该评估与左膈神经的距离。膈肌麻痹是罕见的，但可能会导致患者出现明显的症状，从轻度呼吸困难、端坐呼吸到甚至需要机械通气的呼吸衰竭。Bai等随访了17例消融后膈神经麻痹的患者，随访（8.3±6.6）个月后15例患者完全缓解。

左膈神经下行于左头臂静脉后方，并穿过主动脉弓和肺动脉干，随后它沿纤维状心包膜越过左心耳（LAA），继而通过左心室侧面。Sanchez-Quintana等已通过尸体解剖研究发现3种膈神经走行方式：①前向（18%，经左前降支）；②侧向（59%，通过LAA钝缘的尖端）；③后向（23%，从LAA的基部到下侧壁）（图34.20）。右膈神经横向穿过右头臂静脉和上腔静脉，与心外膜心室消融是无关的。

Fan等证实在电解剖标测过程中，高输出起搏（＞10mA）对于标记膈神经走行有一定作用。在NICM患者中，膈神经与外侧基部心外膜瘢痕尤其相关。须特别注意的是，全身麻醉以后，不能再使用骨骼肌的肌松药，因其可能会误导膈神经的起搏标测。

如果目标区域非常靠近膈神经，那么心外膜与心包壁层的分离可通过几种方法来实现。Buch等首先描述膈神经气囊移位方法（Meditech；Boston Scientific），在人类和动物模型中均可实现。Di Biase等在一组8名患者中，对比气囊、空气、盐水、空气和盐水组合的不同方式，并发现空气和盐水的组合最有效。

心外膜脂肪

心外膜脂肪为VT的标测和消融带来两个特殊的挑战。因为在标测过程中脂肪组织与心肌是绝缘的，因此会频繁检测到低电压区域并很难与瘢痕组织相区别。此外，在这些区域消融时，间隔的脂肪组织会削弱射频的能量输出。Reddy等通过在正常人中进行CT检查，描述RV游离壁和侧壁的脂肪分布趋向。基于上述原因，为在电解剖标测中了解目标区域的心外膜解剖，操作前的影像检查是有价值的（图34.21）。van Huls van Taxis证实心外膜脂肪厚度（＞7mm）是心外膜消融失败的一个重要原因，其中无效位点显著厚于成功位点（16.9mm±6.8mm和1.5mm±2.1mm，$P=0.002$）。

一些研究估测导致心外膜标测电压降低的临界心外膜脂肪层厚度。超过5mm厚度可以影响双极标测电压。在一项猪的研究中，证实在正常心肌层间如有4mm的脂肪层，会在左前降支供应区域记录出显著低电压信号。

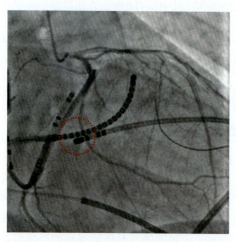
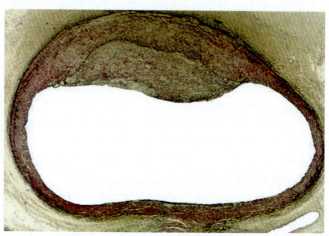

图34.19 当冠状动脉造影证实钝缘支正好处于消融目标区域时，取消此处的心外膜消融（左）。在猪模型中，射频消融对冠状动脉最直接的慢性影响是血管中膜和内膜的增厚与增生（引自Tung R，Michowitz Y，Yu R，Mathuria N，Vaseghi M，Buch E，et al.Epicardial ablation of ventricular tachycardia：an institutional experience of safety and efficacy.Heart Rhythm.2013；10：490-498；Viles-Gonzalez JF，de Castro Miranda R，Scanavacca M，Sosa E，d'Avila A.Acute and chronic effects of epicardial radiofrequency applications delivered on epicardial coronary arteries.Circ Arrhythm Electrophysiol.2011；4：526-531.）

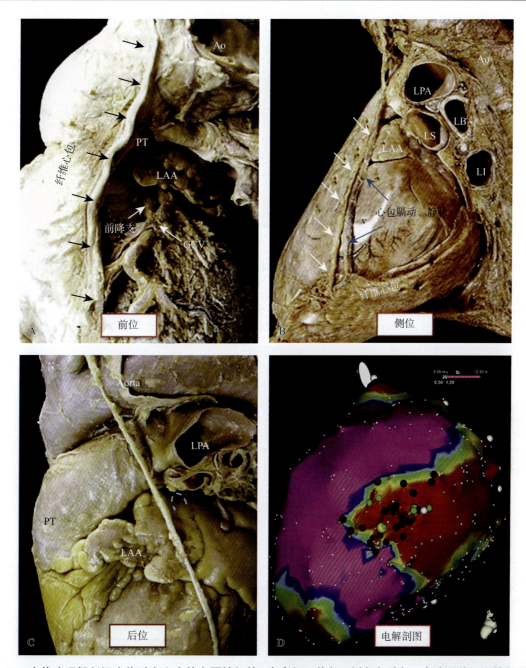

图34.20 大体病理解剖证实绕过左心室的左膈神经的3个走行：前向、侧向和后向。在消融前，沿基部侧壁的高输出起搏可识别膈神经夺获区域，标记在电解剖标测（黑圆圈）的区域。红色圆圈表示消融损伤，绿色表示晚电位，黄色圆圈代表在膈神经走行下方消融VT的终止点。Ao.主动脉；LAA.左心耳；LB.左束支；LI.左下；LPA.左肺动脉；LS.左上（引自Viles-Gonzalez JF，de Castro Miranda R，Scanavacca M，Sosa E，d'Avila A.Acute and chronic effects of epicardial radiofrequency applications delivered on epicardial coronary arteries.Circ Arrhythm Electrophysiol.2011；4：526-531.）

标测导管会标记出一些低电压区域，心电图特征可能会帮助区别瘢痕和心外膜脂肪区域。Reddy等强调电位时程（>50ms）的价值，相比于脂肪所致的正常区域低电压电位时程，瘢痕区真正的低电压电位时程更长。量化积分分级法能增加瘢痕检测的特异性，除晚电位的识别，对瘢痕的特异性识别也更高（图34.22）。

由于心外膜脂肪将会降低射频穿透力，进而影响消融损伤的深度。与正常组织相比较，当存在4mm脂肪层时，灌注导管所造成的损伤深度会降低（6.7mm±1.7mm vs. 4.1mm±2mm）。当怀疑关键部位的脂肪层过厚时，采用外科开放的手术方法分离可能是必要的。对于左心室顶部起源的心律失常，由于靶点靠近左冠状动脉且该区脂肪组织明显增厚，故经心包途径并不实用。这种情况下，替代外科开胸的方法是内镜机器人手术。

并发症

最常见的并发症与穿刺有关，穿刺针可能会穿过肝脏、结肠、隔膜、胸膜腔和右心室。心包出血是非常常

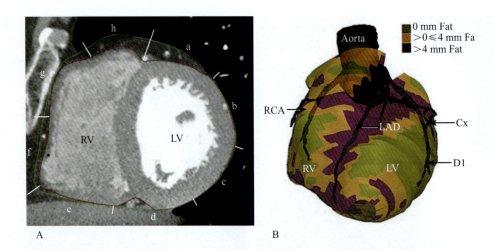

图34.21 多层计算机断层扫描（MDCT）对冠状动脉解剖和电解剖标测的脂肪厚度整合。A.MDCT短轴切面中，心包（绿色）和心外膜（红色）轮廓被分为8个部分。B.MDCT衍生的主动脉与冠状动脉合并彩色编码的心外膜脂肪网形成最终的融合图像（引自van Huls van Taxis CF, Wijnmaalen AP, Piers SR, van der Geest RJ, Schalij MJ, Zeppenfeld K.Real-time integration of MDCT-derived coronary anatomy and epicardial fat: impact on epicardial electroanatomic mapping and ablation for ventricular arrhythmias.JACC Cardiovasc Imaging.2013; 6: 42-52.）

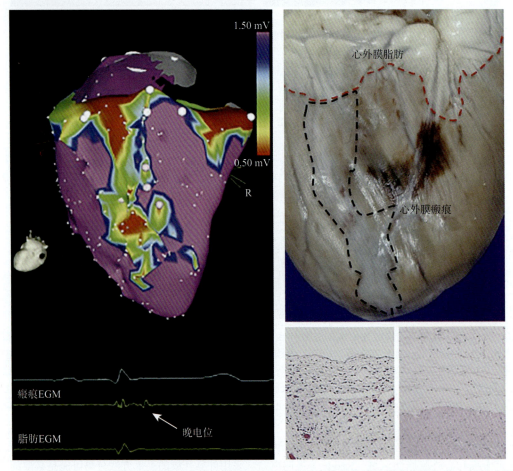

图34.22 在猪模型中，心外膜脂肪和瘢痕电描记图的对比。瘢痕组织特异性的碎裂电位图和晚电位图（引自Tung R, Nakahara S, Ramirez R, Lai C, Fishbein MC, Shivkumar K.Distinguishing epicardial fat from scar: analysis of electrograms using high-density electroanatomic mapping in a novel porcine infarct model.Heart Rhythm.2010; 7: 389-395.）

见的并发症，主要是由于不慎误穿刺到右心室导致，可以在20%的病例中发生。干穿心包，即使误穿刺右心室，只要没有置入鞘管一般不会有显著的出血。Sosa等报道215例心包积血（200ml±100ml）患者中7%需要引流。

在两个大型多中心的试验中，Sacher等描述156例观察对象中5%［7例心包积血（＞80ml）和1例冠状动脉狭窄］的发生急性严重并发症。Della Bella等报道在

222例患者中，出现主要并发症的有9例（4.1%；8例心脏压塞和1例腹部出血）。在笔者的医疗机构，7年的时间里观察109例接受经心外膜途径VT消融手术的患者，有6.7%的患者出现心包积血（＞80ml），但没有心脏压塞、外科手术干预和死亡的发生。

绝大多数的心包出血可以通过引流而有效的处理，最不利的后果是需要外科手术干预。我们发现在严重的出血病例中，使用主动抽吸的双引流技术能有效排空心包腔，推迟急诊开胸的时间。横膈膜腹壁动脉与肝脏的穿刺或撕裂伤能导致严重的腹腔内出血，当没有心包积液时出现的低血压是这种潜在并发症的一种信号。如果在穿刺入路完成后出现严重的心包积血，要考虑心外膜血管撕裂的可能。如前所述，于放置在心包内的鞘管，应使用导管进行保护，以减少鞘管暴露造成创伤的风险（图34.23）。在标测和消融的通路中抽吸出血液并非罕见，主要与持续的肝素化、小面积粘连、消融损伤或心外膜疱疹引起的轻微出血有关。如果鞘管移除后出现心包积血，有可能为穿透右心室壁所造成（即鞘管进入心包时误穿透了心室壁进入心腔，然后在心腔内再次穿透室壁进入心包腔）。

从来自5个中心的案例分析中，Koruth等报道一些不常见的并发症，包括RV假性动脉瘤、心室-腹部瘘、肝脏穿孔伴随腹腔内出血、肝脏包膜下出血，还有2例由冠状静脉窦分支撕裂引起的心脏压塞（图34.24）。Killu等报道8年时间里单中心研究中观察的116例患者，出现8例非典型并发症。这些并发症包括心包腔内导丝断端（0.025in）需要捕获、2个肝脏叶片穿刺、腹腔-心

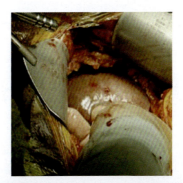

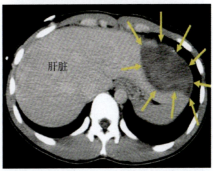

图34.24 在心外膜入路过程中，肝叶穿刺导致的包膜下血肿（引自Koruth JS，Aryana A，Dukkipati SR，Pak HN，Kim YH，Sosa EA，et al.Unusual complications of percutaneous epicardial access and epicardial mapping and ablation of cardiac arrhythmias.Circ Arrhythm Electrophysiol.2011；4：882-888.）

外膜瘘、胸腔积血和膈神经麻痹。操作后2周有反复发作的慢性心包炎和延迟渗出也有报道。

在标测和消融后有高达30%的患者会出现症状性心包炎，这是比较常见的一种术后并发症。如前所述，心包内类固醇在临床心包炎的效用是未知的。术后持续的心包内引流会导致机械性刺激从而导致症状加剧，如心包内积液少于100ml且排液与冲洗量一致，则导管不会常规留置在心包腔内。虽然秋水仙碱和口服类固醇可以在难治性案例中应用，但NSAID药物治疗仍是最常用的。

效果

几个单中心和多中心团队的研究已经报道经心外膜入路和消融的效果，这会在本书的其他章节中讨论。这些经验总结在表34.1内。传统上，在既往接受过失败的心内膜消融患者人群中，心外膜标测和消融的功效已经被证实。因此，研究团队在解释报道时，可能出现增加心内膜基质因素的选择性偏移。相比心外膜消融作为一个优先的策略，联合心内膜-心外膜消融已经在ICM、ARVC和HCM患者中进行了评估，并已经显示这是一个更全面的策略，可以减少VT的复发。

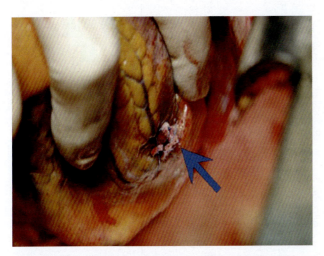

图34.23 需要紧急手术止血，继发于鞘管套损伤的冠脉静脉窦分支撕裂伤，在手术修复过程中的图片（引自Koruth JS，Aryana A，Dukkipati SR，et al.Unusual complications of percutaneous epicardial access and epicardial mapping and ablation of cardiac arrhythmias.Circ Arrhythm Electrophysiol.2011；4：882-888.）

表 34.1 心外膜 VT 消融的研究

作者及参考文献	年份	数目	基质 (N)	心外膜消融 (N)	消融参数	消融方法	成功率	随访（月）	中期成功率
Sosa[73]	1998	10	Chagas CM (6)	6	4 mm tip to 60°C	Pace mapping; Mid-diastolic or cont. EGMs	100%	4–9	100%
Sosa[74]	2000	14	ICM (14)	7	NR	Thermal mapping; Mid-diastolic or cont. EGMs	56%	14 ± 2	37%
Schweikert[75]	2003	30	Normal heart (20); ICM (7); NICM (3)	8	Closed/open tip irrigation to 50°C mean 3 ±1 RF applications	Activation mapping	93%	26 ± 13	58%
Sarabanda[76]	2005	56	Chagas CM (56)	56	8 mm tip to 70°C	Entrainment of pace mapping; Presystolic EGMs targeted	30%	NR	NR
Cesario[11]	2006	20	ICM (12); NICM (8)	6; 2	8 mm tip; 40–70 W to 55°C	Pace mapping; Mid-diastolic and fract. EGMs	100	12 ± 4	75%
Daniels[77]	2006	12	Normal	12	4 mm solid tip or irrigated; cryo	Activation/pace mapping	75%	NR	NR
Aryana[78] (magnetic navigation)	2007	24	ICM (13); NICM; HCM; ARVC; Sarcoidosis	3	4 mm solid tip (2) or irrigated (22)	Activation/entrainment/pace mapping; late/fract. EGMs	97%	7 ± 3	83%
Garcia[12]	2009	13	ARVC (13)	13	4 mm solid tip 50 W to 55°C; closed/open irrigation 50 W to 42°C	Activation or pace mapping; focal or linear RF to LPs	92%	18 ± 13	77%
Schmidt[50]	2010	56	Normal (16); ICM (11); NICM (16); ARVC (13); Myocarditis (3)	12; 10; 12; 10; 1	irrigation RF 50 W to 43°C; median 1–12 RF applications	Activation/entrainment mapping; abnormal EGMs	69%; 100%; 76%; 77%; 66%	12 ± 5	47%
Sacher[23] (multicenter)	2010	134	ICM (51); NICM (39); ARVC (14); Other CM (13); Normal (17)	51; 39; 14; 13; 17	4 and 8 mm solid tip; closed/open irrigation from 20–50 W; cryo	Multiple	NR	23 ± 21	71%

续表

作者及参考文献	年份	数目	基质 (N)	心外膜消融 (N)	消融参数	消融方法	成功率	随访（月）	中期成功率
Nakahara[9]	2010	33	ICM (17) NICM (16)	7 10	8 mm solid tip, closed/open irrigation to 50 W	LPs and fract. EGMs	82% (ICM) 50% (NICM)	12 ± 10	82%
Nademanee[79]	2011	9	Brugada (9)	9	Open irrigation 30–50 W to 45°C, median 35 RF applications	LPs and fract. EGMs	78%	20 ± 6	78%
Bai[13] (multicenter)	2011	49	ARVC (49)	26	3.5 mm tip open irrigation	Activation or entrainment mapping; LPs and fract. EGMs	85% (endo-only ablation 52%)	39 ± 4	85%
Della Bella[24] (multicenter)	2011	218	ICM (85) NICM (67) ARVC (13) HCM (5) Normal (48)	218	Open-irrigation tip (80% of cases); 20–40 W to 45°C or Δ impedance 20 Ω Solid-tip RF (12% of cases) Cryoablation (8% of cases)	Pace/entrainment mapping	72%	17 ± 18	68%
Dello Russo[80]	2012	20	Myocarditis	6	irrigation tip, 40 W to 43°C	Activation/entrainment/pace/scar mapping	100%	Median 28	90%
Tung[22]	2013	95	ICD (33) NICM (45) Idiopathic (17)	71	Open/closed irrigation 4 mm catheter, 30–50 W, 45–50°C	Activation/entrainment/pace mapping; LPs, fract. EGMs	48% (NICM) 45% (ICM)	12	36% (NICM) 85% (ICM)
Sarkozy[81]	2013	56	ICM	38	Open irrigation 4 mm, 50 W to 45°C	Activation/entrainment/pace mapping; LPs, fract. EGMs	59%	26	46%

结论

自15年前，经皮穿刺进入心包腔首次被提出后，VT消融领域取得显著进步。之前经过胸骨切开术进入心包腔标测和消融，提高对瘢痕基质的机制理解，并使那些心内膜消融难以成功的VT患者获益。解剖和从普通到罕见并发症的认识，可以预见不良事件率会逐渐降低。随着这项技术在全球范围内广泛使用，需要进一步的前瞻性研究来评估心外膜消融在复发性VT患者中作为首选治疗策略是否可取。

（哈尔滨医科大学附属第一医院　王召军　空军军医大学第一附属医院　郭艳杰　译）

第 35 章

先天性心脏病相关室性心动过速的消融

Thomas Paul

关键点

心动过速的发病机制
- 室性心动过速（VT）基于先天性心脏缺陷或心室切口和修补/瘢痕组织的形态或解剖变异。
- 法洛四联症的最佳实例：右心室（RV）流出道解剖峡部相关大折返的RV心动过速。

标测
- 基质标测结合激动标测和起搏标测定位RV峡部。
- 通过隐藏拖带和刺激到QRS延迟时间的电生理学检查证实。

消融目标
- 解剖学峡部的横断。
- 心动过速（如果耐受）或窦性心律期间的消融。

- 证实射频消融损伤径线完整性。
- VT的不可诱发性。

特殊设备
- 三维标测系统。
- 冷盐水灌注射频消融导管。
- 可调弯或预塑形长鞘。
- 冷冻导管。

困难来源
- 复杂的解剖。
- VT期间血流动力学不稳定。
- 肥厚和纤维化的RV心肌损伤形成不足。

引言

众所周知，VT是各种先天性心脏缺陷外科手术修复后的晚期后遗症。本章主要对两种不同形式VT的区别进行了阐述。一种类型的VT是基于心脏缺陷本身的形态/解剖变异，或基于心室切口和修补，导致大折返环稳定的单形性VT。由于其潜在的电生理机制，这种心动过速适于心内膜标测和导管消融，这将在本章中详细讨论。这种VT临床最佳实例是未手术/先天和术后的法洛四联症及其变异。第二种类型的VT主要发生在有严重病变的心室肌中，其具有显著的纤维化和心肌束混乱，可导致无序快速多态性的VT和有心脏性猝死风险的心室颤动。由于其潜在的电生理机制，该种心动过速不能通过导管消融得到充分治疗。因此，置入式心脏复律器（ICD）是这些患者的推荐治疗方法。与这些快速型VT相关的常见先天性心脏缺陷包括阻塞性左心室流出道病变，系统性右心衰竭心房转位术后大动脉的转位，伴有显著RV功能不全的法洛四联症及伴有Fontan循环的单心室。鉴于有时两种类型的VT可能存在于同一个体中，故对于置入ICD后仍存在显著的血流动力学异常和快速VT的患者，由于单形性VT可能引发多形性快速VT和心室颤动，所以可能会受益于心内膜标测和导管消融，使ICD放电次数减少。此外，在选择的患者中消融可触发心室颤动的室性期前收缩可以显著减少ICD放电的次数。

当内科医生在治疗成年先天性心脏病患者时，都会遇到快速室性心律失常这一临床问题。在一项涉及793名法洛四联症修复术后患者的多中心试验中，平均术后随访21年，4.5%的患者出现持续性单形性VT，2%的患者出现心脏性猝死。另一项多中心试验中，纳入556名法洛四联症的成人患者，发生室性心律失常的患者占14.6%。

因为现在几乎90%带有先天性心脏缺陷的新生儿都能够以足够的生活质量存活到成年期，所以具有先天性心脏缺陷VT患者的数量将随时间的延长而增加。

解剖学

关于VT和先天性心脏病患者的病理生理学和管理上的大多数经验已经应用在法洛四联症的处理上。即使在手术修复后有良好结果的患者中，VT也与一些明显的症状相关，如大多数情况下的晕厥和心脏性猝死。一般来说，法洛四联症修复术后的心脏性猝死的年发病率估计为0.15%，成年期风险会更高。包括解剖、手术和电生理参数在内的几个危险因素已被确定，但其阳性预测值仍然相当低。对于所有先天性心脏缺陷患者，解剖的异常、手术瘢痕、补片/管道及慢性压力/容量过载导致心肌纤维化和瘢痕等综合因素最终会导致形成VT的基质。

法洛四联症包括一系列易损形态特征，即使在非手术/天然状态下也可作为出现大折返环路心动过速的基质。肌性出口/锥形隔膜相对于其余的室间隔而言向前和向上偏移，从而导致大的心室间隔缺损伴有主动脉骑跨，一部分会伴有肥厚的RV。肥厚的间隔和肌小梁会导致肺下阻塞。锥形隔膜可以向心室漏斗状的折叠部延伸，纤薄的肌肉组织介于RV的入口和出口部分之间。因此，即使在未手术情况下也存在包括锥形隔膜的大折返的基质（图35.1）。

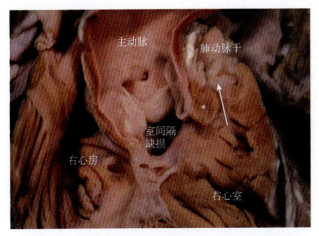

图35.1 法洛四联症的解剖特征：肺动脉瓣下狭窄（箭头），其由排列紊乱的流出道间隔（星号，它与侧间肉柱的分支相比向前头侧偏转）与肥厚的隔缘小梁形成。大的室间隔缺损伴有主动脉骑跨，右心室肥厚部分归因于此。肺动脉瓣发育不良和狭窄（引自Apitz C，Webb GD，Redington AN.Tetralogy of Fallot.Lancet.2009，374：1462-1471.）

法洛四联症外科修复术后应使心室间隔缺损完全闭合，保持RV的正常形态和功能，包含肺动脉瓣功能正常的无梗阻RV流出道。手术修复术在过去50年中取得了持续的进展。在开始时，外科技术仅限于姑息性手术，通过建立体循环-肺动脉分流术增加肺血流。基于对室性心律失常基质进展的重视，早期修复技术包括室间隔缺损的闭合及通过大的右心室切开而广泛切除RV流出道肌肉组织以减轻RV流出道阻塞。同时，对长期发绀和右心室经受体循环压力损伤的儿童先行分流术再行修补术。

现在，通过经房/经肺途径在婴儿早期进行矫正手术，从而避免右心室切开术及其相关的瘢痕和VT发展的风险。通过人工补片封闭心室缺损，同时特别注意保护重要的传导通路并通过三尖瓣进行肥厚的RV肌肉切除术。通过在主肺动脉中的切口来实现肺动脉瓣切开术和肺动脉下肌束的切除。现在，当减轻RV流出道梗阻时，即使以一些残余狭窄为代价，也需注意保留肺动脉瓣以降低晚期肺动脉瓣关闭不全和动脉瘤形成的风险。根据个体解剖结构，外科医师试图避免与晚期VT相关的RV流出道补片过大及跨膜补片过大的情况（图35.2）。

病理学

对法洛四联症修复术后患者的电生理研究已经证

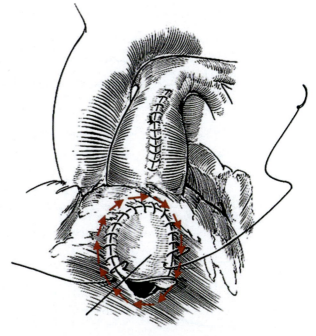

图35.2 使用右心室流出道补片的法洛四联症外科修复术后的室性心动过速简单模型。在补片的上边缘和肺动脉干之间存在活性的心室肌峡部，会在流出道补片周围形成稳定的折返环路（引自Castaneda AR JR，Mayer JE，Hanley FL.Cardiac surgery of the neonate and infant.WB Saunders，Philadelphia，1984.）

实，心动过速的主要发生机制是RV流出道相关的大折返环路（图35.2）。这些环路涉及的主要部位为RV流出道切口、室间隔缺损补片和三尖瓣环。通常可以在起搏时实现短暂拖带，其在起搏周期不变时有恒定的融合，在起搏周期递减时出现渐进融合。起搏后间期等于自发性心动过速周期长度则表明该起搏部位为RV流出道折返环上的一部分（图35.3）。

诊断（与鉴别诊断）

电生理学研究的第一步是通过程序性心室刺激诱发心动过速，以确认诊断并排除异常的SVT（表35.1）。在法洛四联症修复术后出现涉及RV流出道VT的大多数患者可以显示下壁QRS波电轴向下和左束支传导阻滞形态，但QRS波群形态可能会发生变化。值得注意的是，涉及RV流出道大折返环路的VT，QRS形态受到解剖转位（顺时针与逆时针）的影响。在涉及RV游离壁VT的

表35.1 诊断标准
病理生理学：在法洛四联症中，涉及右心室流出道的大折返环路；所涉及的主要部位是右心室流出道切口、室间隔缺损补片和三尖瓣环
心律失常诊断和鉴别诊断：通过程序性心室刺激诱导室性心动过速，排除室上性心动过速伴差传。室性心动过速典型的QRS波群形态：电轴右偏和左束支传导阻滞形态

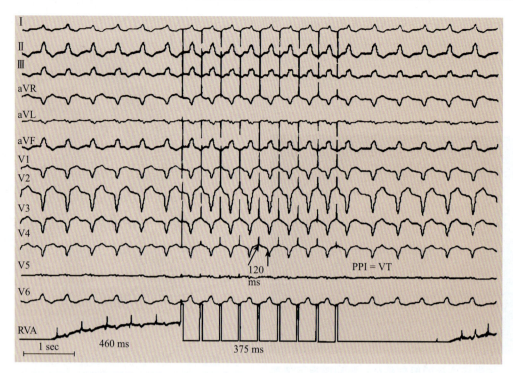

图35.3 一例37岁的患者在法洛四联症外科修复术后,出现持续单形性室性心动过速(VT),周期长度为460ms(130bpm)。在右心室流出道刺激($S_1S_1 = 375ms$)可见隐匿拖带而不改变心动过速QRS波形态。刺激到QRS波的间期延长(120ms)。起搏后间期(PPI)等于心动过速周期长度。RVA.右心室心尖部(引自Gonska BD, Cao K, Raab J, Eigster G, Kreuzer H.Radiofrequency catheter ablation of right ventricular tachycardia late after repair of congenital heart defects.Circulation.1996; 94: 1902-1908.)

案例中,QRS波群可以显示为右束支传导阻滞形态。

标测

应该强调的是,成功和安全的心内膜标测与导管消融的先决条件是理解和掌握各种解剖异常、手术细节及在患者中常见的致心律失常基质和靶部位。在这种情况下,收集关于既往史、解剖、血流动力学、既往外科手术和介入手术史及在手术开始之前室性快速性心律失常发生情况的完整信息是重要的。

早期报道使用传统的接触标测结合起搏标测和拖带标测(图35.3)来指导消融,实现较高的成功率。拖带取决于可激发间隙的存在,但在非常快速且血流动力学不稳定的心动过速中可能无法重复。此外,因为从缓慢传导的区域靠近出口位置的起搏,不适用经典的拖带融合标准来证明是关键峡部,故拖带标测可能并不完全合适。

现代三维标测系统的使用已被证实对于克服传统接触标测的一些局限性具有相当的价值。第一步是通过详细的RV基质标测在窦性心律或基线节律期完成心内膜标测,重点在于识别解剖性标志物,如心室间隔缺损补片和RV流出道补片(如果存在)。如果VT时血流动力学稳定,则可以在心动过速期间进行RV心内膜标测。如果不能耐受心动过速,则仅在窦性节律期间进行电压标测可能足以获得关于心律失常折返环路的重要信息。因为非接触标测系统尤其适合在快速和血流动力学不稳定VT及非持续VT的节律下完成激动和基质标测,所以其在该群体中可能是非常有价值的。

Zeppenfeld等使用CARTO标测系统来识别关键的RV峡部,进行RV窦性心律电压标测,并把来自补片材料、瓣膜环或密集纤维的不易激动组织定义为小于0.5mV电压的区域。如果脉冲宽度为2ms的10mA起搏未能夺获心室,则将该位点标记为不易激动的瘢痕。自然解剖区域如希氏束、肺动脉瓣和三尖瓣需标记出来。解剖性峡部被定义为不易激动的瘢痕区域(如室间隔缺损补片、心室切开术切口或RV流出道补片)、肺动脉瓣、三尖瓣环和较低电压区域(<0.5mV;图35.4)之间的心室肌。在血流动力学稳定的VT患者中,随之进行激动和拖带标测(图35.4和图35.5)。折返环路峡部定义为隐匿拖带同时符合起搏后间期和VT周期差值小于30ms的部位。另外的标准包括起搏刺激到QRS波距离小于心动过速周期长度的70%,在心动过速期间具有舒张期电位及通过射频消融终止并可使心动过速不能再诱发的部位。如果VT不适合标测,折返环路峡部则定义为起搏下QRS形态和VT匹配(>10/12导联匹配)的位置及刺激到QRS延迟大于40ms的部位。

笔者和其他中心使用非接触标测系统(Ensite 3000)标测先天性心脏修复术后患者快速和血流动力学不稳定

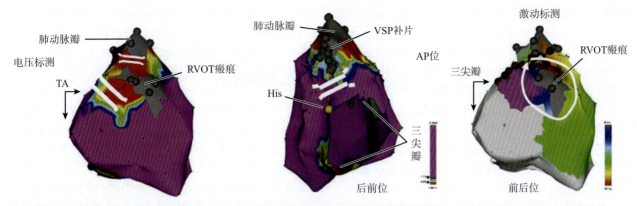

图35.4 法洛四联症患者修正的前向（前后或AP）视图和修正的后向（后前位或PA）视图中的右心室电压图。描述3个解剖性峡部（白线）。在该患者中，第一个峡部位于肺动脉瓣和右心室流出道（RVOT）瘢痕之间。第二个峡部位于RVOT瘢痕和三尖瓣环（TA）之间的高亮标记处，第三个峡部位于心室间隔缺损（VSD）补片和TA之间。线性消融损伤（灰色标签）横切解剖峡部。室性心动过速的激动图（右下AP）：激动时间用颜色标识。大折返环围绕RVOT瘢痕顺时针传导，穿过第二峡部并且由下向上通过第一峡部（引自Zeppenfeld K, Schalij MJ, Bartelings MM, Tedrow UB, Koplan BA, Soejima K, Stevenson WG.Catheter ablation of ventricular tachycardia after repair of congenital heart disease: electroanatomic identifcation of the critical right ventricular isthmus.Circulation.2007; 116: 2241-2252.）

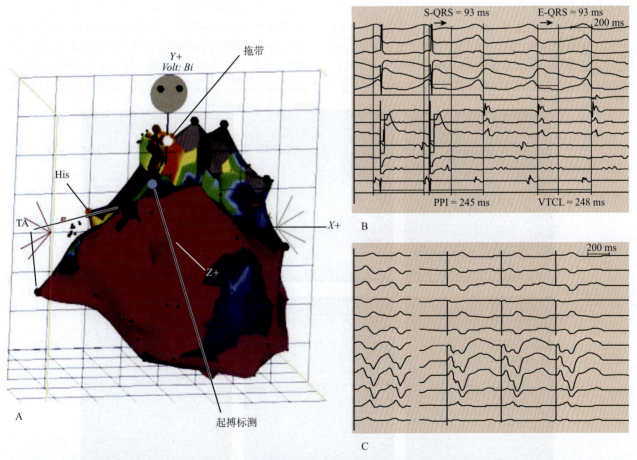

图35.5 法洛四联症患者右心室电压图。A.解剖性峡部由邻近肺动脉瓣的瘢痕和三尖瓣环（TA）所界定。在VT I期间，在解剖峡部（由白色标记指示的部位）内的起搏带潜在融合的心动过速。B.起搏后间期（PPI）等于心动过速周期长度。刺激到QRS的间期为93ms，表明是中心峡部位。VT_2是血流动力学不稳定的（左侧为12导联心电图）。起搏标测表明在蓝色标记（A）的位置处的QRS形态匹配良好。C.短刺激到QRS间期提示心动过速的出口部位，提示VT波阵面是从上向下传播（引自Zeppenfeld K, Schalij MJ, Bartelings MM, et al.Catheter ablation of ventricular tachycardia after repair of congenital heart disease: electroanatomic identifcation of the critical right ventricular isthmus. Circulation.2007; 116: 2241-2252.）

的VT。该系统也适用于术后VT的基质标测。该系统用于先天性心脏缺陷修复术后的VT患者中，其主要优点是多电极球囊电极能够同时采集电活动，甚至允许在心内膜解剖建模后进行任何特定节律下单一心搏分析，这非常有助于术者对右心室起源的术后VT机制的理解。小于单极最大负向峰值35%的负电压区域被称为虚拟解剖结构上的瘢痕。窦性心律下颜色标识的等势图可研究沿解剖标志和疑似低电压区域扩布的心室激动顺序。通过放置非接触标测电极到碎裂电位和低电压区以进一步证实以上观点。

在诱导VT期间，通过分析在心内膜用颜色标识的等势图来研究RV激动（图35.6）。在RV大折返性心动过速中，在等势图上寻踪电位的扩布以识别手术和解剖屏障之间折返环路的关键峡部。随后进行起搏标测以证实这些发现的电生理学意义（图35.7）。

最近报道非接触标测系统的动态基质标测算法值，其用以识别法洛四联症术后患者折返性VT的关键舒张期通路。自动电压标测算法能制成比例图来显示心室的非接触虚拟心电图的电压模式。在基线节律下动态基质标测QRS波低电压区，其定义为小于峰值负电压的35%～40%的区域。随后对诱发的VT全心动过速周期进行动态基质标测，并测定RV心肌的最大负电压值。下一步，动态基质标测的重点是标测心室舒张期电位，当一个区域由最高电压过渡到低电压时，可识别该区域为关键峡部。诱发的VT色带等势图和动态基质标测结果再次验证其电生理机制和关键解剖峡部（图35.8）。

导管射频消融

先天性心脏病修复术后患者的VT射频导管消融首选冷盐水灌注导管的消融模式。在法洛四联症修复术后伴有残余RV流出道梗阻和肺功能不全的患者中，慢性压力和容量负荷过重而导致RV心肌肥厚，因此通常需要更深的能量穿透以实现有效的消融。使用长鞘或可调弯鞘管可以改善导管稳定性并允许在RV腔中进行适当的导管操控。如果在希氏束附近进行冷冻标测，可以使用−30℃以避免意外的完全房室传导阻滞。

根据几个组的经验，已认定先天性心脏病术后患者中触发和维持VT的4个解剖峡部（图35.9）。Zeppenfeld等较好地阐明常见的4种峡部构成：①三尖瓣环和右心室切口瘢痕/右心室流出道补片之间；②右心室切口瘢痕和肺动脉干之间；③肺动脉干和室间隔缺损补片之间；④室间隔缺损补片和三尖瓣环之间。基于先心病其他解剖异常和缺陷，更多的峡部组成也被逐渐认识。右心室的导管消融可以治疗法洛四联症术后患者的VT，但对于肥厚型心肌病和心脏有人工材料的患者可能会遇到困难。消融此类患者相应的左心室间隔面可能

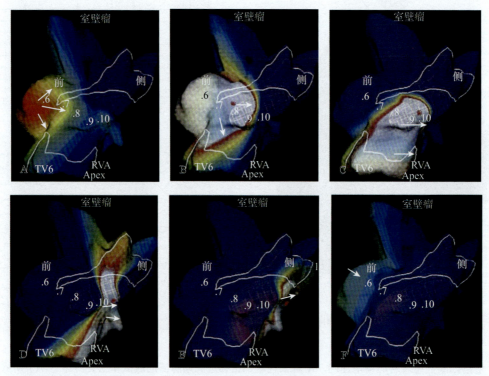

图35.6 18岁男孩法洛四联症外科修复术后（左：30°右前斜视图；右：60°左前斜视图）室性心动过速的非接触标测。非接触标测系统（MEA）的多电极球囊已在右心室流出道部位打开；可调弯标测消融导管（Map）由长的预成形鞘支撑，置于右心室游离壁前侧。另外的标测导管分别放置在His束位置和冠状窦（CS）中（引自Kriebel T, Saul JP, Schneider H, Sigler M, Paul T. Noncontact mapping and radiofrequency catheter ablation of fast and hemodynamically unstable ventricular tachycardia after surgical repair of tetralogy of Fallot. J Am Coll Cardiol. 2007; 50: 2162-2168.）

有效。

消融的目的是通过横断损伤解剖的关键峡部进而阻断电传导。如果是室率缓慢和血流动力学稳定的VT，心动过速时的消融通常会使VT减慢并最终终止。在快速和不稳定的心动过速的情况下，需在窦性节律下消融损伤线。该种方法成功的终点是不能诱发心动过速和消融损伤线的完全传导阻滞。通过沿消融线的起搏失夺获，双电位及起搏时在消融线上下方的激动顺序来证实消融线的完整阻滞。相同的方法也可用于折返环路的任何关键部位。

近来Kapel等深入研究法洛四联症术后患者各种解剖峡部依赖VT的电解剖特征，这使得个体化危险分层

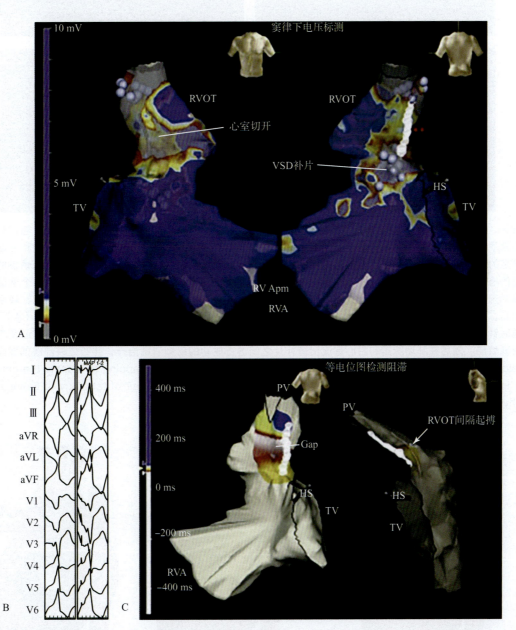

图35.7 法洛四联症患者室性心动过速的电压标测和起搏标测图。A.在窦性心律下，法洛四联症伴有室性心动过速患者的右心室颜色编码电压图。低于0.5mV的值以灰色显示，高于1.5mV以紫色显示。推测的心室切口和室间隔缺损补片由白色箭头指示。在低电压区域中，进行10mA且脉冲宽度为2ms的单极起搏。非激动组织用蓝色球标记，两个非激动的区域进行线性消融（双红色星号的白色圆圈），即肺动脉瓣环和心室间隔缺损（VSD）补片的部位。B.右心室流出道（RVOT）间隔部位的起搏标测后消融。对应被记录的持续事件，非持续性室性心动过速的发作是可诱发的。左侧和右侧的图片分别显示非持续性室性心动过速和成功的12导联起搏标测图。C.通过起搏十级导管间隔到消融线和标测局部的激动来证实是传导阻滞。局部激动时间的颜色编码从白色到红色、橙色、黄色、绿色、浅蓝色、深蓝色和紫色。RVOT中部消融线附近的过早激动点提示存在传导的漏点裂隙。沿消融线中部进一步消融，直到实现双向阻断。PV.肺动脉瓣；RVA.右心室心尖部；TV.三尖瓣（引自Khairy P, Stevenson WG.Catheter ablation in tetralogy of Fallot.Heart Rhythm.2009; 6: 1069-1074. ）

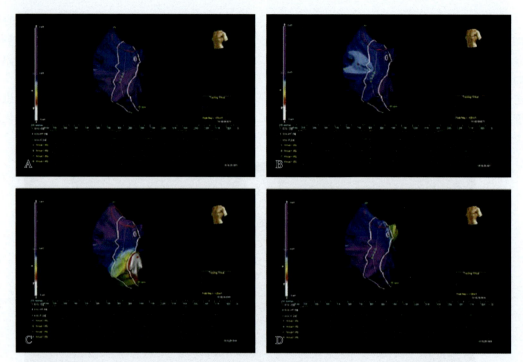

图35.8 动态基质标测49岁法洛四联症外科修复术后患者的室性心动过速,右上角为身体躯干部以显示方位。窦性心律下基质标测的低电压区为右心室流出道补片(画白线圈以识别)。室性心动过速时的基质标测和心动过速周长激动标测确定的肺动脉干与右心室流出道补片之间的区域画红线圈识别,该区域是室速的关键峡部。可诱发的室速在基质标测建立的心内膜解剖模型上的激动顺序标识法:每个图片的下部显示了3个通道的体表心电图和4个通道的右心室心内膜表面的虚拟电图(绿色数字),垂直黄线描绘心动周期时间。绝对电压由左侧的彩色编码条标记,较浅的阴影表示最大负电压,白色区域电压小于−3mV,紫色阴影反映心内膜表面等电点:激动波在肺动脉瓣下方(A),沿着右心室流出道逆时针激动,然后沿着间隔向前(B)和向下移动(C),从而完成环路(D)。在肺动脉瓣和右心室流出道补片之间确定关键峡部。随后在肺动脉瓣和右心室流出道补片之间进行成功的射频消融治疗,并验证峡部线的完全电隔离(引自Schneider HE, Schill M, Kriebel T, Paul T.Value of dynamic substrate mapping to identify the critical diastolic pathway in postoperative ventricular reentrant tachycardias after surgical repair of tetralogy of Fallot.J Cardiovasc Electrophysiol.2012; 23: 930-937.)

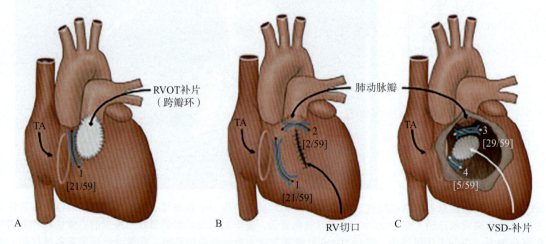

图35.9 法洛四联症外科修复术后室性心动过速的潜在的关键峡部。峡部1位于三尖瓣环和外科右心室手术切口/右心室流出道补片之间(图A,数字标示发生率),峡部2位于外科右心室手术切口和肺动脉主干之间(图B,数字标示发生率),峡部3位于肺动脉干与心室间隔缺损补片之间,峡部4位于室间隔缺损补片与三尖瓣环之间(图C,数字标示发生率)。TA.三尖瓣环 [引自Kapel GF, Reichlin T, Wijnmaalen AP, et al.Re-entry using anatomically determined isthmuses: a curable ventricular tachycardia in repaired congenital heart disease.Circ Arrhythm Electophysiol.2015; 8 (1): 102-109.]

和个体化制订消融方案成为可能。他们研究74例法洛四联症术后患者，分析解剖峡部的各种特征，包括宽度、长度、窦律下的传导速度等数据。分析显示可诱发VT的解剖峡部比不能诱发VT的解剖峡部更长、更窄，窦律下传导速度更慢。导管消融后的中期随访显示，消融后没有解剖峡部慢传导的病例无复发VT，而有解剖狭部慢传导的10个病例中有5例复发VT。资料显示法洛四联症术后患者的慢传导解剖峡部的电解剖标测数据可以为个体化危险分层甚至进行预防性消融提供支持。确定先天性心脏病术后VT患者的内在基质和电生理特征有利于患者的个体化治疗。

成功率和复发率

总体上与室上速的导管消融相比，先天性心脏病术后患者VT的消融经验仍然有限。此外，多个案例报道应用不同的标测技术，得到非常令人满意的结果（表35.2）。并发症是罕见的，但当有较高的房室传导阻滞风险时，术者有时也会选择放弃。

即使使用冷盐水灌注导管标测和消融，中期随访复发率也高达40%，其中部分可能与肥厚和纤维化的RV心肌内消融不足有关。即使消融手术成功的患者，因为有心动过速复发和心脏性猝死的风险，所以也会建议置入ICD。然而，随着经验的积累和技术的进步，导管消融先天性心脏病修复后VT依赖的峡部，能够根治心室功能正常的峡部依赖的折返性心动过速。

外科消融

如果导管消融不成功或有再次外科手术的指征，在术前和术中对个别的VT环路和关键峡部进行详细的标测后，可以完成术中冷冻消融。术中标测研究的结果与心内膜导管标测的结果有良好的一致性。然而需再次强调的是，仅行改善血流动力学（即肺动脉瓣置换）的外科手术而不干预致心律失常基质，并不会降低这些患者的VT和心脏性猝死的风险。

解决疑难病例

几个经验丰富的中心已经报道一小部分外科术后患者VT的心内膜标测和导管消融的病例。虽然定位关键峡部的消融策略效果不错，但需要再次提醒以上经验仍然是有限的。因此，目前似乎很难在手术之前区分是否是一个简单的病例（表35.3）。

表35.3 疑难病例的解决方案

经验仍然有限，没有简易的方法
通过回顾既往史以完善准备
详细了解基础解剖、手术血流动力学和电生理异常的知识
严格的系统方法－基质标测－激动标测－起搏标测－拖带标测
目标：确定解剖峡部

成功标测和消融的关键是详细回顾患者的病史，包括外科修复术的细节、基础血流动力学及电生理异常。无论使用何种标测系统，手术期间建议应用严格的系统方法，包括细致的基质标测并通过激动标测和起搏策略证实这些发现。

表35.2 导管消融先心病术后室性心动过速的结果

研究	方法	患者数目	成功率	提示
Burton et al., 1993	Conventional mapping, pace mapping and entrainment mapping, RF	2	100%	First report on RF ablation of RVOT-VT in repaired tetralogy of Fallot
Gonska et al., 1996[21]	Conventional mapping, pace mapping and entrainment mapping, RF	16	94%	First case series on VT in postoperative CHD
Moorwood et al., 2004[28]	Not specified, RF	12	83%	
Zeppenfeld et al., 2007[22]	Substrate mapping, CARTO, RF	11	100%	Landmark publication on mapping and ablation of VT in CHD
Kriebel et al., 2007[23]	Noncontact mapping, RF	10	80%	Activation mapping of fast and unstable VT in CHD
Schneider et al., 2012[24]	Substrate mapping, Noncontact mapping	7	86%	Dynamic substrate mapping and activation mapping
Kapel et al., 2014[34]	Substrate mapping, CARTO, RF	28	100%	Left-sided RF ablation of VT dependent on septal anatomic isthmuses
Kapel et al., 2015[33]	Substrate mapping, CARTO, RF	34	74%	No VT recurrence in 18 patients with complete ablation success and preserved cardiac function during 46-month follow-up
Van Zyl et al., 2016[48]	Substrate mapping, CARTO, RF	21	95%	High proportion of focal VT
Kapel et al., 2017[35]	Substrate mapping, CARTO, RF	24/28 AI	64%	Slow conducting AI identified as dominant substrate for VT
Total		165	64%–100%	

AI, Anatomic isthmuses; *CHD*, congenital heart defect; *RF*, radiofrequency catheter ablation; *RVOT*, right ventricular outflow tract; *VT*, ventricular tachycardia.

（哈尔滨医科大学附属第一医院　王召军
空军军医大学第一附属医院　郭艳杰　译）

第36章

遗传性室性心动过速/心室颤动的消融——聚焦Brugada综合征

Koonlawee Nademanee

关键点

- 右心室流出道（RVOT）心外膜是Brugada综合征（BrS）致心律失常基质的主要部位。
- 异常碎裂电位与双电位仅局限于RVOT前壁心外膜，心外膜与间质纤维化常合并异常心电图。
- 靶向射频消融阿义马林/普鲁卡因胺激发试验确定的基质区域使Brugada样心电图正常化，并预防室性心动过速/心室颤动（VF）复发；建议使用压力监测灌注导管消融心外膜致心律失常基质。
- 消融术后长期随访（平均3年）预后良好，无严重并发症。
- 一项前瞻性多中心随机对照临床研究——消融Brugada综合征预防VF发作（BRAVE研究）可能证实"导管消融可有效治疗部分BrS患者，无须置入ICD"的假设。

引言

遗传性室性心动过速（VT）和（或）室颤（VF）可分为两类：①具有遗传易感性，电生理特征改变导致的原发性电生理疾病，无心脏结构异常；②由基因所致心肌病变，产生致心律失常基质而引起的疾病。第一类也称遗传性心律失常综合征（IAS），包括长QT综合征（LQT）、Brugada综合征（BrS）、早期复极综合征（ERS）、儿茶酚胺敏感性多形性室性心动过速（CPVT）、短QT综合征与Andersen综合征在内的原发性电生理疾病。第一类因心肌改变导致VT/VF，包括肥厚型心肌病、扩张型心肌病与致心律失常型右心室心肌病。

IAS约占欧洲与美国猝死病例的10%，IAS亦是青年人猝死的主要原因，尤其在亚洲东部和东南部。因此，必须更好地了解IAS遗传学与电生理机制，对IAS进行危险分层，以便在每个不同亚组中找到预防VT/VF的有效治疗与预防措施。所有IAS亚组疾病中，最常见的是LQT与BrS。本章目的是讨论导管消融作为一种IAS治疗方式的作用。由于目前非常缺乏关于导管消融治疗LQT、CPVT、ERS与短QT综合征的数据和研究，仅限于几例消融治疗触发VF电风暴的病例报道，美国心律学会、亚太心律学会与欧洲心律协会的指南声明建议消融可作为症状性BrS患者一种可行的治疗方法。因此，本章重点讲述导管消融对BrS患者的作用。

早期尝试采用导管消融治疗BrS综合征患者仅限于几例发生电风暴的病例。最初方法是靶向消除来自右心室流出道（RVOT），触发VF的最早室性期前收缩（PVC）。最初在RVOT心内膜进行消融，但此方法具有很大局限性，主要原因是由于BrS患者很少发生可标测的频发PVC，因此很难确定准确的消融靶点并明确评估消融的短期效果，故此方法未能得到广泛应用。首次报道因触发VF而消融治疗的BrS患者近10年后，笔者曾报道一例成功消融RVOT前壁心外膜致心律失常基质的症状性BrS患者。随后该发现得到世界范围内多家中心报道的证实，并证明消融基质是一种治疗高风险症状性BrS患者的有效治疗方式。

Brugada综合征基质

1992年首次报道后，BrS作为一种导致健康青年人过早死亡的临床重要疾病，引起全世界关注。然而BrS病理生理学机制未能得到充分解释，且关于该综合征的潜在病理生理学复极异常与除极异常的讨论还存在争议。尽管存在两种相反的观点，但人们一致认为无论由哪种机制引起，右心室流出道（RVOT）是最有可能的基质部位。

将右胸前导联电极放置在第2与第3肋间隙（ICS），此处除RVOT外无其他心脏结构，与将电极放置在标准第4肋间相比，第2与第3肋间隙更易产生BrS心电图，强烈提示RVOT是主要的基质部位。此观点得到以下发现的支持：触发VF的PVC通常来自发生VF电风暴患者的RVOT。靶向消融起源于心内膜侧触发性PVC减少VF电风暴。同样，动物模型中，Morita等证实RVOT心外膜是主要基质位点。或许最能证实RVOT心外膜是BrS主要基质部位的发现是来自笔者对置入性心脏转复除颤仪（ICD）频繁放电患者的研究结果。

笔者发现，在窦性心律下进行心内膜与心外膜联合标测的所有BrS患者在RVOT前壁心外膜均出现异常低电压与碎裂晚电位，如图36.1所示。消融该区域可使Brugada样心电图正常化，预防VF发作。有趣的是，与心外膜部位对应的心内膜部位电压正常，无碎裂电位（图36.2）。图36.3显示左心室和右心室心外膜不同部位的心外膜电位。注意异常碎裂电位与双电位仅位于

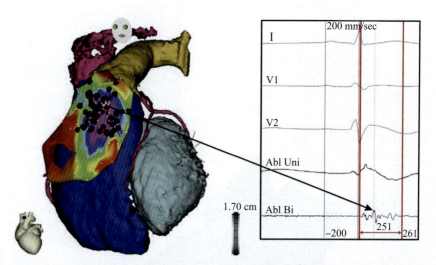

图36.1 Carto融合技术标测合成图显示右心室、左心室、主动脉、肺动脉和冠状动脉的心脏计算机断层扫描与右心室流出道心外膜电解剖标测的整合图像。双注释标测图显示电图时限延长幅度，紫色区域表示电图时限显著延长（＞180ms），此区域记录的心电图如右图所示。NaviStar标测图紫色区域的NaviStar冷盐水消融导管（Abl-Bi，双极远端）远端成对电极记录的双极电图为低电压（0.49mV），可见碎裂电位伴电图时程宽度为251ms。同时也记录消融导管远端电极（AbL-Uni，单极远端）的单极电图及右胸前导联（Ⅰ、V₁、V₂）电图。红点代表消融点

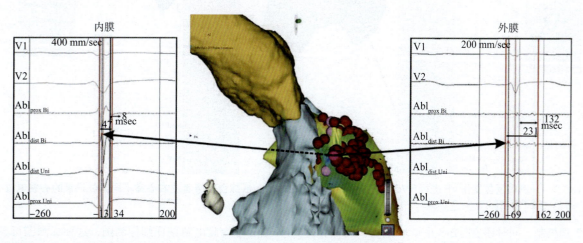

图36.2 右心室流出道（RVOT）的右侧视图显示一例患者RVOT前壁心内膜与心外膜间的心室电位差异。左、右图分别显示来自RVOT同一部位的心内膜和心外膜的双极与单极电图。Abl-distal Bi.消融远端电极双极；Abl-prox Bi.消融近端电极双极；Abl-distal Uni.消融远端电极单极；Abl-prox Uni.消融近端电极单极

RVOT前壁心外膜区。

首次报道BrS后的前10年，大多数学者认为BrS是一种离子通道病IAS亚组的原发性电生理疾病，并伴复极异常。然而，多中心合作研究证实，既往BrS家族史及常规尸检阴性心脏性猝死患者RVOT的心外膜和间质纤维化，且缝隙连接表达减少。同一项研究中，笔者还发现所有接受心脏直视下Brugada基质消融术的6例BrS患者中RVOT心外膜活检组织纤维化，并伴异常、碎裂电位与延迟传导。图36.4显示RVOT解剖的心脏计算机断层扫描成像，证实活检部位存在异常碎裂电位与纤维化。心脏直视下消融纤维化组织后心电图正常化，患者不再复发VF。有趣的是，患者心脏CT/MRI体内影像正常，且开胸直视下心脏外观亦正常。阿姆斯特丹学术医疗中心研究人员也报道在一位SCN5A基因突变并因VF电风暴药物治疗失败而需行心脏移植手术的BrS患者移植心脏中有相似发现。虽然未发现移植心脏复极异常的证据，但研究人员发现间质纤维化可导致传导延迟。因此，我们可以得出合理结论，RVOT心外膜表面间质纤维化与缝隙连接蛋白表达下降是致心律失常基质的异常心肌结构，可表现为异常碎裂低电压晚电位。该研究中所有患者均发现类似的表现，这些发现明确提供最有力的临床证据证明RVOT前壁延迟除极是BrS最可能的潜

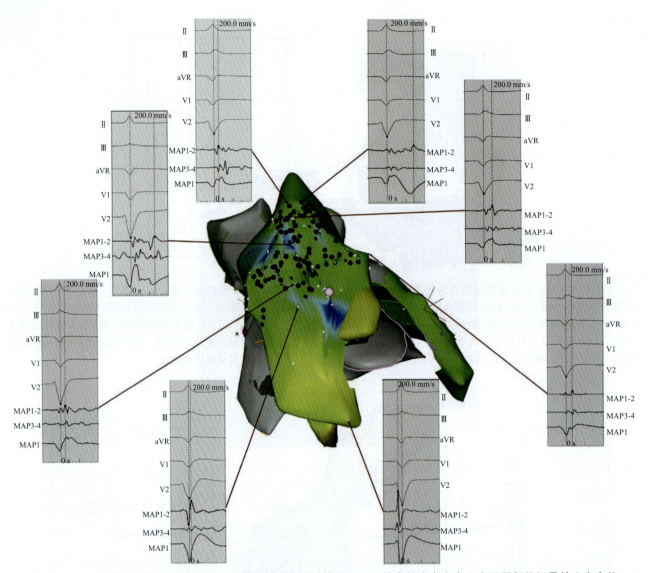

图36.3 一例因反复发作VF进行RVOT基质标测与消融的Brugada综合征患者左右心室不同部位记录的心室电位

在电生理机制,同时还表明BrS并非无结构性心脏病的原发性电生理疾病,而是具有亚临床右心室心肌病变的IAS类疾病。

标测Brugada综合征基质

了解右心室心外膜是BrS致心律失常基质的主要部位及BrS心电图特征和位置后,标测方法很直接,但需掌握标测心外膜的心包穿刺技术。心包穿刺前入路优于后入路,但这两种方法都可用于标测与消融,然后可对右心室进行心内膜与心外膜电解剖标测及左心室心外膜标测。术者可自行选择标测导管与电解剖标测系统,包括可进行高密度电解剖标测的多极导管。

笔者中心使用3.5mm的Navistar消融导管与CARTO标测系统(Biosense Webster, Inc., Dia-MondBar, CA)进行标测和消融。图像整合软件(如CARTO-Merge技术)、CartoUnivu(用于透视/血管造影图像整合)及与电解剖标测的二维实时整合图像非常有助于生成心外膜和心内膜电解剖详细标测图,这种标测图可显示局部电位的电压或持续时间。异常电位定义为低电压(≤1mV)、伴有2个或2个以上分离成分的分离电位和碎裂电位、各电位成分峰值间等电位时限>20ms、长程(>80ms)或晚电位(QRS波结束后延长的分离信号),这些异常电位可标记为消融靶点。

钠通道阻断剂明确潜在基质的作用

标测与消融BrS基质的最初报道中,笔者的团队标测时未使用钠通道阻滞剂,如阿义马林、普鲁卡因胺或氟卡尼。如随后报道所述,一些患者消融后仍存在BrS基质,其原因为开始并未消融所有基质部位,阿义马林激发试验后出现Brugada样心电图即为证据。其中一些未完全消融基质的患者复发VF,需再次消融。再次消融时发现基质区域比首次消融治疗时更大,尤其在阿义马林激发试验后。过去5年,本研究小组修改标测方案,静脉注射钠通道阻滞剂阿义马林(50~80mg,5min)

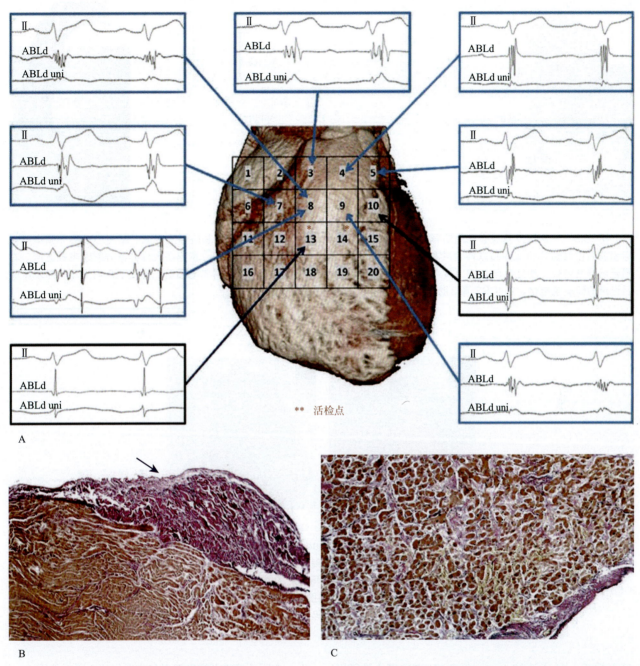

** 活检点

图 36.4 症状性 Brugada 综合征患者 V_2 的心脏（正中）CT 扫描成像显示右心室流出道前壁的解剖网络。外周图示为标记部位的心电图 Ⅱ 导联与远端双极电图（电压标尺 0.4mV/cm，滤波 30～300Hz）和单极电图（电压标尺 5mV/cm，滤波 0.05～300Hz），并伴有异常碎裂电位。异常电位（B）处活检和组织学检查（天狼猩红染色）显示心外膜纤维化（箭头）（C），伴局灶性胶原呈手指样突入心肌组织

或普鲁卡因胺（750～1000mg，20～30min）后，严格标测右心室心外膜，更准确地定义 BrS 基质部位。

图 36.5 显示 1 例 ICD 频繁放电的症状性 BrS 患者在注射阿义马林后的标测图，基质位于 RVOT 前壁心外膜、右心室体部与右心室下侧壁。这些部位的消融靶点如图 36.5 中，小白点所示，且 2 年随访中未复发 VF。给予钠通道阻滞剂后，大多数患者基质区域面积显著扩大，受累面积（可达 20cm²）可覆盖几乎整个 RVOT 心外膜并延伸至右心室体部及下壁，致心律失常基质分别约占 50% 和 25%。

阿义马林（因其起效迅速且半衰期相对较短，可作为扩大基质区域的最佳药物）可使基质区域扩大 2 倍，从基线的（10.3＋8）cm² 扩大至（19.5＋5.6）cm²（$P<0.01$），普鲁卡因胺也扩大基质位点，但程度较低。图 36.6 显示另 1 例症状性 BrS 患者在给予 50mg 阿义马林前后 CARTO 系统电解剖标测图。该药物将 BrS 基质靶

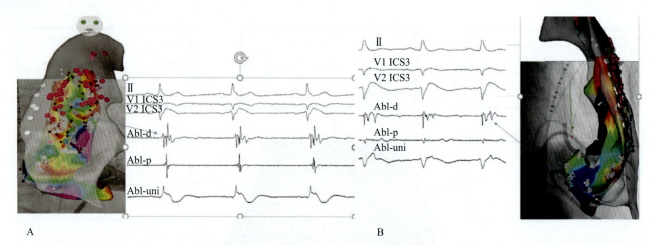

图36.5 一例因反复性心室颤动导致多次ICD放电的Brugada综合征患者的基质标测区域。A.右心室心外膜电解剖标测前后位结合CartoUnivu软件合成右心室血管造影图像显示右心室流出道与右心室存在大片异常碎裂晚电位区域。右图显示异常电位（粉红色点）。B.右心室心外膜标测侧位显示右心室下壁心外膜异常基质区，左图显示阿义马林激发试验后记录的碎裂晚电位。V_1 ICS3.第3肋间V_1导联；V_2 ICS3.第3肋间V_2导联

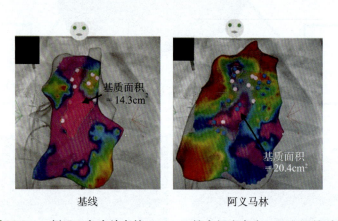

图36.6 一例ICD多次放电的Brugada综合征患者中，阿义马林对其心外膜基质的作用。右心室心外膜电解剖标测图结合CartoUnivu软件合成的心脏透视图像，显示并比较基线时和注射阿义马林后的基质面积。左侧图，粉红色点沿边界标记基线时异常基质区域。右侧图，阿义马林（50mg）给药后基质面积扩大，阿义马林给药后，蓝色点标记碎裂晚电位的异常区域边界

区由14.3cm²扩大至20.4cm²，包含RVOT前壁心外膜至右心室体部心外膜大部分。通过对阿义马林/普鲁卡因激发试验后明确的基质区域进行靶向射频消融，使所有心电图导联放置标准的患者Brugada样心电图正常化。

消融方案与消融终点

使用灌注导管消融心外膜致心律失常基质必不可少。笔者建议使用压力监测灌注导管，即SmartTouch NaviStar导管（NaviStar消融导管）。使用压力监测灌注导管前，因我们的技术未能实现病灶的永久性消融，基于临床经验，一些患者需在同一基质区域再次进行消融。还应认识消融基质部位的急性期有效作用，如图36.7所示，如果射频能量能有效消融病灶，那么记录电位的电压幅度应大幅度降低，中、晚期碎裂电位应消失，表明已消除可产生延迟与晚电位的心肌内基质。

如前所述，我们已修改标测方案，通过加用钠通道阻滞剂明确靶向消融基质区域。同样在消融过程中，无论是非诱发性VT/VF还是Brugada样心电图正常化，笔者团队不再采用既往发表的消融终点。如前所述我们认为最好也是唯一的终点应是消除所有使用钠通道阻滞剂后显示的异常低电压碎裂电位的基质区域。

远期预后

到目前为止，上述50例患者长期随访预后良好，平均随访3年（6个月至9年）。应用世界各地多中心记录数据全面分析患者远期预后，但不在本章讨论范围内。根据上述50例患者的经验，如果Brugada样心电图正常化，包括单纯BrS患者中采用较高肋间隙的导联定位与

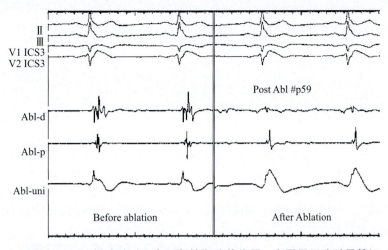

图36.7 一例消融对心电图急性期改善作用。左图显示消融导管远端成对电极记录的碎裂电图。40W功率消融30s后，同一部位消融导管远端电极连续记录的心电图振幅明显下降，并伴随消融前记录的碎裂电位中部与终末部QRS波消失，提示射频能量已消除心外膜下心肌内基质。V1 ICS3.第3肋间的V_1导联；V2 ICS3.第3肋间的V_2导联

钠通道阻滞剂激发试验后未见VF复发，表明确实已消除致心律失常基质。

并发症

迄今为止共有50名患者（包括既往发表的病例报道），手术期间1位患者发生心包积血但并未影响消融，除此之外未见其他患者发生任何主要并发症。约35%的患者出现轻度心包炎性疼痛，但未延长住院时间，无发生需输血或手术干预的严重并发症。到目前为止，笔者团队的患者均未发生慢性心包炎。

结论与展望

心外膜基质消融是一种可有效治疗BrS的补充治疗方案。有理由提出"BrS患者无论有无症状均可通过导管消融治疗，无须置入ICD"的假设。目前这一治疗只用于需要进行广泛基质消融治疗的BrS患者，还需排除BrS合并ERS的重叠综合征患者，消融后可见钠通道阻滞剂激发试验后高一肋间右胸导联心电图正常。

为验证这一假设，目前已开展一项多中心临床随机研究——消融治疗Brugada综合征预防VF发作（BRAVE研究，临床试验NCT02704416）。如果研究结果可证实这一假设，我们治疗此类患者时应更确信仅采用导管消融术，而无须置入ICD。当然我们必须权衡心外膜消融手术的获益与风险，包括短期与长期随访。以下是目前存在的问题：RVOT、右心室体部、右心室下壁的广泛消融会影响右心室功能吗？消融后瘢痕会导致单形性室速吗？这些问题的答案尚不清楚，有待进一步研究，如最新启动的BRAVE研究。

尽管如此，我们仍能自信地得出结论：对反复发作VF而需多次ICD电击的BrS患者，针对BrS基质的心外膜消融是首选治疗方法。

（天津医科大学第二医院 刘 彤 王 鑫 译）

第37章

经皮血流动力学支持下消融瘢痕相关的室性心动过速

Marc A. Miller, Mohit K. Turagam, Srinivas R. Dukkipati, Vivek Y. Reddy

> **关键点**
>
> - 大部分瘢痕相关性室性心动过速（Sc-VT）患者因血流动力学不稳定而不能进行详细的激动标测和拖带标测。因此，这类室速通常只能在窦性心律下进行基质标测和消融。
> - 因为窦性心律下心肌标测缺乏特征性的靶点电位（延迟电位、碎裂电位等），故某些Sc-VT（如非缺血性心肌病的患者）采用基质标测进行消融效果较差。
> - 经皮血流动力学支持装置正越来越多地用于Sc-VT消融中，在室速期间维持心排血量和全身灌注以支持长时间的电生理标测，亦可在窦性心律下降低左心室负荷，降低手术风险。
> - 目前，越来越多的临床数据显示经皮左心室辅助可以延长不稳定室速发作期间的持续标测时间，使得更多的不稳定室速患者可以进行心动过速下的标测和消融。然而，经皮左心室辅助装置（pLVAD）是否会改善急性或长期消融成功率仍有待观察。

引言

器质性心脏病患者合并瘢痕相关性室性心动过速（Sc-VT）通常伴有血流动力学不稳定。在室速发作时进行导管标测和消融过程常由于血流动力学的不稳定无法进行详细的拖带和激动标测，导致手术成功率降低。实际上近1/3室速患者，心动过速发作时伴有血流动力学不稳定，被称为不可标测型室速。即便能够通过反复诱发、终止以进行拖带标测和激动标测，但会增加患者出现进行性血流动力学不稳定、充血性心力衰竭和外周器官灌注不足的危险，而且亦无法提高成功标测消融靶点的能力。另外，一些开始血流动力学稳定的室速，也会由于标测时间过长引起静脉充血和急性心力衰竭，增加手术及围手术期死亡率。实际上心力衰竭是瘢痕相关性室速患者术中和随访期间死亡的主要原因。因此，不稳定室速的消融策略通常限于在窦性心律下进行基质标测和消融，但这种方法并不利于室速真正靶点的标测。而且最近研究显示只有少数瘢痕相关电位（碎裂电位和延迟电位）参与形成室速发生的关键峡部。尤其对于非缺血性心肌病患者，由于以异常电位为特征的假想传导通路标测阳性率更低（约35%），故基质标测消融策略的有效性更低。事实上，在非缺血性心肌病室速消融不能获得完全的成功（术后仍可诱发出任何形式的室速）是随访期间室速复发的强预测因子。此外，单纯基于基质的消融有时在技术上是不可行的。图37.1是一例非缺血性心肌病患者，最终标测到可能与靶点毗邻的一些重要的解剖结构（冠状动脉、膈神经），这些位置需要尽量低的消融能量以在消融安全性和有效性之间取得平衡。为避免长时间标测血流动力学造成的不稳定给患者带来风险，也为了尽可能进行仔细的拖带/激动标测，因此，在临床中开始引入临时机械性心脏支持装置来保障手术安全性。

消融过程中，经常静脉注射血管升压素和正性肌力药维持心排血量和全身血压，然而随着室速持续时间延长，它们通常不足以提供充分的血流动力学支持。此外，长时间使用这些药物可导致心脏毒性、多器官功能障碍，增加急性期和远期死亡率。

术中机械性心脏支持的选择

室速发作期间心脏收缩功能降低，因此，血流动力学支持的目的是维持心排血量和平均动脉压，促进利尿，防止肺动脉压力显著增加，减少急性心力衰竭和多器官衰竭，以提高安全性，促进术后恢复。目前常用的经皮血流动力学支持装置有主动脉内球囊反搏泵（IABP）、TandemHeart 左心房-髂动脉旁道（CardiacAssist Inc, Pittsburgh, PA）和pLVAD，是一种临时安置在主动脉瓣的叶轮驱动轴向泵，将血液直接从左心室泵送到升主动脉（Impella; Abiomed, Danvers, MA）。

IABP是最常用的支持手段，具有最多的临床经验，通常由心脏介入医师经皮置入。活动性心肌缺血患者使用IABP，可以增加舒张压和减少后负荷，以维持冠状动脉血流量。然而，IABP仅能增加0.5L/min的心排血量，因此，提升的平均动脉压和每搏输出量并不足以满足室速时人体的血流动力学需求。此外，IABP的工作依赖于球囊的充气和放气时间，通常以压力或心电信号触发，需要稳定、规则的非心动过速心律。因此，IABP不是一个理想的室速消融期间的支持方法。尽管IABP是在室速消融期间最常使用的经皮血流动力学支持装置，但证明其安全性和有效性的研究结果非常有限。IABP的好处：①相对小的动脉鞘尺寸（7F）；②易于插

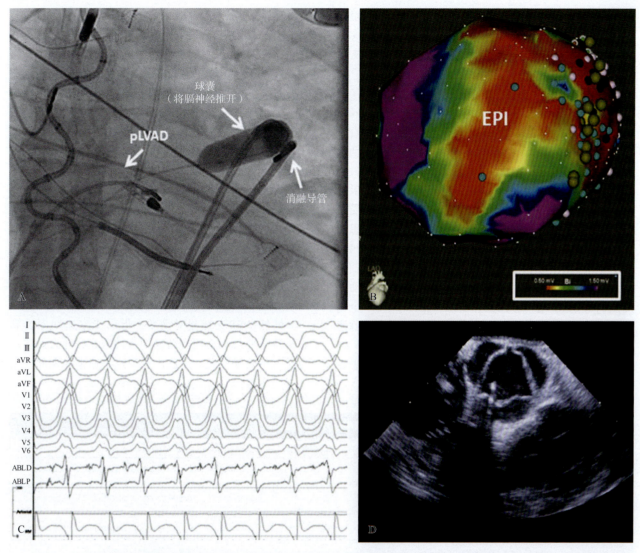

图37.1 非缺血性心肌病和瘢痕性室性心动过速（Sc-VT）的患者具有广泛的心外膜瘢痕和多个基质-消融靶点（黑圈代表晚电位，白圈代表碎裂电位），由于可能的关键峡部（窦性心律）位置与冠状动脉（黄圈）和膈神经（蓝圈）相邻，因此需要进一步确定哪些位置可作为扩大消融的选择。A.左前斜位（LAO）冠状动脉造影及X线影像中消融导管（位于心包腔）和Impella经皮左心室辅助装置（pLVAD）的位置。B.心外膜双极电压图。C.室速关键峡部的位置，舒张中期电位，隐藏融合，起搏后间期等于室速周期长度（拖带结果良好）。D.心腔内超声（位于左心房）可见pLVAD跨过主动脉瓣。通过pLVAD的血流动力学支持延长室速标测时间，避免不必要消融，减少对冠状动脉和膈神经可能的损伤。D.远端；P.近端

入；③术者和实验室人员均可以熟练操作。

TandemHeart装置是经皮左心房-髂动脉旁道系统，使用外置离心泵提供高达3.5~4L/min的正向血流，其获得美国FDA批准用于不需要完全心肺体外循环的外科手术支持，维持时间长达6h，有临床经验显示应用超过6h患者也可耐受。由于血流动力学支持的益处直接取决于增加血流持续流量的程度，TandemHeart与相对较小的Impella 2.5 pLVAD相比，能够提供更大的血流动力学支持。然而，TandemHeart需要相对复杂的置入技术，包括分离股动脉和股静脉通路。通过静脉通路进入右心房，然后经房间隔穿刺和扩张，进而在左心房中置入21F的引流鞘管。此外，需建立一个独立的动脉通路，将流出管置于髂动脉。这种装置置入过程的潜在并发症有心脏压塞、大出血、严重肢体缺血、败血症、心律失常和残余房间隔缺损。出血并发症的发生率为40%~90%。

Impella pLVAD使用微型轴流泵将血液直接从左心室输送到主动脉。该装置的优点是其相对简单的植入技术，只需经股动脉进入和逆行穿过主动脉瓣置入。目前有3个不同流量的Impella装置：Impella 2.5，通过股动脉的13F导引鞘放置，可以最大增加2.5L/min的流量；最近推出的Impella CP，能够通过14F进入鞘管套增加约3.5L/min的流量；Impella 5.0，置入过程需要外科手术切开动脉通路，应用较大直径导管（21F），能够提供最

大5.0L/min的流量支持。迄今为止，pLVAD辅助的室速消融的大多数临床经验是采用Impella 2.5装置。表37.1列举部分瘢痕性室速消融期间采用经皮血流动力学支持的研究及病例报道。

与TandemHeart相比，经皮置入的pLVAD具有更小的导管直径，并且避免额外的静脉穿刺和经房间隔穿刺，减少相关并发症和置入时间。由于Impella装置直接置于左心室，它能有效地降低心肌氧耗，增加平均动脉压，降低左心室舒张期末压，在适当的流量设定下，特别是低心排血量的条件下，可能比TandemHeart效果更好。到目前为止，Impella的大多数临床经验多为接受高风险经皮冠状动脉介入治疗伴或不伴心源性休克的患者群。相比IABP，Impella 2.5能够更大地提高心脏指数、平均动脉压及左心室射血分数。Impella置入的禁忌证有：主动脉瓣机械瓣置入后、主动脉瓣狭窄/钙化（主动脉瓣面积≤1.5cm²），中度或以上的主动脉瓣关闭不全及其他不适于经皮器械置入的严重血管疾病，如主动脉瘤和动脉极度曲折、钙化。相比于Impella 5.0，Impella 2.5的血管通路的并发症更少见。通常对于手术开始时患者的血流动力学相对稳定的患者，Impella 2.5由于外形小、创伤小、易于使用加之其改善全身灌注和缓解静脉压升高明显的优点，更加适合这类患者的介入手术支持。而在伴有严重心力衰竭的和心源性休克患者中，尽管可能有更高的并发症发生率和更长的置入操作时间，Impella 5.0或TandemHeart仍然是最佳的血流动力学支持装置。表37.2是常用的经皮血流动力学支持装置的比较。

室速消融过程中的血流动力学支持

瘢痕相关性室速导管消融优选的消融策略是完整标测室速折返环与窦性心律基质改良相结合。激动标测和拖带标测都需要诱发及维持室速，从而精标关键峡部。然而，大多数瘢痕相关性室速患者伴有显著的左心室功能障碍及其他合并症，长时间的室速会导致血流动力学不稳定。因此，在无充分的血流动力学支持下，长时间的激动标测和拖带标测虽可以完成，但通常非常困难。

虽然IABP支持相对简单，但由于室速期间受到心率及需要与心动周期精确同步的限制，导致血流动力学支持效果不佳。因此，不稳定室速消融期间应用

表37.1 瘢痕相关VT消融中应用经皮血流动力学支持的部分研究

研究	设计	装置	基质	患者数目[a]	随访	结果评价
Abuissa et al.[34]	Retrospective	Impella 2.5	Nonischemic and ischemic	3	6–9 months	Acute procedural success and VT recurrence
Miller et al.[14]	Retrospective	Impella 2.5 and IABP	Nonischemic and ischemic	22	3 months	Acute procedural success and VT recurrence
Bunch et al.[24]	Retrospective	TandemHeart	Nonischemic and ischemic	31	9 months	Acute procedural success and VT recurrence
Lu et al.[35]	Retrospective	Impella 2.5, CPB and surgical LVADs	Nonischemic and ischemic	16	3 months	Acute procedural success and VT recurrence
Miller et al.[23]	Prospective	Impella 2.5	Nonischemic and ischemic	20	1 month	Acute procedural success, VT recurrence, hemodynamics during simulated VT, effects on end-organ perfusion
Aryana et al.[25]	Retrospective	Impella 2.5 Impella CP	Nonischemic and ischemic	68	19 months	Acute procedural success, VT recurrence, hospital LOS, 30-day rehospitalization, redo VT ablation, recurrent ICD therapies, 3-month mortality
Reddy et al.[18]	Retrospective	Impella 2.5 Impella CP TandemHeart	Nonischemic and ischemic	66	12 months	Acute procedural success, VT recurrence, mortality
Kusa et al.[26]	Retrospective	Impella 2.5 Impella CP	Nonischemic and ischemic	194	7 months	Acute procedural success, heart transplantation, and recurrent VT
Aryana et al.[33]	Retrospective	pLVAD IABP (based on ICD 9 codes)	Nonischemic and ischemic	345	12 months	In-hospital cardiogenic shock, acute renal failure, hospital LOS, 30-day readmission, mortality, redo VT ablation.
Mathuria et al.[36]	Retrospective	Impella TandemHeart	Nonischemic and ischemic	93	3 months	30-day mortality, 3-month freedom from VT
Turagam et al.[27]	Retrospective	Impella 2.5 Impella CP TandemHeart ECMO	Nonischemic and ischemic	1655	17 months	Acute procedural success, in-hospital mortality, 12-month mortality, VT recurrence

[a]No patients refers to the total number of patients included within the study, but not necessarily the total number in which a percutaneous hemodynamic support device was used.

表37.2 瘢痕相关VT消融中不同血流动力学支持设备的比较

置入方法	主要并发症	血流动力学影响	优点	缺点	禁忌证
IABP					
Percutaneous or surgical	Limb ischemia (minimal risk)	Augment CO by up to 0.5 L/min	Allows longer duration of support	Requires stable rhythm	Moderate to severe AI Aortic disease
Single arterial	Stroke	—	Indirectly unloads LV	Lowest level of support	Uncontrolled sepsis Coagulopathy
8 to 9 F	—	—	Familiarity Ease of insertion	—	—
TandemHeart					
Percutaneous or surgical	Cardiac tamponade	Augment CO by up to 3.5 L/min	Prolonged support duration	Large arterial cannulas	VSD PAD
Transseptal puncture required	Aortic puncture Limb ischemia (most risk)	—	Partial LV support Indirectly unloads LV	Requires transseptal puncture	RV failure
21 F inflow (venous)	Bleeding and transfusion (most risk)	—	—	Requires two access sites	—
15 F outflow (arterial)	Residual ASD				
Impella 2.5					
Percutaneous or surgical	Limb ischemia (moderate risk)	Augment CO by up to 2.5 L/min	Prolonged support duration	Relatively large arterial cannulas	LV thrombus VSD
Single arterial access	Bleeding (minimal risk)	—	Partial LV support	Interference with mapping catheter	Severe aortic stenosis
13 F	—	—	Directly unloads LV Ease of use	—	RV failure

AI, Aortic insufficiency; *ASD*, atrial septal defect; *IABP*, intraaortic balloon pump counterpulsation; *LV*, left ventricle; *LVAD*, left ventricular assist device; *PAD*, peripheral arterial disease; *RV*, right ventricle; *VSD*, ventricular septal defect.
Modified from Naidu SS. Novel percutaneous cardiac assist devices: the science of and indications for hemodynamic support. *Circulation*. 2011;123:533-543. With permission.

pLVAD越来越受到关注和青睐，只是到目前为止这种技术使用经验仍不足。一些器质性心脏病合并血流动力学不稳定室速消融的小型单中心回顾性研究中，pLVAD（Impella 2.5）支持的消融手术，平均增加室速下的标测时间近2.5倍（66.7min vs. 27.5min，$P=0.03$），与使用IABP或没有机械支持相比，在拖带标测/激动标测期间由于血流动力学不稳定性而需要提早终止室速的次数更低（0.9 vs. 3.9终止/手术，$P\leqslant0.001$）。由于增加室速下标测时间，pLVAD支持下的10次消融手术中有9次消融能够至少终止一种室速，而这种即刻生效在无pLVAD支持的13次消融手术中仅有5次（39%）。关于安全性，本研究发现尽管pLVAD组室速总持续时间更长，但在组织灌注不足或终末器官损伤方面没有显著差异。

一项多中心观察研究纳入66例进行室速消融的患者，对比IABP（22例）与pLVAD（Impella 25例或TandemHeart 19例）支持的效果。患者组间基线数据没有差别（包括之前消融次数，抗心律失常药物服用情况及ICD置入比例）。在血流动力学稳定的情况下尽量对所有室速进行激动标测与拖带标测，如果平均动脉压低于45mmHg，则终止室速。如果在最大的循环支持下仍不能耐受室速发作，则进行起搏标测及基质标测。

pLVAD组比IABP组有更高的进行激动标测和拖带标测的比例（82% vs. 59%，$P=0.04$），更多的标测不稳定室速发作（1.05±0.78 vs. 0.32±0.48，$P<0.001$），更多的室速消融终止次数（1.59±1.0 vs. 0.91±0.81，$P=0.007$）及更少的直流电转复次数（1.9±2.2 vs. 3.0±1.5，$P=0.049$）。两组间的射线曝光量和手术时间没有差别。pLVAD组的操作相关并发症似乎更多，但未达到统计学差异（32% vs. 14%，$P=0.14$），两组间即刻手术成功率亦无差别。图37.2是一例非缺血性心肌病患者及有限的基质标测靶点的实例，最终在pLVAD支持下进行长时间拖带标测而完成手术。

一项前瞻性临床研究（PERMIT1），纳入应用pLVAD（Impella 2.5）支持的20例不稳定室速消融的患者，评估该策略的安全性和短期效果。研究中，拖带标测/消融作为所有持续单形性室速标测的一线方法，由术者自行决定是否进行额外的基质改造。研究中，每个手术都有近1h的持续室速发作时标测和消融时间，2/3的患者消融期间需要终止室速。术后1个月随访时，80%的患者没有临床复发[包括适当的置入式心脏复律除颤器（ICD）治疗]。重要的是，尽管室速下标测时间延长，但并没有增加晚期肾功能损伤或认知功能紊乱/障碍的发生率。该研究也是第一次在此情况下使用无创

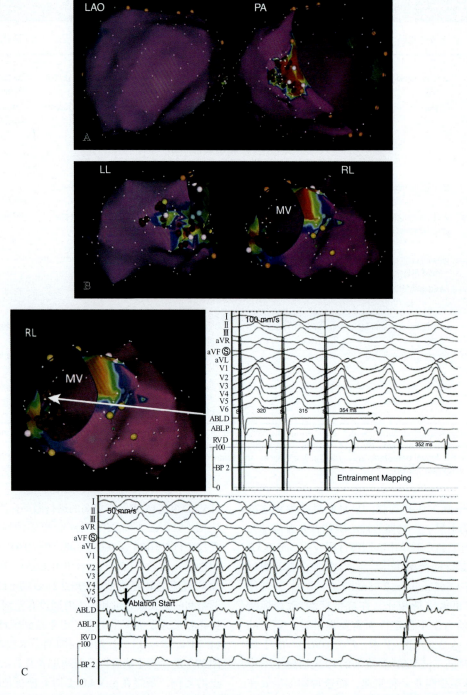

图37.2 非缺血性心肌病合并不稳定室速,在基质消融靶点基础上,受益于延长的拖带标测/激动标测时间。A.心外膜双极电压(瘢痕)图,显示在基底侧壁中的小面积瘢痕,缺乏关键峡部的电位。B.心内膜双极电压(瘢痕)图,显示相应的小面积瘢痕,具有基质改良的消融目标。C.心内膜表面的拖带标测(持续>20min),最终确定出口部位,随后消融术(<10s)终止室速

LAO.左前斜位;LL.左肺静脉;MV.二尖瓣;PA.后前位;RL.右肺静脉

神经监测模式来评估室速的血流动力学影响。

接下来其他中心的一系列回顾性对照研究也有着相似的结果。其中一项研究比较了13例连续的pLVAD辅助下室速消融与18例单纯进行窦律下基质标测和消融的不稳定室速,研究使用平均动脉血压≥60mmHg为标准确定pLVAD提供的充分的血流动力学支持,pLVAD支持消融组具有更长的手术时间和治疗更多的室速发作,但在急性手术成功或后期随访生存率方面没有显著差异。

在一项回顾性非随机对照研究中,共68例患者在血流动力学支持装置辅助下进行Sc-VT消融,其中34例采用pLVAD。研究中,不稳定室速被定义为发作时

平均动脉压低于50mmHg。两组间的年龄、心肌病种类、LVEF、纽约心功能分级（NYHA）、抗心律失常药使用情况及电风暴次数等基线状态无差别。pLVAD支持组完成详细的拖带和部分激动标测，而对照组因血流动力学不稳定无法完成，两组都进行起搏标测和基质标测。pLVAD支持组术中室速持续时间更长（27.4 ± 18.7 vs. 5.3 ± 3.6, $P<0.01$），持续20s以上的室速占pLVAD支持组的44%，而对照组仅3%。此外，pLVAD支持组在术中消融终止的室速次数明显多于对照组（1.2 ± 0.9 vs. 0.4 ± 0.6, $P<0.01$）。尽管如此，两组间术后即刻成功率无差别。缺血性心肌病的手术成功率明显高于非缺血性心肌病室速（89% vs. 53%, $P=0.001$），这可能是因为基质标测很难对室速折返基质完成充分的去通道化消融。手术相关不良反应总体很少，仅在pLVAD支持组出现2例，对照组无不良反应发生。

笔者最近发表的研究中纳入194例不稳定室速消融，其中109例应用pLVAD支持，85例无pLVAD支持。接受pLVAD辅助的患者病情更重，其中扩张型心肌病比例更高（33% vs. 13%, $P=0.001$），NYHA分级在Ⅲ～Ⅳ级更多（51% vs. 25%, $P<0.001$），电风暴比例更高（49% vs. 34%, $P=0.04$），更多患者应用胺碘酮治疗（72% vs. 53%, $P=0.01$），而且LVEF更低（$26\pm10\%$ vs. $39\pm16\%$, $P<0.001$）。如果血流动力学情况稳定，尽量采用拖带和激动标测。另外，术者决定对于不能诱发室速者进行起搏标测和基质标测。不稳定室速定义为最大循环药物支持（包括血管收缩药物和正性肌力药物）下平均动脉压仍低于50mmHg者。pLVAD支持组中室速诱发的次数更多（3.3 ± 2.1 vs. 2.4 ± 2.1, $P=0.004$），至少有一种血流动力学稳定可以标测的室速患者比例更高（80% vs. 68%, $P=0.06$），但是消融终止室速的比例两组无差别（1.4 ± 0.8 vs. 1.4 ± 0.7, $P=0.96$），消融时间无差别，但是pLVAD支持组总手术时间较长。两组间患者消融后室速再次诱发率及术后住院时间无差别。组间手术并发症发生率无差别（17% vs. 9%, $P=0.15$）。另外，矫正组间偏倚后研究分析发现，两组即刻手术成功率、并发症和术后住院时间均无显著差异。

国际室性心动过速多中心协作组（IVTCC）发布的一项大型多中心研究共连续入选1655例室速消融的患者，105例接受pLVAD作为血流动力学支持（Impella 2.5、ECMO和TandemHeart）。其结果与以往发布的经验类似，pLVAD支持组较之无pLVAD支持组病情更重，具有更多的死亡高危因素，包括低LVEF、更高的室速风暴、ICD放电次数、更差的NYHA分级及更高比例的胺碘酮应用率。pLVAD支持组术中室速诱发次数更多（2.4 ± 1.4 vs. 1.9 ± 1.6, $P=0.001$），不可标测的室速比例更低（16% vs. 34%, $P<0.001$），消融次数更多（2730 ± 2214 vs. 2104 ± 1627, $P=0.01$）。然而pLVAD支持组手术成功率更低（71.8% vs. 73.7%, $P=0.04$），术中并发症发生率更高（12.5% vs. 6.5%, $P=0.03$）、院内死亡率更高（21% vs. 2.3%, $P<0.001$）。亚组分析LVEF低于20%和NYHA分级Ⅲ～Ⅳ级的患者，两组中诱发室速中不可标测数无差别，且术后即刻成功率和并发症亦无差别。

消融期间的血流动力学评估

血压和脉搏血氧饱和度监测不适于在室速消融期间作为血流动力学监测的指标，尤其不适于应用连续血流机械辅助装置如Impella的患者。脉搏血氧饱和度需要足够的外周灌注，因此对于缺氧的反应相对滞后。此外，室速期间维持终末器官灌注所必需的最佳血压值是未知的，尽管脑血管自动调节能力的下限为50～60mmHg，但由于受个体差异及术中麻醉和血管升压素应用的影响，室速期间维持脑灌注所需的实际血压水平的确定较为复杂。因为连续流量泵会导致较低的收缩压和较高的舒张压，故不稳定室速下pLVAD的设定标准尚不明确。动脉乳酸水平等系统灌注充足的其他标志不足以用于监测消融的安全性。因此，用这些指标监测pLVAD支持下的室速可能并不适合，甚至难以判断机械支持下的室速是否稳定。

绝对脑血氧计（FORE-SIGHT; CASMED, Branford, CT）记录脑组织氧饱和度（$SctO_2$）已经作为在pLVAD支持的消融期间评价脑灌注的非侵入性方法。这种方法不需要搏动性血流来精确测量，其利用大脑作为指数器官，监测整个脑组织灌注，也可连续测量局部$SctO_2$。在长时间的非搏动性血流期间，如在pLVAD支持的室速期间，相比其他非侵入性方法，$SctO_2$能够更好、更早地提供血流动力学稳定性的监测。

尽管尚未明确在这种情况下$SctO_2$的安全值，但在接受心脏手术和颈动脉内膜剥脱术的情况下，小于50%～55%的$SctO_2$值是短期及长期死亡率的预测因子。此外，因为$SctO_2$是脑灌注压力的间接测量值，为平均动脉压减去中心静脉压，所以$SctO_2$值也可以提供除室速期间的末端器官灌注以外的临床信息。有趣的是，在手术结束时的$SctO_2$值与左心房充盈压力之间似乎存在良好的相关性。因此，在笔者的实验室中，使用相对$SctO_2$值（与在手术开始时的值相比）来指导强心/利尿药物的使用及判断气管内拔管时机。

PERMIT1是第一个评估在室速标测和消融过程中使用脑血氧仪指导血流动力学监测安全性的前瞻性研究。在pLVAD辅助标测和消融期间，不管动脉血压如何，只要$SctO_2$保持55%或更高，就允许室速继续，这在83%（57/69）的诱导室速中是可行的。尽管有机械支持，由于$SctO_2$降低，在手术期间仍有17%的诱导室速需要提前终止（起搏终止或体外除颤）。此外，使用55%的$SctO_2$阈值来确定充足灌注，超过60%患者维持的室速时间比单纯应用动脉血压监测的更长，后者要求平均动脉压小于50mmHg即终止室速。图37.3是与标准血压标准相比的脑血氧监测（在室速期间）增量益处的示例。如下面章节中详细讨论的，维持$SctO_2$在阈值以上，尽管长时间维持室速，但并没有出现与之相关的末端器官灌注不足、左心房高压、充血性心力衰竭或神经认知功能障碍等相关不良事件。

以对照方法来评估pLVAD支持下室速对脑灌注的影响，在PERMIT1研究中，所有患者无论pLVAD有无启动，以各种周期进行心室起搏模拟室速，同时监测对$SctO_2$和平均动脉血压的影响。当起搏周期为400ms或更长时，pLVAD提供持续支持下，没有患者出现显著的$SctO_2$下降，而pLVAD支持关闭时，$SctO_2$下降的程度显著增加。在更快地心室起搏（周期为300ms）时，pLVAD支持对维持足够的$SctO_2$的益处更大，只有一个患者（群组的5%）在pLVAD支持的情况下出现显著的脑缺血，当关闭pLVAD支持时，超过50%（53%）的患者出现$SctO_2$低于阈值。在这个最快的周期长度，无pLVAD支持的患者其$SctO_2$水平显著降低（14.1%±6.1% vs.6.3%±4.3%，$P<0.001$）。图37.4是在模拟室速期间pLVAD支持效果的示例。

虽然诸如室速起源和辅助药物治疗等除速率之外的其他因素都可以影响室速时的血流动力学稳定性，但

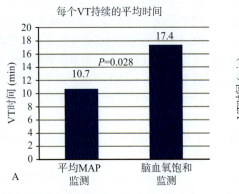
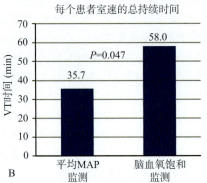

图37.3　脑血氧饱和度监测的益处。相较于平均动脉压（MAP）小于50mmHg的标准，55%的脑血氧饱和度阈值作为经皮左心室辅助装置维持血流动力学稳定性的评判标准可以获得更长的室速维持时间。A.每个单独发作的持续室速的平均时间（持续至少3min）。B.每位患者室速的总持续时间［引自Miller MA, Dukkipati SR, Chinitz JS, et al.Percutaneous hemodynamic support with Impella 2.5 during scar-related ventricular tachycardia ablation（PERMIT 1）.Circ Arrhythm Electrophysiol.2013；6（1）：151-159.］

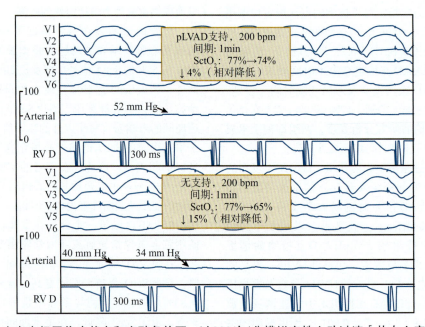

图37.4　同一患者在相同临床状态和麻醉条件下，以200次/分模拟室性心动过速［从右心室（RV）心尖部起搏1min］发作期间，对比血压和终末器官灌注（$SctO_2$）。在经皮左心室辅助装置（pLVAD）支持下，患者的血压更高，$SctO_2$绝对和相对值降低更少。D.远端

该对照实验证明pLVAD可以降低严重脑缺氧的发生率，特别是对于周期在300ms及更低的室速。基于以上研究的初步结果，在决定不稳定室速是否需要终止时，55%的脑缺氧阈值与使用标准血压标准一样安全，明确神经监测作为pLVAD辅助的室速消融的重要辅助手段。其他脑缺氧阈值标准尚未被系统评估，亦不知更高值（如60%）是否安全或更低值同样具有类似的安全性。

机械支持下的室速消融效果

pLVAD、IABP或无机械支持的单中心回顾性比较数据显示，尽管pLVAD支持的患者在消融过程中室速终止率更高，但各组早期复发和（或）ICD治疗率方面没有差异（每组在3个月内发生率约30%）。尽管在机械支持下，有更长室速发作状态下拖带标测时间和更高的消融终止率，但是同样一些回顾性研究也未能证明利用pLVAD支持的术后其室速复发率有任何差异。

Aryana等发表的研究显示，无论是否采用pLVAD支持消融，其术后即刻的成功率、术后3个月的死亡率或室速复发率均无明显差异。有趣的是，联合次要终点（术后30d的再住院率、ICD放电治疗率、室速二次消融率及术后3个月的全因死亡率）分析显示，接受pLVAD支持的患者更优（12% vs.35%，$P<0.043$）。

住院患者医疗数据库中的另一项回顾性分析研究显示，在美国102个中心纳入的345例室速消融的患者中，pLVAD支持230例，IABP支持115例。pLVAD支持组心力衰竭史比例更高，但是可以降低术后再入院次数，住院后基准测试（包括院内心源性休克发生率、急性肾功能不全率、住院时间和30d内心力衰竭再入院率）结果更佳。另外，pLVAD支持可以降低全因死亡率（27.0% vs. 38.7%，$P=0.04$），但1年内室速二次消融率无差别（10.2% vs. 14.0%，$P=0.34$）。

IVTCC系列研究中，pLVAD支持下消融的患者组与对照组相比，即刻手术成功率更低（71.8% vs. 73.7%，$P=0.04$）、院内死亡率（21% vs. 2.3%，$P<0.001$）及术后1年内死亡率（34.7% vs. 9.3%，$P<0.01$）更高，术后室速复发率无差别（29.6% vs. 25.4%，$P=0.4$）。依据笔者中心的经验，血流动力学不稳定室速消融术后，随访中位数215d后，组间主要终点事件包括死亡率、心脏移植率和室速复发率均无差别（32% vs. 29%，$P=0.80$）。

在PERMIT1研究中，采用pLVAD支持下基质改良方法和拖带标测/消融的联合消融策略，可有67%的消融室速终止率且75%的消融术后不诱发率。50%的患者获得完全的手术成功（定义为消融期间临床室速终止和消融后不再诱导出任何形式的持续室速），37%的患者出现部分手术成功（定义为在消融期间终止临床室速但仍可诱发，或者消融未终止临床室速但消融后不再诱发室速）。

一些数据显示，由pLVAD支持的室速消融允许室速维持的时间更长，从而可以进行更详细地拖带和激动标测以判别关键峡部。然而这种方法是否优于单纯基质改良尚无答案，亦不清楚这些急性手术成功率提高是否会转化为长期临床获益。pLVAD置入和拔除均需要额外的手术时间（为10～30min）和成本。因此，pLVAD支持下室速消融的净收益和成本效益仍需通过适当的前瞻性随机研究确定。

经皮左心室辅助装置（pLVAD）支持下室速消融的安全性

与pLVAD置入相关的潜在并发症有股动脉穿刺时的血管损伤、血肿、假性动脉瘤或在拔除装置之后的腹膜后出血、装置放置期间的主动脉瓣损伤/撕脱、脑卒中/短暂性脑缺血发作或全身性栓塞、医源性诱导的非特异性心律失常、心脏传导阻滞、导管操作困难和血栓形成。在已发表的报道和迄今为止对pLVAD辅助室速消融的有限临床经验中，这些并发症发生率不尽相同。在笔者中心的系列研究中，是否应用pLVAD支持的术中主要并发症的发生率无差别（11% vs. 3%，$P=0.18$）。然而其他更大样本研究结果显示，应用pLVAD支持的消融术中并发症发生率更高（12.5% vs. 6.5%，$P=0.03$）。术者的经验和对器械的熟练程度都会影响插管及围手术期的并发症发生率。

电磁干扰

术者可以经常观察到pLVAD和电解剖标测系统之间的电磁干扰（EMI），干扰程度不会影响手术标测。EMI的频率和严重性与pLVAD的输出/性能水平及pLVAD电机与标测导管的磁传感器距离有关，临时不能获得标测点或标测系统上导管位置的失真均提示有EMI。因此，在心室流出道（心内膜消融期间）或心脏前基底部（心外膜手术期间）的标测时，消融导管接近pLVAD的磁性电动机时通常EMI最大。当通过逆行方法标测左心室时，由于存在EMI，因此经房间隔行左心室消融是优选的方法。笔者所在中心进行的超过100例pLVAD支持的消融中，除了略降低pLVAD输出（减小电机的转数/分）外，由标测系统指示的大多数EMI不需要任何校正干预。此外，在瘢痕室速消融期间使用穿房间隔途径较逆行方法有更小的电磁干扰。

患者选择

如前所述，pLVAD在诱导室速期间比IABP提供更多的血流动力学支持，加之其与TandemHeart装置相比置入更简单，遂将pLVAD确立为瘢痕相关性室速消融最佳的心脏支持工具。

在Santangeli等发表的研究中，其建立一个危险因素评分体系用于评价患者室速消融中出现血流动力学不稳定的可能性并且确定哪些患者可以从pLVAD支持中获益。PAINESD评分包括以下参数：合并肺动脉疾病（5分）；60岁以上（3分）；全身麻醉（4分）；缺血性心肌病（6分）；NYHA分级≥Ⅲ级（6分）；LVEF＜25%（3分）；电风暴发作史（5分）及合并糖尿病（3分）。评分17分或更高组，10～16分组和低于10分组，术中出现血流动力学不稳定的概率分别为24%、6%和2%。

pLVAD支持主要是应用于患者出现血流动力学不稳定时的一种"抢救"方法。在一项回顾性观察研究中入选93例pLVAD（Impella或TandemHeart）支持的患者。其中12例是发生血流动力学不稳定时作为"抢救"方法应用了pLVAD支持，24例预防性应用pLVAD支持，57例未用。需要pLVAD支持的指征为出现难治性室速/室颤/停搏、心源性休克、持续性低血压，应用缩血管药物时平均动脉压仍低于50mmHg。结果发现，抢救性应用pLVAD支持的患者30d内死亡率（58.3%）明显高于预防性应用（4%）及不需要pLVAD支持的患者（3.5%）。pLVAD抢救组（17.8±3.8）和预防性pLVAD支持组（16.5±5.4）的PAINESD评分明显高于不需要pLVAD支持组（13.4±5.4），但pLVAD抢救组和预防性pLVAD支持组间评分无差别。预防性pLVAD支持组和不需要pLVAD支持组术后室速复发率无差别（17/23 vs. 31/55，$P=0.15$），死亡率亦无差别（1/24 vs. 2/57，$P=0.89$）。该研究显示，PAINESD评分能够可靠地预测高危患者中需要预防性应用pLVAD支持和抢救性应用pLVAD的患者出现血流动力学不稳定及临床预后差的情况，该评分有望成为有效的预测系统。

由于高成本和存在并发症的潜在风险，应仔细地筛选患者，包括考虑患者的电生理和手术特异性变化。尤其注意是否需要机械支持，应该基于患者的心脏状态，包括功能级别和收缩功能，临床和诱导性室速期间的血流动力学状况，靶器官（特别是肾）功能，室速的心肌基质，既往导管消融术和消融失败的原因（如由于血流动力学不耐受而导致的不充分的激动/拖带标测）和麻醉深度，所有这些因素都可能促使室速期间的血流动力学不稳定性和末端器官灌注不足。

尽管缺血性和非缺血性心肌病患者都可以从血流动力学支持中受益，但对于既往无心肌梗死病史的患者，延长激动和拖带标测获益更大，需要基质改良的心内膜靶点更少。相反，由于较低的前负荷（降低的泵流量，与左心室和主动脉之间的压差呈负相关），或者由于通过心室壁的流入套管内间歇性阻塞，降低或正常的舒张末期容积或显著左心室肥大的患者可能不会获益。此外，在不同严重程度的右心室功能障碍的患者中，如晚期肺动脉高压或严重右心室心肌病的患者，由于pLVAD造成的左心室负荷加重可能使血流动力学恶化，此类患者应避免使用pLVAD。

pLVAD置入技术

经皮置入pLVAD需从股动脉穿刺以逆行方式通过主动脉瓣置入。在使用抗凝剂之前，要确保穿刺部位在股动脉分叉水平以上的股动脉干部位（通常为左侧）。此时，股动脉造影可以确保没有严重的髂动脉阻塞，并且具有足够的远端血流。然后用6～8.5F鞘扩张动脉切开部位并替换为容纳pLVAD系统所需的较大鞘（对于Impella 2.5为13F）。建议在手术结束时取出大直径动脉鞘管系统后，缝合止血。使用两个垂直放置的6F血管封闭装置（Perclose；Abbott Vascular Devices, Abbott Park, IL）进行动脉切开术的预封闭。为适应该系统，可在插入Perclose之前，沿动脉切开部位用蚊式钳钝性分离皮下组织。这时鞘管被扩大到容纳pLVAD系统所需的最大直径，可以经静脉应用肝素进行抗凝。

pLVAD逆行通过主动脉并穿过主动脉瓣，使装置入口位于主动脉瓣环下方约4cm处的左心室内，出口在主动脉根部。该装置可以通过引丝或不用引导穿过主动脉瓣。如果使用导丝引导技术，可使用标准JR4或猪尾诊断用冠状动脉导管穿过主动脉瓣，将0.018in导丝插入左心室腔中，然后使用单轨技术将pLVAD沿导丝推进入左心室。另外，无线方法通常在X线影像和心内超声心动图引导下，利用猪尾导管的尖端穿过主动脉瓣。置入左心室后即可打开pLVAD并设置全部功能，然后利用控制板上的定位波形，X线透视和心内超声心动图再次确定位置是否适当。由于pLVAD位置可以在室速发作期间或在心动过速突然终止之后发生改变，所以在整个手术过程中应当监测装置的位置并可通过股动脉鞘进行微调校正。

抗凝治疗的注意事项

pLVAD装置需要全身肝素化，维持活化凝血时间为160～180s，稍低于左心室心内膜标测和消融所需的水平，因此在整个室速消融手术中应该维持较高的活化凝血时间（250～300s）。抗凝为心包穿刺及心外膜消融操作后开始，如仅做心内膜标测和消融时，通常在房间隔穿刺后插入pLVAD，确认心包内无液体后开始全身抗凝。如果选择进行逆行左心室心内膜标测，可以更早地插入pLVAD和开始抗凝。如果进行心外膜标测，应先心包穿刺完毕并确认无心包积血后再行pLVAD置入。如果在心包穿刺后出现可引流或易控制的心包出血，可以在开始全身抗凝和pLVAD插入之前先进行心外膜标测等待出血停止。如果在心内膜标测和（或）消融后考虑穿刺心包，应当先撤除pLVAD并中和肝素后再行心包穿刺，穿刺完毕确认无心包积血后，重新定位pLVAD并开始抗凝。在后一种情况下，pLVAD可以完全撤出或暂时撤回到降主动脉中，并保持P2水平以避免血栓形成。

结论

在器质性心脏病患者不稳定室速消融过程中使用机械支持是安全可行的。pLVAD已经证实在长时间室速发作期间可以有效地维持靶器官灌注，延长激动标测和拖带标测的时间，并且可在窦性心律期间减少左心室负荷来提高手术安全性。使用$SctO_2$的神经监测是pLVAD支持的室速消融期间的重要监测方法，并且似乎比其他血流动力学监测方式具有更多的益处，可以增加消融期间安全性。在前瞻性评估中，pLVAD支持与$SctO_2$监测的组合可以提高室速消融成功率。Impella 2.5 pLVAD改善大多数室速的血流动力学耐受性，且在更快、更不稳定室速中，pLVAD支持下的血流动力学获益更大。尽管有该装置的最大支持，一些实验和临床研究显示，某些室速与显著脑缺血相关，表明具有更大流量的新一代Impella pLVAD或TandemHeart可能更加有效，但两者尚无充分的评估结果。与常规方法（单纯基于基质的消融或具有重复诱导和简短室速标测）相比，安全维持室速并延长拖带和激动标测是否能给瘢痕相关室速消融的长期预后带来好处尚无定论，仍需后续的研究评估。

（中国医学科学院阜外心血管病医院　王　靖
　空军军医大学第一附属医院　纪嘉博　译）

第八部分

其他内容

第38章

心律失常导管射频消融相关并发症

Takumi Yamada, G. Neal Kay

> **关键点**
> - 导管消融术治疗的各个环节均可能出现并发症。
> - 导管消融术治疗的常见风险和特殊风险及并发症已非常明确。
> - 导管消融术治疗快速性心律失常,如心房纤维颤动和心外膜室性心动过速等方面的新风险和并发症仍有待发现。
> - 在心房颤动的导管消融术治疗和心外膜导管消融治疗的过程中或治疗后,可能会出现冠状动脉损伤等心外并发症。
> - 结构性心脏病、多个消融目标及左心室射血分数较低等情况存在都会增加发生并发症的风险。
> - 尝试进行导管消融术前应该了解这项技术潜在的并发症,并明白如何减少并发症的发生,以及在并发症出现时如何辨别并处理这些并发症。
> - 如果并发症处理得当、及时,预后通常良好。

引言

导管消融术在快速性心律失常的治疗中已经起到越来越重要的作用。由于快速性心律失常的机制被了解得越来越透彻,导管消融术的新技术也在不断发展,其应用范围也不断拓展到更多类型的心律失常。随着这些技术的发展,导管消融术的常见风险和特殊风险及并发症都被充分的认识。除了这些已知的风险,导管消融术的新型并发症仍被不断地报道,尤其是当其应用于新的心律失常靶点时。在导管消融术运用于不同的心律失常时,某种特定并发症的发生风险会有所不同,这由操作人员的经验和医疗机构的技术水平共同决定。结构性心脏病、多重消融靶点和左心室射血分数过低可能引起并发症发生的风险增高。随着导管技术的提高,消融认识和经验积累的增多,并发症的发生率会越低。越来越多的中心开展导管消融治疗,导致病例经验少的中心数量不断增加,这可能是并发症风险增高的原因。本章主要讲述目前已知的导管消融术治疗过程中将出现的风险和并发症,并讨论如何预防、诊断和治疗。

并发症的类型和分类

在导管消融术的治疗过程中或治疗后可能出现多种潜在并发症,它们被分为主要和次要并发症两大类。我们将导致永久性的损伤或死亡,需要介入性治疗或延长住院治疗时间的并发症定义为主要并发症,其余的并发症归入次要并发症。导管消融术围手术期的死亡非常罕见,但它却可能在任何类型的心律失常的消融治疗中发生。

并发症可在导管消融过程的任何方面出现,包括以下几种情况:①外周静脉导管的放置;②静脉镇静和(或)麻醉;③放射线检查的辐射;④血管穿刺;⑤血管和心脏内的导管操作;⑥心包穿刺;⑦心包内导管操作;⑧心脏复律;⑨射频消融。任何特殊的并发症在每一个治疗环节都应该被充分了解,以便在其发生的时候及时确诊并进行治疗。

常见并发症

参见表38.1。

表38.1 导管消融常见并发症

血管穿刺和导管操作
1. 气胸
2. 穿孔、心包积液和心脏压塞
3. 穿刺点出血和血肿
4. 房室瘘
5. 假性动脉瘤
6. 腹膜后出血
7. 动脉夹层
8. 空气栓塞

放电消融中
1. 房室传导阻滞
2. 血栓栓塞
3. 心包炎
4. 血管损伤

其他
1. 感染
2. 辐射暴露

血管穿刺并发症

血管穿刺相关的并发症有出血、血肿、假性动脉瘤、腹膜后出血、动静脉瘘、静脉栓塞、空气栓塞和动脉夹层。气胸、血胸和气道压缩是锁骨下静脉或颈静脉内穿刺可能引起的并发症。在血管穿刺并发症中，假性动脉瘤、动静脉瘘和腹膜后血肿最常发生，据报道其发生率分别为0.28%～1%、0.1%～0.86%和0.2%～0.5%。一项运用常规超声进行血管穿刺评估的研究报道称这些并发症的发生率可能会更高（2.2%～2.9%），这意味着常规的体检可能有时并不能检测到这些问题。熟练的操作和手术过程精细化可以减少血管穿刺并发症。推荐在超声指导下进行血管穿刺，这样能够降低穿刺并发症的发生率。在动脉系统操作使用肝素时，鞘管只有在测定活化凝血时间（ACT）小于170s时才能够拔除。在大多数情况下，可以考虑使用鱼精蛋白逆转抗凝作用。鞘管移除过程中充分的止血是非常必要的，利用特殊的护理病区可以更好地完成鞘管的拔出。如果使用低分子肝素（LMW），应该在鞘管移除后至少4～6h才开始起用。大多数血肿能被保守治疗控制。置入7F或更小的鞘所形成的动静脉瘘可在1年自行闭合。因此，应该使用更小的鞘来减少这种并发症的后遗症。而有些动静脉瘘通常不能通过超声探头压迫来闭合，需要手术修补。假性动脉瘤通常伴随大块血肿、局部疼痛及查体可有血管杂音，可通过超声诊断。通常，假性动脉瘤是鞘管移除时压迫不足造成的，常见于完全抗凝的患者。假性动脉瘤可以通过在超声指导下进行假性动脉瘤的颈部压迫或在血管外注射凝血酶的操作来进行治疗。假性动脉瘤的"颈部"是动脉间的狭窄的血流通道，它穿过动脉管壁并进入假性动脉瘤的空腔。使用超声探头能充分稳固地挤压患者的皮肤，从而使假动脉瘤的颈部压缩，整个过程通常持续至少20min，在此期间，假性动脉瘤中的血液凝结，探头移除后，假性动脉瘤将保持血凝状态，尤其是当抗凝作用终止或逆转时。患者如果在整个过程中产生不适，可以进行静脉镇痛。如果患者过度肥胖，压迫法的成功率会降低，因为在假性动脉瘤的颈部和皮肤间存在大量的脂肪组织。当假性动脉瘤的颈部非常宽时，由于压迫过程中很难凝血，压迫法的成功率也会降低。最后，如果患者服用了阿司匹林、华法林和其他抗凝剂时，因为这些药物防止假性动脉瘤内血液凝血，这样压迫法也很难成功。超声指导压迫法的优点在于这是一种阻止动脉血流入假性动脉瘤的侵入性最低的方法。但如果这种最小侵入性的方法不能成功，就应被考虑带膜动脉支架置入或外科手术修补。腹膜后出血通常导致直立性低血压和不明原因的失血性贫血，这种并发症可以通过腹部CT进行明确诊断。腹膜后出血一般通过非手术治疗来控制，但有时也需要动脉栓塞术或手术修补。

心包积液和心脏压塞

即使是在经验最丰富的中心，心包积液都是常见的并发症，无论是否存在心脏压塞。心脏压塞可能发生在导管消融过程的任何阶段，但是在心房颤动消融中的发生率略高（0.8%～2.9%）。这是因为手术过程复杂，左心房（LA）壁薄，以及广泛的消融和充分的抗凝。心脏压塞有潜在的生命威胁，因此迅速识别并处理是非常必要的。在大多数情况下，如果并发症被迅速诊断和治疗，最终会得到很好的结果；但是，如果延误诊断和治疗，就会导致灾难性的后果。因此，实施导管消融的电生理学医生们必须准备好随时诊断和治疗心脏压塞。

心脏压塞的机制

心脏位于心包膜内，心包膜是由两层膜性结构组成的：一层为单层细胞覆盖构成脏层心包，另一层为厚纤维状的心包壁层构成。两层包膜之间的心包空间充满少量液体，这些液体可以降低心脏收缩和舒张过程中正常扭转所产生的摩擦。有一点非常重要，正常的心包腔比任何一个心室的压力都低很多，因此，心肌壁和心外膜上的任何缺口都会引起血液渗入低压的心包腔并形成渗液。积累的液体会升高心包腔内的压力，从而阻碍心室充盈。如果心包膜的顺从性较差，少量的心包液就能引起心脏压塞；反之，当心包膜的顺从性很好时，引起心脏压塞就需要更大量的心包液。

还有其他因素可能影响血流动力学，包括心包积液增加的速率和量。心脏压塞发生和时间过程随着手术中发生急性压塞的生理特征而变化，特别是当损伤面积大或高压力的腔室穿孔时。另外，一些心脏压塞随着时间的推移逐渐发展成缓慢的液体积累，可能在手术后几个小时才被识别。

与心脏解剖相关的心脏穿孔的潜在风险

导管操作过程中引起的心脏穿孔是心脏压塞最常的病因。因此，了解心脏穿孔的潜在风险是非常重要的识别和治疗手段，甚至可能避免心脏压塞。对于标准电生理检查过程，右心室（RV）心尖是心脏特别薄的区域，容易穿孔。为了进行电生理检查，将导管放置在RV中时，优选将导管定位在靠近RV中位间隔，从而避免放置心尖。RV流出道也是相对薄的区域，特别是在游离壁，故在这个区域标测和消融流出道心动过速时应注意。在这些区域消融时建议使用4mm非灌注导管，而不使用较大头端或灌注导管，以避免高功率放电的气爆损伤。

房间隔穿刺是心脏压塞最常见的原因之一。如果穿刺针尖不小心暴露于上腔静脉或右心房，可能会发生心脏穿孔。如果将穿刺鞘管的尖端指向前方，并将其从上腔静脉拉到卵圆窝时可能穿透右心耳。即使穿刺鞘尖端贴合在卵圆窝中，潜在的危险仍然存在。如果穿刺针向后穿刺可导致左心房后壁的直接穿孔，如果穿刺针向前穿刺可能导致左心耳或主动脉根部的损伤。左心耳基底部的损伤通常为心肌结构的撕裂，需要及时的外科手术。

左心房内导管的操作导管也可引起心脏穿孔。随着消融技术的进步，导引鞘和导管尺寸也有所增加。这类导管及鞘管在心脏内操作时更加坚硬，顺应性不佳。如果任何导管或导引鞘位于左心耳内，并施加顺时针扭矩，则有撕裂左心耳根部的危险。同样，在左心房的顶部有内陷时，左心房顶部操作导管或鞘管时也可能会受到类似的创伤（图38.1）。

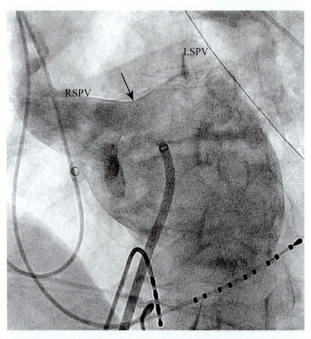

图38.1 透视图像显示左心房的左前斜投影，并通过穿刺房间隔鞘注射造影剂。注意右上肺静脉（RSPV）和左上肺静脉（LSPV）之间的左心房顶部内陷（箭头）。放置导管时必须小心，不要在该位置造成损伤。CS.冠状窦

射频消融是心脏穿孔的另一个潜在原因。过度加热使得消融气爆损伤更加广泛，可能导致心肌破裂。因为多种因素影响病变的形成，所以没有一套消融参数可以被认为是绝对安全。然而，将功率限制在30W以下，避免使用8mm消融电极及盐水灌注消融电极，从而最大限度地降低气爆的风险。在非灌注射频消融过程中，可以使用心内超声（ICE）来识别过度加热产生的气泡。而在盐水灌注导管消融过程中应用ICE监测更具挑战性，因为灌注盐水可能会掩盖气泡的检测。

心包积液和心脏压塞的检测

心包积液可能发生在手术过程中，如果导管快速的意外移动，可能刺穿或撕裂心脏，又如导管移动到一个感觉是心内膜以外的位置，应考虑可能产生心包积液。然而，通常心包积液直到进展为心脏压塞、血压降低才被确诊。血压降低在电生理导管室中并不罕见，最常见于给予镇静药物或心律失常诱发。因此，电生理术者与负责镇静任务的医师保持沟通是很重要的。在没有这种沟通的情况下，施用药物以支持血压会掩盖低血压潜在病因，从而导致心脏压塞的诊断延误。当心脏压塞以后，患者经常诉胸部不舒服和气短。胸部不适通常与某些患者消融感觉到的心包疼痛的性质相似，但强度更高。如果出现这些症状，迅速评估至关重要。在这些患者中，积液逐渐聚集，但最终的血流动力学效应是相同的。窦性心动过速是心脏压塞逐渐发展的常见临床症状。另一方面，如果心脏压塞发展迅速，由于迷走神经反射可能出现窦性心动过缓。因此，没有心动过速并不排除心脏压塞。同样，有窦房结功能障碍或起搏器依赖的患者不会出现窦性心动过速。

早期诊断对于成功治疗心包积液和心脏压塞至关重要，应尽可能在电生理导管室进行，以便紧急处理。最好是在进展到心脏压塞前发现心包积液。当发生心脏压塞之后会发生心动过速、呼吸急促和低血压。有许多技术检测心包积液和心脏压塞，幸运的是这些技术在很多在电生理导管室中可以使用。明显的心包积液的第一个检测信号是左前斜位（LAO）投影中左心缘运动的减弱。这一现象是由于心包薄层内的液体和心包空间中的负压在心脏收缩期间使心包脏层内吸心包壁层，导致X线透视下正常的心影移动。这种表面张力效应与两片玻璃片之间有一层水相似。当液体积聚，心包内压变为正值时，心包壁层在收缩期不再与脏层心包向同一方向牵拉。通常在动脉血压下降之前，先有心影移动量减弱，然后出现心影没有移动。因此，在放置心内导管之前，术者应始终注意左心缘的运动，并在整个手术过程中定期检查。常规的左心边界透视监测可以在心包积液进展到心脏压塞体征出现之前发现它。我们认为最好在手术开始时有一张LAO透视的基线图像，作为手术期间对比的参考。如果通过这种方法检测到积液，立即进行超声成像，并准备在电生理导管室进行心包引流。

ICE是另一种快速诊断心包积液的有效工具。在使用ICE时，最好从右心房和心室获得视图，以获取基线评估是否存在心包积液。术中心包腔内任何明显增加的积液都是异常的，应重新评估患者的血流动力学稳定情况。

经胸超声心动图是一种非常有价值的诊断和管理心脏压塞的工具。然而，不应该依赖经胸超声心动图而导致诊断或治疗方面不必要的延误。由于获得标准超声心动图的时间延长是不可接受的，因此，所有电生理导管室都应该配有便携式超声机，可以立即提供给操作员。右心室舒张末期塌陷是心脏压塞的诊断特征。早期心包内压力升高表现为下腔静脉增宽和右心房塌陷。

判断渗出对血流动力学影响，右心导管检查仍然是黄金标准。这通常很容易实现，因为接受电生理治疗的患者中静脉通路通常已经存在。中心静脉压、右心室舒张末压和肺毛细血管压的升高与平衡，以及右心房压力波形Y波下降的缩短是压塞的主要表现。

具体注意事项

如果心脏穿孔是在一个低压腔内，如房间隔穿刺中出现的上腔静脉或右心房穿孔，那么只需非手术治疗，结束手术、避免完全抗凝或逆转完全抗凝。如果心脏或大血管的撕裂则需要紧急手术修复。

有以往心包切开心脏手术史的患者心脏压塞的风险大大降低。一旦心包被打开，心包的各层容易形成紧密的粘连，心包壁层和脏层之间的潜在间隙被消除。虽然这降低了心脏压塞的风险，但并不能消除穿孔的可能性。

心脏压塞的管理

心脏压塞的处理流程见图38.2。心脏压塞治疗的第一步是用容积支持血压，如有必要使用升压药。静脉注射阿托品可以通过阻断迷走神经张力而改善血流动力学。心包腔内积液的多少取决于心包腔与穿孔结构之间的压力梯度。应避免迅速升高血压，尤其是如果出血源自左心室（LV）。维持一个相对较低的正常血压以尽量减少心包腔与穿孔结构之间的压力梯度。应该逆转抗凝，如果患者已经使用肝素，可以使用鱼精蛋白（每1000U肝素1.5mg鱼精蛋白，最大剂量为50mg，通常在1mg测试剂量后）进行治疗。同样，如果国际标准化比例（INR）升高，则可以用维生素K、新鲜冷冻血浆和重组因子Ⅶ进行治疗。目前，对于那些接受新型口服抗凝药物治疗的患者，如达比加群可使用一种特异性逆转剂（依达赛株单抗），这是一种直接的凝血酶抑制剂，通常可使凝血迅速恢复正常。Ⅹa因子抑制剂，如阿哌沙班、依多沙班和利伐沙班，可以通过（andexanet）逆转，尽管这种解药目前尚未获得美国FDA的批准。明确患者血型，进行交叉配血。这些应对措施应与心包穿刺术的准备同时进行。

Sosa等描述的剑突下穿刺技术是心包穿刺的首选方法。手术室内应放置一套心包穿刺包，以便立即使用。进行紧急心包穿刺术时，由于心包间隙和心腔都充满了血液，所以穿刺针抽吸回血并不能确定针尖的位置。心包穿刺针的确切位置可以很容易地通过在透视时注射造影剂和（或）超声心动图中注射盐水看心包积液中存在水泡来确定穿刺针在心包腔内。进入导丝时，必须确定导丝在心包内的位置。通常，观察左前斜位影像下，导丝沿着左心边界移动来确认。通过导丝放置有多个侧孔的心包引流管来引流心包积液。

某些情况下，肥胖患者行经剑突下心包穿刺术是不能成功的。另一个可用的选择是经肋间穿刺心包。如果有明确的心包前位积液，可以通过经胸超声心动图定位，这是最容易实现的。在超声心动图的指导下，心包穿刺针直接经肋骨引流心包积液。与胸腔穿刺术相似，

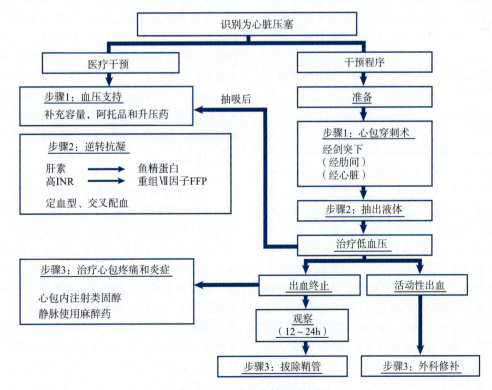

图38.2　心脏压塞管理流程图

穿刺针在肋骨的上缘进入,以避免肋间神经、动脉和静脉的损伤,因为这些结构都沿着肋骨的下缘走行。如果上述情况不允许,并且患者血流动力学不稳定,则可以进行经心脏穿刺减压。这是通过故意穿透一个心脏腔室以获得进入心包空间来实现的。

一旦进入心包腔,就应该排出积液。对于积液量少的情况下可以丢弃积液。如果血液继续积聚在心包腔中,患者可以行自体血液回输。最好使用自体血液回收系统输血,因为直接自体血液回输可能导致全身性炎症反应,从而导致弥散性血管内凝血。异体输血可能涉及包括输血反应在内的风险。如果出血不能止住,就需要外科手术治疗。

如果液体从心包腔排出,低血压应立即消失。笔者的做法是在用心包穿刺术排出初次血液后,精确地测量每分钟出血量。如果出血量在前15min内没有下降,那么很可能需要进行手术修补。如果低血压持续存在,应寻找其他原因。用于维持血压的药物通常可以停止使用。由于心包炎症和刺激,患者可能有显著的胸部不适。心包腔内使用内类固醇(曲安奈德20mg)的疗效良好。有时候也可能需要使用静脉麻醉。心包疼痛是积液未复发的有用指标。如果患者稳定并且出血停止,每30分钟可以使用便携式超声心动图监测2h,然后每4小时监测1次。如果没有观察到进一步的积液,并且没有迹象显示出积液显著蓄积的迹象,则将心包腔内引流管留置12～24h。

对于心包腔内持续活动性出血的患者,需要进行手术治疗。这种方式治疗的患者,避免长期的低血压,具有良好的远期预后。如果心脏压塞发生在导管消融治疗心房颤动期间,手术修补时可以与迷宫手术结合,可保留或不保留左心耳。

当心脏穿孔发生在左心室时,患者的血压会立即下降,导致心源性休克。在这种情况下,胸外按压应该在心包穿刺准备前进行。

血栓栓塞

血栓栓塞是导管消融手术中最严重的并发症之一,尽管其发生风险很低。血栓栓塞的风险总体为0.6%,但在左侧入路手术中较高(1.8%～2.0%)。血栓可以在血管鞘上形成,射频损伤原理上会形成血栓(既存的血栓可以被清除)。大多数血栓事件发生在消融后24h内,血栓高危期可延长至消融后2周。虽然临床上最常见的是脑血管栓塞,但栓子也可累及肺动脉、冠状动脉、腹部或周围血管循环。脑栓塞可以非手术治疗,也可以溶栓治疗或经皮介入治疗。通过适当的抗凝、适当的射频能量设置、使用灌注导管及频繁或持续的肝素盐水冲洗鞘管,可以预防与导管消融过程相关的血栓栓塞。在任何左侧入路手术中都应使用抗凝剂,对于卵圆孔未闭的患者,可建议在右侧入路手术中使用抗凝剂。

一般情况下,静脉注射肝素的初始剂量为60U/kg,并以每千克每小时12U的速度连续补充(或每小时补充500～2000U),以维持整个过程中ACT在250～300s。当使用网篮状电极时,ACT应保持在300s以上,因为这些情况处于血栓栓塞的高风险,并且在心房颤动和心房扑动的左心房消融手术期间ACT维持在350～400s。

心房颤动和心房扑动的导管消融可能是最容易发生血栓栓塞。因此,心房颤动和心房扑动的患者应在整个消融期进行抗凝治疗。大多数术者在手术前至少30d和手术后6～8周对患者进行全面抗凝。在围手术期可以采用两种方法抗凝:①华法林或新的口服抗凝药,如达比加群、阿哌沙班和利伐沙班,在整个围消融期间继续不间断用药;②使用华法林或新的口服抗凝药,在手术前3d停用,使用皮下低分子量肝素(1mg/kg)作为桥接治疗。如采用后一种方法,华法林在消融的当晚重新开始服用,低分子量肝素在拔出鞘后6h开始使用(0.5mg/kg),并持续2～3d。无论任何一种方法,消融后至少6～8周应持续口服抗凝药。

目前,在最有经验的中心,更认可在整个围手术期继续口服抗凝药治疗,手术当天目标INR为2.0～3.5。如果手术当天INR高于3.5,可以服用维生素K将INR降低到目标范围。这种策略已被证明与使用低分子量肝素桥接相比具有非常低的全身栓塞风险和更低的血管出血并发症风险。除了风险较低的腹股沟区穿刺并发症,这种策略成本更低,对患者和术者都更方便。最好所有患者(CHADS$_2$评分为0的阵发性房颤患者除外)在手术当天都应进行经食管超声心动图检查以排除左心房血栓。

在射频能量传递过程中,消融导管顶端的血栓形成与阻抗的增加有关。当观察到超过10～20Ω的阻抗上升时,应终止射频能量释放,并检查消融导管的尖端是否有血栓。血栓的形成也与消融导管顶端温度的升高有关。因此,应该避免激进的温度和射频能量设置。使用ICE观察射频能量传递过程中气泡的形成可有助于预防血栓栓塞,并可提示血栓栓塞的风险。

空气栓塞

空气可以通过输液管或导管被取出时产生的吸力进入长鞘。鞘的直径越大,空气栓塞的风险越大。脑空气栓塞可导致精神状态改变、癫痫发作或局灶性神经症状。MRI或CT可以显示脑血管系统低密度影。冠状动脉空气栓塞通常累及右冠状动脉,可表现为急性下壁缺血、室颤和(或)传导阻滞。冠状动脉中的空气通常很快就会消失,也可以通过注射造影剂排出。如果可能的话,混合的空气应该通过鞘吸出。大量的空气栓塞会引起休克,应该首先对休克进行治疗。尤其重要的是要怀疑和认识到脑空气栓塞,并开始及时治疗。患者应被放置在头低足高的位置,并接受静脉输液和吸氧。也可以考虑高压氧和肝素治疗。为防止空气栓塞,应监测所有输液管是否有气泡，所有鞘必须有侧孔，导管拔出应缓慢，并始终伴随着鞘的抽吸。尤其重要的是，在首次进入左心房时（如在取出穿刺针和扩张鞘后），以及在取出导管后及插入新的导管之前，吸气和冲洗长鞘。

房室传导阻滞

导管消融房室结折返性心动过速、间隔旁道及室间隔起源的室性心动过速时，可发生房室（AV）传导阻滞，其发生率为1%～3%。据报道，中间隔旁道的病例中发生房室传导阻滞的风险最高。

为了减少房室传导阻滞的发生，射频消融时不应该在接近致密房室结的位置放电。希氏束不像房室结或右束支那样容易受损。希氏束和冠状窦导管有助于了解Koch三角的位置。观察左前斜和右前斜位对了解希氏束导管和消融导管之间的距离很重要。在解剖学上，致密房室结位于希氏束的下后方。因此，当在希氏束区域下方消融时放电消融应在心室侧可能更安全，腔内电图为大室波、小房波。即使在冠状窦水平放电消融时，也有房室传导阻滞的报道。所以在射频放电过程中监控房室传导是至关重要的。如果发生房室传导阻滞或PR间期延长，放电应立即终止。如果在放电消融过程中出现了结性心律，应监测室房逆传。在结性心律中出现室房阻滞提示可能对房室结快径损害，应立即终止放电。当在消融放电期间出现交界区心律时，用比交界区心律更快的频率心房起搏，通过观察房室结快径传导情况来了解房室传导的完整性。当患者术前有一侧束支传导阻滞时，导管消融另一束支导致传导阻滞，可能出现完全房室传导阻滞。因此，在这种情况下，即使在房室结和希氏束外围消融时，也应考虑有无房室传导阻滞的风险。当预料可能出现无意的房室传导阻滞时，应准备好心室备用起搏。有报道导管消融三尖瓣峡部依赖的心房扑动时，出现无意中发生房室传导阻滞的情况。这通常是由于间隔侧消融比预期得要多。因此，三尖瓣峡部消融最初应在中间（在左前斜视图瓣环6时处）开始消融，这样可以安全地远离正常传导系统。但是，如果消融导管顺时针转动扭矩过大，其位于三尖瓣峡部间隔侧，消融导管可能会翻转至正常传导系统的位置，导致房室传导阻滞。在心房扑动消融期间应该了解这种潜在的风险。迟发的房室传导阻滞可能是射频损伤扩大、水肿的进展和局部缺血的结果。当导管消融过程中观察到短暂的房室传导阻滞时，应在夜间对患者进行监测。迟发的房室传导阻滞可导致晕厥、急性心力衰竭和疲劳。

冷冻消融可能是导管消融房室结周围及希氏束区域的一种替代方法。冷冻消融通过将组织冷却到温和的温度（−10～0°C），可以在产生永久性损伤之前测试潜在消融部位的损伤结果。即使在冷冻消融过程中发生了意外的房室传导阻滞，也应该是可逆的。应用于冷冻消融后的损伤扩张比射频消融更不易发生。冷冻消融术更常用于儿科患者。尽管有这些潜在的安全优势，冷冻消融对房室结折返性心动过速或心房扑动的长期效果似乎不如射频消融。

心包炎

症状性心包炎是导管消融的常见并发症。临床症状为吸气时心前区不适和心包摩擦音体征提示此并发症。这种并发症通常是轻微的、自限性的，往往对非甾体抗炎药或秋水仙碱反应良好。

辐射暴露

虽然与导管消融相关的急性风险众所周知，但由于患者和电生理学家所接受的辐射暴露所带来的长期风险可能无法得到很好的认识。据报道，严重的亚急性X线引起的皮肤损伤可发生在患者经透视引导的介入治疗后。据估计，在导管消融过程中所接受的辐射导致的致命恶性肿瘤的风险约是1例/（1000患者·小时透视）。必须考虑到这一危险的重要性，在一般人群中有20%的致命的恶性肿瘤有生命危险。与成人相比，儿童受到的辐射较少，而女性接受的辐射量低于男性。但是，由于辐射暴露导致致命恶性肿瘤的风险与年龄有关，儿童的风险大于成人；14岁以下儿童的患病风险约是35岁患者的2倍。1h的透视检查造成的遗传性疾病的风险估计为每100万活产男性婴儿中有5例，女性婴儿中有20例。在进行辐射治疗时，必须考虑到癌症发生的风险。总体风险较高的器官是肺、胃、活跃的骨髓及女性的乳腺组织。随着导管消融手术的数量、复杂性和持续时间的增加，这些手术的辐射相关风险也越来越大。心房颤动消融的长时间的透视和肥胖患者可导致辐射暴露的明显增加。对三维系统和心腔内超声的日益熟悉应该会减少透视时间。

同时也要讨论手术操作者的辐射风险。操作员在射频导管消融过程中接受的辐射量通常很小，远远低于国家辐射防护委员会规定的职业辐射暴露限度。但是，有报道称在介入医生长期介入治疗中，存在左脑和颈部肿瘤的发生。由于大脑相对不受保护，而头部左侧被认为比右侧更容易受到辐射，这些关于左脑肿瘤的不均衡报道可能暗示了与职业辐射暴露有因果关系。一种完全围绕操作者的辐射防护舱已经被开发出来，它的使用可以在不影响导管操作的情况下进行导管消融操作，并且对操作者的辐射暴露可以忽略不计。

特殊并发症

参见表38.2。对于特殊的快速心律失常，确认导管消融术相关的并发症也很重要。预防这些并发症需要特别的关注和考虑。

表38.2 心房颤动导管消融相关的特殊并发症

导管和鞘的操作中
1. 左心房撕裂
2. 二尖瓣外伤和撕脱

放电消融过程中对相邻结构的间接损伤

心脏
1. 引起心动过缓和低血压的Bezold-Jarisch样（迷走神经）反射
2. 窦房结损伤
3. 房室结损伤
4. 冠状动脉回旋支的急性闭塞

心脏以外
1. 肺静脉狭窄
2. 食管损伤和心房食管瘘
3. 食管周围迷走神经损伤
4. 膈神经损伤
5. 上腔静脉狭窄

其他
1. 左心房水肿导致心力衰竭
2. 医源性左心房心动过速

房室交界区消融

据报道，行房室交界区消融的患者出现多形性室性心动过速或心搏骤停。因此，房室交界区消融可能是有致心律失常的作用。研究表明，神经活动的增加及动作电位持续时间的延长，可能会在房室交界区消融后发生的室性心律失常的病理变化中起作用。然而，几项研究表明，在最初的1~3个月里，当起搏频率设定为每分钟90次，随后降低到每分钟70次时，这种风险就降低了。基于这些研究结果，一般建议接受房室交界区消融的患者在消融后至少1个月应以每分钟90次的频率起搏。

心房颤动

导管和鞘的操作相关并发症

在导管和鞘的操作过程中，可能会出现左心房撕裂，特别是在接近左心房顶部和上肺静脉交界处及左心耳。当环状标测导管从心室撤回和给予逆时针旋转，导管缠绕二尖瓣腱索可发生二尖瓣损伤和撕脱。如果怀疑发生上述情况，应该通过超声心动图来确诊是否发生该并发症。可尝试轻柔的推送鞘进入心室来释放导管，但必要时需外科手术治疗。为了防止这种情况发生，环形导管应该始终是在左心房后壁操作，并且在鞘中推送导管时应该保持顺时针的旋转。

放电消融中邻近结构的损伤

1. **心脏** 迷走神经反射引起心动过缓和低血压可以在消融期间发生（图38.3）。这些通常是短暂的，并且随着能量传递的终止而缓解。窦房结功能障碍可发生于上腔静脉/右心房交界处的消融导致的窦房结损伤，也可发生于左心房顶部消融导致的左侧窦房结动脉损伤。房室结损伤的危险因素是在房间隔前下段消融。射频消融放电所致心肌破裂可以导致心脏压塞。与冠状动脉回旋支相关的并发症，如闭塞、狭窄及左心房冠状动脉瘘，可与二尖瓣峡部的消融相关，特别是在冠状窦内消融。

2. **心脏外** 其中包括肺静脉狭窄、食管损伤、食管周围迷走神经损伤、膈神经损伤等。此外，咳嗽可由左侧喉返神经受累引起，上腔静脉狭窄或闭塞可由在该结构内的消融所引起。

肺静脉狭窄

1998年首次描述，当针对肺静脉内的局灶性病灶消融时，肺静脉狭窄更为常见。随着目前消融策略的演变，其发生率明显降低（0.4%~3.4%）。狭窄由血管反应引起，包括内膜增生、血栓形成、血管内收缩和弹性板层增生。

一个或多个肺静脉严重狭窄（70%）的患者可能出现咳嗽、呼吸困难、胸痛、咯血或反复发作的肺炎。这些表现可能是隐匿的，大多数有症状的患者在2~6个月出现。严重单侧或双侧静脉狭窄的患者仍可无症状。CT和MRI是诊断肺静脉狭窄的精确方法。经食管超声多普勒心动图检查也可以使用。通气-灌注（V/Q）扫描显示受累部分的灌注缺损（通气正常）。选择性肺静脉造影可明确狭窄（图38.4），血流动力学评价可以量化狭窄的程度。症状严重患者（和血流限制在50%~70%）的肺静脉狭窄应实施肺静脉成形术和（或）支架置入术。但是，无论是血管成形术或支架置入术后再狭窄的风险很高，这些患者反复成像复查是必不可少的。

肺静脉狭窄最重要的风险是肺静脉内的放电消融，因此应该避免这种情况。双平面透视与选择性肺静脉造影进行结合，在消融前可以帮助确定肺静脉口和确保消融位于肺静脉口附近。在肺静脉口放置环形电极导管可以进一步定位。其他成像和监测方法包括心腔内超声（包括肺静脉流速的多普勒测量）、集成到三维系统中的CT或MRI成像信息、阻抗测量和腔内电图及起搏。这种消融方式是否容易引起肺静脉狭窄仍有待观察。

对无症状患者进行常规筛查以确诊肺静脉狭窄可能是不必要的。但是，所有接受重复消融的患者都应该在再次手术之前评估他们的肺静脉。此外，对于新的技术/能源模式和经验不足的操作者，可进行常规检查。

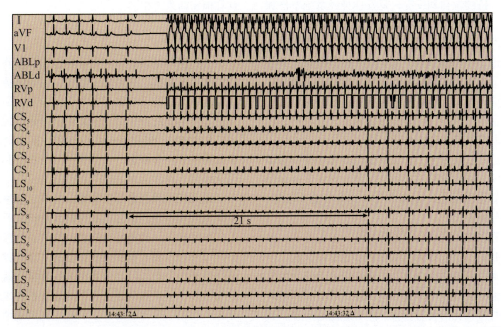

图38.3 肺静脉隔离过程中表现出Bezold-Jarisch样反射导致窦性停搏时间延长的心电图。窦性心律停搏后立即开始右心室起搏。ABL.消融导管；CS.冠状窦；LS.环形形标测导管位于左上肺静脉口；RV.右心室

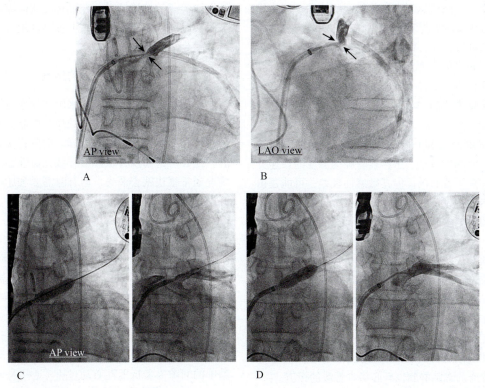

图38.4 透视图像显示选择性左上肺静脉造影（A、B）和支架放置（C、D），肺静脉消融后出现严重狭窄。A.球囊血管成形术；B.球囊血管成形术后的静脉造影；C.支架放置；D.支架置入后的静脉造影

AP.前后位；LAO.左前斜

食管损伤和心房食管瘘

心房食管瘘可能是心房颤动消融的最可怕并发症。2001年首次在外科心脏内膜射频消融治疗心房颤动中报道，2004年在经皮心房颤动消融治疗中报道。据估计发病率低于0.25%。大多数病例为使用8mm消融电极，小头端消融导管也有报道。患者通常在消融后2～4周出现症状。临床症状和体征包括吞咽困难、吞咽痛、大量

胃肠道出血、持续发热和发冷，复发性神经系统事件和感染性休克。大多数患者已经死亡；那些幸存下来的患者留有明显的残障。外科手术可预防死亡，但需要快速地识别和诊断。头部或胸部的 CT 显示血管内空气应立即引起怀疑。CT 或 MRI 能显示瘘管。钡剂并不敏感。如果怀疑有这种情况，应避免内镜检查，因为在内镜检查过程中，食管注入空气可能通过瘘管进入左心房。食管支架置入也被报道是有效的。

食管靠近左心房后壁，食管损伤是食管壁受到直接的热损伤所致，同时食管的神经支配和血液供应也会受到影响。食管黏膜损伤比食管穿孔和食管瘘更为常见，食管血肿也有报道。

有几种静态和实时的食管成像方法。静态方法，如术前 CT 或 MRI，或用三维标测系统标记食管位置，但不能反映手术过程中食管的运动。钡剂摄入食管后的重复透视，三维标测系统中食管导管的位置或心腔内超声可以提供实时可视化的食管位置。除心腔内超声外，其他方法不能提供准确的管腔宽度和食管壁厚度的信息。另外，心腔内超声受到二维平面成像的技术困难的限制，同时显示导管尖端和食管困难。实时三维超声可能解决这一限制。应该认识到，目前的这些技术不能提供关于整个食管腔和食管壁相对于左心房的实时定位的可靠信息。在消融过程中，依靠这种成像信息来减少食管损伤的方法，如避免食管直接消融损伤或使用食管管腔装置转移食管，本质上是不可靠的。管腔装置的另一个风险是食管无意中移向左心房，从而增强了食管的热量传递。

食管腔温度监测和心腔内超声的使用是消融过程中食管热损伤监测的方法。虽然食管腔内温度的快速升高是食管壁加热所特有的，但其敏感性较差，可能是由于探头在腔内的方位变化所致。尽管术中持续监测食管温度时没有明显的食管发热迹象，但仍有心房食管瘘的发生。

认识到这些局限性，人们应该假设食管在左心房后壁的任何部位进行消融都有潜在的危险。因此，为了防止并发症的发生，建议在这个区域不要使用 8mm 消融导管，限制灌注导管射频功率 30W，避免过大的组织接触压力，并在左心房后壁消融过程中每 15~20s 移动消融导管。冷冻和射频联合的混合消融治疗已经被一些中心使用，但是冷冻消融肺静脉也有心房食管瘘的报道。

迷走神经损伤

射频消融导致周围迷走神经丛的损伤很可能导致幽门痉挛、胃动力不足，并显著延长胃排空时间。这可能会导致腹胀和不适，常发生于消融后数小时至数天后。发病率在 1% 左右。钡剂造影是其诊断方法。通常可自愈，但也可能需要长达 12 个月。难治性病例需注射肉毒杆菌毒素或需食管-空肠吻合术治疗。预防方法与预防食管损伤的策略相同。

膈神经损伤

心房颤动消融后对左右膈神经均有损伤，可能由直接的热损伤所致。在消融过程中，右侧膈神经在右侧上肺静脉或上腔静脉消融过程中受到影响，而左侧膈神经在左心耳消融过程中会受到影响。膈神经损伤的发生率为 0~0.48%。膈神经损伤在射频、冷冻消融、超声和激光消融后均有报道。右侧膈神经损伤尤其容易在冷冻球囊或超声球囊消融右侧上肺静脉处发生。受影响的患者可能无症状或存在呼吸困难、打嗝、咳嗽、疼痛、胸腔积液或肺不张。单侧膈肌麻痹经透视可明确诊断。在大多数情况下，膈神经功能在一段时间后恢复，一般在 6~12 个月恢复，很少是永久性的。有几种方法可以降低膈神经损伤的风险。通过沿上腔静脉起搏对膈神经的分布进行了解，在消融前预先高输出起搏来确定膈神经部位，避免在膈神经的部位消融。在消融期间，可以通过从消融部位上方的上腔静脉起搏来确定膈神经的完整性，以确保消融过程中连续起搏，监测膈肌的复合运动动作电位，或通过透视来监测在自主呼吸（非机械通气）时膈肌的偏移情况。在膈神经功能障碍的第一个迹象时应及时停止放电。在右上肺静脉附近消融时维持近端消融是必要的。

放电消融中其他意想不到的结果

心房颤动消融后急性肺水肿的发生已被报道，这可由大量静脉输液和射频导管的灌注引起，或由消融引起的心房利钠肽分泌的改变引起。消融直接导致左心房水肿，左心房壁僵硬，从而可导致充血性心力衰竭。这些情况通常很快就会消失，但有时需要利尿剂来处理这种并发症。

医源性心动过速

新发生的左心房心动过速在心房颤动消融的报道发病率为 5%~25%。与节段性肺静脉隔离相比，环肺静脉消融后心律失常的发生率较高，而且在左心房进行线性消融时甚至更高。局灶性房性心动过速通常会出现在从重新连接的肺静脉或左心房顶部节段性肺静脉隔离电位恢复，并且似乎主要由微折返引起。环状或线状消融中的间隙为大折返性心动过速（心房扑动）的理想基质，这通常发生在二尖瓣环或同侧肺静脉或卵圆窝。有规律的房性心动过速通常为消融后的早期症状，由于他们的心室率比心房颤动患者快，患者常出现症状。其中许多是自限性的，在 3~6 个月自动消失。最初的策略应包括房室结阻断剂和电复律。抗心律失常药物通常无效。再次消融应推迟至少 3 个月，因为大多数人会在那个时候症状消失。对于消融是相当有效的持续性心律失常患者，在这段时间后长期成功率超过 80%。

减少医源性规律性心动过速的发生，必须小心注意保证肺静脉隔离。除非有迹象表明需要线性消融，否则需避免线性消融，这是很重要的。如果消融二尖瓣峡部或顶部线，应确认这些消融线之间存在双向阻滞。

室性心动过速

冠状动脉损伤

一些室速可以在主动脉窦（ASCs）、冠状静脉系统，或在心室心外膜表面消融成功。当射频应用在冠状动脉附近时，冠状动脉容易受到热损伤，可能导致痉挛、狭窄和冠状动脉闭塞，并形成血栓。为了防止在主动脉窦内消融过程中出现这种并发症，在消融前应该对冠状动脉和（或）主动脉进行选择性血管造影，以评估冠状动脉和消融导管位置之间的解剖关系。老年患者冠状动脉钙化也可有利于辨认冠状动脉开口。射频消融应在连续的透视观察下进行，并将血管造影导管置于冠状动脉口内。在射频消融期间，每15秒通过手动注射造影剂来观察主动脉窦的轮廓和冠状动脉的血流。射频消融不应在离冠状动脉5mm内进行。在经静脉或心包内途径的心外膜导管消融期间，还存在冠状动脉侧支损伤的潜在风险，也要行左或右冠状动脉造影以保证安全。

心力衰竭

缺血性或非缺血性心肌病相关的充血性心力衰竭患者经常发生与瘢痕相关的VT。在瘢痕相关VT的导管消融过程中，可能会尝试频繁诱发VT和延长VT发作期间，并且可能需要多次心脏电复律来终止不稳定的VT，这些因素可能会使心力衰竭恶化。另外，当使用盐水灌注导管时，应注意在长时间操作期间注入的液体以防止体液过载。当患者伴有慢性肾脏疾病时，心力衰竭加重的潜在风险增加。血流动力学支持系统可能有助于预防瘢痕相关VT导管消融期间或之后的心力衰竭加重。

心外膜导管消融

心外膜导管消融手术相关的潜在并发症相对少见，而且通常是安全的。但是心外膜进入和消融可导致各种罕见的并发症。电生理学家应该意识到这些潜在的并发症，并知道如何尽量减少它们的发生，如何快速识别和治疗他们遇到的任何并发症。因此，这些手术应该在经验丰富的心律中心进行。

与心包穿刺相关的并发症

最严重的并发症可能发生在心包穿刺时。在经胸心外膜穿刺时，当只有几毫升正常心包液时，"干性"穿刺有时可能会无意中刺穿心脏血管或心室。仔细的准备和详细的基础解剖知识可能是预防这些并发症的关键。剑突下入路包括盲法皮肤穿刺，穿过皮下脂肪、直肌，有时是横膈膜。在充血性心力衰竭患者中，增大的肝左叶也可能被误穿。任何这些结构中的动脉血管都可能被刺破。为了尽量减少这些并发症，在尝试心外膜穿刺之前，不应使用肝素进行全身抗凝，如果已经使用肝素，则必须逆转其效果。

右心室的意外穿刺是比较常见的。然而，在没有抗凝的患者中，只是针头或导丝进入了右心室腔，这类穿孔通常是良性的。因此，在鞘进入心包前识别是否右心室穿孔是非常重要的。注射造影剂可容易识别右心室穿孔。如果针位于右心室内，则应稍微缩回，直到在心包间隙周围的心脏周围看到造影剂。在这时，可以尝试将导丝送入心包间隙，而不是完全抽出针重新开始。但是，即使采用这种预防措施，导丝仍然可以通过针进入右心室。进入右心室第一个迹象可能是心律失常，由于导丝通过右心室流出道，通常是一组来自右心室流出道的室性期前收缩。第二个征象可能是随着导丝进入，在透视图像上导丝缺乏典型的心包腔内的形态。在左前斜投影中观察导丝是必要的，导丝紧靠左心的轮廓，穿过一个以上的腔室，并围绕左右心。观察右前斜或前后投影可能会被误导。

经胸心包穿刺中，10%～30%的患者出现一定程度的心包出血，可通过经皮心包导管引流来处理。在手术早期从心包导管中抽出10～30ml带血引流物并不少见。但是，如果心包腔内有大量血液，则可以通过静脉鞘进行自体血回输。一般情况下，出血在5～10min停止，而且是自限性的。如果不能通过这种方法止血，应立即考虑手术修复。如果鞘被错误地送入右心室，应在保留第一个鞘的同时进行第二次尝试以获得正确的心包穿刺。心外膜导管消融术完成后，可以通过外科手术移除鞘。

心包穿刺偶尔会发生腹腔内出血（0.5%），导致腹腔积血，需要输血和外科止血。在心力衰竭的患者中，肝脏增大，穿刺针穿过增大的肝脏而导致肝内出血。腹痛或低血压可提示寻找腹腔内出血。布隆伯格征（腹部反跳痛）可能指导此并发症的诊断。因此，为了这一症状能被及早发现，轻度镇静可能是首选。

当通过心包鞘送入标测导管时，空气可能无意中吸入到心包腔（图38.5）。在透视图像上，心包内的空气可以很容易地在心尖处识别出来，这很少引起心脏压塞。但是，它可能会提高除颤阈值，特别是对于经胸除颤器，因为空气很可能停留在最前面位于仰卧位的顶端位置。在室性心动过速消融中，常需要心脏电复律来终止室性心动过速或心室颤动。因此，在通过心包穿刺的心外膜导管插入时，应注意防止空气进入心包腔，任何吸入的空气都应从心包腔排出。

心包穿刺的其他并发症包括导丝残留心包内、左侧胸膜穿孔血气胸、腹膜-心包瘘、胃-心包瘘。建议避免使用0.025mm导丝，以减少心包内导丝断裂的风险。

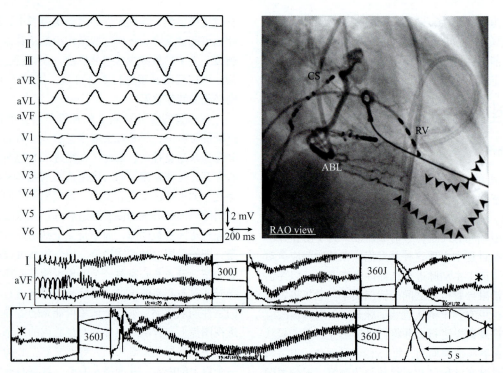

图38.5 消融室性心动过速的12导联心电图（左上图），透视图像显示抽吸心包间的空气（箭头）（右上图），以及通过程序性心室刺激诱发心室颤动和多处胸外心脏电复律的心电图描记（下图）

ABL.消融导管；CS.冠状窦；RAO.右前斜；RV.右心室；其他缩写与前相同

标测及消融并发症

心包积液

使用盐水灌注消融导管需要注意在封闭的心包空间内的灌注量，因为可能导致心脏压塞。因此，心包液应通过鞘不断地抽吸。使用较低的导管灌注流速，如标测时每分钟1ml，消融时每分钟10～17ml，能有助于控制心包腔内的积液，同时降低血栓形成及栓塞的风险。

心外膜血管损伤

心外膜标测和消融可能会损害心外膜、冠状动脉或冠状静脉系统。这种损伤包括血管裂伤、急性冠状动脉痉挛、冠状动脉闭塞。射频消融对冠状动脉损伤的易感性与消融电极的距离和血管大小成反比。在整个心动周期中，冠状动脉与消融导管远端电极之间的距离始终保持在5mm以上，以减少射频消融过程中冠状动脉损伤的风险，这一点很重要。必须进行冠状动脉造影以确定射频消融的安全区域。因为基底区和前、后隔间隔区被认为是更危险的区域，所以在射频消融之前和消融过程中都应该进行冠状动脉造影。虽然没有急性影响，但是冠状动脉仍可能发生慢性损伤。当消融靶点位于冠状动脉附近时，冷冻消融可能是另一种选择。

膈神经损伤

左右膈神经损伤和膈肌麻痹是公认的心外膜消融术的并发症。这与VT的心外膜消融术尤其相关，因为左膈神经通常邻近VT基质区域，而VT与非缺血性心肌病相关。左膈神经行走在左心耳附近和二尖瓣环水平处的左外侧高侧壁、左侧后外侧壁，沿着左心室的基底边界移行。膈神经除了易受热影响外，还易受冷的影响，冷冻消融似乎不太可能预防这种并发症。

起搏可以帮助确定膈神经的行程，并确保一个明确的安全距离消融。在上述危险区域及心外膜消融之前，通常以高输出20mA、脉宽2ms的能量起搏，以确保膈神经不被捕获。如果患者在全身麻醉下，起搏时膈肌运动和膈神经刺激不能用来评估膈神经损伤情况。因此，在有膈神经损伤预期风险的心外膜消融术中，轻度镇静（至少避免麻痹药物）可能是更好的选择。当必须在右膈神经和左膈神经附近进行导管消融时，可以通过在消融部位和神经之间的心包中插入鞘、球囊，甚至空气和生理盐水来避免膈神经损伤。空气和（或）盐水应通过止血鞘逐渐注入心包膜，直到膈神经不被夺获，并仔细监测血压，以防止发生任何医源性心脏压塞。在心包间隙使用球囊导管机械地将左侧膈神经与消融导管分离的技术中，可调弯的外鞘可能有助于引导球囊的放置，并提供额外的支持和稳定性。

食管、迷走神经和肺的损伤

在心外膜消融过程中，还可能对心脏周围的结构如食管、迷走神经和肺造成间接损伤。左心房后壁消融可损伤食管及左侧迷走神经，后者沿食管前壁向胃走行，并可导致心房食管瘘形成或胃排空延迟等严重并发症。使用钡剂或不透射线的标志物实时观察食管，监测食管温度以避免食管消融，可有助于消除食管周围的意外损伤。虽然可以预期小的肺部损伤，但尚无有关临床意义的报道。

术后并发症

心包炎

症状性心包炎是心外膜消融的常见并发症。此并发症临床症状和体征包括心前区疼痛与心包摩擦音。这种并发症通常是轻度的，持续时间有限，并且通常对口服非甾体抗炎药物反应良好。但是，心包炎性的反应程度相差很大，据报道有药物难治性慢性心包炎。一般来说，手术时间越长，心外膜操作越多，心外膜炎症反应越严重。为了预防心包炎，可以采取几种措施。首先，所有心包鞘应在手术结束时拔除，除非继续出血。其次，应在心包内注射0.5～1mg/kg的甲泼尼龙或2mg/kg的中效糖皮质激素（曲安奈德）。这种治疗可以防止术后炎症粘连的形成，特别是需要重复治疗的患者。

胸膜炎

手术后可能发生症状性胸膜炎。这种并发症临床症状可有呼吸困难和胸膜摩擦音。这种并发症的临床过程中可能与心包炎相似，并且对口服非甾体抗炎药物反应良好。

窦性心动过速

在导管消融不适当的窦性心动过速中，通过针对窦房结上部的消融来改变窦房结的功能，窦房结的上部是自律性最高的部位。消融对窦房结的完全破坏可导致病态窦房结综合征。这种消融手术的另一种特殊并发症是右侧膈神经麻痹，因为从解剖学上讲，右侧膈神经是在心包的窦房结旁走行。在心房颤动和心外膜导管消融术的前几节中讨论了预防这一并发症的策略。也有窦房结功能改良中发生上腔静脉闭塞的报道。

结论

与快速心脏心律失常导管消融相关的并发症可能发生在术中和术后。尝试消融的电生理学家应了解与这种技术相关的潜在并发症，如何最大限度地减少其发生，以及如何快速识别和治疗可能遇到的并发症。如果这些并发症处理得当，预后通常是很好的。

（云南省第一人民医院　张　曦　译）

第39章

房间隔穿刺术

Pasquale Santangeli, Mathew D. Hutchinson

关键点

- 详细了解房间隔解剖结构及与其关键结构（如主动脉根部和心房后壁）的关系，这些对于安全进行房间隔穿刺术（TSC）至关重要。
- 以在标准位置（如冠状窦、His束和无冠窦）的诊断导管为参考的双平面荧光透视引导技术是心房TSC的历史标准。
- 心腔内超声和其他专业工具，如射频辅助房间隔穿刺针等，显著提高了TSC的效率和安全性。在面对具有挑战性解剖的患者（如房间隔增厚、房间隔瘤和存在房间隔封堵器）时，此类手段工具则更具有价值。

引言

在1959年，Ross等首次对通过房间隔穿刺（TSC）进入左心的方法进行描述，以作为传统的经主动脉途径获得左侧血流动力学测量的替代方法。尽管Braunwald、Brockenbrough和Mullins随后改进TSC技术，但因为发生潜在的威胁生命的并发症（如心脏穿孔等）的风险相当高，故房间隔穿刺技术在进行血流动力学研究最初仅在少数高度专业化的机构中开展。20世纪90年代，随着射频导管消融治疗心律失常的快速发展和广泛应用，为了能进入左心腔进行标测和消融，房间隔穿刺重新引起人们的兴趣。在发现肺静脉局部触发灶为人类心房颤动的主要原因后，房间隔穿刺成为基于导管技术消除来自肺静脉的致心律失常性触发病灶的关键技术，现在已成为所有介入电生理医生的基本技能。虽然房间隔穿刺的常规技术在过去几年没有改变，但通过重要的技术改进使手术变得更加容易和安全。本章将对有创性电生理手术中房间隔穿刺的适应证、技术方法和结果进行综述。

TSC解剖学上的注意事项

详细了解房间隔的解剖对于安全进行TSC至关重要。当从前后位（AP）看心脏时，右心房（RA）在右侧和前部，而左心房（LA）在左侧和后部。因此，心房间隔（IAS）的平面并不是前后排列，而是从左前到右后方倾斜。透视下，IAS几乎垂直于左前斜（LAO）投影中屏幕的平面，并且面向右前斜（RAO）投影中的屏幕平面。虽然RA和LA间的隔膜是较大的结构，但适合TSC的真正隔膜相当小，与卵圆窝及其边缘或肌肉边缘重合。Schwinger等使用食管超声心动图（TEE）显示卵圆窝周围的肌肉边缘并不总是一个显著突起的结构，高达20%的患者的卵圆窝是一个逐渐变薄、没有明显肌肉边缘的结构（图39.1）。这对于TSC技术尤其重要，因为大多数操作者在将鞘和针从上腔静脉（SVC）撤至卵圆窝时，依赖于跳跃的触觉和视觉反馈，对应于边缘（上）与卵圆窝（下）之间的通道。需要重点强调的是，应避免诸如间隔壁内血肿等并发症，特别是充分抗凝的患者。尽管肌肉边缘是真正房间隔的一部分，但它不应成为TSC的常规目标（图39.2）。卵圆窝应是TSC针对的唯一结构，这是一个纤维膜结构，厚度为0.5～1.5mm，当从RA内观察时，卵圆窝是一个火山口样的半透明凹陷。正常的卵圆窝是长圆形的结构，其上下径范围为10～31mm，前后径为5～14mm。当需要2次TSC时，卵圆窝较大的上下径具有重要的意义，相比于一前一后穿刺，在不同高度穿刺可能更容易，也更安全（一个更高，一个更低）（图39.1）。

位于卵圆窝前方的RA内侧壁（延伸到三尖瓣的间隔瓣叶），覆盖心包横窦和主动脉根部，这使得RA与无冠窦在同一水平上。位于卵圆孔后方的RA间隔壁与心包腔相连，因此，在卵圆孔外的RA间隔部穿刺与心脏穿孔和（或）穿到主动脉根部等可能会出现的灾难性并发症的高风险有关（图39.1）。

心房TSC的适应证

房间隔穿刺的位置要根据具体的手术情况来进行优化（图39.3）。一般而言，当以LA后壁结构为靶目标时（如以肺静脉为靶点的AF消融），靠后穿刺是最佳的。当使用磁导航或球囊技术进行AF消融时，选择靠前靠下部位穿刺卵圆孔更好。磁导航导管需要在LA内具有更大的工作长度以允许基于导管的磁体完全展开。对用球囊消融肺静脉而言，卵圆窝前下部穿刺便于球囊进入右下肺静脉。前路方法也更有利于进入左心耳（LAA，如放置经皮LAA闭合装置）或二尖瓣环［如为进入左心室进行标测和（或）消融，用于放置心内膜起搏电极或治疗左侧旁道］。

当存在逆行主动脉入路到左心室（LV）的禁忌证

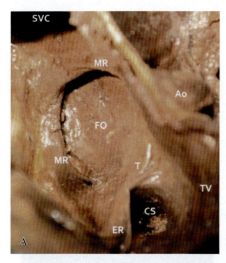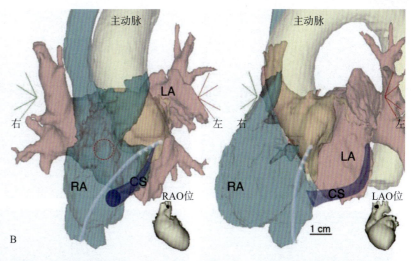

图39.1 A.右心房游离壁去除后的尸检标本。卵圆窝（FO）通过其肌肉边缘（MR）可见。卵圆窝位于无冠窦（NCC）的下后方，Koch三角的后方。B.计算机断层扫描的三维重建与电解剖成像系统相结合，显示右前斜（A）和左前斜（B）投影。四级导管沿三尖瓣环的间隔方向放置，远端电极记录到His束电图（未显示）。这些图像突出显示卵圆窝（红色斑点圆圈）与邻近结构的相对大小和位置。Ao.主动脉；ER.欧氏嵴；SVC.上腔静脉；T.Todaro 腱；TV.三尖瓣

时，如存在严重的主动脉瓣膜疾病、机械性主动脉瓣、严重主动脉粥样硬化和（或）主动脉瘤时，也建议采用穿房间隔方法。对于所有其他左侧心脏手术，如旁道或室性心动过速（VT）标测与消融，TSC是传统逆行主动脉途径的替代方法，两者具有不同的优点和局限性，如TSC具有避免动脉穿刺的优点，从而使得术后血管恢复所需的时间最小化。在笔者的经验中，通过穿间隔法更容易标测二尖瓣环，这在经导管标测左侧旁道时表现得特别明显。这两种方法已在106例接受左侧旁道导管消融的患者中进行比较研究，在51例（48%）患者中经间隔法作为一线方法，其余患者采用常规逆行方法

进行消融。研究显示，总手术时间（220min±12.8min vs.205min±12.5min）或透视时间（44.1min±4.4min vs.44.7min±5.1min）无显著差异。值得注意的是，经主动脉逆行途径与更高围手术期并发症或交叉到其他途径相关（42% vs.11%，$P < 0.01$）。另一项研究也有类似的结果。虽然逆行方法通常比TSC优先选择用于左心室VT的标测和消融，但在某些特定结构（如乳头肌）使用TSC方法其实更容易进行采样。LA血栓或可活动的心内团块存在是TSC的绝对禁忌证。此外，对于持续的右至左分流不耐受（如同时存在LV辅助装置）的患者，应该避免TSC。

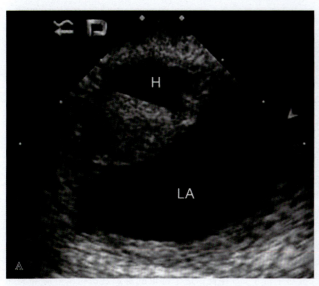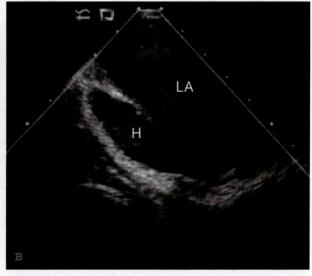

图39.2 A.相控阵ICE影像显示房间隔肌肉边缘巨大壁内血肿（H）。内部同时可见游离液体和血栓。该并发症由无意间穿刺房间隔肌肉边缘所致。B.ICE影像显示左心房（LA）后壁的壁内血肿，该并发症可能由穿间隔针过间隔后太向后顶到LA后壁所引起

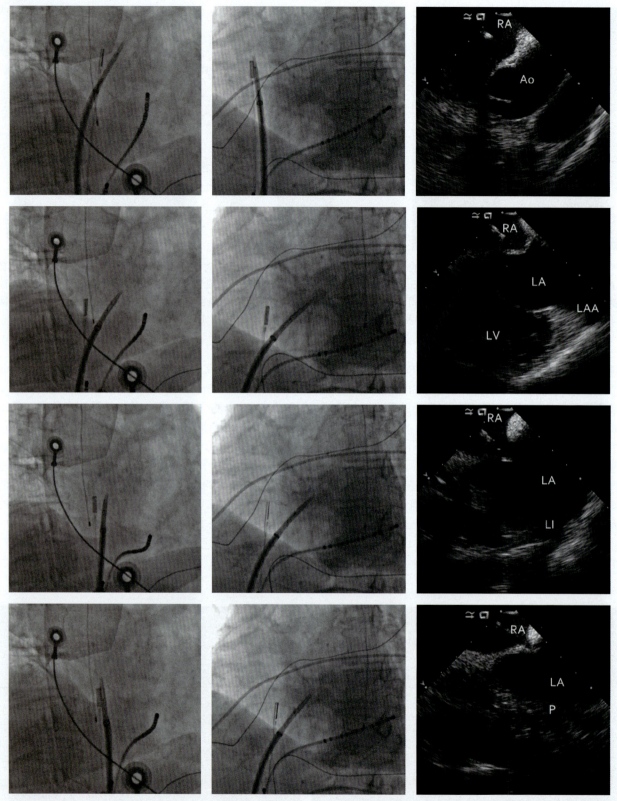

图39.3 穿房间隔图，左侧为RAO透视图，中间为LAO荧光透视图，右侧为相控阵ICE。每行图都是同时采集的图像，四行表示房间隔穿刺针位于间隔不同部位的图像。第一行，显示穿间隔针在窦管水平直接指向主动脉根部，相对于CS电极，这个部位偏高偏前。第二行，穿间隔针回撤并顺时针旋转，此时穿间隔针直接指向LAA和二尖瓣，该角度的穿刺有利于①进入LV进行室性心律失常消融；②二尖瓣环旁道的标测与消融；③放置LAA封堵装置。第三行，穿间隔针进一步顺时针旋转，穿刺针指向左肺静脉，该位置的穿刺针相对平行于CS导管，这个部位的穿刺是进行肺静脉隔离的理想部位。第四行，穿刺针进一步向后顺时针旋转，穿刺针指向左心房后壁，这种方法可能意外穿刺到左心房后壁。ICE尤其有助于显示各个方位上可穿刺的距离。注意第二至第四行穿刺鞘的位置在LAO上相似。Ao.主动脉；LI.左下肺静脉；RA.右心房

术中患者管理：镇静，抗凝状态

适当的术中镇静对于避免在TSC术中出现意外的患者体位移动和（或）呼吸移动是重要的，否则可能导致紧贴卵圆孔的鞘管和针的位置发生明显位移。近期一项研究使用计算机断层扫描（CT）分析呼吸周期对中心静脉内导管位置的影响。这项研究表明，在吸气时放置在RA的导管可能会平均上移9mm。在TSC中，这样的吸气变换可能会导致穿刺到间隔的肌肉边缘或LA的顶部。

在AF消融期间不间断使用华法林的做法是常规的做法。近期一项纳入27 000例接受AF导管消融患者的荟萃分析显示，与使用低分子量肝素桥接相比，不间断使用华法林使得围手术期血栓栓塞显著减少（OR = 0.10，95%CI为0.05～0.23，$P<0.001$）。虽然两种抗凝策略间的大出血并发症发生率无差异，但在未中断华法林的消融患者中，轻度出血显著减少（OR = 0.38，95%CI为0.21～0.71，$P = 0.002$）。

在心腔内超声（ICE）指导的TSC广泛开展前，为减少大出血风险（如不慎穿刺主动脉或心脏穿孔），通常会在穿刺进入LA后再给予系统抗凝。在TSC后才进行的延迟系统性抗凝可能增加ICE检测到的鞘管相关血栓形成的风险。因此建议在插入穿间隔鞘之前，常规开始系统性抗凝（图39.4）。Santangeli等纳入8项研究的荟萃研究亚组分析中，有四项研究在TSC之前给予肝素抗凝，以大出血和围手术期体循环栓塞为复合终点，在TSC前给予系统性抗凝的亚组发生率为75/4257（1.76%），而在完成TSC后立即给予肝素的亚组发生率则为16/436（3.67%）（OR = 0.47，98%CI为0.27～0.81，$P = 0.007$）。以上结果支持进入LA前注射肝素，特别是在使用ICE影像来优化穿刺部位的情况下。此外，较低水平的抗凝强度（ACT 250～300s）与接受AF消融患者的鞘管相关血栓及原位血栓形成发生率的增加相关，反之更高的ACT（300～350s）可能降低发生率。

TSC的技术和工具

总则

TSC的基本工具是房间隔鞘和针头（图39.5）。标准的非可调弯穿间隔鞘（如LAMP系列或SL系列，St.Jude Medical, St.Paul, MN）有8F和8.5F两种尺寸，长度范围为63～81cm，内置67～85cm扩张鞘，该系统可以容纳71～89cm的Brockenbrough针或标准的

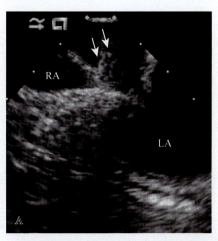
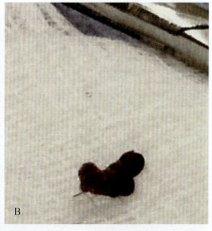

图39.4 A.尽管已经给予治疗性的系统性抗凝（INR 3.0, ACT 360s），但ICE显示在撑起卵圆窝时，穿间隔鞘和扩张管连接部附着一巨大血栓（箭头所指）。ICE能够在鞘管进入体循环前发现这样的血栓。B.从穿刺鞘内吸出的3mm×2mm大小的血栓。LA.左心房；RA.右心房

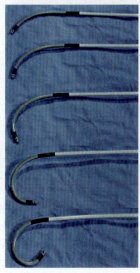
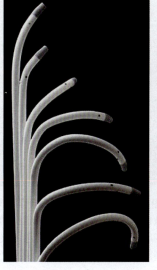
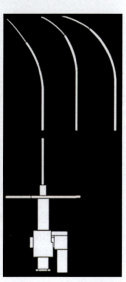

图39.5 可根据术者的经验和特定的操作来选择不同弯度和长度的鞘管。所有的鞘管都带有用于盐水灌注的侧孔和透视下可见的不透光标记。由于特殊的硬度和操控性，可调弯的鞘可用于一系列的操作。右图穿间隔针的弯度可根据患者的解剖进行个体化调整

0.032导引导丝。可调弯的房间隔鞘（如Agilis, St.Jude Medical）通常只有一种尺寸（8.5F）和2个长度（61cm或71cm）可用，也可以容纳71～89cm的房间隔穿刺针或0.032导引导丝。

房间隔穿刺针的设计是标准化的，包括有平坦与有指向凸缘（尖端指向针的弯曲面）的近端和一个远端的穿刺针。大多数房间隔穿刺都使用标准弯曲度的穿刺针（BRK，St.Jude Medical）进行，然而不同弯曲度的穿刺针可用于大心房（BRK-1）或小心房（BRK-2）的穿刺。房间隔鞘和针的选择可根据术者偏好和（或）患者解剖结构进行调整，然而对于AF消融而言，有研究已显示使用可调弯鞘可改善手术疗效。近期一项前瞻性随机对照试验评估可调弯鞘相比于常规非可调弯鞘的优势，研究显示使用可调弯鞘组，单次手术成功率显著更高（6个月无房性心律失常生存率76% vs.53%，$P=0.008$），透视时间更短（33min±14min vs.45min±17min，$P<0.001$）。在笔者最近一项纳入300例AF消融患者的研究显示，使用可调弯鞘可以改善长期无心律失常生存率及降低急慢性肺静脉再传导的发生率。因此目前的循证医学证据非常支持在心房颤动消融中使用可调弯鞘。更大弯度的可调弯鞘在大心房的心房颤动消融或者在瓣环上消融时十分有价值（二尖瓣或三尖瓣心房扑动，左心室消融等）。下一章节将介绍房间隔穿刺技术。

透视引导下的TSC

透视引导技术仍广泛用于指导心房TSC，对基于透视标志的放射解剖学的正确理解是安全进行TSC的关键（图39.6）。为定位卵圆窝的大致区域，确定房间隔（IAS）和其他关键结构（如主动脉根部）的位置是十分重要的。为此诊断导管通常放置在如CS和（或）His束等标准位置，以限定后房室沟和前隔膜的平面。LAO位应调整到使标记前间隔平面的His束导管垂直于屏幕平面，然后将RAO投影调整为垂直于LAO投影的角度，使CS导管在透视下缩短。如前所述His束导管是标记主动脉根部的重要参考，一些研究者亦将猪尾导管置于主动脉根部作为透视标记。猪尾导管通常放置在无冠窦内（主动脉根部的后部）。

当从标准的股静脉入路进行房间隔穿刺时，长的导引钢丝通常从股静脉送入到SVC。然后穿刺鞘及扩张器系统沿着导丝往前送，直到扩张器的尖端达到气管隆突水平（图39.6）。然后撤出引导钢丝，用肝素盐水冲洗扩张器，并将穿刺针（用肝素盐水冲洗并连接到带造影

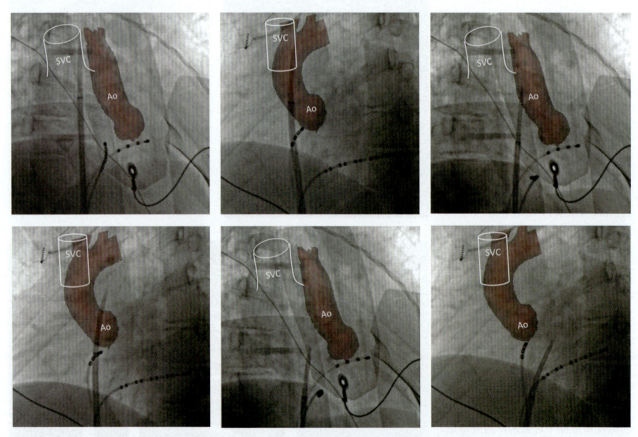

图39.6 RAO（左图）和LAO（右图）下房间隔穿刺过程的透视影像。CS中放置十级导管以定位房室瓣平面。四级电极放置在房室交界处（记录His电位）用以定位Koch三角的上部和三尖瓣间隔瓣的下缘。RAO体位下房间隔穿刺鞘下拉过程中，扩张鞘的头端始终维持在心脏后缘的房室沟（以CS电极来定义）之间。LAO体位可见2次向右的跌落过程，分别在以下部位：①上腔静脉与右心房间隔部（右上图和中间图）；②卵圆窝肌肉边缘（中间图与右下图）。SVC：上腔静脉。Ao：主动脉

剂的小注射器）插入鞘扩张器系统中。如前所述，标准的Brockenbrough针近段的手柄上有一指示针尖方向的指针，房间隔穿刺针应在透视下推送，并且放置到尖端刚好在扩张器的远端内的位置。虽然通常4点钟和6点钟之间的位置足以保持穿刺针垂直于卵圆窝平面，但手柄指针（和针尖）的合适指向很大程度上取决于患者个体解剖。在这个阶段经血管扩张器和针系统整体缓慢回拉，当经过SVC-RA连接部时尖端会向下和向后跌落（LAO投影中偏向右侧）（图39.6）。一旦进入RA中，可记录到特征性的压力波形。在进一步回撤系统之前，应在RAO和LAO投影中确认扩张器尖端的方位。在RAO中，扩张器尖端的方向应位于His束导管（或置于无冠窦的猪尾导管）后方，并且平行或稍后于CS导管的平面。一旦在RAO投影中指向合适，则在LAO体位中进一步回撤系统。通常在从肌部IAS进入卵圆窝时看到二次跌落（图39.6）。一旦进入卵圆窝，扩张器头端的方向应在RAO投影中再次确认。一旦确认扩张器尖端的指向正确，就可在LAO投影中缓慢推送穿刺针进入卵圆窝。在没有压力转换器的情况下，可通过房间隔穿刺针注射少量造影剂（图39.7）。如定位正确则造影剂以帷幕般的方式染色卵圆窝，突出卵圆窝的穹窿。如未观察到穹窿，造影剂注射导致间隔弥漫性染色，则针可能处于肌部间隔。为避免心脏穿孔或壁内血肿等并发症，当无法确定合适的定位时，建议重复整个操作过程以使穿刺针进入真正的卵圆窝。这需要将穿刺针从体内取出，将导丝再次送入鞘-扩张器系统，将系统重新推送到气管隆突水平，重复进入卵圆窝的过程。有时将针头推向卵圆窝时，整个系统向上移动到肌部边缘而不是使卵圆窝撑起，这通常表示穿刺针头端的弯曲度不够，应手动调整。一旦针头合适地撑起卵圆窝时，针头应该顶着卵圆孔轻柔地推进，直到其进入LA。再次注射造影剂以确认其在LA内（造影剂在LA内稀释并进入左心室）。也可通过正确的LA压力曲线来确定针头在LA中。如果注射的造影剂向上通过或从穿刺针记录到动脉压力曲线，则可能穿刺进入主动脉根部。务必注意当确认意外穿刺主动脉时要绝对避免将鞘管或者扩张器送入主动脉

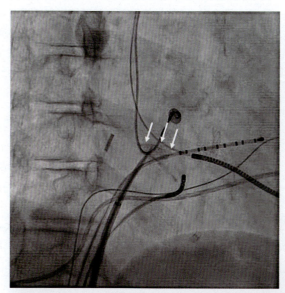
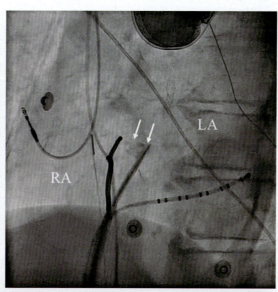
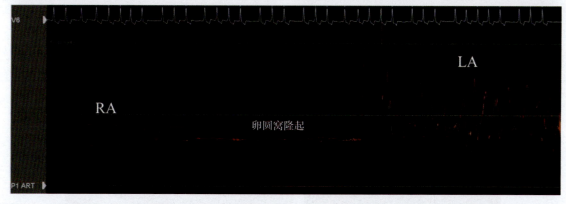

图39.7 透视指引下穿间隔导管的右前斜（左图）和左前斜（右图）影像。通过Brockenbrough给予造影剂显示房间隔隆起（箭头所指）。四级导管放置在三尖瓣环隔侧，记录His电位，提供一个主动脉根部偏后、偏下的影像学标志。注意右心房和右心室内永久性起搏电极。此外，通过穿刺针可进行连续右心房压力监测。下图显示特征性右心房压力图记录；当卵圆窝隆起堵住穿刺针时波形减弱。进入左心房后，左心房压力波形出现

内。一旦穿刺针进入LA内，应逆时针转动整个系统，以防止穿刺到LA后壁（图39.2）。然后保持穿刺针露出在扩张鞘外将整个系统缓慢地推进到LA，直到扩张器通过卵圆孔。用这种方式，穿刺针可以稳定卵圆窝从而使更大直径的扩张器易于通过卵圆孔。一旦扩张器进入LA内，应该将穿刺针回退到扩张器头端内。重要的是要保证穿刺针被扩张器覆盖不外露，以防止无意中穿刺到LA壁。同时针头应保持在扩张器头端附近，以便为后续的穿刺鞘通过提供足够的支撑。如果LA内的扩张器/针头组合不能保持足够的支撑，往往会导致房间隔鞘无法通过房间隔进入LA。当血管鞘穿过LA时，可以看到TSC装置朝着LA侧壁向后跌落（LAO下偏向右侧）俯冲，伴随鞘通过可有明显的触觉反馈。一旦房间隔鞘进入LA，操作者应反射性地将扩张器和针头撤回到鞘中，以尽量减少对心房壁的创伤。如果使用了头端压力监测，只要记录到清晰的左心房压力波形，头端就在左心房内（或肺静脉内），而不是顶在心房壁。然后在连续抽吸下将扩张器和针头一起取出，以防穿间隔鞘管内的空气进入心脏引起空气栓塞。

ICE引导下的TSC

有两种市售的ICE传感器，即机械系统（即径向）和相控阵系统。机械式ICE传感器安装在9F不可调弯的导管上，并以垂直于导管长轴（Ultra ICE，Boston Scientific，San Jose，CA）向前15°角发射成像束。传感器以1800次/分旋转并产生360°成像平面。固定的9MHz传感器频率提供出色的近场分辨率。然而，远场结构的成像效果差，ICE需靠近目标结构进行成像（图39.8）。

相控阵ICE传感器包含64个元件，频率为5～10MHz（AcuNav，Siemens Medical，Mountain View，CA；View；View Flex Xtra，St.Jude Medical），该平台在邻近和远处结构成像方面提供更大的灵活性（成像深度高达15cm）（图39.8）。传感器安装在8F或10F导管上，除360°轴向旋转之外，可在4个方向（前、后、右、左）弯曲，其可调弯性和低轮廓使传感器可在任何心腔中导航。相控阵传感器还能够进行全序列和彩色多普勒检查，极大提高生理数据的可获得性。

由放置在RA中部的成像传感器提供引导TSC的ICE影像。为保证不同患者间成像技术的一致性，传感器最初被放置为面向三尖瓣环，即所谓的home view。从home view缓慢地顺时针旋转ICE导管，可顺序地进入以下视图：LA前部，二尖瓣和LAA，左肺静脉，左房后壁和右肺静脉（图39.9），上述结构全部通过卵圆窝在远场成像。有时可能因为ICE影像在间隔内衰减或成像平面不佳而致使经过间隔的成像分辨率下降（如通过房间隔较厚的上缘来进行成像），通过重新放置成像探头，这些限制通常容易克服。

ICE辅助TSC的主要优点之一是可以确定进入房间隔的最佳位置（详见第3章）。使用透视方法使穿刺部位个体化非常困难（图39.3），当ICE导管顺时针旋转时，可以容易地看到IAS与LA后壁和房顶之间的距离逐渐缩短，因此当使用后路法穿刺房间隔时要特别小心以避免心脏穿孔。一旦确定IAS的最佳平面，可以使用与透视引导通道穿刺相同的方法进行TSC。另外一个优点是ICE监测允许直接观察卵圆窝，针-扩张器-鞘系统和LA壁的关系。有经验的术者可以单独使用ICE指导TSC而避免使用透视。

其他技术和成像方式

许多术者在LA中使用双鞘进行AF消融。有3种常用的技术来实现双鞘过间隔：①2次穿刺；②单次房间隔穿刺，同个穿刺孔双导丝置入2个鞘管；③单次穿刺，使用鞘管行穿刺孔扩张，消融导管沿原先的孔送入LA中。就笔者的经验，使用分开2次穿刺可使2个鞘管之间的相互干扰最小化，从而便于AF消融。单次和2次TSC的优劣尚未进行系统评估，故选择主要取决于术者的偏好。

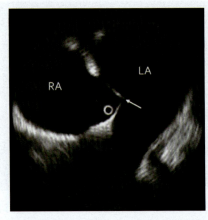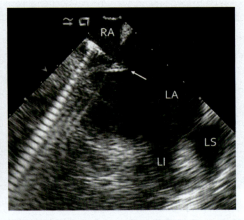

图39.8 房间隔穿刺针撑起卵圆窝（箭头所指），左图为机械式ICE成像，右图为相控阵ICE成像图像。图中可见相控阵ICE的远场成像能力更优。LA.左心房；LI.左下肺静脉；LS.左上肺静脉；RA.右心房

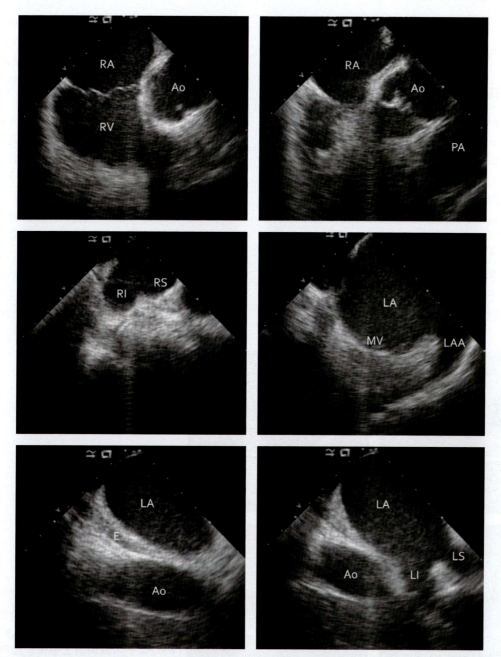

图 39.9 由放置在右心房的超声探头采集的相控阵 ICE 影像。图 1 为探头指向三尖瓣的 home view，图 2～6 依次为 ICE 从 home view 顺时针旋转采集的图像。所有与房间隔穿刺有关的结构都可以实时观察

Ao. 主动脉；E. 食管；LA. 左心房；LAA. 左心耳；LI. 左下肺静脉；LS. 左上肺静脉；MV. 二尖瓣；PA. 肺动脉；RA. 右心房；RI. 右下肺静脉；RS. 右上肺静脉；RV. 右心室

TEE 也被用于指导 TSC，与透视相比可带来额外的益处。术中 TEE 的主要限制是需要另外的术者来操纵探头及超声探头对食管创伤的风险（特别是进入 LA 后给予一定强度的全身抗凝）。ICE 的广泛使用极大地减少了术中使用 TEE 的需求。其他新型的成像方法，如术中实时 MRI 或 CT 检查正在积极地研究。

零射线下 TSC

近期研究描述了一种利用三维非透视成像系统实现完全无射线的 TSC 技术。这种方法包括综合使用 ICE 和三维成像系统，代替标准的 RAO 和 LAO 透视。简言之，右心房的解剖结构是用标测导管或 ICE 重建的，并确定卵圆窝的位置。在 ICE 的直接引导下放置房间隔穿刺鞘和冠状窦导管，无须透视。可使用标准 Brockenbrough 针头或射频消融针头（NRG 射频消融穿刺针，Baylis Medical，Montreal，Canada）穿房间隔，后者由于针尖上的电极外露，也可直接在标测系统上显示。该种方法面临的挑战包括无法直接显示食管温度监测探头的位置及所需的最佳声学窗口完全依赖 ICE 成像。其优点包括患者、操作人员和工作人员无射线辐射及不需要穿戴

铅衣。

疑难TSC的方法

IAS的解剖变异

IAS常见形态变异，这是对TSC的独特挑战。在此类病例中，心内解剖的畸变可能会改变标准透视技术的可靠性。IAS最常见的变异是卵圆孔未闭（PFO），在20%～30%的患者中可遇到的一种胚胎期残留。基于房间隔解剖结构的多变性，单独根据透视以识别无意间进入PFO可能是困难的，然而ICE成像可容易地识别出该种情况（图39.10）。在透视下无意的PFO穿刺的线索是不进针鞘管直接通过房间隔并且通过的位置相对较高较前。经PFO穿间隔在AF消融期间会极大地影响导管操控性，特别是干预右下肺静脉时。有研究报道指出经PFO进入LA会增加进行AF消融的手术时间。笔者的标准做法是尽可能避免经PFO穿刺，ICE在这方面非常有价值。其他间隔缺损（如继发孔型、原发孔型和窦静脉型）不常见，大概占新生儿的1.6/1000。继发孔型缺损占所有间隔缺损的70%，因为其位于卵圆窝内（图39.10），故通常易于进行TSC。

房间隔膜部瘤定义为一个呼吸周期中间隔的活动度超过10mm，这在PFO患者中尤其多见（图39.11）。IAS瘤常见的透视表现为在无穿刺针顶住的情况下，IAS显著突向LA（在LAO投影中可见），然而使用单独的透视可能仍难以发现房间隔瘤。在许多情况下，隔膜突向LA侧壁的程度是动态的。在该种情况下，房间隔鞘管穿刺距离相对较小，心脏穿孔的风险会增加。ICE有助于微调进针方向，从而使穿刺空间最大化（图39.11）。

诸如双重IAS或三心房等少见的先天性IAS畸形是TSC的特殊挑战。双重IAS可以与RA和（或）LA直接连通，由于内腔的血流变化可能会形成血栓。在这些罕

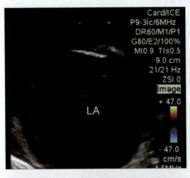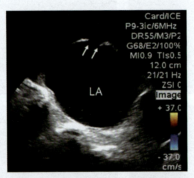
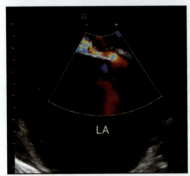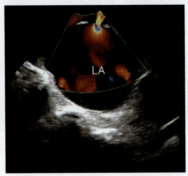

图39.10 合并PFO和继发性房间隔缺损患者的相控阵ICE影像。下图为彩色多普勒，PFO位于间隔的前上部位，经PFO进入左心房会增加导管操控难度，而继发性房间隔缺损位于间隔的后部，适合直接进入左心房

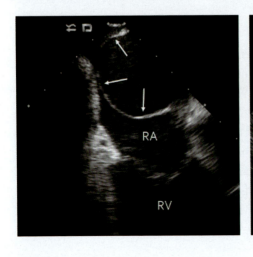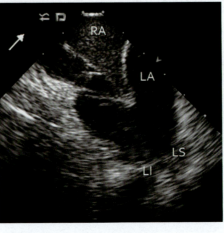

图39.11 2位房间隔瘤患者的相控阵ICE影像，左图所示为鼓向右心房的卵圆窝（箭头所指），这可导致右心房导管操控困难。当房间隔穿刺针进入卵圆窝（右图），冗余的房间隔会明显向左心房移动。使用ICE可以引导穿刺针的方向，使穿刺空间最大化，避免意外的左房壁穿孔

LI.左下肺静脉；LS.左上肺静脉；RV.右心室；RA.右心房

见的病例中，ICE可能有助于确定隔膜的融合区域（通常是卵圆窝与肌肉边缘相邻的上部或下部），避免在心房间通道中穿刺导致潜在的栓塞（图39.12）。

在高达2.2%的患者中发现IAS的脂肪型肥厚，其出现与高龄、肥胖和房性心律失常相关。脂肪组织特征性浸润肌肉边缘而不影响卵圆窝，从而产生典型的哑铃状IAS（图39.12）。残留的卵圆窝可能相当小，从而限制鞘通过的表面积。

对经验丰富的术者来说IAS增厚是TSC最大的挑战。增厚的IAS可能无既往心脏操作史，而更多见于多次TSC后（如再次消融手术）或接受心脏外科手术后。以上情况要求术者施加更大的向房间隔的推力，增加穿刺针跨过房间隔后意外刺破左心房壁的风险。在这些病例中，使用ICE对IAS进行详细检查以确定厚度的异质性，从而选择合适的位置进行导管穿刺（图39.13）。在这些情况下也可以通过最小化房间隔鞘管的直径来改善间隔穿刺的难度。可调弯鞘（如Agilis）具有更大的外径，同时扩张器和鞘管之间直径落差也更大，这就给间隔穿刺制造了两个障碍。术者的经验是在这些情况下使用小直径鞘进行初始穿刺，然后使用加硬的0.032 in交换导丝，将其J形弯的远端放置在左肺静脉来交换可调弯鞘。有助于TSC的专业技术将在"手术并发症及减少并发症的工具"部分进一步讨论。

房间隔封堵后的TSC

经导管封堵房间隔缺损是目前优于手术修复的治疗方法，其手术相关死亡率明显更低，不需要体外循环，有更高的经济效益比。因为损坏封堵装置，潜在的装置移位和术后分流等风险，所以传统上IAS闭合装置的存在被认为是TSC的禁忌证。近期一项研究在39例有IAS封堵装置的患者中评估TSC的可行性和安全性（82%的Amplatzer装置，18%的CardioSEAL装置），研究使用ICE指导，TSC通过未被封堵器覆盖的固有间隔（90%）或直接通过封堵器穿刺（10%）（图39.14）。所有直接经封堵器穿刺都是置入超过18个月的Amplatzer装置，所有患者进行2次TSC。直接经装置穿刺并使用加硬交换导丝将间隔逐渐扩张至11F来实现，经装置2次TSC所需时间明显比穿刺固有房间隔要多（73.6min±1.1min vs.4.3min±0.4min，$P<0.001$）。无手术相关并发症，在术后3～6个月进行Valsalva呼吸下的超声造影

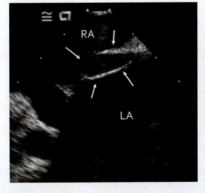 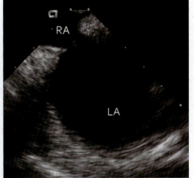

图39.12　2例间隔异常患者的相控阵ICE影像。左图为双重房间隔，箭头所指为间隔的两层边缘。ICE可引导卵圆窝下段间隔融合处的穿刺。右图为房间隔哑铃状增厚
LA.左心房；RA.右心房

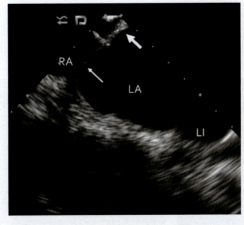 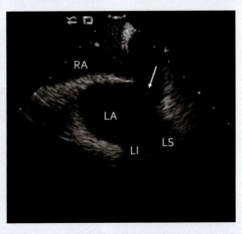

图39.13　2例进行TSC的相控阵ICE影像病例，以上影像突出显示ICE在优化穿刺部位中的价值。左图可见房间隔存在明显异质性，间隔上部5mm厚（粗箭头所指），而下部仅2mm厚（细箭头所指），经厚间隔穿刺需要更大的力量，也增加手术并发症发生的可能性。右图为一进行心房颤动消融手术的ICE图像，该病例心房形态异常，间隔活动度大，虽然穿间隔部位选择合适，但穿刺针（箭头所指）与左心房后壁间的距离只有5mm。在房间隔增厚患者中使用下位法穿刺间隔是有难度的
LI.左下肺静脉；LS.左上肺静脉；RA.右心房

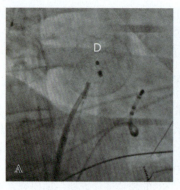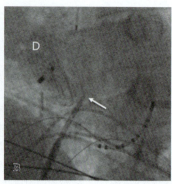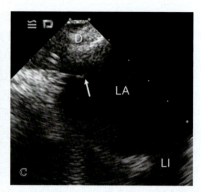

图 39.14　房间隔封堵术后患者的 TSC，A、B 分别为 RAO 和 LAO 透视影像，C 为相控阵 ICE 影像。穿间隔可沿封堵器边缘或直接经封堵器进行。该病例 ICE 在封堵装置的下方发现固有卵圆窝，在 LAO 体位和 ICE 下可观察到鞘管顶住卵圆窝。LA. 左心房；LI. 左下肺静脉

研究未发现患者有残留分流。近期 Chen 等报道一例无 ICE 引导下成功通过 Amplatzer 装置的 TSC 病例，在该病例中术者使用血管成形球囊（4mm×15mm，Voyager NC，Abbott Vascular），充气至 16atm 对装置穿刺部位进行扩张。同样无手术并发症发生，随访中未发现残余分流和装置变形。

上位法 TSC

上位法 TSC 被报道用于置入 LV 心内膜电极和下腔静脉受阻的患者进行心房颤动消融治疗。在一组包括 3 例下腔静脉路径受阻的病例报道中，通过右侧颈内静脉使用 8F 的大弯鞘（Mullins 或 SL-3 St.Jude Medical）和手工弯成 150° 角的 Brockenbrough 针进行 TSC。最初通过长的导引钢丝放置在低位 RA，靠近 CS 口的位置扩张鞘管。此时取出导丝，插入穿刺针，将鞘管轻轻回撤并逆时针旋转进入卵圆窝。一旦进入卵圆窝，TSC 的基本方法与经右股静脉的标准方法相同。重要的是，当采用上位法时导管运动是反向的，要逆时针旋转，使针-扩张器-鞘系统在卵圆窝内保持后向定位。

最近报道一种无针上位法 TSC 的技术。该种方法是在 ICE 的引导下从右颈内静脉进行 TSC，使用一可调弯鞘（40cm 长 Agilis 鞘，St Jude Medical，St Paul，MN）推进至 RA 并旋转以接触房间隔。然后使用 0.035in 的血管内射频导丝（PowerWire™，Baylis Medical Inc.，Montreal，Canada）并在导丝头端施加射频能量（10W 持续 2s）以穿过房间隔。然后扩张鞘通过射频导丝进入左心房。为便于穿间隔鞘通过扩张鞘，射频导丝可交换成 0.025in 的猪尾导丝（ProTrack™，Baylis Medical Inc.）。一种新型已上市的猪尾射频导丝（Supracross™，Baylis Medical Inc），可实现上位法 TSC 并最大限度地减少导线交换（图 39.15）。

TSC 在左心耳封堵术中的应用

左心耳封堵是一种新的有效预防非瓣膜性心房颤动患者卒中的器械治疗。经皮左心耳封堵通常在 TEE 指导下进行。既往曾报道小样本的 ICE 指导下的左心耳封堵。正确的 TSC 技术是成功放置左心耳封堵装置的关键。尤其要恰当地输送封堵装置及面对左心耳有足够的空间和正确的角度。考虑到向前和向上的心耳，故在大多数左心耳封堵病例中，后下位穿间隔是最佳的选择。

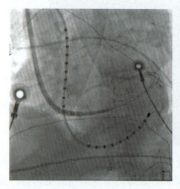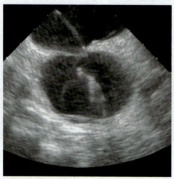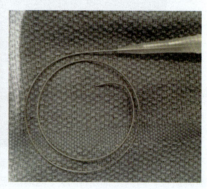

图 39.15　上位法 TSC。左图中，左前斜影像显示通过上位法进行房间隔穿刺。一个可调弯导管（Agilis 小弯鞘，St Jude Medical）通过右侧颈内静脉放置在右心房，并向上打弯进入卵圆窝。利用心腔内超声可直视导管（中图）。通过一根专用的射频导丝和一根交换猪尾导丝进行房间隔穿刺（ProTrack TM，Baylis Medical Inc. 右图）。猪尾导丝被送入左心房，以便将扩张器/鞘管进入左心房

然后，通过推入并逆时针旋转，将Watchman装置预制的输送鞘推进至左心耳腔。由于Watchman封堵器等直径的特性，未能沿其纵向轴线置入左心耳腔可能限制其装置展开的工作深度并增加穿孔的可能。

TSC在先天性心脏病中的应用

手术修复的先天性心脏病（CHD）患者在临床上越发常见。许多此类患者存在与其术后基质有关的复杂心律失常。对于特定的患者个体，使心律失常的管理复杂化的情形包括：①所接受外科手术操作的异质性；②存在额外的先天性异常。因此，对CHD患者进行全面的手术前评估至关重要，尤其要注意：①获得既往的矫正手术记录；②既往的心导管术和（或）血管成像记录，以确保从合适的下肢途径进入心脏；③心脏断层重建，以明确房室和心室的关系及潜在的心房通路。

最常见的先天性畸形所致的心房入路困难包括经心房转换术（如Mustard或Senning修补术）修复的大动脉D转位患者和Fontan患者（即全腔静脉肺动脉吻合术）。在上述情况下，患者通常出现心房扑动环路且部分心房被各种外科移植物材料隔绝在体循环静脉系统之外，因此，通过外科移植物穿刺是进入心房标测和消融的最有效途径。无论移植物是由天然心房组织或者合成材料组成，其相对厚度都会阻碍传统TSC工具的穿刺。近期的报道提供了一种极佳的回顾和逐步法来实施CHD患者的TSC。通过结合造影和实时超声成像可以使以上操作更加容易（图39.16和图39.17）。

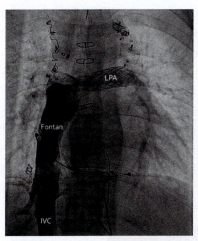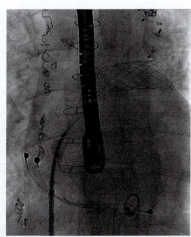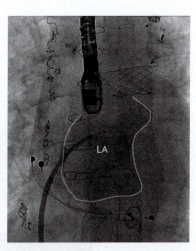

图39.16 一例侧通道Fontan修复术后患者进行TSC。左图中，造影显示血流从下腔静脉和肝静脉通过侧通道Fontan板障进入肺动脉分支。注意，左肺动脉有一个支架，既往治疗还留下心外膜起搏电极、多个栓塞弹簧圈和血管塞。中间图中，置入Fontan板障中部的穿刺针和鞘在房间隔穿刺后已经进入生理性左心房。注意板障内侧部分的钙化。右图中，通过Agilis鞘的扩张器注射造影剂证实进入生理性左心房

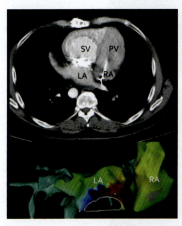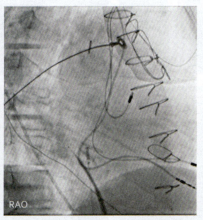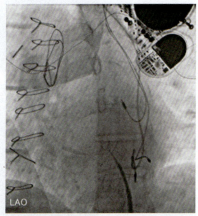

图39.17 一例心房反位和D-环心室患者进行TSC。该患者右侧形态学左心房血流进入右侧形态学右心室［体循环心室（SV）］，左侧形态学右心房血流进入左侧形态学左心室［肺循环心室（PV）］。心尖指向左侧。左上图二维横截面CT证实了房室关系。右前斜（中间图）和左前斜（右图）显示房间隔穿刺时的影像学图像。注意右心房和肺循环心室有起搏电极，二尖瓣位置有机械瓣。电解剖标测（左下图）显示二尖瓣环顺钟向心房扑动的激动模式。注意正常心房关系的反转。LAO.左前斜；RAO.右前斜

手术并发症及减少并发症的工具

目前缺乏TSC手术并发症的前瞻性数据。对于有经验的术者,预期并发症发生率应低于1%,尤其是运用实时超声成像时。TSC的最常见并发症是心脏穿孔,可发生在右心房、左心房、主动脉根部和左心室间隔。如前所述,使用实时成像和(或)透视标志物对于避免心脏穿孔十分重要。当没有超声引导时,卵圆窝造影剂形态和(或)心腔内导管的标志有助于明确合适的经间隔平面。通过穿间隔针连续监测压力可明确意外的左心室或主动脉穿刺,进而避免随后的扩张和鞘管进入。少见并发症有空气或血栓引起的肺栓塞或体循环栓塞。撤出穿刺针和扩张鞘后,或当交换电极导管时,缓慢抽吸鞘管内容,直至所有空气从鞘管和(或)侧孔抽出,随后给予肝素化盐水冲洗鞘管,可有效预防空气进入左心房。如前所述,TSC前给予肝素可减少导管相关血栓的发生率。

已开发出新的技术利于解剖异常患者的TSC,SafeSept穿间隔导引钢丝(Pressure Products, San Pedro, CA)是有尖锐头端的0.014in×135cm长的J形镍钛合金导丝,其特别设计可以施加最小的压力穿透卵圆窝。通过标准的Brockenbrough穿间隔针穿过卵圆窝时,导线在穿刺卵圆窝后呈现J形,而使其在LA内推进时引起最小化穿孔的风险(图39.18)。该导引钢丝在头端的尖刺上装有不透射线的线圈,使得其在透视下可见。在210例连续入组的左侧电生理手术的患者中评估SafeSept导丝的作用,97.6%的患者成功穿刺进入LA,单次成功率达到81%。常规TSC中有6%的患者不成功,所有这些患者改用SafeSept导丝都成功地通过了房间隔。

射频穿间隔针(NRG RF穿间隔针,Baylis Medical, Montreal, Canada)已被设计用于TSC。有56~91cm的不同长度可选,能与所有房间隔鞘管合用。NRG RF针头近端为18gauge,远端为21gauge,并且具有钝的非绝缘电极头端(1.5mm长,1.3F直径),该电极头端有2个侧孔,分别用于测量压力和注射造影剂。针的其余部分被绝缘材料覆盖,通过专用发生器输出RF能量,功率设置为10W,持续2s(单极模式)(图39.19)。该系统在1167例非选择性接受AF消融患者中进行前瞻性评估,与标准针头相比,RF针组中TSC失败率(0.17% vs.1.23%,$P = 0.039$)和心包积液发生率(0% vs. 0.92%,$P = 0.031$)均较低。在近期一项纳入72名使用标准Brockenbrough针或NRG RF针穿刺房间隔的单中心随机试验中也报道了类似的结果,使用NRG RF针头除较低的TSC失败率(0% vs.27.8%,$P < 0.001$)外,还在1/3使用传统穿刺针的患者中发现针头进鞘后,在扩张器内有肉眼可见的塑料屑片,而使用NRG RF针组未发现类似情况。房间隔穿刺针在无内芯的情况下被送入扩张器是这些患者存在屑片的可能机制(图39.20)。也可通过

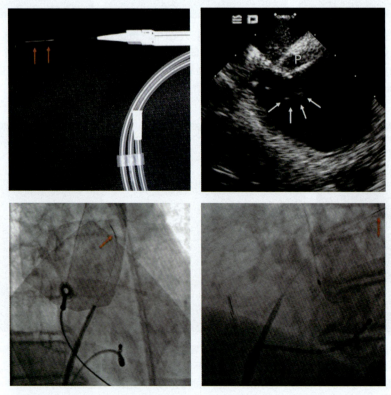

图39.18 使用Safe穿间隔导引钢丝(Pressure Products, San Pedro, CA)通过房间隔,这个0.014in×135cm长的J形镍钛合金导丝,头端有射线下不透光的线圈(红色箭头),其特别设计可以施加最小的压力穿透卵圆窝。该导丝在刺破卵圆窝后呈J形,可使左心房内推进时穿刺风险最小化。过间隔后导丝放入左肺静脉内,为鞘管通过提供支撑。

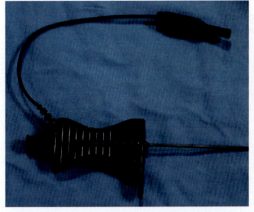
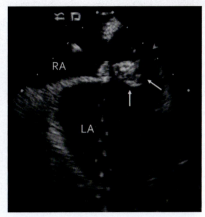

图 39.19 使用 NRG 射频穿间隔针（Baylis Medical, Montreal, Canada）进行房间隔穿刺。左图中侧方接口连接到射频发生器，尾端接口可连接压力传感器。右图为ICE影像，可见射频放电时特征性的超声影像及微泡形成（箭头所指）

LA. 左心房；RA. 右心房

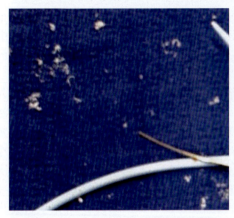
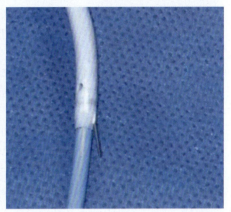

图 39.20 抽掉内芯直接将 Brockenbrough 针送入扩张鞘内可能刮伤鞘管内腔，导致脱落的碎屑随着盐水推注致使栓塞（左图）或导致穿刺针刺破扩张鞘-外鞘系统（右图）（Joshua M.Cooper, MD）

将射频能量从手术电刀系统接到标准 Brockenbrough 针的轮轴上实现射频辅助穿刺，发生器设置到电切模式 20W。

最近，一种猪尾射频导丝（Supracross™，Baylis Medical, Montreal, Canada）被批准上市，用于上位法 TSC。该导丝长 180cm，直径 0.035in。导丝头端以外绝缘，可通过释放射频能源穿过房间隔。该导丝远端部分可形成 2.5cm 直径的猪尾形状，可作为穿间隔扩张器/穿刺鞘的输送轨道。

结论

心房 TSC 是所有介入电生理医生的基础技能。它的基本技术在过去的 50 年里未发生很大变化。最初只通过透视和压力来追踪（图 39.17），技术进步已改进这个操作的安全性和有效性。其中最主要的成就是将 ICE 整合到 TSC：①可实时观察相关解剖结构及其相邻结构；②识别 IAS 解剖变异；③为每一特定手术选择穿刺位点；④对手术并发症进行监测。在 IAS 解剖变异患者中，使用实时成像和专用工具有其特殊价值。

疑难 TSC 解决方案		
问题	风险	解决方法
卵圆孔未闭	无意间通过 PFO 进入 LA，导管操控困难	使用射线或其他成像技术避免经卵圆孔穿刺，在常规位置穿刺卵圆窝
房间隔瘤	意外穿刺到左心房后壁	使用 ICE 引导，利用导引钢丝过间隔
房间隔增厚（如外科术后或既往房间隔穿刺史）	无法进入左心房或引起心脏穿孔	使用 ICE 定位房间隔最薄部位，使用射频房间隔穿刺针
存在房间隔封堵装置	无法进入左心房，引起装置移位	使用 ICE 选择固有房间隔穿刺，必要时引导经封堵装置进行穿刺

（江苏省人民医院　居维竹　译）

第 40 章

儿童心动过速的射频消融

J. Philip Saul

关键点

- 儿童心律失常的机制与成人相同，但是分布比例及临床表现常有不同。
- 尽管年长儿童的身体状况接近于成人，且事实上包括心外膜入路在内的所有成人适用术式都可以应用于儿童，但在确定消融方案和术式时，我们不能简单地将儿童视为缩小版的成人。
- 对婴儿和年幼儿童实施消融手术会带来一系列的额外风险，应当仅作为药物治疗失败之后的备选方案，且由经验丰富的医生负责实施。
- 先天性心脏病患儿的消融手术操作更加复杂，特别是出现房室分离时，因此在心脏结构和电生理方面对术者提出了更高要求。
- 非先天性心脏病患儿出现心房扑动和心房颤动的概率较小，导管介入治疗可能有效。
- 扩张型心肌病患儿可以表现为房性心动过速、交界性心动过速和永久性交界性心动过速等持续的快速心律失常，如能确保术中安全，消融手术对于此类症状疗效显著。
- 当射频消融靶点靠近小的冠状动脉时，可能会出现冠状动脉损伤，而且术中很难发觉。因此，在后壁行射频消融术前应考虑提前进行冠状动脉造影，特别是对儿童。
- 对儿童患者行导管介入电生理手术时，有必要慎重采用无辐射或低剂量辐射技术以减少X线透视。
- 相比于疗效，对儿童实施消融手术应当更优先考虑手术的安全性。因此，冷冻消融有效时，通常作为介入消融的首选术式。
- 2016年美国儿科和先天性心脏病电生理学会/美国心律协会（PACES/HRS）专家共识详细阐述了先天性心脏病患儿导管消融手术适应证。

引言

最近30年来，对成人心律失常的理解和临床处理经验得到爆炸式地增长，儿童心律失常诊治也取得了长足进步。但成人心律失常治疗中常用的手术方式和设备在小儿心律失常治疗中常延迟应用于临床，主要原因是设备用品的型号不匹配和缺乏注册审批。其他方面原因，如患者群体较小、临床特征和年龄多样性，限制了对照治疗试验数据的获得，即便是多中心研究也难以完成。尽管有如此多的阻碍，基于不断发展的设备小型化技术，多中心回顾性研究开展，偶加控制干预的临床观察性研究及美国FDA推荐的成人药物疗法等证据综合显示，成人和儿童电生理专家使用的仪器具有通用性。然而，正如本章所回顾的，设备的通用性并不能代表疾病治疗中的共通性。

本章主要介绍以下两种心律失常：一种是在机制上与成人相似或相同，但其表现和治疗因年轻或先天性心脏病而变得复杂的心律失常；一种是儿童独有的或是成人中少见的心律失常（表40.1）。一些心律失常及其表现已经涵盖在其他章中，本章仅在与典型成人患者的临床表现进行比较时简略提及。尽管很多患有先天性心脏病和心律失常的患者实际上是成年人，但在本章中，"成人"一词指18岁以上未患有先天性心脏病的患者，

以及那些通常不是小儿心脏病专家处理范围的患者。

表 40.1 成人和儿童心律失常对比
成人不常见的心律失常
房性心动过速
交界性心动过速
持续性交界区反复性心动过速（PJRT）
双房室结
成人常见的心律失常，但儿童表现存在差异
房室结折返性心动过速，房室结双径路
婴儿预激综合征
预激综合征伴先天性心脏病
室性心动过速伴法洛四联症
先天性心脏病伴房性折返
成人与儿童处理策略相似的心律失常
儿童期预激综合征
先天性长QT综合征
右心室流出道室性心动过速
致心律失常性右心室发育不良
良性室性加速性节律

儿童仅仅是缩小版的成人吗？

儿童只是小大人的观念并不完全不准确，特别是在

导管消融治疗年龄相对较大的儿童（如10～12岁）时。然而对于许多手术，仅仅程度上的差异却会带来戏剧性的影响。从诊断开始，到射频的指南推荐意见，再到在未成熟心肌中或近冠状动脉处产生射频损伤的远期风险。2016年儿科PACES/HRS专家共识明确阐述了基于患儿年龄段所要求的相应医疗机构、手术流程及手术人员，相关内容会在本章做详细介绍。

一般来说，儿童形体明显小于成人，因此心腔更小，心肌组织更加薄脆，冠状动脉更小，同时各结构之间的间隙更小，如后壁与房室结之间或房室瓣环与冠状动脉之间。儿童与成人的心脏结构并不相似，虽然不明显，但不仅仅是尺寸差异。心律失常机制相通，但是构成有很大不同。儿童持续性心律失常更加常见，这可能是由于缺乏对婴儿和小儿心律失常症状的识别，较好的早期耐受性及晚期发病率，如果不及时治疗，很难存活至成年。儿童的旁道（AP）位置多见于右侧，至少在一定程度上与结构性先天性心脏病同时存在有关。此外，发育中的心肌存在心律失常的自愈倾向，但也可随着时间推移病灶增大。最后，儿童通常对手术不适的耐受性和合作性较成人差，这也是在整个消融术中需要考虑到的一个因素。这些方面将在本节详细讨论并回顾可能的解决方案。

心律失常机制

儿童心律失常通常是较易治疗的类型。室性心动过速在儿童中少见，通常只占全部心动过速比例的5%以下，在广义心动过速中的比例也仅为20%。此外，当在非结构性心脏病患儿身上出现室性心动过速时，可消融机制的概率较成人更高。室上性心动过速（SVT）在儿童心动过速中占比最高，最可能的原因是存在隐匿性或显性房室结旁道（图40.1），同样对导管消融治疗反应良好。在无结构性先天性心脏病手术史的病例中，75%的儿童和95%的新生儿SVT为房室旁道介导，而在成人SVT中仅为30%～40%。房室结折返性心动过速和房性心动过速（包括折返或自律）各占剩下SVT的50%左右（图40.1）。心房颤动在非结构性或先天性心脏病的患儿中并不常见（所谓单纯心房颤动），而且由于病例数量较少无法证明肺静脉隔离消融术的有效性。然而，在某些情况下，对持续性心房颤动触发灶单独隔离或对肺静脉完全隔离都是有效的方式。此外，年长的先天性心脏病患者随着年龄的增长和左心房功能丧失会逐渐发展为心房颤动，这需要更多的介入手术治疗。

消融决定：安全性vs有效性

相较于成人，儿童心律失常治疗中最重要的是强调安全性，其比有效性更重要。在任何年龄都要强调安全的重要性，在儿童处于心律失常状态时更应优先考虑治疗的安全性，如患儿射频术后出现需要置入永久起搏器

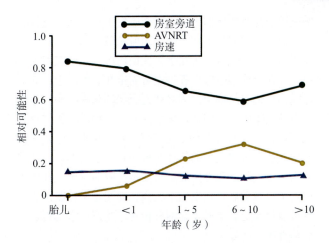

图40.1 患儿室上性心动过速（SVT）随年龄变化的分布图。原发性房性心动过速患者所占比例相对稳定，而从婴幼儿到青少年，旁道介导的心动过速占比有向房室结折返性心动过速转化的趋势（引自Ko JK, Deal BJ, Strasburger JF, Benson DW Jr. Supraventricular tachycardia mechanisms and their age distribution in pediatric patients. Am J Cardiol. 1992；69：1028-1032.）

的风险，以及父母代替患儿做出的治疗决定与成人患者本人的决定之间存在的倾向性差异。此外，在一定区域和技术条件下（如在房室间沟内行射频消融存在潜在的冠状动脉损伤风险），患者的体型及心脏大小都可能会产生影响。

预激综合征（WPW综合征）是一种很有代表性的病例，是否决定行射频消融治疗在很大程度上取决于患儿的年龄。本章中，"WPW"将会指代体表心电图有预激波，合并或不合并心动过速。由于多方面的考量，儿童有症状的WPW综合征和阵发性SVT仅是消融手术适应证的一小部分。在此年龄段更容易出现心肌损伤和潜在的严重冠状动脉损伤。尽管冷冻消融的出现在某种程度上改变了这种状况，但在对婴儿实施消融术过程中还是有一系列需要注意的问题。或许最重要的是约40%旁道患儿在第一年会自发终止，另外1/3的患者可能在整个婴儿和幼年期无症状。对大于15kg有症状的心律失常患儿，治疗风险与获益的平衡显著倾向于接受消融治疗，前提是消融手术可以保证安全性。同婴儿类似，10～18岁的无症状WPW综合征患者消融术风险也会高于成人。不同于28岁以上的无症状患者，存在高风险旁道的较长儿童常以突发性致死性心律失常为初始症状，因此需要对此类患者进行风险分级，高风险人群首选接受消融手术。此外，对这个年龄组WPW患儿的运动指导也建议参考风险分层。其他治疗决策中的年龄依赖差异在个体心律失常部分探讨。

对儿童实施冷冻消融术

血管内介入冷冻消融手术起始于2003年，最先在美国应用于部分心律失常的治疗。此后也有一些冷冻消

融应用于儿童病例的报道，主要应用于房室结折返性心动过速和其他间隔消融病例。同射频消融术相比较，冷冻手术有如下优点：①在永久性创伤产生前低温损伤可逆；②在冷冻消融时导管尖端可固定在心内膜上；③冷冻损伤灶边界易确定；④对邻近冠状动脉影响小；⑤血栓事件发生率低。因体型较小的儿童射频消融靶点更易毗邻正常未发育完全的心脏传导组织，故前4项是冷冻消融在这部分患儿中的治疗优势所在。事实上，射频消融术最常见的严重并发症是房室传导阻滞，而且在此类患者中冠状动脉损伤发生率较高，即便是慢径路消融也有可能伤及冠状动脉（详细分析见"儿童房室结折返性心动过速"部分）。

冷冻消融时导管与心肌组织接触部分温度低达－40℃～－30℃时，周围组织丧失电活动能力，细胞死亡数目不多，而当温度降低到－65℃以下时，形成损伤灶，心肌细胞冰冻后肿胀破裂。通常在工作温度下4min可形成直径3～6mm的损伤区域，较同条件下射频消融损伤范围小。冷冻消融术与射频的对比特点之一是可逆性病变范围更大，当组织未到达冷却冰点温度时细胞尚未死亡，但已失去电活动能力。临床试验发现，这一特性大大提高了冷冻手术的安全性。事实上，尽管冷冻已经频繁用于间隔部位的心动过速治疗，但目前尚无损伤His束引起房室传导阻滞的报道，甚至在20kg体重患儿的治疗中也无此类并发症出现（图40.2）。

冷冻消融的主要缺点也同其安全性高的原因相同，损伤灶相对于射频术较小。对于间隔来源的心动过速（房室结慢径改良，前后间隔位置的旁道），冷冻手术的成功率接近于射频手术，有一点例外，冷冻消融在非间隔旁道的治疗效果不优于射频手术。这主要是因为术者对于间隔部位的射频操作更加谨慎，而采用冷冻消融时更加大胆。尽管数据仅来源于婴儿和幼儿，循证证据显示冷冻消融的临床益处可能对于所有双径路患儿都有

效。因此，在此后讨论心律失常的章中，冷冻对于间隔部位消融，幼儿及解剖结构异常导致房室传导系统不明的患者是非常重要的治疗方法。

成人人群常见心律失常治疗在婴幼儿人群中的不同

心律失常及其管理方面的复杂性可能来源于心律失常的机制或发生位置。后一方面在本章节讲述，包括儿童房室结折返性心动过速、婴幼儿预激综合征、先天性心脏病合并预激综合征及非先天性心脏病患儿合并房性心律失常（心房颤动或心房扑动）。合并先天性心脏病的房性和室性心动过速将在第13章和第35章详述。

儿童房室结折返性心动过速（AVNRT）

首先明确，衡量手术风险与获益在儿童AVNRT管理中至关重要。儿童与成人有着一系列不可忽视的特点。这会对双径路和AVNRT患儿的诊断及消融术式选择产生影响。

1.药物治疗　目前尚无儿童AVNRT药物疗法方面的临床数据。然而，儿童房室结折返，尤其是婴儿房室结折返，药物治疗似乎较成人更容易。

2.儿童房室结结构　基于对经典双房室结结构的认识，以A-A间期10ms递减时，A-H间期出现50ms以上的跳跃为诊断标准，儿童人群的双径路诊断率远低于成人（60% vs 90%～100%）。儿童AVNRT触发机制类似，无论是否存在定义中的房室结双径路，都需要假定存在双径路。原因是近40%的儿童两条通路之间的传导特征达不到双径路定义标准，说明针对儿童的房室结双径路应该采用更宽泛或特殊的定义。例如，快径路传递到慢径路可能随着A-A间期的改变而改变A-H间期的斜率，但是A-H间期改变小于50ms。事实上，传导时间的改变在理论上完全可能不伴随A-H间期的改变。一种可能的

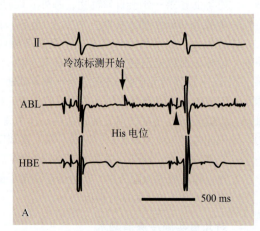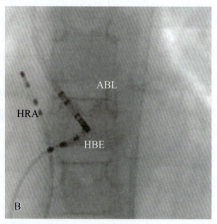

图40.2　冷冻消融成功治疗一例交界性心动过速。A图示冷冻标测开始前，冷冻消融导管（主动脉逆行途径）及His束电极可记录到清晰His电位。B图示前后位X线影像可见冷冻消融导管与His束电极顶端重叠
ABL.消融导管；HBE.希氏束电图；HRA.高位右心房

解释是A-H间期可以用A-H或PR间期来表示，快径路到慢径路改变的程度与心脏大小及年龄相关，因为正常房室传导时间随年龄的增长而增加，幼儿慢径路的传导速度较年长儿童和成人更快。总之，对于儿童，A-H间期/A-A间期比值斜率的改变可能比单纯检测A-H间期跳跃更可靠和更特异。

3.消融和安全之间的抉择　一旦确定对患儿进行慢径路改良，靶点的确定方法同成人并无明显差异。此外，射频和冷冻消融的技术与终点在成人和儿童之间并无显著差异，只是低体重患儿应用的导管尺寸更小（＜20kg）。超过95%的成人和儿童能够成功治疗AVNRT。当然，无论成人还是儿童，射频消融的两种主要并发症应当充分考虑：房室传导阻滞及冠状动脉损伤风险。

（1）房室传导阻滞：婴幼儿消融相关的心脏阻滞并发症有其特点：首先患儿年龄越小，因为心脏结构的关系，理论上出现传导阻滞的风险越高。毕竟常规射频消融损伤灶大小与患者体重大小无关，所以常规损伤灶对于年幼患儿相对偏大。患儿体型越小，房室结越靠近慢径路所在的区域，也越靠近前、后间隔，而这些位置正是旁道的常规消融位置。其次，心脏越小，房室结越小，因此较成人更容易被常规尺寸的损伤所波及。尽管存在这些风险，有关文献显示，婴幼儿人群由消融引起的房室传导阻滞发生率不显著高于成人。然而，一旦房室传导阻滞发生，需要做好应对措施。单腔和双腔起搏器都有可能形成上腔静脉血栓，这可能使经静脉起搏变得复杂，所以大多数临床医生在体重少于10～20kg患儿中选择心外膜起搏系统，只在20～25kg的患儿身上应用单腔经静脉起搏。因此，起搏可能需要开胸经心外膜引导，并且不同步起搏可能使患者在生理上受到损害。此外，患儿体内起搏装置可能需要持续存在70～80年，会限制患儿参加竞技运动，对于家长来说，必然要对生活方式有所调整。这些因素都会影响近房室传导系统的慢径改良及旁道消融的决定。需要注意的是，尚无采用冷冻消融后出现永久性房室传导阻滞的相关文献报道，但是理论上同样存在风险。

（2）冠状动脉系统损伤：针对房室结折返性心动过速（AVNRT）和旁道消融的共同考量，在对儿童、成人和动物旁道介导的心动过速实施射频消融术后，都有出现急、慢性冠状动脉损伤的病例报道，包括左、右冠状动脉损伤，以及对右后间隔旁道消融时出现的右冠后降支损伤。

2004年，文献报道了一例对30月龄，15.5kg，药疗无效的AVNRT患儿实施慢径改良术中出现冠状动脉损伤的病例。第四次射频放电后近100s，ST段基线可观察到抬高（图40.3），持续15min左右，不伴有血流动力学改变或超声心动图异常。选择性冠状动脉造影示右冠状动脉左心室分支有80%的狭窄（图40.4）。在最后一次射频消融的过程中，导管尖端放置在距离血管2～3mm的范围内。经过紧急非手术治疗，2d后重复血管造影显示血管狭窄下降至50%。2个月后复查冠状动脉造影，显示狭窄消失（图40.4），电生理检查正常，异丙肾上腺素不能诱发AVNRT，推入异丙肾上腺素后，ST段依然正常。而后停用药物治疗，随访未见异常。

尽管此病例罕见，但提示了在针对儿童行射频消融时也需要注意冠状动脉损伤的风险。首先，冠状动脉损伤可能在AVNRT慢径路消融过程中出现。其次，急性冠状动脉损伤可能会被忽视，从而被低估。再次，在婴幼儿中发生风险更高。动物实验（猪）显示射频能量施加在房侧三尖瓣环时所造成的炎症反应可累及右冠状动脉壁全层，导致急性冠状动脉狭窄，进一步发展可能引发晚期明显的冠状动脉狭窄。所以，射频术后冠状动脉狭窄可能急性发作，也可能延迟发作。延迟损伤更容易被忽视，因为病例中患儿的ST段改变至最后一次消融结束100s后才出现，数分钟后自发缓解，但受影响的冠状动脉可能产生持续狭窄。在大型回顾性和前瞻性研究中，人们没有根据调查射频术后冠状动脉损伤的发生率调整方案，因此以往研究数据可能被低估，儿童冠状动脉损伤的发生率为0.03%，成人的为0.06%～0.1%。

然而，一项针对旁道消融前后分别进行冠状动脉造影的研究中，Solomon等报道在观察的70例患者中，冠状动脉损伤事件发生率为1.3%。事实上，还有一例未报道的病例，是41kg的10岁患儿，靠近冠状窦行左后间隔旁道消融后出现后降支95%阻塞。狭窄但完全没有症状，并且无ECG改变，仅能通过术前和术后的冠状动脉造影对比发现。所以如果不是特别积极地去寻找冠状动脉损伤的证据，将会出现漏诊漏报。

幼儿出现冠状动脉损伤的风险很高，因为导管消融灶和冠状动脉之间距离明显小于成人。尽管冠状动脉血流的散热作用可以减少风险，但小的冠状动脉血流不足

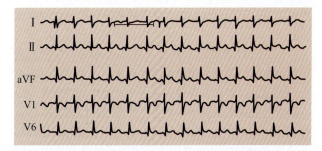

图40.3　对一位2.5岁AVNRT患者行慢径路改良术中，末次射频操作后近100s观察到ST段抬高（引自Blaufox AD, Saul JP.Acute coronary artery stenosis during slow pathway ablation for atrioventricular nodal reentrant tachycardia in a child.J Cardiovasc Electrophysiol.2004；15：97-100.）

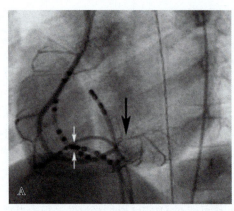 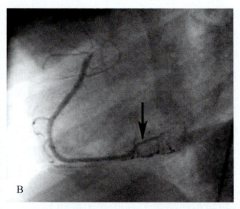

图40.4 A.左前斜位（LAO）右冠状动脉造影，在图40.3中ST段改变，自发恢复正常后数分钟进行造影，可见到右冠状动脉发出的左心室后壁分支存在近80%狭窄（黑色箭头）。消融导管造影已经离开间隔，但是射频消融操作时直接靠近间隔。B.消融术后2个月重新进行LAO右冠状动脉造影，箭头标记的原狭窄部位已经消失（引自Blaufox AD, Saul JP.Acute coronary artery stenosis during slow pathway ablation for atrioventricular nodal reentrant tachycardia in a child.J Cardiovasc Electrophysiol.2004；15：97-100.）

以预防损伤。理解这些因素对预防损伤至关重要。

4.消融能量 冷冻vs射频：尽管经过实践证明，射频能量是改良慢径路治疗AVNRT的有效方法，自本书首版5年来，冷冻技术也逐渐为人们所接受，尤其是在儿童AVNRT治疗领域。这个结论及冷冻安全性之前已经有所介绍，而且越来越多的证据证明短期成功率和复发率近似于射频消融。早期文献曾报道在成人和儿童AVNRT患者中，相比于射频消融，冷冻消融的短期成功率低、复发率高。然而，随着经验的积累和技术水平的不断成熟，短期和远期预后结果都明显提高：短期成功率高于95%，远期复发率低于5%，等同于射频方式。这些进步主要得益于冷冻消融经验的积累及冷冻能量应用的改进。如前所述，尚无冷冻消融致永久性房室传导阻滞的报道，尽管冷冻消融主要用于间隔部位的心律失常处理。此前讨论的数据引起了众多学术会议中有关选择射频和冷冻作为儿童慢径路消融能量方面的争论。与2011年公布的正式调查一致，非正式调查显示，尽管冷冻的安全性更高，但冷冻消融手术时间更长及大多数中心的射频消融经验更充分，所以近50%的术者倾向于在成人患者中首选射频，而对于幼儿或射频高风险的患者则考虑使用冷冻消融。

5.AVNRT慢径消融改良最佳手术终点 与成人消融终点类似，儿童慢径消融改良手术终点为最多出现单个心房回波。然而，在成人患者中，使用射频消融与冷冻消融有同样的消融手术终点，冷冻消融组复发率约是射频消融组的2倍（9.4% vs.4.4%，$P=0.029$）。尽管一些冷冻消融研究结果显示无论术中慢径路有无完全阻断，手术复发率是相似的，但是，多数医生仍然将慢径路完全阻断作为手术终点以期降低复发率。阻断术中持续存在的慢径路传导可降低复发率。总之，在射频消融或冷冻消融手术中，单个心房回波且无持续慢径路传导可作为消融终点。根据个人经验及对以往文献的理解，使用冷冻消融技术来完全阻断慢径路传导更易实现，从而降低复发率。

无论患儿有无室上速发作心电图或仅有心悸症状而无发作心电图，在全身麻醉下行心脏电生理检查无法诱发室上速是很常见的。此外，虽然AVNRT可能性最大，但很难区分是房室结生理性现象还是房室结心房回波。因此，如果术中慢径路现象不明显或无慢径路传导，如术中仅有单个心房回波，此时决定是否结束手术有一定难度。一系列研究结果显示解剖消融慢径路或完全阻断可能的慢径路可显著降低AVNRT的复发率。在这些病例中，通过房室结区域的电压标测可识别慢径路传导区。

6.AVNRT患儿 总结和建议：如前所述，2016年指南提到体重15kg以上儿童AVNRT消融指征与成人患者相似。该指南指出对于体重15kg以上且药物治疗效果不佳的儿童AVNRT患者，消融手术治疗作为Ⅰa类推荐（证据C级）。然而，对于体重15kg以下且药物治疗可控制的儿童AVNRT患者，消融手术作为Ⅲ类推荐，若对多种药物治疗效果不佳，则推荐消融手术治疗（Ⅰ类推荐）。

对于术中无法诱发AVNRT且有室上速发作心电图及存在双径路现象，推荐进行慢径路改良（Ⅱa类推荐），若无室上速发作心电图，则慢径路改良为Ⅱb类推荐。在这类患者中，推荐使用冷冻消融技术。如前所述，降低慢径路消融患儿术后冠状动脉损伤和房室传导阻滞风险，最优选择是冷冻消融。尽管射频能量对于15kg以上的儿童是一种可选方案，过去在很多中心成功的经验也非常丰富，但冷冻消融强烈推荐应用于15kg以下患儿。另外，如果准备对<15kg患儿实施射频消融手术（表40.2），术前应对间隔毗邻冠状动脉进行选择性冠状动脉造影。如果小冠状动脉距离预计消融灶小2～3mm，不要使用射频能量。否则射频结束后应立即

进行冠状动脉造影。

表40.2　儿童AVNRT消融的注意事项
冷冻是安全性最佳的能量形式，考虑用于体重＜15kg的幼儿
射频消融术前，应对供应间隔后部的冠状动脉进行选择性冠状动脉造影
如果小冠状动脉距离预计消融灶小2～3mm，应该慎重使用射频能量
射频消融结束后应立即复查冠状动脉造影

婴儿预激综合征

婴儿旁道消融不同于成人和年长儿童。首先，持续性折返性房性心动过速，如房颤，在结构正常的心脏中发生概率几乎为零，使得WPW综合征概率非常低。其次，如前所述，AP功能可能会在1岁时自发消失。最后，除常见可能的介入相关并发症外，还有这个年龄组特有的介入导管的风险，建议在决定消融手术前首先采用更积极的药物治疗。最后一点需要更深入的讨论。

人体中，心肌细胞分化始于6月龄。在新生犬心脏制造心室切开瘢痕，以及在未发育羊羔心脏模拟射频消融损伤，对新生猪进行冷冻消融，随着实验进行可观测到瘢痕变大。另外，同成熟动物的消融伤痕比较，晚期损伤通常存在组织侵犯，从而导致边界不清晰。一名5周龄、3.2kg的患儿AP消融术后猝死的病例报道引起了人们对上述机制的重视。在行简易心脏复苏时的超声心动图及尸检结果发现，患儿心脏可见从二尖瓣环延伸至左心室内的巨大瘢痕（图40.5）。婴儿中另一个增高的风险是冠状动脉损伤，原因是冠状动脉与导管消融靶点过近及小冠状动脉在射频消融中保护性降温功能较低。文献中提及的大多数冠状动脉损伤局限于间隔后部和右冠状动脉分支。文献报道了一例5周5.0kg的婴儿行左后AP射频消融术后出现左侧冠状动脉回旋支完全闭塞。

尽管如此，非药物治疗对于婴儿旁道介导心动过速的治疗还是非常重要的。假如能控制损伤的范围，消融方式可以应用于所有的婴儿。如前讨论，冷冻消融的临床数据显示即便是近距离接触，其对冠状动脉影响也非常小，这是由于冷与热两种形式能量对心肌组织的作用及血管炎性反应不同。冠状动脉血流通过局部保温同样能够保护血管，原理与射频消融时局部降温保护作用相同。

冷冻消融在幼儿快速性心律失常治疗中突显优势。冷冻消融损伤灶较射频消融灶更小，能够对His束旁区域进行安全消融。此外，冷冻消融可造成可逆性组织功能损伤。在一项规模较大的幼儿（体重15kg以下或年龄5岁以下）冷冻消融临床研究中，冷冻消融成功率为74%，复发率为20%，冷冻消融失败后行射频消融成功率为81%，复发率为30%。可以看出，无论采取何种技术，幼儿消融成功率低于成人。然而，冷冻消融并发症发生率明显低于射频消融（0% vs.12.5%）。

如果因某些原因只能使用射频能量，则需要提前做相应准备。既然射频消融灶的大小与导管尖端面积、温度和作用时间相关，那么采用射频技术时应做如下改进（表40.3）：①尽可能靠近心房侧消融；②使用5F消融导管；③高温射频消融前先用低温（50～55℃）预消融以确定正确的位置；④温控设置为60℃左右的低温；⑤缩短消融持续时间（可消融7～10次，最长30～40s）。实时超声或其他监测损伤的方法也有助于降低手术风险。

2016年PACES/HRS专家共识涉及婴儿和幼儿消融治疗，并以体重15kg作为评估消融指征的界限指标，而不必再采取年龄或体型指标。此外，对于体重3～7kg且年龄6个月以下的婴儿，致命性心律失常及多种药物不能控制的心律失常推荐行消融治疗，消融手术须由经验丰富的术者操作，从而最大化减少手术并发症，并且优先选择冷冻消融治疗。

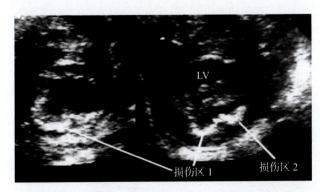

图40.5　左侧双径路射频消融术后2周猝死的婴儿，超声心动图短轴图像。心肺复苏后在左心室可见两大片高回声区，尽管术中射频靶点尽量远离动脉区域，但高回声区与尸检结果一致（引自Erickson CC，Walsh EP，Triedman JK，Saul JP.Efficacy and safety of radiofre-quency ablation in infants and young children ＜ 18 months of age. Am J Cardiol.1994；74：944-947.）

表40.3　婴儿房室双径路消融的注意事项
冷冻是更优选择
当射频有必要时，应行以下技术改良
尽可能在心房侧使用射频
使用5F消融导管
之前先试探性使用低温射频消融（50～55℃）
温控上限为60℃
应用短点消融，7～10次，每次不超过30～40s

结构性先天性心脏病合并预激综合征患者

尽管不是严格意义上的儿科问题，但儿科遇到结构性心脏病合并心律失常的概率较高。与前述文献得到的结论一致，一项在波士顿儿童医院展开的先天性心脏病患儿普查回顾研究中发现，在房间隔缺损中，大动脉转位和肥厚型心肌病中预激综合征的发生率明显较高（表40.4）。当然，其他先天性心脏病也会合并预激综合征，但其发生率与一般人群相比没有显著差异。

1. 解剖　WPW综合征和Ebstein畸形（三尖瓣下移畸形）可能在三尖瓣形成的胚胎学中找到依据。房室瓣叶可能是从胚胎心室心肌内表面通过破坏作用或分层作用形成的，这一进程和房室沟纤维侵蚀逐渐完成心房与心室的完全隔离。二尖瓣和三尖瓣的前叶在妊娠早期完全发育，而三尖瓣的后叶和隔叶在妊娠前3个月甚至没有完全成形。Ebstein畸形的成因与三尖瓣前后叶形成过程中出现发育停滞有关。Ebstein畸形病例中预激综合征的高发生率和解剖结构异常存在一定联系，说明发育不完全的房室瓣遗留部分横过房室沟的肌肉组织或特殊结构。事实上，在这些患者中普遍存在多条旁道，通常为一条后间隔旁道和数条额外的游离壁旁道。

2. 病理生理学　先天性心脏病合并AP患者的心电生理并无特殊。双向、逆行或下行AP都有报道。另外，这些患者心动过速种类分布与结构正常的患者相近：顺行或逆行的房室折返性心动过速及其他种类存在前传旁道的室上性心动过速（如AVNRT、心房颤动、心房扑动）。但是在先天性心脏病患者中可能观测到不同的临床症状。

异常血流动力学及增加的房室异位发生率，有时抗心律失常治疗不耐受，并且伴随先天性心脏病时需要外科手术干预，此类患者需要更激进的心律失常管理策略。然而，异常解剖结构和非典型传导系统也有可能增加手术和介入消融治疗的风险（图40.6）。尽管此类患者行射频导管消融存在一定困难，但预后良好，值得推荐，尤其是应用于为避免出现术后心律失常并发症而需要延期行外科手术修复的患者及有症状的1岁以上存在明显结构损伤的患者。

对在先心病患者中行射频消融的病例进行综述发现，多数患者都存在右侧三尖瓣下移Ebstein畸形。然而，更值得注意的是房室瓣不协调（右心房到左心室，左心房到右心室，SLL或IDD），其解剖结构更复杂并且通常伴有内脏异位。在这部分患者中出现多条异常径路很常见，在30%～80%而非先天性心脏病患者中的比例为5%～10%。例如，Ebstein畸形患者，无论心房位置、房室关系及瓣膜功能如何，其房室不协调患者的旁道都与三尖瓣有关。这与非先天性心脏病患者中旁道随机分布形成对比。肥厚型心肌病例外，其旁道更常见于二尖瓣环。

表40.4　WPW综合征和先天性心脏损伤之间的联系

损伤	有症状患者数量	WPW综合征患者数量	百分比（%）
Ebstein畸形	234	21	8.97*
校正的大动脉转位	588	8	1.36*
肥厚型心肌病	300	3	1.00*
肺静脉瓣疾病	424	2	0.47
三尖瓣闭锁	458	2	0.44
室间隔缺损	2659	10	0.38
右心室双出口	955	3	0.31
左心发育不全综合征	666	2	0.30
二尖瓣脱垂	1096	3	0.27
右位心	427	1	0.23
21-三体综合征	916	2	0.22
法洛四联症肺动脉闭锁	556	1	0.18
法洛四联症	2520	3	0.12
房室通道缺陷	2058	2	0.09
大动脉转位与d型心室	2156	2	0.09
缩窄	2862	1	0.04*
大动脉转位与d型心室/室间隔完整	704	0	0.00
二尖瓣闭锁	417	0	0.00
总计	20 303	66	0.33

（引自Children's Hospital, Boston, and New England Infant Regional Cardiac Program Computer Records.）

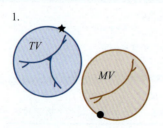

1. DORV {I, D, A}，内脏反转，肺动脉狭窄，部分肺静脉异位引流，右位心

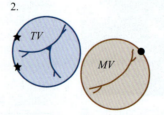

2. TGA {I, D, D}，内脏反转，肺动脉瓣下狭窄

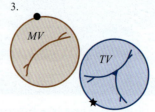

3. DORV {S, L, L}，内脏反转，肺动脉狭窄，骑跨二尖瓣

● 希氏束
★ 旁道

A

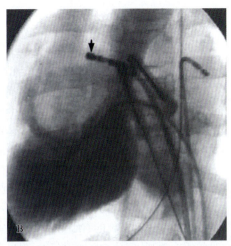
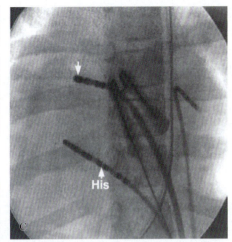

图40.6　A.3名预激综合征合并房室结构异常患者的示意图，分别展示出二尖瓣（MV），三尖瓣（TV），希氏束和旁道的位置。B和C是患者1的图像。前后位造影（C）说明识别房室瓣的解剖的重要性。十极导管（C中下方的白色箭头）从左下腔静脉穿过MV，第二对电极定位希氏束的位置。标测导管（B中黑箭头，C上方的白色箭头）是从下腔静脉进入穿过房间隔到达右位的（解剖）左心房，定位旁道的位置，此时位于左位三尖瓣的前上方。位于左侧的右心房内未标记导管是心房起搏导管（引自Saul JP, Walsh EP, Triedman JK.Mechanisms and therapy of complex arrhythmias in pediatric patients.J Cardiovasc Electrophysiol.1995; 6: 1129-1148. ）

3.三尖瓣下移畸形患者的标测与消融　Ebstein畸形患者有一些需要特别注意的手术事项。首先，房室信号的区分及房室沟的准确定位存在困难，导致缺乏确定最佳消融位点的特异性电位。事实上，在房室沟附近可以见到极早期心室激动，有可能被认为是假性旁道电位（图40.7）。这点在心脏扩大和房室沟不清晰的老年患者

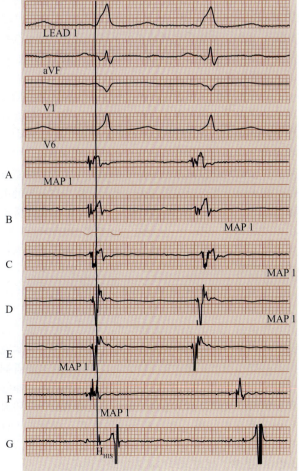

图40.7　Ebstein畸形患者近AP处心电图。A～F.心电图由消融导管末端在非常接近消融成功的F点处记录。A～D.心室激动已经提前，但未消融成功，D、E无明显差别，但E处有短暂成功。F.成功位点，可能最早激动，这些差异只在回顾中最明显。黑线代表所有心电图中QRS的最早激动。G.表示心房和希氏束电图，通路定位于后间隔（引自Saul JP.Ablation of atrioventricular accessory pathways in children with and without congenital heart disease. In: Huang SK, ed.Radiofrequency Catheter Ablation of Cardiac Arrhythmias: Basic Concepts and Clinical Applications.Mt.Kisko, NY: Futura; 1994: 365-396. ）

中很常见。事实上，通过右侧冠状动脉可以很容易找到房室沟。可以考虑使用右冠状动脉电极线或导丝，但是右冠状动脉可能较小或当存在多条旁路时，导丝可能要放置很久，使得操作存在一定困难。通过实时双平面图像存储和显示系统来进行持续相关冠状动脉显影可能是更安全、更值得推广的一种改良。无论何种旁道，在标测过程中找到稳定的房室瓣环电位很重要。尽管如此，定位这些患者的房室瓣环依然很困难，迫使人们总结出很多起搏标测以区分房室电位，甚至采用试消融模式来确定靶点。对于高度扩大的心脏来说，在游离壁上进行导管定位很困难，甚至应用长鞘或其他各种方法效果也不是很好。有关患者体型的影响详见后文。

正如所料，很难从Ebstein畸形患者的心室侧接近三尖瓣。目前还没有专门针对此类患者应用非标准消融方式的报道，只有一些小型观察性研究。人们已经报道过Ebstein畸形患者消融会在多个位置出现冠脉损伤，可能与右心室壁薄而右冠状动脉细小有关。所以，在通过主动或被动方式冷却的前提下，人们倾向于使用较高能量消融，但最好还是在导管探头和动脉距离适当的条件下使用。距离是否适当与邻近冠状动脉的大小亦相关：动脉越大，消融越安全。此外，对冷冻疗法也应予以重视，至少可以作为标测工具。对于较大的患儿来说，冷冻导管粘连固定可以极大地提高消融的安全性。

如果存在多条径路，电生理学家成功消融最优的武器可能就是坚持。一般来说，即刻成功率可达到80%～90%，可能会出现相对罕见的并发症，如永久性房室传导阻滞。有文献报道远期复发率可高达40%，常见于多径路患儿。

4.房室异位 对于内脏异位和（或）房室异位的患者实施消融手术需要考虑其解剖特殊性。第一，需要详细的超声心动图和血管造影来确定心房、房室环和冠状窦的复杂解剖，以便准确定位导管（图40.6）。第二，要十分注意解剖位置正常的传导系统。几乎所有房室异位的患者旁道都与三尖瓣相关，而希氏束与二尖瓣的关系更紧密。Ho和Anderson预测，一般传导轴线通常沿房室沟的前部分布。一旦定位了正常和异常传导纤维，就可以对旁道进行电生理检查和消融，通常不会伤到正常传导通路。

标测与消融需要详细了解解剖结构和新的手术方法。例如，在心房反转（右心房在左侧，反之亦然）合并房室异位（I, D, D）的病例中，经心房的右侧三尖瓣手术入路可能需要从左侧下腔静脉和右心房穿房间隔到右位的左心房。冠状窦同样也是反转的。这些患者同样也会发生AVNRT，需要区分房室结的慢径路，非常典型的沿二尖瓣环前部走行。显然，此类情况下需要对解剖细节非常了解。对房室异位的患者，消融方式选择的推荐同样适用于三尖瓣下移畸形患者。对于这些AVNRT患者，优先选择冷冻消融改良慢径路。

双房室结

心房位置正常或反转，但房室连接异位（S, L, L 或I, D, D）的心脏，位于前上方的心室是解剖左心室，内有二尖瓣。如果四个瓣膜全部都发育完好，此种情况称为矫正型转位，因为此时全部生理连接都被矫正（如中心静脉返回流向肺部，肺静脉返回流向主动脉）。正如Anderson等所描述，在矫正型转位情况下房室结通常位于心房壁的上前侧，靠近二尖瓣的前外侧象限（图40.8A）。穿通支在右位二尖瓣和大后动脉前尖瓣之间走行，最终于室间隔右侧与左束支相连接。右束支穿过室间隔来激动下部左位的右心室。次级房室结通常位于更低位置，通常位于Koch三角区内，也可在后部与心室传导纤维相连接，通常位于室间隔缺损下侧。如果心室前后传导束支相连接，就会形成传导环路（图40.8B），也称为Mönckeberg韧带。这些解剖学上的发现为许多不同类型的心室激动或预激及房室折返性心动过速提供了依据。然而，除1994年的一篇文章外，没有电生理相关的文章发表。

2001年，一篇文献报道了7例房室异位（2-S, L, L 和1-I, D, D）并且有两个独立的房室结（成对或双倍）患者，其中5例合并房室管畸形。其电生理检查结果如下：①存在两个独立的非预激的QRS图形，每个都能标测到正常的希氏束电位及正常希氏束-心室传导时间；②出现腺苷敏感的顺行或逆行传导减弱；③可诱导出两房室结参与的房室折返性心动过速。心动过速时心室刺激可以在希氏束不应期时逆传激动心房，说明心动过速涉及两条房室传导通路。所有病例在双向通路消融时都可以产生经房室结前传一致的QRS波形态一过性交界区心动过速，并能够改良或消除该位置上的前传或逆传信号。当然可以解释为，两者之一是Mahaim型房室纤维，因为其位置和正常HV间期相近的表现包括逆行传导、顺行传导的心动过速和在射频过程中出现的交界性加速，这些都与次级房室结很相像。病因的差异可能在治疗方案上没有表现，但对于解剖条件复杂的患者，外科手术前行消融术以避免出现优势传导通路的损伤很重要。

这些特点可以在伴房室异位和完全正常房室通道的患者身上发现。在正常节律中见到两种QRS图形，各自都有正常的PR间期（图40.9）。这位心内膜垫缺损的患者QRS图形（序号1）为电轴向上。电生理检查中，QRS图形1可以在心房后部起搏时产生，HV间期50ms，心室波后存在希氏束电位（图40.10）。另一种QRS图形（序号2）由心房前壁刺激产生，其HV间期20ms（经由后侧希氏束传导），但其出现对预激存在的提示作用不强（图40.10）。前路的下行有效不应期（ERP）接近200ms。无论哪种QRS图形，最早的心室激动均位于终末间隔处。可诱发规律的心动过速：①1号QRS图

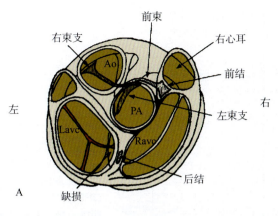
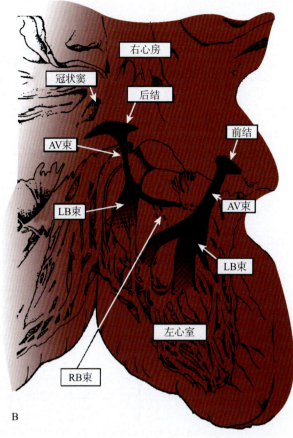

图40.8 A.以上是一名大动脉转位患者（已矫正）的心脏底部和房室传导系统的图像。右侧标记二尖瓣，左侧标记三尖瓣。房室结可能位于间隔后部大致正常的区域（后结），右位二尖瓣之前（前束）或是两个位置都有。B.大动脉转位患者的十字交叉心脏中的传导系统，房室瓣的解剖与A相近。标记从房室结前部和后部发出的延伸入心室双传导系统（A图引自 Anderson RH，Arnold R，Wilkin-son JL.The conducting system in congenitally corrected transposition.Lancet.1973；1：1286-1288.With permission；B图引自Symons JC，Shine-bourne EA，Joseph MC，et al.Criss-cross heart with congenitally corrected transposition：Report of a case with D-transposed aorta and ventricular preexcitation.Eur J Cardiol.1977；5：493.）

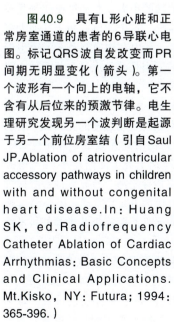

图40.9 具有L形心脏和正常房室通道的患者的6导联心电图。标记QRS波自发改变而PR间期无明显变化（箭头）。第一个波形有一个向上的电轴，它不含有从后位来的预激节律。电生理研究发现另一个波判断是起源于另一个前位房室结（引自Saul JP.Ablation of atrioventricular accessory pathways in children with and without congenital heart disease.In：Huang SK，ed.Radiofrequency Catheter Ablation of Cardiac Arrhythmias：Basic Concepts and Clinical Applications. Mt.Kisko，NY：Futura；1994：365-396.）

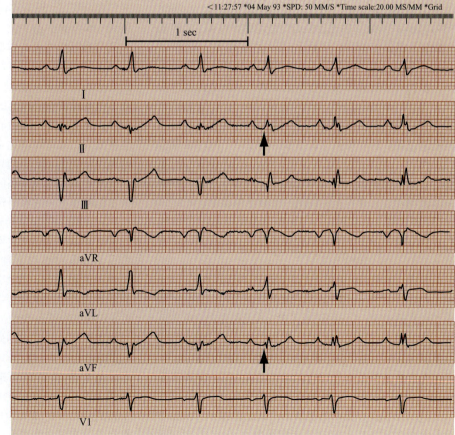

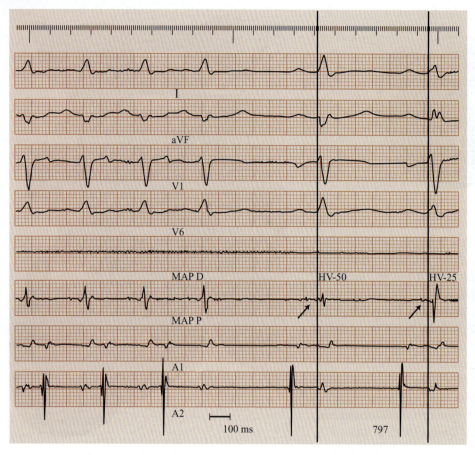

图40.10 图40.9中相同患者的心内记录,标记心动过速中HV间期为50ms和自动终止后的第一个窦性心搏。QRS波在心动过速中和这个窦性心搏中是一样的。注意最后一次心搏时25ms的短的HV间期,显示为前房室结QRS波形(引自Saul JP.Ablation of atrioventricular accessory pathways in children with and without congenital heart disease.In:Huang SK,ed.Radiofrequency Catheter Ablation of Cardiac Arrhythmias:Basic Concepts and Clinical Applications. Mt.Kisko,NY:Futura;1994:365-396.)

形(图40.10);②1:1房室下传;③最小心室-心房间期为70ms;④最早的逆行性心房激动位于左前AV沟近中线处(普通瓣膜的三尖瓣),可由心室激动反复诱发。当希氏束处于不应期时,心动过速心室刺激逆传激动心房,说明心动过速涉及两条房室通路。室房逆传经由前壁旁道,具有递减特性,ERP达到230ms。在最早逆行激动点行射频消融可出现一过性第二种QRS形态的交界性心动过速,随即突然变成正常的较慢的一种QRS形态(图40.11)。消融后,室房逆传减弱,心动过速不能被诱导。这些特征提示:①存在两条下行传导通路,一条位于前间隔,一条位于后间隔;②两条通路都位于正常AV环的左侧(三尖瓣);③两条通路都有递减传导特性;④逆行传导只发生在前壁旁道;⑤心动过速是顺行的,后壁下行,前壁逆行。

显然,术前充分理解此类患者的解剖结构和AV传导电生理对于标测和消融来说非常重要。此外,由于缺少对于此类患者AV传导的清晰认知,因此优先考虑冷冻消融,失败或复发后考虑射频。低功率射频可以通过加热导致的交接区加速反应,来帮助定位前后壁的房室结。

1.患者体型大小与结构性心脏疾病 有一个观察很难通过数据来证明,但是可以从笔者本人的经验总结得出结论,结构性心脏病患者越小,其心腔越小,有助于导管消融的进行。在最初的病例系列中,6名小于40kg的患者总共进行了7台手术,共消融9条旁道中的7个,平均耗时4.1h,而4名40kg以上的患儿共进行了7次手术,消融7条通道中的3条,平均耗时6.5h。尽管逆行消融左侧旁道过程中患者体型越大越好,但体型小也有助于心房入路的导管稳定,特别是针对结构性心脏病患者和潜在大心脏患者。所以,建议在儿童期进行介入治疗,而不是待其成长至接近成人体型。

2.复发风险 成功消融的患者,心动过速或预激综合征复发的风险可高达40%。这个比例远高于其他大型研究所报道的8%～12%,其中右侧通路及多旁道患者复发率更高。复发率高的原因是此类患者合并两种心律失常机制及复杂的解剖异常。

3.总结 在2016年PACES/HRS专家共识中对于房室旁道或双房室结相关室上性心动过速的先天性心脏病患儿(体重15kg以上且药物治疗无效或不能耐受者),推荐行消融治疗,推荐级别Ⅰ类(证据B级)。考虑到消融术后可能发展为房室传导阻滞,故先天性心脏病合并AVNRT的患儿消融治疗为Ⅱa类推荐。伴心动过速且择期拟行外科手术的先天性心脏病患儿推荐外科术前行消融治疗。

基于笔者的亲身观察和2016年PACES/HRS专家共识,先天性缺损的患者进行导管消融有关推荐如下:①首先要尝试仔细确定正常AV传导系统的位置,特别是存在房室异位的患者。②解剖三尖瓣是最可能的旁道存在位置。③患者体型越小可能越有利。④心房途径首

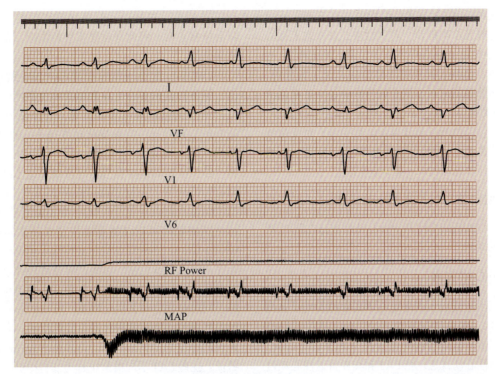

图40.11 图40.9和图40.10中同一患者对前房室结处射频消融的反应。应用射频后1s内PR间期缩短，大概与交界性加速有关。约1s后，交界性加速停止，PR间期延长，伴随QRS波形的改变，与前房室结相关的短希氏束-心室间期的波形消失（引自Saul JP. Ablation of atrioventricular accessory pathways in children with and without congenital heart disease. In: Huang SK, ed. Radiofrequency Catheter Ablation of Cardiac Arrhythmias: Basic Concepts and Clinical Applications. Mt. Kisko, NY: Futura; 1994: 365-396.）

先应标测三尖瓣环（左位或右位）。⑤通过心房或心室的电位，定位真正的AV沟，如果可能，可行冠状动脉造影或在较大患儿中使用冠状动脉标测电极。⑥双房室结通常是房室异位或错位的AV连接（正常PR间期后有不同的QRS波形）的折返性心动过速患者的发生机制。要知道，尽管缺乏正常的解剖标志物及合并传导系统异位，伴有结构性先天性心脏病的旁道患者可以接受安全有效的消融治疗。

不伴其他心脏病的心房扑动或心房颤动

所谓孤立性房扑或房颤，是指心律失常事件的孤立发生。然而，这两种心动过速偶尔会在儿童身上观察到。两者的年龄分布存在差异。唯一相似之处可能存在于胚胎第三期，此时房扑胎儿心动过速约占1/3，通常会持续整个分娩期并导致心力衰竭。新生儿房扑如果能在胎儿期和新生儿早期被成功治疗，通常预后很好。所以，消融对于这些患儿来讲并无必要，且没有此方面的相关报道。

第二个发病高峰是青春期，此时房颤与房扑都可能在没有任何明显心脏解剖、激素水平和理化异常的患者身上发生。然而，一项多中心临床研究纳入了18例21岁以下的房颤患者，其中7例（39%）患者合并AVNRT或AVRT并成功消融治愈。基于此，对于小儿孤立性房颤患者应常规行心内电生理检查。与房扑幼儿病例相比，房颤患者更易复发。尽管初期应该选择药物治疗，但同婴幼儿相比较，药物治疗复发率很高，使得消融治疗的需求类似于成年人。青年患者应用导管消融已经见于房颤和房扑治疗的相关报道中。未成年人消融注册调查中发现房扑比例较高，成功率高于90%。在少部分儿童患者中也有消融成功的案例报道。其中一份病例报道显示，8名未成年阵发性房颤患者中7名通过单点心房局灶消融或单纯肺静脉电隔离手术成功控制了病情。此外，其中一名属于1992年异位心房心动过速（EAT）患者消融治疗的系列研究中，患有复发性房颤的12岁男孩经过单纯左肺静脉消融术永久消除了房颤。

有关年长儿童房颤或房扑的消融技巧与成人没有很大差异，在此不再重述；然而，在决策制订和手术入路之间的差异可能更重要。最重要的是，决定何时消融可能存在差异，尤其是针对房颤的治疗。开始会采用电复律治疗，而后药物治疗，待复发后决定消融与否就与成人患者无异了。儿童房颤消融治疗更应强调安全第一，射频手术多在多种抗心律失常药物治疗失败后采用。另外，消融方式的选择也应首先考虑安全性，因为儿童出现肺静脉狭窄、卒中等并发症可能带来毁灭性的打击。对于此类患者没有大型研究结论，但是一种合理的、更为保守的方法是首先考虑在患者肺静脉内寻找单异位病灶，并且通过射频或冷冻在最小区域局限肺静脉隔离。在此类患者的治疗中，哪怕可能行二次手术也优于做一次性高风险手术。

2016年PACES/HRS专家共识指出，对于消融治疗患儿孤立性房颤无Ⅰ类推荐。若房颤患儿合并室上性心动过速则推荐射频消融治疗室上速（Ⅱa类推荐），对此，有学者建议消融治疗推荐级别应提升至Ⅰ类推荐。经验性双肺静脉隔离术对于缺少肺静脉驱动灶证据的房颤患者为Ⅱb类推荐，接受消融患者应为房颤反复发作，需要电复律，且药物治疗无效或不能耐受者。对于房颤发作较少，不需要电复律且药物治疗效果较好者，不推荐行经验性双肺静脉隔离术（Ⅲb类推荐）。

伴先天性心脏病的房性和室性心动过速

伴先天性心脏病的房性和室性心动过速已在第13章和第35章中讨论过。

儿童独有的心律失常

一系列原因造成成人与儿童心律失常的发生及比例不同（表40.1）。先天性交界性心动过速（JET），是有家庭遗传性的6月龄内持续的先天性交界区心动过速。其他儿童持续性心动过速包括EAT和交界折返性心动过速（PJRT），由于持续心动过速会引发心力衰竭，通常很难存活至成年。最后，心律失常的心脏生理机制明显有年龄依赖性，与心肌细胞发育和结构性先天性心脏病相关。

儿童中持续性EAT

EAT是一种不常见的心律失常，占儿童室上速中5%~20%（表40.1），但在成人患者中不到2%。EAT是一种窦房结外的快速房性心动过速，常呈持续性，50%~75%的病例伴有左心室功能性心肌病。EAT在一些患者尤其是小于6月龄的患儿中有自行缓解可能，甚至无须规范化抗心律失常药物治疗或抗心律失常手术干预（表40.5）。这种心动过速如果得到控制，心室功能将会恢复正常，因此常需要积极的治疗，尤其是在导管消融领域。

1.机制　尽管还没有明确EAT发生的准确细胞机制，但各种临床和电生理数据及单个手术标本的细胞研究，强烈支持自律性失控理论。EAT是一种近似于不间断的心动过速，房率变化幅度很大，通常接近自主，对异丙肾上腺素反应同窦性节律（图40.12A和B）。通常，异位起搏的速率会有温醒现象和终末冷却过程，有时有传出阻滞。用程序性房性刺激诱发EAT意义不大，房性刺激及直流电复律（DC）亦不能有效终止。最后，房性期前收缩对EAT的重置作用和正常的窦房结相同（图40.12C）。这些特点实际上排除了折返机制，却并不能完全排除触发机制。然而，通过对EAT局灶兴奋点进行外科切除后组织学观测，发现左心耳组织静息电位很高，同时存在自动去极化现象。所以尽管EAT机制包含触发机制的一些因素和自动除极的影响。患者EAT临床表现的特点也不完全相同，许多患者表现出触发机制的特征。这些EAT不同类型统称为非自律性局灶性房性心动过速。

儿童患者中EAT的病因尚未被阐明，大多数病例未发现心肌或骨骼肌特异性的病理异常，甚至切除掉的局灶心房组织也无特异性病变。病理检查通常正常或仅有非特异的纤维化、细胞肥大和脂肪浸润，这些都可能继发于心动过速介导的心肌病。其他的证据提示可以通过射频治疗来追溯EAT的病因。首先，人们发现EAT通常涉及很小的区域或单个细胞，因为射频术后数秒内即可终止。其次，在对发病局灶进行有效终止之前，消融其他组织时会发现自律性增强现象（图40.13）。最后，消融局灶靶点在左右心耳和肺静脉口内外等部分特殊组织中成簇分布（图40.14）。众所周知，成人和儿童EAT之

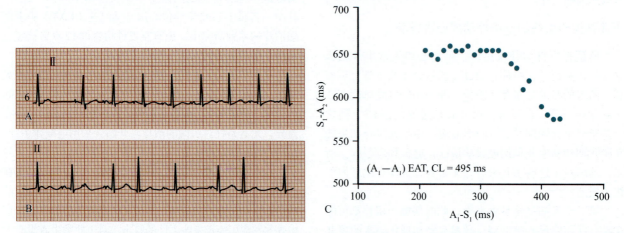

图40.12　一名异位房性心动过速的患者静息时（A）和轻度劳累后（B）的体表心电图。C.曲线说明单心房刺激（A_1-S_1）对异位房性心动过速起搏点放电的影响（S_1-A_2）。这条曲线与窦房传导时间的测试结果相似，显示存在一个清晰的重置区。CL.周期长度（引自Walsh EP.Ablation of ectopic atrial tachycardia in children.In: Huang SK, ed.Radiofrequency Catheter Ablation of Cardiac Arrhythmias：Basic Concepts and Clinical Applications.Mt.Kisko，NY：Futura；1994：421-443.）

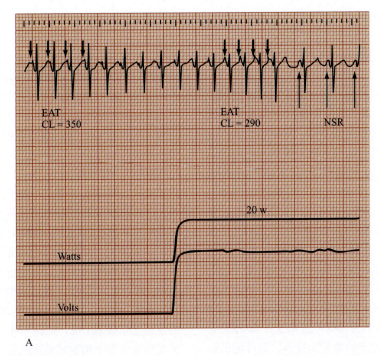

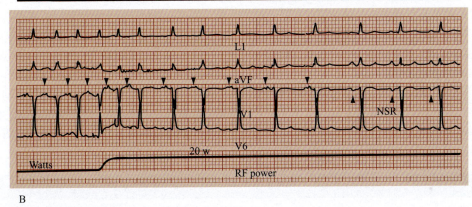

图40.13 异位心房心动过速消融（EAT）。A.注意异位P波（箭头）短暂加速后怎样终止。B.EAT明显减慢，然后终止。在这两种情况下，这些变化发生在射频（RF）的应用不久后。在其他情况下，异位的局灶可能在射频释放时立即停止
CL.周期长度；NSR.正常窦性心律

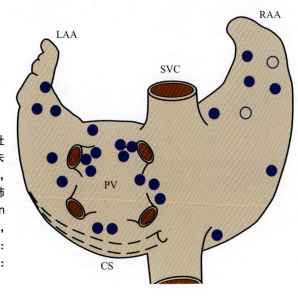

图40.14 儿童医院前25名患者的异位房性心动过速局灶的位置。实心点提示消融成功点（N=23），而空心点提示未能终止点。一个病例是因为广泛纤维发育不良需要外科切除，另一个病例为多源性局灶。CS.冠状窦；LAA.左心耳；PV.肺静脉；RAA.右心耳；SVC.上腔静脉（引自Walsh EP.Ablation of ectopic atrial tachycardia in children.In: Huang SK, ed.Radiofrequency Catheter Ablation of Cardiac Arrhythmias: Basic Concepts and Clinical Applications.Mt.Kisko，NY: Futura；1994：421-443.）

间有一显著的差异，成人的靶点通常存在于右侧，而儿童患者两者都可见到（表40.5）。这些发现都表明，EAT涉及心房肌小梁的正常组织或原始心房与体循环静脉之间联系的电学变化。

2. 治疗　事实上，每种抗心律失常药物都曾被用于治疗EAT。尽管尚无某类或某种单独的药物能够明确起效，目前ⅠC和Ⅲ类药物效果最好，其中胺碘酮疗效佳，苯妥英钠和β受体阻断剂也有效。然而，在一项纳入54例年轻患者的大型队列研究中，仅有50%的患者可获得全效。地高辛或维拉帕米偶尔可控制房率和室率。另外，腺苷可用于诊断，诱导一过性AV阻滞，也可能导致短暂EAT减速和终止。目前有报道应用伊伐布雷定（阻断If电流及减慢4期自动除极）减慢一例消融术前18岁EAT患者心室率及一例JET患者。药物成功控制后EAT自行缓解的情况也有报道，尤其小于6月龄的婴儿中可达90%，而在较大儿童的一组为0，8个同期研究的平均缓解率为30%（表40.5）。多种因素联合作用导致这些研究结果存在较大差异，最可能的影响因素是年龄，72%自发缓解者为6月龄以下的患者。8个研究中都没有将低自行缓解率与随访周期短联系起来（表40.5）。事实上，笔者早期在波士顿儿童医院的经验是无自行缓解现象，导管消融前中位随访时间超过24个月，其中8名患者超过4年。

同药物治疗相比，局灶性EAT射频导管消融即刻成功率可达到90%～100%，无明显并发症。由于导管射频消融成功率高，药物治疗复发率高，药物治疗的问题已经转变为对那些合并严重室性心功能异常的患者，在等待自行恢复时，是否应该采用药物治疗及治疗多久？2016年PACES/HRS专家共识指出，对于包括EAT、NAFAT及AVNRT、AVRT在内的室上速且体重15kg以上的患儿，推荐消融治疗（Ⅰ类推荐）。

3. 标测　多数不间断EAT都可以用标测/消融导管的远端电极进行心房内电位双极标测来定位。以体表P波起始段作为参照，已知的手段可以有效地发现最早心房激动。标测局部信号比体表P波提前20ms，提示为有效靶点。尽管事实上所有早期消融都是采用基础标测技术，有些病例需要更精确的标测技术支持也可以取得良好效果。多点标测结合其他技术能够使标测更为精确。

十极导管可以提供从远端至近端超过4个或更多时相点，一次性提高大量局部定位信息。导管远端电极激动顺序早于近端电极，提示远端电极更靠近心动过速靶点。然而，当近、远端电极记录激动顺序相似时，即便明显领先于体表P波，也提示靶点位于其他方向。这种情况常见于右上肺静脉前缘的局灶房速，而标测电极位于高位右心房后壁时。此时电极在右心房均标测到较早，而当电极位于右上肺静脉时，电位会更早并且有一定次序。此时消融右上肺静脉侧的心房壁可获成功。

这个例子同样强调了三维（3D）多点标测的价值。选择3D技术进行EAT标测需要考虑以下几点：①一些心动过速的局部兴奋灶表现为间歇性活动，特别是在镇静或麻醉条件下使得激动顺序标测困难；②右肺静脉和近房间隔部位的局部兴奋灶从体表心电图或初步标测中

表40.5　单局灶房性心动过速

作者、年份	总人数	年龄小于6个月	CHD	不间断发作（vs.反复发作）	右心房	左心房*	中位年龄（年）	最初药物治疗有效	中位随访时间（年）	自发终止（患者数量）总计	自发终止（患者数量）年龄小于6个月
Koike and co-workers，1988	9	1	—	≥4	7	1	6.6‡	6	2.0	3	0
Mehta and co-workers，1988	10	5	1	10	8	2	0.5‡	9	1.7‡	4	3
Garson and co-workers，1990	54	—	4	48	40	14	7.2	35	4.2	12	—
von Bernuth and co-workers，1992	21	8	—	14	14	7	2.0‡	18	2.5‡	5	3
Dhala and co-workers，1994	10	4	0	—	—	—	2.5‡	4	—	0	0
Naheed and co-workers，1995	6	3	—	—	5	—	2.5‡	6	3.1	5	—
Walsh and co-workers，1994	26	2	1	16	8	12	12.0	11	2.0‡	0	0
Bauersfeld and co-workers，1995	19	19	7	—	—	—	<0.5	18	1.6	17	17
总计	155	42/101（42%）	17/146（12%）	92/120（77%）	82/119（69%）	37/119（31%）	—	107/155（69%）	—	46/155（30%）	23/32（72%）

注：*异位局灶依据心电图或电生理检查结果。
†笔者认为有反应均算成功。CHD.先天性心脏病

很难识别，需要左右心房同时标测；③一些患者有多个局部兴奋灶；④一些患儿太小不适于某种标测技术，尤其是需要进行左心房标测。因此，对于明确的持续性EAT，激动顺序标测技术可以通过对比和灵活的操作使上述情况变得简单易行。CARTO（Biosense-Webster, Diamond Bar, CA）和NavX（Endocardial Solutions, St.Jude Medical, St.Paul, MN）都有这些特点。然而，对于间断性发作或潜在多源病灶者，激动顺序标测效果不佳，尤其是对于容易被机械刺激影响的病灶标测更加困难。在这种情况下，标测技术（如ESI球囊）效果最好，只是ESI球囊操作较为困难。综上所述，目前没有一个系统可以完美解决上述四个问题。无论哪种标测系统，对于间断发作EAT或多源P波，采用起搏标测都是一个有用的方法。

4. 消融　一般来说，导管消融终止EAT失败很少是因为消融技术，更多是因为未能取得准确靶点。因为心房壁厚度不过3～4mm，一般的消融能量都可以形成透壁损伤。因此应尽量不要采用大范围消融，如导管冷却技术和使用高功率。事实上，因为大多数儿童EAT局灶位于左心房近肺静脉开口处，较低温度、较低功率能和短时程或冷冻消融这些损伤较小的方法更被推荐应用于儿童患者。截至目前，笔者已经使用冷冻技术成功消融较年幼患儿左右心房EAT。

最初手术失败和晚期复发可能与多源靶点或是术中EAT呈间断发作有关。多源靶点导致远期成功率不高，原因是术中标测靶点困难，消融后其他靶点可能延迟发挥作用导致复发。幸运的是，儿童EAT多为单个病灶。

5. 并发症　除了消融手术的常见并发症，EAT消融还有一些独有的并发症。这些内容在本书的其他部分已经提及。如前所述，患儿一些EAT焦点靠近肺静脉或在肺静脉内（图40.14），存在诱发狭窄的风险，目前尚无病例报道儿童术后出现明显的肺静脉狭窄。另外，在消融界嵴附近的靶点时要注意窦房结或右膈神经损伤的潜在风险。消融前应仔细标测出膈神经在右心房游离壁的走行范围，尤其是既往接受过心脏外科手术（其膈神经连同心包组织多固定在心房外膜面）的患者。大多数EAT局灶不在房室结或冠状动脉等重要结构附近。

JET

与成人不同，儿童患者中JET分两类，即术后JET和先天性JET（图40.15），其他电生理特征与EAT相似，说明机制也是异常自动除极，这种情况可能源自于低位房室结，或是高位希氏-浦肯野纤维系统。不过目前尚无直接的细胞内记录证实。

先天性JET和术后JET在临床表现上主要的不同是持续时间和治疗效果。术后JET有以下特点：①与室间隔缺损修补术后常见，可以合并其他异常修补（表40.6）；②发作通常为暂时性，一般持续1～4d；③对"冷却效应"和静脉应用普罗帕酮反应良好。这些现象表明心动过速继发于修补造成的创伤或炎症。与之相对，先天性JET特点如下：①通常与先天性心脏病不相关；②持续性发作（图40.15D）；③50%的病例有家族史；④通常对"冷却效应"反应不佳；⑤在一些病例中与母亲狼疮抗-SSA和抗-SSB抗体有关；⑥可能自发缓解，但可能需要数月至数年的过程。两种JET都可能导致血流动力学异常并可能受体内或体外肾上腺素刺激而恶化，同时两种JET都对静脉胺碘酮反应良好（图40.15C）。

表40.6　先天性心脏病变和术后交界性心动过速之间的关系

病变	患者数	交界性心动过速（JET）患者数	百分比（%）	P
法洛四联症	378	28	7.4	0.00005
室间隔缺损	285	9	3.2	0.004
大动脉转位/室间隔缺损	57	9	15.8	0.23
Fontan	266	6	2.3	0.997
Truncus	33	4	1.2	0.824
完全共同房室通道	177	4	2.3	0.999
肺动脉交界	111	2	1.8	0.999
左心房发育不全	94	1	1.1	0.999
二尖瓣置换	50	1	2.0	0.999
大动脉转位/室间隔完好	261	—	—	0.02
Coarct/Arch	375	—	—	0.0001
房间隔缺损	273	—	—	0.001
动脉导管未闭	201	—	—	0.009
系统性PA分流	192	—	—	0.015
合计	2753	64	2.3	—

（引自 Children's Hospital, Boston, for years 1989～1994.）

先天性JET的病因学，除具有家族性原因外尚无其他发现。Bharati等对2名6月龄前患儿做了详细的组织学研究。其中一份病例中，室间隔顶部表现为急性炎性改变，整个心脏多处呈现慢性炎症，如纤维结缔组织增生，提示存在心肌炎。另一患儿，在房室结区发现很多解剖学异常，包括结体的左侧位移和中心纤维体异常。Rossi等在一名13月龄发病的患者身上发现多发浦肯野样肿瘤细胞，其病理表现与先天性组稍有区别。总之，这些进展并不能为家族遗传倾向提供合理的病因学证据，而且大多数家长也没有发现心肌炎病史。Dubin等描述了一名同时患有先天性房室传导阻滞和JET的患

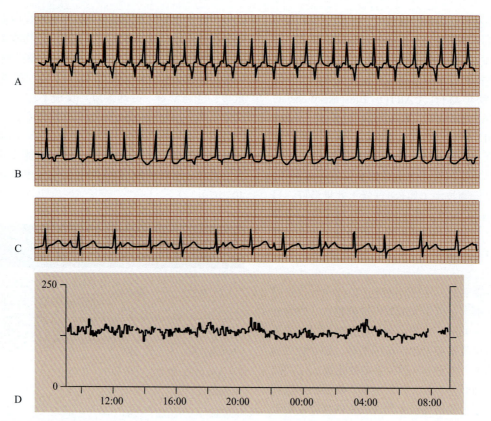

图40.15　6周龄的婴儿发作交界性心动过速（A），静脉注射胺碘酮24h后（B），控制后口服胺碘酮（C）。注意婴儿应用胺碘酮前，300次/分的心室率伴随心室-心房（VA）文氏传导（A），静脉注射胺碘酮24h后，心室率下降到约260次/分，偶尔有VA阻滞（B）。胺碘酮控制后，正常心室率为120～130次/分（C）。（D）超过24h，有正常的心率变异，但仍有交界性节律伴随偶尔窦性夺获（C）（引自Saul JP，Walsh EP，Triedman JK.Mechanisms and therapy of complex arrhythmias in pediatric patients.J Cardiovasc Electrophysiol.1995；6：1129-1148.）

者，认为两种诊断之间存在联系。在他们的研究中，母亲患有Sjögren综合征，而且抗-SSA和抗-SSB抗体强阳性。尽管在另外两个家庭中也发现了先天性JET和抗体阳性，但这些发现并不能在其他病例中得到验证。所以对于大多数病例来说，JET依然是一个特发性疾病。

1.治疗　JET倾向于自发缓解，而导管消融或外科手术治疗房室交界处JET病灶最主要的并发症是房室传导阻滞，这提示JET治疗应首选抑制肾上腺素刺激，同时开始静脉或口服胺碘酮，尤其是对婴儿。如前所述，应用伊伐布雷定成功治疗了一例JET患者，并且其副作用小，提示其可作为其他药物治疗效果不佳或严重不良反应的替代用药。然而，目前已经有一些病例报道和一项包括44例患者的多中心研究显示射频和冷冻两种方式都可以终止85%患者JET发作，并且术后不会影响房室传导。更重要的是，尽管在多中心研究中，射频消融术后房室传导阻滞发生率为3/17（18%），然而冷冻消融的27名患者中未出现房室传导阻滞。2016年指南推荐都是基于这些临床研究。如果JET对药物治疗不敏感，或发生难治的血流动力学障碍，应推荐行消融治疗（Ⅰ类推荐），且推荐优先尝试冷冻消融（Ⅰ类推荐），而体重15kg以上患儿，推荐行消融治疗（Ⅱa及Ⅱb类推荐）。

对于外科术后或药物控制良好的JET且体重15kg以下的先天性心脏病患儿不推荐行消融治疗（Ⅲ类推荐）。鉴于有关猝死的散在报道和一例JET自发房室传导阻滞的病例，一些专家推荐对所有先天性JET患者进行心室按需起搏，但是Collins等一项包含50名未行消融手术的JET患者的多中心研究结果显示，这种置入起搏器的建议并不合适。

2.标测和消融　一项包含44名消融术后患者的多中心研究提供结论支持"冷冻消融治疗JET有效性等同于射频，安全性优于射频"，但文章并未提供消融治疗的细节。然而一些小规模JET成功消融病例报道并不推荐首选消融。合并无休止JET的幼年患儿的病变好发部位多位于希氏束旁的前间隔，而年龄稍大的JET患儿多通过逆传心房波的激动顺序指导，最终成功消融靶点多位于后间隔。此区域与慢径路消融位置一致，很少会出现永久性房室传导阻滞的并发症。目前尚无文献报道显示极早逆行电位的标测有助于JET消融。由于后间隔区域通常很安全，可以首先尝试在此位置进行消融，如果不成功，再标测JET发作时的希氏电位最早处。消融前导管应轻轻由后间隔向希氏电位最早处移动，逐渐使导管远端心房电位增加，而希氏束电位减小，该方法同既往的快径路消融，同时采用低能量消融。然而，这种方法在儿童中仍有致房室传导阻滞的风险。作者曾在两名患者身上采用冷冻治疗JET。一例间歇性持续心动过速的10岁患儿，通过逆行标测发现最早希氏激动点位于主动脉瓣下方（图40.2）。在房室传导系统周围消融，尽管消融靶点非常接近希氏束区域，采用冷冻消融是理想的治疗方式，可以有效终止JET并且保护房室结。因此，与2016年PACES/HRS专家共识一致，本研究所报道的病例及既往文献报道都清晰地说明冷冻是治疗JET的首选方法。

持续性交界区反复性心动过速（PJRT）

PJRT也是一种婴幼儿常见的持续性心动过速，通常首先表现为快室率或伴发心肌病。Coumel等首先描述了PJRT，表现为窄QRS波、逆行P波和RP间期大于PR间期的多种速率的心律失常。婴儿室上性心动过速约4%为PJRT，占儿科需导管消融患者的10%。因其无休止的临床特点，在消融治疗时代早期更多见，而现在却不容易见到。

从心电学角度、外科、导管消融及解剖学角度分析，PJRT是由包含隐匿缓慢传导旁道的一种顺行性折返性心动过速，因此命名有错误。旁道具有缓慢传导及递减特性是ECG特点和表现为持续性的原因。

1. 治疗　同其他旁道导致的心动过速相比，PJRT可能在一些患者身上自行缓解。很多PJRT极难通过药物控制。在射频导管消融应用之前，外科消融和直流导管消融技术已经应用于治疗PJRT，但是两种方法都会导致房室传导阻滞及其他并发症。以往，人们错误地认为这些旁道的解剖位置均位于后间隔，这种观念指导下的手术成功率最高为75%。目前导管精细标测及消融的效果已经得到证实，并且将房室传导阻滞风险控制在一个较低的水平。而且通过当前标测技术已经明确旁道可能位于房室瓣环的任何位置（图40.16）。

2. 标测与消融　与其他任何类型旁道相似，采用何种方法消融PJRT取决于旁道的位置。因为许多旁道位于后间隔，在冠状窦的口部或是静脉内消融通常是必需的。标测应在心动过速发作时进行。PJRT的心电图特征、电生理检查方法及标测技术与传统的旁道存在些许不同。首先，当希氏束处于绝对不应期时，通过室性期前收缩观察心房提前激动的位置，标准方法很难确定旁道是否具有逆行特性，因为旁道在室性期前收缩刺激后也存在逆行递减传导。另外，VA间期通常很长，在心室和心房电位之间有很长的等电位线，75%的病例中有旁道电位（图40.17）。最后，标测和消融都需要在心动过速下进行（图40.18），因为在心室起搏过程中基本不可能实现可靠的旁道传导，这是由于房室结传导或任意周长的室房逆传都短于心动过速的周长。尽管标测不易，消融成功率仍超过95%，但是远期复发率仍较典型

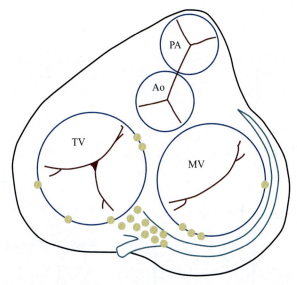

图40.16　PJRT患者的旁道（AP）位置的射频消融示意图。圆点代表导致心动过速的AP位置。11条AP的典型位置在冠状窦口内或稍外处，4条在三尖瓣环周，4条在二尖瓣周（引自Ticho BS, Walsh EP, Saul JP.Ablation of permanent junctional reciprocating tachycardia. In: Huang SK, ed.Radiofrequency Catheter Ablation of Cardiac Arrhythmias: Basic Concepts and Clinical Applications.Mt.Kisko, NY: Futura; 1994: 397-409.）

Ao.主动脉；MV.二尖瓣；PA.肺动脉；TV.三尖瓣

旁道高，部分患者可能要经历多次手术。

3. 并发症和推荐　尽管接近房室结，针对射频消融的较大规模研究并未报道房室传导阻滞的风险。然而，通过动物实验和临床研究，很明确的是射频消融后间隔旁道尤其消融冠状窦内时可能损伤冠状动脉，特别是邻近右冠状动脉终末支或左旋支时。这一概率可能性远高于前面讨论的"儿童AVNRT"消融。事实上，Warren Jackman博士经常举一个未公开发表的例子，一例15岁的男性患儿在冠状窦口处消融失败，尽管没有临床表现和心电图改变，经冠状动脉造影显示左旋支终末段完全闭塞。图40.19显示一例10岁后间隔旁道患者的左冠状动脉造影。图像显示左旋支小的后侧远端冠状动脉距实际消融位点（箭头）仅2~3mm。然而，尽管消融过程中没有ST段改变，采用4mm尖端导管行射频消融后复查冠状动脉造影，显示近处后侧远端冠状动脉出现90%狭窄。术后2个月，冠状动脉依然狭窄，并形成侧支循环代偿。有许多教训说明在近小冠状动脉处实施射频消融具有很高风险。对所有预行小儿后间隔旁道消融提出以下建议：①先行冠状动脉造影，尤其是消融位置处于房室间沟近间隔处或冠状窦内；②如果小冠状动脉距离消融位置2~3mm，首选冷冻方式；③如果冷冻不可用或是无效而采用射频能量时，应当减小导管头端面积，设定较低温度上限，采用较低能量及较少放电时间；④应避免采用冷盐水灌注导管或者高能量，如若使用应当极度小心。

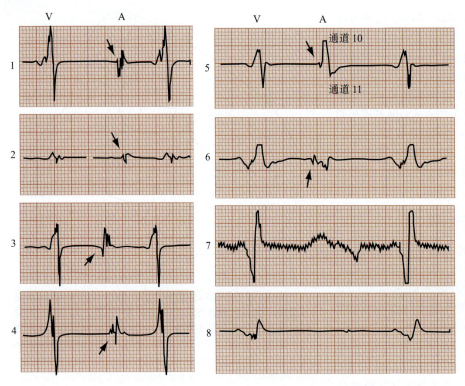

图40.17 8名PJRT患者单环心动过速的心电图记录。可能的旁道（AP）电位（箭头）在第一到第六例患者可见，在房性电位之前存在一个尖锐电位。第7和8条没有显示这样的电位。所有的记录都是由消融导管在成功消融之前或当时记录的。消融后，AP不再存在并且心室信号没有改变。7图是导管在三尖瓣心室侧记录。A. 心房激动；V. 室性激动（引自Ticho BS, Saul JP, Hulse JE, et al. Variable location of accessory pathways associated with the permanent form of junctional reciprocating tachycardia and confirmation with radiofrequency ablation. Am J Cardiol. 1992; 70: 1559-1564.）

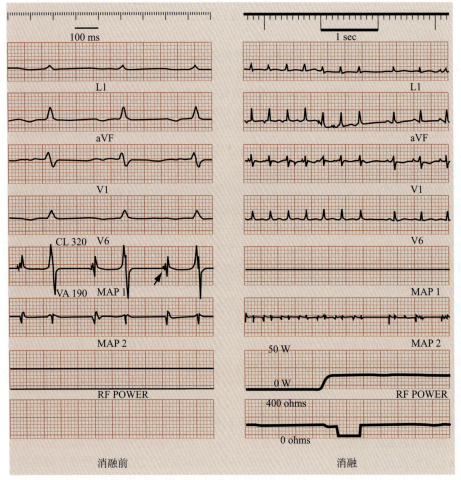

图40.18 PJRT射频消融前和术中经导管心电生理记录。左侧记录于心动过速发作中，显示AP电位（箭头）。右侧记录显示消融术后2s内转为窦律。Ablat. 射频消融；CL. 以ms为单位的周长；VA. 以ms为单位的心室-心房间期（引自Ticho BS, Saul JP, Hulse JE, et al. Variable location of accessory pathways associated with the permanent form of junctional reciprocating tachycardia and confirmation with radiofrequency ablation. Am J Cardiol. 1992; 70: 1559-1564.）

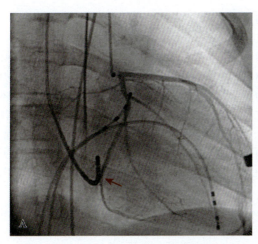 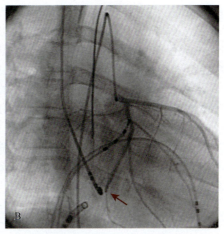

图40.19 10岁后间隔旁道患者左冠状动脉造影。在冠状窦口处标测到极早激动，用红色箭头表示。并段消融过程中没有ST段改变，4mm尖端导管射频消融后，复查造影（B）显示后侧末梢冠状动脉附近90%狭窄

2016年指南指出，尽管有如上的安全性考虑，相比药物治疗效果不佳，导管消融治疗PJRT仍然是成功率高且相对安全的一线治疗选择（Ⅰ类推荐），特别是患儿体重大于15kg或合并心功能障碍时。

儿童患者的其他一般考虑

并发症

任何小儿导管治疗均有血栓栓塞或栓子形成及血管损伤的风险，尤其是长时间的标测中更加严重。所以，导管消融病例报道发生血管并发症包括足部微血栓和动脉闭塞也就可以理解。然而，这些并发症发生率不高，这主要与术中肝素化、不常规使用逆行动脉途径和小儿专用小号的诊断和消融导管有关。患儿应用逆行动脉途径治疗后出现新发或是瓣膜反流增加的病例已有文献报道，均建议在儿童中应尽量避免使用逆行途径。急性冠脉损伤的风险尽管存在，但需要指出的是人体数据并不多，亦无动物、儿童和成人晚期冠脉机制的报道。

镇静与麻醉

标测和消融的痛感和不适感并不显著，因此亦不需要常规进行全身麻醉。然而，笔者在早期经常采用全身麻醉进行手术主要出于以下两个原因：第一，术中患儿会突然活动造成并发症。事实上，笔者经历的唯一一例术后出现完全性房室传导阻滞就是在中间隔旁道消融过程中患者突然活动导致的。第二，全身麻醉后，笔者发现即使年长的不合作的儿童和年轻人术中耐受能力会更强，对于后续治疗接受性更好。出于同样的原因，所有小儿消融手术和非电生理导管介入都会进行全身麻醉。2016年PACES/HRS专家共识指出，12岁及12岁以下合并复发先天性心脏病患儿的射频消融手术应与经验丰富的麻醉科医生合作实施（Ⅰ类推荐）。

射线暴露

第一，射线暴露是任意年龄发生恶性肿瘤的危险因素，但是对于儿童和年轻人来说只是多种因素中的一种理论上的可能性，其风险与任意群体及个体对于术后预期生存年限相关。第二，处于成长期和细胞分裂期的儿童发生射线暴露会比成人更易产生恶性变。第三，一些迁延不愈和复杂病例发生于青少年和年轻先心病患者中，一部分是由于多次非心律失常导管手术中接受过量射线辐射导致的。第四，处理多数心律失常患儿的一般原则是"安全第一，疗效第二"，而多数儿童心动过速远期预后为良性。

基于这些原因，很多儿童专家致力于研究消融术中减少射线暴露的技术。对于减少诊断中放射线的应用，一些基础技术改良可以明显降低射线暴露。这些技术包括低帧率、减小窗口、减少输出、最终图像保持和尽量减少使用透视。然而，替代的方式是使用无射线技术，这种技术是基于局部阻抗或磁场的变化来确定心腔和标测位点的位置。大量研究已经验证了其可行性，可以在任何心律失常消融中均极大地减少射线暴露，甚至已经在房室结区慢径改良和旁道消融等简单手术过程中完全替代射线。尽管理论上任何射线暴露剂量都可以增加晚期白血病的风险，但有这些无射线技术的辅助下尽量减少射线暴露时间会使受照剂量明显低于治病标准。

2016年指南中推荐采用"零射线"技术以减少放射线暴露及提高手术效果，推荐采用三维电解剖标测系统。对于复杂先天性心脏病外科术后的心律失常，推荐采用三维电解剖标测系统（Ⅰ类推荐，B级证据）。所有儿科复杂心律失常患者推荐联合三维电解剖标测系统与X线影像进行标测与消融治疗（Ⅱa类推荐，B级证据）。

体外膜肺氧合辅助下消融

尽管不止儿童患者治疗恶性心律失常时需要体外膜

肺氧合（ECMO）支持，但是对儿童应用ECMO研究的相关文献要远多于成人。对于血流动力学状况欠佳的患者，除紧急处理时应用ECMO外，很多文献报道消融手术在ECMO支持下也会提高成功概率。笔者曾做过3例此类手术，一例是3月龄的VT患儿，一例是14岁的EAT患儿，一例是多旁道的新生儿。克服的技术难关有带着ECMO从重症监护室（ICU）向导管室转运患者，避免标测导管或消融导管损伤ECMO管路，以及当消融靶点邻近ECMO管路时，需要暂时调整流量以避免冷却射频导管或加热冷冻导管。

心外膜消融技术

　　心外膜消融技术在成人患者VT消融中扮演越来越重要的角色，在本书其他部分已经提到。而此项技术在儿童心律失常中应用并不多。笔者曾在6名EAT（$n=1$）和WPW（$n=3$）和VT（$n=5$）患者中采用心外膜消融，手术成功率为75%，无明显并发症。患者年龄为8～19岁，均无先心病或心脏手术史。心外膜标测方式对于儿童消融是安全有效的，可以施行于心内消融不成功的病例。

总结

　　儿童较成年人体型小，但是一般来说适用于成人的消融技术不应该简单地缩小尺寸用于儿童。心律失常机制的分类，心肌发育的进展、潜在血管和房室结损伤及较小的心脏等多种因素都会影响疗效。手术应当首先关注安全性，其次为疗效。手术需要考虑诸多因素，包括能量形式和输出，心脏和房室的导管入路，射线的应用和随访。例如，由于冷冻安全性高，尽管效果略逊，但其在儿童消融中可能是更优的手术方式，并在本章许多部分中推荐为首选手术方式。这些因素在治疗婴儿患者时更为重要，因为这类患儿在数量和性质上都与成人患者不同。另外，相比于成人，儿童患者更易合并结构性先天性心脏病，这本身就对消融决策和手术技术有更多的挑战。

（中国医学科学院阜外心血管病医院　王　靖　译
　空军军医大学第一附属医院　郭艳杰　译）